本書で使用した大分類～小分類の例

<u>心脈管系</u>
　　<u>動脈</u>
　　　　<u>大動脈</u>
　　　　　　<u>腹大動脈</u>
　　　　　　　　<u>腹腔動脈</u>
　　　　　　　　　　<u>総肝動脈</u>
　　　　　　　　　　　　固有肝動脈
　　　　　　　　　　　　　　右枝
　　　　　　　　　　　　　　　　胆嚢動脈

解剖学総論		
骨格系	20	2
関節系	74	3
筋系	94	4
腱鞘と滑液包	126	5
消化器系	134	6
呼吸器系	164	7
泌尿生殖器系	182	8
腹腔と骨盤腔	210	9
内分泌腺	220	10
心臓	222	11
動脈	228	12
静脈	272	13
リンパ系	298	14
髄膜	314	15
脊髄	316	16
脳	326	17
脳神経	398	18
脊髄神経	412	19
自律神経系	426	20
感覚器	434	21
皮膚と付属器	470	22

参考文献	474
日本語索引	476
英語索引	513
ラテン語索引	557
人名用語索引	598

Feneis'
Bild-Lexikon
der Anatomie

9. Auflage
Wolfgang Dauber

Begründet von Heinz Feneis

図解
解剖学事典
第3版

監訳

山田 英智　東京大学名誉教授

訳

石川 春律　元群馬大学名誉教授
廣澤 一成　東京大学名誉教授
坂井 建雄　順天堂大学特任教授

医学書院

Authorized translation of the ninth original German language edition,
"Feneis' Bild-Lexikon der Anatomie",
by W. Dauber, founded by H. Feneis.
Copyright © 1967, 2005 of the original German language edition
by Georg Thieme Verlag KG, Stuttgart, Germany
© Third Japanese edition 2013 by Igaku-Shoin Ltd., Tokyo

Illustrator：Gerhard Spitzer

Printed and bound in Japan

図解　解剖学事典		
発　行	1974 年 11 月 1 日	第 1 版第 1 刷
	1982 年 12 月 15 日	第 1 版第 12 刷
	1983 年 10 月 15 日	第 2 版第 1 刷
	2013 年 1 月 6 日	第 2 版第 30 刷
	2013 年 10 月 15 日	第 3 版第 1 刷
	2023 年 10 月 15 日	第 3 版第 7 刷

監訳者　山田英智（やまだえいち）

訳　者　石川春律（いしかわはるのり）・廣澤一成（ひろさわかずしげ）・坂井建雄（さかいたつお）

発行者　株式会社　医学書院
　　　　代表取締役　金原　俊
　　　　〒113-8719　東京都文京区本郷 1-28-23
　　　　電話　03-3817-5600（社内案内）

印刷・製本　三報社印刷

本書の複製権・翻訳権・上映権・譲渡権・貸与権・公衆送信権（送信可能化権を含む）は株式会社医学書院が保有します。

ISBN978-4-260-00006-2

本書を無断で複製する行為（複写，スキャン，デジタルデータ化など）は，「私的使用のための複製」など著作権法上の限られた例外を除き禁じられています．大学，病院，診療所，企業などにおいて，業務上使用する目的（診療，研究活動を含む）で上記の行為を行うことは，その使用範囲が内部的であっても，私的使用には該当せず，違法です．また私的使用に該当する場合であっても，代行業者等の第三者に依頼して上記の行為を行うことは違法となります．

JCOPY 〈出版者著作権管理機構　委託出版物〉
本書の無断複製は著作権法上での例外を除き禁じられています．複製される場合は，そのつど事前に，出版者著作権管理機構（電話 03-5244-5088，FAX 03-5244-5089，info@jcopy.or.jp）の許諾を得てください．

日本語版第 3 版　訳者序

　本書の底本は，ドイツのチュービンゲン大学の Feneis 教授により 1967 年に "Anatomische Bildnomenklatur" として刊行され，好評を博して改訂を重ね，2005 年に出版された第 9 版 "Feneis' Bild-Lexikon der Anatomie" である．この本は，解剖学の用語に簡潔な説明を与えるとともに，単純明快に図解するというユニークな方針をとり，その分かりやすさと使いやすさで，世界中で人気を集め，これまでにイタリア語版（1970），ポーランド語版（1973），スペイン語版（1974），日本語版（1974），ポルトガル語版（1976），英語版（1976），デンマーク語版（1977），スウェーデン語版（1979），チェコ語版（1981），オランダ語版（1984），フランス語版（1986），トルコ語版（1990），ギリシャ語版（1991），中国語版（1991），アイスランド語版（1992），ロシア語版（1996），インドネシア語版（1998），バスク語版（1998），韓国語版（2006）が刊行されている．

　本書の第 2 版は，原書の第 5 版を底本として 1983 年に刊行されたので，今回は 30 年ぶりの改訂版刊行ということになる．この間に解剖学用語をめぐる事情は大きく変わってきた．1895 年にバーゼルの解剖学会で制定された "Nomina Anatomica"（BNA）以来，国際解剖学用語集はラテン語で表記することを伝統としていたが，英語が国際的な学術用語として広く用いられるようになった事情を背景に，1998 年の "Terminologia Anatomica"（TA）ではラテン語と英語を併記するスタイルに改められ，また収録語彙数も大幅に増え，用語集の構造も大きく変更された．わが国の『解剖学用語　改訂 13 版』（日本解剖学会 監修）も TA に対応させる形で 2007 年に刊行されている．新しい用語に対応した本書の改訂版をここに刊行できたことは，訳者一同の大いに喜びとするところである．翻訳にあたっては，ドイツ語第 9 版を底本としたが，英語訳第 5 版（2007）も必要に応じて参考にした．

　大学医学部での医学教育の時間は 6 年間と限られており，医学の進歩に伴って学習すべき内容は飛躍的に増加している．解剖学教育においても，効率的に学習することが求められており，学生の理解を助ける優れた教材が大いに待ち望まれている．本書の新版が，学生諸君の勉学の伴侶として利用されることを願っている．

　最後に，本書の制作にあたって尽力された医学書院の方たちに感謝したい．

2013 年 8 月

訳者一同

第9版 序

"Federative Committee on Anatomical Terminology"（FCAT＝国際解剖学用語委員会）による新しい公式命名法の導入により，本書の完全な改訂が必要となった．新しい解剖学用語集は従来の用語の他に，新しいとりわけ泌尿生殖器系と中枢神経系の研究によって得られた知見も考慮している．このため，用語の数は著しく増えた．

旧版の時と同様に，FCATは今回も新たに導入された用語についてコメントしていない．委員会から幾度か情報を得ようと試みたが，回答は得られなかった．このため，いくつかの用語について解説を行うことができなかった．該当する用語については「備考」を474頁に記した．

さらにFCATは，ヒトについて知られている中枢神経系の構造に，最新の動物実験結果からの用語を補足しているが，それらの実験の由来を明らかにしていない．しかし経験上，そのような知見や解釈をヒトに当てはめることには非常に慎重でなくてはならない．このため，解説文の中で，これらの不確実性について今一度注意を喚起した．

歓迎されるのは，委員会がこれまで唯一規定していたラテン語の用語に，正式に対応する英語を記したことである．これにより異なる言語地域間のコミュニケーションがより正確で容易になった．同様に，これまで定義が議論されていた用語（例：Fascia＝筋膜）に，一般的な拘束力をもたせるというFCATの試みも喜ばしいことである．

これまでの版と同様に，研究者や学生から指摘や，変更を望む声が寄せられたが，これらの意見の大半は考慮された．これらの人々すべてに，特に専門的な提案を熱心に忍耐強く行ってくださったDr. C. Waltherに感謝したい．また，「一般用語」を本書の冒頭に記してほしいという学生らの要望にも応えることができた．

以前のすべての版と同様に，図のデザインはProf. Gerhard Spitzerにお任せした．Prof. Spitzerは，一部変更あるいは追加した新しい図を優れた手法で組み込み，図の流れを途切れさせない工夫を行った．彼の思慮深い，パートナーシップに満ちた協力には非常に感謝している．

われわれ二人は，書名を"Anatomisches Bildwörterbuch"から"Bild–Lexikon der Anatomie"に変更するという出版社の提案に賛同した．この新しい書名は，国際的な合意に基づく公式な解剖学用語について，言葉と図によって簡単な情報を提供するという本書の目的をより明確に伝えている．

Georg Thieme社とスタッフの方々，とりわけMs. Profittlich, Ms. MauchとMr. Zepfには，本改訂版のデザインに対するわれわれの要望に忍耐強く耳を傾けていただき，理解・協力いただいたことを感謝している．

Tübingenにて，2004年秋

Wolfgang Dauber

推薦の序

　Feneis 著「解剖学事典」はまさに驚くべき成功を得た本であった．私はその初版が現われたとき，これほど役に立つ本が出版されるとは誰も思いも及ばなかったという驚きを今でもありありと想い出すことができる．まもなく，この本はすでに5版を重ね，また多くの言葉に翻訳された．これらの本の多くは，私の机上の手のとどく範囲に常に置かれ，私はしばしば参照させてもらっている．この本は公式の「解剖学用語」の単なる辞書ではなく，それ以上のものである．何故ならこの本は，解剖学や医学に従事する医師およびその協力者のすべてにとって，はかり知れない価値をもつ道具だからである．付図は，この本をきわめて価値あるものに，事実，唯一無二のものにしているものである．私は，いかなる国語で書かれた類似の辞典にも，単に概念の定義を与えるのみでなく，これほど単純明確に図解したものをみたことがない．解剖学の領域では長年にわたって多くの本が出版されてきたが，その中で少数のものだけが，その独創性と，時間を超えた有用性をもち，長く使用されている．この本は疑いもなくその中での「選ばれた者」に属する．学生諸君，教職者および臨床家にとって，生涯を通じての信頼しうる伴侶となるであろう．

　　ロンドンにて，1982年冬

Roger Warwick
ロンドン大学名誉教授

第1版　序

　解剖学用語 Nomina Anatomica は，世界中の解剖学者が，肉眼解剖学的所見を数百年にわたって集約して命名してきたものの見出語的カタログといえよう．しかし同時に，解剖学の用語は相互の意思疎通の方法として必要であり，目的がはっきりした手段である．学名は，とくにダイナミックな発達の結果として生まれてきたもので，最近でも絶えず変更されているのである．変更は，単に言語学的な観点からのみでなく，新しく解明された所見に対しても名称をつけなければならないことにも原因がある．解剖学用語の選定が国際的視野の下でなされていることは，現代の，ますます強化されている情報交換の手段と，狭くなる世界の現状をみれば，誠に喜ばしいことであるが，また実際にその必要性があるのである．

　膨大な範囲が含まれ，多くの変更と拡大がなされるため，個々の意味が不確かになることがしばしば起こりうる．このことは，専門家にとってよりも，学生諸君にとって，より起こりやすいことはもちろんである．

　そのような不便さを解決するために，解剖学用語の図解を書くようにとの提案を，喜んで引き受けた．形態学的名称を具体的な概念としてつかむためには，テキストのほかに図を欠くことができないのは，自明のことであろう．そこで，著者は最近の Wiesbaden で 1965 年に採用された解剖学用語の分類に従って，できるかぎり多くの用語を図示し，かつ，図とテキストを並記するように努力した．

　図を含めて，莫大な量の材料をポケット版の本にまとめるのは容易ではなかった．協同研究者に加えて，多くの人々の助力なしには，与えられた時間内には，とうてい完成することはできなかったであろう．一緒に協力してくれた学生諸君の名をすべてここに記したいと考えていたが，あまりにも多くて不可能なので，ここにはその代表者として2名をあげておきたい．すなわち，I. von Zeppelin 嬢には最も長い間，なかでも困難な図の立案に際して，とくに熱心に助力していただいた．E. J. Kirchertz 君は，重要な最終修正を，慎重さと実行力をもって協力してくれた．Hoffmann 博士夫人には，彼女の挿画の手腕によって，当初から効果的に協力していただいたことを心から感謝したい．大部分の組織学の図と，多くの略図は彼女に負うものである．Spitzer 氏にはとくに感謝を述べておきたい．彼はこの協同作業のなかで，すべての領域にわたって，興味と理解と忍耐をもって効果的に仕事をしたのみならず，新しい図示法の技術をきわめて早く習熟してすぐれた仕事ができるようになった．多くの原図は彼の手になるものである．

　最後に，Georg Thieme 社の人々が，いろいろな技術的困難にもかかわらず，この書物の完成にこころよく応じてくれたことで初めて出版が可能となったことは，いうまでもない．

　Tübingen にて，1967 年 6 月

Heinz Feneis

目 次

1 解剖学総論 2
　一般用語 *2*

2 骨格系 20
　頭蓋 *20*　　　脊柱 *46*　　　胸郭 *52*
　上肢 *54*　　　下肢 *62*

3 関節系 74
　頭蓋 *74*　　　脊柱 *76*　　　胸郭 *78*
　上肢 *80*　　　骨盤 *86*　　　下肢 *86*

4 筋系 94
　頭部 *94*　　　　　　頸部 *98*　　　　　　背部 *100*
　胸壁 *106*　　　　　腹壁 *108*　　　　　上肢 *110*
　下肢 *118*　　　　　骨盤壁と下肢 *120*　　下肢 *122*

5 腱鞘と滑液包 126
　下肢 *126*　　　頸部 *128*　　　上肢 *128*
　下肢 *130*

6 消化器系 134
　口部 *134*　　　咽頭部 *142*　　食道 *146*
　胃 *146*　　　　小腸 *148*　　　大腸 *150*
　肝臓 *154*　　　胆嚢 *160*　　　膵臓 *162*

7 呼吸器系 164
　鼻部 *164*　　　喉頭部 *166*　　気管 *172*
　気管支 *174*　　肺 *176*　　　　胸腔 *180*

8 泌尿生殖器系 182
　腎臓 *182*　　　　　尿管 *186*　　　　　　膀胱 *186*
　男性生殖器 *190*　　男性尿道と陰嚢 *198*　女性生殖器 *200*
　女性尿道 *206*　　　会陰 *208*

9 腹腔と骨盤腔 210
　腹腔と骨盤腔 *210*

10 内分泌腺 220
　内分泌腺 *220*

11 心臓 222
　心臓 *222*

12 動脈 228
　肺 *228*　　　心臓 *230*　　　頸部 *232*
　頭部 *234*　　脳 *242*　　　　頸部 *252*
　胸壁 *252*　　上肢 *254*　　　胸部 *258*
　腹部 *258*　　骨盤 *264*　　　下肢 *268*

13 静脈 272
- 肺 *272*
- 頭部 *278*
- 上肢 *288*
- 下肢 *296*
- 心臓 *274*
- 脳 *282*
- 骨盤部 *290*
- 頸部と胸部 *276*
- 眼窩と胸壁後部 *286*
- 腹部と骨盤部 *292*

14 リンパ系 298
- リンパ性器官 *298*
- 胸部と上肢 *302*
- 腹部と下肢 *310*
- 頸部 *300*
- 腹部 *306*
- リンパ本幹とリンパ管 *312*
- 頭部 *300*
- 腹部と骨盤部 *308*

15 髄膜 314
- 髄膜 *314*

16 脊髄 316
- 脊髄 *316*

17 脳 326
- 延髄 *326*
- 小脳 *356*
- 橋 *338*
- 間脳 *360*
- 中脳 *348*
- 終脳 *374*

18 脳神経 398
- 脳神経 *398*

19 脊髄神経 412
- 頸神経 *412*
- 腹壁と下肢の神経 *420*
- 上肢の神経 *416*
- 骨盤壁と下肢の神経 *422*
- 上肢と胸壁の神経 *418*
- 下肢の神経 *424*

20 自律神経系 426
- 交感神経 *426*
- 副交感神経 *428*
- 内臓神経叢と神経節 *430*

21 感覚器 434
- 鼻部 *434*
- 眼部 *434*
- 耳部 *450*

22 皮膚と付属器 470
- 皮膚 *470*
- 皮下組織 *472*

参考文献 *474*
索引
  日本語索引 *476*
  英語索引 *513*
  ラテン語索引 *557*
  人名用語索引 *598*

凡 例

1. 見開き構成で，左頁には見出し語とその解説を，右頁には図版を掲載している（ただし，14～19 頁は左右頁とも見出し語と解説のみ）．
2. 右頁の図中の数字は，左頁の見出し語の番号に対応している．見出し語が複数ある場合には；でつないでいる．○で囲まれた数字は，その図全体もしくは図中の一定の範囲を示す．124.20 とあるものは，見出し語が 124 頁の 20 番にあることを示す．
3. 左頁の解説文末尾に **AB** のように記号がある場合は，見出し語が右頁の **A** と **B** に図示されていることを示す．対応する図や解説が別頁にある場合はその頁数を記している．
4. 見出し語は日本語・英語・ラテン語の順で記載している．原則として，日本語は『解剖学用語 改訂 13 版』（日本解剖学会監修，解剖学用語委員会編集，2007 年）に，英語・ラテン語は Federative Committee of Anatomical Terminology（FCAT）が編纂した Terminologica Anatomica（1998 年）に準拠した．
5. 同義語は「；」の後に併記している．
6. 固有名詞を冠する用語（人名用語）は〔原綴（読み）日本語〕で記載している．
7. 見出し語で使用した記号
   〚 〛 Terminologica Anatomica に記載のない英語，ラテン語
   † 原書で「稀」とされているもの
   [ ] 省略しても差し支えない部分
   （ ） 部分的な言い換えや別名
   （♂）（♀）男性，女性に固有の部位を特に明示する場合
8. ラテン語の見出し語で使用した略記
   A.＝Arteria　　　　Aa.＝Arteriae
   Lig.＝Ligamentum　Ligg.＝Ligamenta　M.＝Musculus　Mm.＝Musculi
   N.＝Nervus　　　　Nn.＝Nervi　　　　R.＝Ramus　　Rr.＝Rami
   V.＝Vena　　　　　Vv.＝Venae
9. 解説文中（おもに筋，リンパ節）で使用した略記
   《神》＝神経支配　《起》＝起始　　《停》＝停止
   《作》＝作用　　　《入》＝輸入領域　《出》＝輸出領域
10. 大分類～小分類の区分けは日本語の見出し語で下記のように示した．
    心脈管系
    　動脈
    　　大動脈
    　　　腹大動脈
    　　　　腹腔動脈
    　　　　　総肝動脈
    　　　　　　固有肝動脈
    　　　　　　　右枝
    　　　　　　　　胆嚢動脈

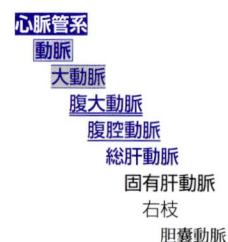

図解 解剖学事典

解剖学総論

1 **解剖学総論** General anatomy Anatomia generalis
2 **人体の体部** Parts of human body Partes corporis humani
3 **頭** Head Caput
4 **前頭** Sinciput Sinciput 頭の前半部分．額．**A**
5 **後頭** Occiput Occiput 頭の後部．**B**
6 **側頭；こめかみ** Temple Tempora **A**
7 **耳** Ear Auris
8 **顔** Face Facies **A**
9 **眼** Eye Oculus
10 **頬；ほほ** Cheek Bucca **C**
11 **鼻** Nose Nasus
12 **口** Mouth Os
13 **オトガイ；頤** Chin Mentum
14 **頸** Neck Collum；Cervix 頸の上縁は下顎骨下縁から乳様突起に伸びる仮想線より，外後頭隆起に向かい上項線に続く．頸の下縁は胸骨柄の上縁から鎖骨に沿い，肩峰と肩甲棘を通り，第7頸椎の棘突起に続く．**AB**
15 **体幹** Trunk Truncus 胴．
16 **胸郭** Thorax Thorax 頸と腹部の間の体幹部分．かご状の骨格構造により支持されている．胸郭の下縁は胸郭出口と横隔膜からなる．**A**
17 **胸** Front of chest Pectus **C**
18 **腹** Abdomen Abdomen 上は胸郭，下は腸骨翼の上縁，鼡径靱帯，恥骨結合で境される体幹部分．**AC**
19 **骨盤** Pelvis Pelvis 腹部と骨盤隔膜で境される体幹部分．大骨盤と小骨盤は分界線で分かれる．
20 **背；せなか** Back Dorsum 体幹の後部．**B**
21 **上肢** Upper limb Membrum superius 上肢帯と腕からなる．
22 **上肢帯** Pectoral girdle；Shoulder girdle Cingulum pectorale；Cingulum membri superioris 肩甲骨と鎖骨からなる骨格構造．**AB**
23 **腋窩** Axilla Axilla 上腕と胸郭外側壁の間の結合組織領域．**C**
24 **上腕；にのうで** Arm Brachium **ABC**
25 **肘** Elbow Cubitus
26 **前腕；まえうで** Forearm Antebrachium **AB**
27 **手** Hand Manus
28 **手根；てくび** Wrist Carpus **A**
29 **中手** Metacarpus Metacarpus **A**
30 **手掌；てのひら** Palm Palma；Vola **A**
31 **手背；てのこう** Dorsum of hand Dorsum manus
32 **指** Digits of hand；Fingers including thumb Digiti manus
33 **下肢** Lower limb Membrum inferius 下肢帯と足からなる．

34 **下肢帯** Pelvic girdle Cingulum pelvicum；Cingulum membri inferioris 寛骨からなる支持骨格．**C**
35 **殿部；しり** Buttocks Nates；Clunes **B**
36 **寛骨部** Hip Coxa 骨盤と自由下肢の間の関節部．**C**
37 **大腿** Thigh Femur **AB**
38 **膝** Knee Genu **C**
39 **膝窩** Posterior part of knee Poples **BC**
40 **下腿；すね** Leg Crus **A**
41 **腓腹；ふくらはぎ** Calf Sura **BC**
42 **足** Foot Pes
43 **足根；あしくび** Ankle Tarsus **A**
44 **踵** Heel Calx **B**
45 **中足** Metatarsus Metatarsus **A**
46 **足底；あしのうら** Sole Planta **B**
47 **足背；あしのこう** Dorsum of foot Dorsum pedis **C**
48 **趾(指)；あしのゆび** Digits of foot；Toes Digiti pedis
49 **窩；腔** Cavities Cavitates
50 **頭蓋腔** Cranial cavity Cavitas cranii
51 **胸腔** Thoracic cavity Cavitas thoracis
52 **腹腔と骨盤腔** Abdominopelvic cavity Cavitas abdominis et pelvis
53 **腹腔** Abdominal cavity Cavitas abdominis
54 **骨盤腔** Pelvic cavity Cavitas pelvis

一般用語 3

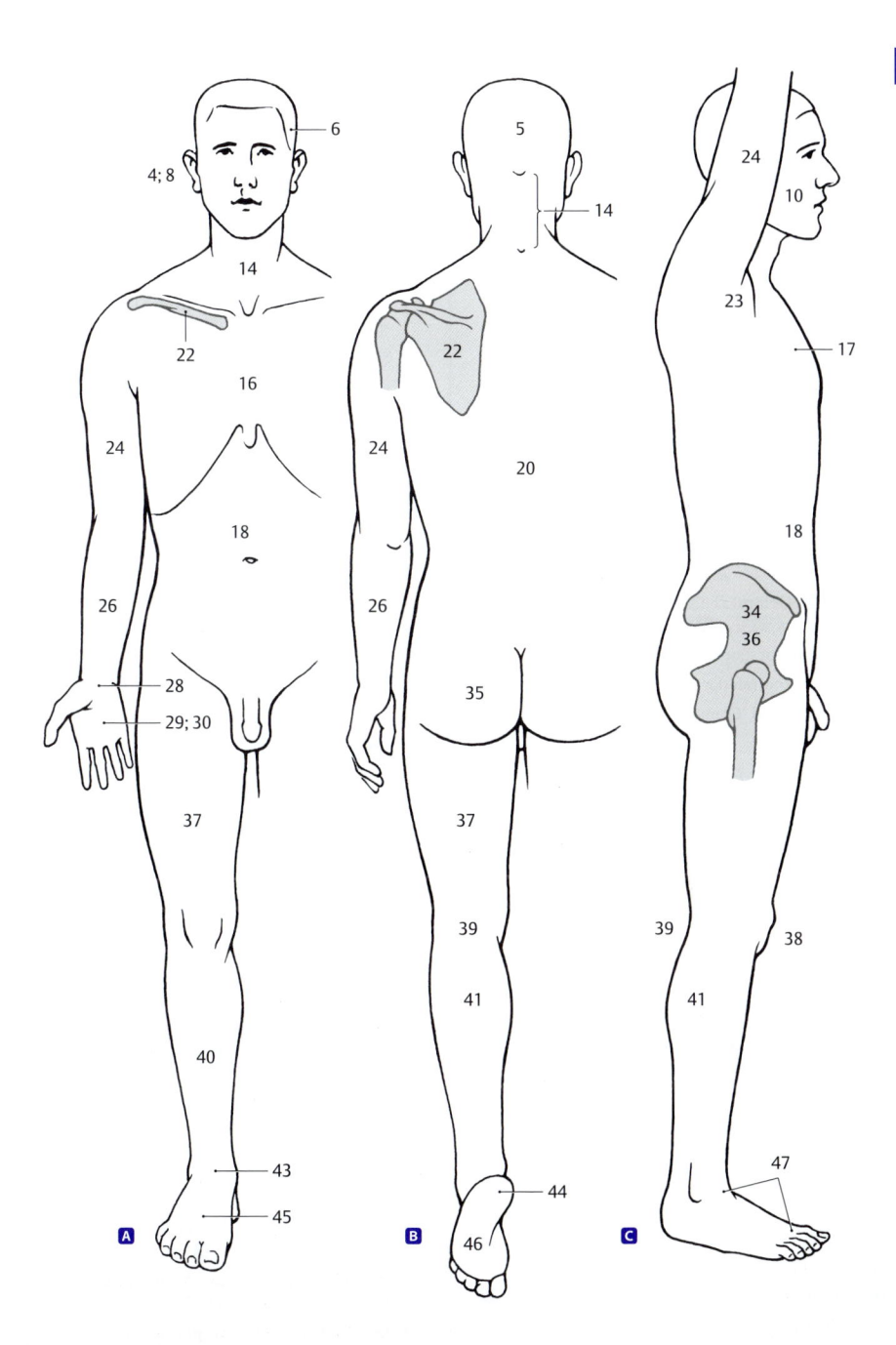

1 解剖学総論

解剖学総論

1. 一般用語 General terms Nomina generalia
2. 垂直 Vertical Verticalis
3. 水平 Horizontal Horizontalis Ⓐ
4. 正中 Median Medianus 正中面に位置する．Ⓐ
5. 冠状 Coronal Coronalis 冠状縫合に平行に位置する．Ⓐ
6. 矢状 Sagittal Sagittalis 前後面に平行に位置する．Ⓐ
7. 右 Right Dexter
8. 左 Left Sinister
9. 中間 Intermediate Intermedius 2つの構造物の間，もしくは両端の間に位置する．
10. 内側 Medial Medialis 正中に近い側．
11. 外側 Lateral Lateralis 正中から遠い側．
12. 前 Anterior Anterior 前面もしくは前方の位置．
13. 後 Posterior Posterior 後面もしくは後方の位置．
14. 腹側 Ventral Ventralis 体の前面に近い位置．
15. 背側 Dorsal Dorsalis 体の背部に近い位置．
16. 前頭側 Frontal Frontalis 前頭部に関わる．前頭部に平行な位置．
17. 後頭側 Occipital Occipitalis 後頭部の位置もしくはその近く．Ⓐ
18. 上 Superior Superior 上方．頭の方向．
19. 下 Inferior Inferior 下方．脊柱下端の方向．
20. 頭側 Cranial Cranialis 頭蓋の位置もしくはその方向．
21. 尾側 Caudal Caudalis 尾骨の方向．
22. 吻側 Rostral Rostralis 口の方向．
23. 頂側 Apical Apicalis 先端に関わるもしくは接する．
24. 底側 Basal Basalis 底に関わるもしくは接する．
25. 底側 Basilar Basilaris 頭蓋底に関わるもしくはその近く．
26. 中 Middle Medius 中間に位置する．
27. 横 Transverse Transversus 横方向．水平．
28. 横 Transverse Transversalis 水平に位置する．
29. 縦 Longitudinal Longitudinalis 縦に位置する．
30. 軸 Axial Axialis 中軸近くに位置する．軸椎（第2頸椎）に関わる．
31. 外 External Externus 外面に位置する．
32. 内 Internal Internus 内面に位置する．
33. 腔側 Luminal Luminalis 内腔に関わるもしくは内腔の近く．
34. 浅 Superficial Superficialis 表面の近く．
35. 深 Deep Profundus 表面から深く．
36. 近位 Proximal Proximalis 体幹に近い位置．Ⓑ
37. 遠位 Distal Distalis 体幹から遠い位置．Ⓑ
38. 中心 Central Centralis 中心に位置する．
39. 末梢 Peripheral Periphericus；Peripheralis 中心から離れて位置する．
40. 橈側 Radial Radialis 橈骨に関わるもしくは橈骨に近い位置．Ⓑ
41. 尺側 Ulnar Ulnaris 尺骨に関わるもしくは尺骨に近い位置．Ⓑ
42. 腓側 Fibular；Peroneal Fibularis；Peronealis 腓骨に関わるもしくは腓骨に近い位置．Ⓑ
43. 脛側 Tibial Tibialis 脛骨に関わるもしくは脛骨に近い位置．Ⓑ
44. 掌側 Palmar；Volar Palmaris；Volaris 手掌に関わるもしくは手掌に近い位置．Ⓑ
45. 底側 Plantar Plantaris 足底に関わるもしくは足底に近い位置．Ⓑ
46. 屈筋側；屈側 Flexor Flexor
47. 伸筋側；伸側 Extensor Extensor
48. 線と平面および部 Lines, planes and regions Lineae, plana et regiones
49. 前正中線 Anterior median line Linea mediana anterior 体幹の前面を通る垂直正中線．Ⓒ
50. 胸骨線 Sternal line Linea sternalis 胸骨の外側縁を通る仮想垂直線．Ⓒ
51. 胸骨傍線 Parasternal line Linea parasternalis 胸骨縁と鎖骨中線の中点を通る仮想垂直線．Ⓒ
52. 鎖骨中線 Midclavicular line Linea medioclavicularis 鎖骨の中点を通る仮想垂直線．Ⓒ
53. 乳頭線 Mammillary line；Nipple line Linea mammillaris 鎖骨中線とほぼ同一の仮想垂直線．Ⓒ
54. 前腋窩線 Anterior axillary line Linea axillaris anterior 前腋窩ヒダを通る仮想垂直線．Ⓒ
55. 中腋窩線；腋窩線 Midaxillary line Linea axillaris media 前腋窩線と後腋窩線の中点を通る仮想垂直線．Ⓒ
56. 後腋窩線 Posterior axillary line Linea axillaris posterior 後腋窩ヒダを通る仮想垂直線．ⒷⒸ
57. 肩甲線 Scapular line Linea scapularis 肩甲骨下角を通る仮想垂直線．Ⓑ
58. 椎骨傍線 Paravertebral line Linea paravertebralis X線写真で決められる仮想垂直線で，横突起の両端を通る．
59. 後正中線 Posterior median line Linea mediana posterior 体幹後部を通る垂直正中線．Ⓑ
60. 前頭面；冠状面 Frontal planes；Coronal planes Plana frontalia；Plana coronalia 前頭の表面と平行な面で，正中面と水平面と垂直．Ⓐ
61. 水平面 Horizontal planes Plana horizontalia 正中面と前頭面に垂直な面．Ⓐ
62. 矢状面 Sagittal planes Plana sagittalia 前頭面と水平面に垂直な面．Ⓐ
63. 正中面 Median plane；Median sagittal plane Planum medianum 体を2等分する対称面．Ⓐ
64. 傍正中面 Paramedian planes Plana paramediana 正中面に平行で，その左右近傍を通る面．Ⓐ

一般用語 **5**

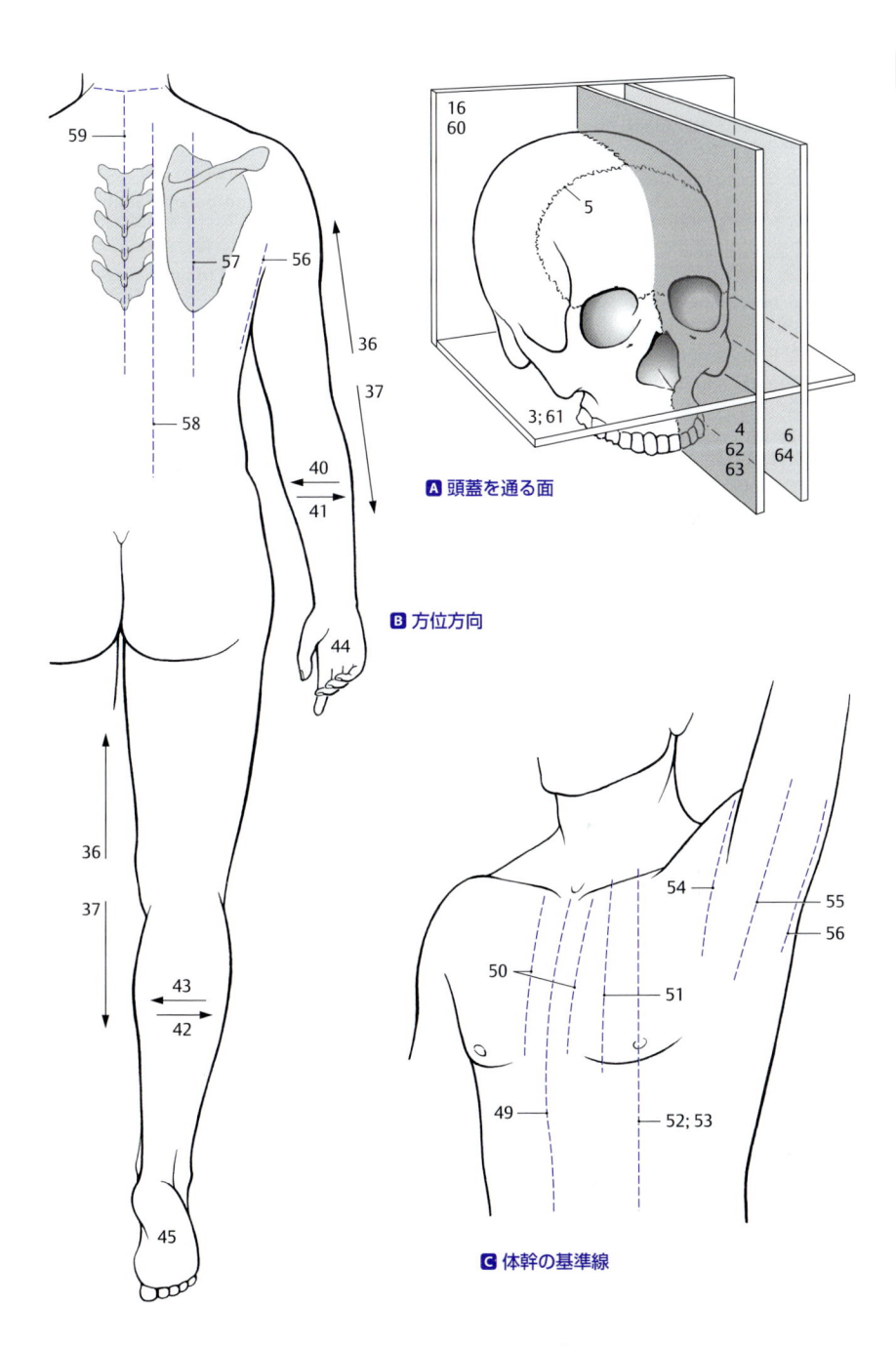

A 頭蓋を通る面

B 方位方向

C 体幹の基準線

解剖学総論

1. 横断面 Transverse planes Plana transversalia 以下〈2～6〉の特有な水平面を含む．
2. 幽門平面 Transpyloric plane Planum transpyloricum 恥骨結合の上縁と胸骨柄の上縁の中点を通る水平面．**A**
3. 肋骨下平面 Subcostal plane Planum subcostale 第10肋軟骨の下縁を通る水平面．**A**, 9頁**C**
4. 稜上平面 Supracristal plane Planum supracristale 腸骨稜の最上点を通る水平面．第4腰椎棘突起の高さで脊柱を横切る．**A**, 9頁**C**
5. 結節間平面 Intertubercular plane Planum intertuberculare 腸骨結節を通る水平面．**A**
6. 棘間平面 Interspinous plane Planum interspinale 上前腸骨棘を通る水平面．**A**
7. 頭の部位 Regions of head Regiones capitis
8. 前頭部 Frontal region Regio frontalis 前頭の領域．**B**
9. 頭頂部 Parietal region Regio parietalis 頭頂部を覆う領域．**BC**
10. 後頭部 Occipital region Regio occipitalis 後頭骨を覆う領域．**BC**
11. 側頭部 Temporal region Regio temporalis 側頭骨鱗部を覆う領域．**BC**
12. 耳介部 Auricular region Regio auricularis 耳周囲の領域．**B**
13. 乳様突起部 Mastoid region Regio mastoidea 乳様突起を覆う領域．**BC**
14. 顔の部位 Facial regions Regiones faciales 顔面の解剖学的領域．
15. 上眼[瞼]溝 Suprapalpebral sulcus Sulcus suprapalpebralis 上眼瞼の上の溝．**B**
16. 眼窩部 Orbital region Regio orbitalis 眼窩の領域．**B**
17. 下眼[瞼]溝；眼瞼下溝 Infrapalpebral sulcus Sulcus infrapalpebralis 下眼瞼の下の溝．**B**
18. 眼窩下部 Infra-orbital region Regio infraorbitalis 眼窩の下の領域．**B**
19. 頬部 Buccal region Regio buccalis 頬の領域．**B**
20. 耳下腺咬筋部 Parotid region Regio parotideomasseterica 耳下腺と咬筋を覆う領域．**B**
21. 下顎後窩〔Retromandibular fossa〕〔Fossa retromandibularis〕下顎枝の内側に広がり，顎関節の奥に至る窩．耳下腺と下顎後静脈を含む．
22. 頬骨部 Zygomatic region Regio zygomatica 頬骨の領域．**B**
23. 鼻部 Nasal region Regio nasalis 鼻の領域．**B**
24. 鼻唇溝 Nasolabial sulcus Sulcus nasolabialis 鼻翼から唇交連に至る溝．**B**
25. 口部 Oral region Regio oralis 口裂の周囲の領域．**B**
26. オトガイ(頤)唇溝 Mentolabial sulcus Sulcus mentolabialis オトガイと唇の間の溝．**B**
27. オトガイ部；頤部 Mental region Regio mentalis オトガイの領域．**B**
28. 頸の部位 Regions of neck Regiones cervicales **B**
29. 前頸部；前頸三角 Anterior cervical region；Anterior triangle Regio cervicalis anterior；Trigonum cervicale anterius；Trigonum colli anterius 頸の正中線，胸鎖乳突筋の前縁，下顎骨の下縁で境される三角領域．
30. 顎下三角 Submandibular triangle Trigonum submandibulare 下顎骨と顎二腹筋の前・後腹で境される三角領域．**B**
31. 頸動脈三角 Carotid triangle Trigonum caroticum 胸鎖乳突筋，顎二腹筋の後腹，肩甲舌骨筋の上腹で境される三角領域．**B**
32. 筋三角 Muscular triangle；Omotracheal triangle Trigonum musculare；Trigonum omotracheale 正中線，胸鎖乳突筋の前縁，肩甲舌骨筋の上腹で境される三角領域．**B**
33. オトガイ(頤)下三角 Submental triangle Trigonum submentale 舌骨と左右の顎二腹筋の前腹の間のオトガイの下の三角領域．**B**
34. 胸鎖乳突筋部 Sternocleidomastoid region Regio sternocleidomastoidea 胸鎖乳突筋を覆う領域．**B**
35. 小鎖骨上窩 Lesser supraclavicular fossa Fossa supraclavicularis minor 胸鎖乳突筋の胸骨頭と鎖骨頭の間の小さな窪み．**B**
36. 外側頸三角部；後頸三角 Lateral cervical region；Posterior triangle Regio cervicalis lateralis；Trigonum cervicale posterius；Trigonum colli laterale 鎖骨，僧帽筋の前縁，胸鎖乳突筋の後縁で境される三角領域．**B**
37. 肩甲鎖骨三角 Omoclavicular triangle；Subclavian triangle Trigonum omoclaviculare 鎖骨，胸鎖乳突筋，肩甲舌骨筋で囲まれた三角領域．**B**
38. 大鎖骨上窩 Greater supraclavicular fossa Fossa supraclavicularis major 肩甲鎖骨三角を覆う体表の陥凹．**B**
39. 後頸部；項部；うなじ Posterior cervical region Regio cervicalis posterior；Regio colli posterior **C**

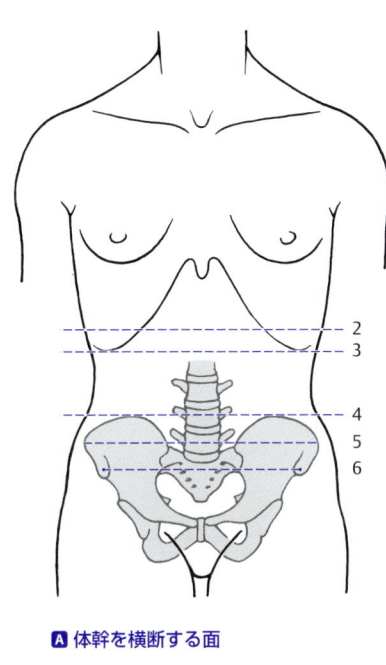

一般用語 7

1 解剖学総論

A 体幹を横断する面

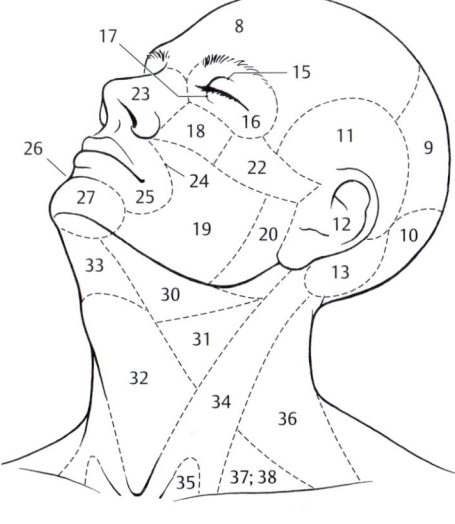

B 頭頸部の領域

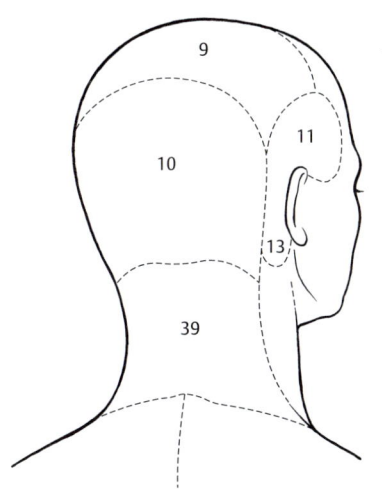

C 頭部と後頸部の領域

解剖学総論

1. 前・側胸部 **Anterior and lateral thoracic regions** Regiones thoracicae anteriores et laterales
2. 胸骨前部 **Presternal region** Regio presternalis　胸骨の前の領域. **C**
3. 鎖骨下窩 **Infraclavicular fossa** Fossa infraclavicularis〔Mohrenheim（モーレンハイム）窩〕　左胸三角を覆う体表の陥凹. **C**
4. 鎖胸三角；三角筋胸筋三角 **Clavipectoral triangle；Deltopectoral triangle** Trigonum clavipectorale；Trigonum deltopectorale　三角筋，大胸筋，鎖骨に境される三角領域. **C**
5. 胸筋部 **Pectoral region** Regio pectoralis　大胸筋を覆う領域. **C**
6. 外側胸筋部 **Lateral pectoral region** Regio pectoralis lateralis　乳房部と乳房下部の外側領域. **B C**
7. 乳房部 **Mammary region** Regio mammaria　乳房の領域. **C**
8. 乳房下部 **Inframammary region** Regio inframammaria　乳房部の下の領域. **C**
9. 腋窩部 **Axillary region** Regio axillaris　前・後腋窩ヒダの間の領域. **A**
10. 腋窩；わきのした **Axillary fossa** Fossa axillaris **A**
11. 腹の部位 **Abdominal regions** Regiones abdominales
12. 下肋部 **Hypochondrium** Hypochondrium；Regio hypochondriaca　鎖骨中線の外側で，胸筋部と肋骨下平面の間の領域. **C**
13. 上胃部 **Epigastric region；Epigastric fossa** Epigastrium；Regio epigastrica；Fossa epigastrica　胸筋部の下で，左右鎖骨中線の間の肋骨下平面で境される領域. **C**
14. 側腹部 **Flank；Lateral region** Latus；Regio lateralis　肋骨下平面と稜上平面の間で，鎖骨中線の外側領域. **C**
15. 臍部 **Umbilical region** Umbilicus；Regio umbilicalis　左右の鎖骨中線の間で，肋骨下平面と稜上平面で境される領域. **C**
16. 鼡径部 **Groin；Inguinal region** Inguen；Regio inguinalis　稜上平面と鼡径靱帯の間で，鎖骨中線の外側領域. **C**
17. 恥骨部；下腹部 **Pubic region** Hypogastrium；Regio pubica　左右の鎖骨中線と稜上平面，鼡径靱帯で境される領域. **C**
18. 背の部位 **Regions of back** Regiones dorsales；Regiones dorsi
19. 脊柱部 **Vertebral region** Regio vertebralis　脊柱を覆う細長い領域. **B**
20. 仙骨部 **Sacral region** Regio sacralis　仙骨を覆う領域. **B**
21. 尾骨窩 **Coccygeal foveola** Foveola coccygea　尾骨を覆う小陥凹.
22. 肩甲部 **Scapular region** Regio scapularis　肩甲骨を覆う領域. **B**
23. 肩甲下部 **Infrascapular region** Regio infrascapularis　肩甲部と腰部の間の領域. **B**
24. 腰部 **Lumbar region** Regio lumbalis　腸骨稜と肩甲下部の間の領域. **B**
25. 会陰の部位 **Perineal region** Regio perinealis
26. 肛門部；肛門三角 **Anal triangle** Regio analis　前方を左右の坐骨結節を結ぶ仮想線で境される肛門周囲の領域. **D**
27. 尿生殖部；尿生殖三角 **Urogenital triangle** Regio urogenitalis　左右の坐骨結節を結ぶ仮想線の前方に位置する会陰周囲の領域. **D**

一般用語　9

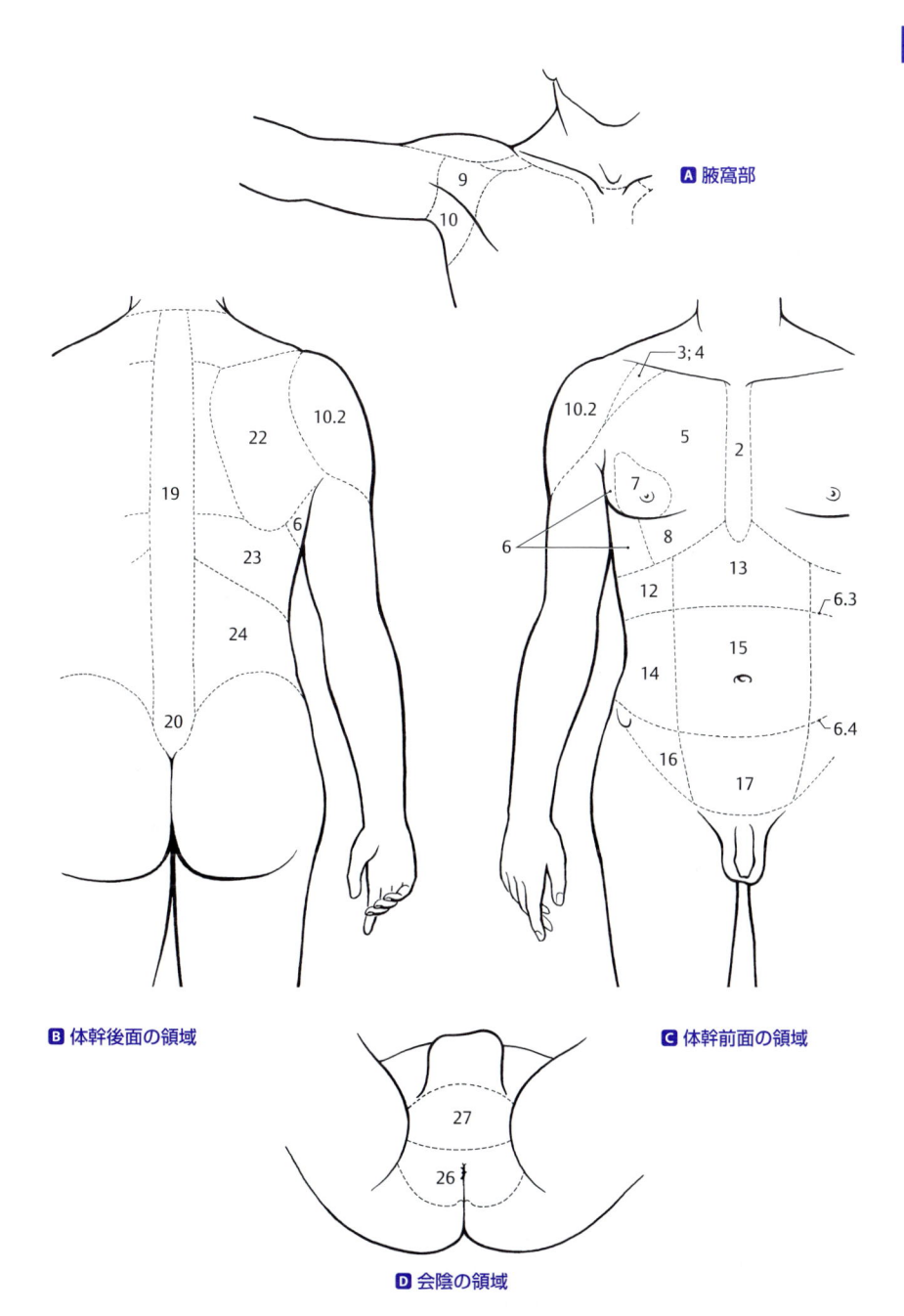

A 腋窩部

B 体幹後面の領域

C 体幹前面の領域

D 会陰の領域

解剖学総論

1 **上肢の部位** Regions of upper limb　Regiones membri superioris
2 **三角筋部** Deltoid region　Regio deltoidea　三角筋を覆う領域．**A B**，9頁**B C**
3 **上腕部** Brachial region　Regio brachialis　上腕の領域．
4 **前上腕部** Anterior region of arm　Regio brachii anterior；Regio brachialis anterior　**B**
5 **外側二頭筋溝** Lateral bicipital groove　Sulcus bicipitalis lateralis；Sulcus bicipitalis radialis　**B**
6 **内側二頭筋溝** Medial bicipital groove　Sulcus bicipitalis medialis；Sulcus bicipitalis ulnaris　**B**
7 **後上腕部** Posterior region of arm　Regio brachii posterior；Regio brachialis posterior　**A**
8 **肘部** Cubital region　Regio cubitalis　肘の領域．
9 **前肘部** Anterior region of elbow　Regio cubitalis anterior　**B**
10 **肘窩** Cubital fossa　Fossa cubitalis　**B**
11 **後肘部** Posterior region of elbow　Regio cubitalis posterior　**A**
12 **前腕部** Antebrachial region　Regio antebrachialis　前腕の領域．
13 **前前腕部** Anterior region of forearm　Regio antebrachii anterior；Regio antebrachialis anterior　**B**
14 **後前腕部** Posterior region of forearm　Regio antebrachii posterior；Regio antebrachialis posterior　**A B**
15 **橈側縁；外側縁** Radial border；Lateral border　Margo radialis；Margo lateralis
16 **尺側縁；内側縁** Ulnar border；Medial border　Margo ulnaris；Margo medialis
17 **手部** Hand region　Regio manus
18 **手根部** Carpal region　Regio carpalis　手根の領域．
19 **前手根部** Anterior region of wrist　Regio carpalis anterior　手根の前面（屈側面）．**A**
20 **後手根部** Posterior region of wrist　Regio carpalis posterior　手根の後面（伸側面）．**B**
21 **手背部** Dorsum of hand　Regio dorsalis manus　**B**
22 **手掌部** Palm；Palmar region　Palma；Vola；Regio palmaris　**A**
23 **母指球** Thenar eminence　Thenar；Eminentia thenaris　母指のつけ根の膨らみ．
24 **小指球** Hypothenar eminence　Hypothenar；Eminentia hypothenaris　小指のつけ根の膨らみ．
25 **中手部** Metacarpal region　Regio metacarpalis
26 **指** Digits of hand；Fingers including thumb　Digiti manus
27 母指；おやゆび（第一指）**Thumb**[Ⅰ]　Pollex；Digitus primus [Ⅰ]
28 示指；ひとさしゆび（第二指）**Index finger**[Ⅱ]　Index；Digitus secundus [Ⅱ]
29 中指；なかゆび（第三指）**Middle finger**[Ⅲ]　Digitus medius；Digitus tertius [Ⅲ]
30 薬指；くすりゆび（第四指）**Ring finger**[Ⅳ]　Digitus anularis；Digitus quartus [Ⅳ]
31 小指；こゆび（第五指）**Little finger**[Ⅴ]　Digitus minimus；Digitus quintus [Ⅴ]
32 ［指の］掌側面 **Palmar surfaces of fingers**　Facies palmares digitorum　指の屈側面．
33 ［指の］背側面 **Dorsal surfaces of fingers**　Facies dorsales digitorum　指の伸側面．
34 **下肢の部位** Regions of lower limb　Regiones membri inferioris
35 **殿部** Gluteal region　Regio glutealis　殿筋を覆う領域．**A**
36 **殿裂** Intergluteal cleft；Natal cleft　Crena analis；Crena ani；Crena interglutealis　左右の殿部の間の窪み．
37 **殿溝** Gluteal fold；Gluteal sulcus　Sulcus glutealis　大殿筋を横切り，股関節の伸展時に殿部の下縁をなすヒダ．**A**
38 **寛骨部** Hip region　Regio coxae
39 **大腿部** Femoral region　Regio femoris　大腿の領域．
40 **前大腿部** Anterior region of thigh　Regio femoris anterior　**B**
41 **大腿三角** Femoral triangle　Trigonum femorale　鼠径靱帯，縫工筋，薄筋で境される三角領域．**B**
42 **後大腿部** Posterior region of thigh　Regio femoris posterior　**A**
43 **膝部** Knee region　Regio genus
44 **前膝部** Anterior region of knee　Regio genus anterior　**B**
45 **後膝部** Posterior region of knee　Regio genus posterior　**A**
46 **膝窩；ひかがみ** Popliteal fossa　Fossa poplitea　**A**
47 **下腿部** Leg region　Regio cruris
48 **前下腿部** Anterior region of leg　Regio cruris anterior　**B**
49 **後下腿部** Posterior region of leg　Regio cruris posterior　**A**
50 **腓腹部** Sural region　Regio surae　ふくらはぎの領域．**A**
51 **前距腿部** Anterior talocrural region；Anterior ankle region　Regio talocruralis anterior　距腿関節の前部．**B**
52 **後距腿部** Posterior talocrural region；Posterior ankle region　Regio talocruralis posterior　距腿関節の後部．**A**
53 **外果後部** Lateral retromalleolar region　Regio retromalleolaris lateralis　外果の後方領域．**A**
54 **内果後部** Medial retromalleolar region　Regio retromalleolaris medialis　内果の前方領域．

一般用語 **11**

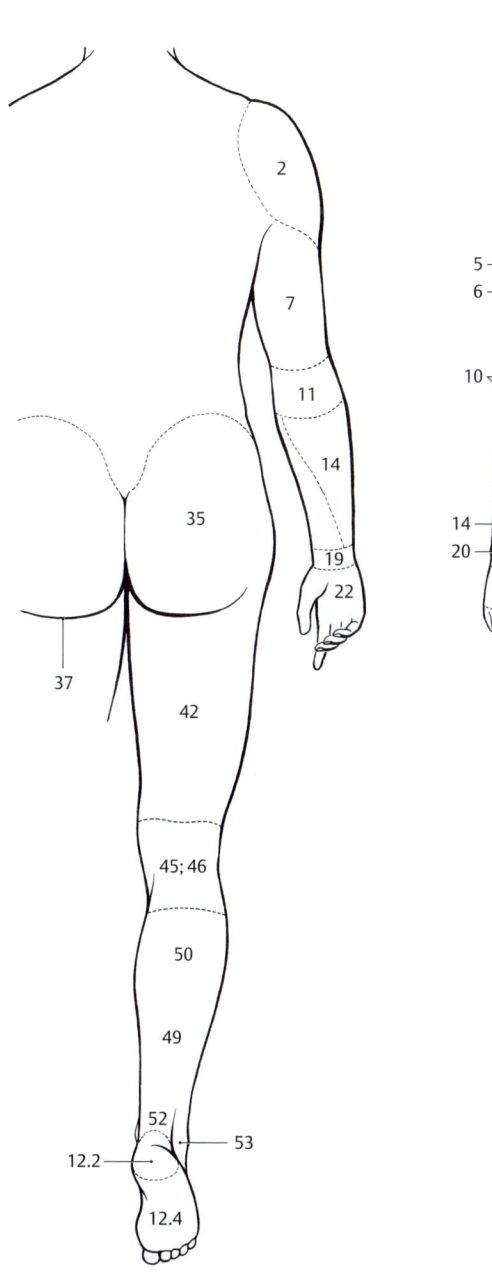

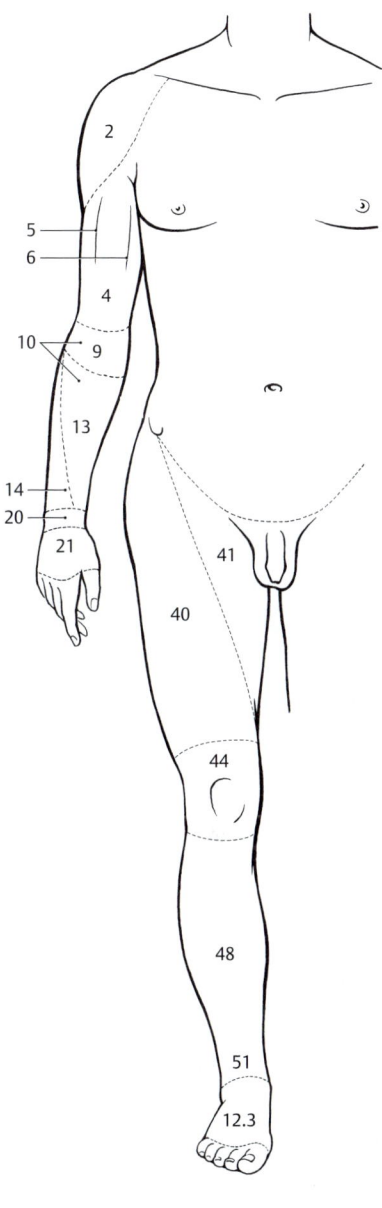

1 解剖学総論

A 後面の領域

B 前面の領域

解剖学総論

1 足部 Foot region Regio pedis
2 踵部 Heel region Regio calcanea 11頁A
3 足背部 Dorsum of foot；Dorsal region of foot Dorsum pedis；Regio dorsalis pedis 足背の領域. 11頁B
4 足底部 Sole；Plantar region Planta；Regio plantaris 11頁A
5 [足の]外側縁 Lateral border of foot；Fibular border of foot；Peroneal border of foot Margo lateralis pedis；Margo fibularis pedis
6 [足の]内側縁 Medial border of foot；Tibial border of foot Margo medialis pedis；Margo tibialis pedis
7 縦足弓 Longitudinal arch of foot Arcus pedis longitudinalis 縦足弓は内側縦足弓と外側縦足弓からなる.
8 外側縦足弓 Lateral part Pars lateralis 踵骨隆起から起こり, 立方骨を越え, 第4・第5中足骨頭に至る. C
9 内側縦足弓 Medial part Pars medialis 踵骨隆起から起こり, 距骨, 舟状骨, 第3楔状骨を越え, 第1～3中足骨頭に至る. C
10 近位横足弓 Proximal transverse arch of foot Arcus pedis transversus proximalis 中足部の横足弓で, 舟状骨, 楔状骨, 立方骨からなる. 楔状骨群(第1～3)の直下の最も高い点を通る.
11 遠位横足弓 Distal transverse arch of foot Arcus pedis transversus distalis 前足部の横足弓で, 第1～5中足骨頭からなる.
12 足根部 Ankle region Regio tarsalis 解剖学的には足根部の領域であり, 臨床的には, 距骨と踵骨からなる後足と, その他の足根骨と軟部組織からなる中足を指す. C
13 中足部 Metatarsal region Regio metatarsalis 解剖学的には中足骨の領域であり, 臨床的には中足骨, 趾節骨, 軟部組織からなる前足を含む. C
14 趾(指)；あしのゆび Digits of foot；Toes Digiti pedis C
15 母趾(指)；第一趾(指) Great toe [I] Hallux；Digitus primus [I]
16 第二趾(指) Second toe [II] Digitus secundus [II], 第三趾(指) Third toe [III] Digitus tertius [III], 第四趾(指) Fourth toe [IV] Digitus quartus [IV]
17 小趾(指)；第五趾(指) Little toe；Fifth toe [V] Digitus minimus；Digitus quintus [V]
18 [趾(指)の]底側面 Plantar surfaces of toes Facies plantares digitorum
19 [趾(指)の]背側面 Dorsal surfaces of toes Facies dorsales digitorum
20 系統解剖学 Systemic anatomy Anatomia systemica
21 骨格系 Bones；skeletal system Ossa；Systema skeletale
22 骨部 Bony part Pars ossea
23 皮質骨 Cortical bone Substantia corticalis 骨の外環状板からなる浅層.
24 緻密質 Compact bone Substantia compacta 骨単位からなる高密度の骨質.
25 海綿質 Spongy bone；Trabecular bone Substantia spongiosa；Substantia trabecularis 海綿状の骨質で, 間隙は骨髄で満たされる.
26 軟骨部 Cartilaginous part Pars cartilaginea
27 膜性部 Membranous part Pars membranacea
28 骨膜 Periosteum Periosteum 骨組織を覆う被膜で2層からなり, 腱や靱帯が付着し, 骨外表面の動静脈を栄養する.
29 軟骨膜 Perichondrium Perichondrium 軟骨に移行する. 軟骨膜と軟骨の境界は不明確.
30 軸骨格 Axial skeleton Skeleton axiale 脊柱, 肋骨, 胸骨.
31 付属肢骨格 Appendicular skeleton Skeleton appendiculare 四肢の骨格.
32 長骨 Long bone Os longum 例：腓骨.
33 短骨 Short bone Os breve 例：手根骨.
34 扁平骨 Flat bone Os planum 例：頭頂骨.
35 不規則骨 Irregular bone Os irregulare 例：蝶形骨.
36 含気骨 Pneumatized bone Os pneumaticum 空気胞を含む骨. 例：篩骨.
37 種子骨 Sesamoid bone Os sesamoideum 腱や靱帯に埋め込まれ, 衝撃を緩衝する.
38 骨幹 Diaphysis Diaphysis 骨の幹の部分.
39 骨端 Epiphysis Epiphysis 長骨の端の部分で, 発育期の成長に関与する.
40 骨端軟骨 Epiphysial cartilage Cartilago epiphysialis
41 骨端板 Epiphysial plate；Growth plate Lamina epiphysialis 骨幹と骨端の間の軟骨部で, 骨の長さの成長に関与する.
42 骨端線 Epiphysial line Linea epiphysialis 骨端板の痕跡を示す骨の横断線で, X線像では線状透亮像として認められる.
43 骨幹端 Metaphysis Metaphysis 骨幹の成長領域で, 骨端に近い.
44 骨突起 Apophysis Apophysis 骨端の一部で, 固有の骨化点から生じる. 例：大転子.

一般用語 **13**

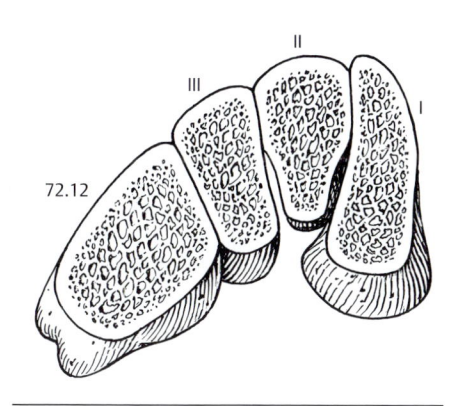

A 近位横足弓, 前面

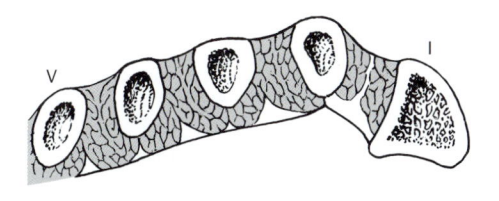

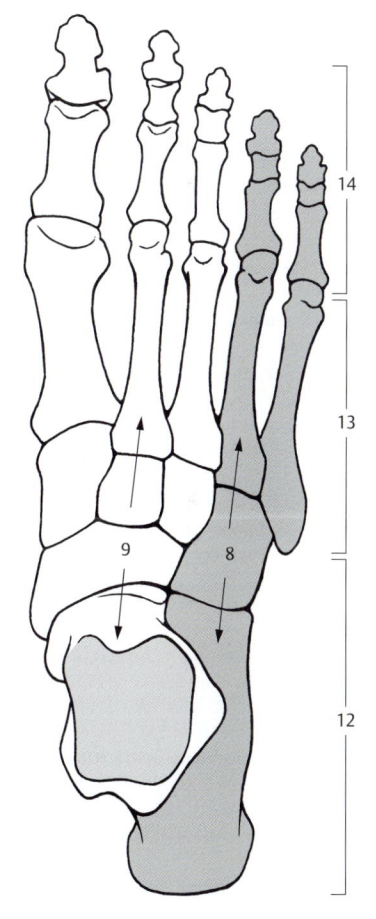

B 遠位横足弓, 前面

C 足の骨, 上面

1. 隆起 **Tuber**；**Tuberosity** Tuber　丸みのある骨性隆起．例：踵骨隆起．
2. 結節 **Tubercle** Tuberculum　小さい骨性隆起．例：小結節．
3. 粗面 **Tuberosity** Tuberositas　骨の外面の粗な領域．例：咬筋粗面．
4. 隆起 **Eminence** Eminentia　細長い隆起．例：十字隆起．
5. 突起 **Process** Processus　骨性突起．例：椎骨の横突起．
6. 顆 **Condyle** Condylus　関節の隆起．例：上腕骨顆．
7. 上顆 **Epicondyle** Epicondylus　顆の上方にある骨性突起．例：上腕骨の内側上顆．
8. 稜 **Crest**；**Ridge** Crista　骨性の隆線または稜線．例：腸骨稜．
9. 線 **Line** Linea　骨性の線もしくは隆線．例：粗線．
10. 切痕 **Notch** Incisura　窪み，陥凹．例：寛骨臼切痕．
11. 窩 **Fossa** Fossa　陥凹．例：肘窩．
12. 溝 **Groove** Sulcus　例：頸動脈溝．
13. 関節面 **Articular surface** Facies articularis　関節の面．
14. 髄腔 **Medullary cavity**；**Marrow cavity** Cavitas medullaris
15. 骨内膜 **Endosteum** Endosteum　髄腔を覆う膜で，骨膜に似る．
16. 黄色骨髄 **Yellow bone marrow** Medulla ossium flava　脂肪に富む黄色の骨髄．
17. 赤色骨髄 **Red bone marrow** Medulla ossium rubra　造血の盛んな赤い骨髄．
18. 栄養孔 **Nutrient foramen** Foramen nutricium　骨表面の栄養管の開口部．
19. 栄養管 **Nutrient canal** Canalis nutricius；Canalis nutriens　骨を栄養する動静脈を通す管．
20. 骨化中心 **Ossification centre** Centrum ossificationis　軟骨の中に形成される骨の発育部位で，骨化が始まる．
21. 一次骨化点 **Primary ossification centre** Centrum primarium ossificationis　骨の軟骨性部分における骨化の開始部位．例：長骨の骨幹．始めのうち骨端は軟骨性のままとなる．
22. 二次骨化点 **Secondary ossification centre** Centrum secundarium ossificationis　一次骨化点より遅れて現れる骨化点．例：長骨の骨端．
23. 関節系 **Joints**；**Articular system** Juncturae；Systema articularia
24. 骨の連結 **Bony joints** Juncturae ossium
25. 不動関節 **Synarthrosis** Synarthrosis　線維性結合組織または軟骨によって骨が結合される関節．
26. 線維性の連結 **Fibrous joint** Junctura fibrosa　膠原線維ないし弾性線維からなる強固な結合組織による2つの骨の結合．
27. 靱帯結合 **Syndesmosis** Syndesmosis　靱帯性の結合で，通常は平行に並んだ膠原線維または弾性線維からなる結合組織による2つの骨の結合．
28. 歯歯槽関節；釘植 **Gomphosis**；**Socket** Gomphosis　歯が歯槽に植え込まれる結合．
29. 骨間膜 **Interosseous membrane** Membrana interossea　2つの骨を連結する，強固な膠原線維からなる結合組織の薄い膜．
30. 縫合 **Suture** Sutura　靱帯結合の特殊な型．
31. 直線縫合 **Plane suture** Sutura plana　平面状の骨の連結．例：頬骨と上顎骨の間．
32. 鱗状縫合 **Squamous suture** Sutura squamosa　層板状の縫合．例：側頭骨にあり．
33. 縁取縫合 **Limbous suture** Sutura limbosa　連結して重なり合う境界をもつ鱗状縫合の特殊な型．
34. 鋸状縫合 **Serrate suture** Sutura serrata　鋸歯状の縫合．例：矢状縫合．
35. 歯状縫合 **Denticulate suture** Sutura denticulata　ぎざぎざした縫合．例：ラムダ縫合．
36. 挟合 **Schindylesis** Schindylesis　鋭い縁と裂溝の間の関節．例：鋤骨と蝶形骨の間．
37. 軟骨性の連結 **Cartilaginous joint** Junctura cartilaginea
38. 軟骨結合 **Synchondrosis** Synchondrosis　骨が硝子軟骨によって連結されている結合．例：骨端軟骨板．
39. 線維軟骨結合 **Symphysis**；**Secondary cartilaginous joint** Symphysis　二次性の軟骨結合．骨の末端の硝子軟骨が線維軟骨によって結合されている関節．例：恥骨結合．
40. 骨端軟骨 **Epiphysial cartilage**；**Primary cartilaginous joint** Cartilago epiphysialis　一次性の軟骨結合．長骨の末端に位置する硝子軟骨．
41. 骨結合 **Bony union**；**Synostosis** Junctura ossea；Synostosis　隣接する骨の癒合．例：寛骨．
42. 滑膜性の連結，[狭義の]関節 **Synovial joint**；**Diarthrosis** Junctura synovialis；Articulatio；Diarthrosis　関節腔の内面に滑膜を有する関節．
43. 関節面 **Articular surface** Facies articularis
44. 関節腔 **Articular cavity** Cavitas articularis
45. 関節窩 **Articular fossa** Fossa articularis
46. 関節頭 **Articular head** Caput articulare
47. 関節唇 **Labrum** Labrum articulare　関節窩の周縁にある線維軟骨性の唇状構造．
48. 関節包 **Joint capsule**；**Articular capsule** Capsula articularis

一般用語

1 線維膜；線維層 **Fibrous membrane；Fibrous layer** Membrana fibrosa；Stratum fibrosum　関節包の結合組織層で，多くは靱帯によって補強される．

2 滑膜；滑膜層 **Synovial membrane；Synovial layer** Membrana synovialis；Stratum synoviale　関節包の内層で，主に2種類の上皮様細胞（基底膜を欠く）からなり，血管，神経，および脂肪細胞を含む疎性結合組織を覆う．

3 滑膜ヒダ **Synovial folds** Plicae synoviales　関節腔内に突出した滑膜の襞．

4 滑膜絨毛 **Synovial villi** Villi synoviales

5 滑液 **Synovial fluid** Synovia　関節包を裏打ちする滑膜によって分泌される潤滑液．

6 関節円板 **Articular disc** Discus articularis　関節腔を2つの空間に区切る円板．

7 関節半月 **Meniscus** Meniscus articularis　輪状の関節板．例：膝関節内にある．

8 靱帯 **Ligaments** Ligamenta

9 関節［包］内靱帯 **Intracapsular ligaments** Ligg. intracapsularia　関節包内に位置する靱帯．例：膝関節の十字靱帯．

10 関節包靱帯 **Capsular ligaments** Ligg. capsularia　関節包内で外側に位置する補強靱帯．例：指節間関節の側副靱帯．

11 関節［包］外靱帯 **Extracapsular ligaments** Ligg. extracapsularia　関節包の外側に位置する靱帯．例：膝関節の外側側副靱帯．

12 関節陥凹 **Articular recess** Recessus articularis　関節包内の凸構造．例：膝窩筋下陥凹．

13 単関節 **Simple joint** Articulatio simplex　2つの骨のみで形成される関節．例：股関節．

14 複関節 **Complex joint** Articulatio composita　3つ以上の骨からなる関節．例：橈骨手根関節．

15 平面関節 **Plane joint** Articulatio plana　関節面がほぼ平面である関節．例：関節突起間関節．

16 円筒関節 **Cylindrical joint** Articulatio cylindrica　以下〈17，18〉の一軸性関節の総称．

17 車軸関節 **Pivot joint** Articulatio trochoidea　上橈尺関節および下橈尺関節などの関節．

18 蝶番関節 **Hinge joint** Ginglymus　腕尺関節のような関節．

19 双顆関節 **Bicondylar joint** Articulatio bicondylaris　横方向の主軸と，骨格の長軸に平行な軸を有する関節．例：膝関節．

20 鞍関節 **Saddle joint** Articulatio sellaris　二軸性の関節．例：母指の中手指節関節．

21 楕円関節；顆状関節 **Condylar joint；Ellipsoid joint** Articulatio ellipsoidea　橈骨手根関節のような二軸性関節．

22 球関節 **Ball and socket joint；Spheroidal joint** Articulatio spheroidea；Enarthrosis　肩関節のような多軸性関節．

23 臼状関節 **Cotyloid joint** Articulatio cotylica　股関節のような球関節．

24 半関節 **Amphiarthrosis** Amphiarthrosis　可動性のない関節．堅固な関節包と靱帯によって動きが制限されている関節．例：仙腸関節．

25 外転 **Abduction** Abductio　体軸から遠ざかる動き，外方への動き．

26 内転 **Adduction** Adductio　体軸へと向かう動き．

27 外旋 **Lateral rotation；External rotation** Rotatio externa；Exorotatio；Rotatio lateralis　長軸を回転軸とする外方への回旋．

28 内旋 **Medial rotation；Internal rotation** Rotatio interna；Endorotatio；Rotatio medialis　長軸を回転軸とする内方への回旋．

29 描円 **Circumduction** Circumductio　円運動．例：肩関節内の上腕の動き．

30 屈曲 **Flexion** Flexio　体幹または四肢を曲げる動き．

31 伸展 **Extension** Extensio　体幹または四肢を伸ばす動き．

32 回内 **Pronation** Pronatio　手背面を上方に向けるような前腕の回転，足の外側縁を上げる動き．

33 回外 **Supination** Supinatio　手掌面を上方に向けるような前腕の回転，足の内側縁を上げる動き．

34 対立；対向 **Opposition** Oppositio　母指を他の指と向かい合わせに接触させる運動で，小指もわずかな対立運動が可能．

35 復位 **Reposition** Repositio　もとの位置または部位に戻る動き．

36 筋系 **Muscles；Muscular system** Musculi；Systema musculare

37 筋頭 **Head** Caput　筋の起始に近い部分．

38 筋腹 **Belly** Venter　筋の中央部分．

39 付着 **Attachment** Insertio

40 起始 〔**Origin**〕〔Origo〕

41 起始 **Fixed end** Punctum fixum　固定されている方の骨格の部分．

42 停止 **Mobile end** Punctum mobile　動かされる方の骨格の部分．

43 紡錘状筋 **Fusiform muscle** M. fusiformis　紡錘状の筋．

44 扁平筋 **Flat muscle** M. planus

45 直筋 **Straight muscle** M. rectus

46 三角形筋 **Triangular muscle** M. triangularis

47 方形筋 **Quadrate muscle** M. quadratus

48 二腹筋 **Two-bellied muscle** M. biventer

49 二頭筋 **Two-headed muscle** M. biceps

50 三頭筋 **Three-headed muscle** M. triceps

51 四頭筋 **Four-headed muscle** M. quadriceps

1 半羽状筋 Semipennate muscle；Unipennate muscle M. semipennatus；M. unipennatus　片側が羽状の筋.

2 羽状筋 Pennate muscle；Bipennate muscle M. pennatus；M. bipennatus　両側が羽状の筋.

3 多羽状筋 Multipennate muscle M. multipennatus　筋線維が多数の羽状に配列した筋.

4 輪筋 Orbicular muscle M. orbicularis　輪状の筋.

5 皮筋 Cutaneous muscle M. cutaneus　皮膚の筋.

6 外転筋 Abductor muscle M. abductor　外転に作用する筋.

7 内転筋 Adductor muscle M. adductor　内転に作用する筋.

8 回旋筋 Rotator muscle M. rotator　回旋をもたらす筋.

9 屈筋 Flexor muscle M. flexor

10 伸筋 Extensor muscle M. extensor

11 回内筋 Pronator muscle M. pronator　回内をもたらす筋.

12 回外筋 Supinator muscle M. supinator　回外をもたらす筋.

13 対立筋 Opponens muscle M. opponens　対立運動をもたらす筋.

14 括約筋 Sphincter muscle M. sphincter

15 散大筋 Dilator muscle M. dilatator　拡張をもたらす筋.

16 区画 Compartment Compartimentum　筋膜に囲まれた筋組織の区画. 通常筋群を包む区画で, 骨と筋膜で区切られている.

17 筋膜 Fascia Fascia　鞘や被膜を形成して, 区画をつくるあらゆる結合組織の集合体の総称.

18 頭と頸の筋膜　Fascia of head and neck Fascia capitis et colli

19 体幹の筋膜 Fascia of trunk Fascia trunci　以下〈20〜22〉の3種類の筋膜が含まれる.

20 壁側筋膜 Parietal fascia Fascia parietalis　漿膜の壁側板の深部にある, 体腔壁を裏打ちする筋膜の総称. 独立した構造として生じることもある. 例：胸内筋膜.

21 漿膜外筋膜 Extraserosal fascia Fascia extraserosalis　壁側筋膜と臓側筋膜の間に認められる全ての結合組織構造の総称. 骨盤内で靱帯として起こる場合が多い. 例：基靱帯.

22 臓側筋膜 Visceral fascia Fascia visceralis　漿膜の臓側板のすぐ下層にある筋膜の総称. 漿膜下層から独立して, 例えば豊富な脂肪組織をもって生じることもある.

23 体肢の筋膜 Fascia of limbs Fasciae membrorum

24 筋の筋膜 Fascia of muscles Fasciae musculorum

25 被覆筋膜 Investing layer Fascia investiens　筋または筋群を包む筋膜の鞘. この語は筋上膜を指すこともある.

26 筋の固有筋膜 Fascia of individual muscle；Muscle sheath Fascia propria musculi　1つの筋を包む結合組織の鞘.

27 筋上膜 Epimysium Epimysium　筋を包む結合組織の外鞘.

28 筋周膜 Perimysium Perimysium　筋束を包む結合組織の鞘.

29 筋内膜 Endomysium Endomysium　筋細胞膜に包まれた1本の筋線維を包む結合組織の鞘.

30 腱 Tendon Tendo

31 中間腱 Intermediate tendon Tendo intermedius

32 腱画 Tendinous intersection Intersectio tendinea　腹直筋の中間腱.

33 腱膜 Aponeurosis Aponeurosis　扁平な腱.

34 腱弓 Tendinous arch Arcus tendineus　筋線維の起始部となる肥厚した筋膜の弓状構造.

35 筋滑車 Muscular trochlea Trochlea muscularis　腱の引張りの方向を変化させる滑車様構造. 例えば載距突起があり, この周囲を長母趾屈筋の腱が走る.

36 滑液包 Synovial bursa Bursa synovialis　筋と骨の間の摩擦を減少させる滑液の嚢.

37 腱鞘と滑液包 Tendon sheaths and bursae Vaginae tendinum et bursae

38 皮下滑液包 Subcutaneous bursa Bursa subcutanea　皮膚のすぐ下に位置する滑液包.

39 筋下滑液包 Submuscular bursa Bursa submuscularis　筋の深部に位置する滑液包.

40 筋膜下滑液包 Subfascial bursa Bursa subfascialis　筋膜の深部に位置する滑液包.

41 腱下滑液包 Subtendinous bursa Bursa subtendinea　腱の深部に位置する滑液包.

42 腱鞘 Tendon sheath Vagina tendinis　腱の摩擦抵抗を軽減する構造.

43 線維層 Fibrous layer Stratum fibrosum　線維組織からなる腱鞘の部分.

44 線維鞘 Fibrous sheath Vagina fibrosa

45 滑膜層 Synovial layer Stratum synoviale　腱鞘の内層で, 潤滑液を分泌する.

46 滑液鞘 Synovial sheath Vagina synovialis

47 腱間膜 Mesotendon Mesotendineum　腱と腱鞘の結合.

一般用語

1 **心脈管系** Cardiovascular system　Systema cardiovasculare
2 **血管** Blood vessel　Vas sanguineum
3 **動静脈吻合** Arteriolovenular anastomosis；Arteriovenous anastomosis　Anastomosis arteriolovenularis；Anastomosis arteriovenosa　静脈と動脈の間の交通．
4 **動脈** Artery　Arteria
5 **栄養動脈** Nutrient artery　A. nutricia；A. nutriens　組織に栄養を供給する動脈．
6 **小動脈；細動脈** Arteriole　Arteriola　毛細血管に接続する直前の小動脈．
7 **動脈輪** Arterial circle　Circulus arteriosus　輪状に吻合する動脈．
8 **血管輪** Vascular circle　Circulus vasculosus　輪状に吻合する血管．
9 **槽** Cistern　Cisterna　リンパ管の拡張部．
10 **血液** Blood　Haema；Sanguis
11 **血管叢** Vascular plexus　Plexus vasculosus
12 **静脈叢** Venous plexus　Plexus venosus
13 **動脈網** Arterial plexus　Rete arteriosum
14 **怪網** Rete mirabile　Rete mirabile　連続する2つの毛細血管網．例：腎臓にあり．
15 **関節血管網** Articular vascular plexus　Rete vasculosum articulare　関節の周囲の血管網．例：膝関節動脈網．
16 **静脈網** Venous plexus　Rete venosum
17 **静脈洞** Sinus venosus　Sinus venosus　通常の静脈壁をもたない静脈路．例：矢状静脈洞．
18 **外膜** Tunica externa　Tunica externa　血管壁の外層．
19 **内膜** Tunica intima　Tunica intima　血管壁の内膜．
20 **中膜** Tunica media　Tunica media　血管壁の中間層．
21 **弁** Valve　Valva　弁状の構造．例：僧帽弁．
22 **尖** Cusp　Valvula　小さな弁．弁構造の三日月状の部分を指すこともある．例：半月弁尖．
23 **尖** Cusp　Cuspis　弁構造内の扇形の小葉．例：左右房室弁の前尖．
24 **静脈弁** Venous valve　Valvula venosa
25 **吻合血管** Anastomotic vessel　Vas anastomoticum
26 **毛細血管；毛細管** Capillary　Vas capillare
27 **側副血管** Collateral vessel　Vas collaterale　短絡路を形成する血管．
28 **洞様血管；類洞** Sinusoid　Vas sinusoideum　壁が薄く内腔が大きい，特別に形成された血管の部分．
29 **脈管の脈管** Vasa vasorum　Vasa vasorum　血管壁を栄養する血管．
30 **神経の脈管** Vessels of nerves　Vasa nervorum　神経を栄養する血管．
31 **静脈** Vein　Vena
32 **伴行静脈** Vena comitans　V. comitans　伴行する静脈．その機能を補助する動脈とともに走る．
33 **皮静脈** Cutaneous vein　V. cutanea
34 **導出静脈** Emissary vein　V. emissaria　頭蓋骨を通って頭蓋外に出る静脈．
35 **栄養静脈** Nutrient vein　V. nutricia；V. nutriens　組織を栄養する静脈．
36 **深静脈** Deep vein　V. profunda　筋膜の深部にある静脈．
37 **浅静脈** Superficial vein　V. superficialis　皮静脈．四肢の筋膜にある．
38 **小静脈；細静脈** Venule　Venula　毛細血管に続く小静脈．
39 **リンパ管** Lymphatic vessel　Vas lymphaticum
40 **浅リンパ管** Superficial lymph vessel　Vas lymphaticum superficiale　四肢の筋膜にある浅在性リンパ管．
41 **深リンパ管** Deep lymph vessel　Vas lymphaticum profundum　四肢の筋膜の深層にあり，しばしば血管とともに走る．
42 **リンパ管叢；リンパ叢** Lymphatic plexus　Plexus lymphaticus　リンパ管の網．毛細リンパ管網より深層に位置する．皮膚では真皮とその直下にある．
43 **リンパ管弁** Lymphatic valvule　Valvula lymphatica
44 **リンパ** Lymph　Lympha
45 **毛細リンパ管** Lymphatic capillary　Vas lymphocapillare　盲端で始まり，壁は透過性が大．
46 **毛細リンパ管網** Lymphatic rete　Rete lymphocapillare　起始近くにある毛細リンパ管の網．
47 **神経系** Nervous system　Systema nervosum
48 **神経線維** Nerve fibre　Neurofibra
49 **ニューロン；神経細胞** Neuron　Neuron
50 **核周部；神経細胞形質** Perikaryon　Perikaryon　神経細胞の細胞体部．
51 **シナプス；神経接合部** Synapse　Synapsis　ニューロン間またはニューロンとその他の細胞の間の接合部．
52 **グリア；神経膠細胞** Neuroglia　Neuroglia　神経系の間質組織．
53 **中枢神経系** Central nervous system　Pars centralis；Systema nervosum centrale
54 **灰白質** Grey matter；Grey substance　Substantia grisea　ニューロンの細胞体が集まった部分．
55 **神経核** Nucleus　Nucleus　皮質を除く灰白質に集まったニューロンの集団．
56 **脳神経核** Nucleus of cranial nerve　Nucleus nervi cranialis
57 **起始核** Nucleus of origin　Nucleus originis
58 **終止核** Terminal nucleus　Nucleus terminationis
59 **柱** Column　Columna　柱状のニューロンの集合．例：脊髄内にあり．
60 **板；層** Lamina　Lamina　板状の組織の層．例：新皮質内のニューロンの層．

1. 白質 **White matter；White substance** Substantia alba　髄鞘をもつ神経線維が集まった部分．

2. 神経索 **Funiculus** Funiculus　索状の組織構造で神経線維の束からなる．

3. 神経路 **Tract** Tractus　起始部と終止部が共通な神経線維の集まり．他の線維も含むことがある．

4. 神経束 **Fasciculus；Fascicle** Fasciculus　1つ以上の神経路を含むことがある境界明瞭な神経線維の束．

5. 交連 **Commissure** Commissura　一方の脳半球内の領域と，他方の脳半球内の対応領域をつなぐ神経線維路．

6. 毛帯 **Lemniscus** Lemniscus　脳幹内を上行する感覚神経線維を示す特殊な用語．

7. 線維；神経線維 **Fibre** Fibra

8. 連合線維 **Association fibre** Fibra associationis　1つの脳半球内で皮質領域を結ぶ線維．

9. 交連線維 **Commissural fibre** Fibra commissuralis　2つの脳半球の領域を互いに結ぶ線維．

10. 投射線維 **Projection fibre** Fibra projectionis　大脳皮質と大脳皮質下の領域を結ぶ線維．皮質求心性および皮質遠心性の線維．

11. 交叉 **Decussation** Decussatio　正中線内の線維の交叉．

12. 条；線条 **Stria** Stria　脳半球の発生過程で，ニューロンの急速な成長によって細胞領域の分離がもたらされ，それによって生じた縞状の外観．

13. 網様体 **Reticular formation** Formatio reticularis　疎に配列した細胞と神経線維からなり，細胞核は少なく，運動，循環，呼吸，および睡眠・覚醒サイクルに影響を及ぼす．

14. 上衣 **Ependyma** Ependyma　中枢神経系における脳室の内面を覆う細胞の膜．

15. 小脳 **Cerebellum** Cerebellum

16. 小脳裂；小脳溝 **Cerebellar fissures** Fissurae cerebelli　小脳のヒダの間にある深い溝で，溝の深部で枝分かれして，さらに小さい裂溝となる．

17. 小脳回 **Folia of cerebellum** Folia cerebelli　小脳溝により区切られる細長い回．

18. 小脳半球[第II-X半球小葉] **Hemisphere of cerebellum [H II–H X]** Hemispherium cerebelli [H II–HX]

19. 小脳谷 **Vallecula of cerebellum** Vallecula cerebelli　小脳半球の下面中央の深い窪みで，ここに延髄が入る．

20. 小脳虫部[第I-X小葉] **Vermis of cerebellum [I–X]** Vermis cerebelli [I–X]　小脳の不対領域で，その一部は系統発生学的に古い．

21. 終脳；大脳 **Telencephalon；Cerebrum** Telencephalon；Cerebrum　前脳から膨出する部分．

22. 大脳半球 **Cerebral hemisphere** Hemispherium cerebri

23. 大脳皮質 **Cerebral cortex** Pallium　脳の外表．各半球内に脳幹の大部分を包む．

24. 大脳回 **Cerebral gyri** Gyri cerebri　約1cm幅の大脳の脳回．

25. 大脳葉 **Cerebral lobes** Lobi cerebri　4つの大脳葉：前頭葉，頭頂葉，側頭葉，後頭葉．

26. 大脳溝 **Cerebral sulci** Sulci cerebri　大脳回の間にある間隙．

27. 大脳縦裂 **Longitudinal cerebral fissure** Fissura longitudinalis cerebri　左右大脳半球間の深い縦裂．大脳鎌をいれる．

28. 大脳横裂 **Transverse cerebral fissure** Fissura transversa cerebri　脳梁および脳弓の下，視床および第三脳室蓋上にある裂．

29. 大脳外側窩 **Lateral cerebral fossa** Fossa lateralis cerebri　外側溝の深部にある腔所．

30. 上縁；上内側縁 **Superior margin** Margo superior　大脳半球の上外側面と内側面の間の稜．

31. 内側縁；下内側縁 **Inferomedial margin** Margo inferomedialis　大脳半球の内側面と下面の間の稜．

32. 下縁；下外側縁 **Inferolateral margin** Margo inferolateralis　大脳半球の上外側面と下面の間の稜．

33. 末梢神経系 **Peripheral nervous system** Systema nervosum periphericum；Pars peripherica　脳と脊髄の表面から始まる．

34. 神経節 **Ganglion** Ganglion　神経細胞体の集合で，神経が明らかに太くなったところに認められる．

35. 神経節被膜 **Capsule of ganglion** Capsula ganglii　神経節の結合組織性の被膜．

36. 神経節支質 **Stroma of ganglion** Stroma ganglii　神経節内部の結合組織．

37. 脳脊髄神経節；感覚性脳脊髄神経節 **Craniospinal sensory ganglion** Ganglion craniospinale sensorium　以下〈38, 39〉の2つの神経節の総称．

38. 脊髄神経節；感覚性脊髄神経節 **Spinal ganglion；Dorsal root ganglion** Ganglion sensorium nervi spinalis　脊髄神経後根に属する神経節．

39. 脳神経の感覚性神経節 **Cranial sensory ganglion** Ganglion sensorium nervi cranialis　脊髄神経節と相同な脳神経の神経根．

1 自律神経節 Autonomic ganglion Ganglion autonomicum　自律神経系に属する神経節．

2 節前線維；節前神経線維 Preganglionic nerve fibres Neurofibrae preganglionicae　有髄神経節で，内臓神経の神経節に至る．

3 節後線維；節後神経線維 Postganglionic nerve fibres Neurofibrae postganglionicae　無髄神経節で，内臓神経節から内臓器官に至る．

4 交感神経節 Sympathetic ganglion Ganglion sympathicum　主として交感神経幹に存在する神経節．

5 副交感神経節 Parasympathetic ganglion Ganglion parasympathicum　副交感神経系の神経節．例：毛様体神経節．

6 神経 Nerve Nervus

7 神経内膜 Endoneurium Endoneurium　個々の神経線維の基底膜の間に広がる疎性結合組織．

8 神経周膜 Perineurium Perineurium　神経内膜の集合を包む結合組織性の鞘．被膜状の密性結合組織細胞からなり，膠原線維が散在する．

9 神経上膜；神経外膜 Epineurium Epineurium　神経周膜の集合を包む外側の結合組織性の鞘．

10 求心性神経線維；求心性線維 Afferent nerve fibres Neurofibrae afferentes　中枢神経系に向けて興奮を伝導する神経線維．

11 遠心性神経線維；遠心性線維 Efferent nerve fibres Neurofibrae efferentes　中枢神経系から末梢神経に向かって興奮を伝導する神経線維．

12 体性神経線維；体性線維 Somatic nerve fibres Neurofibrae somaticae　体性または動物神経線維．自律神経（内臓神経）に対応．

13 自律神経線維；自律性線維 Autonomic nerve fibres Neurofibrae autonomicae　内臓に分布する神経線維．

14 運動神経 Motor nerve N. motorius　筋を支配する線維のみを含む神経．筋紡錘から出る求心性線維はこの定義に含まれない．

15 感覚神経 Sensory nerve N. sensorius　神経末端から中枢神経系に興奮を伝導する求心性線維を含む．

16 混合神経 Mixed nerve N. mixtus　運動線維と感覚線維の両方を含む神経．定義によっては，体性および内臓線維の両方を含む神経を指すことがある．

17 皮枝 Cutaneous branch R. cutaneus　皮膚を支配する皮神経または枝．

18 関節枝 Articular branch R. articularis　関節を支配する神経または枝．

19 筋枝 Muscular branch R. muscularis　筋を支配する神経または枝．

20 脊髄神経 Spinal nerve N. spinalis　前根と後根が合流してできる．

21 根糸 Rootlets Fila radicularia　脊髄より出る細い根線維．集まって脊髄神経の前根および後根となる．

22 前根 Anterior root；Motor root；Ventral root Radix anterior；Radix motoria

23 後根 Posterior root；Sensory root；Dorsal root Radix posterior；Radix sensoria

24 脊髄神経幹 Trunk of spinal nerve Truncus nervi spinalis　前根と後根が合して最初の枝が出るまでの部分．

25 硬膜枝；反回枝 Meningeal branch；Recurrent branch R. meningeus；R. recurrens　脊髄神経の前方で椎間孔を通って髄膜に至り，そこで他の硬膜枝とともに叢を形成する枝．感覚線維および交感線維を含む．

26 交通枝 Ramus communicans R. communicans 脊髄神経と交感神経幹の間を交通する枝．

27 前枝 Anterior ramus R. anterior　脊髄神経の太い前方の枝で，隣接する脊髄神経とともに神経叢を形成する．胸部領域では，肋間神経に枝を分布する．

28 後枝 Posterior ramus R. posterior　背部の皮膚と固有背筋に分布する小枝．

29 馬尾 Cauda equina Cauda equina　第1または第2腰椎より下方へ向かう脊髄神経根線維の全て．終糸も含む．

30 脊髄神経叢 Spinal nerve plexus Plexus nervorum spinalium　頸部，腰部，および仙骨部の神経叢で，四肢に神経を送る．

31 脳神経 Cranial nerve N. cranialis

32 自律神経 Autonomic nerve N. autonomicus　内臓に分布する神経．

33 自律神経枝 Autonomic branch R. autonomicus 内臓に分布する神経枝．

34 自律神経叢 Autonomic plexus Plexus autonomicus　末梢神経系の自律神経部に属するあらゆる神経叢．

35 内臓神経叢 Visceral plexus Plexus visceralis

36 血管神経叢 Vascular plexus Plexus vascularis 血管の支配のための感覚神経線維および自律神経線維を含む神経叢．

37 動脈周囲神経叢 Periarterial plexus Plexus periarterialis　動脈の外膜にある神経叢．

38 脈管の神経 Vascular nerves Nn. vasorum

骨格系

1 **系統解剖学** **Systemic anatomy** Anatomia systemica
2 **骨格系** **Bones；Skeletal system** Ossa；Systema skeletale
3 **頭蓋** **Cranium** Cranium
4 **脳頭蓋** **Neurocranium；Brain box** Neurocranium
5 **顔面頭蓋** **Viscerocranium；Facial skeleton** Viscerocranium 脳頭蓋との境界は，鼻根から眼窩上縁を通って外耳道まで伸びる．
6 **軟骨頭蓋** **Chondrocranium** Chondrocranium 胎生期に存在する頭蓋の軟骨性部分で，のちに頭蓋底の一部をなす．
7 **膜性頭蓋** **Desmocranium** Desmocranium 直接的な骨化によってつくられる頭蓋骨から生じる構造．
8 **頭蓋骨膜** **Pericranium** Pericranium；Periosteum externum cranii 頭蓋外面の骨膜．
9 **前面観** **Facial aspect；Frontal aspect** Norma facialis；Norma frontalis 前面からみた頭蓋． **A**
10 **額** **Forehead** Frons **A F**
11 **ナジオン** **Nasion** Nasion 前頭骨と鼻骨の間の縫合の正中点． **A F**
12 **上面観** **Superior aspect；Vertical aspect** Norma superior；Norma verticalis 上方からみた骨性頭蓋． **C**
13 **後頭** **Occiput** Occiput 頭部の後面． **C F**
14 **頭頂** **Vertex** Vertex 頭蓋冠の中心部の最も高い点． **F**
15 **ブレグマ** **Bregma** Bregma 矢状縫合と冠状縫合の交点． **C**
16 **後面観** **Occipital aspect** Norma occipitalis 後方からみた頭蓋． **B**
17 **ラムダ** **Lambda** Lambda 矢状縫合とラムダ縫合の交点． **B**
18 **イニオン** **Inion** Inion 外後頭隆起の最外側点．人類学的測定に使用される点． **B F**
19 **側面観** **Lateral aspect** Norma lateralis 側面からみた頭蓋． **F**
20 **プテリオン** **Pterion** Pterion 前頭骨，頭頂骨，側頭骨および蝶形骨が合する領域． **F**
21 **アステリオン** **Asterion** Asterion ラムダ縫合と後頭乳突縫合の交点． **F**
22 **ゴニオン** **Gonion** Gonion 下顎角で最下方かつ最後方，最外方にある点．
23 **側頭窩** **Temporal fossa** Fossa temporalis 頭蓋の側壁にある浅い窪み．側頭線から蝶形骨大翼の側頭下稜の高さまで，外方は頬骨弓の下縁まで伸びる． **F**
24 **頬骨弓** **Zygomatic arch** Arcus zygomaticus 側頭骨の頬骨突起と頬骨の側頭突起によってつくられる弓状構造． **F**

25 **側頭下窩** **Infratemporal fossa** Fossa infratemporalis 側頭窩が下方へと延長したもので，内側は蝶形骨翼状突起へと伸びる．側頭筋下部，外側翼突筋，血管および神経を含む． **F**
26 **翼口蓋窩** **Pterygopalatine fossa** Fossa pterygopalatina 上顎結節，口蓋骨垂直板，および翼状突起の間の側頭下窩の延長．下方で狭くなり大口蓋管として続く． **F G H**
27 **翼上顎裂** **Pterygomaxillary fissure** Fissura pterygomaxillaris 側頭下窩を翼口蓋窩とつなぐ時に認められる開口．上顎結節，翼状突起外側板によって境される． **G H**
28 **頭蓋泉門** **Fontanelles** Fonticuli cranii 膜で閉じられた小児頭蓋骨の間の裂隙．
29 **大泉門** **Anterior fontanelle** Fonticulus anterior 頭頂骨と前頭骨の間で，矢状縫合の前方にある菱形の裂隙．2～3歳で閉じる． **J K**
30 **小泉門** **Posterior fontanelle** Fonticulus posterior 矢状縫合とラムダ縫合の接合部，すなわち頭頂骨と後頭骨の間に位置する三角形の裂隙．生後3か月で閉じる． **J K**
31 **前側頭泉門** **Sphenoidal fontanelle** Fonticulus sphenoidalis；Fonticulus anterolateralis 頭蓋の外側部，すなわち前頭骨，頭頂骨，側頭骨，蝶形骨の間にある裂隙． **J**
32 **後側頭泉門** **Mastoid fontanelle** Fonticulus mastoideus；Fonticulus posterolateralis 頭頂骨，後頭骨，側頭骨の間にある裂隙． **J**
33 **頭蓋冠** **Calvaria** Calvaria 縦と横方向にカーブを描く．前頭骨および頭頂骨の鱗部と，後頭骨鱗部の上部からなる． **D**
34 **外板** **External table** Lamina externa 頭蓋冠の緻密骨の外層． **E**
35 **板間層** **Diploe** Diploe 頭蓋冠の外板と内板との間にある海綿質に相当する骨層で，頭蓋骨に特有． **E**
36 **板間管** **Diploic canals** Canales diploici 板間層にある大きい管で，静脈をいれる． **E**
37 **内板** **Internal table** Lamina interna 頭蓋冠の緻密骨の内層． **E**
38 **上矢状洞溝** **Groove for superior sagittal sinus** Sulcus sinus sagittalis superioris 上矢状静脈洞をいれる浅い溝． **D E**
39 **クモ膜顆粒小窩** **Granular foveolae** Foveolae granulares クモ膜顆粒〔Pacchioni（パッキオーニ）顆粒〕をいれる小窩． **D E**, 23頁 **A**
40 **静脈溝** **Venous grooves** Sulci venosi 頭頂骨内壁に時にみられる溝．
41 **動脈溝** **Arterial grooves** Sulci arteriosi 頭蓋内壁にあり，主に中硬膜動脈とその分枝をいれる溝． **D**
42 **縫合骨**† **Sutural bone** Os suturale 頭蓋縫合内に時にみられる独立小骨．

頭蓋　21

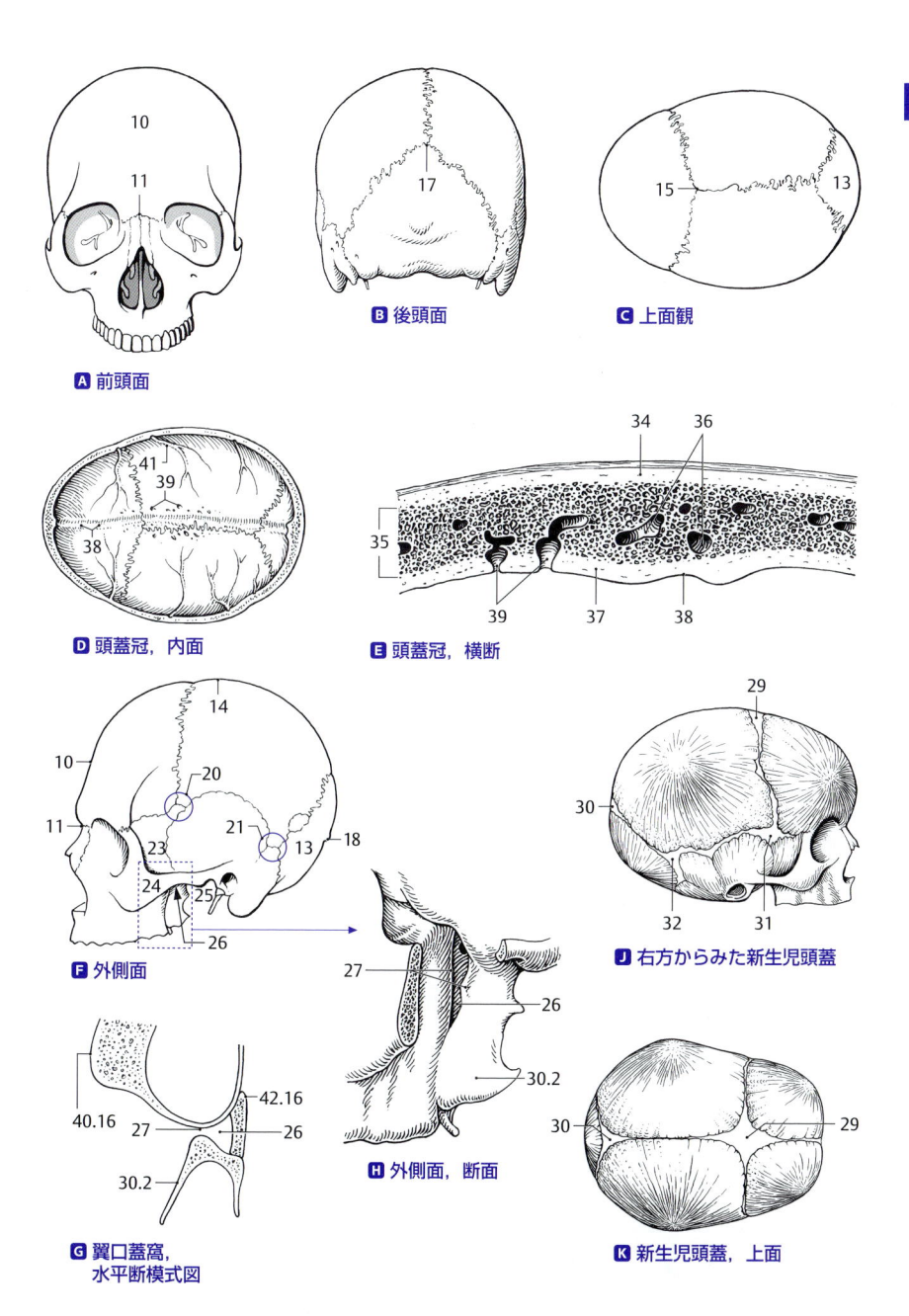

A 前頭面

B 後頭面

C 上面観

D 頭蓋冠，内面

E 頭蓋冠，横断

F 外側面

G 翼口蓋窩，水平断模式図

H 外側面，断面

J 右方からみた新生児頭蓋

K 新生児頭蓋，上面

骨格系

1 **頭蓋底** **Cranial base；Basicranium** Basis cranii ⒶⒷ

2 **内頭蓋底** **Internal surface of cranial base** Basis cranii interna

3 **前頭蓋窩** **Anterior cranial fossa** Fossa cranii anterior　前頭骨の壁から蝶形骨小翼までの部分. Ⓐ

4 **指圧痕** **Impressions of cerebral gyri** Impressiones gyrorum；Impressiones digitatae；Juga cerebralia　大脳回に一致する浅い溝. Ⓐ

5 **中頭蓋窩** **Middle cranial fossa** Fossa cranii media　蝶形骨小翼から側頭骨岩様部上縁までの部分. Ⓐ

6 **後頭蓋窩** **Posterior cranial fossa** Fossa cranii posterior　側頭骨岩様部上縁から後頭蓋壁までの部分. Ⓐ

7 **斜台** **Clivus** Clivus　鞍背から大後頭孔までの間の後方へ下る部分. 後頭骨と蝶形骨からなる. ⒶⒷ

8 **蝶錐体裂** **Petrosphenoidal fissure；Sphenopetrosal fissure** Fissura sphenopetrosa　錐体鱗裂の内方への続きで, その拡大部は破裂孔をなす. 小錐体神経の通路で, 鼓索神経の頭蓋底からの出口. ⒶⒷ

9 **錐体後頭裂** **Petro-occipital fissure** Fissura petro-occipitalis　側頭骨から後頭骨に伸びる頸静脈孔の内側への続き. ⒶⒷ

10 **外頭蓋底** **External surface of cranial base** Basis cranii externa

11 **頸静脈孔** **Jugular foramen** Foramen jugulare　後頭骨と側頭骨岩様部の間の孔で, 結合組織によってさらに分けられる. S状静脈洞と下錐体静脈洞が融合したもの. 内頸静脈と舌咽神経, 迷走神経, 副神経が通る. ⒶⒷ

12 **破裂孔** **Foramen lacerum** Foramen lacerum　線維軟骨で閉ざされた不規則な形の孔で, 中頭蓋窩内の側頭骨錐体尖と蝶形骨の間にあり, 深錐体神経と大錐体神経の通路. ⒶⒷ

13 **骨口蓋** **Bony palate** Palatum osseum ⒷⒸ

14 **大口蓋管** **Greater palatine canal** Canalis palatinus major　口蓋骨と上顎骨からなる管で, 下行口蓋動脈と大口蓋神経の通路. ⒷⒸ, 43頁Ⓒ

15 **大口蓋孔** **Greater palatine foramen** Foramen palatinum majus　骨口蓋の後縁近く, 口蓋骨と上顎骨の間にある. 大口蓋管の開口. ⒷⒸ

16 **小口蓋孔** **Lesser palatine foramina** Foramina palatina minora　小口蓋管への開口. Ⓒ

17 **切歯窩** **Incisive fossa** Fossa incisiva　上皮組織で覆われたほぼマッチ頭大の窪みで, ここに切歯管が開く切歯孔がある. Ⓒ

18 **切歯管** **Incisive canals** Canales incisivi　鼻中隔の両側の鼻腔底から口蓋へと伸び, そこで融合して切歯窩となる管. Ⓒ

19 **切歯孔** **Incisive foramina** Foramina incisiva　2〜4個の切歯管開口. Ⓒ

20 **口蓋隆起**[†] **Palatine torus** Torus palatinus　硬口蓋の正中線に時にみられる. 口腔側を縦走する隆起.

21 **口蓋骨鞘突管** **Palatovaginal canal** Canalis palatovaginalis　蝶形骨鞘状突起と口蓋骨蝶形骨突起の間にある小管で, 顎動脈の枝と翼口蓋神経節の喉頭枝をいれる.

22 **鋤骨鞘突管** **Vomerovaginal canal** Canalis vomerovaginalis　蝶形骨鞘状突起と鋤骨の間に時にみられる小管. 蝶口蓋動脈枝の通路.

23 **鋤骨吻管** **Vomerorostral canal** Canalis vomerorostralis　鋤骨と蝶形骨吻との間の小管.

24 **眼窩** **Orbit** Orbita　眼球とその付属器を含む腔所.

25 **眼窩** **Orbital cavity** Cavitas orbitalis

26 **眼窩口** **Orbital opening** Aditus orbitalis　眼窩の前方開口部.

27 **眼窩縁** **Orbital margin** Margo orbitalis

28 **眼窩上縁** **Supra-orbital margin** Margo supraorbitalis　眼窩口の上縁. Ⓓ

29 **眼窩下縁** **Infra-orbital margin** Margo infraorbitalis　眼窩口の下縁. Ⓓ

30 **外側縁** **Lateral margin** Margo lateralis　眼窩の外側縁. Ⓓ

31 **内側縁** **Medial margin** Margo medialis　眼窩の内側縁. Ⓓ

頭蓋 23

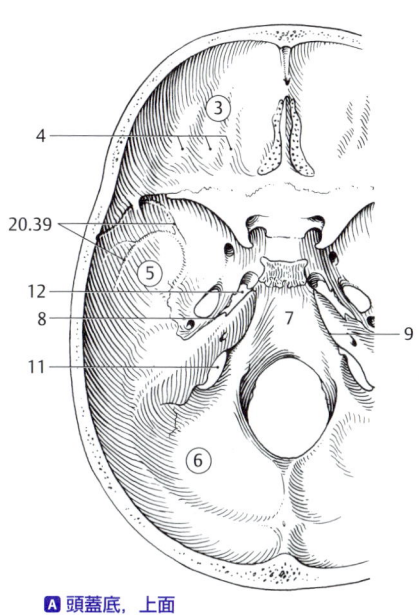

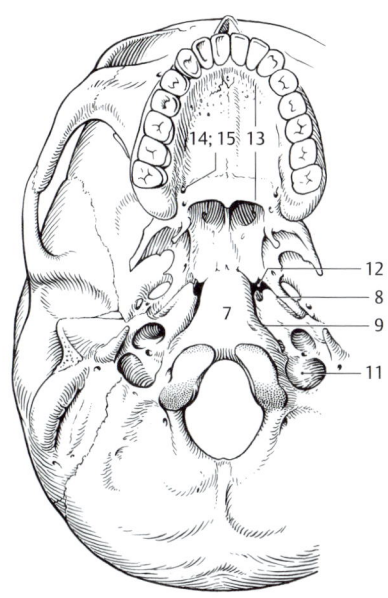

A 頭蓋底，上面

B 頭蓋底，下面

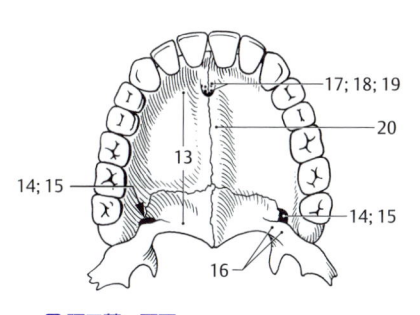

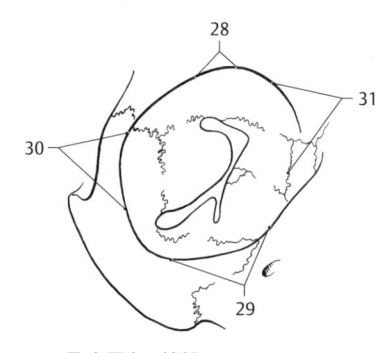

C 硬口蓋，下面

D 右眼窩の輪郭

骨格系

骨格系

1 上壁 **Roof** Paries superior [A]
2 下壁 **Floor** Paries inferior [A]
3 外側壁 **Lateral wall** Paries lateralis [A]
4 内側壁 **Medial wall** Paries medialis [A]
5 前篩骨孔 **Anterior ethmoidal foramen** Foramen ethmoidale anterius　眼窩内側壁で前頭骨と篩骨の間にある前方の孔．前篩骨神経と前篩骨動静脈の通路． [A]
6 後篩骨孔 **Posterior ethmoidal foramen** Foramen ethmoidale posterius　眼窩内側壁で前頭骨と篩骨の間にある後方の孔．後篩骨動静脈と後篩骨神経の通路． [A]
7 涙嚢溝 **Lacrimal groove** Sulcus lacrimalis　鼻涙管の始まりで溝状の部分． [A]
8 涙嚢窩 **Fossa for lacrimal sac** Fossa sacci lacrimalis　鼻涙管の起始部にある拡張部で，涙嚢をいれる． [A]
9 上眼窩裂 **Superior orbital fissure** Fissura orbitalis superior　蝶形骨大翼と小翼の間にある眼窩上部の裂隙で，頭蓋腔と眼窩腔を連絡する．眼神経，動眼神経，滑車神経，外転神経および上眼静脈が通る． [A]
10 下眼窩裂 **Inferior orbital fissure** Fissura orbitalis inferior　蝶形骨大翼と上顎骨眼窩部の間の裂隙．頬骨神経および眼窩下神経が血管を伴って通る． [A]
11 鼻涙管 **Nasolacrimal canal** Canalis nasolacrimalis　下鼻甲介の下方に開く． [A]
12 鼻腔 **Bony nasal cavity** Cavitas nasalis ossea [A]
13 骨鼻中隔 **Bony nasal septum** Septum nasi osseum　鋤骨と篩骨垂直板からなる． [A]
14 梨状口 **Piriform aperture** Apertura piriformis　骨頭蓋にある西洋梨状の前鼻口． [A][B]
15 上鼻道 **Superior nasal meatus** Meatus nasi superior　中鼻甲介の上方にある鼻道． [B]
16 中鼻道 **Middle nasal meatus** Meatus nasi medius　下鼻甲介と中鼻甲介の間にある鼻道． [B]
17 下鼻道 **Inferior nasal meatus** Meatus nasi inferior　下鼻甲介の下方にある鼻道． [B]
18 鼻涙管口 **Opening of nasolacrimal canal** Ostium canalis nasolacrimalis　下鼻甲介の下方にある開口． [A]
19 総鼻道 **Common nasal meatus** Meatus nasi communis　鼻甲介と鼻中隔の間にある窩．
20 蝶篩陥凹 **Spheno-ethmoidal recess** Recessus sphenoethmoidalis　上鼻甲介の上方にある裂け目． [B]
21 鼻咽道 **Nasopharyngeal meatus** Meatus nasopharyngeus　鼻甲介後縁から後鼻孔までの鼻腔後部． [B]
22 後鼻孔 **Choana；Posterior nasal aperture** Choana；Apertura nasalis posterior　鼻腔と咽頭鼻部の間に両側性にある開口部． [B]
23 蝶口蓋孔 **Sphenopalatine foramen** Foramen sphenopalatinum　翼口蓋窩の上部にある開口．大部分は口蓋骨から，一部は蝶形骨からつくられ，鼻腔内へ通じる． [B]

頭蓋 25

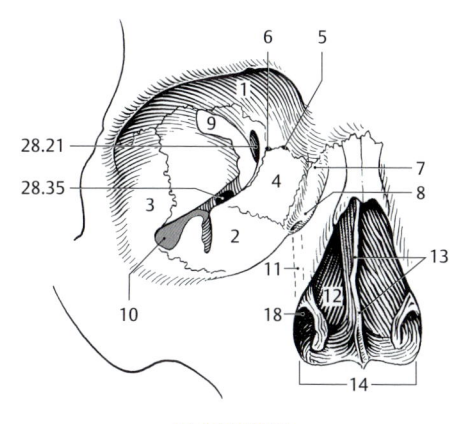

A 右骨性眼窩

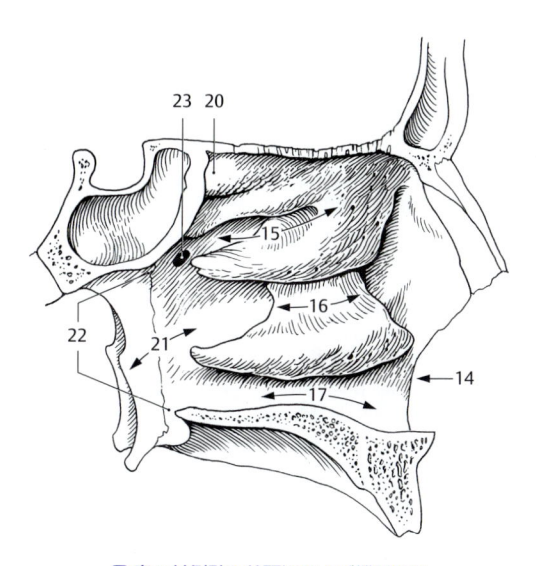

B 鼻の外側壁と前頭洞および蝶形骨洞

26 骨格系

1 **頭蓋骨** Bones of cranium Ossa cranii

2 **後頭骨** Occipital bone Os occipitale　蝶形骨，側頭骨，および頭頂骨の間に位置する骨．**A B C**

3 **大後頭孔；大孔** Foramen magnum　Foramen magnum　後頭骨にある大孔で，延髄，血管，および神経が通る．**A B C**

4 **バジオン** Basion　Basion　大後頭孔の前縁の中点．**B**

5 **オピスチオン** Opisthion　Opisthion　大後頭孔の後縁の中点．**A B**

6 **底部** Basilar part　Pars basilaris　大後頭孔から蝶後頭軟骨結合へと上行する部分．**A B C**

7 **咽頭結節** Pharyngeal tubercle　Tuberculum pharyngeum　後頭骨底部の下面にある小隆起で，咽頭縫線が付着する．**A C**

8 **外側部** Lateral part　Pars lateralis　大後頭孔の外側にある部分．**A B**

9 **後頭鱗** Squamous part of occipital bone　Squama occipitalis　大後頭孔の後方にある部分．**A B C**

10 **乳突縁** Mastoid border　Margo mastoideus　側頭骨と連結する後頭骨の縁．**A**

11 **ラムダ縁** Lambdoid border　Margo lambdoideus　頭頂骨と連結する後頭骨の縁．**A**

12 **頭頂間骨**[†] Interparietal bone　Os interparietale　横方向の縫合が後頭鱗の上半分をほぼ分離する解剖学的変異：インカ骨．

13 **後頭顆** Occipital condyle　Condylus occipitalis　環椎と関節する球形の隆起．**A B C**

14 **顆管** Condylar canal　Canalis condylaris　静脈を通す通路で，S状静脈洞に始まり後頭顆の後方で終わる．**A B C**

15 **舌下神経管** Hypoglossal canal　Canalis nervi hypoglossi　大後頭孔の上外側で始まり，後頭顆の前外側で終わる通路．舌下神経と静脈叢が通る．**A B C**

16 **顆窩** Condylar fossa　Fossa condylaris　後頭顆の後方にある窪みで，ここに顆管が開く．**B**

17 **頸静脈結節** Jugular tubercle　Tuberculum jugulare　舌下神経管の上方にある小隆起．**A B C**

18 **頸静脈切痕** Jugular notch　Incisura jugularis　側頭骨錐体部とともに頸静脈孔をつくる陥凹．**C**

19 **頸静脈突起** Jugular process　Processus jugularis　頸静脈孔の外側にある突起で，内・外方から視認できる．横突起に対応する．**A B C**

20 **頸静脈孔内突起；孔内突起** Intrajugular process　Processus intrajugularis　この突起により，頸静脈孔は内頸静脈が通る外側区画と，神経が通る内側区画とに区切られる．**C**

21 **外後頭隆起** External occipital protuberance　Protuberantia occipitalis externa　後頭平面と項面の間の境界部にある骨性突起で，容易に触れることができる．**B**, 77頁**D**

22 **外後頭稜**[†] External occipital crest　Crista occipitalis externa　外後頭隆起と大後頭孔の間に時にみられる骨性の稜線．**B**

23 **最上項線** Highest nuchal line　Linea nuchalis suprema　外後頭隆起の上縁から外側に伸びる曲線．頭蓋表筋後腹の起始部となる．**B**

24 **上項線** Superior nuchal line　Linea nuchalis superior　外後頭隆起の高さで横走する稜線．この線と最上項線の間の領域は僧帽筋の起始部となる．**B**

25 **下項線** Inferior nuchal line　Linea nuchalis inferior　上項線から大後頭孔へと横走する稜線．下項線と上項線の間の領域は頭半棘筋の付着部となる．**B**

26 **項面**〔**Nuchal plane**〕〔Planum nuchale〕　外後頭隆起の下方にある面．頸の筋の付着部．**B**

27 **後頭平面** Occipital plane　Planum occipitale　外後頭隆起の上方にある面．**B C**

28 **十字隆起** Cruciform eminence　Eminentia cruciformis　十字形の骨性突起で，中心に内後頭隆起がある．**A**

29 **内後頭隆起** Internal occipital protuberance　Protuberantia occipitalis interna　外後頭隆起の反対側の内面にある突起．十字隆起の中心点．**A**

30 **内後頭稜**[†] Internal occipital crest　Crista occipitalis interna　内後頭隆起から大後頭孔に至る不規則に肥厚した骨性の稜線．**A**

31 **上矢状洞溝** Groove for superior sagittal sinus　Sulcus sinus sagittalis superioris　**A**

32 **横洞溝** Groove for transverse sinus　Sulcus sinus transversi　**A**

33 **S状洞溝** Groove for sigmoid sinus　Sulcus sinus sigmoidei　頸静脈孔に入る前のS状静脈洞が通る溝．**A C**

34 **後頭洞溝** Groove for occipital sinus　Sulcus sinus occipitalis　**A**

35 **辺縁洞溝** Groove for marginal sinus　Sulcus sinus marginalis　辺縁洞の通路で，大後頭孔の下縁に沿って時に存在する溝．**A**

36 **乳突傍突起**[†] Paramastoid process　Processus paramastoideus　頸静脈突起上に時に存在する突起．環椎の横突起の方向に伸びる．

37 **大脳窩** Cerebral fossa　Fossa cerebralis　後頭葉をいれる陥凹．**A**

38 **小脳窩** Cerebellar fossa　Fossa cerebellaris　小脳をいれる陥凹．**A**

頭蓋　27

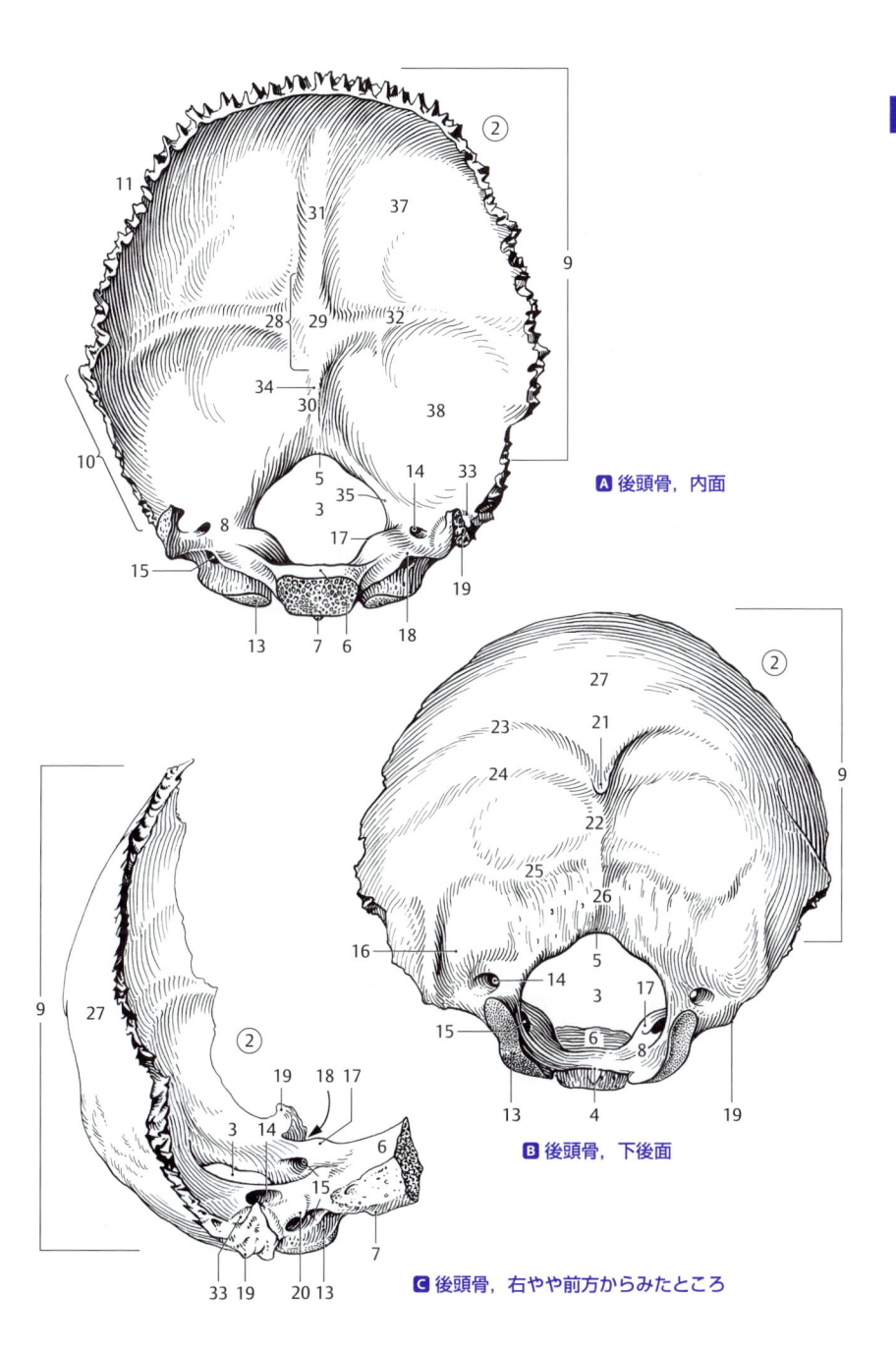

A 後頭骨, 内面

B 後頭骨, 下後面

C 後頭骨, 右やや前方からみたところ

骨格系

1 **蝶形骨** Sphenoid；Sphenoidal bone　Os sphenoidale　前頭骨，後頭骨，および側頭骨の間にある骨. ⒶⒷⒸ

2 **体** Body Corpus　蝶形骨の翼とそれらの突起の間にある蝶形骨の部分. ⒶⒷ

3 **蝶形骨隆起** Jugum sphenoidale；Sphenoidal yoke　Jugum sphenoidale　蝶形骨の小翼を連結する蝶形骨体の部分. Ⓐ

4 **蝶形骨縁** Limbus of sphenoid　Limbus sphenoidalis　蝶形骨隆起の後縁. 前床突起に続く. Ⓐ

5 **前視交叉溝** Prechiasmatic sulcus　Sulcus prechiasmaticus　左右視神経管の間にある溝. Ⓐ

6 **トルコ鞍** Sella turcica　Sella turcica　蝶形骨洞の上方に位置し，下垂体をいれる. Ⓐ

7 **鞍結節** Tuberculum sellae　Tuberculum sellae　トルコ鞍の前方にある小隆起. Ⓐ

8 **中床突起†** Middle clinoid process　Processus clinoideus medius　鞍結節の両側に時に存在する小隆起. Ⓐ

9 **下垂体窩** Hypophysial fossa　Fossa hypophysialis　下垂体をいれるための空洞. Ⓐ

10 **鞍背** Dorsum sellae　Dorsum sellae　トルコ鞍の後壁. ⒶⒸ

11 **後床突起** Posterior clinoid process　Processus clinoideus posterior　鞍背の両側にある隆起. ⒶⒸ

12 **頸動脈溝** Carotid sulcus　Sulcus caroticus　内頸動脈が通る蝶形骨の側面にあるいくらかS状の溝. Ⓐ

13 **蝶形骨小舌** Sphenoidal lingula　Lingula sphenoidalis　内頸動脈の頭蓋腔への入口部の外側にある尖状突起. Ⓐ

14 **蝶形骨稜** Sphenoidal crest　Crista sphenoidalis　蝶形骨体の前面中央にある骨性の稜で，篩骨の垂直板と連結する. Ⓒ

15 **蝶形骨吻** Sphenoidal rostrum　Rostrum sphenoidale　蝶形骨稜が下方へと伸びたもので，鋤骨と連結する. Ⓒ

16 **蝶形骨洞** Sphenoidal sinus　Sinus sphenoidalis　1対の洞. Ⓒ

17 **蝶形骨洞中隔** Septum of sphenoidal sinuses　Septum sinuum sphenoidalium　左右の蝶形骨洞を分ける中隔. Ⓒ

18 **蝶形骨洞口** Opening of sphenoidal sinus　Apertura sinus sphenoidalis　蝶篩陥凹にある蝶形骨洞の前方開口部. Ⓒ

19 **蝶形骨甲介** Sphenoidal concha　Concha sphenoidalis　もとは1対の分離した中空の骨. 蝶形骨体と融合して，蝶形骨洞の下壁と前壁の一部をなす. Ⓒ

20 **小翼** Lesser wing　Ala minor　ⒶⒷⒸ

21 **視神経管** Optic canal　Canalis opticus　視神経と眼動脈が通る管. Ⓐ, 25頁Ⓐ

22 **前床突起** Anterior clinoid process　Processus clinoideus anterior　蝶形骨小翼から出る突起で，中床突起および後床突起に向かって後方を向いている. Ⓐ

23 **上眼窩裂** Superior orbital fissure　Fissura orbitalis superior　蝶形骨の大翼と小翼の間にある裂隙で，神経と上眼静脈が通る. ⒶⒷⒸ

24 **大翼** Greater wing　Ala major　ⒶⒷⒸ

25 **大脳面** Cerebral surface　Facies cerebralis　蝶形骨大翼の脳に向く面. Ⓐ

26 **側頭面** Temporal surface　Facies temporalis　蝶形骨大翼の外側に向く面. ⒷⒸ

27 **側頭下面** Infratemporal surface　Facies infratemporalis　蝶形骨大翼の水平な下面. ⒶⒷ

28 **側頭下稜** Infratemporal crest　Crista infratemporalis　蝶形骨大翼の側頭面（垂直）と側頭下面（水平）の間の骨性の稜. ⒷⒸ

29 **上顎面** Maxillary surface　Facies maxillaris　蝶形骨大翼の上顎骨に向く面. 正円孔がここに開口する. Ⓒ

30 **眼窩面** Orbital surface　Facies orbitalis　蝶形骨大翼の眼窩に向く面. Ⓒ

31 **頬骨縁** Zygomatic margin　Margo zygomaticus　頬骨と連結する蝶形骨大翼の境界. Ⓒ

32 **前頭縁** Frontal margin　Margo frontalis　前頭骨と結合する蝶形骨大翼の境界. Ⓒ

33 **頭頂縁** Parietal margin　Margo parietalis　頭頂骨と結合する蝶形骨大翼の境界. Ⓒ

34 **鱗縁** Squamosal margin　Margo squamosus　側頭骨と連結する蝶形骨大翼の鱗部. Ⓐ

35 **正円孔** Foramen rotundum　Foramen rotundum　前方で翼口蓋窩に開く開口. 上顎神経が通る. ⒶⒷⒸ, 25頁Ⓐ

36 **卵円孔** Foramen ovale　Foramen ovale　下顎神経の通路の開口で，棘孔の内前方にある. ⒶⒷ

37 **静脈孔†** Sphenoidal emissary foramen　Foramen venosum　卵円孔の内側に時にみられる孔で，海綿静脈洞の導出静脈が通る. ⒶⒷ

38 **棘孔** Foramen spinosum　Foramen spinosum　中硬膜動脈の通路の開口で，卵円孔の外後方にある. ⒶⒷ

39 **錐体孔†** Foramen petrosum　Foramen petrosum　卵円孔と棘孔の間に時に開口する孔で，小錐体神経の通路となる. ⒶⒷ

40 **蝶形骨棘** Spine of sphenoid bone　Spina ossis sphenoidalis　蝶形骨大翼の下方に突出する先端. ⒶⒷ

41 **耳管溝** Sulcus of auditory tube　Sulcus tubae auditivae；Sulcus tubae auditoriae　大翼下面にある浅い溝で，翼状突起根部の外部にあり，耳管をいれる. Ⓑ

頭蓋 29

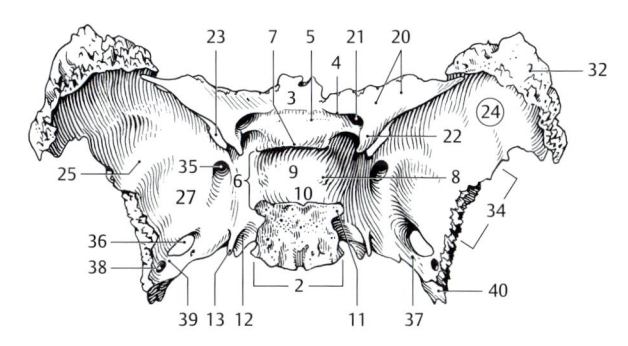

A 蝶形骨，上面

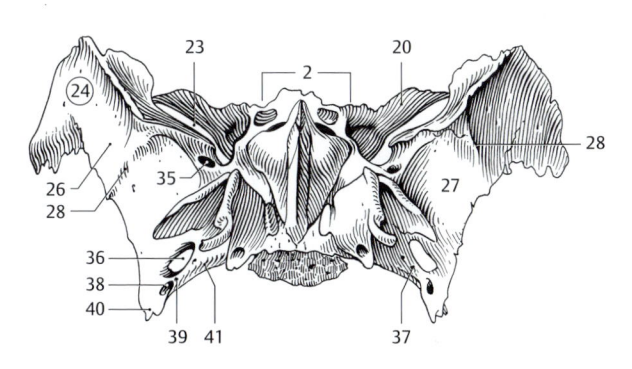

B 蝶形骨，前下面

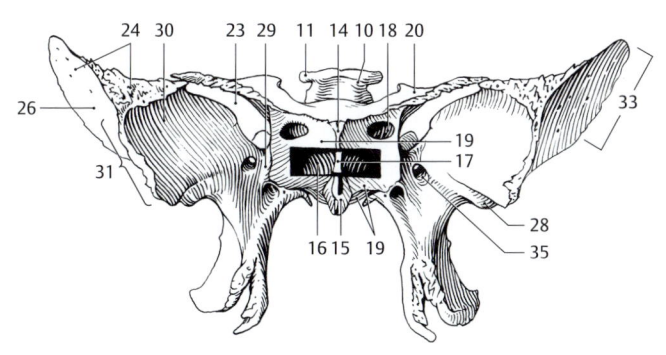

C 蝶形骨（蝶形骨洞は開放してある），前面

1 翼状突起 Pterygoid process Processus pterygoideus ⒶⒷ

2 外側板 Lateral plate Lamina lateralis ⒶⒷ，21頁ⒼⒽ，43頁Ⓒ

3 内側板 Medial plate Lamina medialis ⒶⒷ，43頁Ⓒ

4 翼突切痕 Pterygoid notch Incisura pterygoidea 翼状突起の外側板と内側板の間にある裂け目．下方に開いて口蓋骨の錐体突起をいれる．Ⓐ

5 翼突窩 Pterygoid fossa Fossa pterygoidea 翼状突起の外側板と内側板の間にある溝．内側翼突筋をいれる．ⒶⒷ

6 舟状窩 Scaphoid fossa Fossa scaphoidea 翼状突起の内側板基部にある細長い窪み．耳管軟骨の肥厚部をいれる．その外側縁で口蓋帆張筋が起始する．Ⓐ

7 鞘状突起 Vaginal process Processus vaginalis 翼状突起の内側板基部の内方にある小隆起．この外側縁に小溝がある．ⒶⒷ

8 口蓋骨鞘突溝 Palatovaginal groove Sulcus palatovaginalis 口蓋骨と合わさって口蓋骨鞘突管をつくる溝．ⒶⒷ

9 鋤骨鞘突溝 Vomerovaginal groove Sulcus vomerovaginalis 鋤骨と合わさって鋤骨鞘突管をつくる溝．ⒶⒷ

10 翼突鈎 Pterygoid hamulus Hamulus pterygoideus 翼状突起の内側板下端にある鈎状の突起．Ⓐ

11 翼突鈎溝 Groove of pterygoid hamulus Sulcus hamuli pterygoidei 口蓋帆張筋の滑車をつくる溝．Ⓑ

12 翼突管 Pterygoid canal Canalis pterygoideus〔Vidius；ヴィディウス〕管 翼状突起基部で前方に走る管．大錐体神経および深錐体神経を翼口蓋窩内の翼口蓋神経節へと送る．Ⓐ

13 翼棘突起 Pterygospinous process Processus pterygospinosus 翼状突起の外側板の後縁にある鋭い突出．Ⓐ

14 側頭骨 Temporal bone Os temporale 後頭骨，蝶形骨，頭頂骨の間に位置する骨．岩様部，鼓室部，鱗部からなる．ⒸⒹⒺ

15 岩様部；錐体乳突部 Petrous part Pars petrosa 内耳を含む側頭骨の部分．Ⓓ

16 後頭縁 Occipital margin Margo occipitalis 後頭骨と連結する側頭骨岩様部の境界．ⒸⒹ

17 乳様突起 Mastoid process Processus mastoideus 乳突蜂巣を含む外耳道後方に位置する突起．ⒸⒺ

18 乳突切痕 Mastoid notch Incisura mastoidea 側頭骨岩様部の下面にある切痕で，乳様突起の内側にある．顎二腹筋後腹の起始．Ⓒ

19 S状洞溝 Groove for sigmoid sinus Sulcus sinus sigmoidei 後頭蓋窩内の溝で，S状静脈洞をいれる．Ⓓ

20 後頭動脈溝 Occipital groove Sulcus arteriae occipitalis 後頭動脈を通す溝．乳突切痕の内方，後頭縁に近接して存在する．Ⓒ

21 乳突孔 Mastoid foramen Foramen mastoideum 乳突導出静脈が通る．乳様突起の後方にある孔．ⒸⒹ

22 顔面神経管 Facial canal Canalis nervi facialis 顔面神経が通る管．内耳道に始まり，茎乳突孔に終わる．ⒸⒹⒺ

23 顔面神経管膝 Geniculum of facial canal Geniculum canalis nervi facialis 側頭骨岩様部内壁の直下，大錐体神経管裂孔の近くにある顔面神経管の弯曲．Ⓓ

24 鼓索神経小管 Canaliculus for chorda tympani Canaliculus chordae tympani 顔面神経管と鼓室とを結ぶ小管．鼓索神経の通路．ⒹⒺ

25 錐体尖 Apex of petrous part Apex partis petrosae 前内方へ向く側頭骨岩様部の先端部．ⒸⒹ

26 頸動脈管 Carotid canal Canalis caroticus 内頸動脈の通路．Ⓒ

27 頸動脈管外口 External opening of carotid canal Apertura externa canalis carotici 頸静脈孔と筋耳管管の間の外側頭蓋底にある開口．Ⓒ，33頁Ⓑ

28 頸動脈管内口 Internal opening of carotid canal Apertura interna canalis carotici 側頭骨錐体尖における頸動脈管の内口．Ⓒ，33頁Ⓑ

29 頸鼓小管 Caroticotympanic canaliculi Canaliculi caroticotympanici 頸動脈管起始部にある小管．内頸動脈の細枝と頸動脈叢の鼓室への通路．Ⓒ

30 筋耳管管 Musculotubal canal Canalis musculotubarius 頸動脈管の前方で鼓室へ通じる1対の管で，一方は耳管を，他方は鼓膜張筋をいれる．ⒸⒺ

31 鼓膜張筋半管 Canal for tensor tympani Semicanalis musculi tensoris tympani 筋耳管管の上方の管で，鼓膜張筋をいれる．Ⓔ

32 耳管半管 Canal for auditory tube Semicanalis tubae auditivae；Semicanalis tubae auditoriae 筋耳管管の下方の管で，耳管をいれる．Ⓔ

33 筋耳管管中隔 Septum of musculotubal canal Septum canalis musculotubarii 鼓膜張筋と耳管をいれる管を区切る骨性の中隔．Ⓔ

頭蓋 31

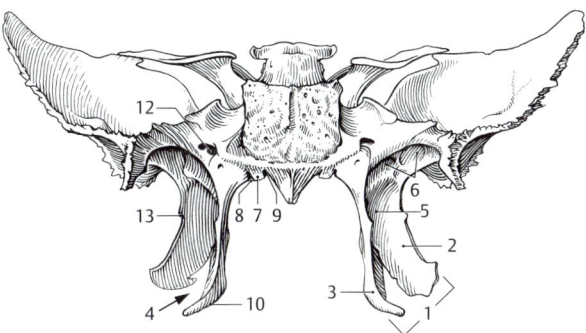

A 蝶形骨，後面

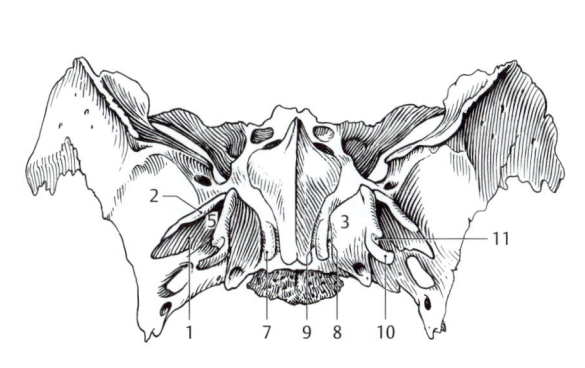

B 蝶形骨，下面

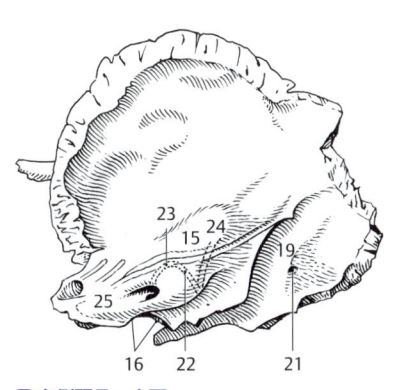

C 右側頭骨，下面

D 右側頭骨，内面

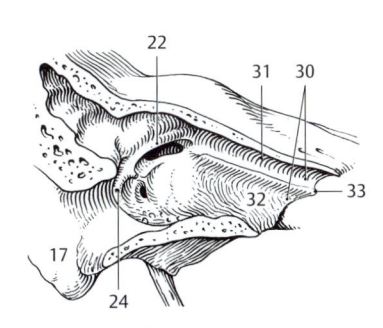

E 右側頭骨の断面，右外側面

骨格系

1 **錐体前面 Anterior surface of petrous part**
Facies anterior partis petrosae ⒶⒸ

2 **鼓室蓋 Tegmen tympani** Tegmen tympani 弓状隆起の外側にある鼓室の天蓋．Ⓒ

3 **弓状隆起 Arcuate eminence** Eminentia arcuata 前半規管によって起こる側頭骨岩様部前面の隆起．ⒶⒸ

4 **大錐体神経管裂孔 Hiatus for greater petrosal nerve** Hiatus canalis nervi petrosi majoris 側頭骨岩様部前面の孔で，顔面神経由来の大錐体神経が通る．ⒶⒸ

5 **小錐体神経管裂孔 Hiatus for lesser petrosal nerve** Hiatus canalis nervi petrosi minoris 大錐体神経の下方にある側頭骨岩様部前面の孔．ⒶⒸ

6 **大錐体神経溝 Groove for greater petrosal nerve** Sulcus nervi petrosi majoris 大錐体神経管裂孔から前内方に走り破裂孔に至る溝で，大錐体神経をいれる．Ⓒ

7 **小錐体神経溝 Groove for lesser petrosal nerve** Sulcus nervi petrosi minoris 小錐体神経裂孔から破裂孔へと伸びる溝で，小錐体神経をいれる．Ⓒ

8 **三叉神経圧痕 Trigeminal impression** Impressio trigeminalis 側頭骨錐体尖の前面にある浅い窪み．三叉神経節をいれる．Ⓒ

9 **錐体上縁 Superior border of petrous part**
Margo superior partis petrosae ⒶⒸ

10 **上錐体洞溝 Groove for superior petrosal sinus** Sulcus sinus petrosi superioris 側頭骨岩様部の上縁を走る溝で，錐体静脈洞をいれる．ⒶⒸ

11 **錐体後面 Posterior surface of petrous part**
Facies posterior partis petrosae Ⓐ

12 **内耳孔 Internal acoustic opening** Porus acusticus internus 側頭骨岩様部後面にある内耳道の開口．Ⓐ

13 **内耳道 Internal acoustic meatus** Meatus acusticus internus 顔面神経と内耳神経および血管の通路．Ⓐ

14 **弓下窩 Subarcuate fossa** Fossa subarcuata 内耳道の後上方の窪み．胎児の片葉がはいる．Ⓐ

15 **前庭小管 Vestibular canaliculus** Canaliculus vestibuli 錐体後壁にあり．内耳の内リンパ腔の狭い管状部．

16 **前庭小管外口 External opening of vestibular canaliculus** Apertura externa canaliculi vestibuli Ⓐ

17 **錐体後縁 Posterior border of petrous part**
Margo posterior partis petrosae ⒶⒷ

18 **下錐体洞溝 Groove for inferior petrosal sinus**
Sulcus sinus petrosi inferioris Ⓐ

19 **頸静脈切痕 Jugular notch** Incisura jugularis 頸静脈孔の前縁をなす切痕．ⒶⒷ

20 **錐体下面 Inferior surface of petrous part**
Facies inferior partis petrosae Ⓑ

21 **頸静脈窩 Jugular fossa** Fossa jugularis 頸静脈孔の拡大部で，頸静脈上球をいれる．Ⓑ

22 **蝸牛小管 Cochlear canaliculus** Canaliculus cochleae 蝸牛水管をいれる骨性の管．

23 **蝸牛小管外口 External opening of cochlear canaliculus** Apertura externa canaliculi cochleae 頸静脈窩の前内方にある，蝸牛小管開口．Ⓑ

24 **乳突小管 Mastoid canaliculus** Canaliculus mastoideus 頸静脈窩に始まる小管で，迷走神経の耳介枝の通路．Ⓑ

25 **頸静脈孔内突起；孔内突起 Intrajugular process** Processus intrajugularis これにより頸静脈孔は二分され，外後部は頸静脈，内前部は舌咽神経，迷走神経および副神経の通路となる．ⒶⒷ

26 **茎状突起 Styloid process** Processus styloideus 茎乳突孔の前方にある長い骨性突起．舌骨弓の遺残部．ⒶⒷⒹ

27 **茎乳突孔 Stylomastoid foramen** Foramen stylomastoideum 顔面神経管の出口．茎状突起の後方，乳様突起と頸静脈窩の間にある．Ⓑ

28 **鼓室神経小管 Tympanic canaliculus** Canaliculus tympanicus 錐体小窩にある小管で，鼓室神経および下鼓室動脈の通路．Ⓑ

29 **錐体小窩 Petrosal fossula** Fossula petrosa 頸動脈管と頸静脈窩の間にある小窩で，舌咽神経の鼓室神経節をいれる．Ⓑ

30 **鼓室 Tympanic cavity** Cavitas tympani 骨迷路と鼓膜の間にある裂隙状の空気をいれた室．

31 **錐体鼓室裂 Petrotympanic fissure** Fissura petrotympanica 〔Glaser(グラーザー)裂〕 下顎窩の後内方の裂隙で，鼓室部と岩様部の細片の間にある．その内側部は鼓索神経をいれる．ⒷⒹ

32 **錐体鱗裂 Petrosquamous fissure** Fissura petrosquamosa 頭蓋底で Glaser(グラーザー)裂の前方にある裂隙で，岩様部と鱗部の細片の間にある．Ⓑ

33 **鼓室鱗裂 Tympanosquamous fissure** Fissura tympanosquamosa 錐体鼓室裂と錐体鱗裂が融合した後に外側へと伸びる部分．ⒷⒹ

34 **鼓室乳突裂 Tympanomastoid fissure** Fissura tympanomastoidea 側頭骨の鼓室部と乳様突起の間の縫合部．迷走神経の耳介枝がここから出る．ⒷⒹ

頭 蓋 **33**

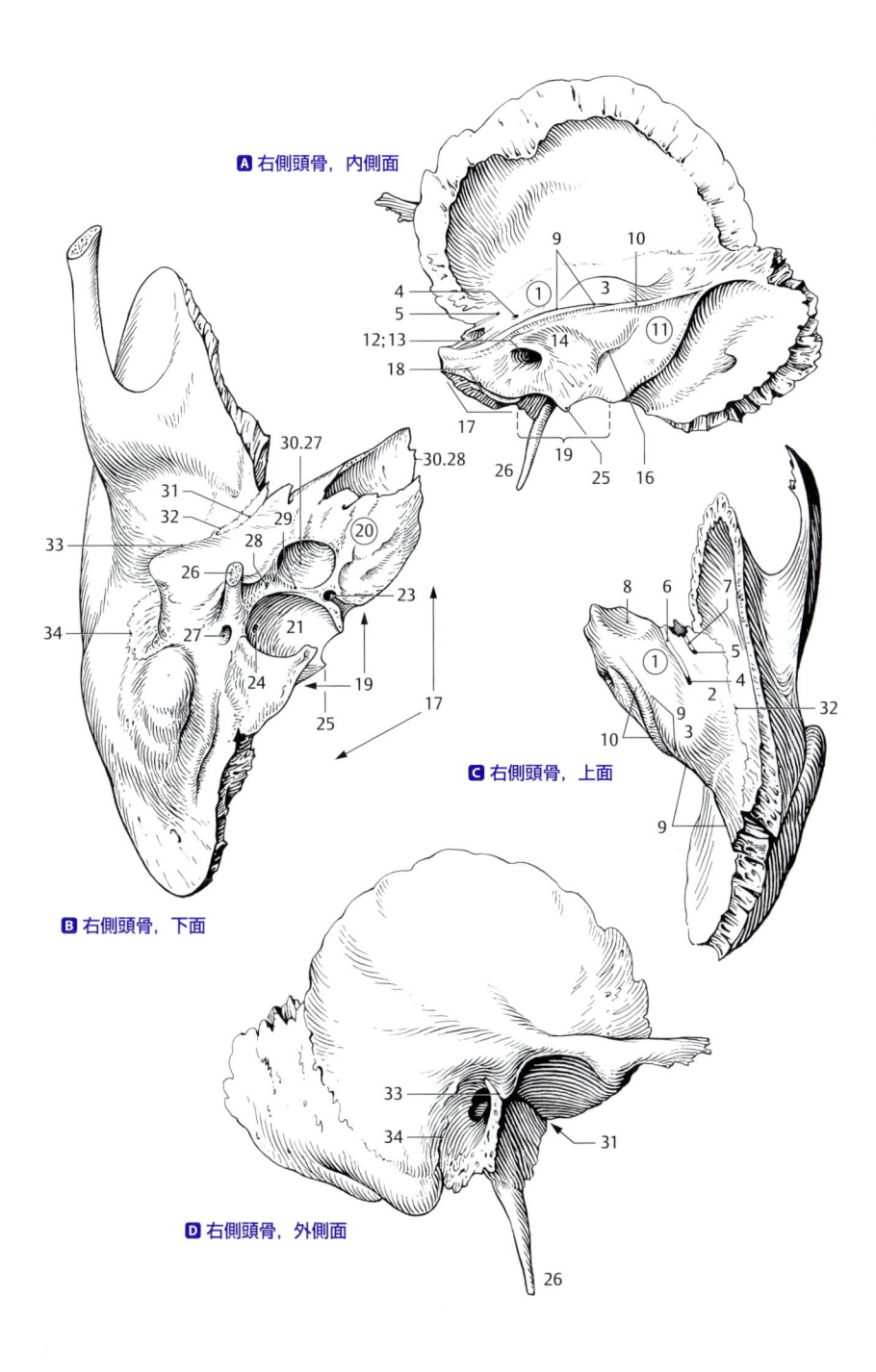

A 右側頭骨，内側面

B 右側頭骨，下面

C 右側頭骨，上面

D 右側頭骨，外側面

骨格系

骨格系

1 **鼓室部** Tympanic part Pars tympanica　後上部を除く骨性耳道の壁の大部分をつくる側頭骨部分．**B**

2 **鼓室輪** Tympanic ring Anulus tympanicus　骨の輪．上部は新生児ではまだ開いている．**A**

3 **外耳孔** External acoustic opening Porus acusticus externus　外耳道へとつながる開口．**B**

4 **外耳道** External acoustic meatus Meatus acusticus externus　**B**

5 **大鼓室棘** Greater tympanic spine Spina tympanica major　側頭骨鼓室部からなる鼓室輪の前端．**A**

6 **小鼓室棘** Lesser tympanic spine Spina tympanica minor　側頭骨鼓室部からなる鼓室輪の後端．**A**

7 **鼓膜溝** Tympanic sulcus Sulcus tympanicus　鼓膜が付着する溝．**A**

8 **鼓膜切痕** Tympanic notch Incisura tympanica　大・小鼓室棘間の陥凹．新生児では不完全な鼓室輪の上方の裂け目．のちに側頭骨鱗部によって塞がれる．**A**

9 **茎状突起鞘** Sheath of styloid process Vagina processus styloidei　鼓室部からなる鞘状の稜で，茎状突起基部を包む．**A**

10 **鱗部** Squamous part Pars squamosa　蝶形骨，頭頂骨および後頭骨の間に位置する側頭骨部分．**B**

11 **頭頂縁** Parietal border Margo parietalis　上方の頭頂骨と接する側頭骨の縁．**B**

12 **頭頂切痕** Parietal notch Incisura parietalis　側頭骨鱗部の後縁と乳様突起の上縁の間にある切痕．**B**

13 **蝶形骨縁** Sphenoidal margin Margo sphenoidalis　蝶形骨と接する側頭骨の前縁．**B**

14 **側頭面** Temporal surface Facies temporalis　外面．大部分が側頭筋により覆われる．**B**

15 **中側頭動脈溝** Groove for middle temporal artery Sulcus arteriae temporalis mediae　中側頭動脈をいれる溝．**B**

16 **頬骨突起** Zygomatic process Processus zygomaticus　側頭骨から出る突起で，頬骨弓を形成する．**B**

17 **乳突上稜** Supramastoid crest Crista supramastoidea　頬骨弓の端部が頭頂骨の下側頭線として延長している部分．**B**

18 **道上小窩** Suprameatal triangle Foveola suprameatica；Foveola suprameatalis　道上棘の上方で，乳突洞の外側にある窪み．**B**

19 **道上棘†** Suprameatal spine Spina suprameatica；Spina suprameatalis　耳軟骨の付着となる突出．**B**

20 **下顎窩** Mandibular fossa Fossa mandibularis　顎関節の関節窩．**B**

21 **関節面** Articular surface Facies articularis　下顎窩の関節面．**B**

22 **関節結節** Articular tubercle Tuberculum articulare　下顎窩の前方にある丸い突起．**B**

23 **大脳面** Cerebral surface Facies cerebralis　大脳に面する側頭骨鱗部の内面．

24 **頭頂骨** Parietal bone Os parietale　後頭骨，前頭骨，蝶形骨および側頭骨の間に位置する骨．**C D**

25 **内面** Internal surface Facies interna　大脳に面する頭頂骨の面．**C**

26 **S状洞溝** Groove for sigmoid sinus Sulcus sinus sigmoidei　頭頂骨の乳突角付近の溝で，S状静脈洞をいれる．**C**

27 **上矢状洞溝** Groove for superior sagittal sinus Sulcus sinus sagittalis superioris　**C**

28 **動脈溝** Grooves for arteries Sulci arteriosi

29 **中硬膜動脈溝** Groove for middle meningeal artery Sulcus arteriae meningeae mediae　**C**

30 **外面** External surface Facies externa　頭皮に面する頭頂骨の面．**D**

31 **上側頭線** Superior temporal line Linea temporalis superior　側頭筋膜の付着する曲線．側頭面の上縁となる．**D**

32 **下側頭線** Inferior temporal line Linea temporalis inferior　側頭筋の起始部となる曲線．**D**

33 **頭頂結節** Parietal tuber；Parietal eminence Tuber parietale；Eminentia parietalis　頭頂骨の外側表面のほぼ中央にある隆起．**D**

34 **後頭縁** Occipital border Margo occipitalis　後頭骨に向く頭頂骨の縁．**C D**

35 **鱗縁** Squamosal border Margo squamosus　下方の側頭骨に向く頭頂骨の縁．**C D**

36 **矢状縁** Sagittal border Margo sagittalis　矢状縫合上にある頭頂骨の上縁．**C D**

37 **前頭縁** Frontal border Margo frontalis　前頭骨と接する頭頂骨の前縁．**C D**

38 **前頭角** Frontal angle Angulus frontalis　頭頂骨の前上方の角．**C D**

39 **後頭角** Occipital angle Angulus occipitalis　頭頂骨の後上方の角．**C D**

40 **蝶形骨角** Sphenoidal angle Angulus sphenoidalis　頭頂骨の前下方の角．**C D**

41 **乳突角** Mastoid angle Angulus mastoideus　頭頂骨の後下方の角．**C D**

42 **頭頂孔** Parietal foramen Foramen parietale　頭頂骨の上後部にあることが多い．頭頂導出静脈の通路となる．**C D**

頭蓋 **35**

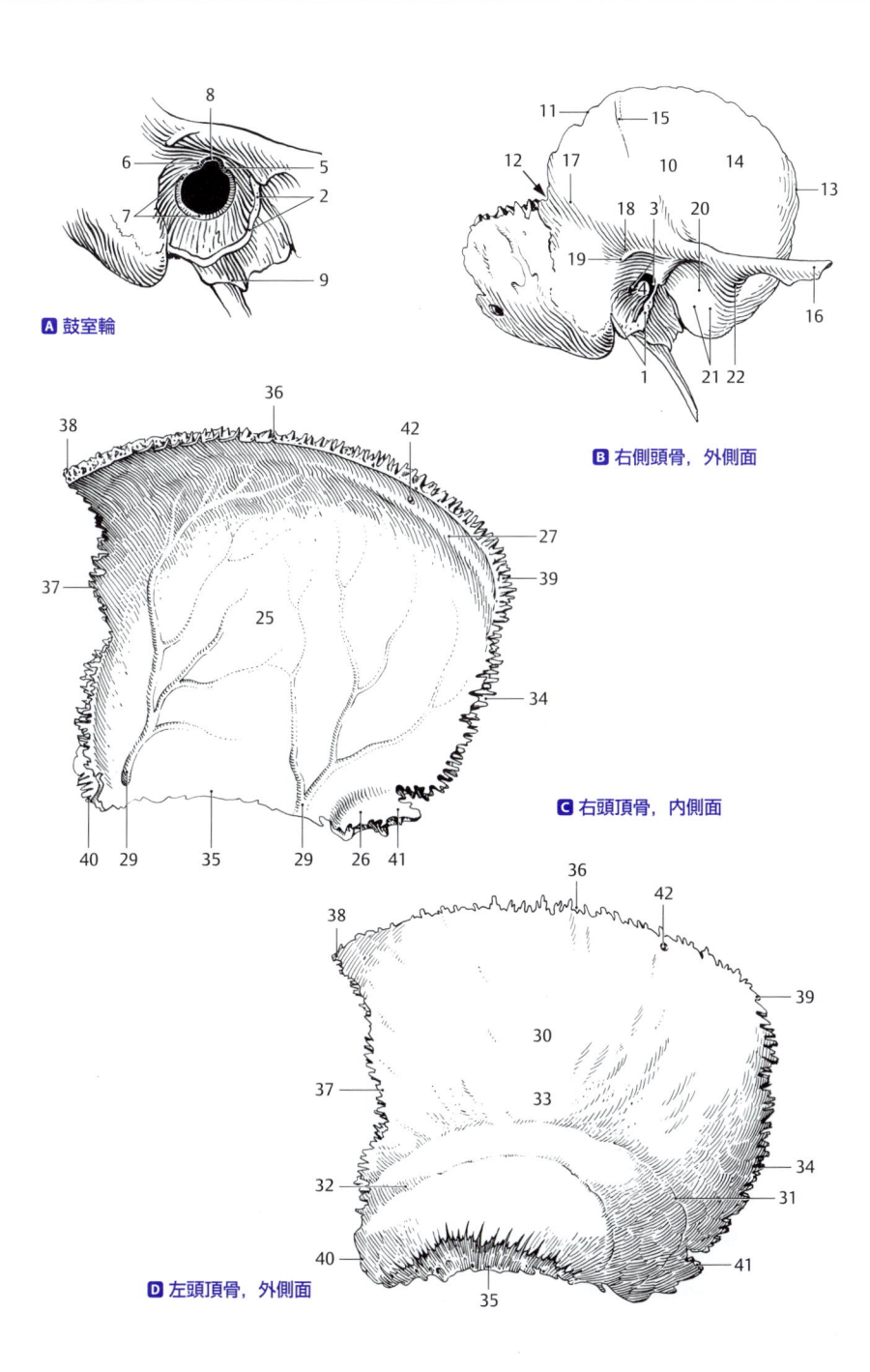

2 骨格系

A 鼓室輪

B 右側頭骨，外側面

C 右頭頂骨，内側面

D 左頭頂骨，外側面

骨格系

1 **前頭骨** Frontal bone Os frontale ⒶⒷⒸ
2 **前頭鱗** Squamous part Squama frontalis ⒶⒸ
3 **外面** External surface Facies externa Ⓐ
4 **前頭結節；Frontal tuber；Frontal eminence** Tuber frontale；Eminentia frontalis Ⓐ
5 **眉弓** Superciliary arch Arcus superciliaris 眼窩上縁の上方にある骨性隆起． ⒶⒷ
6 **眉間** Glabella Glabella 両眉の間の領域． Ⓐ
7 **前頭縫合遺残；十字頭蓋†** Frontal suture；Metopic suture Sutura frontalis persistens；Sutura metopica 通常2～3歳までに融合する縫合．欧州系人種の7～8％に残存． Ⓐ
8 **眼窩上縁** Supra-orbital margin Margo supraorbitalis ⒶⒷ
9 **眼窩上切痕；眼窩上孔** Supra-orbital notch/foramen Incisura supraorbitalis/foramen supraorbitale 眼窩上縁の孔または溝で，眼窩上動脈および眼窩上神経外側枝の出口．眼神経の圧痛点． ⒶⒷ
10 **前頭切痕；前頭孔** Frontal notch/foramen Incisura frontalis/Foramen frontale 眼窩上孔の内側にある溝または孔で，滑車上動脈および眼窩上神経内側枝の出口． ⒶⒷ
11 **側頭面** Temporal surface Facies temporalis 前頭骨の外側面． ⒶⒷ
12 **頭頂縁** Parietal margin Margo parietalis 前頭骨の後方の縁で，頭頂骨と連結する． ⒶⒸ
13 **側頭線** Temporal line Linea temporalis 頭頂骨の上側頭線と下側頭線が融合して伸びたもの． Ⓐ
14 **頬骨突起** Zygomatic process Processus zygomaticus 眼窩の外側の突起で，頬骨と連結する． ⒶⒷⒸ
15 **内面** Internal surface Facies interna 大脳に向く前頭骨の面． Ⓒ
16 **前頭稜** Frontal crest Crista frontalis 前頭骨の前内側部にある骨性の稜で，大脳鎌の付着部となる． Ⓒ
17 **上矢状洞溝** Groove for superior sagittal sinus Sulcus sinus sagittalis superioris 前頭稜に続く溝で，上矢状静脈洞をいれる． Ⓒ
18 **盲孔** Foramen caecum Foramen caecum 前頭稜の後方にある管で，盲端で終わることが多い．貫通しているときは，導出静脈が通る． Ⓒ
19 **鼻部** Nasal part Pars nasalis 前頭骨の両眼窩部間にある骨性部分． ⒶⒷ
20 **鼻棘** Nasal spine Spina nasalis 前頭骨の鼻部の内側にある尖った突出． ⒶⒷⒸ
21 **鼻骨縁** Nasal margin Margo nasalis 鼻部の鋸歯状をなす下縁．ここに左右の鼻骨と上顎骨前頭突起が連結する． ⒶⒷⒸ
22 **眼窩部** Orbital part Pars orbitalis 眼窩の天井となる部分． ⒶⒷⒸ
23 **眼窩面** Orbital surface Facies orbitalis 眼窩に向く前頭骨の面． Ⓑ

24 **滑車棘†** Trochlear spine Spina trochlearis 内眼角の前上方に時にみられる小突起．上斜筋の付着部となる． Ⓐ
25 **滑車窩** Trochlear fovea Fovea trochlearis 上斜筋の線維性滑車が付着する小さな窪み． ⒶⒷ
26 **涙腺窩** Fossa for lacrimal gland；Lacrimal fossa Fossa glandulae lacrimalis 外眼角にある窪みで，涙腺をいれる． Ⓑ
27 **蝶形骨縁** Sphenoidal margin Margo sphenoidalis 前頭骨眼窩部と蝶形骨大翼の間の境界． Ⓑ
28 **篩骨切痕** Ethmoidal notch Incisura ethmoidalis 前頭骨の左右眼窩部の間にある切れ目で，ここに篩骨が嵌入する． Ⓑ
29 **前頭洞** Frontal sinus Sinus frontalis 平均して高さが3 cm，幅2.5 cmで，多くの場合後方に1.8 cm伸びており，眼窩上壁の一部をなす． Ⓐ
30 **前頭洞口** Opening of frontal sinus Apertura sinus frontalis 前頭洞底部の内側にあり，中鼻甲介の下方にある篩骨漏斗へ分泌物を排出するための開口部． ⒷⒸ
31 **前頭洞中隔** Septum of frontal sinuses Septum sinuum frontalium 左右の前頭洞の間の隔壁． Ⓐ

頭蓋 37

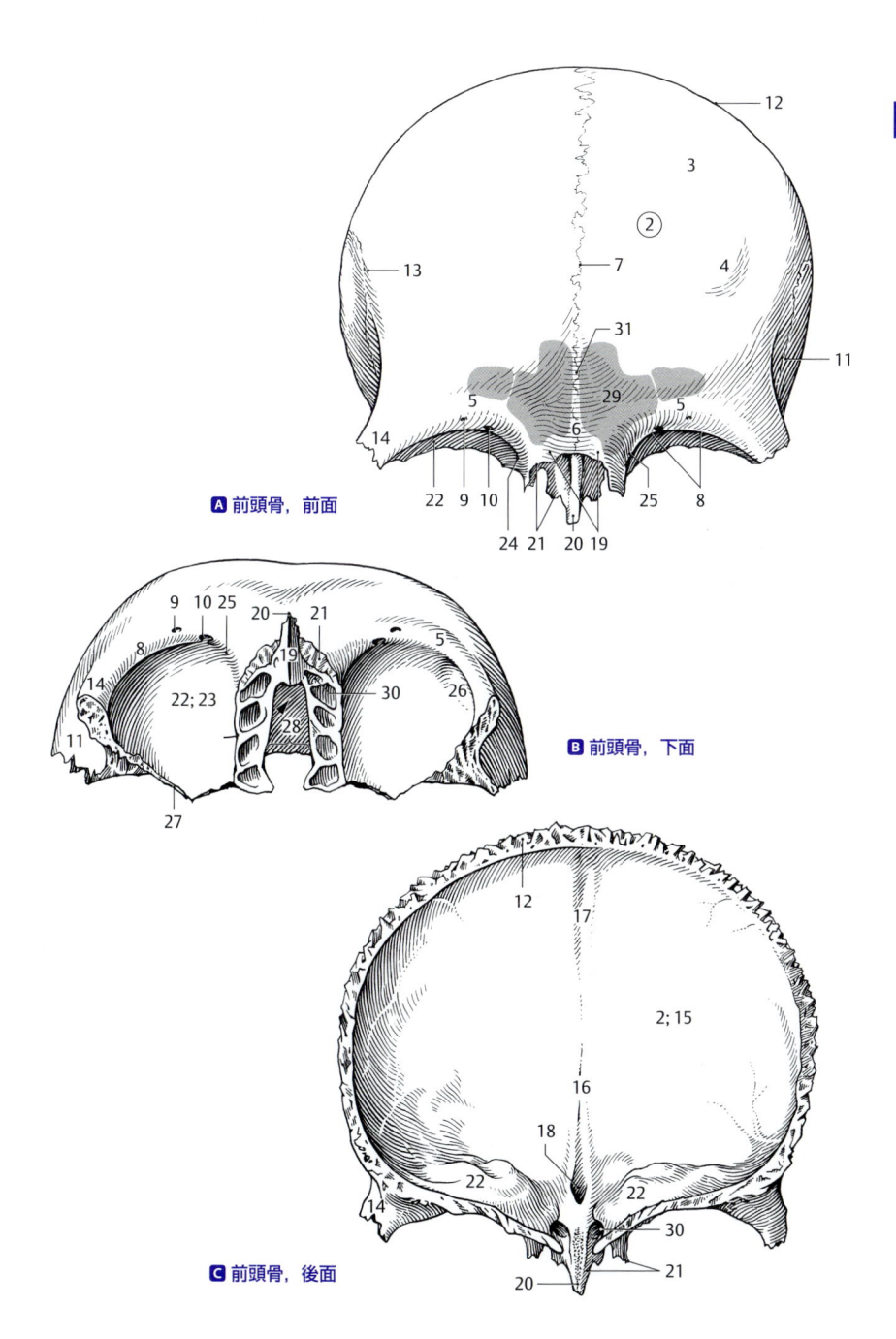

2 骨格系

A 前頭骨，前面

B 前頭骨，下面

C 前頭骨，後面

骨格系

1. **篩骨 Ethmoid；Ethmoidal bone** Os ethmoidale 不対性の骨で，前頭骨篩骨切痕にはまり込む．Ⓐ Ⓑ Ⓒ Ⓓ

2. **篩板 Cribriform plate** Lamina cribrosa 中央にある細長い水平の骨板で，鼻腔と前頭蓋窩の間の境界をなす．

3. **篩板孔 Cribriform foramina** Foramina cribrosa 篩板内の多数の開口で，嗅神経の通路となる．Ⓑ

4. **鶏冠 Crista galli** Crista galli 頭蓋腔内の小さい骨性突起で，ここに大脳鎌が堅固に付着する．Ⓐ Ⓑ Ⓒ Ⓓ

5. **鶏冠翼 Ala of crista galli** Ala cristae galli 翼状の対になった突起で，鶏冠を前頭骨に付着させる．Ⓐ Ⓑ Ⓒ Ⓓ

6. **垂直板 Perpendicular plate** Lamina perpendicularis 篩板から垂れ下がる骨板で，鼻中隔の後上部を形成する．Ⓐ Ⓑ Ⓒ

7. **篩骨迷路 Ethmoidal labyrinth** Labyrinthus ethmoidalis 眼窩と鼻腔の間にある篩骨蜂巣の総称．

8. **前篩骨蜂巣 Anterior ethmoidal cells** Cellulae ethmoidales anteriores 中鼻甲介と下鼻甲介の間に開口する．Ⓐ Ⓒ

9. **中篩骨蜂巣 Middle ethmoidal cells** Cellulae ethmoidales mediae 前篩骨蜂巣と同様に開口する．Ⓒ

10. **後篩骨蜂巣 Posterior ethmoidal cells** Cellulae ethmoidales posteriores 中鼻甲介の上方に開口する．Ⓒ

11. **眼窩板 Orbital plate** Lamina orbitalis 眼窩内側壁の一部をなす，特に薄い骨板．Ⓒ

12. **最上鼻甲介 Suprema nasal concha** Concha nasalis suprema 最上部の痕跡的な鼻甲介．Ⓓ

13. **上鼻甲介 Superior nasal concha** Concha nasalis superior Ⓐ Ⓓ

14. **中鼻甲介 Middle nasal concha** Concha nasalis media Ⓐ Ⓒ Ⓓ

15. **篩骨胞 Ethmoidal bulla** Bulla ethmoidalis 前篩骨蜂巣のうち特に大きく突出したもので，上顎洞の開口部を狭めている．Ⓐ

16. **鉤状突起 Uncinate process** Processus uncinatus 後下方に向く鉤状の突出．中鼻甲介によってほぼ完全に覆い隠される．上顎洞の開口部に突出する．Ⓐ Ⓒ

17. **篩骨漏斗 Ethmoidal infundibulum** Infundibulum ethmoidale 粘液性物質を排出するための中鼻甲介の下方にある通路．前頭洞，上顎洞，および前篩骨蜂巣がここに開口する．Ⓐ Ⓒ

18. **半月裂孔 Semilunar hiatus** Hiatus semilunaris 篩骨胞と鉤状突起の間の篩骨漏斗の開口部．Ⓒ

19. **下鼻甲介 Inferior nasal concha** Concha nasalis inferior 下方の鼻甲介をつくる独立した骨で，鼻腔外側壁に付着する．Ⓔ

20. **涙骨突起 Lacrimal process** Processus lacrimalis 下鼻甲介から涙骨に向く前上方に突出する突起．Ⓔ

21. **上顎突起 Maxillary process** Processus maxillaris 外側にある突起．上顎洞内側壁の一部をなす．Ⓔ

22. **篩骨突起 Ethmoidal process** Processus ethmoidalis 篩骨の鉤状突起と連結する突起．Ⓔ

23. **涙骨 Lacrimal bone** Os lacrimale 眼窩内で，篩骨の眼窩板の前方にある骨．Ⓕ

24. **後涙嚢稜 Posterior lacrimal crest** Crista lacrimalis posterior 鼻涙管への入口部の後方境界稜．Ⓕ

25. **涙嚢溝 Lacrimal groove** Sulcus lacrimalis 鼻涙管の始まりが溝状をなす．Ⓕ

26. **涙骨鉤 Lacrimal hamulus** Hamulus lacrimalis 鼻涙管の入口部で前外方に突出している鉤状の突起．Ⓕ

27. **涙嚢窩 Fossa for lacrimal sac** Fossa sacci lacrimalis 鼻涙管起始部で涙嚢をいれる拡大部．Ⓕ

28. **鼻骨 Nasal bone** Os nasale 左右の上顎骨前頭突起の間に位置し，上方で前頭骨と連結する．Ⓖ

29. **篩骨神経溝 Ethmoidal groove** Sulcus ethmoidalis 鼻骨の下側にある縦溝で，前篩骨神経の外鼻枝をいれる．Ⓖ

30. **鼻骨孔 Nasal foramina** Foramina nasalia 前篩骨神経の外鼻枝と眼動静脈の小枝が通る不定の開口．

31. **鋤骨 Vomer** Vomer 頭蓋底の不対の骨．鼻中隔の下部をなし，蝶形骨，上顎骨，口蓋骨，および篩骨垂直板の間に位置する．Ⓗ

32. **鋤骨翼 Ala of vomer** Ala vomeris 翼状の突起で，蝶形骨吻と，外側では口蓋骨と連結する．Ⓗ

33. **鋤骨溝 Vomerine groove** Sulcus vomeris 斜走する溝で，鼻口蓋神経とその伴行血管をいれる．Ⓗ

34. **鋤骨後鼻孔稜 Vomerine crest of choana** Crista choanalis vomeris 鋤骨の後縁．Ⓗ

35. **鋤骨楔状部 Cuneiform part of vomer** Pars cuneiformis vomeris 鋤骨の楔形部分．Ⓗ

頭蓋 39

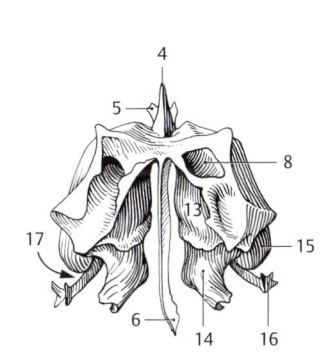

A 篩骨，後面

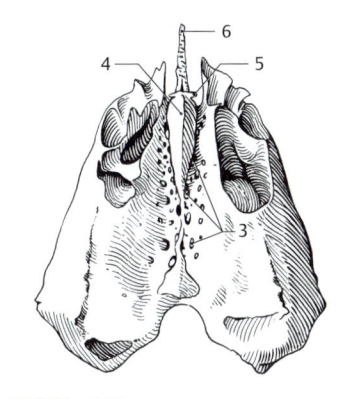

B 篩骨，上面

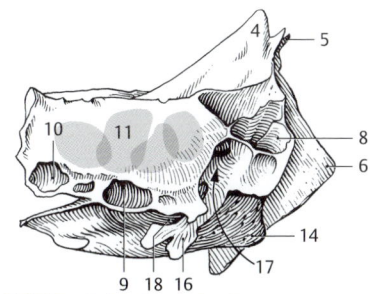

C 篩骨，右方からみたところ

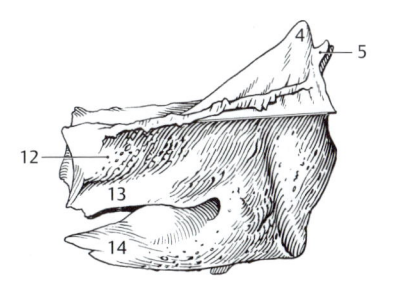

D 篩骨の左半部（垂直板は取り除いてある），内側面

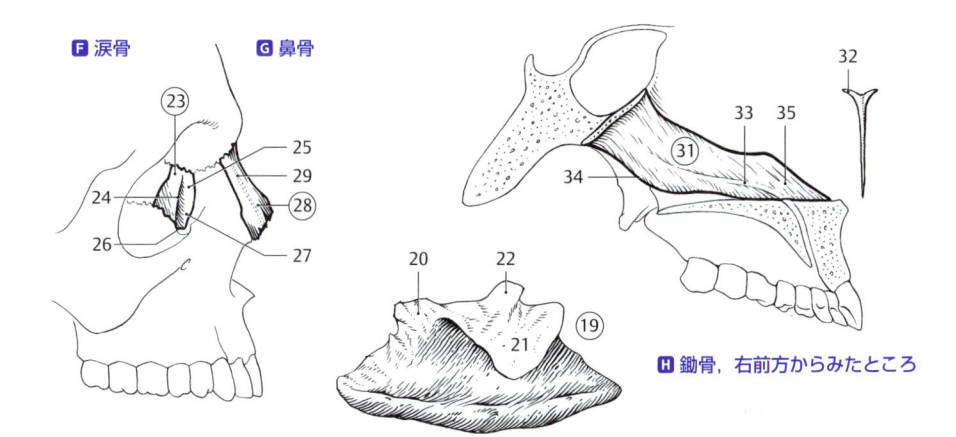

F 涙骨　　G 鼻骨

E 左下鼻甲介，外側面

H 鋤骨，右前方からみたところ

骨格系

1 上顎骨 **Maxilla** Maxilla A B
2 上顎体 **Body of maxilla** Corpus maxillae　上顎骨の中央部分で，上顎洞を囲む．A
3 眼窩面 **Orbital surface** Facies orbitalis　上顎体の部分で，眼窩底の最大面をなす．A
4 眼窩下管 **Infra-orbital canal** Canalis infraorbitalis　眼窩と上顎洞上壁の間にある管で，眼窩下神経および眼窩下動脈の通路．A
5 眼窩下溝 **Infra-orbital groove** Sulcus infraorbitalis　眼窩下管，下眼窩裂の始まりにある溝．A
6 眼窩下縁 **Infra-orbital margin** Margo infraorbitalis　部分的に上顎骨からなる眼窩口の下縁．A
7 前面 **Anterior surface** Facies anterior A
8 眼窩下孔 **Infra-orbital foramen** Foramen infraorbitale　眼窩下管の開口で，眼窩下神経と伴行動静脈が出る．上顎神経の圧痛点．A
9 犬歯窩 **Canine fossa** Fossa canina　眼窩下孔の下方にある窪みで，口角挙筋の起始部．A
10 鼻切痕 **Nasal notch** Incisura nasalis　骨性の梨状口の弓状の縁．A
11 前鼻棘 **Anterior nasal spine** Spina nasalis anterior　梨状口下縁の中央に位置する棘性突起で，軟骨性鼻中隔が付着する．A B
12 頬骨上顎縫合；眼窩下縫合 **Zygomaticomaxillary suture ; Infra-orbital suture** Sutura zygomaticomaxillaris ; Sutura infraorbitalis　眼窩下管に沿って眼窩下孔に伸びる縫合線で，眼窩内に時にみられる．A
13 側頭下面 **Infratemporal surface** Facies infratemporalis　頬骨突起の後方にある上顎骨の面．A
14 歯槽孔 **Alveolar foramina** Foramina alveolaria　側頭下面にある小開口で，後上歯槽動脈および神経が通過する．A
15 歯槽管 **Alveolar canals** Canales alveolares　歯槽孔の起始部にある管で，後上歯槽動脈および神経の通路．A
16 上顎結節 **Maxillary tuberosity** Tuber maxillae ; Eminentia maxillae　上顎洞後壁の薄い壁の膨隆．A, 21頁G, 43頁C
17 鼻腔面 **Nasal surface** Facies nasalis　上顎骨の内側面．鼻腔の外側壁をなす．B
18 涙嚢溝 **Lacrimal groove** Sulcus lacrimalis　鼻涙管をいれる溝．B
19 鼻甲介稜 **Conchal crest** Crista conchalis　ほぼ水平な骨稜で，下鼻甲介が連結する．B
20 涙骨縁 **Lacrimal margin** Margo lacrimalis　涙骨と連結する上顎骨縁．A B
21 上顎洞裂孔 **Maxillary hiatus** Hiatus maxillaris　上顎洞にある大きな開口．鉤状突起，下鼻甲介，および口蓋骨によって狭められている．B
22 大口蓋溝 **Greater palatine groove** Sulcus palatinus major ; 〔Sulcus pterygopalatinus〕　上顎骨後縁に沿う溝で，大口蓋管の一部となる．大口蓋神経および下行口蓋動脈の通路．B

23 上顎洞 **Maxillary sinus** Sinus maxillaris　大きさは垂直・矢状方向に3cm超，前頭面で2.5cmである．その底はほとんどの場合，鼻底より少なくとも1cm低い．その最低部は通常第1大臼歯の高さにある．B, 43頁E
24 前頭突起 **Frontal process** Processus frontalis A B, 43頁E
25 前涙嚢稜 **Anterior lacrimal crest** Crista lacrimalis anterior　鼻涙管の入口にある前頭突起の骨稜．B
26 涙嚢切痕 **Lacrimal notch** Incisura lacrimalis　鼻涙管入口にある涙骨鉤の切痕．B, 43頁E
27 篩骨稜 **Ethmoidal crest** Crista ethmoidalis　内側面に斜走する稜で，中鼻甲介の前端が連結する．
28 頬骨突起 **Zygomatic process** Processus zygomaticus　上顎骨の外方に向く突起で，頬骨と連結する．A

頭 蓋 41

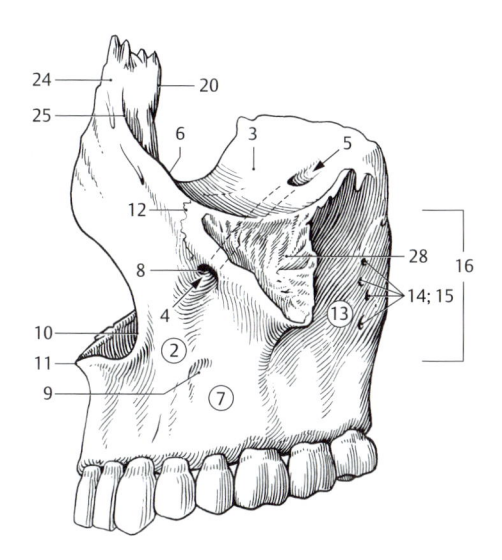

A 左上顎骨, 外側面

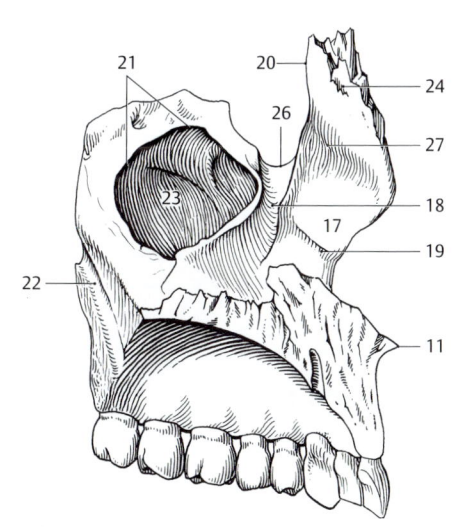

B 左上顎骨, 内側面

1 **口蓋突起** Palatine process Processus palatinus　水平な骨板．2つの突起で，硬口蓋の前方3分の2をなす．ⒶⒷⒺ

2 **鼻稜** Nasal crest Crista nasalis　正中線上の2つの突起の結合からなる骨稜．鼻中隔の付着部位．Ⓑ

3 **切歯骨†** Incisive bone；Premaxilla Os incisivum；Premaxilla　発生期にみられる骨で，上顎骨の一部となる．Ⓐ

4 **切歯管** Incisive canals Canales incisivi　鼻腔底で1対の管として始まり，口蓋で結合して1つの切歯窩となる．ⒶⒷ

5 **切歯縫合†** Incisive suture Sutura incisiva　発生期にのみみられる縫合で，上顎骨の口蓋突起と切歯骨の間にある．通常，切歯孔から犬歯と第2切歯の間に伸びる．

6 **口蓋棘** Palatine spines Spinae palatinae　口蓋溝に沿う骨稜．Ⓐ

7 **口蓋溝** Palatine grooves Sulci palatini　後方から前方に走る口蓋下面の溝で，大口蓋孔からの神経や血管をいれる．Ⓐ

8 **歯槽突起** Alveolar process Processus alveolaris　歯をいれる畝のある突起．Ⓐ

9 **歯槽弓** Alveolar arch Arcus alveolaris　歯槽突起の弓状の遊離縁．Ⓐ

10 **歯槽** Dental alveoli Alveoli dentales　歯根をいれる歯槽突起の深い孔．Ⓐ

11 **槽間中隔** Interalveolar septa Septa interalveolaria　隣接歯槽間にある骨稜．Ⓐ

12 **根間中隔** Interradicular septa Septa interradicularia　多根性の歯の歯槽にある骨性の仕切り．Ⓐ

13 **歯槽隆起** Alveolar yokes Juga alveolaria　上顎骨の外面の隆起．歯槽によってできる．ⒶⒷ

14 **切歯孔** Incisive foramina Foramina incisiva　切歯管の切歯窩への開口．Ⓐ

15 **口蓋骨** Palatine bone Os palatinum　上顎骨の後縁から蝶形骨へと伸びる骨．ⒶⒷⒹⒺ

16 **垂直板** Perpendicular plate Lamina perpendicularis　鼻腔および上顎洞の壁となる垂直な骨板．ⒷⒸⒹⒺ，21頁Ⓖ

17 **鼻腔面** Nasal surface Facies nasalis　垂直板の鼻腔に向く面．Ⓔ

18 **上顎面** Maxillary surface Facies maxillaris　口蓋骨垂直板の外面．その後部は翼口蓋窩の内側壁をなし，その前部は上顎洞の後壁をなす．Ⓓ

19 **蝶口蓋切痕** Sphenopalatine notch Incisura sphenopalatina　口蓋骨垂直板の半楕円形の切痕で，眼窩突起と蝶形骨突起の間にある．ⒹⒺ

20 **大口蓋溝** Greater palatine groove Sulcus palatinus major；〔Sulcus pterygopalatinus〕　上顎骨の大口蓋溝と合わさって大口蓋管をつくる溝で，大口蓋神経および下行口蓋動脈をいれる．ⒹⒺ

21 **錐体突起** Pyramidal process Processus pyramidalis　口蓋骨垂直板の下後方端であり，翼突切痕に嵌入する．ⒶⒸⒹⒺ

22 **小口蓋管** Lesser palatine canals Canales palatini minores　錐体突起にある管で，小口蓋神経および動脈の通路．Ⓐ

23 **鼻甲介稜** Conchal crest Crista conchalis　下鼻甲介の後端が付着する骨稜．ⒹⒺ

24 **篩骨稜** Ethmoidal crest Crista ethmoidalis　中鼻甲介の後端が付着する骨稜．ⒹⒺ

25 **眼窩突起** Orbital process Processus orbitalis　上顎骨，篩骨および蝶形骨の間に位置し，前上方へ向く突起．ⒹⒺ

26 **蝶形骨突起** Sphenoidal process Processus sphenoidalis　蝶口蓋切痕の後方にある突起で，蝶形骨体および鞘状突起と境界をなす．ⒹⒺ

27 **水平板** Horizontal plate Lamina horizontalis　硬口蓋つまり鼻腔底の後部1/3をなす．ⒷⒹⒺ

28 **鼻腔面** Nasal surface Facies nasalis　鼻腔に向く水平板の面．ⒷⒹ

29 **口蓋面** Palatine surface Facies palatina　口腔に向く水平板の面．ⒶⒹ

30 **小口蓋孔** Lesser palatine foramina Foramina palatina minora　小口蓋管の開口．Ⓐ

31 **後鼻棘** Posterior nasal spine Spina nasalis posterior　鼻稜の後内側先端．ⒶⒷⒺ

32 **鼻稜** Nasal crest Crista nasalis　正中の骨稜で，対側の口蓋骨との結合部に位置する．ⒷⒹⒺ

33 **口蓋稜** Palatine crest Crista palatina　横走する骨稜で，水平板の下面の後縁近くにみられることが多い．Ⓐ

頭蓋 **43**

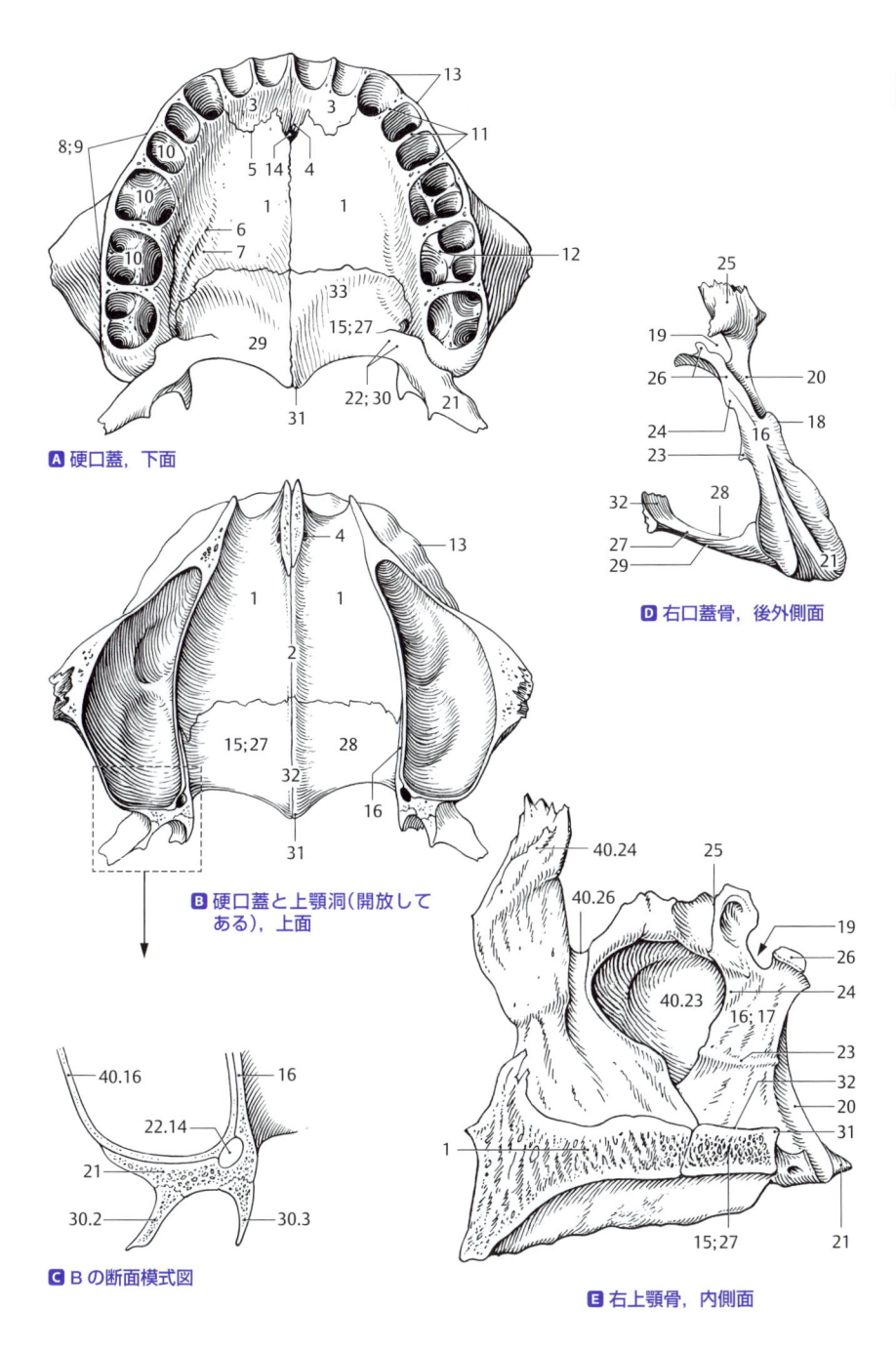

骨格系

A 硬口蓋，下面

B 硬口蓋と上顎洞（開放してある），上面

C Bの断面模式図

D 右口蓋骨，後外側面

E 右上顎骨，内側面

骨格系

1 **頬骨 Zygomatic bone** Os zygomaticum　頬骨は，側頭骨，前頭骨，および上顎骨の間に挟まっている．眼窩の外側壁の大部分と頬骨弓の一部をなす． **A B**

2 **外側面 Lateral surface** Facies lateralis **A**

3 **側頭面 Temporal surface** Facies temporalis　側頭窩に面する頬骨の面． **B**

4 **眼窩面 Orbital surface** Facies orbitalis　眼窩に面する頬骨の面． **A B**

5 **側頭突起 Temporal process** Processus temporalis　後方に向く突起．側頭骨の頬骨突起とともに頬骨弓をつくる． **A B**

6 **前頭突起 Frontal process** Processus frontalis　前頭骨の頬骨突起および蝶形骨大翼と連結する突起． **A B**

7 **眼窩隆起 Orbital tubercle** Tuberculum orbitale　外側眼窩縁の内面にある小隆起．外側眼瞼靱帯およびその他の構造が付着する．

8 **縁結節†　Marginal tubercle** Tuberculum marginale　前頭突起の後縁に時に存在する小結節．側頭筋膜が付着する． **A B**

9 **頬骨眼窩孔 Zygomatico-orbital foramen** Foramen zygomaticoorbitale　頬骨の眼窩面にある孔．頬骨神経の入口となる． **A B**

10 **頬骨顔面孔 Zygomaticofacial foramen** Foramen zygomaticofaciale　頬骨の外側面にある開口で，頬骨神経の頬骨顔面枝が出る． **A**

11 **頬骨側頭孔 Zygomaticotemporal foramen** Foramen zygomaticotemporale　頬骨の側頭面にある開口で，頬骨神経の頬骨側頭枝が出る． **B**

12 **下顎骨 Mandible** Mandibula **C D E F**

13 **下顎体 Body of mandible** Corpus mandibulae　下顎骨の水平部．下顎枝がこれに付着する． **C**

14 **下顎底 Base of mandible** Basis mandibulae　歯槽部を除く下顎体下部． **C**

15 **下顎結合†　Mandibular symphysis** Symphysis mandibulae　下顎骨の右半と左半の間を正中線上でつなぐ結合組織性の結合．生後1年で骨化する．

16 **オトガイ隆起　Mental protuberance** Protuberantia mentalis **C**

17 **オトガイ結節　Mental tubercle** Tuberculum mentale　オトガイ隆起の両側にある膨らみ． **C**

18 **グナチオン〔Gnathion〕**〔Gnathion〕　下顎骨の下縁の正中線上に位置する点で，測定に使用される． **C**

19 **オトガイ孔 Mental foramen** Foramen mentale　第1または第2小臼歯の下方にある開口で，オトガイ神経の通路．三叉神経第3枝の圧痛点． **C**

20 **斜線 Oblique line** Linea obliqua　下顎枝から下顎体外面に伸びる斜線． **C F**

21 **二腹筋窩 Digastric fossa** Fossa digastrica　下顎骨下縁のすぐ上方にあるオトガイ隆起付近のエンドウマメまたはソラマメ大の1対の窪み．顎二腹筋の前腹が起始する． **D**

22 **上オトガイ棘 Superior mental spine；Superior genial spine** Spina mentalis superior；Spina geni superior　舌側に出る上方の突起．オトガイ舌筋の起始となる． **D**

23 **下オトガイ棘 Inferior mental spine；Inferior genial spine** Spina mentalis inferior；Spina geni inferior　舌側に出る下方の突起．オトガイ舌骨筋の起始となる． **D**

24 **顎舌骨筋線 Mylohyoid line** Linea mylohyoidea　後上方から前下方へ斜めに走る線で，顎舌骨筋の起始となる．後端において，上咽頭収縮筋の顎咽頭部が起始する．この2つの筋の間を舌神経が口腔内へと入る． **D**

25 **下顎隆起†　Mandibular torus** Torus mandibularis　小臼歯の高さにある，顎舌骨筋線の上方にある骨隆起．時に義歯の障害となる． **D**

26 **舌下腺窩 Sublingual fossa** Fovea sublingualis　顎舌骨筋線の上方，下顎骨体の前部にある舌下腺をいれる窪み． **D**

27 **顎下腺窩 Submandibular fossa** Fovea submandibularis　下顎体の後半部で顎舌骨筋線の下方にある窪み． **D**

28 **歯槽部 Alveolar part** Pars alveolaris　下顎底に載る櫛状突起．歯根をいれる． **C**

29 **歯槽弓 Alveolar arch** Arcus alveolaris　歯槽部の弓状の自由縁． **E**

30 **歯槽 Dental alveoli** Alveoli dentales　歯根をいれ，定着させる深い孔． **E**

31 **槽間中隔 Interalveolar septa** Septa interalveolaria　歯槽間の骨性の区切り． **E**

32 **根間中隔 Interradicular septa** Septa interradicularia　1つの歯にある複数の歯根を隔てる骨壁． **E**

33 **歯槽隆起 Alveolar yokes** Juga alveolaria　歯槽によってできる下顎骨外側面の隆起． **C E**

34 **臼後三角　Retromolar triangle** Trigonum retromolare　下顎骨の最後部の臼歯の背後にある骨性の三角領域．翼突下顎縫線の付着部． **F**

35 **臼後窩　Retromolar fossa** Fossa retromolaris　臼後三角にある窪み． **F**

36 **頬筋稜〔Buccinator crest〕**〔Crista buccinatoria〕　筋突起から第3大臼歯の内側，遠心側に伸びる丸みを帯びた骨稜．臼後三角の内側縁を形成する． **F**，47頁 **A**

頭蓋 45

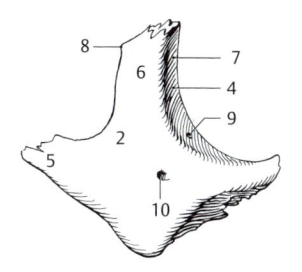

A 頬骨，外側面

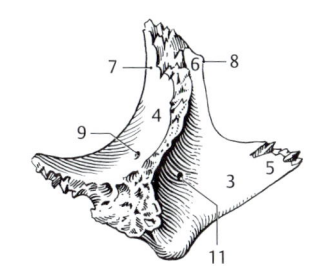

B 頬骨，内側面

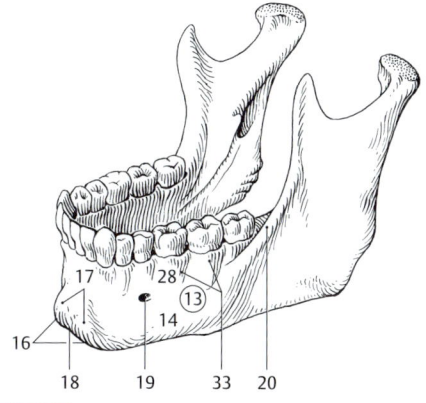

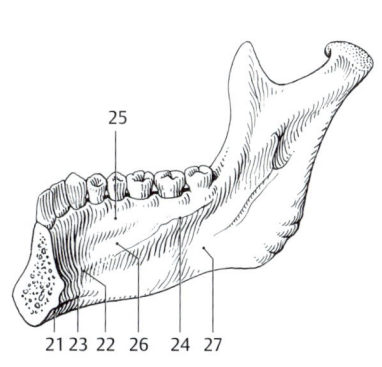

C 下顎骨

D 下顎骨，内側面

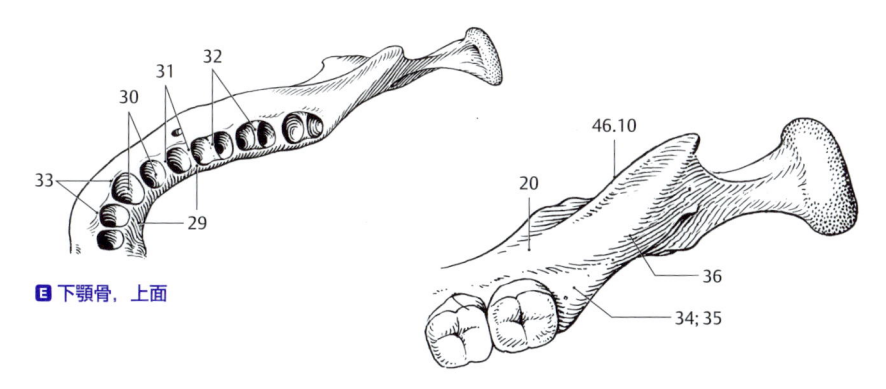

E 下顎骨，上面

F 下顎骨の局所，上面

骨格系

1 下顎枝 **Ramus of mandible** Ramus mandibulae
下顎骨の上行する部分． [A]

2 下顎角 **Angle of mandible** Angulus mandibulae
下顎体と下顎枝との間の角．成人で最も角度が強く，新生児や，無歯の老衰顎では特に平坦である（約140°）． [A]

3 咬筋粗面† **Masseteric tuberosity** Tuberositas masseterica　下顎骨の外側に時にみられる骨隆起．咬筋の停止部． [A]

4 翼突筋粗面† **Pterygoid tuberosity** Tuberositas pterygoidea　下顎角近くの下顎骨内面に時にみられる粗面．内側翼突筋の停止部． [A]

5 下顎孔 **Mandibular foramen** Foramen mandibulae　下顎枝の内側にある孔．下顎管の始まりで，咬合面の約1cm上方にある． [A]

6 下顎小舌 **Lingula** Lingula mandibulae　下顎孔の前方にある骨板．蝶下顎靱帯が付着する． [A]

7 下顎管 **Mandibular canal** Canalis mandibulae
下顎骨内の骨管で，下歯槽動脈および下歯槽神経が通る．下顎孔から始まり，歯根の下を通ってオトガイ孔に至る． [A]

8 顎舌骨筋神経溝 **Mylohyoid groove** Sulcus mylohyoideus　下顎孔に始まり前下方に走る溝で，顎舌骨筋神経および下歯槽動脈の顎舌骨筋動脈枝をいれる． [A]

9 筋突起 **Coronoid process** Processus coronoideus
筋のための突起で，下顎切痕によって後方の関節突起から隔てられる．側頭筋の停止部． [A]

10 側頭稜 **Temporal crest** Crista temporalis　筋突起から斜線へと伸びる骨稜．側頭筋の停止部．
[A], 45頁[F]

11 下顎切痕 **Mandibular notch** Incisura mandibulae　関節突起と筋突起の間の切れ込み．咬筋神経および血管がこの部分を越えて咬筋に分布する． [A]

12 関節突起 **Condylar process** Processus condylaris
関節のための突起． [A]

13 下顎頭 **Head of mandible** Caput mandibulae；Condylus mandibulae　下顎骨の関節頭． [A]

14 下顎頸 **Neck of mandible** Collum mandibulae
下顎頭の下方の細い部分． [A]

15 翼突筋窩 **Pterygoid fovea** Fovea pterygoidea
下顎頭の前下方にある窪みで，外側翼突筋が停止する． [A]

16 舌骨 **Hyoid bone** Os hyoideum　出生前に既に骨化が始まる． [B]

17 体 **Body of hyoid bone** Corpus ossis hyoidei　舌骨の前方部分で左右の小角間にある． [B]

18 小角 **Lesser horn** Cornu minus　舌骨の小さい角． [B]

19 大角 **Greater horn** Cornu majus　舌骨の大きい角． [B]

20 脊柱 **Vertebral column** Columna vertebralis [C][D]

21 一次弯曲 **Primary curvature** Curvatura primaria
発生期からある一次的な胎児の前屈の結果として生じる弯曲で，2か所の脊柱後弯として残る．

22 胸部後弯 **Thoracic kyphosis** Kyphosis thoracica [C][D]

23 仙骨部後弯 **Sacral kyphosis** Kyphosis sacralis [C][D]

24 二次弯曲 **Secondary curvatures** Curvaturae secundariae　胎児の筋運動によって生じる弯曲．機能的に生じたもので，脊柱前弯として残る．

25 頸部前弯 **Cervical lordosis** Lordosis cervicis；Lordosis colli [C][D]

26 腰部前弯 **Lumbar lordosis** Lordosis lumbalis [C][D]

27 側弯 **Scoliosis** Scoliosis　脊柱の病的な側方への弯曲変形．

頭蓋／脊柱　47

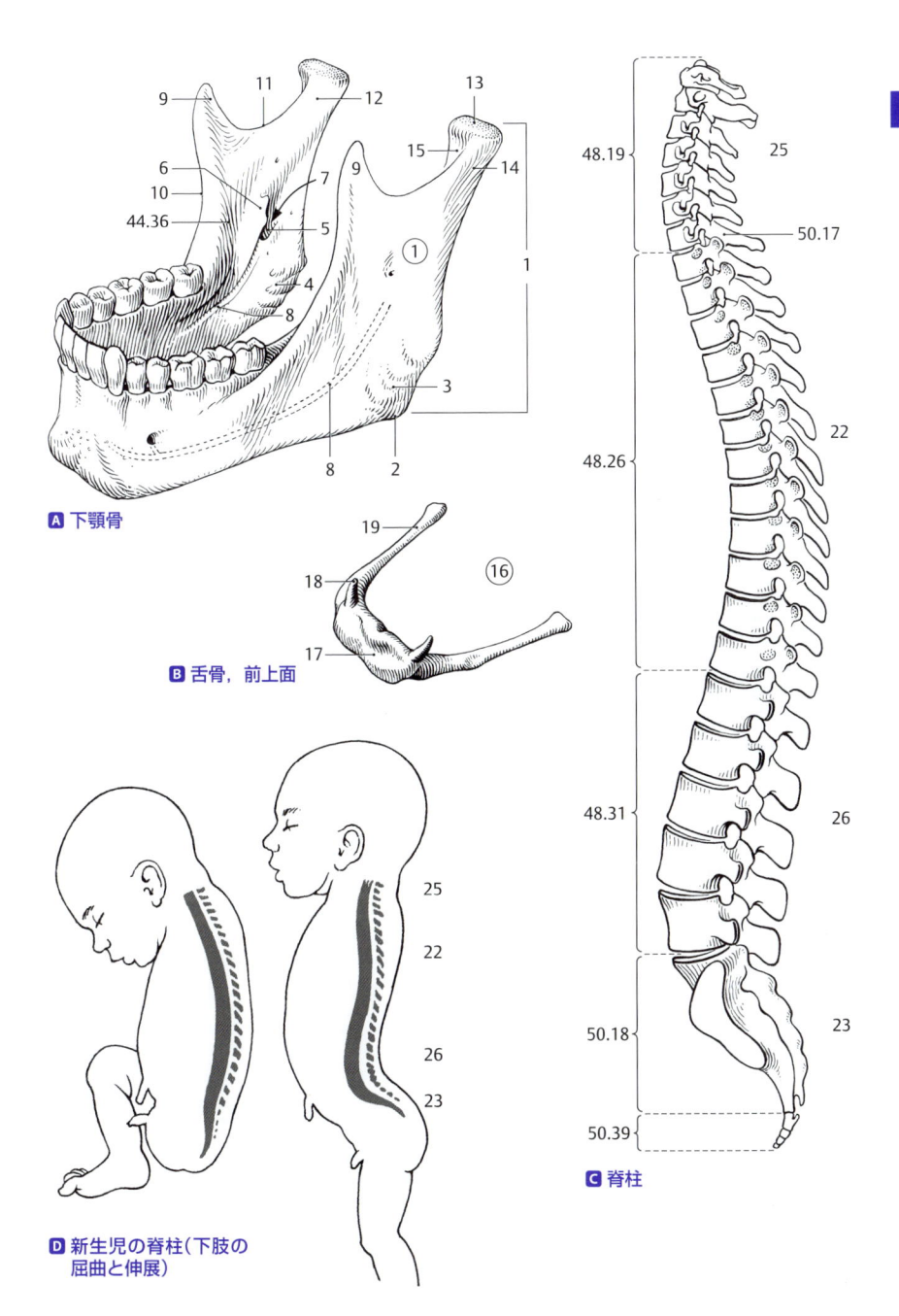

A 下顎骨

B 舌骨，前上面

C 脊柱

D 新生児の脊柱（下肢の屈曲と伸展）

骨格系

骨格系

1 椎骨 Vertebra Vertebra
2 椎体 Vertebral body Corpus vertebrae ⒶⒷⒸⒹ
3 椎間面 Intervertebral surface Facies intervertebralis　隣接する椎骨に面する椎体の面．ⒷⒹ
4 線維輪端 Anular epiphysis Epiphysis anularis　椎間面の周囲の骨端輪．辺縁の隆起部．Ⓑ
5 椎弓 Vertebral arch Arcus vertebrae　椎孔の後方および側方の境界をなす．ⒸⒹ
6 椎弓根 Pedicle Pediculus arcus vertebrae　椎弓の一部で椎体と接し，上・下椎切痕の間にある．ⒷⒹ
7 椎弓板 Lamina Lamina arcus vertebrae　椎弓の後部にある扁平な部分．Ⓒ
8 椎間孔 Intervertebral foramen Foramen intervertebrale　脊髄神経や小血管の通路．上・下椎切痕，椎体および椎間円板によって囲まれる．Ⓑ
9 上椎切痕 Superior vertebral notch Incisura vertebralis superior　椎弓根上方の切れ込み．Ⓑ
10 下椎切痕 Inferior vertebral notch Incisura vertebralis inferior　椎弓根下方の切れ込み．Ⓑ
11 椎孔 Vertebral foramen Foramen vertebrale　椎弓と椎体で囲まれた孔．椎孔は上下に重なり合って脊柱管をつくる．ⒸⒹ
12 脊柱管 Vertebral canal Canalis vertebralis　椎孔が上下に重なり合ってできる管で，大後頭孔から仙骨裂孔に伸び，脊髄をいれる．ⒶⒷ
13 棘突起 Spinous process Processus spinosus　第3～6頸椎の棘突起では，先端が二分している．ⒷⒸⒹ
14 横突起 Transverse process Processus transversus ⒶⒷⒸ
15 上関節突起 Superior articular process Processus articularis superior；Zygapophysis superior　椎弓から上方に出る関節突起．ⒷⒸⒹ
16 上関節面 Superior articular facet Facies articularis superior　軟骨で覆われた上関節突起の面で，下関節面と関節する．Ⓒ
17 下関節突起；下軛突起 Inferior articular process Processus articularis inferior；Zygapophysis inferior　椎弓から下方に出る．ⒷⒸ
18 下関節面 Inferior articular facet Facies articularis inferior　軟骨で覆われた下関節突起の面で，上関節面と関節する．
19 頸椎［C1-C7］ Cervical vertebrae［CI-CVII］　Vertebrae cervicales［CI-CVII］　7個の椎骨からなる．Ⓒ, 47頁Ⓒ
20 体鈎；鈎状突起 Uncus of body；Uncinate process Uncus corporis；Processus uncinatus　頸椎椎体の外側縁から上方に出る突起．時に骨棘を生じて，脊髄神経を圧迫する．ⒶⒸ
21 横突孔 Foramen transversarium Foramen transversarium　頸椎の横突起の孔で，椎骨動静脈が通る．ⒶⒸ
22 前結節 Anterior tubercle Tuberculum anterius　第2～7頸椎横突起の前方の隆起で，筋の停止部となる．ⒶⒸ
23 後結節 Posterior tubercle Tuberculum posterius　第2～7頸椎横突起の後方の隆起で，筋の停止部となる．ⒶⒸ
24 頸動脈結節 Carotid tubercle Tuberculum caroticum　第6頸椎の前結節が幅広く突出したもの．前方から総頸動脈を圧迫することができる．Ⓐ
25 脊髄神経溝 Groove for spinal nerve Sulcus nervi spinalis　第3～7頸椎の横突起にある溝で，椎間孔から出た脊髄神経が通る．ⒶⒸ
26 胸椎［T1-T12］ Thoracic vertebrae［TI-TXII］　Vertebrae thoracicae［TI-XII］　12個の椎骨からなる．Ⓑ, 47頁Ⓑ
27 上肋骨窩 Superior costal facet Fovea costalis superior　肋骨頭をいれる関節窩で，椎体の上縁で椎弓根のところにある．Ⓑ
28 下肋骨窩 Inferior costal facet Fovea costalis inferior　肋骨頭をいれる関節窩で，椎体の下縁で椎弓根の下方にある．Ⓑ
29 横突肋骨窩 Transverse costal facet Fovea costalis processus transversi　肋骨結節のための関節窩．Ⓑ
30 第一胸椎鈎 Uncus of body of first thoracic vertebra；Uncinate process of first thoracic vertebra　Uncus corporis vertebrae thoracicae primae；Processus uncinatus vertebrae thoracicae primae　第1胸椎の椎体は，頸椎の椎体と非常に似ている．鈎状の突起が主に背側に突出する．
31 腰椎［L1-L5］ Lumbar vertebrae［LI-LV］　Vertebrae lumbales［LI-LV］　5個の椎骨からなる．Ⓓ, 47頁Ⓒ
32 副突起 Accessory process Processus accessorius　本来の腰椎横突起の痕跡で，肋骨突起の基部から後方に出る．Ⓓ
33 肋骨突起 Costal process Processus costiformis；Processus costalis　横突起をなし，痕跡的肋骨に相当する．Ⓓ
34 乳頭突起 Mammillary process Processus mammillaris　腰椎の上関節突起の外側面にある小隆起．Ⓓ

脊柱 49

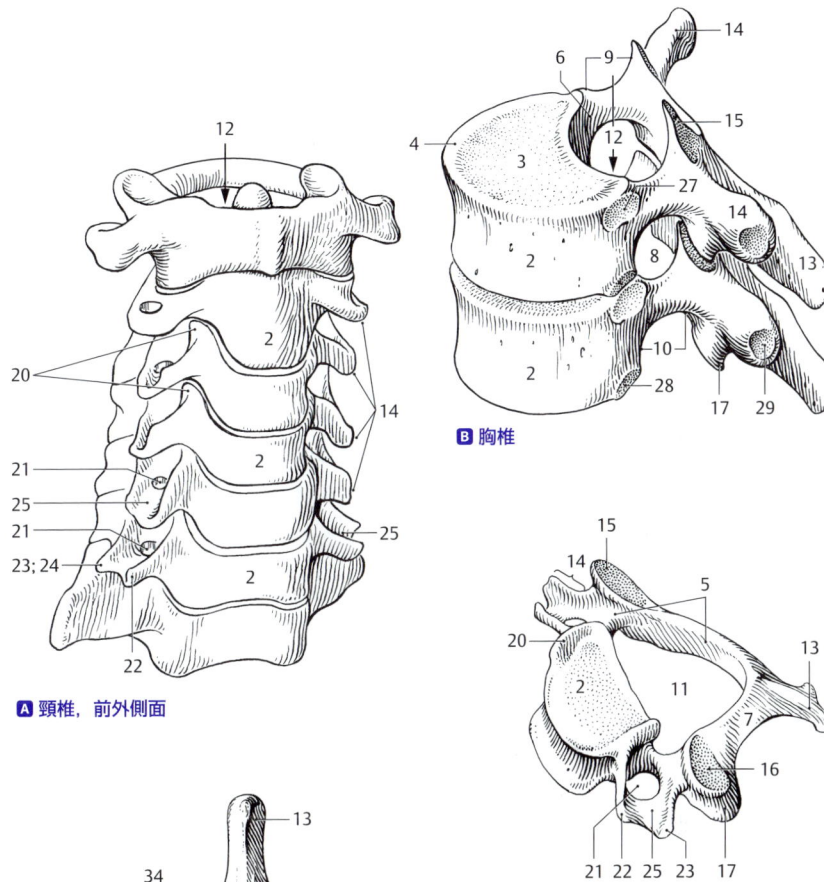

A 頸椎，前外側面

B 胸椎

C 頸椎

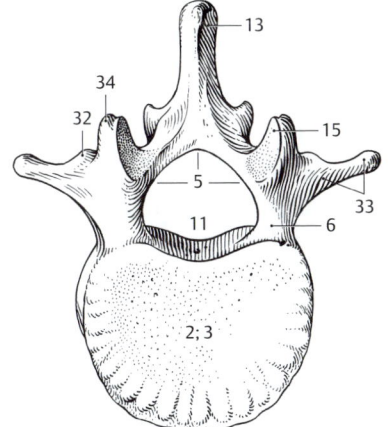

D 腰椎，上面

1 環椎[C1]；第一頸椎 Atlas[CI] Atlas[CI] 1番目の頸椎．椎体をもたない．A

2 外側塊 Lateral mass Massa lateralis atlantis 環椎が肥厚した部分で，椎体の代わりに頭蓋を支える．A

3 上関節面 Superior articular surface Facies articularis superior 環椎の楕円形に窪んだ関節面．A

4 下関節面 Inferior articular surface Facies articularis inferior 丸みを帯びてわずかに陥凹した面で，軟骨で覆われる．A

5 前弓 Anterior arch Arcus anterior atlantis A

6 歯突起窩 Facet for dens Fovea dentis 前弓の内面にある関節窩で，歯突起と関節する．A

7 前結節 Anterior tubercle Tuberculum anterius A

8 後弓 Posterior arch Arcus posterior atlantis A

9 椎骨動脈溝 Groove for vertebral artery Sulcus arteriae vertebralis 外側塊の後方で，後弓にある溝．椎骨動脈が通る．A

10 椎骨動脈管† Canal for vertebral artery Canalis arteriae vertebralis 椎骨動脈溝は時に管へと変わる．

11 後結節 Posterior tubercle Tuberculum posterius 棘突起の痕跡．A

12 軸椎[C2]；第二頸椎 Axis[CII] Axis[CII] 2番目の頸椎．B

13 歯突起 Dens Dens axis B

14 歯突起尖 Apex Apex dentis 歯尖靱帯の付着部．B

15 前関節面 Anterior articular facet Facies articularis anterior B

16 後関節面 Posterior articular facet Facies articularis posterior B

17 隆椎[C7]；第七頸椎 Vertebra prominens[CVII] Vertebra prominens[CVII] 7番目の頸椎．棘突起が著しく突出するため名付けられた．47頁

18 仙骨；仙椎[1-5] Sacrum[sacral vertebrae I-V] Os sacrum[vertebrae sacrales I-V] 仙骨は5つの癒合した椎骨からなる．CDF，47頁C，63頁D

19 仙骨底 Base Basis ossis sacri 仙骨の幅広い上面で，第1仙椎を含む．F

20 岬角 Promontory Promontorium 仙骨底の上縁であり，骨盤内に深く突出している．F

21 仙骨翼 Ala；Wing Ala ossis sacri 第1仙椎の外側の骨塊．仙骨外側部の上部．F

22 上関節突起 Superior articular process Processus articularis superior CF

23 外側部 Lateral part Pars lateralis 仙骨の外側の骨塊で，横突起と肋骨の痕跡からなる．CF

24 耳状面 Auricular surface Facies auricularis 耳の形状をした面で，第2〜3仙椎の位置にあり，腸骨と関節する．C

25 仙骨粗面 Sacral tuberosity Tuberositas ossis sacri 耳状面の後方にある粗な領域で，仙腸靱帯が付着する．C

26 前面 Pelvic surface Facies pelvica 仙骨の前面にある陥凹面で，骨盤に向く．F

27 横線 Transverse ridges Lineae transversae 仙骨の前面にある4本の稜で，5個の椎体の融合を示す．F

28 椎間孔 Intervertebral foramina Foramina intervertebralia 本来の上椎切痕および下椎切痕の部位にある開口．D

29 前仙骨孔 Anterior sacral foramina Foramina sacralia anteriora 仙骨の前面にある開口で，仙骨神経の出口となる．椎骨，痕跡肋骨，および骨化した靱帯の融合からなる．DF

30 後面 Dorsal surface Facies dorsalis 仙骨後部の凸面．C

31 正中仙骨稜 Median sacral crest Crista sacralis mediana 正中線上の稜で，仙椎棘突起の痕跡が融合して形成される．C

32 後仙骨孔 Posterior sacral foramina Foramina sacralia posteriora 前仙骨孔に対応する後面の孔．CD

33 中間仙骨稜 Intermediate sacral crest Crista sacralis medialis 正中仙骨稜の両側にある関節突起の痕跡．C

34 外側仙骨稜 Lateral sacral crest Crista sacralis lateralis 痕跡横突起が縦に並んだもので，仙骨後面の左右にある．C

35 仙骨角 Sacral cornu；Sacral horn Cornu sacrale 仙骨裂孔の左右にある下方への突出．C

36 仙骨管 Sacral canal Canalis sacralis 脊柱管の下端部．CD

37 仙骨裂孔 Sacral hiatus Hiatus sacralis 仙骨管の後壁にある開口で，通常は下部仙椎の両側に認められる．終糸の通路となる．硬膜外麻酔の注射部位．C

38 仙骨尖 Apex Apex ossis sacri；Apex ossis sacralis 仙骨の下方先端で，尾骨と関節する．CF

39 尾骨；尾椎[1-4] Coccyx[coccygeal vertebrae I-IV] Os coccygis；Coccyx[vertebrae coccygeae I-IV] 尾骨は通常4個の痕跡的椎骨からなる．E，47頁C

40 尾骨角 Coccygeal cornu Cornu coccygeum 上関節突起の痕跡．E

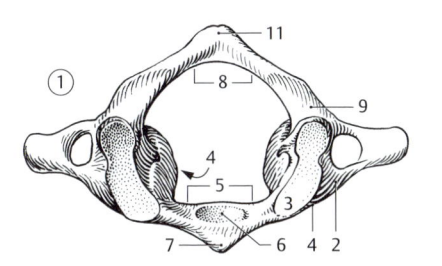

脊柱　51

A 環椎，上面

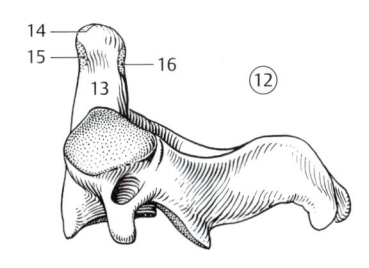

B 軸椎，左方からみたところ

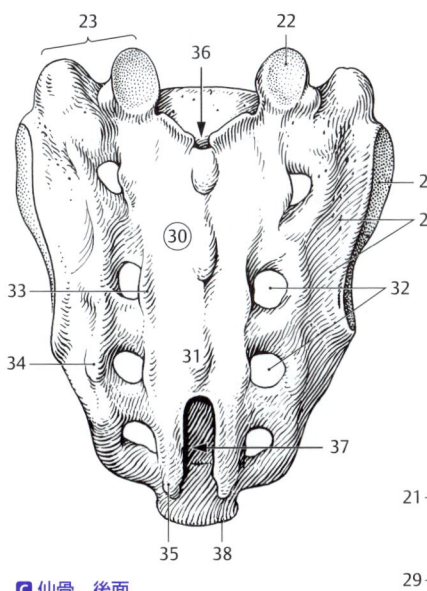

C 仙骨，後面

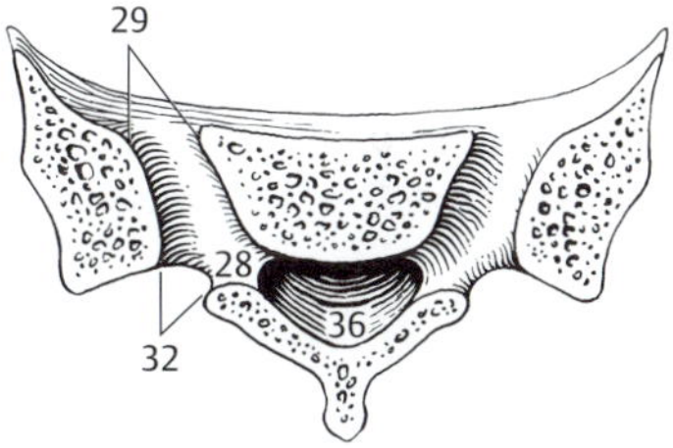

D 仙骨の横断

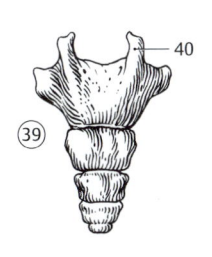

E 尾骨，後面

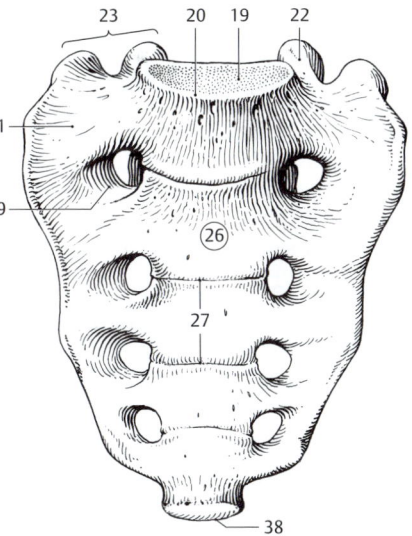

F 仙骨，前面

骨格系

1 胸郭 Thoracic skeleton　Skeleton thoracis
2 肋骨[1-12] Ribs[I-XII]　Costae[I-XII] Ⓓ
3 真肋[1-7] True ribs[I-VII]　Costae verae[I-VII]　上位7個の肋骨は軟骨によって胸骨と直接連結する．これにより，下位5個の肋骨と区別される．Ⓓ
4 仮肋[8-12] False ribs[VIII-XII]　Costae spuriae[VIII-XII]　下位5個の肋骨は軟骨によって胸骨と直接連結していない．Ⓓ
5 浮遊肋[11-12] Floating ribs[XI-XII]　Costae fluctuantes[XI-XII]　第11肋骨および第12肋骨は肋骨弓と連結していない．Ⓓ
6 肋軟骨 Costal cartilage　Cartilago costalis　肋骨の前端にある軟骨．Ⓓ
7 肋硬骨 Rib　Costa Ⓓ
8 肋骨頭 Head　Caput costae　この部分で脊柱と関節する．Ⓐ
9 肋骨頭関節面 Articular facet　Facies articularis capitis costae　ⒶⒷ
10 肋骨頭稜 Crest　Crista capitis costae　肋骨頭関節面を2つの面に分ける小さい稜．Ⓑ
11 肋骨頸 Neck　Collum costae　肋骨頭の外側にある．Ⓐ
12 肋骨頸稜 Crest　Crista colli costae　肋骨頸の上縁にある鋭い稜．Ⓐ
13 肋骨体 Body；Shaft　Corpus costae　肋骨頸に続く肋骨の部分．ⒶⒷ
14 肋骨結節 Tubercle　Tuberculum costae　肋骨頸と肋骨体の間の後面にある隆起．ⒶⒷ
15 肋骨結節関節面 Articular facet　Facies articularis tuberculi costae　胸椎の横突起と関節する面．ⒶⒷ
16 肋骨角 Angle　Angulus costae　肋骨が側背側から腹側へと方向を変える部分．ⒶⒷ
17 肋骨溝 Costal groove　Sulcus costae　肋骨の下縁にある溝で，肋間動静脈，神経をいれる．Ⓑ
18 肋骨稜 Crest　Crista costae　肋骨の鋭い下縁．Ⓑ
19 第一肋骨 First rib[I]　Costa prima[I]　第1肋骨だけは単純に弯曲し，ねじれをもたない．Ⓓ
20 前斜角筋結節 Scalene tubercle　Tuberculum musculi scaleni anterioris　第1肋骨の小隆起．前斜角筋の停止部．Ⓐ
21 鎖骨下動脈溝 Groove for subclavian artery　Sulcus arteriae subclaviae　第1肋骨で前斜角筋結節の後方にある溝．鎖骨下動脈をいれる．Ⓐ
22 鎖骨下静脈溝 Groove for subclavian vein　Sulcus venae subclaviae　第1肋骨で前斜角筋結節の前方にある溝．鎖骨下静脈をいれる．Ⓐ
23 第二肋骨 Second rib[II]　Costa secunda[II]　胸骨角の高さで始まる．容易に触診できる．Ⓓ
24 前鋸筋粗面 Tuberosity for serratus anterior　Tuberositas musculi serrati anterioris　第2肋骨の粗な領域で，前鋸筋が起始する．ⒶⒷ

25 頸肋；頸肋骨† Cervical rib　Costa cervicalis；Costa colli　第7頸椎にある過剰肋骨．腕神経叢を刺激する場合がある．
26 腰肋† Lumbar rib　Costa lumbalis
27 胸骨 Sternum　Sternum ⒸⒹ
28 胸骨柄 Manubrium of sternum　Manubrium sterni　胸骨角の上方の胸骨部．ⒸⒹ
29 鎖骨切痕 Clavicular notch　Incisura clavicularis　胸鎖関節のための切痕．ⒸⒹ
30 頸切痕 Jugular notch；Suprasternal notch　Incisura jugularis　胸骨柄上縁の切痕．Ⓓ
31 胸骨角 Sternal angle　Angulus sterni〔Ludovicus(ルドヴィクス)角〕　胸骨体と胸骨柄の間の角で，皮膚から触診可能．ⒸⒹ
32 胸骨体 Body of sternum　Corpus sterni　胸骨柄と剣状突起の間の胸骨部．ⒸⒹ
33 剣状突起 Xiphoid process　Processus xiphoideus　軟骨性の胸骨終端．ⒸⒹ
34 肋骨切痕 Costal notches　Incisurae costales　肋軟骨のための切痕．ⒸⒹ
35 胸上骨† Suprasternal bones　Ossa suprasternalia　胸鎖関節の靱帯内に時にみられる小骨．発生期の上胸骨の痕跡．
36 胸郭 Thoracic cage　Cavea thoracis Ⓓ
37 胸腔 Thoracic cavity　Cavitas thoracis
38 胸郭上口 Superior thoracic aperture；Thoracic inlet　Apertura thoracis superior　胸腔の上部の開口．Ⓓ
39 胸郭下口 Inferior thoracic aperture；Thoracic outlet　Apertura thoracis inferior　胸腔の下部の開口．Ⓓ
40 肺溝 Pulmonary groove　Sulcus pulmonalis　脊柱の左右にそれぞれ1つずつある溝．肺の後部をいれる．Ⓓ
41 肋骨弓 Costal margin；Costal arch　Arcus costalis　第7～10肋骨の軟骨からなる弓．Ⓓ
42 肋間隙 Intercostal space　Spatium intercostale　隣接する肋骨間の間隙．
43 胸骨下角 Infrasternal angle；Subcostal angle　Angulus infrasternalis　左右肋骨弓の間の角．Ⓓ

胸郭 53

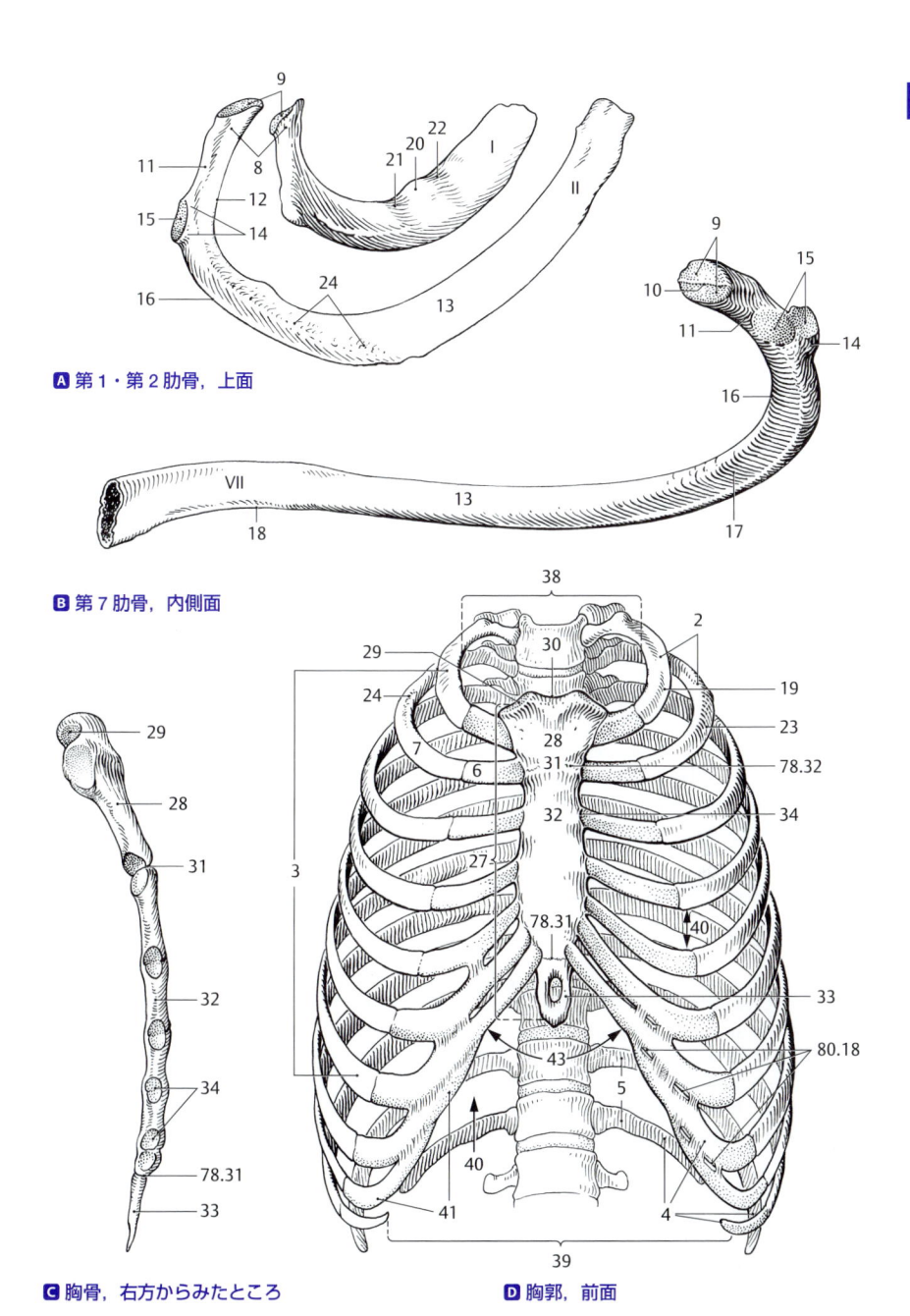

2 骨格系

A 第1・第2肋骨，上面

B 第7肋骨，内側面

C 胸骨，右方からみたところ

D 胸郭，前面

骨格系

1 上肢骨 Bones of upper limb Ossa membri superioris

2 上肢帯 Pectoral girdle；Shoulder girdle Cingulum pectorale；Cingulum membri superioris Ⓐ

3 肩甲骨 Scapula Scapula ⒷⒸ

4 肋骨面 Costal surface Facies costalis；Facies anterior　肩甲骨の肋骨に向く面．Ⓒ

5 肩甲下窩 Subscapular fossa Fossa subscapularis　肋骨面の窪み．Ⓒ

6 背側面 Posterior surface Facies posterior　肩甲骨の背部の体表に向く面．Ⓑ

7 肩甲棘 Spine of scapula Spina scapulae　肩甲骨後面のやや長い骨稜で，肩峰に終わる．ⒷⒸ

8 三角筋結節 Deltoid tubercle Tuberculum deltoideum　肩甲棘の基部にある粗な面で，僧帽筋および三角筋の腱が重なり合って付着する．Ⓑ

9 棘上窩 Supraspinous fossa Fossa supraspinata　肩甲棘上方から肩甲骨上縁まで伸びる窩．ⒶⒷ

10 棘下窩 Infraspinous fossa Fossa infraspinata　肩甲棘下方から肩甲骨下角まで伸びる窩．ⒶⒷ

11 肩峰；かたさき Acromion Acromion　肩甲棘の自由端で，上腕骨頭の上方に突出する．Ⓐ ⒷⒸ，83頁Ⓔ

12 鎖骨関節面 Clavicular facet Facies articularis clavicularis　肩甲骨の鎖骨との関節面．Ⓒ

13 肩峰角 Acromial angle Angulus acromii　肩甲棘の屈曲部で，肩峰外側縁への移行部にある．Ⓑ

14 内側縁 Medial border Margo medialis　肩甲骨の脊柱に向く縁．ⒷⒸ

15 外側縁 Lateral border Margo lateralis　肩甲骨の上腕骨に向く縁．ⒷⒸ

16 上縁 Superior border Margo superior　肩甲骨の上縁．ⒷⒸ

17 肩甲切痕 Suprascapular notch Incisura scapulae　肩甲骨上縁で，烏口突起のすぐ内側にある切れ込み．肩甲上神経がここを通る．ⒷⒸ

18 下角 Inferior angle Angulus inferior　肩甲骨の下方の角．ⒷⒸ

19 外側角 Lateral angle Angulus lateralis　肩関節関節窩を支える肩甲骨の外方の角．ⒷⒸ

20 上角 Superior angle Angulus superior　肩甲骨の上内方の角．ⒷⒸ

21 関節窩 Glenoid cavity Cavitas glenoidalis　肩関節の関節窩．Ⓒ

22 関節下結節 Infraglenoid tubercle Tuberculum infraglenoidale　関節窩下方の小隆起で，上腕三頭筋長頭の起始部．ⒷⒸ

23 関節上結節 Supraglenoid tubercle Tuberculum supraglenoidale　関節窩縁上方の小隆起で，上腕二頭筋長頭の起始部．Ⓒ

24 肩甲頸 Neck of scapula Collum scapulae　関節窩縁の内側のやや細い部分．ⒷⒸ

25 烏口突起 Coracoid process Processus coracoideus　肩甲骨上縁の肩甲切痕のすぐ外側にあり，前方に向く鈎状の突起．小胸筋の停止．上腕二頭筋短頭および烏口腕筋の起始部．Ⓐ ⒷⒸ，83頁Ⓔ

26 鎖骨 Clavicle Clavicula ⒶⒹ

27 胸骨端 Sternal end Extremitas sternalis　胸骨に向く肥厚した鎖骨端（断面は三角形）．Ⓓ

28 胸骨関節面 Sternal facet Facies articularis sternalis　胸骨に接する関節面．Ⓓ

29 肋鎖靱帯圧痕 Impression for costoclavicular ligament Impressio ligamenti costoclavicularis　鎖骨の胸骨端近くの下面にある粗な窪みで，肋鎖靱帯が付着する．Ⓓ

30 鎖骨体 Shaft of clavicle；Body of clavicle Corpus claviculae　鎖骨の中央部分．Ⓓ

31 鎖骨下筋溝 Subclavian groove；Groove for subclavius Sulcus musculi subclavii　深く細長い溝で，鎖骨下筋の停止部．Ⓓ

32 肩峰端 Acromial end Extremitas acromialis　肩峰に向く鎖骨端．Ⓓ

33 肩峰関節面 Acromial facet Facies articularis acromialis　肩峰と接する鎖骨の関節面．Ⓓ

34 烏口鎖骨靱帯粗面 Tuberosity for coracoclavicular ligament Tuberositas ligamenti coracoclavicularis　肩峰端の下面にある粗面で，烏口鎖骨靱帯が付着する．Ⓓ

35 円錐靱帯結節 Conoid tubercle Tuberculum conoideum　烏口鎖骨靱帯粗面の小隆起で，烏口鎖骨靱帯の円錐靱帯が付着する．Ⓓ

36 菱形靱帯線 Trapezoid line Linea trapezoidea　烏口鎖骨靱帯粗面の稜線で，烏口鎖骨靱帯の菱形靱帯が付着する．Ⓓ

上肢 55

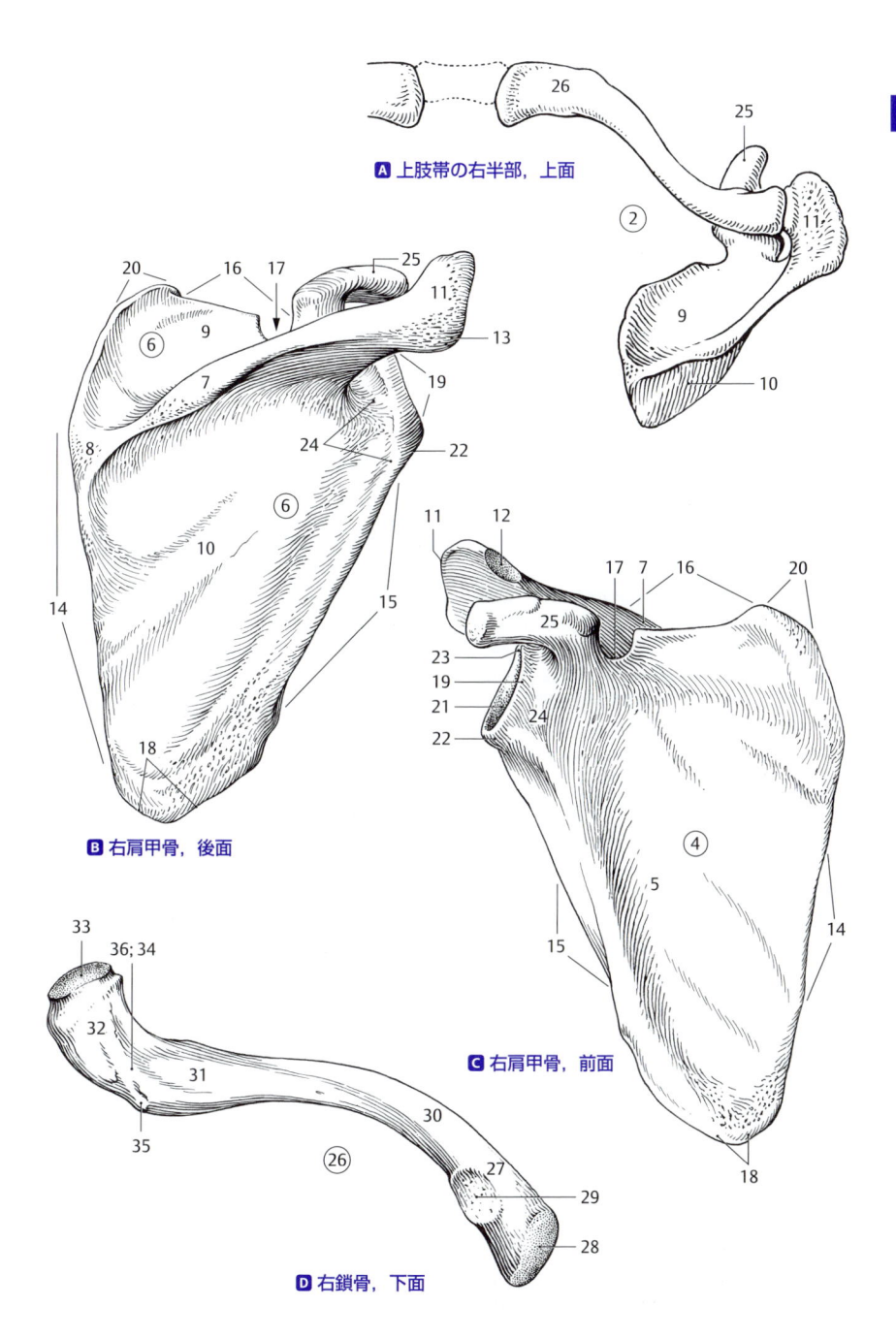

A 上肢帯の右半部，上面

B 右肩甲骨，後面

C 右肩甲骨，前面

D 右鎖骨，下面

骨格系

1 **自由上肢** Free part of upper limb　Pars libera membri superioris
2 **上腕骨** Humerus　Humerus　上腕の骨．ⒶⒷ
3 **上腕骨頭** Head　Caput humeri　ⒶⒷ
4 **解剖頸** Anatomical neck　Collum anatomicum　上腕骨頭と大・小結節の間の部分．ⒶⒷ
5 **外科頸** Surgical neck　Collum chirurgicum　大・小結節直下の部分．ⒶⒷ
6 **大結節** Greater tubercle　Tuberculum majus　上腕骨の後外側にある大きな隆起で，筋付着部となる．ⒶⒷ
7 **小結節** Lesser tubercle　Tuberculum minus　上腕骨の前方にある小隆起．筋付着部となる．Ⓐ
8 **結節間溝** Intertubercular sulcus；Bicipital groove　Sulcus intertubercularis　大・小結節間の溝で，上腕二頭筋長頭腱がここを通る．Ⓐ
9 **大結節稜** Crest of greater tubercle；Lateral lip　Crista tuberculi majoris；Labium laterale　大結節から遠位に伸びる骨稜で，大胸筋の停止部．Ⓐ
10 **小結節稜** Crest of lesser tubercle；Medial lip　Crista tuberculi minoris；Labium mediale　小結節から遠位に伸びる骨稜で，大円筋および広背筋の停止部．Ⓐ
11 **上腕骨体** Shaft of humerus；Body of humerus　Corpus humeri　上腕骨の両端の間の部分．ⒶⒷ
12 **前内側面** Anteromedial surface　Facies anteromedialis　大結節稜の延長線より内側の面．Ⓐ
13 **前外側面** Anterolateral surface　Facies anterolateralis　大結節稜の延長線より外側の面．Ⓐ
14 **後面** Posterior surface　Facies posterior　Ⓑ
15 **橈骨神経溝** Radial groove；Groove for radial nerve　Sulcus nervi radialis　橈骨神経が通る斜めの溝で，上腕骨後面から外側面を回り，前外側面に達する．Ⓑ
16 **内側縁** Medial margin　Margo medialis　遠位端が内側上顆稜に続く．ⒶⒷ
17 **内側顆上稜**　Medial supraepicondylar ridge；Medial supracondylar ridge　Crista supraepicondylaris medialis；Crista supracondylaris medialis　上腕骨内側縁の角張った下端．内側上顆につながる．ⒶⒷ
18 **顆上突起**[†]　Supracondylar process　Processus supracondylaris　系統発生的に意味がある骨棘で，稀(1%)に上腕骨遠位部の内側縁に出現する．Ⓐ
19 **外側縁** Lateral margin　Margo lateralis　遠位端が外側上顆稜に続く．ⒶⒷ
20 **外側顆上稜** Lateral supracondylar ridge；Lateral supraepicondylar ridge　Crista supracondylaris lateralis；Crista supraepicondylaris lateralis　上腕骨外側縁の角張った下端．外側上顆につながる．ⒶⒷ
21 **三角筋粗面** Deltoid tuberosity　Tuberositas deltoidea　上腕骨の前外側面の粗面で，ほぼ中央にあり，三角筋の停止部．ⒶⒷ
22 **上腕骨顆** Condyle of humerus　Condylus humeri　上腕骨の遠位端で，肘頭窩，鈎突窩，橈骨窩，関節面が含まれる．ⒶⒷ
23 **上腕骨小頭** Capitulum　Capitulum humeri　上腕骨顆にある丸い隆起で，橈骨と関節する．Ⓐ
24 **上腕骨滑車** Trochlea　Trochlea humeri　上腕骨顆にある円筒状の突起で，尺骨と関節する．Ⓑ
25 **肘頭窩** Olecranon fossa　Fossa olecrani　上腕骨後面で滑車の上方にある深い陥凹．肘関節の伸展時に肘頭が入る．Ⓑ
26 **鈎突窩** Coronoid fossa　Fossa coronoidea　上腕骨前面で滑車の上方にある窪みで，屈曲時に尺骨の鈎状突起が入る．Ⓐ
27 **橈骨窩** Radial fossa　Fossa radialis　上腕骨前面で小頭の上方にある窪みで，強く屈曲したとき橈骨頭が入る．Ⓐ
28 **内側上顆** Medial epicondyle　Epicondylus medialis　前腕屈筋群が起始する隆起部．ⒶⒷ
29 **尺骨神経溝** Groove for ulnar nerve　Sulcus nervi ulnaris　内側上顆後面にある溝で，尺骨神経をいれる．Ⓑ
30 **外側上顆** Lateral epicondyle　Epicondylus lateralis　上腕骨小頭の外側にある隆起で，前腕伸筋群が起始する．ⒶⒷ

上 肢　57

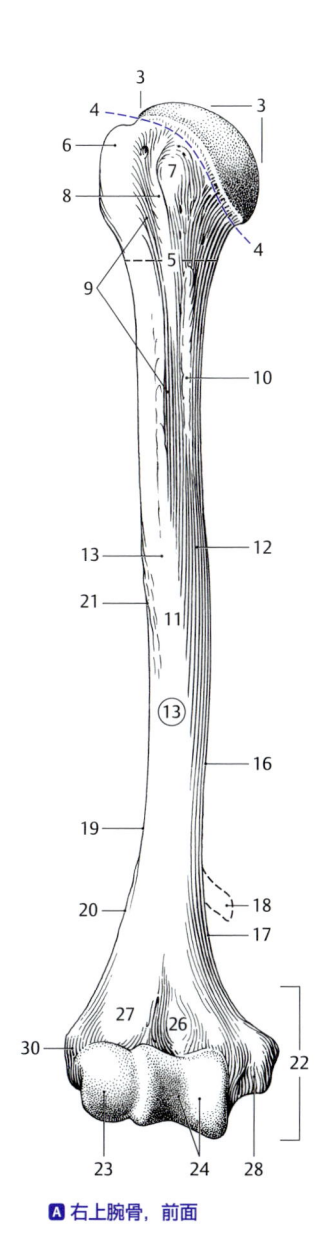

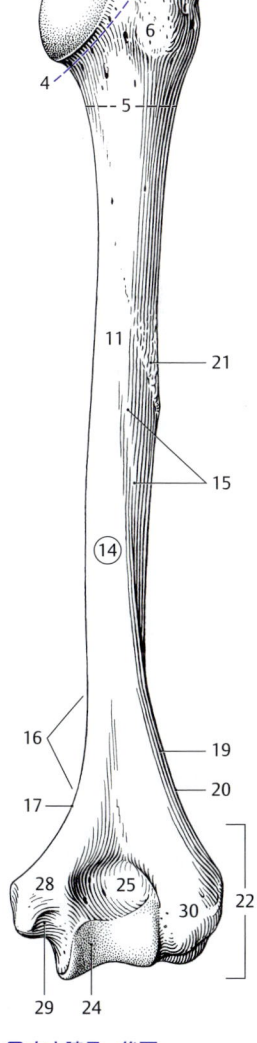

2 骨格系

A 右上腕骨，前面

B 右上腕骨，後面

骨格系

1 **橈骨** Radius　Radius　前腕の2骨の1つ．尺骨の外側に位置する．ⒶⒷⒸ

2 **橈骨頭** Head　Caput radii　上腕骨小頭と関節する部分．ⒶⒷ

3 **関節窩** Articular facet　Fovea articularis　上腕骨小頭を受ける．Ⓑ

4 **関節環状面** Articular circumference　Circumferentia articularis　橈骨頭の環状面で，尺骨の橈骨切痕と関節する．ⒶⒷ

5 **橈骨頸** Neck　Collum radii　橈骨の近位端で，橈骨頭と橈骨粗面の間の細い部分．ⒶⒷ

6 **橈骨体** Shaft；Body　Corpus radii　ⒶⒷ

7 **橈骨粗面** Radial tuberosity　Tuberositas radii　橈骨の内側面で，近位端から約2cm遠位にある粗面．上腕二頭筋腱の停止部．ⒶⒷ

8 **後面** Posterior surface　Facies posterior　ⒷⒸ

9 **前面** Anterior surface　Facies anterior　ⒶⒸ

10 **外側面** Lateral surface　Facies lateralis　ⒶⒸ

11 **回内筋粗面** Pronator tuberosity　Tuberositas pronatoria　橈骨への回内筋の停止部．Ⓑ

12 **骨間縁** Interosseous border　Margo interosseus　尺骨に向く橈骨の縁で，骨間膜が付着する．ⒶⒷⒸ

13 **後縁** Posterior border　Margo posterior　ⒷⒸ

14 **前縁** Anterior border　Margo anterior　前外側に向く橈骨の縁．ⒶⒸ

15 **茎状突起** Radial styloid process　Processus styloideus radii　橈骨の遠位端外側にある突起．ⒶⒷ

16 **茎突上稜** Suprastyloid crest　Crista suprastyloidea　茎状突起上方の稜で，腕橈骨筋の停止部．Ⓐ

17 **背側結節** Dorsal tubercle　Tuberculum dorsale　体表を通してよく触れる骨突起で，長母指伸筋が走る溝と短橈側手根伸筋が通る溝の間にある．Ⓑ

18 **伸筋腱溝** Groove for extensor muscle tendons　Sulci tendinum musculorum extensorum　Ⓑ

19 **尺骨切痕** Ulnar notch　Incisura ulnaris　橈骨の遠位端にある円形の陥凹．尺骨と関節する．Ⓑ

20 **手根関節面** Carpal articular surface　Facies articularis carpalis　遠位に向く手根との関節面．Ⓐ

21 **尺骨** Ulna　Ulna　前腕の内側の骨．ⒶⒷⒸ

22 **肘頭** Olecranon　Olecranon　尺骨の近位端後部．上腕三頭筋の停止部．Ⓑ

23 **鉤状突起** Coronoid process　Processus coronoideus　滑車切痕の前端にある突起．Ⓐ

24 **尺骨粗面** Tuberosity of ulna　Tuberositas ulnae　鉤状突起の遠位にある粗面で，上腕筋の停止部．Ⓐ

25 **橈骨切痕** Radial notch　Incisura radialis　上外側の関節面で，橈骨の関節環状面に向く．Ⓐ

26 **滑車切痕** Trochlear notch　Incisura trochlearis　尺骨近位端の関節面で，上腕骨滑車に向く．Ⓐ

27 **尺骨体** Shaft；Body　Corpus ulnae　ⒶⒷ

28 **後面** Posterior surface　Facies posterior　ⒷⒸ

29 **前面** Anterior surface　Facies anterior　ⒶⒸ

30 **内側面** Medial surface　Facies medialis　体幹に向く面．ⒷⒸ

31 **骨間縁** Interosseous border　Margo interosseus　骨間膜の付着部位．ⒶⒷⒸ

32 **後縁** Posterior border　Margo posterior　ⒷⒸ

33 **前縁** Anterior border　Margo anterior　前内側に向く縁．ⒶⒸ

34 **回外筋稜** Supinator crest　Crista musculi supinatoris　橈骨切痕から遠位に走る骨稜で，回外筋の起始部．ⒶⒷ

35 **尺骨頭** Head　Caput ulnae　尺骨の遠位端．ⒶⒷ

36 **関節環状面** Articular circumference　Circumferentia articularis　尺骨頭の前外側にある関節面で，橈骨の尺骨切痕と関節する．Ⓐ

37 **茎状突起** Ulnar styloid process　Processus styloideus ulnae　尺骨遠位端にある釘に似た突起．下橈尺関節の関節円板と内側側副靱帯の付着部．ⒶⒷ

上肢 59

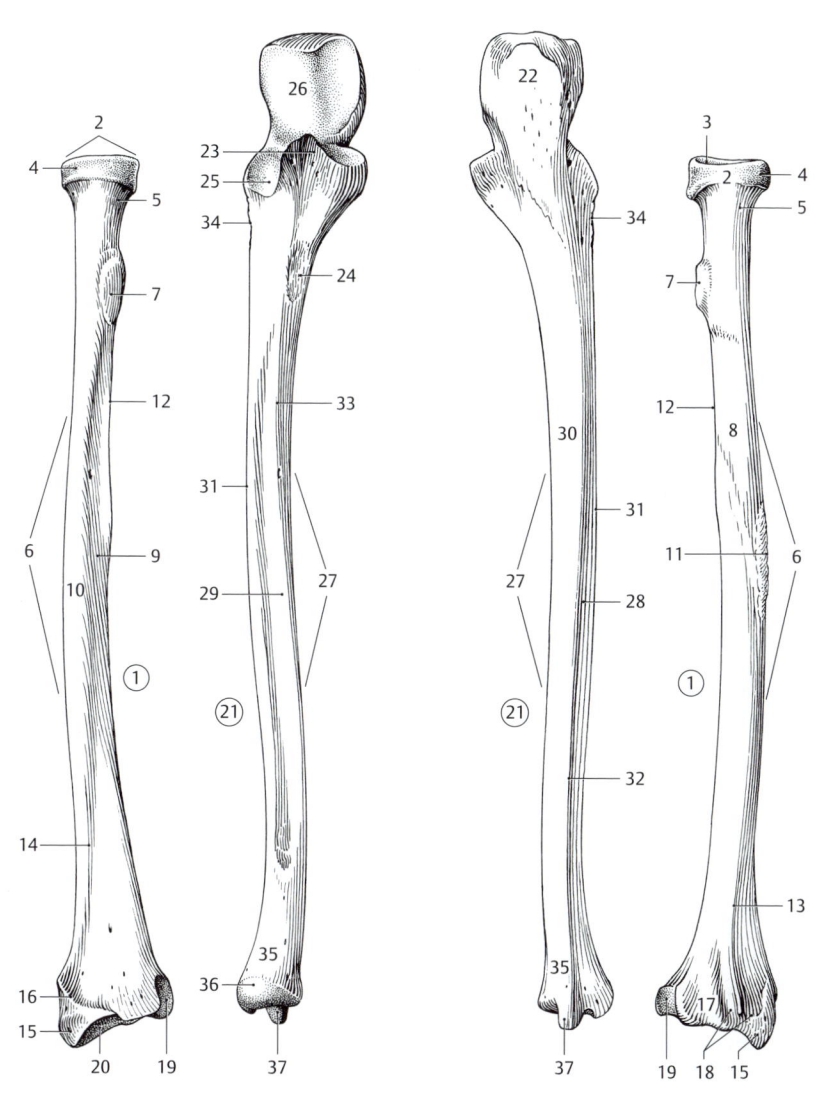

2 骨格系

🄐 右橈骨と右尺骨，前面

🄑 右橈骨と右尺骨，後面

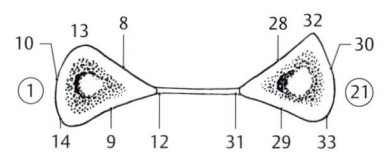

🄒 骨間膜のある橈骨と尺骨の断面

骨格系

1 手の骨 Bones of hand Ossa manus **C**
2 手根骨 Carpal bones Ossa carpi；Ossa carpalia 手根の8個の骨. **C**
3 中心骨† Os centrale Os centrale 有頭骨，舟状骨，小菱形骨の間に時にみられる手根骨．通常は舟状骨と癒着している． **C**
4 [手の]舟状骨 Scaphoid Os scaphoideum 月状骨と大菱形骨の間にある． **A B**
5 舟状骨結節 Tubercle Tuberculum ossis scaphoidei 舟状骨の掌側にある隆起．外転位で手の橈側に突出してみえる． **A**
6 月状骨 Lunate Os lunatum 舟状骨と三角骨の間にある． **A B**
7 三角骨 Triquetrum Os triquetrum 有鈎骨と月状骨の間，豆状骨の背側にある． **A B**
8 豆状骨 Pisiform Os pisiforme 三角骨の掌側にある．本来は尺側手根屈筋腱内の種子骨． **A B**
9 大菱形骨 Trapezium Os trapezium 第1中手骨と舟状骨の間にある． **A B**
10 大菱形骨結節 Tubercle Tuberculum ossis trapezii 舟状骨結節の遠位に位置する隆起．橈側手根屈筋が通る溝のすぐ橈側にある． **A**
11 小菱形骨 Trapezoid Os trapezoideum 第2中手骨と舟状骨の間，および大菱形骨と有頭骨の間に位置する． **A B**
12 有頭骨 Capitate Os capitatum 第3中手骨と月状骨の間にあり，手根骨の中央に位置する． **A B**
13 有鈎骨 Hamate Os hamatum 第4および第5中手骨，有頭骨，三角骨の間に位置する． **A B**
14 有鈎骨鈎 Hook of hamate Hamulus ossis hamati 有鈎骨の掌側で，豆状骨の遠位側にある鈎状の突起． **A**
15 手根溝 Carpal groove Sulcus carpi 掌側にある溝で，橈側は舟状骨結節と大菱形結節，尺側は有鈎骨鈎と豆状骨に挟まれる．横走する靱帯に覆われ指屈筋腱が通る管となる． **A**
16 中手骨[1-5] Metacarpals[I-V] Ossa metacarpi；Ossa metacarpalia[I-V] 手の中手骨． **A B**
17 底 Base Basis ossis metacarpi 中手骨の幅広い近位端． **A B**
18 体 Shaft；Body Corpus ossis metacarpi **A B**
19 頭 Head Caput ossis metacarpi 中手骨の遠位側の関節頭． **A B**
20 茎状突起 Styloid process of third metacarpal [III] Processus styloideus ossis metacarpi tertii[III] 第3中手骨底から出て，有頭骨の橈側に伸びる尖った突起． **B**
21 指骨；指節骨 Phalanges Ossa digitorum；Phalanges 指の骨． **A B**
22 基節骨 Proximal phalanx Phalanx proximalis 近位にある指節骨． **A B**
23 中節骨 Middle phalanx Phalanx media 中間にある指節骨． **A B**

24 末節骨 Distal phalanx Phalanx distalis 遠位にある指節骨．爪節骨． **A B**
25 末節骨粗面 Tuberosity of distal phalanx Tuberositas phalangis distalis 末節骨の遠位屈側にある粗面で，触球を定着させる． **A**
26 [指節骨]底 Base of phalanx Basis phalangis 関節面をなす太い近位端． **A B**
27 [指節骨]体 Shaft of phalanx；Body of phalanx Corpus phalangis 指節骨の骨幹部． **A B**
28 [指節骨]頭 Head of phalanx Caput phalangis 指節骨の遠位にある骨頭部． **A B**
29 指節滑車 Trochlea of phalanx Trochlea phalangis 基節骨および中節骨の滑車状の骨頭部． **A B**
30 種子骨 Sesamoid bones Ossa sesamoidea 腱または靱帯の中にある． **A**

上肢 **61**

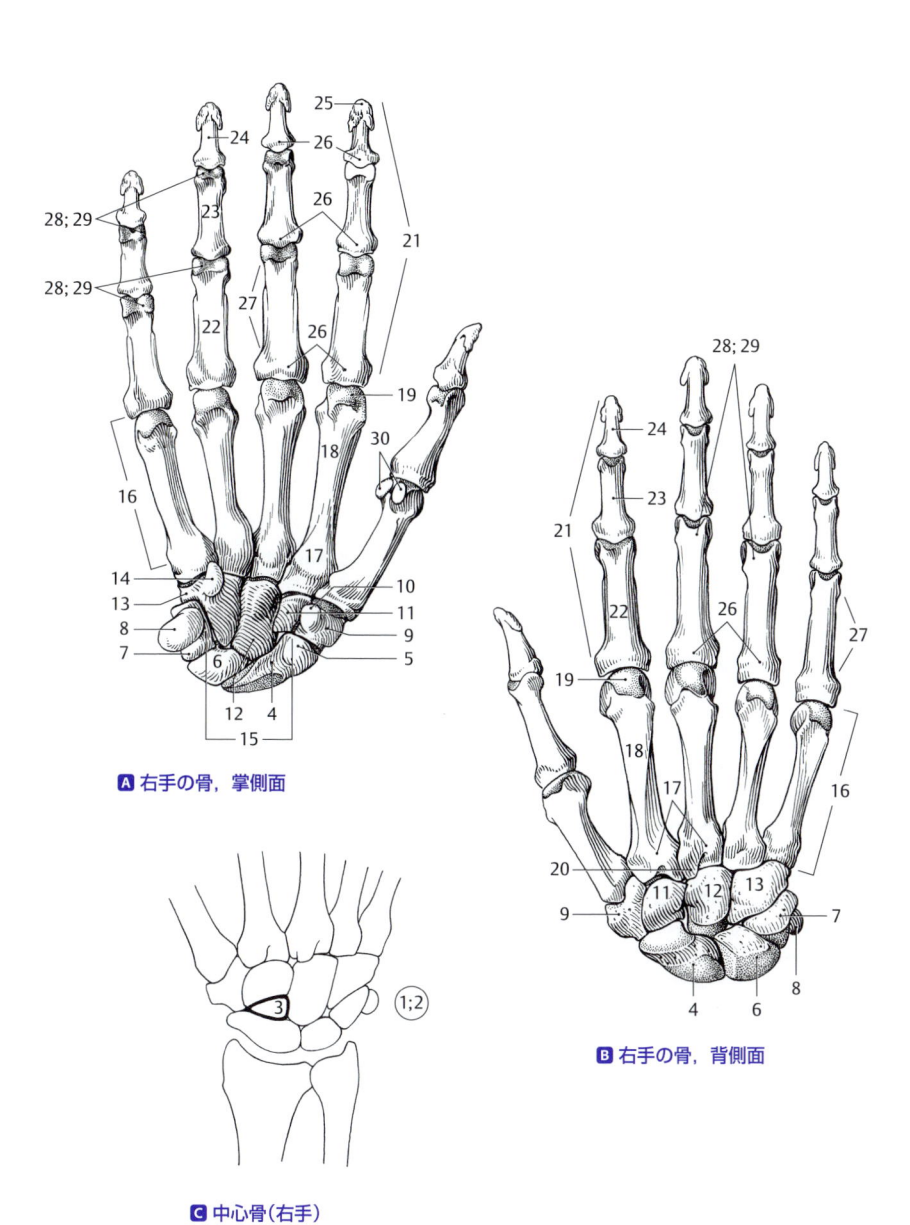

A 右手の骨, 掌側面

B 右手の骨, 背側面

C 中心骨（右手）

1 **下肢骨** Bones of lower limb Ossa membri inferioris

2 **下肢帯** Pelvic girdle Cingulum pelvicum；Cingulum membri inferioris　下肢帯は2つの寛骨からなる．左右の寛骨は恥骨結合で連結され，仙骨とともに骨性の骨盤（下肢帯）を構成する．Ｄ

3 **寛骨** Hip bone；Coxal bone；Pelvic bone Os coxae　腸骨，坐骨，恥骨からなる骨．ＡＢＣＤ

4 **寛骨臼** Acetabulum Acetabulum　腸骨，恥骨，坐骨からなる股関節の関節窩．Ａ

5 **寛骨臼縁** Acetabular margin Limbus acetabuli；Margo acetabuli　明瞭な縁で寛骨臼切痕により中断される．Ａ

6 **寛骨臼窩** Acetabular fossa Fossa acetabuli　月状面で囲まれる寛骨臼の窪み．Ａ

7 **寛骨臼切痕** Acetabular notch Incisura acetabuli　月状面の裂隙で，閉鎖孔に向く．寛骨臼窩につながる．Ａ

8 **月状面** Lunate surface Facies lunata　軟骨に覆われた半月状の寛骨臼関節面．Ａ

9 **坐骨恥骨枝** Ischiopubic ramus Ramus ischiopubicus　閉鎖孔の半円状の下縁で，坐骨枝と恥骨下枝からなる．ＡＣ

10 **閉鎖孔** Obturator foramen Foramen obturatum　骨盤内の丸い開口で，その内部は骨の代わりに閉鎖膜が覆っている．ＡＢＣ

11 **大坐骨切痕** Greater sciatic notch Incisura ischiadica major　下後腸骨棘と坐骨棘の間にある切痕．ＡＣ，65頁Ｂ

12 **腸骨** Ilium Os ilium；Ilium ＡＢＣ

13 **腸骨体** Body of ilium Corpus ossis ilii　腸骨の主要部．その下縁は寛骨臼をつくる．ＡＣ

14 **寛骨臼上溝** Supra-acetabular groove Sulcus supraacetabularis　寛骨臼縁と腸骨体との間にできた溝．Ａ

15 **腸骨翼** Ala of ilium；Wing of ilium Ala ossis ilii ＡＣ

16 **弓状線** Arcuate line Linea arcuata　大・小骨盤の境界をなす強い骨稜．Ｃ

17 **腸骨稜** Iliac crest Crista iliaca ＡＣ

18 **外唇** Outer lip Labium externum　腸骨稜の外側縁にある骨線．外腹斜筋の停止部．Ａ

19 **腸骨結節** Tuberculum of iliac crest Tuberculum iliacum　触知できる外唇の隆起で，前殿筋上前腸骨棘の後方5cmにあり，前殿筋線と腸骨稜とが出会う部位にある．Ａ

20 **中間線** Intermediate zone Linea intermedia　内・外唇の間にある骨線．内腹斜筋の起始部．Ａ

21 **内唇** Inner lip Labium internum　腸骨稜の内縁にある骨線．腹横筋の起始部．ＡＣ

22 **上前腸骨棘** Anterior superior iliac spine Spina iliaca anterior superior　腸骨稜の前端にある突出部．縫工筋の起始部．ＡＣ

23 **下前腸骨棘** Anterior inferior iliac spine Spina iliaca anterior inferior　腸骨の前縁にある骨突出部．大腿直筋の起始部．ＡＣ

24 **上後腸骨棘** Posterior superior iliac spine Spina iliaca posterior superior　腸骨稜の後端にある突出部．ＡＣ

25 **下後腸骨棘** Posterior inferior iliac spine Spina iliaca posterior inferior　大坐骨切痕の上端にある骨突起．ＡＣ

26 **腸骨窩** Iliac fossa Fossa iliaca　腸骨翼の内面にある窪み．Ｃ

27 **殿筋面** Gluteal surface Facies glutea　腸骨翼の外面．Ａ

28 **前殿筋線** Anterior gluteal line Linea glutea anterior　腸骨翼のほぼ中央，小殿筋の起始部と中殿筋の起始部の間にある低い骨稜．Ａ

29 **後殿筋線** Posterior gluteal line Linea glutea posterior　中殿筋の起始部と大殿筋の起始部の間にある骨線．Ａ

30 **下殿筋線** Inferior gluteal line Linea glutea inferior　寛骨臼上方で，小殿筋の起始部と大腿直筋の起始部の間にある骨線．Ａ

31 **仙骨盤面** Sacropelvic surface Facies sacropelvica　腸骨背側部の仙骨に向く面．以下〈32，33〉の2部がある．Ｃ

32 **耳状面** Auricular surface Facies auricularis　仙骨と接する耳介形の面．線維軟骨で覆われる．Ｃ

33 **腸骨粗面** Iliac tuberosity Tuberositas iliaca　耳状面の後上方にある．ここに仙腸靱帯が付着する．Ｃ

34 **坐骨** Ischium Os ischii；Ischium　後方および下方から閉鎖孔を囲む．寛骨臼の一部．ＡＢＣ

35 **坐骨体** Body Corpus ossis ischii　閉鎖孔の上方にある部分．ＡＣ，65頁Ｂ

36 **坐骨枝** Ramus Ramus ossis ischii　閉鎖孔の下方にある部分．その前端は恥骨下枝と接する．Ｃ，65頁ＡＢ，209頁Ｅ

37 **坐骨結節** Ischial tuberosity Tuber ischiadicum　小坐骨切痕の下端にある骨性隆起．ＡＣ，65頁Ａ

38 **坐骨棘** Ischial spine Spina ischiadica　大・小坐骨切痕の間の骨突出部．ＡＣ

39 **小坐骨切痕** Lesser sciatic notch Incisura ischiadica minor　坐骨棘と坐骨結節の間の陥凹．ＡＣ

下肢 63

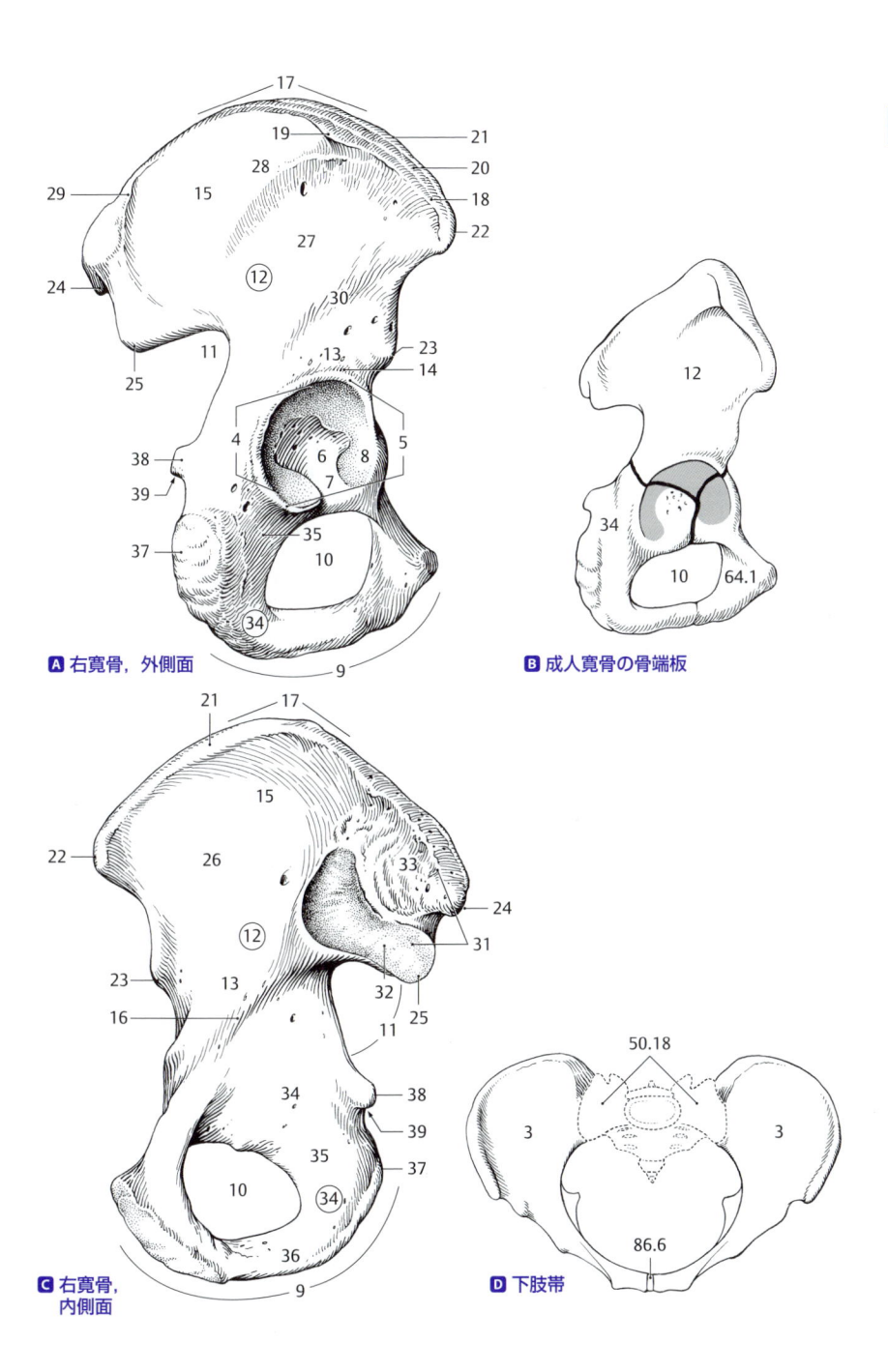

A 右寛骨，外側面

B 成人寛骨の骨端板

C 右寛骨，内側面

D 下肢帯

1 恥骨　Pubis　Os pubis；Pubis　寛骨臼と閉鎖孔の前方および下方の境界をなす骨．🅐🅑，63頁🅑
2 恥骨体　Body　Corpus ossis pubis　🅐🅑
3 恥骨結節　Pubic tubercle　Tuberculum pubicum　恥骨結合の前外側にある高まり．🅐🅑
4 恥骨結合面　Symphysial surface　Facies symphysialis　対側の恥骨に向く恥骨体の内側面．🅑
5 恥骨稜　Pubic crest　Crista pubica　恥骨結節から内側へ恥骨結合に至る隆起．腹直筋の停止部．🅐🅑
6 恥骨上枝　Superior pubic ramus　Ramus superior ossis pubis　閉鎖孔の上方にある恥骨部分．🅐🅑
7 腸恥隆起　Iliopubic ramus　Eminentia iliopubica　恥骨の近位部にある低い隆起．🅐🅑
8 恥骨櫛　Pecten pubis；Pectineal line　Pecten ossis pubis　弓状線の続きで，恥骨結節へ達する鋭い骨稜．恥骨筋の起始部．🅐🅑
9 閉鎖稜　Obturator crest　Crista obturatoria　恥骨上枝の下縁で，恥骨大腿靱帯が起こる．🅐
10 閉鎖溝　Obturator groove　Sulcus obturatorius　閉鎖孔に沿って閉鎖稜にある溝．🅐🅑
11 前閉鎖結節　Anterior obturator tubercle　Tuberculum obturatorium anterius　閉鎖溝の前方にある小隆起．🅐🅑
12 後閉鎖結節†　Posterior obturator tubercle　Tuberculum obturatorium posterius　閉鎖溝の後方に時にみられる小隆起．🅐🅑
13 恥骨下枝　Inferior pubic ramus　Ramus inferior ossis pubis　閉鎖孔の前下方にあり，坐骨との結合部と恥骨結合との間の部分．🅐🅑，209頁🅔
14 骨盤　Pelvis　Pelvis
15 骨盤腔　Pelvic cavity　Cavitas pelvis
16 恥骨弓　Pubic arch　Arcus pubicus　女性骨盤において，恥骨結合の下方で，左右の恥骨枝がつくる鈍な角．🅒
17 恥骨下角　Subpubic angle　Angulus subpubicus　男性骨盤において，左右の恥骨下枝がつくる鋭な角．男性では平均75°，女性では90〜100°．🅒
18 大骨盤　Greater pelvis；False pelvis　Pelvis major　分界線より上方の腔所で，両腸骨翼の間にある．
19 小骨盤　Lesser pelvis；True pelvis　Pelvis minor　分界線より下方の腔所．
20 分界線　Linea terminalis　Linea terminalis　岬角から弓状線に沿って恥骨結合上縁に至る．大骨盤と小骨盤の境界であり，骨盤の入口となる．🅒🅔
21 骨盤上口　Pelvic inlet　Apertura pelvis superior　小骨盤の上口で，分界線により縁どりされる．🅒
22 骨盤下口　Pelvic outlet　Apertura pelvis inferior　小骨盤の下口で，尾骨，坐骨結節，および恥骨下枝の間にある．🅓

23 骨盤軸　Axis of pelvis　Axis pelvis　恥骨結合と仙骨前面の間の全ての正中結合線の中点を結ぶ線．胎児の頭は出生時そのコースをたどる．🅕
24 横径　Transverse diameter　Diameter transversa　約13 cm．🅔
25 斜径　Oblique diameter　Diameter obliqua　仙腸関節から腸恥隆起へと斜め前方対側に伸びる線で，長さは約12.5 cm．🅔
26 解剖学的直径　Anatomical conjugate　Conjugata anatomica　恥骨結合の前上縁と岬角の間の距離．🅓
27 真結合線　True conjugate　Conjugata vera　恥骨結合の後上縁と岬角の間の距離．🅓
28 対角径　Diagonal conjugate　Conjugata diagonalis　恥骨結合の下縁と岬角の間の距離．🅓
29 直径　Straight conjugate　Conjugata recta　尾骨先端と恥骨結合下縁の間の距離．🅓
30 正中径　Median conjugate　Conjugata mediana　第3仙椎および第4仙椎の境界と恥骨結合の間の距離．🅓🅔
31 外結合線　External conjugate　Conjugata externa　最後の腰椎棘突起と恥骨結合の上縁の間の距離．骨盤計で測定できる．
32 棘間径　Interspinous distance；Interspinous diameter　Distantia interspinosa　左右の上前腸骨棘の間の距離．🅒
33 稜間径　Intercristal distance；Intercristal diameter　Distantia intercristalis　左右の腸骨稜の間の最大距離．🅒
34 大転子間径　Intertrochanteric distance；Intertrochanteric diameter　Distantia intertrochanterica　左右の大転子の間の距離．
35 骨盤傾斜　Pelvic inclination　Inclinatio pelvis　骨盤傾斜面と水平面とのなす角（およそ65°）．🅕

下肢 65

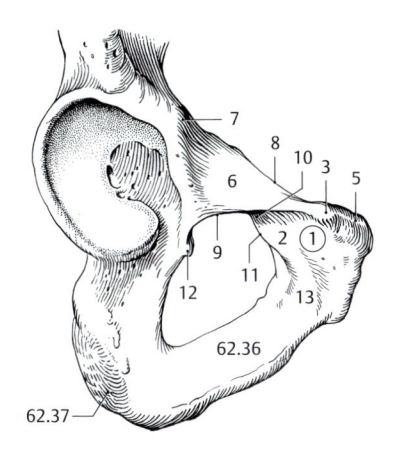

A 右寛骨の下半部，外面

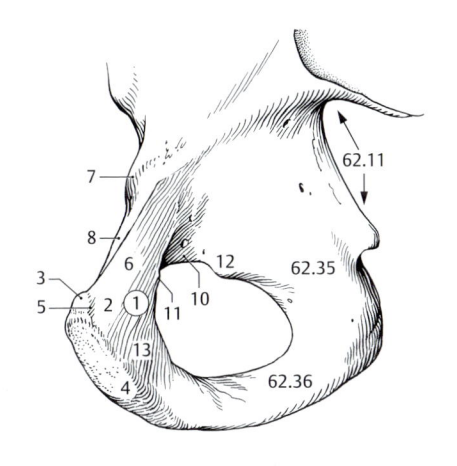

B 右寛骨の下半部，内面

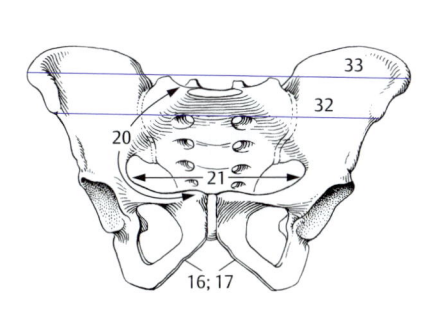

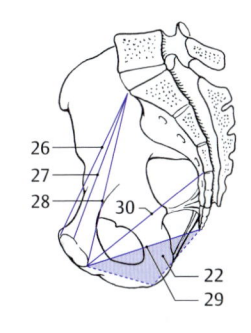

C 女性骨盤，前面

D 骨盤，内側面

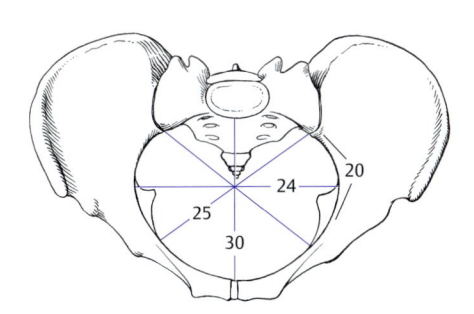

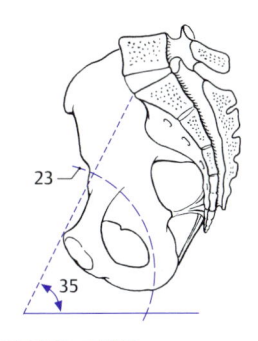

E 骨盤，上面

F 骨盤，内側面

骨格系

1. **自由下肢** Free part of lower limb　Pars libera membri inferioris
2. **大腿骨** Femur；Thigh bone　Femur；Os femoris　**AB**
3. **大腿骨頭** Head　Caput femoris　**AB**
4. **大腿骨頭窩** Fovea for ligament of head　Fovea capitis femoris　大腿骨頭にある窪み．ここへ大腿骨頭靱帯が付着する．**AB**
5. **大腿骨頸** Neck　Collum femoris　大腿骨頭と転子の間の部分．**AB**
6. **大転子** Greater trochanter　Trochanter major　大腿骨の上外側にある．中殿筋，小殿筋，梨状筋の停止部．**AB**
7. **転子窩** Trochanteric fossa　Fossa trochanterica　大転子基部の内側にある窪み．閉鎖筋と双子筋の停止部．**AB**
8. **小転子** Lesser trochanter　Trochanter minor　大腿骨後面から内側に突き出す小隆起で，大腿骨頸と大腿骨体の間にある．腸腰筋の停止部．**AB**
9. **第三転子**[†] Third trochanter　Trochanter tertius　大転子基部に時にみられる突起で，粗線の外側上端にある．大殿筋の一部の停止部．**B**
10. **転子間線** Intertrochanteric line　Linea intertrochanterica　大腿骨体と大腿骨頸の間で，前面にある粗線．大転子から小転子に至る．**A**
11. **転子間稜** Intertrochanteric crest　Crista intertrochanterica　大転子から小転子まで，大腿骨体と大腿骨頸の間の後面を走る骨稜．**B**
12. **方形筋結節** Quadrate tubercle　Tuberculum quadratum　転子間稜にある丸い隆起．**B**
13. **大腿骨体** Shaft of femur；Body of femur　Corpus femoris　**AB**
14. **粗線** Linea aspera　Linea aspera　大腿骨後面にある2本の粗線．内側広筋，外側広筋，内転筋群，大腿二頭筋短頭の起始部，大殿筋，恥骨筋の停止部．**B**
15. **外側唇** Lateral lip　Labium laterale　粗線の外側の線．**B**
16. **内側唇** Medial lip　Labium mediale　粗線の内側の線．**B**
17. **恥骨筋線** Pectineal line；Spiral line　Linea pectinea　小転子から下方へ粗線のすぐ近くまで伸びる骨縁．恥骨筋の停止部．**B**
18. **殿筋粗面** Gluteal tuberosity　Tuberositas glutea　粗線に連続して上外方にある細長い粗面．大殿筋の停止部．**B**
19. **膝窩面** Popliteal surface　Facies poplitea　大腿骨後面で，粗線の互いに離れた両側唇と顆間線の間にできた三角形の面．**B**
20. **内側顆上線** Medial supracondylar line　Linea supracondylaris medialis　内側唇に向く粗線内側唇の続き．**B**
21. **外側顆上線** Lateral supracondylar line　Linea supracondylaris lateralis　外側唇に向く粗線外側唇の続き．両側の顆上線の間に膝窩面が位置する．**B**
22. **内側顆** Medial condyle　Condylus medialis　大腿骨内側にある丸い突起で，膝関節の一部となる．**AB**
23. **内側上顆** Medial epicondyle　Epicondylus medialis　内側顆の内側にある骨隆起．**AB**
24. **内転筋結節** Adductor tubercle　Tuberculum adductorium　内側上顆の上方にある小隆起．大内転筋の停止部．**AB**
25. **外側顆** Lateral condyle　Condylus lateralis　大腿骨外側にある丸い突起．**AB**
26. **外側上顆** Lateral epicondyle　Epicondylus lateralis　外側顆の外側にある骨隆起．**AB**
27. **膝窩筋溝** Groove for popliteus　Sulcus popliteus　外側顆と外側上顆の間にある溝．**B**
28. **膝蓋面** Patellar surface　Facies patellaris　大腿骨の膝蓋骨との関節面．**A**
29. **顆間窩** Intercondylar fossa　Fossa intercondylaris　内側顆と外側顆の間の大腿骨後面にある切れ込み．**B**
30. **顆間線** Intercondylar line　Linea intercondylaris　大腿骨の後面にある稜線で，両側顆の基部の間にある．**B**
31. **脛骨** Tibia　Tibia　**CD**，91頁**B**
32. **上関節面** Superior articular surface　Facies articularis superior　脛骨の膝関節面．**CD**
33. **内側顆** Medial condyle　Condylus medialis　脛骨近位端の内側膨大部．**CD**
34. **外側顆** Lateral condyle　Condylus lateralis　脛骨近位端の外側膨大部．**CD**
35. **腓骨関節面** Fibular articular facet　Facies articularis fibularis　後外側にあり，腓骨頭に対する関節面．**CD**
36. **前顆間区** Anterior intercondylar area　Area intercondylaris anterior　脛骨の両側膝関節面の間，顆間隆起の前方の区域．前十字靱帯の付着部．**CD**
37. **後顆間区** Posterior intercondylar area　Area intercondylaris posterior　脛骨の両側膝関節面の間，顆間隆起の後方の区域．後十字靱帯の付着部．**D**
38. **顆間隆起** Intercondylar eminence　Eminentia intercondylaris　両側顆間面間にある骨隆起で，十字靱帯と半月板の付着部．**CD**
39. **内側顆間結節** Medial intercondylar tubercle　Tuberculum intercondylare mediale　内側関節面において，顆間隆起へ向く縁にある隆起．**D**
40. **外側顆間結節** Lateral intercondylar tubercle　Tuberculum intercondylare laterale　外側関節面において，顆間隆起へ向く縁にある隆起．**CD**

下肢 67

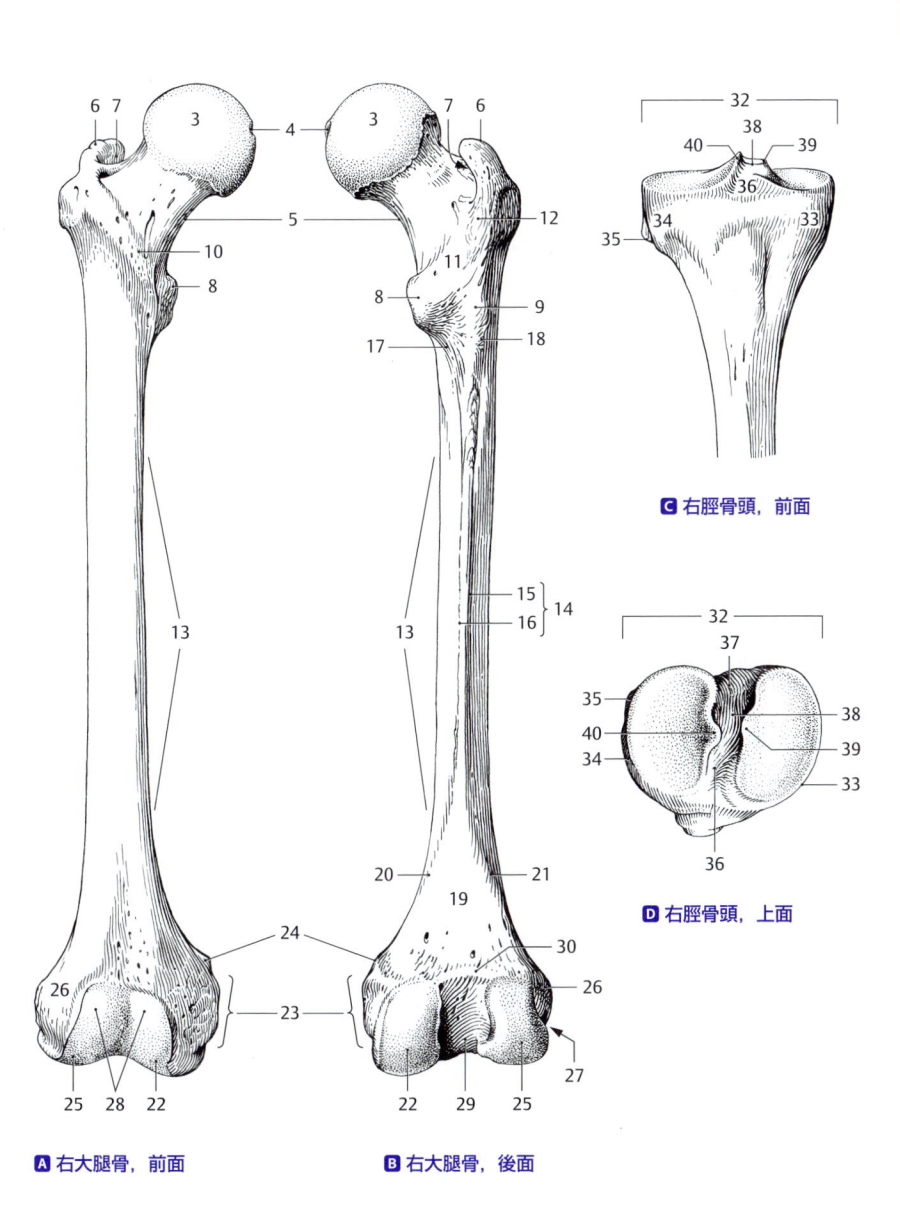

A 右大腿骨，前面

B 右大腿骨，後面

C 右脛骨頭，前面

D 右脛骨頭，上面

骨格系

1. 脛骨体 Shaft；Body Corpus tibiae [A][D]
2. 脛骨粗面 Tibial tuberosity Tuberositas tibiae　脛骨の前縁の上端にある粗面．膝蓋靱帯の付着部．[A]
3. 内側面 Medial surface Facies medialis　前内方へ向く面．[A][D]
4. 後面 Posterior surface Facies posterior [B][D]
5. ヒラメ筋線 Soleal line Linea musculi solei　上外側から下内側へと斜めに走る脛骨後面の骨稜で，ヒラメ筋の起始部．[B]
6. 外側面 Lateral surface Facies lateralis　前外方に向く面．[A][D]
7. 内側縁 Medial border Margo medialis [A][B][D]
8. 前縁 Anterior border Margo anterior [A][D]
9. 骨間縁 Interosseous border Margo interosseus　腓骨に向く縁．その長い縁に骨間膜が付着する．[A][B][D]
10. 内果 Medial malleolus Malleolus medialis [A][B]
11. 内果溝 Malleolar groove Sulcus malleolaris　内果後面にある小溝で，後脛骨筋腱がはいる．[B]
12. 内果関節面 Articular facet Facies articularis malleoli medialis　距骨に向く軟骨で覆われた内果外側面．[A][B]
13. 腓骨切痕 Fibular notch Incisura fibularis　脛骨遠位端の外側にある溝で，腓骨と接する面．[B]
14. 下関節面 Inferior articular surface Facies articularis inferior　下方にある距骨へ向く関節面．[A][B]
15. 腓骨 Fibula Fibula [A][B][D]，91頁[B]
16. 腓骨頭 Head Caput fibulae　腓骨の近位端．[A][B]
17. 腓骨頭関節面 Articular facet Facies articularis capitis fibulae　脛骨に向く腓骨近位端の関節面．[A][B]
18. 腓骨頭尖 Apex of head Apex capitis fibulae　腓骨頭にある上方への突起．[A][B]
19. 腓骨頸 Neck Collum fibulae [A]
20. 腓骨体 Shaft；Body Corpus fibulae [A]
21. 外側面 Lateral surface Facies lateralis　外側やや前方に向く腓骨体の面．[A][D]
22. 内側面 Medial surface Facies medialis　前縁と骨間縁の間の脛骨に向く腓骨体の面．[A][B][D]
23. 後面 Posterior surface Facies posterior　後縁と骨間縁の間の腓骨体の後面．[B][D]
24. 内側稜 Medial crest Crista medialis　腓骨体後面の骨稜．後脛骨筋の起始部と長母趾屈筋の起始部との境界をなす．[B][D]
25. 前縁 Anterior border Margo anterior [A][D]
26. 骨間縁 Interosseous border Margo interosseus　前縁と内側稜の間の腓骨体の骨稜．骨間膜の一部が付着．[A][B][D]
27. 後縁 Posterior border Margo posterior　後外側に向く縁．[B][D]
28. 外果 Lateral malleolus Malleolus lateralis [A][B]
29. 外果関節面 Articular facet Facies articularis malleoli lateralis　距骨へ向く関節面．[A][B]
30. 外果窩 Malleolar fossa Fossa malleoli lateralis　外果の後内側にある窪み．後距腓靱帯の付着部．[B]
31. 外果溝 Malleolar groove Sulcus malleolaris　外果窩の外側溝で，腓骨筋腱をいれる．
32. 膝蓋骨 Patella Patella　大腿四頭筋の腱の中にある．[C]
33. 膝蓋骨底 Base of patella Basis patellae　上方にある幅広い縁．[C]
34. 膝蓋骨尖 Apex of patella Apex patellae　下方にある尖った縁．[C]
35. 関節面 Articular surface Facies articularis　膝蓋骨の大腿骨に向く軟骨で覆われた関節面．
36. 前面 Anterior surface Facies anterior　膝蓋骨の前面．[C]

下肢　**69**

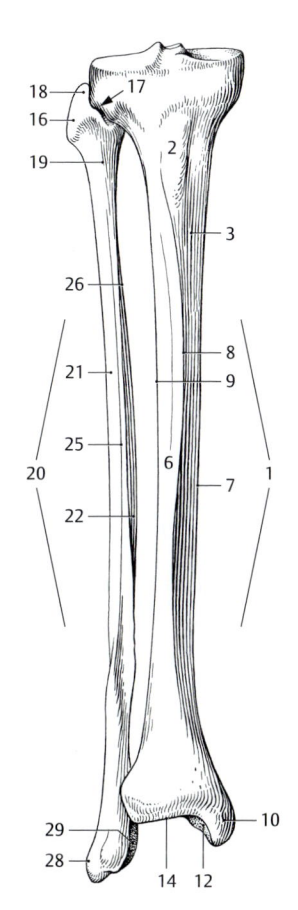

A 右脛骨と右腓骨，前面

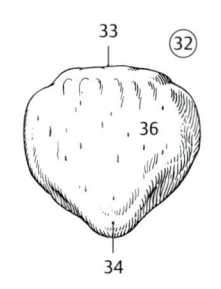

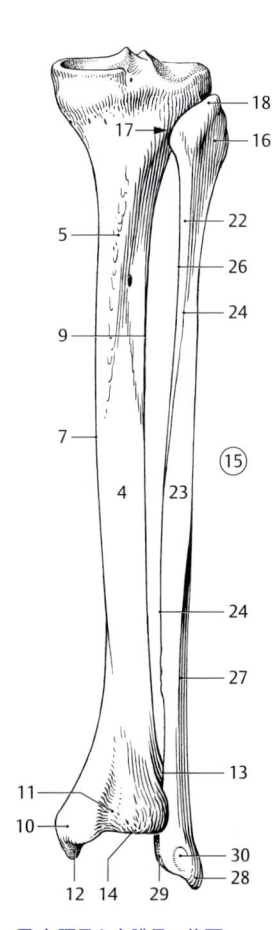

B 右脛骨と右腓骨，後面

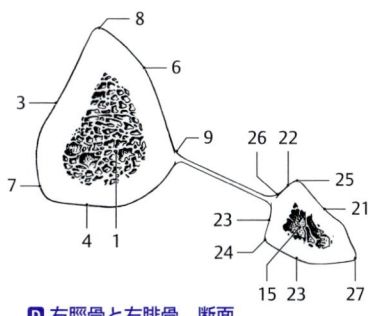

C 膝蓋骨，前面

D 右脛骨と右腓骨，断面

骨格系

1 **足の骨** Bones of foot　Ossa pedis
2 **足根骨** Tarsal bones　Ossa tarsi；Ossa tarsalia
　足根骨は，距骨，踵骨，舟状骨，立方骨，および3個の楔状骨からなる．
3 **距骨** Talus　Talus　脛骨，踵骨，舟状骨，および腓骨の間に位置する．**A B E**，91頁**C**，93頁**A**
4 **距骨頭** Head　Caput tali　舟状骨と関節する．**A B**
5 **舟状骨関節面** Navicular articular surface
　Facies articularis navicularis　距骨頭の前部にあり，舟状骨に対する関節面．**A B**
6 **底側踵舟靱帯関節面** Facet for plantar calcaneonavicular ligament　Facies articularis ligamenti calcaneonavicularis plantaris　距骨頭の内側面，前面，下面にある様々な形の大きな関節面．**B E**
7 **底側二分舟靱帯関節面** Facet for calcaneovicular part of bifurcate ligament　Facies articularis partis calcaneonavicularis ligamenti bifurcati　距骨頭の前面，下面，外側面にある様々な形の小さい関節面．**B**, 91頁**D**
8 **前踵骨関節面** Anterior facet for calcaneus　Facies articularis calcanea anterior　距骨頭下方にある，踵骨に対する前方の関節面．**B**
9 **距骨頸** Neck　Collum tali　距骨頭の近位側にある細い部分．**A B**
10 **中踵骨関節面** Middle facet for calcaneus　Facies articularis calcanea media　距骨の踵骨に対する中央の関節面．**B**
11 **距骨溝** Sulcus tali　Sulcus tali　中踵骨関節面と後踵骨関節面の間の溝．**B**
12 **距骨体** Body　Corpus tali　**B**
13 **距骨滑車** Trochlea of talus　Trochlea tali　脛骨および腓骨に対する円筒状の突起．**A**, 73頁**C**, 91頁**B**
14 **上面** Superior facet　Facies superior　脛骨の下関節面に対する距骨の面．**A**, 73頁**C**
15 **外果面** Lateral malleolar facet　Facies malleolaris lateralis　距骨滑車の外側にある関節面で，外果に対する面．**A**
16 **距骨外側突起** Lateral process　Processus lateralis tali　外果面の下方にある骨突出．**A**
17 **内果面** Medial malleolar facet　Facies malleolaris medialis　ほぼ矢状方向に立つ関節面で，内果に対する距骨の面．**A**
18 **距骨後突起** Posterior process　Processus posterior tali　距骨滑車後縁の直下にある幅広い突起．内側結節と外側結節からなり，その間に長母趾屈筋腱溝がある．**A B**
19 **長母趾(指)屈筋腱溝** Groove for tendon of flexor hallucis longus　Sulcus tendinis musculi flexoris hallucis longi　距骨後突起の後内側にある溝．長母趾屈筋腱をいれる．**A B**
20 **内側結節** Medial tubercle　Tuberculum mediale　長母趾屈筋腱溝の内側にある骨隆起．**A B**

21 **外側結節** Lateral tubercle　Tuberculum laterale　長母趾屈筋腱溝の外側にある骨隆起．**A**
22 **後踵骨関節面** Posterior calcaneal articular facet　Facies articularis calcanea posterior　距骨の後下方にある関節面で，踵骨に対する面．
23 **三角骨†** Os trigonum　Os trigonum　時に距骨後突起が独立骨としてみられる．**E**
24 **踵骨** Calcaneus　Calcaneus　**C D E**, 91頁**C D**
25 **踵骨隆起** Calcaneal tuberosity　Tuber calcanei　踵骨後面にある．**C D**, 91頁**B D**
26 **踵骨隆起内側突起** Medial process　Processus medialis tuberis calcanei　踵骨隆起の前下内側にある弱い突出部．母趾外転筋と短趾屈筋が起こる．**D**
27 **踵骨隆起外側突起** Lateral process　Processus lateralis tuberis calcanei　踵骨突起の下外側にある弱い突出部．小趾内転筋の起始部．**C**
28 **踵骨結節** Calcaneal tubercle　Tuberculum calcanei　踵骨下面の前部にある隆起．底側踵立方靱帯の起始部．**C**
29 **載距突起** Sustentaculum tali；Talar shelf　Sustentaculum tali　中距骨関節面の下内方にある平たい台状の突出部．距骨を支え，その体積の大部分を担っている．**D E**, 73頁**D**, 93頁**A**
30 **長母趾(指)屈筋腱溝** Groove for tendon of flexor hallucis longus　Sulcus tendinis musculi flexoris hallucis longi　載距突起の下面にあり，長母趾屈筋腱が入る溝．**D**
31 **踵骨溝** Calcaneal sulcus　Sulcus calcanei　中および後距骨関節面の間の溝．**C D**
32 **足根洞** Tarsal sinus　Sinus tarsi　漏斗形をした踵骨溝と距骨溝の延長部分で，外側に開口する，ここに距骨下関節が触れる．**B C**, 73頁**C**

下肢　**71**

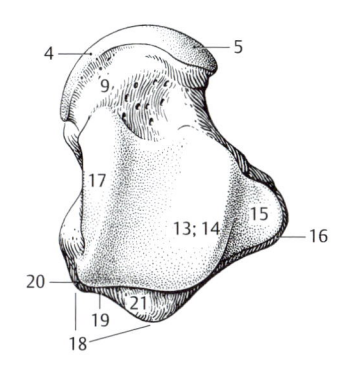

2 骨格系

A 右距骨，上面

B 右距骨，下面

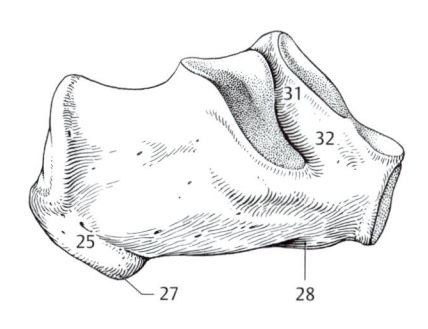

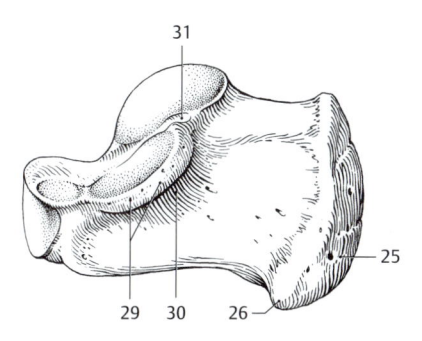

C 右踵骨，外側面

D 右踵骨，内側面

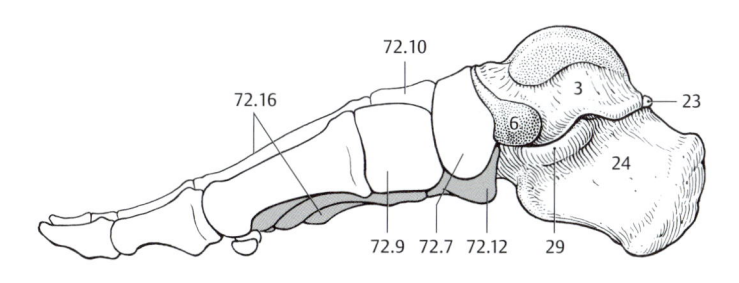

E 右足（骨は互いに結合している），内側面

骨格系

1 **前距骨関節面** Anterior talar articular surface
Facies articularis talaris anterior　距骨に対する小さな前方の関節面．**A B**

2 **中距骨関節面** Middle talar articular surface
Facies articularis talaris media　距骨に対する中央の関節面で，踵骨溝により後方の関節面と分けられている．**A B**

3 **後距骨関節面** Posterior talar articular surface
Facies articularis talaris posterior　距骨に対する後方の大きな関節面．**A B**

4 **長腓骨筋腱溝** Groove for tendon of fibularis longus；Groove for tendon of peroneus longus
Sulcus tendinis musculi fibularis longi；Sulcus tendinis musculi peronei longi　腓骨筋滑車の下方，外側にある溝．**B**

5 **腓骨筋滑車** Fibular trochlea；Peroneal trochlea；Peroneal tubercle Trochlea fibularis；Trochlea peronealis　長腓骨筋腱溝の上方にある骨突出部．長腓骨筋の滑車として働く．上・下腓骨筋支帯の付着するところ．短腓骨筋が滑車の上方を走る．**B**

6 **立方骨関節面** Articular surface for cuboid　Facies articularis cuboidea　立方骨に対する関節面で，踵骨の前部にある．**A B**

7 **[足の]舟状骨** Navicular Os naviculare　距骨頭と3個の楔状骨との間で，内側に位置する．**C D**, 71頁**E**, 91頁**C**

8 **舟状骨粗面** Tuberosity Tuberositas ossis navicularis　舟状骨の内側縁で，後脛骨筋がつくところ．皮下に触れる．**D**

9 **内側楔状骨** Medial cuneiform Os cuneiforme mediale　舟状骨と第1中足骨の間に位置する．その楔形の底面は下方を向く．**C D**, 71頁**E**

10 **中間楔状骨** Intermediate cuneiform；Middle cuneiform Os cuneiforme intermedium　舟状骨と第2中足骨の間に位置する．その楔形の底面は上方を向く．**C D**, 71頁**E**

11 **外側楔状骨** Lateral cuneiform Os cuneiforme laterale　舟状骨と第3中足骨の間に位置する．その楔形の底面は上方を向く．**C D**

12 **立方骨** Cuboid Os cuboideum　踵骨と第4および第5中足骨の間に位置する．**C D**, 13頁**A**, 71頁**E**

13 **長腓骨筋腱溝** Groove for tendon of fibularis longus；Groove for tendon of peroneus longus
Sulcus tendinis musculi fibularis longi；Sulcus tendinis musculi peronei longi　立方骨の外側面および下面にある溝．**D**

14 **立方骨粗面** Tuberosity Tuberositas ossis cuboidei　立方骨下面にあり，長腓骨筋腱溝の近位側の骨隆起．**D**

15 **踵骨突起** Calcaneal process Processus calcaneus　立方骨の底側突起．近位関節面の下部をなし，斜上方に向く．踵骨の支持に働く．**D**

16 **中足骨[1-5]** Metatarsals[I-V] Ossa metatarsi；Ossa metatarsalia[I-V]　5つある．**C D**, 71頁**E**

17 **底** Base Basis ossis metatarsi　太い近位端．**D**

18 **体** Shaft；Body Corpus ossis metatarsi **D**

19 **頭** Head Caput ossis metatarsi **C D**

20 **第一中足骨粗面** Tuberosity of first metatarsal bone[I] Tuberositas ossis metatarsi primi[I]　第1中足骨の近位端の下外側にある骨突出．**D**

21 **第五中足骨粗面** Tuberosity of fifth metatarsal bone[V] Tuberositas ossis metatarsi quinti[V]　第5中足骨近位端外側にある骨突出で，短腓骨筋がつく．**C D**

22 **趾(指)骨；趾(指)節骨** Phalanges Ossa digitorum；Phalanges　趾の骨．**C D**

23 **基節骨** Proximal phalanx Phalanx proximalis　1番目または近位の趾節骨．**D**

24 **中節骨** Middle phalanx Phalanx media　2番目の趾節骨．**D**

25 **末節骨** Distal phalanx Phalanx distalis　趾の爪節骨．**D**

26 **末節骨粗面** Tuberosity of distal phalanx Tuberositas phalangis distalis　遠位端下部にある粗面で，触覚小球を定着させている．**D**

27 **[趾(指)節骨]底** Base of phalanx　Basis phalangis　臼状関節面をもつ近位端．**D**

28 **[趾(指)節骨]体** Shaft of phalanx；Body of phalanx Corpus phalangis **D**

29 **[趾(指)節骨]頭** Head of phalanx Caput phalangis　指節骨の遠位端．関節頭をもつ．**D**

30 **趾(指)節骨滑車** Trochlea of phalanx Trochlea phalangis　基節骨の遠位端にある滑車．

31 **種子骨** Sesamoid bones Ossa sesamoidea　腱や靱帯内に挿入された介在骨．通常，第1中足骨の頭部下方で，長母指屈筋腱の両側に出現する．**D**

下肢 73

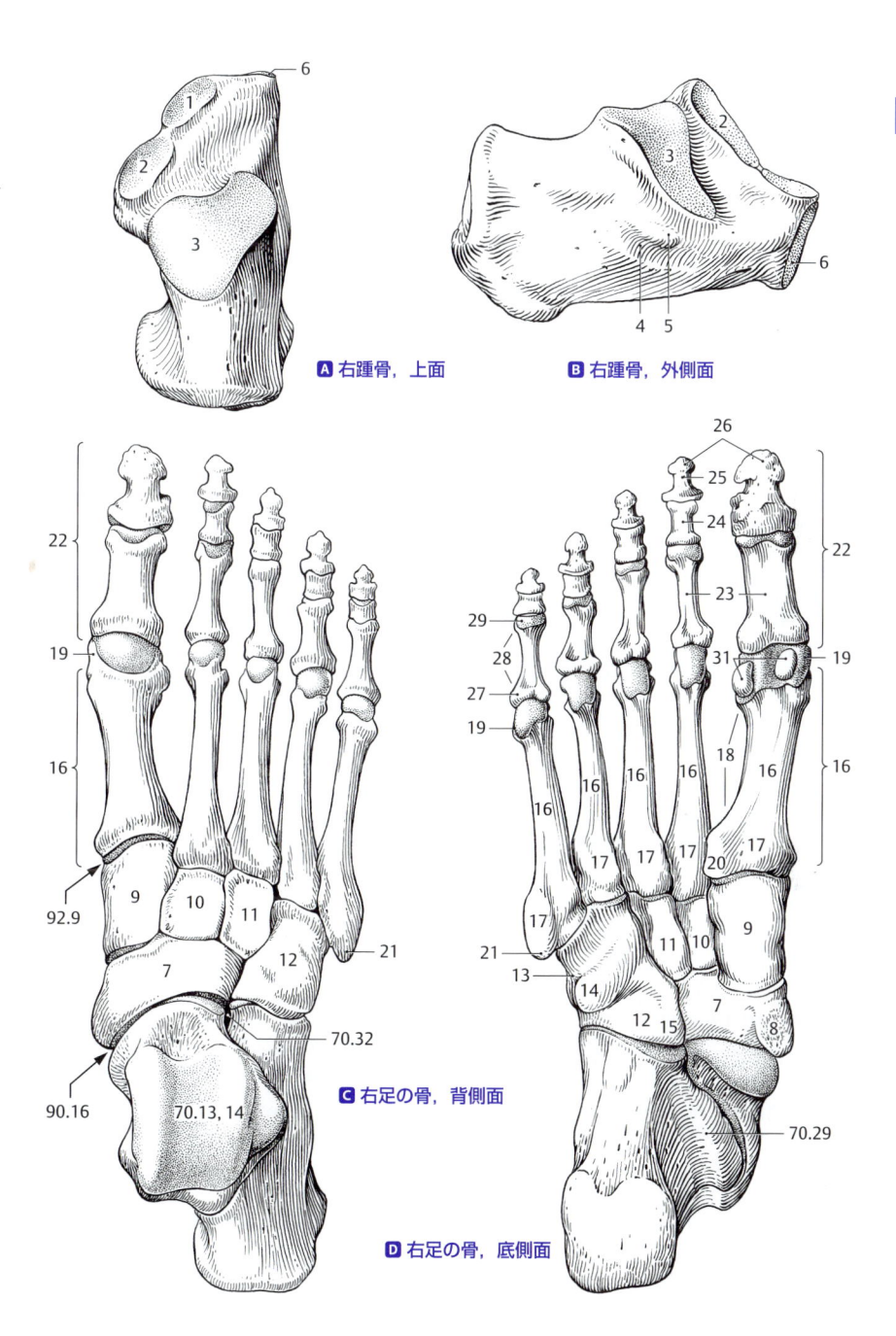

A 右踵骨，上面

B 右踵骨，外側面

C 右足の骨，背側面

D 右足の骨，底側面

1 **関節系** Joints；Articular system Juncturae；Systema articulare

2 **頭蓋の連結** Joints of skull Juncturae cranii

3 **頭蓋の線維性連結** Cranial fibrous joints Juncturae fibrosae cranii

4 **頭蓋の靱帯結合** Cranial syndesmoses Syndesmoses cranii

5 **翼突棘靱帯** Pterygospinous ligament Lig. pterygospinale 翼状突起外側板の上部から蝶形骨棘までの間を結ぶ幅広い結合組織．77頁 C

6 **茎突舌骨靱帯** Stylohyoid ligament Lig. stylohyoideum 第2鰓弓の遺残．茎状突起から舌骨小角までを結ぶ靱帯．77頁 C

7 **頭蓋の縫合** Cranial sutures Suturae cranii 主に膠原線維からなる結合組織によって頭蓋骨が連結されている．

8 **冠状縫合** Coronal suture Sutura coronalis 前頭骨と両頭頂骨の間の縫合． A C D

9 **矢状縫合** Sagittal suture Sutura sagittalis 左右頭頂骨間の正中線上の縫合． C

10 **ラムダ縫合；ラムダ状縫合** Lambdoid suture Sutura lambdoidea 後頭骨と両頭頂骨との間の縫合． A D

11 **後頭乳突縫合** Occipitomastoid suture Sutura occipitomastoidea 頭蓋底に至るラムダ縫合の続き． A D

12 **蝶前頭縫合** Sphenofrontal suture Sutura sphenofrontalis 頭蓋の外側面で，蝶形骨大翼と前頭骨の間を後方へゆるやかに登る縫合線．頭蓋内面では，前頭骨と蝶形骨小翼との間にある． A B D

13 **蝶篩骨縫合** Spheno-ethmoidal suture Sutura sphenoethmoidalis 内面で，蝶形骨体と篩骨の間の，蝶形骨隆起の前方にある短い縫合． D

14 **蝶鱗縫合** Sphenosquamous suture Sutura sphenosquamosa 側頭骨鱗部と蝶形骨大翼の間の縫合． A C D

15 **蝶頭頂縫合** Sphenoparietal suture Sutura sphenoparietalis 冠状縫合に始まる蝶前頭縫合の続き． A C D

16 **鱗状縫合** Squamous suture Sutura squamosa 側頭骨と頭頂骨の間の縫合． A C D

17 **前頭縫合†** Frontal suture；Metopic suture Sutura frontalis persistens；Sutura metopica 前頭骨左右半部間の縫合で，通常2～3歳までに癒合する．欧米系人種の7～8％に残存が認められる． C

18 **頭頂乳突縫合** Parietomastoid suture Sutura parietomastoidea 頭頂骨と乳様突起との間で，後方にある縫合． A

19 **鱗乳突縫合†** Squamomastoid suture Sutura squamomastoidea 側頭骨の乳様突起と鱗部の間の縫合で，出生後早期に癒合する． A

20 **前頭鼻骨縫合** Frontonasal suture Sutura frontonasalis 前面で，前頭骨と鼻骨の間にある． C

21 **前頭篩骨縫合** Fronto-ethmoidal suture Sutura frontoethmoidalis 頭蓋内の縫合で，篩骨と前頭骨の間にある． B D

22 **前頭上顎縫合** Frontomaxillary suture Sutura frontomaxillaris 鼻骨の外側の縫合で，上顎骨の前頭突起と前頭骨鼻部の間にある． A B C

23 **前頭涙骨縫合** Frontolacrimal suture Sutura frontolacrimalis 涙骨と前頭骨の間の縫合． A B C

24 **前頭頬骨縫合** Frontozygomatic suture Sutura frontozygomatica 眼窩外側縁の縫合で，前頭骨と頬骨の間にある． A B C

25 **頬骨上顎縫合** Zygomaticomaxillary suture Sutura zygomaticomaxillaris 眼窩下方の縫合で，眼窩下壁を横走し，上顎骨と頬骨の間にある． A B C

26 **篩骨上顎縫合** Ethmoidomaxillary suture Sutura ethmoidomaxillaris 眼窩内の縫合で，篩骨眼窩板と上顎骨の間にある． B C

27 **篩骨涙骨縫合** Ethmoidolacrimal suture Sutura ethmoidolacrimalis 眼窩内で，篩骨と涙骨の間の縫合． B

28 **篩骨鋤骨縫合** Sphenovomerine suture Sutura sphenovomeralis 蝶形骨と鋤骨との間の縫合で，鼻中隔にある．

29 **蝶頬骨縫合** Sphenozygomatic suture Sutura sphenozygomatica 眼窩外側壁の縫合で，蝶形骨大翼と頬骨の間にある． B C

30 **蝶上顎縫合** Sphenomaxillary suture Sutura sphenomaxillaris 口蓋骨の外側に時にみられる縫合で，翼状突起と上顎骨との間にある． A

31 **側頭頬骨縫合** Temporozygomatic suture Sutura temporozygomatica 頬骨弓の外側の縫合で，頬骨と側頭骨頬骨突起の間にある． A

32 **鼻骨間縫合** Internasal suture Sutura internasalis 左右の鼻骨間の縫合． C

33 **鼻骨上顎縫合** Nasomaxillary suture Sutura nasomaxillaris 鼻骨と上顎骨前頭突起の間の縫合． A C

34 **涙骨上顎縫合** Lacrimomaxillary suture Sutura lacrimomaxillaris 涙骨の前部にある縫合で，涙骨と上顎骨の間にある． A B C

35 **涙骨甲介縫合** Lacrimoconchal suture Sutura lacrimoconchalis 鼻腔からみえる縫合で，涙骨と下鼻甲介との間にある．

36 **上顎間縫合** Intermaxillary suture Sutura intermaxillaris 前面で左右の上顎骨間にある，正中線上の縫合． C

37 **口蓋上顎縫合** Palatomaxillary suture Sutura palatomaxillaris 眼窩および鼻腔外側壁の後部の縫合で，口蓋骨と上顎骨の間にある． B

38 **口蓋篩骨縫合** Palato-ethmoidal suture Sutura palatoethmoidalis 眼窩後部の縫合で，口蓋骨と篩骨の間にある． B

39 **正中口蓋縫合** Median palatine suture Sutura palatina mediana 両側口蓋骨半部間の縫合で，口腔からみえる． E

40 **横口蓋縫合** Transverse palatine suture Sutura palatina transversa 上顎骨口蓋突起と口蓋骨水平板の間の縫合． E

頭蓋　75

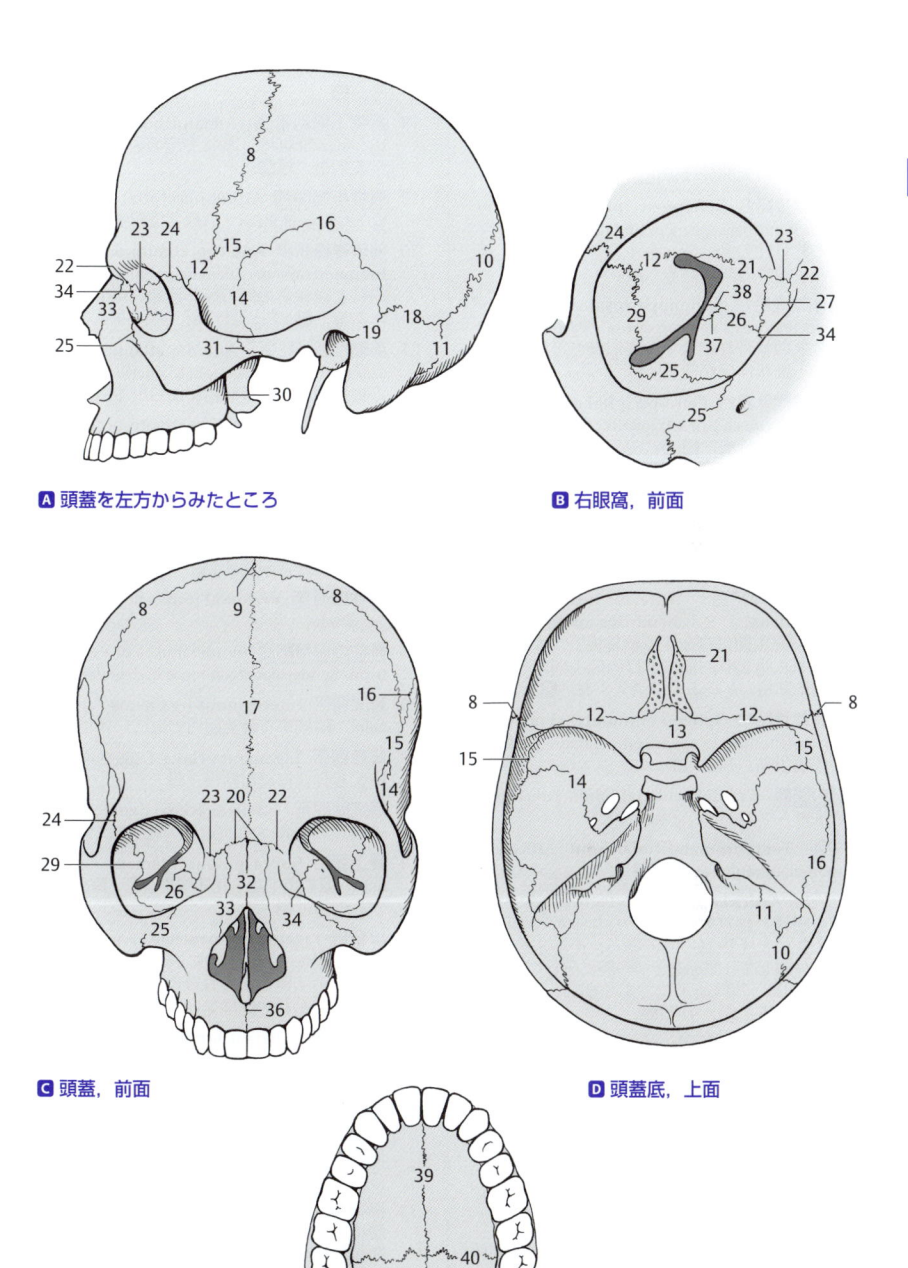

A 頭蓋を左方からみたところ

B 右眼窩，前面

C 頭蓋，前面

D 頭蓋底，上面

E 硬口蓋，下面

関節系

1 **歯歯槽関節；釘植** Dento-alveolar syndesmosis；Gomphosis Syndesmosis dentoalveolaris；Gomphosis　歯槽にはまり込んだ歯の結合．

2 **頭蓋の骨性連結** Cranial cartilaginous joints Juncturae cartilagineae cranii

3 **頭蓋の軟骨結合** Cranial synchondroses Synchondroses cranii　頭蓋骨間の硝子軟骨からなる結合で，その大部分は骨化する，

4 **蝶後頭軟骨結合** Spheno-occipital synchondrosis Synchondrosis sphenooccipitalis　発生期に存在する軟骨性の結合で，トルコ鞍の後下方，蝶形骨と後頭骨の間にある．Ⓐ

5 **蝶錐体軟骨結合** Sphenopetrosal synchondrosis Synchondrosis sphenopetrosa　破裂孔の外側への続きの軟骨性結合で，蝶形骨と錐体の間にある．小錐体神経が通る．Ⓐ

6 **錐体後頭軟骨結合** Petro-occipital synchondrosis Synchondrosis petrooccipitalis　頸静脈孔の前内方に続く軟骨板．Ⓐ

7 **後後頭内軟骨結合†** Posterior intra-occipital synchondrosis Synchondrosis intraoccipitalis posterior　発生期に存在する軟骨板で，後頭骨の後および両側中間の骨化中心の間にある．通常は生後1年または2年までに消失する．Ⓐ

8 **前後頭内軟骨結合†** Anterior intra-occipital synchondrosis Synchondrosis intraoccipitalis anterior　発生期に存在する軟骨板で，大後頭孔の前縁から始まり，前および両側中間の骨化中心の間にある．6歳までに消失する．Ⓐ

9 **蝶篩骨軟骨結合** Spheno-ethmoidal synchondrosis Synchondrosis sphenoethmoidalis　蝶篩骨縫合の前段階．74頁13

10 **頭蓋の関節** Cranial synovial joints Articulationes cranii

11 **顎関節** Temporomandibular joint Articulatio temporomandibularis　ⒸⒺⒻ

12 **関節円板** Articular disc Discus articularis　強靭な線維組織と線維軟骨の層からなる両凹の円板で，下顎頭と下顎窩の間にある．その末梢で関節包に付着して，関節を2つの腔に分けている．協調して単一の機能単位である関節円板-関節包系をつくる．Ⓔ, 97頁Ⓒ

13 **外側靭帯** Lateral ligament Lig. laterale　関節包の外側にあって，後下方から前上方へ張る強い結合組織束．Ⓕ

14 **内側靭帯** Medial ligament Lig. mediale　時に存在する関節包の内側補強部分．Ⓒ

15 **上滑膜** Superior synovial membrane Membrana synovialis superior　上関節窩の滑膜性の内張り．Ⓔ

16 **下滑膜** Inferior synovial membrane Membrana synovialis inferior　下関節窩の滑膜性の内張り．Ⓔ

17 **蝶下顎靭帯** Sphenomandibular ligament Lig. sphenomandibulare　下顎枝内面にあって，棘孔外側の蝶形骨棘から下顎孔へ張る板状の靭帯．顎関節の関節円板-関節包系の内側面とつながる．Ⓒ

18 **茎突下顎靭帯** Stylomandibular ligament Lig. stylomandibulare　茎状突起の前面から下顎角に至る靭帯．ⒸⒻ

19 **環椎後頭関節** Atlanto-occipital joint Articulatio atlantooccipitalis　環椎と後頭骨の間の関節．

20 **前環椎後頭膜** Anterior atlanto-occipital membrane Membrana atlantooccipitalis anterior　環椎前弓と後頭骨の間の膜状連結．環尖靭帯の前方にある．Ⓓ

21 **前環椎後頭靭帯†** Anterior atlanto-occipital ligament Lig. atlantooccipitale anterius　環椎後頭膜の補強靭帯で環椎前結節から出る．

22 **後環椎後頭膜** Posterior atlanto-occipital membrane Membrana atlantooccipitalis posterior　脊柱管の後壁にあり，環椎弓と後頭骨間の連結．Ⓓ

23 **外側環椎後頭靭帯** Lateral atlanto-occipital ligament Lig. atlantooccipitale laterale　環椎の横突起から後頭骨頸静脈突起へ斜めに張る線維束．

24 **脊柱の連結** Vertebral joints Juncturae columnae vertebrales

25 **脊柱の靭帯結合** Syndesmoses of vertebral column Syndesmoses columnae vertebralis

26 **棘間靭帯** Interspinous ligaments Ligg. interspinalia　隣接する棘突起間の幅広い靭帯．Ⓓ

27 **黄色靭帯** Ligamenta flava Ligg. flava　椎弓間に張る弾性に富む靭帯．Ⓓ

28 **横突間靭帯** Intertransverse ligaments Ligg. intertransversaria　横突起間の幅の狭い靭帯．Ⓑ

29 **棘上靭帯** Supraspinous ligament Lig. supraspinale　第7頸椎から第4腰椎まで，棘突起を通過する靭帯．

30 **項靭帯** Ligamentum nuchae；Nuchal ligament Lig. nuchae　矢状方向に広がった棘上靭帯の続きで，第7頸椎から外後頭隆起に伸びる．ヒトではほとんど弾性はない．Ⓓ

31 **前縦靭帯** Anterior longitudinal ligament Lig. longitudinale anterius　椎体をその前面で連結する．Ⓓ

32 **後縦靭帯** Posterior longitudinal ligament Lig. longitudinale posterius　椎間円板を連結する．椎体の後面にあり，したがって脊柱管の前壁にある．第3頸椎から上方では蓋膜と癒着する．Ⓓ

33 **横靭帯** Transverse ligaments Ligg. transversa　腰椎と仙骨の間を横走する靭帯．最後の横突間靭帯は仙骨部で腸腰靭帯と癒合する．

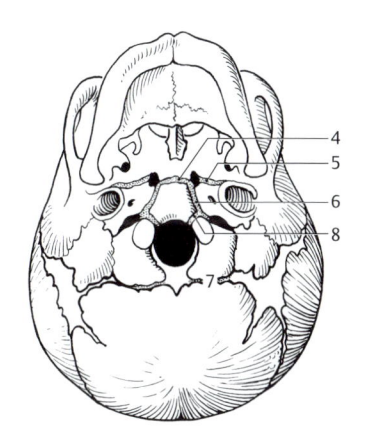

頭蓋／脊柱　77

A 新生児頭蓋，下面

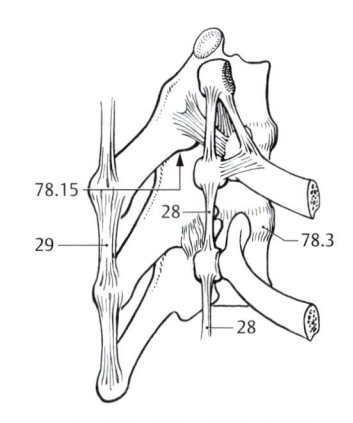

B 脊柱と肋骨の靭帯，外側面

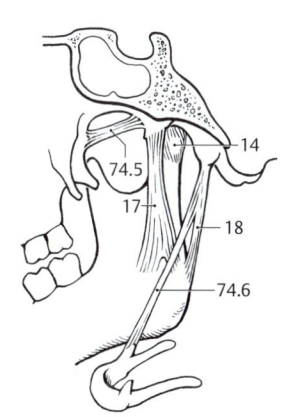

C 顎関節，内側面

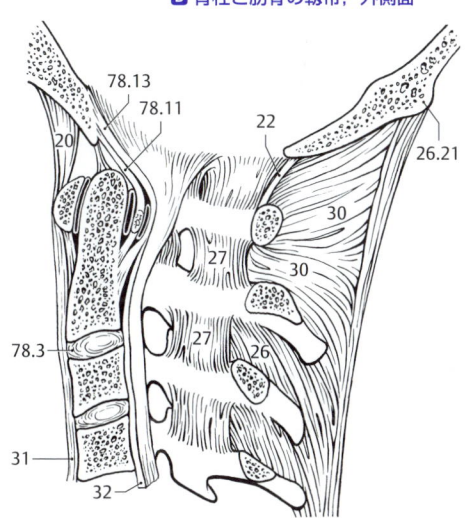

D 頸椎をつなぐ靭帯，内側面

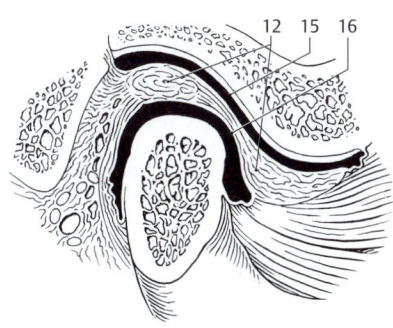

E 顎関節の縦断

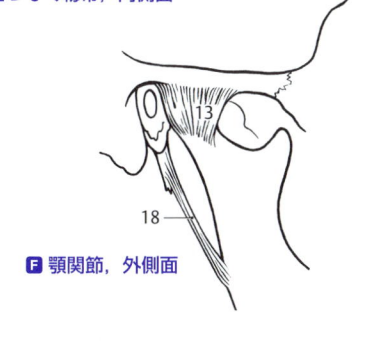

F 顎関節，外側面

関節系

1 **脊柱の軟骨結合** Synchondroses of vertebral column　Synchondroses columnae vertebralis

2 **椎間結合** Intervertebral joint　Symphysis intervertebralis　隣接椎体内で，骨端板の硝子軟骨間における線維軟骨性結合．

3 **椎間円板** Intervertebral disc　Discus intervertebralis　圧縮・回旋する弾性の円板で，ゼラチン状の髄核の周囲にある線維組織と線維軟骨の層状輪からなる．硝子軟骨板と後縦靱帯によって隣接する2つの椎体に付着する．**A**，77頁 **B D**

4 **線維輪** Anulus fibrosus　Anulus fibrosus　交互に異なる方向に斜走する線維と線維軟骨の同心円状の層からなる．**A**

5 **髄核** Nucleus pulposus　Nucleus pulposus　線維輪の中心部にある半液状塊．脊索の遺残を含む．**A**

6 **脊柱の関節** Vertebral synovial joints　Articulationes columnae vertebralis

7 **正中環軸関節** Median atlanto-axial joint　Articulatio atlantoaxialis mediana　環椎と軸椎歯突起の間の関節．**D**

8 **翼状靱帯** Alar ligaments　Ligg. alaria　軸椎歯突起から大後頭孔の外側縁に至る1対の靱帯．**B C**

9 **歯尖靱帯** Apical ligament of dens　Lig. apicis dentis　歯突起尖から大後頭孔前縁に至る不対の靱帯．**B D**

10 **環椎十字靱帯** Cruciate ligament of atlas　Lig. cruciforme atlantis　以下〈11, 12〉の2靱帯からなる歯突起と蓋膜の間に張る靱帯．**C**

11 **縦束** Longitudinal bands　Fasciculi longitudinales　軸椎椎体から大後頭孔前縁まで張る結合組織で，歯突起および歯尖靱帯の後方にある．**C D**，77頁 **B**

12 **環椎横靱帯** Transverse ligament of atlas　Lig. transversum atlantis　歯突起の後方で，環椎の左右外側塊の間に張る横靱帯．歯突起を押しつけている．**C D E**

13 **蓋膜** Tectorial membrane　Membrana tectoria　後縦靱帯の2層性の延長．軸椎から大後頭孔前縁に張る．ここで脳硬膜の骨膜層に入る．**D**，77頁 **D**

14 **外側環軸関節** Lateral atlanto-axial joint　Articulatio atlantoaxialis lateralis　環椎の下関節面と軸椎の上関節面の間の関節．**B C**

15 **椎間関節** Zygapophysial joints　Articulationes zygapophysiales　脊柱の関節突起間の関節性連結．77頁 **B**

16 **腰仙関節** Lumbosacral joint　Articulatio lumbosacralis　仙骨と第5(第4)腰椎の間の関節．87頁 **A**

17 **腸腰靱帯** Iliolumbar ligament　Lig. iliolumbale　主として第4および第5腰椎横突起から腸骨へ張る強い靱帯．87頁 **A B**

18 **仙尾関節** Sacrococcygeal joint　Articulatio sacrococcygea　仙骨と尾骨の間の連結で，しばしば真の関節であるが，また軟骨性のこともある．

19 **浅後仙尾靱帯** Superficial posterior sacrococcygeal ligament　Lig. sacrococcygeum posterius superficiale；Lig. sacrococcygeum dorsale superficiale **F**

20 **深後仙尾靱帯** Deep posterior sacrococcygeal ligament　Lig. sacrococcygeum posterius profundum；Lig. sacrococcygeum dorsale profundum **F**

21 **前仙尾靱帯** Anterior sacrococcygeal ligament　Lig. sacrococcygeum anterius；Lig. sacrococcygeum ventrale

22 **外側仙尾靱帯** Lateral sacrococcygeal ligament　Lig. sacrococcygeum laterale **F**

23 **胸郭の連結** Thoracic joints　Juncturae thoracis

24 **胸郭の靱帯結合** Syndesmoses of thorax　Syndesmoses thoracis

25 **外肋間膜** External intercostal membrane　Membrana intercostalis externa　外肋間筋の続きで，肋間腔の胸骨端にある．81頁 **C**

26 **内肋間膜** Internal intercostal membrane　Membrana intercostalis interna　内肋間筋の続きで，肋間腔の椎骨端付近にある．81頁 **B**

27 **胸郭の軟骨結合** Synchondroses of thorax　Synchondroses thoracis　硝子軟骨からなる胸郭の連結．

28 **肋胸軟骨結合** Costosternal joint　Synchondrosis costosternalis　(通常は)第1，第6および第7肋骨と胸骨の間の軟骨性の連結．

29 **第一肋骨の軟骨結合** Synchondrosis of first rib　Synchondrosis costae primae　第1肋骨に常にある軟骨結合で，第1肋骨を胸骨に直接連結する．

30 **胸骨結合** Sternal synchondroses　Synchondroses sternales　胸骨における発達期骨化中心の間にある硝子軟骨の遺残で，後に骨化することもある．

31 **胸骨剣結合** Xiphisternal joint　Symphysis xiphosternalis　剣状突起と胸骨の間の結合．それぞれの端部にある硝子軟骨は線維軟骨板によって連結している．53頁 **C D**

32 **胸骨柄結合** Manubriosternal joint　Symphysis manubriosternalis　胸骨柄と胸骨体の間の結合で，胸骨剣軟骨結合と同様の構造をもつ．53頁 **D**

33 **胸骨柄軟骨結合†** Manubriosternal synchondrosis　Synchondrosis manubriosternalis　硝子軟骨の板のみからなる結合．

脊柱／胸郭　79

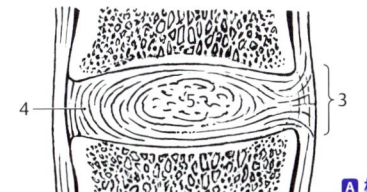

A 椎間円板の矢状断

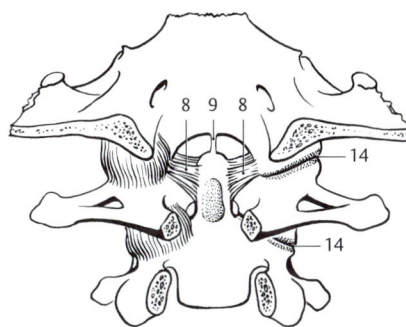

B 軸椎の歯突起と靱帯，後面

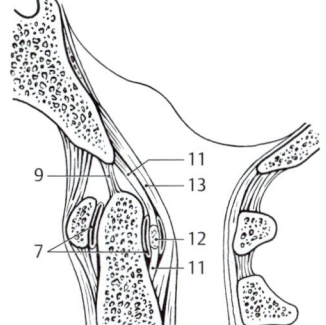

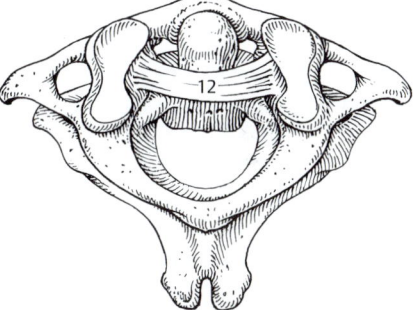

C 環椎後頭関節，後面

D 環椎と軸椎および後頭骨の間の靱帯

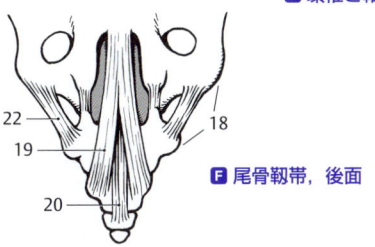

E 環椎と軸椎，後上面

F 尾骨靱帯，後面

3 関節系

関節系

1. 胸郭の関節 Synovial joints of thorax Articulationes thoracis
2. 肋椎関節 Costovertebral joints Articulationes costovertebrales　肋骨と椎骨の間の関節． Ⓐ
3. 肋骨頭関節 Joint of head of rib Articulatio capitis costae　肋骨頭を椎体および椎間円板と連結する関節． Ⓐ
4. 放線状肋骨頭靱帯 Radiate ligament of head of rib Lig. capitis costae radiatum　肋骨頭の前面にある放線状靱帯．肋骨から隣接する椎体および椎間円板へ張る． ⒶⒷ
5. 関節内肋骨頭靱帯 Intra-articular ligament of head of rib Lig. capitis costae intraarticulare　肋骨頭稜から椎間円板へ張る関節内靱帯． Ⓑ
6. 肋横突関節 Costotransverse joint Articulatio costotransversaria　肋骨結節関節面と胸椎横突起の間の関節． Ⓐ
7. 肋横突靱帯 Costotransverse ligament Lig. costotransversarium　横突起幹部と肋骨頸の間の靱帯． Ⓐ
8. 上肋横突靱帯 Superior costotransverse ligament Lig. costotransversarium superius　肋骨から1つ上の胸椎横突起へ張る靱帯． Ⓑ
9. 外側肋横突靱帯 Lateral costotransverse ligament Lig. costotransversarium laterale　横突起端から同じ高さの肋骨へ張る靱帯．関節包を補強する． Ⓐ
10. 腰肋靱帯 Lumbocostal ligament Lig. lumbocostale　胸腰筋膜の深層．腰椎の肋骨突起，第12肋骨，骨盤縁へ腱性に付着し，腹横筋の腱膜として働く．
11. 肋横突孔 Costotransverse foramen Foramen costotransversarium　上肋横突靱帯と肋骨頸との間の孔で，肋間神経が通る．
12. 胸肋関節 Sternocostal joints Articulationes sternocostales　肋軟骨と胸骨の間にある関節． Ⓒ
13. 関節内胸肋靱帯 Intra-articular sternocostal ligament Lig. sternocostale intraarticulare　肋軟骨と胸骨の間の関節腔にある靱帯．第2肋骨において特に著明である． Ⓒ
14. 放線状胸肋靱帯 Radiate sternocostal ligaments Ligg. sternocostalia radiata　肋骨から胸肋関節関節包に伸びる放線状の補強靱帯．
15. 胸肋膜 Sternal membrane Membrana sterni　胸骨前面の膜様の被覆で，放射状胸肋靱帯由来の線維網からなる． Ⓒ
16. 肋剣靱帯 Costoxiphoid ligaments Ligg. costoxiphoidea　第7肋軟骨から剣状突起に至る靱帯．
17. 肋骨肋軟骨連結 Costochondral joints Articulationes costochondrales　肋骨の骨部と軟骨部の間の連結で，関節腔をもたない．
18. 軟骨間関節 Interchondral joints Articulationes interchondrales　肋軟骨間の関節で，通常は第6～9肋骨にある．53頁 Ⓓ
19. 上肢の連結 Joints of upper limb Juncturae membri superioris

20. 上肢帯の連結 Joints of pectoral girdle Juncturae cinguli pectoralis
21. 上肢帯の靱帯結合 Syndesmoses of pectoral girdle；Syndesmoses of shoulder girdle Syndesmoses cinguli pectoralis；Syndesmoses cinguli membri superioris
22. 烏口肩峰靱帯 Coraco-acromial ligament Lig. coracoacromiale　肩峰から烏口突起へ張る強力な靱帯．肩関節の屋根をなす． Ⓓ
23. 上肩甲横靱帯 Superior transverse scapular ligament Lig. transversum scapulae superius　肩甲骨の烏口突起の内方にあり，肩甲切痕の上に張る靱帯． Ⓓ
24. 下肩甲横靱帯[†] Inferior transverse scapular ligament Lig. transversum scapulae inferius　肩甲棘基部から関節窩後縁へ張る弱い線維束． Ⓔ
25. 上肢帯の関節 Synovial joints of pectoral girdle；Synovial joints of shoulder girdle Articulationes cinguli pectoralis；Articulationes cinguli membri superioris
26. 肩鎖関節 Acromioclavicular joint Articulatio acromioclavicularis　肩峰と鎖骨の間の関節． Ⓓ
27. 肩鎖靱帯 Acromioclavicular ligament Lig. acromioclaviculare　関節包の上壁を補強する靱帯で，鎖骨と肩峰との連結を強めている． Ⓓ
28. 関節円板 Articular disc Discus articularis　線維軟骨性の関節間円板． Ⓓ
29. 烏口鎖骨靱帯 Coracoclavicular ligament Lig. coracoclaviculare　烏口突起と鎖骨間を結ぶ靱帯で，以下〈30, 31〉の2部からなる．上腕の重量を鎖骨に伝達する． Ⓓ
30. 菱形靱帯 Trapezoid ligament Lig. trapezoideum　烏口鎖骨靱帯の一部で，烏口突起から上外方へ鎖骨に至る．円錐靱帯と烏口肩峰靱帯の間にある． Ⓓ
31. 円錐靱帯 Conoid ligament Lig. conoideum　烏口鎖骨靱帯の一部で，烏口突起基部から出て菱形靱帯の内方にある．三角形の線維束で，その基部は鎖骨に，先端は烏口突起に付着する． Ⓓ
32. 胸鎖関節 Sternoclavicular joint Articulatio sternoclavicularis　胸骨と鎖骨の間の関節で，その関節腔は2つに分かれる． Ⓒ
33. 関節円板 Articular disc Discus articularis　その下部は第1肋骨，上部は鎖骨に付着する． Ⓒ
34. 前胸鎖靱帯 Anterior sternoclavicular ligament Lig. sternoclaviculare anterius　関節包前壁の補強靱帯． Ⓒ
35. 後胸鎖靱帯 Posterior sternoclavicular ligament Lig. sternoclaviculare posterius　関節の後方にあって，関節包を補強する．
36. 肋鎖靱帯 Costoclavicular ligament Lig. costoclaviculare　胸鎖関節の外側にあって，第1肋骨と鎖骨の間を連結する． Ⓒ
37. 鎖骨間靱帯 Interclavicular ligament Lig. interclaviculare　頸切痕を通って，両側の鎖骨を連結する． Ⓒ

胸郭／上肢　81

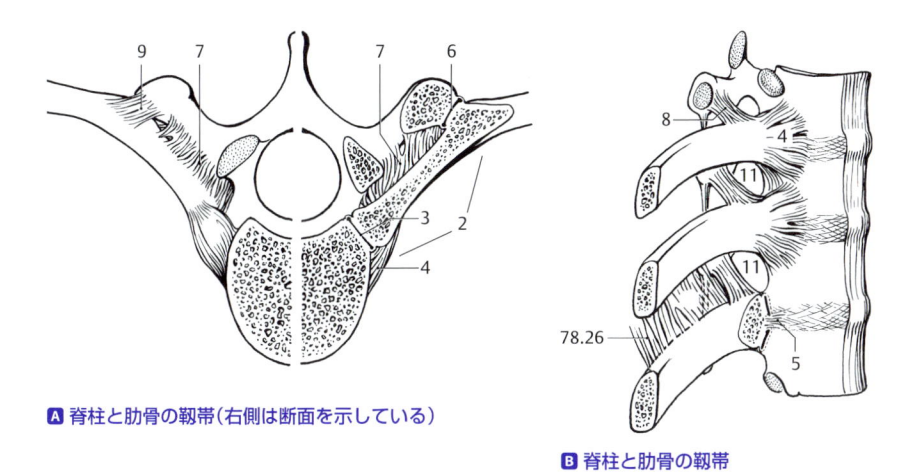

A 脊柱と肋骨の靱帯（右側は断面を示している）

B 脊柱と肋骨の靱帯

C 胸肋関節

D 上肢帯の外側靱帯

E 肩関節，後面

関節系

1 **自由上肢の連結** Joints of free upper limb Juncturae membri superioris liberi

2 **橈尺靱帯結合** Radio-ulnar syndesmosis Syndesmosis radioulnaris　橈骨と尺骨の間の靱帯性連結．

3 **前腕骨間膜** Interosseous membrane of forearm Membrana interossea antebrachii　橈骨と尺骨の骨間縁の間に張る膜．A

4 **斜索** Oblique cord Chorda obliqua　尺骨粗面から斜め遠位に走り，橈骨に至る靱帯．大部分の骨間膜線維と反対向きに走る．A

5 **自由上肢の関節** Synovial joints of free upper limb Articulationes membri superioris liberi

6 **肩関節** Glenohumeral joint；Shoulder joint Articulatio humeri；Articulatio glenohumeralis　肩甲骨と上腕骨の間の関節．

7 **関節唇** Glenoid labrum Labrum glenoidale　肩関節縁周囲にある線維軟骨の唇で，骨性の関節面を補う．E

8 **烏口上腕靱帯** Coracohumeral ligament Lig. coracohumerale　烏口突起基部から大・小結節の上縁へ張る関節包補強靱帯．E, 81頁D

9 **関節上腕靱帯** Glenohumeral ligaments Ligg. glenohumeralia　関節包前壁にある3つ（上，中，下）の補強靱帯．E, 81頁D

10 **横上腕靱帯** Transverse humeral ligament Lig. transversum humeri　結節間溝をまたぎ横走する線維束で，上腕二頭筋長頭腱の通る管となる．

11 **肘関節** Elbow joint Articulatio cubiti　上腕骨，橈骨，尺骨からなる関節．

12 **腕尺関節** Humero-ulnar joint Articulatio humeroulnaris　上腕骨と尺骨の間の関節．

13 **腕橈関節** Humeroradial joint Articulatio humeroradialis　上腕骨と橈骨の間の関節．

14 **上橈尺関節** Proximal radio-ulnar joint Articulatio radioulnaris proximalis　橈骨頭の関節環状面と尺骨の橈骨切痕からつくられる関節．

15 **内側側副靱帯** Ulnar collateral ligament Lig. collaterale ulnare　三角形の線維板で，その先端は上方を向く．腕の内側で尺骨と上腕骨の間に張る．A

16 **外側側副靱帯** Radial collateral ligament Lig. collaterale radiale　上腕骨外側上顆から放散して橈骨輪状靱帯および尺骨に至る．A

17 **橈骨輪状靱帯** Anular ligament of radius Lig. anulare radii　橈骨の関節環状面の一部を包む輪状の靱帯．尺骨の橈骨切痕前縁および後縁に付着する．A

18 **方形靱帯** Quadrate ligament Lig. quadratum　尺骨の橈骨切痕遠位から橈骨頸に張る薄い線維束．

19 **囊状陥凹** Sacciform recess Recessus sacciformis　薄い壁をもつ関節包の拡大部分で，橈骨輪状靱帯の深部にある．A

20 **下橈尺関節** Distal radio-ulnar joint Articulatio radioulnaris distalis　橈骨下端と尺骨下端の間の関節．B

21 **関節円板** Articular disc Discus articularis　尺骨と手根の間の三角形の円板．橈骨と尺骨の茎状突起を結びつける関節内靱帯の性格をもつ．B

22 **囊状陥凹** Sacciform recess Recessus sacciformis　緩んだ関節包の近位側にある折り返し．B

23 **手の関節** Joints of hand Articulationes manus

24 **橈骨手根関節** Wrist joint Articulatio radiocarpalis　近位側の手根骨列と関節円板を含めた橈骨との間にある手根の近位側関節．B

25 **背側橈骨手根靱帯** Dorsal radiocarpal ligament Lig. radiocarpale dorsale　橈骨から三角骨へ放射状に張る手根背側の靱帯．C

26 **掌側橈骨手根靱帯** Palmar radiocarpal ligament Lig. radiocarpale palmare　橈骨から月状骨および有頭骨へ放射状に張る掌側の靱帯．橈骨の屈側面にある．D

27 **背側尺骨手根靱帯** Dorsal ulnocarpal ligament Lig. ulnocarpale dorsale　その走行は掌側尺骨手根靱帯に対応する．

28 **掌側尺骨手根靱帯** Palmar ulnocarpal ligament Lig. ulnocarpale palmare　尺骨頭の掌側面から主として有頭骨へ張る靱帯．掌側橈骨手根靱帯の走行としばしば合流する．D, 85頁B

29 **内側手根側副靱帯** Ulnar collateral ligament of wrist joint Lig. collaterale carpi ulnare　尺骨茎状突起から三角骨および豆状骨へ張る靱帯．C D

30 **外側手根側副靱帯** Radial collateral ligament of wrist joint Lig. collaterale carpi radiale　橈骨茎状突起から舟状骨へ張る靱帯．C D

31 **手根関節；手根間関節** Carpal joints；Intercarpal joints Articulationes carpi；Articulationes intercarpales　手根骨相互間の関節．

32 **手根中央関節** Midcarpal joint Articulatio mediocarpalis　手根骨の近位列と遠位列の間にある手根の遠位側関節．B

33 **放線状手根靱帯** Radiate carpal ligament Lig. carpi radiatum　有頭骨から隣接骨に放射する靱帯．D

34 **背側手根間靱帯** Dorsal intercarpal ligaments Ligg. intercarpalia dorsalia　手根背側にある，手根骨近位列と遠位列の間の靱帯．三角骨から起こる．C

35 **掌側手根間靱帯** Palmar intercarpal ligaments Ligg. intercarpalia palmaria　手掌側で，放線状手根靱帯直下にある手根骨間靱帯群（有頭骨は除く）．D

36 **骨間手根間靱帯** Interosseous intercarpal ligaments Ligg. intercarpalia interossea　関節裂隙を貫通する靱帯で，手根骨列内部の骨間を連結する．B

上肢 83

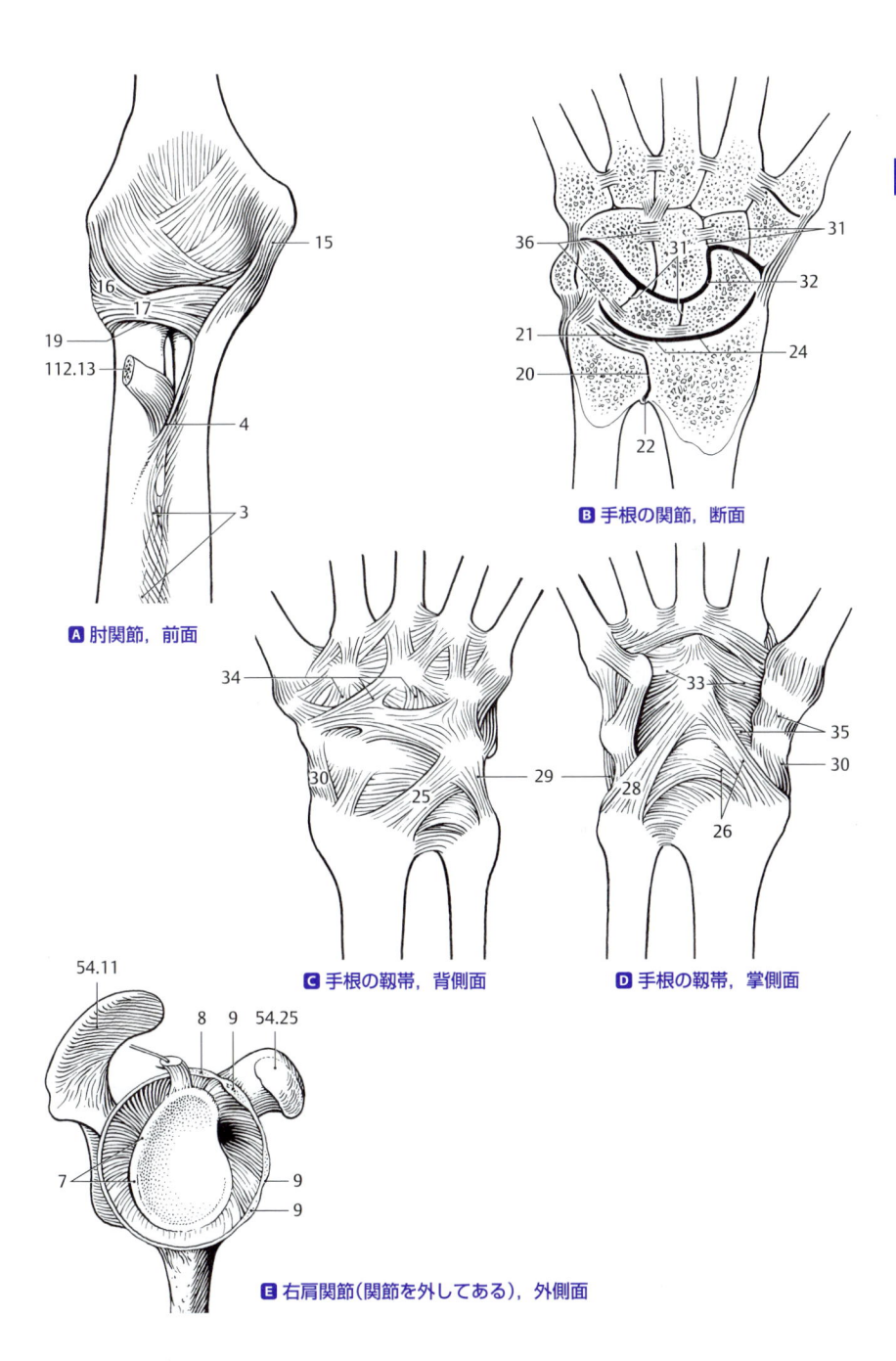

3 関節系

A 肘関節, 前面

B 手根の関節, 断面

C 手根の靱帯, 背側面

D 手根の靱帯, 掌側面

E 右肩関節(関節を外してある), 外側面

1 豆状骨関節　**Pisiform joint** Articulatio ossis pisiformis　豆状骨と三角骨の間の関節．Ⓐ

2 豆鈎靱帯　**Pisohamate ligament** Lig. pisohamatum　尺側手根屈筋腱の内側への続きで，有鈎骨鈎に付着する．Ⓑ

3 豆中手靱帯　**Pisometacarpal ligament** Lig. pisometacarpale　尺側手根屈筋腱の外側への続きで，第5中手骨底に付着する．Ⓑ

4 手根管　**Carpal tunnel** Canalis carpi　一側は舟状骨結節および大菱形骨結節，他側は豆状骨および有鈎骨鈎の間の手根溝に一致して，上を屈筋支帯が覆ってできる管．Ⓑ

5 尺骨管　**Ulnar canal** Canalis ulnaris 〔Guyon(ギヨン)管〕　豆状骨と有鈎骨鈎の間の管．その下壁は豆鈎靱帯および豆中手靱帯からなり，屈筋支帯を伴う．その上壁は掌側尺骨手根靱帯，前腕筋膜の一部，尺側手根屈筋由来の結合組織，および短掌筋からなる．尺骨動脈と尺骨神経が通る．Ⓑ

6 手根中手関節　**Carpometacarpal joints** Articulationes carpometacarpales　遠位手根骨と中手骨の間の関節．第2〜5関節は半関節である．Ⓐ

7 背側手根中手靱帯　**Dorsal carpometacarpal ligaments** Ligg. carpometacarpalia dorsalia　手背側で遠位側手根骨と中手骨の間に張る強靱な靱帯．Ⓒ

8 掌側手根中手靱帯　**Palmar carpometacarpal ligaments** Ligg. carpometacarpalia palmaria　遠位手根骨と中手骨の間の掌側面に張る強靱な靱帯．Ⓑ

9 母指の手根中手関節　**Carpometacarpal joint of thumb** Articulatio carpometacarpalis pollicis　第1中手骨と大菱形骨の間の鞍関節．ⒶⒷ

10 中手間関節　**Intermetacarpal joints** Articulationes intermetacarpales　中手骨底の間の関節．Ⓐ

11 背側中手靱帯　**Dorsal metacarpal ligaments** Ligg. metacarpalia dorsalia　背側面で，中手骨近位端の間に張る靱帯．ⒶⒸ

12 掌側中手靱帯　**Palmar metacarpal ligaments** Ligg. metacarpalia palmaria　掌側面で，中手骨底の間に張る強靱な靱帯．Ⓑ

13 骨間中手靱帯　**Interosseous metacarpal ligaments** Ligg. metacarpalia interossea　中手骨底にある短い緊張した靱帯．背側と掌側の中手靱帯の間にある関節包内靱帯．Ⓐ

14 中手骨間隙　**Interosseous metacarpal spaces** Spatia interossea metacarpi　中足骨の間の間隙．ⒶⒸ

15 中手指節関節　**Metacarpophalangeal joints** Articulationes metacarpophalangeae　中手骨頭と基節骨近位端の間の関節．Ⓑ

16 側副靱帯　**Collateral ligaments** Ligg. collateralia　中手指節関節の側副靱帯．指を伸ばすとき弛み，こぶしをつくるとき緊張する．Ⓑ

17 掌側靱帯　**Palmar ligaments** Ligg. palmaria　側副靱帯基部から出て，掌側面に至る線維で，腱鞘底をなす．線維鞘の輪状部とは別．Ⓑ

18 深横中手靱帯　**Deep transverse metacarpal ligament** Lig. metacarpale transversum profundum　中手骨頭の掌側面を関節裂隙の高さで横に走る靱帯．中手骨の遠位部分を相互に結びつけている．Ⓑ

19 手の指節間関節　**Interphalangeal joints of hand** Articulationes interphalangeae manus　各指の指骨間にある中部および末端の関節．Ⓑ

20 側副靱帯　**Collateral ligaments** Ligg. collateralia　手の指節間関節の側副靱帯．Ⓑ

21 掌側靱帯　**Palmar ligaments** Ligg. palmaria　指節間関節を覆っている線維束で，腱鞘の底をなす．Ⓑ

上肢 85

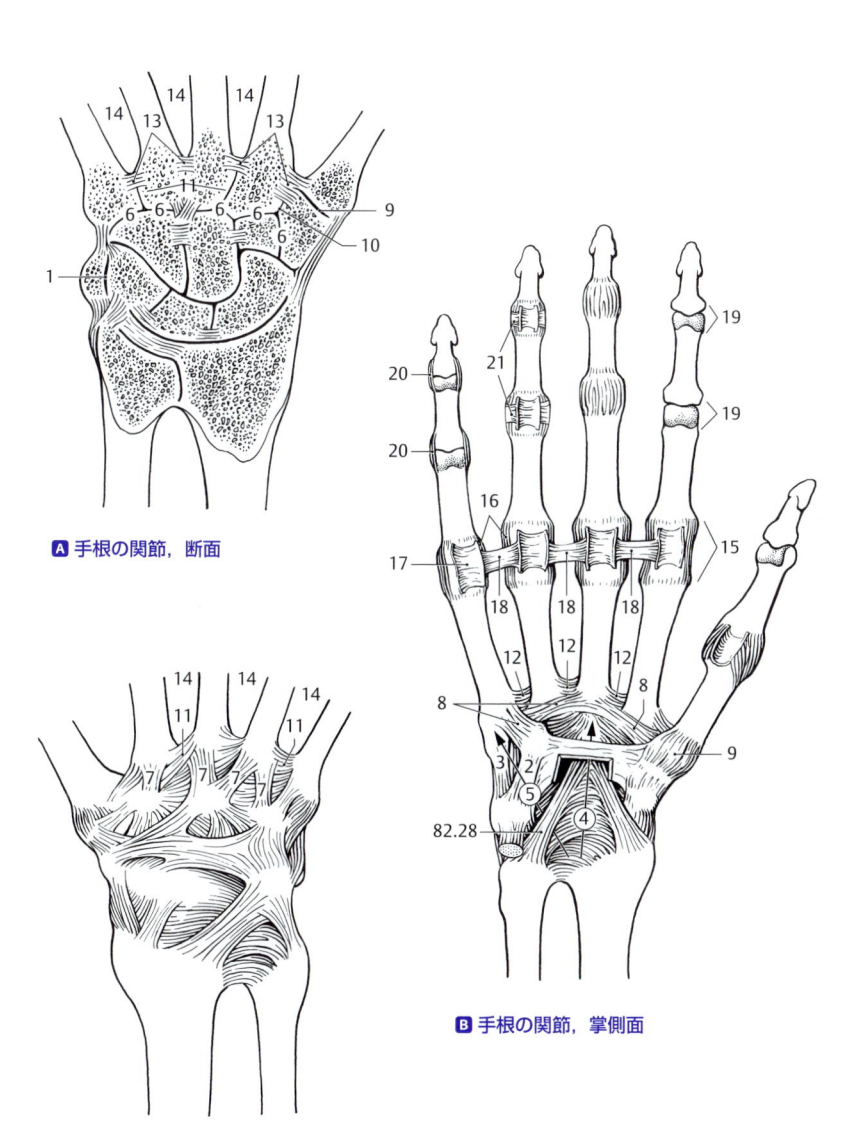

Ⓐ 手根の関節，断面

Ⓑ 手根の関節，掌側面

Ⓒ 右手の手根の関節，背側面

関節系

1. **下肢の連結** Joints of lower limb Juncturae membri inferioris

2. **下肢帯の連結** Joints of pelvic girdle Juncturae cinguli pelvici

3. **下肢帯の靱帯結合** Syndesmoses of pelvic girdle Syndesmoses cinguli pelvici

4. **閉鎖膜** Obturator membrane Membrana obturatoria 閉鎖孔にある膜で，これにより閉鎖孔は閉鎖管を除いて閉ざされる．内閉鎖筋と外閉鎖筋の起始部．Ⓐ Ⓑ Ⓒ Ⓓ

5. **閉鎖管** Obturator canal Canalis obturatorius 恥骨の閉鎖溝と閉鎖膜からなる管．閉鎖血管と閉鎖神経が通る，Ⓐ Ⓒ Ⓓ

6. **恥骨結合** Pubic symphysis Symphysis pubica 恥骨枝の間の軟骨性連結．Ⓐ，63頁Ⓓ

7. **恥骨間円板** Interpubic disc；Interpubic fibrocartilage Discus interpubicus；Fibrocartilago interpubica 成人では多くの場合，正中裂隙を有する線維軟骨板．その外側面には寛骨と連結するための硝子軟骨がある．Ⓐ

8. **上恥骨靱帯** Superior pubic ligament Lig. pubicum superius 恥骨の上縁を連結する靱帯．Ⓐ

9. **下恥骨靱帯** Inferior pubic ligament Lig. pubicum inferius 恥骨弓を裏打ちする靱帯．Ⓐ

10. **仙腸関節** Sacro-iliac joint Articulatio sacroiliaca 仙骨と腸骨の間の半関節．骨癒合する場合がある．Ⓐ

11. **前仙腸靱帯** Anterior sacro-iliac ligament Lig. sacroiliacum anterius 第1および第2仙椎前面から腸骨へ張る靱帯．Ⓐ Ⓓ

12. **骨間仙腸靱帯** Interosseous sacro-iliac ligament Lig. sacroiliacum interosseum 仙骨粗面から腸骨粗面に張る靱帯で，仙腸関節の背側を通る．Ⓑ

13. **後仙腸靱帯** Posterior sacro-iliac ligament Lig. sacroiliacum posterius 仙骨と腸骨をつなぐ骨間仙腸靱帯の背側にある靱帯．Ⓑ

14. **仙結節靱帯** Sacrotuberous ligament Lig. sacrotuberale 仙骨および腸骨から坐骨結節へ張る強い靱帯．Ⓑ Ⓓ

15. **鎌状突起** Falciform process Processus falciformis 仙結節靱帯の狭い続きで，坐骨内側面へつく．Ⓑ Ⓓ

16. **仙棘靱帯** Sacrospinous ligament Lig. sacrospinale 仙骨および尾骨から坐骨棘へ張る靱帯で，大坐骨孔と小坐骨孔を分ける．Ⓑ Ⓓ, 121頁Ⓕ

17. **大坐骨孔** Greater sciatic foramen Foramen ischiadicum majus 大坐骨切痕，仙棘靱帯，仙結節靱帯に囲まれる孔．梨状筋が骨盤からこの孔を通過し，以下〈18, 19〉の2つの間隙状の開口をつくる．Ⓐ Ⓑ Ⓓ

18. **梨状筋上孔**〔**Foramen suprapiriforme**〕〔Foramen suprapiriforme〕 上殿動静脈，および上殿神経の通路となる開口．

19. **梨状筋下孔**〔**Foramen infrapiriforme**〕〔Foramen infrapiriforme〕 下殿動脈，下殿神経，内陰部動静脈，陰部神経，坐骨神経および後大腿皮神経が通る開口．

20. **小坐骨孔** Lesser sciatic foramen Foramen ischiadicum minus 小坐骨切痕，仙棘靱帯および仙結節靱帯に囲まれる孔．内閉鎖筋が骨盤からこの孔を通り，同様に内陰部動静脈，陰部神経が通り，内方に向かい坐骨直腸窩に至る．Ⓑ Ⓓ

21. **自由下肢の連結** Joints of free lower limb Juncturae membri inferioris liberi

22. **自由下肢の関節** Synovial joints of free lower limb Articulationes membri inferioris liberi

23. **股関節** Hip joint Articulatio coxae；Articulatio coxofemoralis 寛骨臼と大腿骨頭からなる．Ⓐ Ⓑ Ⓒ

24. **輪帯** Zona orbicularis Zona orbicularis 関節包内で大腿骨頸を取り囲む輪状の靱帯．外靱帯によって補強され，大腿骨頭を寛骨臼内に固定するのを助ける．Ⓑ

25. **腸骨大腿靱帯** Iliofemoral ligament Lig. iliofemorale 下前腸骨棘から転子間線に張る前方の強力な靱帯．主に2方向に走る．

26. **横部** Transverse part Pars transversa 腸骨大腿靱帯の外側横行部で，外旋および外転を制限する．Ⓐ Ⓑ

27. **下行部** Descending part Pars descendens 腸骨大腿靱帯の内側下行部で，内旋を制限する．Ⓐ

28. **坐骨大腿靱帯** Ischiofemoral ligament Lig. ischiofemorale 坐骨から大腿骨頸の上をラセン状に伸びる靱帯で，転子窩に至り，輪帯に放散する．内旋を制限する．Ⓑ

29. **恥骨大腿靱帯** Pubofemoral ligament Lig. pubofemorale 恥骨の内側面から関節包内を通る靱帯で，輪帯および小転子近位の大腿骨部分に至る．外転を制限する．Ⓐ

30. **関節唇** Acetabular labrum Labrum acetabuli 寛骨臼の唇．骨性の寛骨臼を補強する線維軟骨輪．Ⓒ

31. **寛骨臼横靱帯** Transverse acetabular ligament Lig. transversum acetabuli 寛骨臼切痕を横断し，寛骨臼を補強する靱帯．Ⓒ

32. **大腿骨頭靱帯** Ligament of head of femur Lig. capitis femoris 寛骨臼切痕から大腿骨頭窩に至る関節包内の靱帯．血管が通り，関節への直接的な働きはない．Ⓒ

骨盤／下肢 87

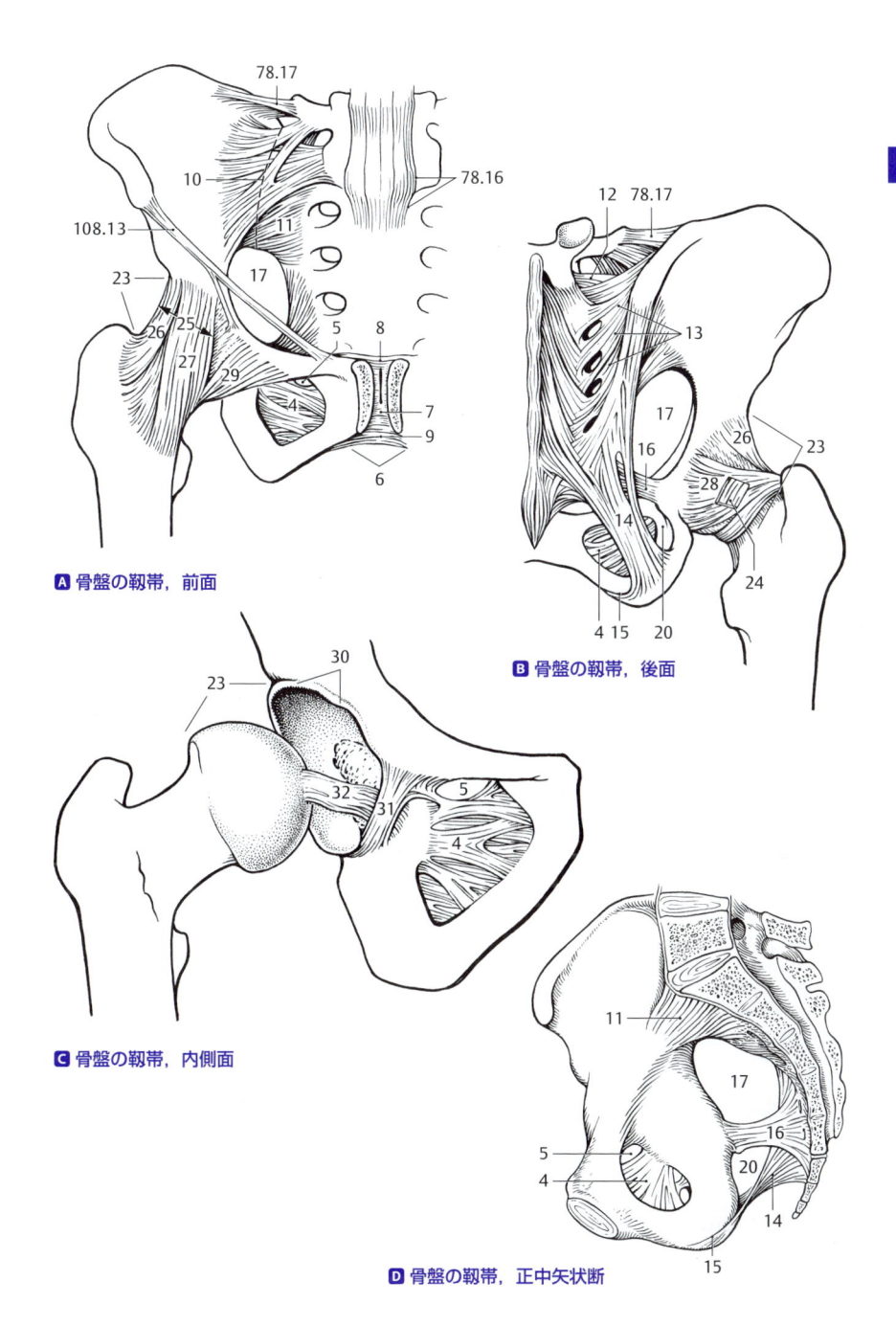

A 骨盤の靱帯，前面

B 骨盤の靱帯，後面

C 骨盤の靱帯，内側面

D 骨盤の靱帯，正中矢状断

1 **膝関節** Knee joint Articulatio genus [A][B][C][D][E]

2 **外側半月** Lateral meniscus Meniscus lateralis 大腿骨外側顆下方にある結合組織性および線維軟骨性のほぼ円形の輪で，付着部は近接している．外側側副靱帯と癒着しないので比較的可動性がある．[B][D][E]

3 **前半月大腿靱帯** Anterior meniscofemoral ligament Lig. meniscofemorale anterius 時にみられる靱帯で，外側半月の後部と前十字靱帯を結ぶ．後十字靱帯の前を通る．[D][E]

4 **後半月大腿靱帯** Posterior meniscofemoral ligament Lig. meniscofemorale posterius 外側半月後方から後十字靱帯の後方を通って，大腿骨内側顆の内面へ張る．[D][E]

5 **内側半月** Medial meniscus Meniscus medialis 大腿骨内側顆下方にある結合組織および線維軟骨からなるＣ字形の輪．内側側副靱帯と癒着している．非常に損傷を受けやすい．[B][D][E]

6 **膝横靱帯** Transverse ligament of knee Lig. transversum genus 内・外側半月間を前方で横に結ぶ線維束．[B][D]

7 **前十字靱帯** Anterior cruciate ligament Lig. cruciatum anterius 前顆間区から上後方に斜走し，大腿骨外側顆の内面に付着する線維束．[B][D][E]

8 **後十字靱帯** Posterior cruciate ligament Lig. cruciatum posterius 後顆間区から前上方に斜走し，大腿骨内側顆の内面に付着する線維束．[B][D][E]

9 **膝蓋下滑膜ヒダ** Infrapatellar synovial fold Plica synovialis infrapatellaris 脂肪組織をしばしば含む結合組織のヒダで，膝蓋下脂肪体から十字靱帯に張る．胎生期の中隔の遺残．[B]

10 **翼状ヒダ** Alar folds Plicae alares 膝蓋下脂肪体に続く１対の脂肪性膨隆で，膝関節の関節裂隙前部を満たしている．[B]

11 **外側側副靱帯** Fibular collateral ligament Lig. collaterale fibulare 大腿骨外側上顆から腓骨頭へ張る腓骨の側副靱帯．関節包および半月とは付着しない．[A][B][C][D][E]

12 **内側側副靱帯** Tibial collateral ligament Lig. collaterale tibiale 大腿骨内側上顆から脛骨に張る脛側の側副靱帯．関節包および内側半月と付着する．[A][B][C][D][E]

13 **斜膝窩靱帯** Oblique popliteal ligament Lig. popliteum obliquum 関節包後壁で，半膜様筋の停止部から上外側へ張る線維束．[C]

14 **弓状膝窩靱帯** Arcuate popliteal ligament Lig. popliteum arcuatum 腓骨頭から膝窩筋の起始部の上を通り関節包後壁内に至る弓状の線維束で，関節包を補強する．[C]

15 **膝蓋靱帯** Patellar ligament Lig. patellae 大腿四頭筋腱の帯状の続きで，膝蓋骨尖から脛骨粗面へ張る靱帯．幅 2〜3 cm，厚さは約 0.5 cm である．[A]

16 **内側膝蓋支帯** Medial patellar retinaculum Retinaculum patellae mediale 膝蓋骨の内側にある内側広筋の一部から生じる腱膜．脛骨粗面の内側に停止しており，筋収縮によって膝蓋骨を適切にたどることができ，補助的な伸筋機構として働く．[A]

17 **外側膝蓋支帯** Lateral patellar retinaculum Retinaculum patellae laterale 外側広筋の一部，大腿直筋，ならびに腸脛靱帯の線維からなる腱膜．膝蓋骨の外側にあり，脛骨粗面の外側に停止する．機能については〈16〉を参照．[A]

18 **膝蓋下脂肪体** Infrapatellar fat pad Corpus adiposum infrapatellare 膝関節腔の前方にある楔状の脂肪組織の塊．この一部が翼状ヒダおよび膝蓋下滑膜ヒダをつくる．[A]

19 **脛腓関節** Tibiofibular joint；Superior tibiofibular joint Articulatio tibiofibularis 腓骨頭と脛骨外側顆の間の関節．[E]

20 **前腓骨頭靱帯** Anterior ligament of fibular head Lig. capitis fibulae anterius 腓骨頭から脛骨に張る線維群．両骨を保持し，関節包を補強する．[A]

21 **後腓骨頭靱帯** Posterior ligament of fibular head Lig. capitis fibulae posterius 腓骨頭から後方に走り脛骨へ張る弱い線維群．働きについては〈20〉を参照．[C][D][E]

22 **脛腓靱帯結合** Tibiofibular syndesmosis；Inferior tibiofibular joint Syndesmosis tibiofibularis 脛骨と腓骨の遠位側連結．

23 **下腿骨間膜** Interosseous membrane of leg Membrana interossea cruris 脛骨および腓骨の骨間縁に付着する膜．脛骨と腓骨の筋の起始部．内・外果の二叉を保持する．[A][C][F][G]

24 **前脛腓靱帯** Anterior tibiofibular ligament Lig. tibiofibulare anterius 腓骨の下端の前面と外果を連結する靱帯で，内・外果の二叉を保持する．[F]

25 **後脛腓靱帯** Posterior tibiofibular ligament Lig. tibiofibulare posterius 脛腓靱帯結合の後面を走る靱帯で，腓骨の下端を外果と連結し，内・外果の二叉を保持する．[G]

下肢 89

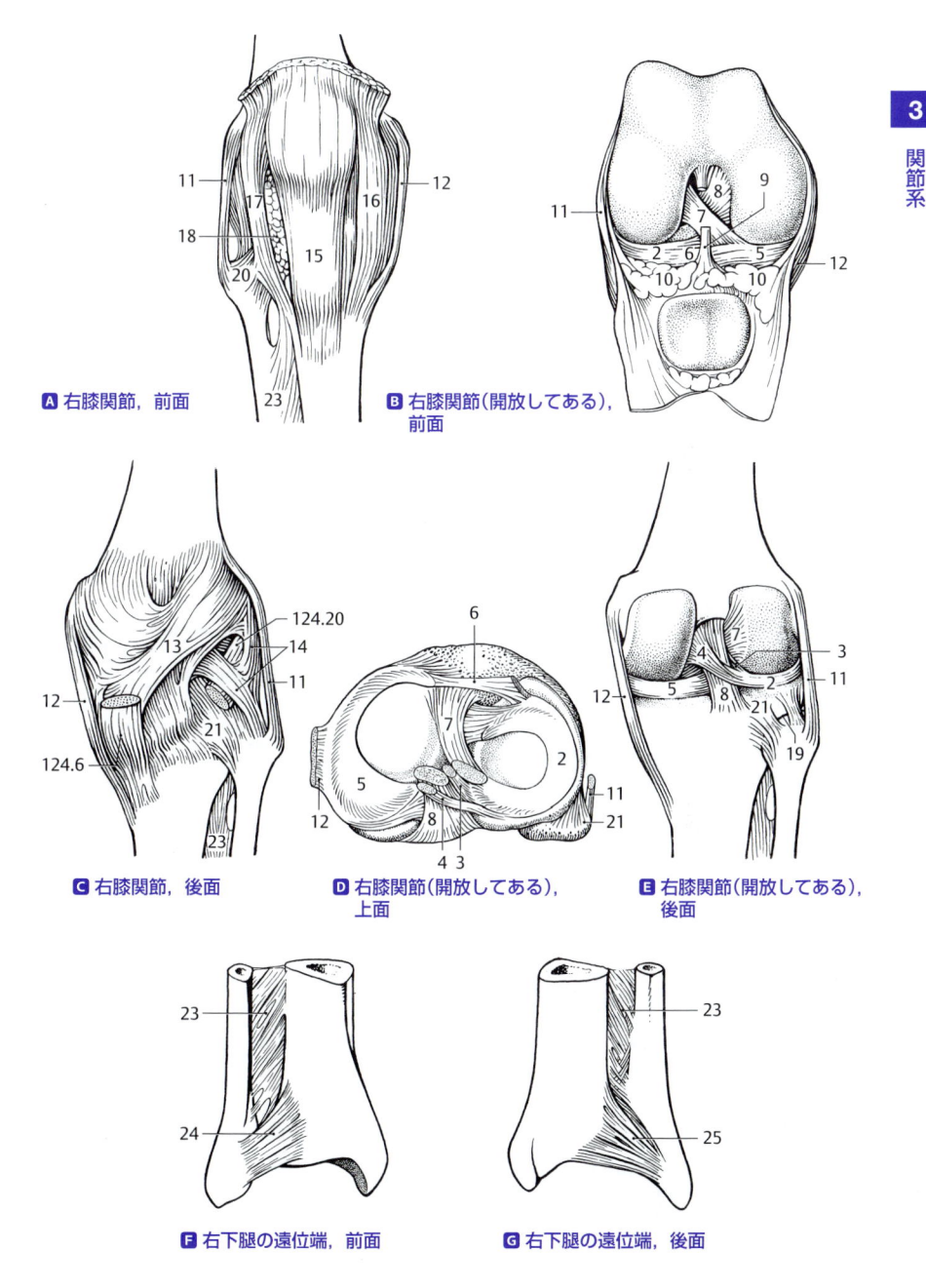

3 関節系

A 右膝関節，前面

B 右膝関節（開放してある），前面

C 右膝関節，後面

D 右膝関節（開放してある），上面

E 右膝関節（開放してある），後面

F 右下腿の遠位端，前面

G 右下腿の遠位端，後面

関節系

1 **足の関節** Joints of foot Articulationes pedis

2 **距腿関節** Ankle joint Articulatio talocruralis 距骨，脛骨，腓骨の間にある上部足関節．**D**

3 **内側靱帯；三角靱帯** Medial ligament；Deltoid ligament Lig. collaterale mediale；Lig. deltoideum 内果にある靱帯．形状はやや三角形で，厚さ約0.5 cm，以下〈4～7〉の4部からなる．

4 **脛舟部** Tibionavicular part Pars tibionavicularis 内果から舟状骨の背面および内側面へ張る線維群．**D**

5 **脛踵部** Tibiocalcaneal part Pars tibiocalcanea 内果から踵骨載距突起へ張る線維束．**B D**

6 **前脛距部** Anterior tibiotalar part Pars tibiotalaris anterior 内果から距骨頸の内側面に張る線維束．**D**

7 **後脛距部** Posterior tibiotalar part Pars tibiotalaris posterior 外側で，内果からほぼ距骨後突起まで張る線維．**B D**

8 **外側側副靱帯** Lateral ligament Lig. collaterale laterale 以下〈9～11〉の3部からなる．

9 **前距腓靱帯** Anterior talofibular ligament Lig. talofibulare anterius 外果から距骨頸の外側面へ張る靱帯．**A**

10 **後距腓靱帯** Posterior talofibular ligament Lig. talofibulare posterius 外果窩から出て，距骨後突起の外側結節に付着する．**A B**

11 **踵腓靱帯** Calcaneofibular ligament Lig. calcaneofibulare 外果の先端から後方へ斜走して踵骨へ張る．**A B**

12 **距骨下関節** Subtalar joint；Talocalcaneal joint Articulatio subtalaris；Articulatio talocalcanea 距骨と踵骨の間の関節．下部足関節の後部をなす．**A B C D**

13 **外側距踵靱帯** Lateral talocalcaneal ligament Lig. talocalcaneum laterale 距骨滑車から，部分的に踵腓靱帯に覆われて，踵骨外側面へ張る．**A**

14 **内側距踵靱帯** Medial talocalcaneal ligament Lig. talocalcaneum mediale 足部内側で，距骨後突起の内側結節から踵骨載距突起へ張る．**B D**

15 **後距踵靱帯** Posterior talocalcaneal ligament Lig. talocalcaneum posterius 距骨後突起から踵骨に張る靱帯．長母趾屈筋腱溝に架かる．

16 **横足根関節** Transverse tarsal joint Articulatio tarsi transversa 距骨および踵骨の前方，立方骨および舟状骨の近位側にある関節線．以下〈17，19〉の2つの関節を含む．**C**，73頁**C**

17 **距踵舟関節** Talocalcaneonavicular joint Articulatio talocalcaneonavicularis 下部足関節の前部．距骨が踵骨および舟状骨との間につくる関節．**A C**

18 **底側踵舟靱帯** Plantar calcaneonavicular ligament；Spring ligament Lig. calcaneonaviculare plantare 載距突起から舟状骨の足底・内側面に張る靱帯で，距骨頭の関節面を補強する．92頁4

19 **踵立方関節** Calcaneocuboid joint Articulatio calcaneocuboidea 踵骨と立方骨の間にある関節．**A C**

20 **楔舟関節** Cuneonavicular joint Articulatio cuneonavicularis 舟状骨と3個の楔状骨の間の関節．**C D**

21 **楔間関節** Intercuneiform joints Articulationes intercuneiformes 3個の楔状骨の間の関節．

22 **足根靱帯** Tarsal ligaments Ligg. tarsi 足根の靱帯で，その大部分は関節包を補強する．

23 **骨間足根靱帯** Tarsal interosseous ligaments Ligg. tarsi interossea 足根骨間に張る以下〈24～26〉の3靱帯．

24 **骨間距踵靱帯** Talocalcaneal interosseous ligament Lig. talocalcaneum interosseum 足根洞内の強力な靱帯で，足関節の上部と下部を分ける．**A C**

25 **骨間楔立方靱帯** Cuneocuboid interosseous ligament Lig. cuneocuboideum interosseum 外側楔状骨と立方骨の間を緊密に連結する．**A C**

26 **骨間楔間靱帯** Intercuneiform interosseous ligaments Ligg. intercuneiformia interossea 3個の楔状骨相互間を緊密に連結する．**C**

27 **背側足根靱帯** Dorsal tarsal ligaments Ligg. tarsi dorsalia 足根骨相互間の以下〈28～34〉の7つの背側の靱帯．

28 **距舟靱帯** Talonavicular ligament Lig. talonaviculare 距骨頭と舟状骨の間の背側に張る．**A D**

29 **背側楔間靱帯** Dorsal intercuneiform ligaments Ligg. intercuneiformia dorsalia 楔状骨相互間の背側靱帯．

30 **背側楔立方靱帯** Dorsal cuneocuboid ligament Lig. cuneocuboideum dorsale 外側楔状骨と立方骨の間に張る背側靱帯．**A**

31 **背側立方舟靱帯** Dorsal cuboideonavicular ligament Lig. cuboideonaviculare dorsale 立方骨を舟状骨と結びつける．**A**

32 **二分靱帯** Bifurcate ligament Lig. bifurcatum 足背で，足根洞の前方にあるY字型の靱帯で，踵骨から前方に張る．以下〈33，34〉の2部からなる．

33 **踵舟靱帯** Calcaneonavicular ligament Lig. calcaneonaviculare 踵骨から舟状骨へ張る二分靱帯の内側部分．**A**

34 **踵立方靱帯** Calcaneocuboid ligament Lig. calcaneocuboideum 踵骨から立方骨のほぼ中央まで張る二分靱帯の部分．**A**

35 **背側楔舟靱帯** Dorsal cuneonavicular ligaments Ligg. cuneonavicularia dorsalia 足背にあって，舟状骨を3個の楔状骨と結びつける幅の広い靱帯群．**A**

36 **背側踵立方靱帯** Dorsal calcaneocuboid ligament Lig. calcaneocuboideum dorsale 二分靱帯の外側で関節包を補強する．**A**

下肢 91

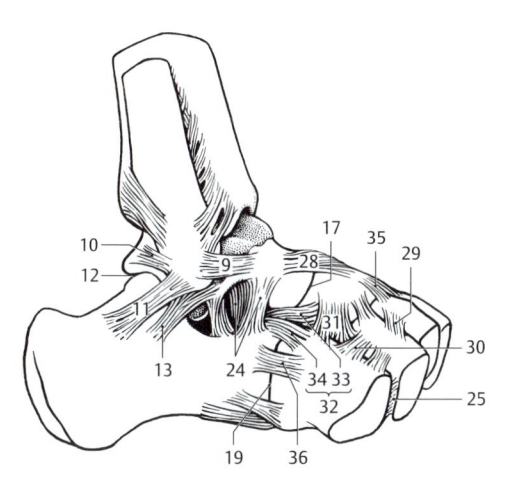

A 右足根の靱帯，外側面

B 右距腿関節の靱帯，後面

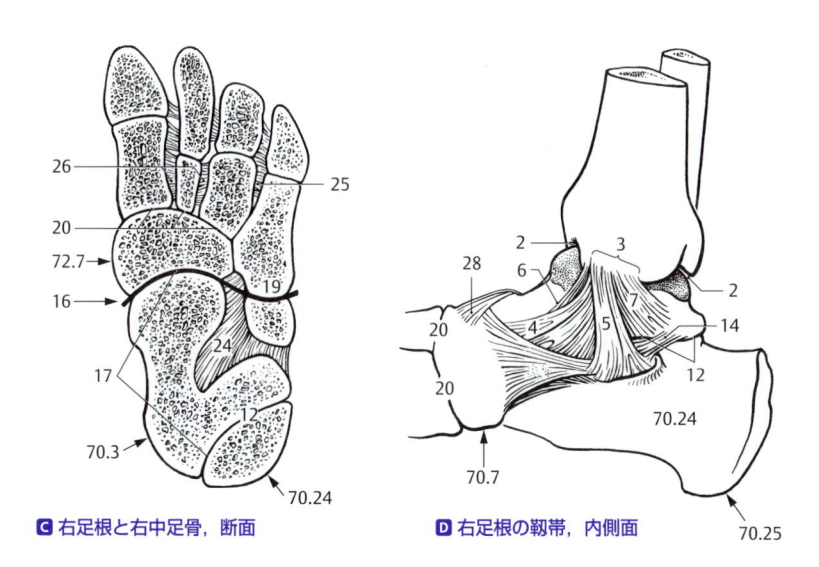

C 右足根と右中足骨，断面

D 右足根の靱帯，内側面

1 底側足根靭帯 **Plantar tarsal ligaments** Ligg. tarsi plantaria　足底側面にある靭帯．足弓を補強し支持するのに不可欠である．

2 長足底靭帯 **Long plantar ligament** Lig. plantare longum　強い靭帯．踵骨隆起のすぐ前部の踵骨から立方骨および第2～5中足骨底に至る．縦方向に足弓を張る．ⓐ

3 底側踵立方靭帯 **Plantar calcaneocuboid ligament ; Short plantar ligament** Lig. calcaneocuboideum plantare　長足底靭帯の一部で，内側の短い部分．ⓐ

4 底側踵舟靭帯 **Plantar calcaneonavicular ligament ; Spring ligament** Lig. calcaneonaviculare plantare　ⓐ，90頁18

5 底側楔舟靭帯 **Plantar cuneonavicular ligaments** Ligg. cuneonavicularia plantaria　舟状骨を楔状骨と結びつける靭帯群．ⓐ

6 底側立方舟靭帯 **Plantar cuboideonavicular ligament** Lig. cuboideonaviculare plantare　立方骨から舟状骨へ底側を足軸にほぼ直角に走る靭帯．横方向に足弓を張る．ⓐ

7 底側楔間靭帯 **Plantar intercuneiform ligaments** Ligg. intercuneiformia plantaria　足底面にあって，楔状骨相互間にある靭帯．横方向に足弓を張る．ⓐ

8 底側楔立方靭帯 **Plantar cuneocuboid ligament** Lig. cuneocuboideum plantare　足底面にあって，外側楔状骨と立方骨の間に張る靭帯．ⓐ

9 足根中足関節 **Tarsometatarsal joints** Articulationes tarsometatarsales　〔Lisfranc(リスフラン)関節〕　足根骨と中足骨の間の関節．ⓐⓑⓒ，73頁ⓒ

10 背側足根中足靭帯 **Dorsal tarsometatarsal ligaments** Ligg. tarsometatarsalia dorsalia　足背にあって，足根骨と中足骨の間に張る靭帯．ⓑ

11 底側足根中足靭帯 **Plantar tarsometatarsal ligaments** Ligg. tarsometatarsalia plantaria　足底面にあって，足根骨と中足骨の間に張る靭帯．ⓐ

12 骨間楔中足靭帯 **Cuneometatarsal interosseous ligaments** Ligg. cuneometatarsalia interossea　楔状骨と中足骨の間の関節裂隙内にある靭帯．ⓒ

13 中足間関節 **Intermetatarsal joints** Articulationes intermetatarsales　中足骨底相互間の関節．ⓑⓒ

14 骨間中足靭帯 **Metatarsal interosseous ligaments** Ligg. metatarsalia interossea　中足骨底相互間に張る靭帯．中足骨間の関節裂隙の遠位側の境界をなす．ⓒ

15 背側中足靭帯 **Dorsal metatarsal ligaments** Ligg. metatarsalia dorsalia　足背で，中足骨底相互間に張る靭帯．ⓑ

16 底側中足靭帯 **Plantar metatarsal ligaments** Ligg. metatarsalia plantaria　足底面で，中足骨底相互間に張る靭帯．ⓐ

17 中足骨間隙 **Intermetatarsal spaces** Spatia interossea metatarsi　中足骨体相互間の間隙．背側骨間筋，底側骨間筋をいれる．ⓐ

18 中足趾(指)節関節 **Metatarsophalangeal joints** Articulationes metatarsophalangeae　足趾の基関節．ⓐ

19 側副靭帯 **Collateral ligaments** Ligg. collateralia ⓐ

20 底側靭帯 **Plantar ligaments** Ligg. plantaria　中足趾節関節の関節包を補強する結合組織．これは中足骨頭とよりも基節骨と強く癒着し，屈筋腱をいれる床となる．ⓐ

21 深横中足靭帯 **Deep transverse metatarsal ligament** Lig. metatarsale transversum profundum　横走する靭帯で，中足骨頭相互を結び合わす．ⓐ

22 趾(指)節間関節 **Interphalangeal joints of foot** Articulationes interphalangeae pedis　足の趾節骨の間の近位および遠位の関節．ⓐ

23 側副靭帯 **Collateral ligaments** Ligg. collateralia ⓐ

24 底側靭帯 **Plantar ligaments** Ligg. plantaria　趾節間関節の関節包の底側面を補強する結合組織．

下肢 93

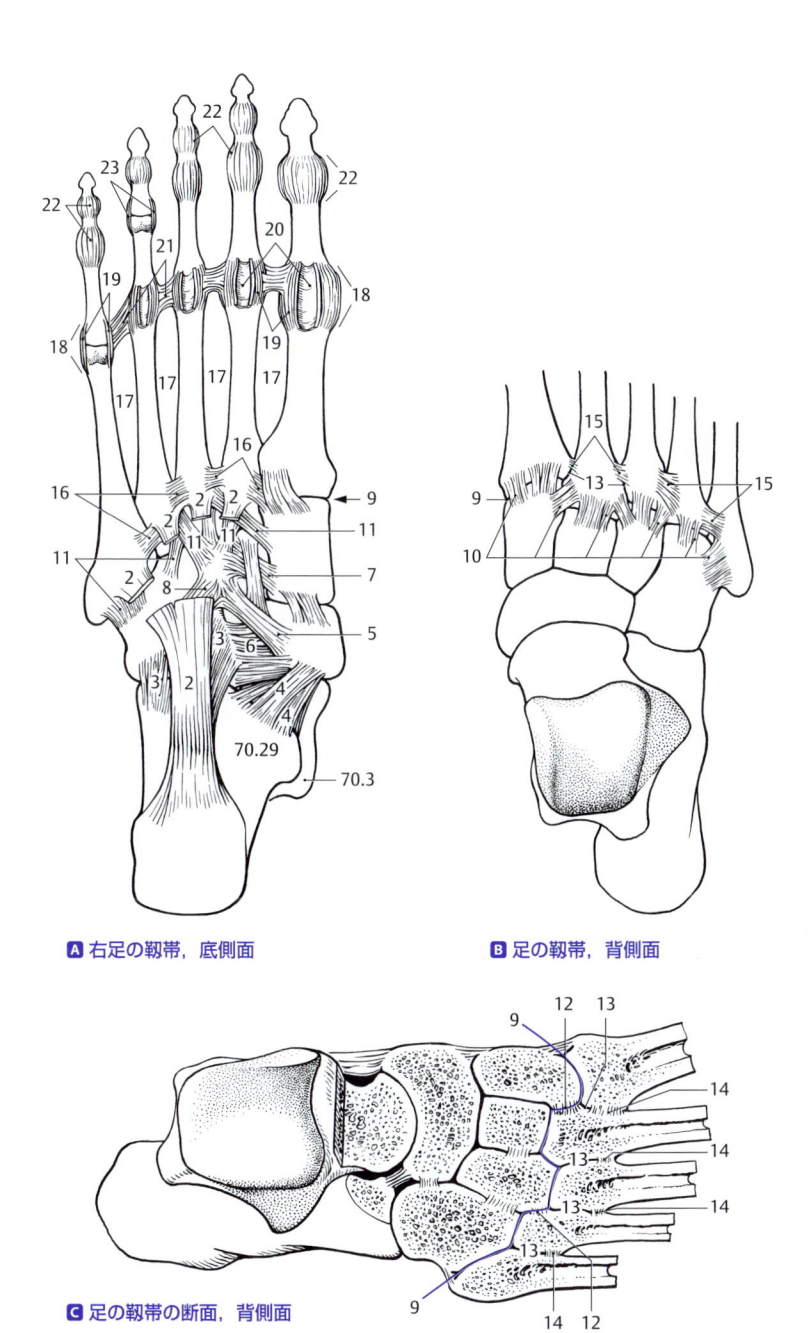

A 右足の靱帯, 底側面

B 足の靱帯, 背側面

C 足の靱帯の断面, 背側面

1 **筋系** Muscles；Muscular system Musculi；Systema musculare

2 **頭部の筋** Muscles of head Mm. capitis

3 **外眼筋；眼筋** Extra-ocular muscles Mm. externi bulbi oculi　444 頁 9

4 **耳小骨筋** Muscles of auditory ossicles Mm. ossiculorum auditus　458 頁 1

5 **舌筋** Muscles of tongue Mm. linguae　140 頁 26

6 **軟口蓋と口峡の筋** Muscles of soft palate and fauces Mm. palati mollis et faucium　142 頁 16

7 **顔面筋** Facial muscles Mm. faciei

8 **頭蓋表筋** Epicranius M. epicranius　帽状腱膜に付着する筋群の総称.《神》顔面神経.

9 **後頭前頭筋** Occipitofrontalis M. occipitofrontalis　帽状腱膜の前頭部および後頭部に放射状に付着する筋群．頭皮を動かすことができる．

10 **前頭筋** Frontal belly Venter frontalis　帽状腱膜から眉部に張る後頭前頭筋の部分．頭皮の移動および眉の挙上を行う．額に皺を寄せる． Ⓐ

11 **後頭筋** Occipital belly Venter occipitalis　最上項線から帽状腱膜に付着する後頭前頭筋の部分．前頭筋の拮抗筋． Ⓐ

12 **側頭頭頂筋** Temporoparietalis M. temporoparietalis　耳介軟骨から帽状腱膜に張る． Ⓐ

13 **帽状腱膜** Epicranial aponeurosis Galea aponeurotica；Aponeurosis epicranialis　骨膜に対し可動性のある頭巾様の腱膜で，頭蓋表筋の前頭筋と後頭筋が付着する．その下面は最上項線から眼窩上縁に伸び，その外側縁は頬骨弓にほぼ達する． Ⓐ

14 **鼻根筋** Procerus M. procerus　鼻根から鼻の皮膚に張る筋．前頭部の皮膚を下げる．《神》顔面神経. Ⓐ

15 **鼻筋** Nasalis M. nasalis　犬歯窩付近から起始する以下〈16, 17〉の 2 部からなる筋．《神》顔面神経.

16 **横部** Transverse part Pars transversa　放射状に伸びて鼻背で腱膜となる鼻筋の部分で，外鼻孔を収縮させる働きがある． Ⓑ

17 **鼻翼部；翼部** Alar part Pars alaris　鼻翼に伸び，外鼻孔を拡張させる働きをもつ鼻筋の部分． Ⓑ

18 **鼻中隔下制筋** Depressor septi nasi M. depressor septi nasi　歯槽壁から中央切歯上方を通り軟骨性鼻中隔に張る筋で，鼻尖を下方に引く．《神》顔面神経. Ⓑ

19 **眼輪筋** Orbicularis oculi M. orbicularis oculi　眼瞼部と眼窩部からなる輪状の眼臉鎖筋．瞼を閉じさせ，涙が涙嚢および鼻へ流れるのを助ける．《神》顔面神経.

20 **眼瞼部** Palpebral part Pars palpebralis　眼瞼内にあって，内側眼瞼靱帯および付近の骨部から外側眼瞼靱帯に張る線維群で，以下〈21, 22〉の 2 つの部分を含む． Ⓐ

21 **瞼縁束；毛様束** Ciliary bundle Fasciculus ciliaris　眼瞼縁にある筋線維で，Meibom（マイボーム）腺の排出管および睫毛の毛包を囲む．

22 **深部；涙嚢部** Deep part；〔Lacrimal part〕 Pars profunda；〔Pars lacrimalis〕　涙嚢の後方の後涙嚢稜から起こる線維束で，涙小管を囲み，涙乳頭に伸びる．その引張作用によって涙嚢が拡張する． Ⓑ

23 **眼窩部** Orbital part Pars orbitalis　内側眼瞼靱帯，上顎骨前頭突起，および前頭骨鼻部から起始する筋部分で，眼を囲む． Ⓐ

24 **皺眉筋** Corrugator supercilii M. corrugator supercilii　前頭骨鼻部から外側に向かい眉部の皮膚に張る筋．前頭部に垂直方向の皺をつくる．《神》顔面神経. Ⓑ, 97 頁 Ⓐ

25 **眉毛下制筋** Depressor supercilii M. depressor supercilii　鼻背から上方に向かい前頭部の皮膚に張る筋．鼻根に水平方向の皺をつくる．《神》顔面神経. Ⓑ

26 **前耳介筋** Auricularis anterior M. auricularis anterior　耳介の前方にある筋で，側頭筋膜から耳輪棘に張る．《神》顔面神経.

27 **上耳介筋** Auricularis superior M. auricularis superior　帽状腱膜から耳介根部に張る筋．《神》顔面神経. Ⓑ

28 **後耳介筋** Auricularis posterior M. auricularis posterior　乳様突起から起始し，耳介根部に停止する筋．《神》顔面神経. Ⓑ

29 **口輪筋** Orbicularis oris M. orbicularis oris　口裂を両側から囲む筋線維束．口唇の主要筋で以下〈30, 31〉の 2 部からなる．《神》顔面神経.

30 **縁部** Marginal part Pars marginalis　鈎状に曲がった，紅唇直下にある部分． ⒷⒸ

31 **唇部** Labial part Pars labialis　口輪筋の主な部分． ⒶⒷⒸ

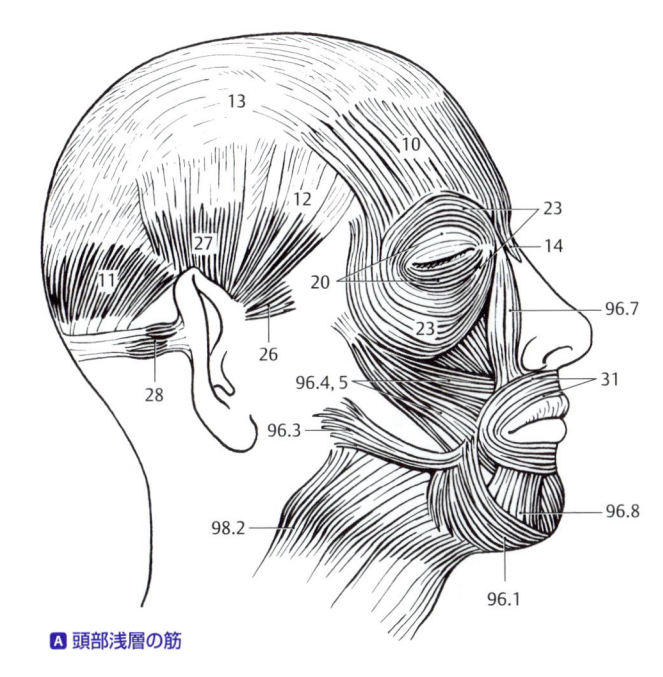

頭部 95

4 筋系

A 頭部浅層の筋

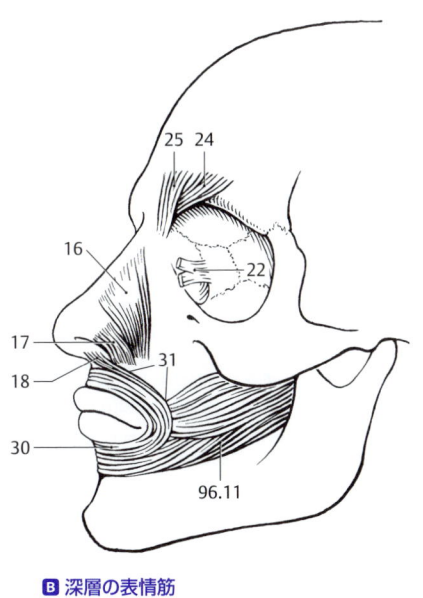

B 深層の表情筋

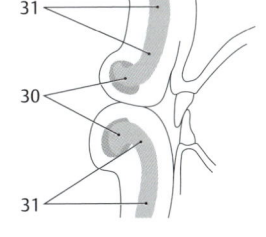

C 口唇の矢状断

1 **口角下制筋 Depressor anguli oris** M. depressor anguli oris　下顎の前縁および外側縁から口角に張る筋．《神》顔面神経．**A**, 95頁**A**

2 **オトガイ横筋 Transversus menti** M. transversus menti　オトガイ下方で，左右の口角下制筋を横に結びつける．《神》顔面神経．**A**

3 **笑筋 Risorius** M. risorius　時に存在する筋線維束で，耳下腺筋膜および頬部皮膚から口角に張る．《神》顔面神経．**A**, 95頁**A**

4 **大頬骨筋 Zygomaticus major** M. zygomaticus major　頬骨から口角および上唇に張る．《神》顔面神経．**A**, 95頁**A**

5 **小頬骨筋 Zygomaticus minor** M. zygomaticus minor　頬骨から上唇に張る．《神》顔面神経．**A**, 95頁**A**

6 **上唇挙筋；眼窩下筋 Levator labii superioris** M. levator labii superioris　眼窩下孔の上方から起始し，口輪筋に入って停止．《神》顔面神経．**A**

7 **上唇鼻翼挙筋；眼角筋 Levator labii superioris alaeque nasi** M. levator labii superioris alaeque nasi　上顎骨前頭突起から起始し，上唇および鼻翼に停止．《神》顔面神経．**A**, 95頁**A**

8 **下唇下制筋　Depressor labii inferioris** M. depressor labii inferioris　口角下制筋の直下にあり，広頸筋から上方および内側に向かい下唇に張る．《神》顔面神経．**A**, 95頁**A**

9 **口角挙筋；犬歯筋 Levator anguli oris** M. levator anguli oris　犬歯窩から口角に張る．《神》顔面神経．**A**

10 **口角結節 Modiolus** Modiolus anguli oris　口角の外側にあり，口輪筋に加わる周囲の筋末の交叉点．**A**

11 **頬筋 Buccinator** M. buccinator　翼突下顎縫線および付近の上顎骨および下顎骨から第1大臼歯の高さで起始し，口角で口輪筋に入って停止．頬を形成し，咀嚼時に口腔前庭から歯列弓の間に食物を移動させ，口腔粘膜を誤って噛むことを防ぎ，笑うときと泣くときに作用する．《神》顔面神経．**A****B****D**, 95頁**B**

12 **オトガイ筋 Mentalis** M. mentalis　切歯の歯根の高さで，下顎骨から放射状に顎の皮膚（あごの窪み）へと伸びる筋．《神》顔面神経．**A**

13 **咀嚼筋 Masticatory muscles** Mm. masticatorii

14 **咬筋 Masseter** M. masseter　最も重要な咀嚼筋．口を閉じるように作用し，側頭筋および内側翼突筋とともに咀嚼力のレベルを決定する．以下〈15, 16〉の2部からなる．**A****F**

15 **浅部 Superficial part** Pars superficialis　《起》頬骨弓の前方2/3．《停》下顎角および咬筋粗面．前上方から後下方に斜めに張る．下顎をわずかに前方に引く．**A****F**

16 **深部 Deep part** Pars profunda　構造は様々である．《起》頬骨弓，関節円板-関節包系，時に側頭筋膜．《停》下顎枝．前上方からくる側頭筋の線維とともに，咀嚼の際の外側偏位時に関節円板-関節包系を側方から安定化し，対側の関節円板-関節包系と協調する．耳下腺筋膜または咬筋筋膜に置き換えられることがある．**F**

17 **側頭筋 Temporalis；Temporal muscle** M. temporalis　《起》下側頭線，側頭下稜，側頭筋膜（側頭窩）．《停》その線維は筋突起に集中し，さらに下方に伸びて咬合面の高さおよび翼突下顎縫線付近まで達する．下顎の挙上と引き戻しを行い，嚥下時に咽頭を固定する．《神》下顎神経．**B****D**

18 **外側翼突筋 Lateral pterygoid** M. pterygoideus lateralis　《起》翼状突起の外側板の外側面および蝶形骨大翼の下面．《停》関節円板-関節包系および翼突筋窩．以下〈19, 20〉の2頭がある（変異：3頭）．《神》下顎神経．

19 **上頭　Upper head；Superior head** Caput superius　《起》蝶形骨大翼の下面．《停》関節円板-関節包系の前面，また時に翼突筋窩の内側の骨表面．関節円板-関節包系の復位速度を決定する．**B****C**

20 **下頭 Lower head；Inferior head** Caput inferius　《起》翼状突起外側板．《停》翼突筋窩（変異：関節円板-関節包系にも停止）．開口作用をもつ．**B****C**

21 **内側翼突筋 Medial pterygoid** M. pterygoideus medialis　《起》翼突筋窩および上顎結節．《停》下顎角内面にある翼突筋粗面．下後方に斜めに走る．側頭筋および咬筋の協力筋．《神》下顎神経．**B**

22 **頬咽頭筋膜 Buccopharyngeal fascia** Fascia buccopharyngea　緩い結合組織の鞘として頬筋を覆う筋膜で，翼突下顎縫線を通り咽頭収縮筋に至り，咽頭と頸筋膜をつなぐ．

23 **咬筋筋膜 Masseteric fascia** Fascia masseterica　頬骨弓から起こる筋膜．咬筋を包み，下縁を通り，2葉に分かれる．1葉は筋膜浅葉に，もう1葉は内側翼突筋に走る．**E**

24 **耳下腺筋膜 Parotid fascia** Fascia parotidea　頸筋膜浅葉の鞘で，耳下腺を包む．その深部は咬筋筋膜とつながる．**E**

25 **側頭筋膜 Temporal fascia** Fascia temporalis　上側頭線と頬骨弓の間にあり，側頭筋を覆う結合組織．以下〈26, 27〉の2葉に分かれる．

26 **浅葉 Superficial layer** Lamina superficialis　頬骨弓の外側縁に付着する．**E**

27 **深葉 Deep layer** Lamina profunda　頬骨弓の内側縁に付着する．**E**

頭部 97

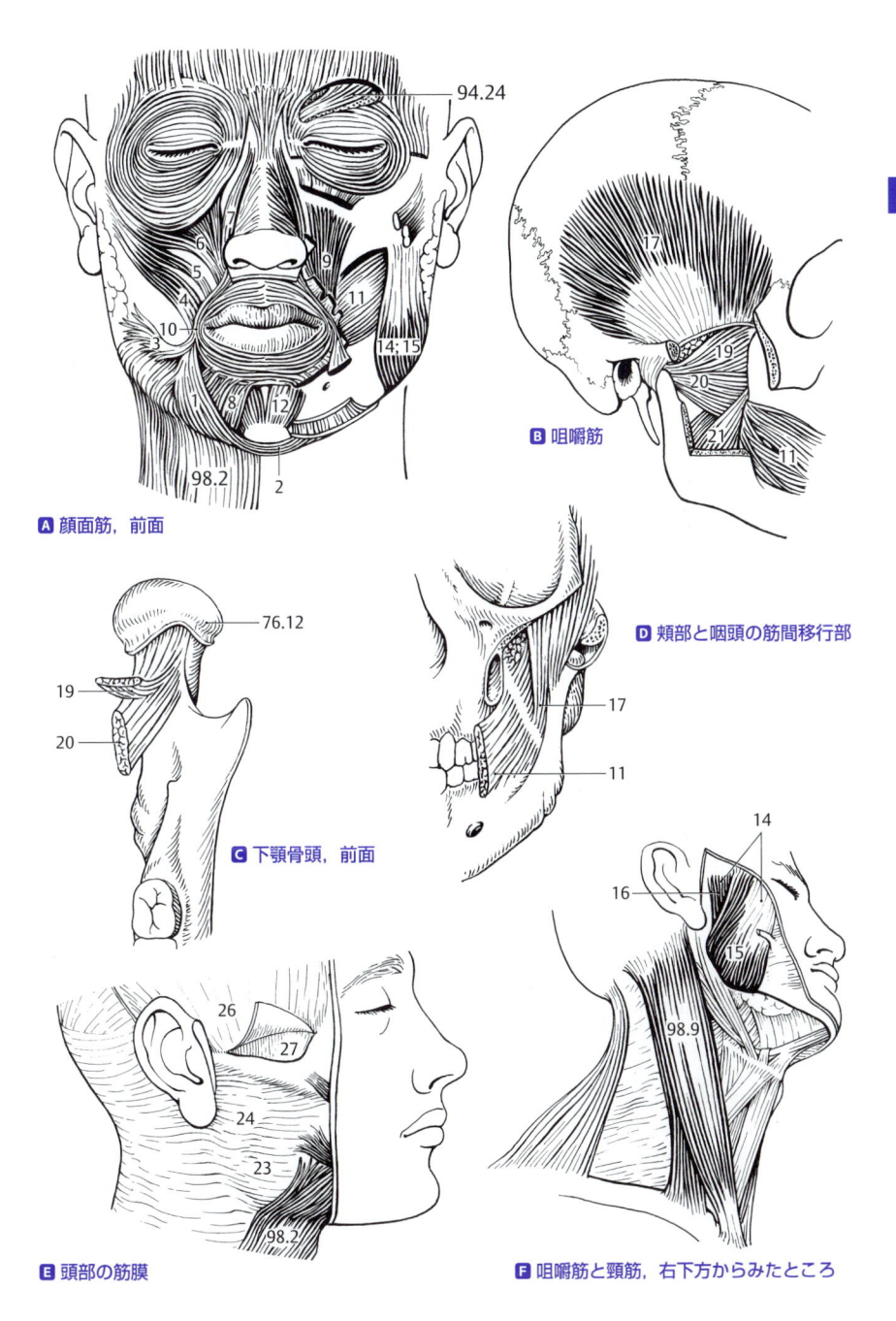

4 筋系

A 顔面筋，前面

B 咀嚼筋

C 下顎骨頭，前面

D 頰部と咽頭の筋間移行部

E 頭部の筋膜

F 咀嚼筋と頸筋，右下方からみたところ

4

1 **頸部の筋** Muscles of neck　Mm. colli；Mm. cervicis

2 **広頸筋** Platysma　Platysma　下顎骨上部から胸郭に伸びる皮筋（解剖学的変異あり）．《神》顔面神経．95頁A，97頁AE

3 **頸長筋** Longus colli　M. longus colli；M. longus cervicis　3つの部位からなり，前縦靱帯に停止する．［上外側部］：《起》第2〜5頸椎の前結節．《停》軸椎，環椎の前結節．［内側部］：《起》第5頸椎〜第3胸椎椎体の前面．《停》第1〜3頸椎椎体の前面．［下外側部］：《起》第1〜3頸椎椎体．《停》第5〜6頸椎の前結節．頸椎を外側に屈曲，回旋させるだけでなく，両側を働かすことで頸椎を前屈させる．《神》頸神経叢，腕神経叢（C2-C8）．C

4 **頭長筋** Longus capitis　M. longus capitis　《起》第3〜6頸椎の横突起前結節．《停》後頭骨の底部．頭部および頸部の前方屈曲および側方屈曲．《神》頸神経叢（C1-C3）．C

5 **前斜角筋** Scalenus anterior；Anterior scalene　M. scalenus anterior　《起》第3〜6頸椎横突起．《停》第1肋骨の前斜角筋結節．第1肋骨を引き上げ，また頸部を側屈および回旋させる．斜角筋隙を前・後に分けている．《神》頸神経前枝（C5-C7）．C，253頁

6 **中斜角筋** Scalenus medius；Middle scalene　M. scalenus medius　《起》第2〜7頸椎横突起．《停》第1肋骨の鎖骨下動脈溝の後方．第1肋骨を上げ，また頸部を側方屈曲する．《神》頸神経叢および腕神経叢（C4-C8）．C

7 **後斜角筋** Scalenus posterior；Posterior scalene　M. scalenus posterior　《起》第4〜6頸椎横突起．《停》第2肋骨の上縁．第2肋骨を上げ，また頸部を側方屈曲する．《神》腕神経叢（C7-C8）．C

8 **最小斜角筋**† Scalenus minimus　M. scalenus minimus　前・中斜角筋間に時にみられる付加的な筋．《起》第6または第7頸椎横突起．《停》第1肋骨および胸膜頂．C

9 **胸鎖乳突筋** Sternocleidomastoid　M. sternocleidomastoideus　《起》胸骨および鎖骨（二頭筋となる）．《停》乳様突起および上項線．顔を対側に回旋させ，頭を同側に曲げる．両側の収縮によって顔を挙上させる．《神》副神経，頸神経叢（C1-C2）．A，97頁F，101頁AD

10 **後頭下筋** Suboccipital muscles　Mm. suboccipitales　以下〈11〜16〉の6つの筋を含む．前頭直筋および外側頭直筋は固有背筋ではない．

11 **前頭直筋** Rectus capitis anterior　M. rectus capitis anterior　《起》環椎外側塊．《停》後頭骨底部．頭部の前屈．《神》頸神経叢（C1）．C

12 **外側頭直筋** Rectus capitis lateralis　M. rectus capitis lateralis　《起》環椎の横突起．《停》後頭骨の頸静脈突起．頭部の側屈．《神》脊髄神経前枝（C1）．C

13 **大後頭直筋** Rectus capitis posterior major　M. rectus capitis posterior major　《起》軸椎の棘突起．《停》下項線中央部．顔を側方に回す．背屈．《神》後頭下神経．B

14 **小後頭直筋** Rectus capitis posterior minor　M. rectus capitis posterior minor　《起》環椎後弓の後結節．《停》下項線の内側1/3．主として頭部を背屈する．《神》後頭下神経．B

15 **上頭斜筋** Obliquus capitis superior　M. obliquus capitis superior　《起》環椎の横突起．《停》大後頭直筋の停止域の上方．頭部の背屈および側屈．《神》後頭下神経．B

16 **下頭斜筋** Obliquus capitis inferior　M. obliquus capitis inferior　《起》軸椎の棘突起．《停》環椎の横突起．環椎および顔面を同側へ回旋する．《神》後頭下神経．B

17 **舌骨上筋** Suprahyoid muscles　Mm. suprahyoidei　舌骨上方にある以下〈18〜23〉の筋群．

18 **顎二腹筋** Digastric　M. digastricus　《起》乳突切痕．《停》二腹筋窩．舌骨の小角に吊り革状に働く中間腱を有する．舌骨を挙上し，開口させる．

19 **前腹** Anterior belly　Venter anterior　下顎骨から中間腱までの顎二腹筋の部分．《神》顎舌骨筋神経．AD

20 **後腹** Posterior belly　Venter posterior　乳突切痕から中間腱までの顎二腹筋の部分．《神》顎舌骨筋神経．AD

21 **茎突舌骨筋** Stylohyoid　M. stylohyoideus　《起》茎状突起．《停》小角付近の舌骨体．顎二腹筋後腹と併走し，その穿孔部は顎二腹筋後腹の通路となる．嚥下時に舌骨を後上方へ引く．《神》顔面神経．AD

22 **顎舌骨筋** Mylohyoid　M. mylohyoideus　《起》顎舌骨筋線．《停》正中部の線維性縫線および舌骨体．筋による口腔底をつくり，舌を支持する．口腔底および舌骨を挙上する．下顎骨を下方に引く．《神》顎舌骨筋神経．AE

23 **オトガイ舌骨筋** Geniohyoid　M. geniohyoideus　《起》下オトガイ棘．《停》舌骨体．舌骨を補助する．《神》脊髄神経前枝（C1-C2）．E，141頁D

24 **舌骨下筋** Infrahyoid muscles　Mm. infrahyoidei　舌骨の下方の筋群〈25〜28，100頁1〜3〉で，舌骨を安定化，または下方に引く．嚥下および呼吸の補助筋．頭部および頸部の関節での間接的な屈曲．《神》頸神経ワナ（C1-C3）．

25 **胸骨舌骨筋** Sternohyoid　M. sternohyoideus　《起》胸骨柄および胸鎖関節の後面．《停》舌骨体．A

26 **肩甲舌骨筋** Omohyoid　M. omohyoideus　《起》肩甲骨上縁．《停》舌骨体．頸静脈上にある中間腱によって2腹に分かれる．頸筋膜の気管前葉を緊張させる．A，101頁A

27 **上腹** Superior belly　Venter superior　舌骨と中間腱の間にある肩甲舌骨筋の上半部．A

28 **下腹** Inferior belly　Venter inferior　中間腱から肩甲切痕にある肩甲舌骨筋の下半部．A

頸部　99

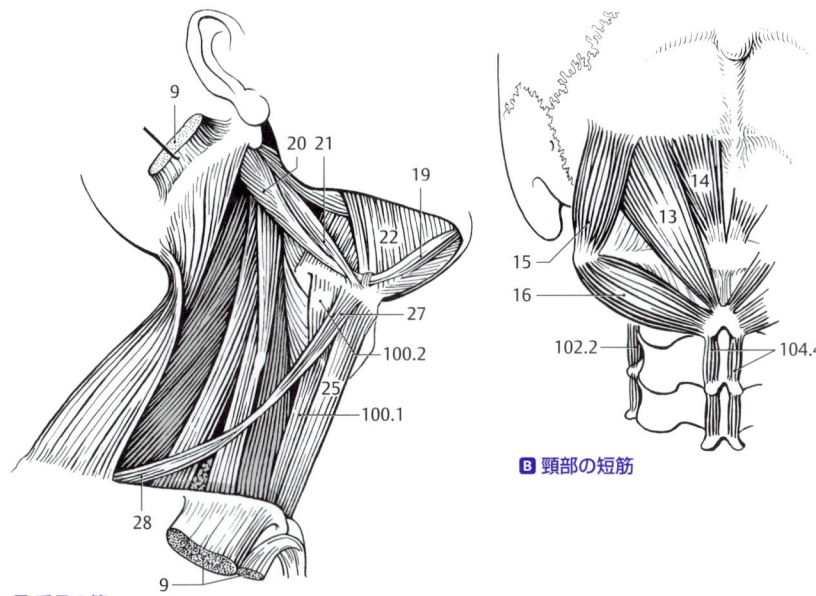

A 舌骨の筋

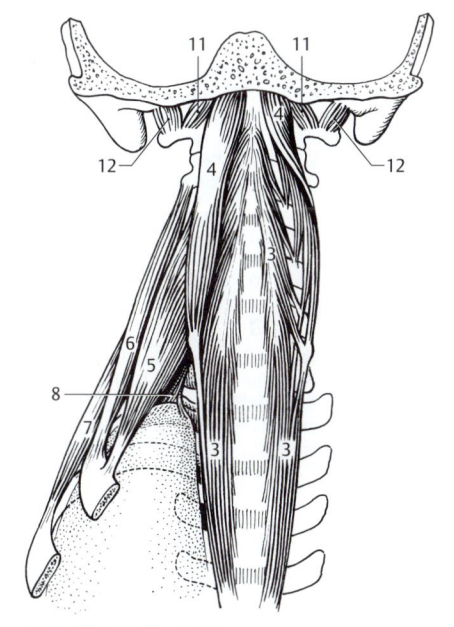

B 頸部の短筋

C 頸部深層の筋，前面

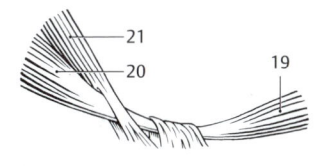

D Aの一部

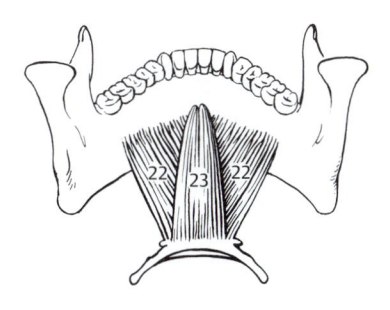

E 口腔底の筋，後上面

4 筋系

筋系

1 **胸骨甲状筋** **Sternothyroid** M. sternothyroideus 《起》胸骨柄と第1肋骨の後面.《停》甲状軟骨の斜線. 99頁 A

2 **甲状舌骨筋** **Thyrohyoid** M. thyrohyoideus 《起》甲状軟骨の斜線.《停》舌骨の大角と内側面の外側1/3. 99頁 A

3 **甲状腺挙筋†** **Levator glandulae thyroideae** M. levator glandulae thyroideae　甲状腺に付着する甲状舌骨筋の分束.

4 **頸筋膜** **Cervical fascia** Fascia cervicalis；Fascia colli　頸部の以下〈5, 7, 9〉の3つの結合組織層の総称. A B

5 **浅葉** **Investing layer；Superficial layer** Lamina superficialis　頸部の表層構造を包み、項筋膜として続く. 胸鎖乳突筋と僧帽筋を覆い、胸骨柄、鎖骨、舌骨、および下顎骨下縁に付着する. A

6 **胸骨上隙** **Suprasternal space** Spatium suprasternale　胸骨上方にある頸筋膜の浅葉と気管前葉の間の間隙.

7 **気管前葉** **Pretracheal layer** Lamina pretrachealis　肩甲舌骨筋の2腹の間に広がり、舌骨下筋群を覆う頸筋膜の中間層. 胸骨柄の後縁と左右の鎖骨に付着し、外側で頸筋膜の椎前葉に、舌骨上方で浅葉に混入する. 分岐して甲状腺を覆う線維包の外層となる. A B

8 **甲状腺提靱帯** **Suspensory ligament of thyroid gland** Lig. suspensorium glandulae thyroideae　頸筋膜気管前葉の肥厚部分で、頸筋膜と気管、甲状軟骨、輪状軟骨、甲状腺の間を走る. B

9 **椎前葉** **Prevertebral layer** Lamina prevertebralis　頭蓋底から椎前筋および斜角筋に至る頸筋膜の深層. 上腕に至る神経通路を覆い、胸内筋膜へと走る. A B

10 **頸動脈鞘** **Carotid sheath** Vagina carotica　神経血管束(頸動脈、内頸静脈、迷走神経)を包む結合組織の鞘. その線維は頸筋膜の気管前葉に混入する. A

11 **背部の筋** **Muscles of back** Mm. dorsi　これらの筋は腹側および頭側から起こり、脊髄神経後枝による支配を受けない.

12 **僧帽筋** **Trapezius** M. trapezius　肩甲骨と鎖骨の位置を定め、それらを脊柱側に引き、上肢帯を支えるよう協同して作用する以下〈13～15〉の3つの部位からなる筋.《神》副神経、腕神経叢(C2-C4). D, 103頁 C

13 **下行部** **Descending part；Superior part** Pars descendens　《起》最上項線、外後頭隆起、項靱帯.《停》通常は鎖骨の外側1/3. 下方への引張りに対抗するよう作用し、肩甲骨を回旋・内転させる. 肩甲骨が固定されているときは頭部を回旋させる. D

14 **水平部；横行部** **Transverse part；Middle part** Pars transversa　《起》棘突起および棘上靱帯、第7頸椎～第3胸椎.《停》鎖骨および肩甲棘を含む肩峰. 肩甲骨を脊柱側に引き寄せる. D

15 **上行部** **Ascending part；Inferior part** Pars ascendens　《起》棘突起、棘上靱帯、第2～12胸椎.《停》肩甲棘. 肩甲骨を回旋させ、脊柱側に引く. D

16 **項横筋†** **Transversus nuchae** M. transversus nuchae　僧帽筋と胸鎖乳突筋の停止部の間に時に存在する(25%). D

17 **広背筋** **Latissimus dorsi** M. latissimus dorsi　《起》第7～12胸椎の棘突起、胸腰筋膜、腸骨稜、第10～12肋骨.《停》上腕骨の小結節稜. 上腕を後に引き、内旋、内転させる.《神》胸背神経. D, 105頁 D, 113頁 E, 117頁 F

18 **大菱形筋** **Rhomboid major** M. rhomboideus major　《起》第1～4胸椎棘突起.《停》肩甲骨の内側縁. 肩甲骨を内方および上方に引き、肋骨に押し付ける.《神》肩甲背神経. D

19 **小菱形筋** **Rhomboid minor** M. rhomboideus minor　第6～7頸椎の棘突起.《停》肩甲骨の内側縁. 作用と神経支配は〈18〉を参照. D

20 **肩甲挙筋** **Levator scapulae** M. levator scapulae　《起》第1～4頸椎の後結節.《停》肩甲骨の上角. 肩甲骨の挙上、肩甲骨の下角を内側に回転させる.《神》肩甲背神経. D, 103頁 C

21 **下後鋸筋** **Serratus posterior inferior** M. serratus posterior inferior　《起》第11胸椎～第2腰椎の高さの胸腰筋膜.《停》下位4肋骨. これらの肋骨を下方に引く.《神》肋間神経. D, 103頁 A, 105頁 D

22 **上後鋸筋** **Serratus posterior superior** M. serratus posterior superior　《起》第6頸椎～第2胸椎の棘突起.《停》第2～5肋骨. 肋骨を挙上させる.《神》肋間神経. 103頁 A

23 **聴診三角** **Auscultatory triangle；Triangle of auscultation** Trigonum auscultationis　僧帽筋の外側縁、広背筋の上縁、および肩甲骨の内側縁の間にある肩甲骨内側の三角形の領域. 上腕を交叉させた状態で体幹を前屈した場合に、肺下葉の先端がここで聴診される. D

24 **下腰三角** **Inferior lumbar triangle** Trigonum lumbale inferius〔Petit(プティ)三角〕　下方を腸骨稜によって境される三角形の領域で、広背筋と外腹斜筋の縁の間にある. その底部は内腹斜筋からなる.

25 **上腰三角** **Superior lumbar triangle** Trigonum lumbale superius；〔Spatium tendineum lumbale〕広背筋と外腹斜筋の下にある稀な間隙で、胸腰筋膜がその底部を形成する. 上方は第12肋骨および下後鋸筋に、内側は脊柱起立筋に、外側は内腹斜筋に囲まれる. C

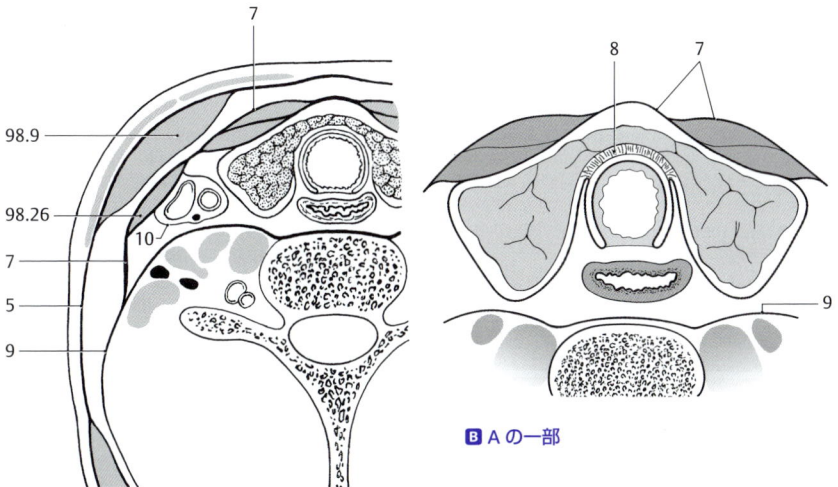

頸部／背部 **101**

A 頸筋膜

B A の一部

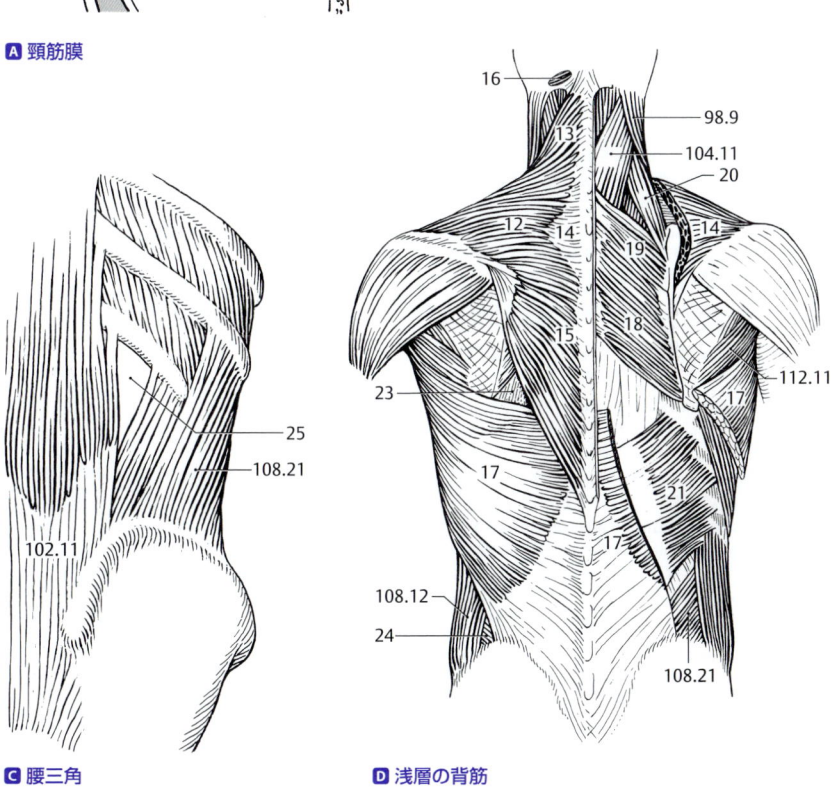

C 腰三角

D 浅層の背筋

4 筋系

筋系

1 **頸前横突間筋　Anterior cervical intertransversarii** Mm. intertransversarii anteriores cervicis；Mm. intertransversarii anteriores colli　頸椎の前結節の間に張る．《神》脊髄神経前枝．

2 **頸外側後横突間筋　Lateral posterior cervical intertransversarii** Mm. intertransversarii posteriores laterales cervicis；Mm. intertransversarii posteriores laterales colli　第2〜7頸椎の横突起の後結節の間に張る．《神》脊髄神経前枝．99頁 B

3 **腰外側横突間筋　Intertransversarii laterales lumborum** Mm. intertransversarii laterales lumborum　以下〈4, 5〉の2部からなり，脊髄神経前枝の支配を受ける．

4 **後部　Dorsal parts** Partes dorsales　腰椎の乳頭突起と副突起の間に張る筋束．

5 **前部　Ventral parts** Partes ventrales　肋骨突起の間を伸びる筋束．105頁 A

6 **項筋膜　Nuchal fascia** Fascia nuchae　胸腰筋膜の後葉が頭蓋まで続く部分．板状筋および頭半棘筋を包む．外側で頸筋膜浅葉と，前方で椎前葉に混入する．内側で項靱帯とつながる．C

7 **固有背筋　Muscles of back proper** Mm. dorsi proprii　真の（自所性の）背筋．脊髄神経後枝に支配される．

8 **脊柱起立筋　Erector spinae** M. erector spinae　腸肋筋，最長筋，および棘筋の総称．A, 105頁 D

9 **脊柱起立筋腱膜　Erector spinae aponeurosis** Aponeurosis m. erectoris spinae　脊柱起立筋の起始．胸腰筋膜に混入し，腰椎の棘突起，仙骨後面，および腸骨稜の背内側部から起こる扁平な膜状の線維．A

10 **筋間中隔　Intermuscular septum** Septum intermusculare　脊柱起立筋腱膜由来の線維で，各種の機能をもつ筋に分離する．

11 **腸肋筋　Iliocostalis** M. iliocostalis　以下〈12〜15〉の部分で構成される筋で，起立姿勢の維持と側屈をつかさどる．《神》第4頸椎〜第3腰椎の脊髄神経後枝．B, 101頁 C

12 **腰腸肋筋　Iliocostalis lumborum** M. iliocostalis lumborum　《起》仙骨，腸骨稜，脊柱起立筋腱膜．《停》全ての肋骨角．以下〈13, 14〉の2部に分けられる．

13 **腰部；脊柱起立筋腰部の外側部　Lumbar part；Lateral division of lumbar erector spinae** Pars lumbalis；Divisio lateralis m. erectoris spinae lumborum　下位6本の肋骨に付着する筋の下部．A B

14 **胸部　Thoracic part** Pars thoracica　《起》下位6本の肋骨角．《停》上位6本の肋骨角．A B

15 **頸腸肋筋　Iliocostalis cervicis** M. iliocostalis cervicis；M. iliocostalis colli　《起》第3〜6肋骨の肋骨角．《停》第4〜6頸椎の横突起の後結節．A B C

16 **最長筋　Longissimus** M. longissimus　以下〈17, 19, 20〉の3部からなり，起立姿勢の維持をつかさどる．《神》第2頸椎〜第5腰椎の脊髄神経後枝．B C

17 **胸最長筋　Longissimus thoracis** M. longissimus thoracis　《起》仙骨，腰椎の棘突起，下位胸椎の横突起．《停》内側は腰椎および胸椎の横突起，外側は腰椎の肋骨突起，肋骨，および胸腰筋膜の前葉．A B

18 **腰部；脊柱起立筋腰部の内側部　Lumbar part；Medial division of lumbar erector spinae** Pars lumbalis；Divisio medialis m. erectoris spinae lumborum　胸最長筋の下部．A B

19 **頸最長筋　Longissimus cervicis** M. longissimus cervicis；M. longissimus colli　《起》第1〜6胸椎横突起．《停》第2〜7頸椎横突起．A B

20 **頭最長筋　Longissimus capitis** M. longissimus capitis　《起》第1〜6胸椎および第3〜7頸椎横突起．《停》乳様突起．A B

21 **棘筋　Spinalis** M. spinalis　椎骨の棘突起上を走る脊柱起立筋の群．第5頸椎または第9胸椎には付着しない．《神》第2頸椎〜第10胸椎の脊髄神経後枝．A B

22 **胸棘筋　Spinalis thoracis** M. spinalis thoracis　《起》第10胸椎〜第3腰椎の棘突起．《停》第2〜8胸椎の棘突起．A B

23 **頸棘筋　Spinalis cervicis** M. spinalis cervicis；M. spinalis colli　《起》第6頸椎〜第2胸椎棘突起．《停》第4〜2頸椎棘突起．A B

24 **頭棘筋　Spinalis capitis** M. spinalis capitis　頸椎および上位胸椎由来の線維による稀な筋．外後頭隆起に停止．

背部 103

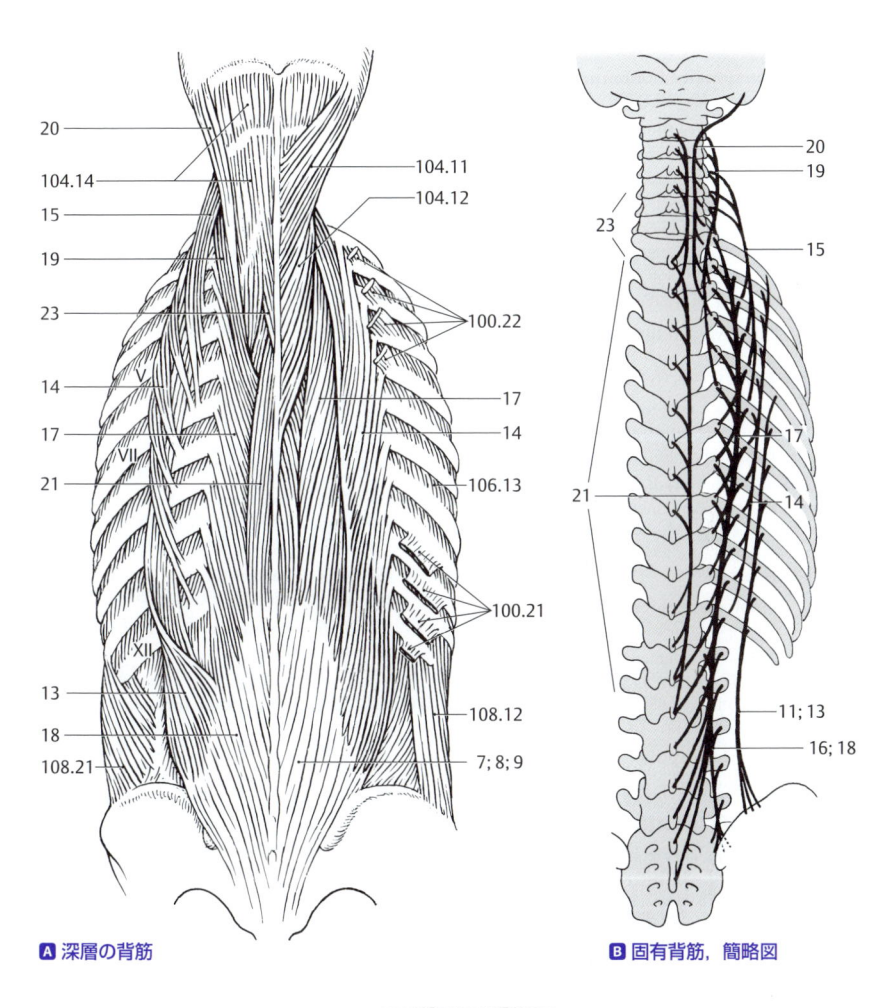

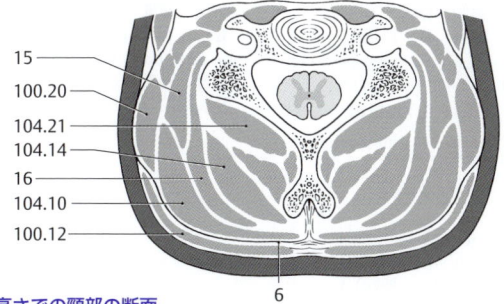

4 筋系

A 深層の背筋

B 固有背筋，簡略図

C 第5頸椎の高さでの頸部の断面

1 **棘間筋 Interspinales** Mm. interspinales　以下〈2，3〉の2つの隣接椎骨の棘突起間に張る筋．《神》第1頸椎～第3頸椎および第11胸椎～第5腰椎の後枝．

2 **腰棘間筋 Interspinales lumborum** Mm. interspinales lumborum　特に強力である．Ⓐ

3 **胸棘間筋 Interspinales thoracis** Mm. interspinales thoracis　多くは欠損する．Ⓐ

4 **頸棘間筋 Interspinales cervicis** Mm. interspinales cervicis；Mm. interspinales colli　2列をなして二叉性の頸椎棘突起に付着する．Ⓐ，99頁Ⓑ

5 **横突間筋 Intertransversarii** Mm. intertransversarii　隣接する椎骨の横突起を連結する筋群．《神》第1～6頸椎，第1～4腰椎の脊髄神経後枝．

6 **腰内側横突間筋 Medial lumbar intertransversarii** Mm. intertransversarii mediales lumborum　2つの隣接する椎骨の乳頭突起と副突起の間にある．Ⓐ

7 **胸横突間筋 Thoracic intertransversarii** Mm. intertransversarii thoracis　通常は欠損する．

8 **頸内側後横突間筋 Medial posterior cervical intertransversarii** Mm. intertransversarii posteriores mediales cervicis；Mm. intertransversarii posteriores mediales colli　2つの隣接する椎骨の後結節の間に張る．Ⓐ

9 **棘横突筋 Spinotransversales** Mm. spinotransversales　板状筋のみからなる斜筋束の群．

10 **板状筋 Splenius** M. splenius　脊柱起立筋の上部を覆い固定する．片側だけが働くと同側の回転が起き，両側が働くと伸展が起こる．《神》第1～7頸椎の脊髄神経後枝．Ⓐ，103頁Ⓒ

11 **頭板状筋 Splenius capitis** M. splenius capitis　頭部に伸びる板状筋の部分．《起》第4頸椎～第3胸椎の棘突起．《停》上項線の外側および乳様突起．Ⓐ，101頁Ⓓ 103頁Ⓐ

12 **頸板状筋 Splenius cervicis** M. splenius cervicis；M. splenius colli　頸部に伸びる板状筋の部分．《起》第3～5胸椎の棘突起．《停》第1～2頸椎の横突起の後結節．103頁Ⓐ

13 **横突棘筋 Transversospinales** Mm. transversospinales　〈18～25〉に記載の筋の総称で，ある椎骨の横突起から高位の椎骨の棘突起まで，その間にある椎骨を通って張る．両側が働くと伸展が起こり，片側が働くと回旋が起こる．ⒷⒸ

14 **半棘筋 Semispinalis** M. semispinalis　横突棘筋の最浅層部．その線維は最大5個以上の椎骨を飛び越える．腰部にはない．Ⓒ，103頁ⒶⒸ

15 **胸半棘筋 Semispinalis thoracis** M. semispinalis thoracis　《起》第6～12胸椎横突起．《停》第3胸椎～第6頸椎の棘突起．《神》第4～6胸椎の脊髄神経後枝．ⒶⒷ

16 **頸半棘筋 Semispinalis cervicis** M. semispinalis cervicis；M. semispinalis colli　《起》第2～6胸椎の横突起．《停》第2～6頸椎の棘突起．《神》第3～6頸椎の脊髄神経後枝．ⒶⒷ

17 **頭半棘筋 Semispinalis capitis** M. semispinalis capitis　《起》第3頸椎～第6胸椎の横突起．《停》下項線から上項線．《神》第1～5頸椎の脊髄神経後枝．ⒶⒷ

18 **多裂筋 Multifidus** Mm. multifidi　仙骨から第2頸椎に横突棘筋として走る筋．腰部の強力な筋線維．《神》第3頸椎～第4仙椎の脊髄神経後枝．Ⓒ

19 **腰多裂筋 Multifidus lumborum** M. multifidus lumborum　《起》仙骨，腰椎の乳頭突起．《停》第1～5腰椎の棘突起．Ⓐ

20 **胸多裂筋 Multifidus thoracis** M. multifidus thoracis　《起》椎骨の横突起．《停》第1～12胸椎の棘突起．Ⓐ

21 **頸多裂筋 Multifidus cervicis** M. multifidus cervicis；M. multifidus colli　《起》尾側の関節突起．《停》第2～7頸椎の棘突起．Ⓐ，103頁Ⓒ

22 **回旋筋 Rotatores** Mm. rotatores　横突棘筋の最深層．1個または2個上位の椎体に張る短い線維からなり，強い回旋作用がある．通常は胸部にある．《神》第1～12胸椎の脊髄神経後枝．Ⓒ

23 **腰回旋筋† Rotatores lumborum** Mm. rotatores lumborum　《起》腰椎の乳頭突起．《停》腰椎の棘突起の基部．短い回旋筋は存在しない．Ⓐ

24 **胸回旋筋 Rotatores thoracis** Mm. rotatores thoracis　《起》胸椎横突起．《停》棘突起の基部．ⒶⒷ

25 **頸回旋筋 Rotatores cervicis** Mm. rotatores cervicis；Mm. rotatores colli　《起》頸椎の下関節突起．《停》椎弓または棘突起の基部．Ⓑ

26 **胸腰筋膜 Thoracolumbar fascia** Fascia thoracolumbalis　脊柱起立筋を覆う筋膜．脊柱，その棘突起，および肋骨角とともに，脊柱起立筋を入れる骨筋膜の管をつくる．腹横筋，後鋸筋，広背筋，および時には内腹斜筋へと放射状に走る以下〈27～29〉の3つの層からなる．Ⓓ

27 **後葉；浅葉 Posterior layer** Lamina posterior；Lamina superficialis　仙骨端において脊柱起立筋にしっかりと付着する筋膜層で，その上端の方向で項筋膜に混入する．

28 **中葉 Middle layer** Lamina media　腰椎の肋骨突起の先端に付着する中間部の筋膜層（以前は深葉と呼ばれていた）．Ⓓ

29 **前葉；深葉；腰方形筋筋膜 Anterior layer；Quadratus lumborum fascia** Lamina anterior；Lamina profunda；Fascia musculi quadrati lumborum　腰方形筋を包む筋膜層．外側では大腰筋の後方の腰椎肋骨突起前面に付着する．Ⓓ

背 部 **105**

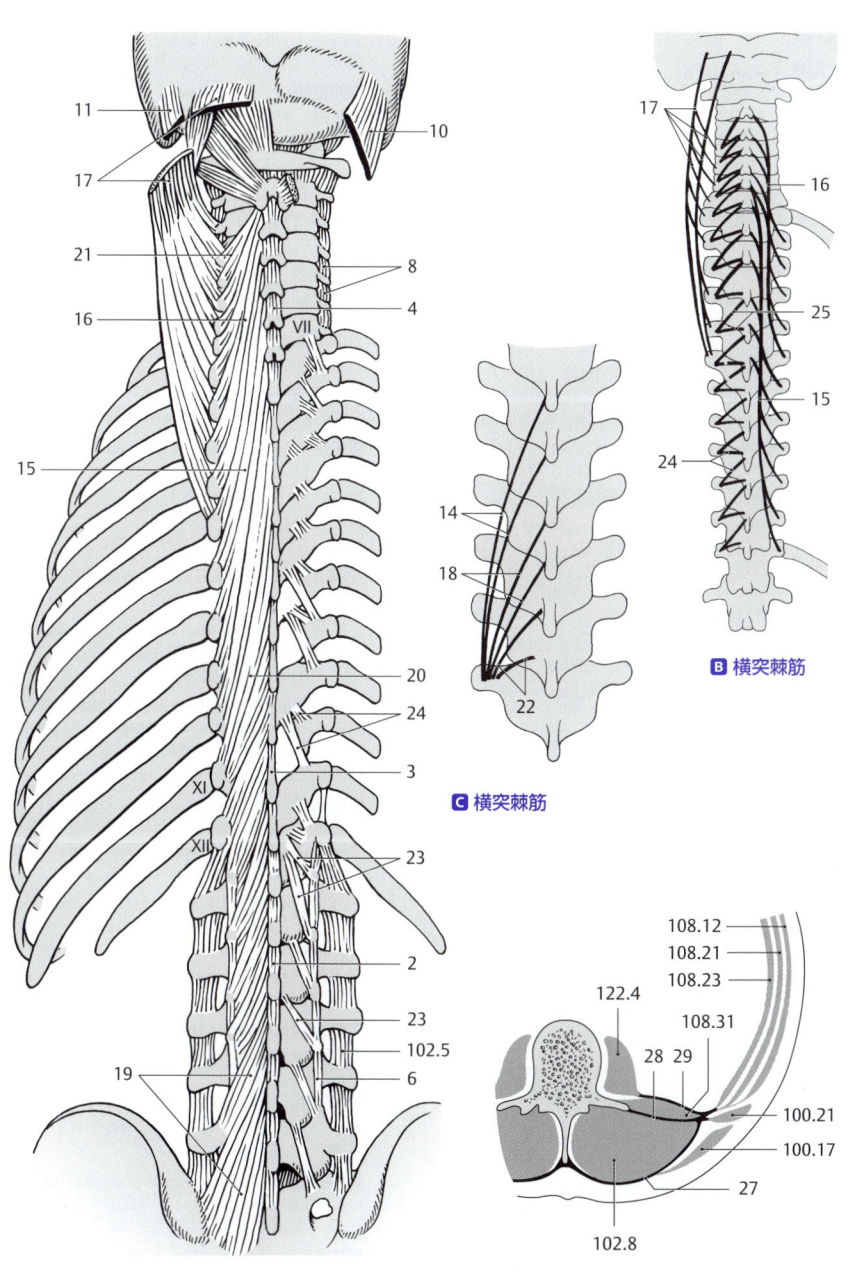

4 筋系

A 固有背筋

B 横突棘筋

C 横突棘筋

D 胸腰筋膜

筋系

1 **胸部の筋** Muscles of thorax　Mm. thoracis　胸壁の筋．

2 **胸骨筋†** Sternalis　M. sternalis　4％に存在する解剖学的変異．胸骨に平行に大胸筋を横切る．**A**

3 **大胸筋** Pectoralis major　M. pectoralis major　《起》鎖骨．胸骨．第2〜7肋軟骨および腹直筋鞘．《停》大結節稜．上腕の内転と内旋を行う．《神》内側胸筋神経および外側胸筋神経．**A**, 117頁**F**, 113頁**E**

4 **鎖骨部** Clavicular head　Pars clavicularis　鎖骨から起始する大胸筋の部分．**A**

5 **胸肋部** Sternocostal head　Pars sternocostalis　胸骨と肋骨から起始する大胸筋の部分．**A**

6 **腹部** Abdominal part　Pars abdominalis　腹直筋鞘から起始する大胸筋の部分．**A**

7 **小胸筋** Pectoralis minor　M. pectoralis minor　大胸筋の下にある．《起》第3〜5肋骨．《停》烏口突起．肩甲骨を回転させ，肩甲骨を下方に，肋骨を上方に引く．呼吸の補助筋．《神》〈3〉を参照．**A**

8 **鎖骨下筋** Subclavius　M. subclavius　《起》第1肋軟骨．《停》鎖骨下面．胸鎖関節を牽引に対して保護する．《神》鎖骨下筋神経．**A**

9 **前鋸筋** Serratus anterior　M. serratus anterior　《起》第1〜9肋骨．《停》肩甲骨の内側縁の下面．肩甲骨の固定，回転，引下げを行い，前方に引き，水平位より上方への上腕の挙上を助ける．《神》長胸神経．**A**, 117頁**F**

10 **肋骨挙筋** Levatores costarum　Mm. levatores costarum　脊柱の回旋を助ける．背側で，長背筋群の直下にある．《起》胸椎の横突起．《停》肋骨．《神》脊髄神経後枝．**B**

11 **長肋骨挙筋** Levatores costarum longi　Mm. levatores costarum longi　《起》横突起．《停》1つおいた下位の肋骨．**B**

12 **短肋骨挙筋** Levatores costarum breves　Mm. levatores costarum breves　《起》横突起．《停》すぐ下位の肋骨．**B**

13 **外肋間筋** External intercostal muscle　Mm. intercostales externi　後上方から前下方に肋骨間を斜走する筋．これらは吸息時に働き，肋骨を固定する．《神》肋間神経．**A E F**, 103頁**A**

14 **外肋間膜** External intercostal membrane　Membrana intercostalis externa　外肋間筋の続きが前方で膜様になり，肋軟骨間に張る．**A**

15 **内肋間筋** Internal intercostal muscles　Mm. intercostales interni　胸骨から肋骨角へ肋間隙の間に伸びる筋で，前上方から後下方に走る．呼気に働く筋．肋骨の固定に作用する．《神》肋間神経．**E F**

16 **内肋間膜** Internal intercostal membrane　Membrana intercostalis interna　内肋間筋の続きで，肋骨角と椎骨の間の膜．**E**

17 **最内肋間筋** Innermost intercostal muscles　Mm. intercostales intimi　内肋間筋が肋間動静脈により分けられたもので，内肋間筋のさらに内側にある．《神》肋間神経．**F**

18 **肋下筋** Subcostales　Mm. subcostales　下位2つめまたは3つめの肋骨に張る内肋間筋．《神》肋間神経．**E**

19 **胸横筋** Transversus thoracis　M. transversus thoracis　《起》胸骨体内側面および剣状突起．《停》第2〜6肋軟骨．《神》肋間神経．**C**

20 **胸筋筋膜** Pectoral fascia　Fascia pectoralis　大胸筋を覆う筋膜で，三角筋および腋窩筋膜に伸びる．

21 **鎖骨胸筋筋膜** Clavipectoral fascia　Fascia clavipectoralis　小胸筋および鎖骨下筋を覆い，腋窩筋膜に付着する筋膜．大胸筋と小胸筋を分ける．**A**

22 **胸筋膜** Thoracic fascia　Fascia thoracica　胸郭内部筋群の筋上膜．

23 **胸内筋膜；胸部の壁側筋膜** Endothoracic fascia；Parietal fascia of thorax　Fascia endothoracica；Fascia parietalis thoracis　壁側胸膜と胸壁との間の疎性結合組織からなる中間層．頸筋膜から続く部分．

24 **横隔膜** Diaphragm　Diaphragma　胸腔と腹腔の間の筋性の分界壁．《神》横隔神経．**D**, 181頁**A**

25 **腰椎部** Lumbar part　Pars lumbalis diaphragmatis　腰椎，椎間板，および腱弓から起こる横隔膜の部分．

26 **右脚** Right crus　Crus dextrum　横隔膜腰椎部の右脚．《起》第1〜3(4)腰椎．**D**

27 **左脚** Left crus　Crus sinistrum　横隔膜腰椎部の左脚．《起》第1〜2(3)腰椎．**D**

28 **正中弓状靱帯** Median arcuate ligament　Lig. arcuatum medianum　大動脈裂孔の上縁をなす腱弓．大動脈の弓状部分．

29 **内側弓状靱帯** Medial arcuate ligament　Lig. arcuatum mediale　腰筋の弓状部分．第1腰椎または第2腰椎の椎体と横突起の間の腱弓で，腰筋の通路となる．**D**

30 **外側弓状靱帯** Lateral arcuate ligament　Lig. arcuatum laterale　腰方形筋の弓状部分．第1腰椎または第2腰椎の横突起と第12肋骨の間の腰方形筋上の腱弓．

31 **肋骨部** Costal part　Pars costalis diaphragmatis　第7〜12肋骨の肋軟骨から起こる横隔膜の部分．**C D**

32 **胸骨部** Sternal part　Pars sternalis diaphragmatis　剣状突起から起こる横隔膜の部分．**C D**

33 **大動脈裂孔** Aortic hiatus　Hiatus aorticus　腰椎部の左脚と右脚の間にある裂孔で，大動脈と胸管が通る．**D**

34 **食道裂孔** Oesophageal hiatus　Hiatus oesophageus　大動脈裂孔の上方にある裂孔で食道と迷走神経が通る．**D**

35 **横隔食道膜** Phrenico-oesophageal ligament　Lig. phrenicooesophagealis　食道を包む疎性結合組織．食道を横隔膜に固定するものではない．

36 **腱中心** Central tendon　Centrum tendineum　腱膜性中心部にある筋の合流部分．**D**

37 **大静脈孔** Caval opening　Foramen venae cavae　腱中心にある大静脈の通路．**D**

胸 壁 **107**

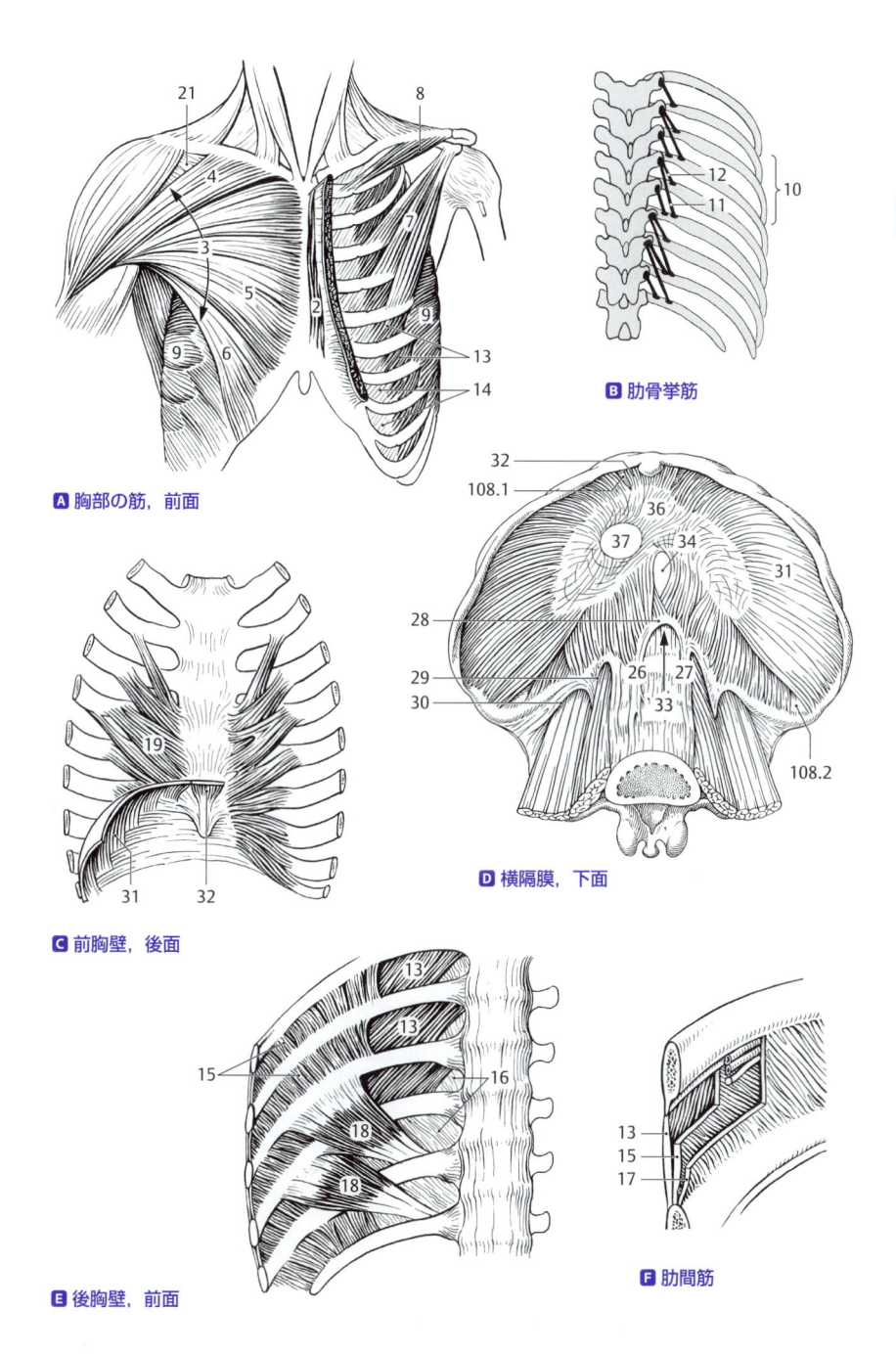

A 胸部の筋, 前面

B 肋骨挙筋

C 前胸壁, 後面

D 横隔膜, 下面

E 後胸壁, 前面

F 肋間筋

4

筋系

筋系

1 **胸肋三角** Sternocostal triangle Trigonum sternocostale　横隔膜胸骨部と肋骨部の間の開口．107頁 D

2 **腰肋三角** Lumbocostal triangle Trigonum lumbocostale　横隔膜腰椎部と肋骨部の間の開口．107頁 D

3 **横隔膜筋膜** Diaphragmatic fascia Fascia diaphragmatica　骨盤隔膜の骨盤側にある筋膜．

4 **腹部の筋** Muscles of abdomen Mm. abdominis

5 **腹直筋** Rectus abdominis M. rectus abdominis　《起》第5～7肋軟骨．《停》恥骨稜および恥骨結合．体幹を前屈し，胸郭を引き下げ，骨盤を引き上げる．《神》第7～12胸神経．A D

6 **腱画** Tendinous intersections Intersectiones tendineae　腹直筋鞘の前壁にしっかりと付着する腹直筋の3～4個の中間腱．A

7 **腹直筋鞘** Rectus sheath Vagina musculi recti abdominis　腹直筋をいれる鞘で，扁平な腹筋腱膜からなる．A

8 **前葉** Anterior layer Lamina anterior A

9 **後葉** Posterior layer Lamina posterior A

10 **弓状線** Arcuate line Linea arcuata　腹直筋鞘後葉の下端．A

11 **錐体筋** Pyramidalis M. pyramidalis　腹直筋鞘前葉が2つに分かれた間にある．《起》恥骨稜および恥骨結合．《停》白線．《神》肋下神経．A

12 **外腹斜筋** External oblique M. obliquus externus abdominis　《起》第5～12肋骨の外面．《停》腸骨稜，鼠径靱帯，腹直筋鞘，白線．体幹を前屈させ，骨盤を挙上し，腹腔内圧を上昇させ，体幹を側屈し，対側に回旋させる．《神》第5～12肋骨の肋間神経．A C, 101頁 D, 103頁 A, 105頁 D

13 **鼠径靱帯** Inguinal ligament Lig. inguinale；Arcus inguinalis　外腹斜筋の腱膜の下端．上前腸骨棘から恥骨結節へ張る．C D, 87頁 A, 119頁 D

14 **裂孔靱帯** Lacunar ligament Lig. lacunare　鼠径靱帯の内側付着部から下方へ弓状に放射する結合組織束で，恥骨に付着する．C, 121頁 F

15 **恥骨櫛靱帯** Pectineal ligament Lig. pectineum　裂孔靱帯の続きで，恥骨櫛に付着する靱帯．C, 121頁 F

16 **反転靱帯** Reflected ligament Lig. reflexum　鼠径靱帯の拡張部分で，鼠径管の下壁の内側部分をなす．C

17 **浅鼠径輪** Superficial inguinal ring Anulus inguinalis superficialis　鼠径管の外口．A C

18 **内側脚** Medial crus Crus mediale　浅鼠径輪の内側の外腹斜筋の腱膜から起こる線維束．C

19 **外側脚** Lateral crus Crus laterale　浅鼠径輪の外側の外腹斜筋の腱膜から起こる線維束．C

20 **脚間線維** Intercrural fibres Fibrae intercrurales　内側脚と外側脚の間を弓状に張る線維．C

21 **内腹斜筋** Internal oblique M. obliquus internus abdominis　《起》胸腰筋膜，腸骨稜，上前腸骨棘，鼠径靱帯．《停》第10～12肋骨および腹直筋鞘．体幹を前屈し，骨盤を挙上し，腹腔内圧を上昇させ，体幹を側屈し，同側に回旋させる．《神》第8～12肋骨の肋間神経，腸骨下腹神経，腸骨鼠径神経．A, 101頁 C, 103頁 A, 105頁 D

22 **精巣挙筋；挙睾筋（♂）** Cremaster M. cremaster　主として内腹斜筋の分束．精索を包み，精巣を引き上げる．A

23 **腹横筋** Transversus abdominis；Transverse abdominal M. transversus abdominis　《起》第7～12肋軟骨の内面，胸腰筋膜，腸骨稜，上前腸骨棘，鼠径靱帯．《停》腹直筋鞘，半月線．《神》第7～12肋間神経，腸骨下腹神経，腸骨鼠径神経，陰部大腿神経．A, 105頁 D

24 **鼠径鎌；結合腱** Inguinal falx；Conjoint tendon Falx inguinalis；Tendo conjunctivus　腹横筋腱膜から恥骨櫛靱帯へ弓状に入る線維．A D

25 **深鼠径輪** Deep inguinal ring Anulus inguinalis profundus　横筋筋膜が内精筋膜へ移行する部位にある．A D

26 **白線** Linea alba Linea alba　剣状突起と恥骨結合の間の左右の腹筋腱膜の融合からなる細い線．A D

27 **臍輪** Umbilical ring Anulus umbilicalis　白線内の臍の周囲にある線維輪．A

28 **白線補束** Posterior attachment of linea alba Adminiculum lineae albae　恥骨結合に付着する白線が三角形に肥厚したもの．A D

29 **半月線** Linea semilunaris Linea semilunaris　アーチ型の腹横筋の腱の境界．A

30 **鼠径管** Inguinal canal Canalis inguinalis　鼠径靱帯，外腹斜筋の腱膜，横筋筋膜とその肥厚部，内腹斜筋，腹横筋が壁をつくっている．男性では精索を入れ，女性では子宮円索を入れる．D

31 **腰方形筋** Quadratus lumborum M. quadratus lumborum　《起》腸骨稜．《停》第12肋骨，第1～4腰椎の肋骨突起．肋骨を下方に引き，側屈する．《神》第12肋骨の肋間神経，腰神経叢．B, 105頁

32 **腹部の筋膜** Abdominal fascia Fascia abdominis　腹部の全ておよび部分の筋膜の総称．

33 **腹部の臓側筋膜** Visceral abdominal fascia Fascia abdominis visceralis　臓側腹膜の深部の筋膜．

34 **器官固有の筋膜** Fascia of individual organ Fascia propria organi

35 **腹膜外筋膜** Extraperitoneal fascia Fascia extraperitonealis　腹膜に付着しない結合組織層．独立した構造として生じる場合もあれば，複合構造を包むこともある．

36 **腹膜外靱帯** Extraperitoneal ligament Lig. extraperitoneale　腹膜外筋膜の部分から起こる靱帯，例：肝円索または正中臍ヒダ．

37 **腹部の壁側筋膜** Parietal abdominal fascia；Endo-abdominal fascia Fascia abdominis parietalis；Fascia endoabdominalis　2つの用法がある用語．1つは腹腔全体を裏打ちする腹壁の筋膜．もう1つは腹腔および骨盤の腹膜外筋膜および臓側筋膜も含む総称．

腹壁　109

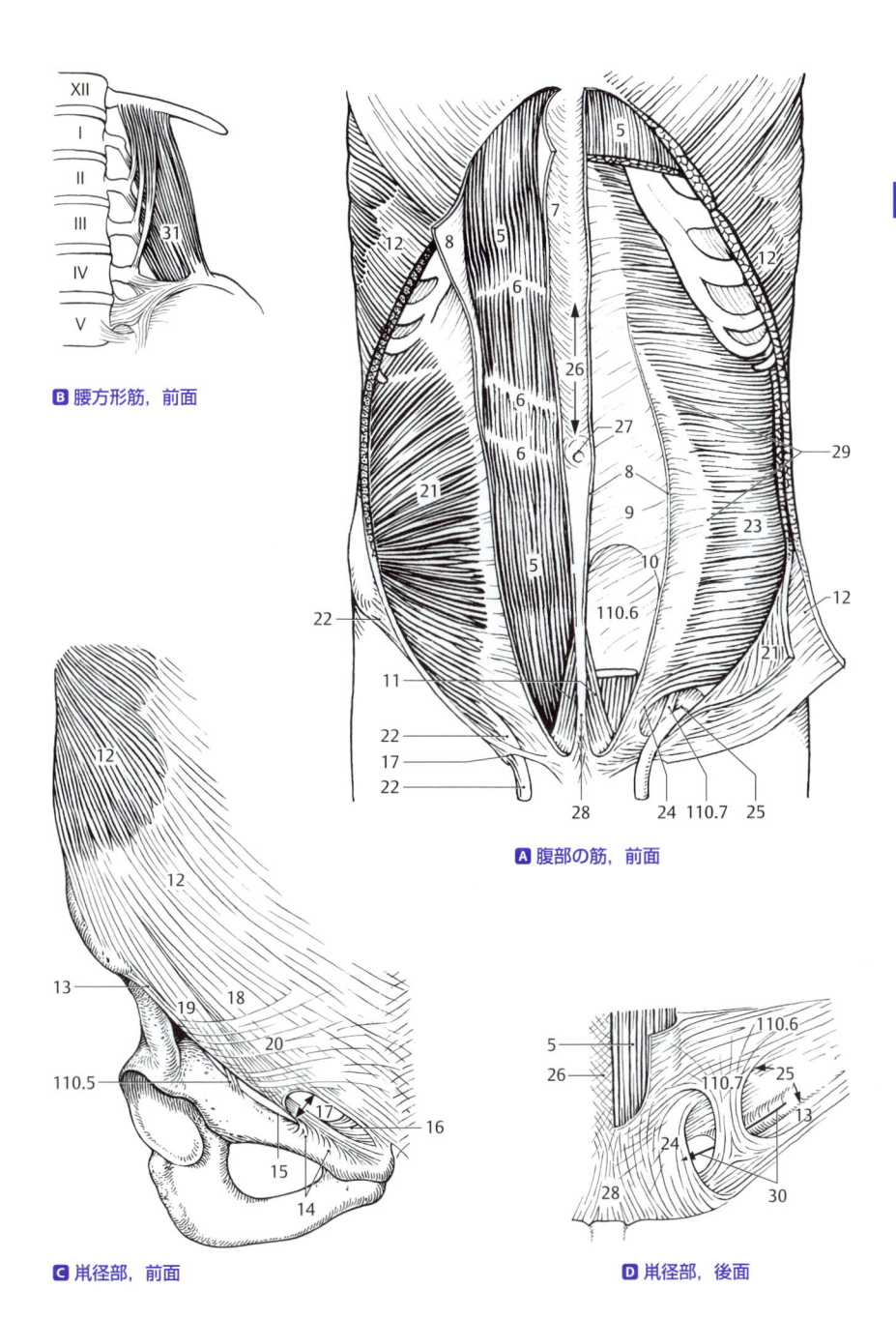

B 腰方形筋，前面

A 腹部の筋，前面

C 鼠径部，前面

D 鼠径部，後面

1 **器官固有の筋膜 Fascia of individual organ** Fascia propria organi

2 **腸腰筋筋膜 Iliopsoas fascia；Fascia iliaca** Fascia iliopsoas；Fascia iliaca 腹壁の筋膜の部分で，大腰筋および腸骨筋の共通の筋膜．尾側に伸びるに従い肥厚する．

3 **腰筋筋膜 Psoas fascia** Pars psoatica 内側弓状靱帯から前方へ腰筋を囲む筋膜．D

4 **腸骨筋筋膜 Iliac fascia** Pars iliaca 鼡径靱帯から前方に伸びる部分．

5 **腸恥筋膜弓 Iliopectineal arch** Arcus iliopectineus 鼡径靱帯と腸恥隆起の間に張る腸骨筋膜の一部分．これにより，血管裂孔と筋裂孔が分けられる．109頁C，119頁D，121頁F

6 **横筋筋膜 Transversalis fascia** Fascia transversalis 腹部の扁平な筋を囲む内面の筋膜鞘．D，109頁A D，193頁A

7 **窩間靱帯 Interfoveolar ligament** Lig. interfoveolare 鼡径管の後方にある頭尾方向に伸びる肥厚筋膜の線維束．109頁A D

8 **腸骨恥骨靱帯 Iliopubic tract** Tractus iliopubicus 鼡径管の後壁の一部をつくる鼡径靱帯と横筋膜との融合部分．

9 **臍筋膜 Umbilical fascia** Fascia umbilicalis 臍部付近の横筋筋膜の肥厚．D

10 **腹部の被覆筋膜 Investing abdominal fascia** Fascia investies abdominis 腹腔内に認められ，腹壁を裏打ちする筋膜組織の総称．

11 **深被覆筋膜 Deep investing fascia** Fascia investiens profunda 腹膜腔周囲の筋が筋膜によって連続して覆われた部分．D

12 **中間被覆筋膜 Intermediate investing fascia** Fasciae investientes intermediae 個々の腹部筋群およびそれらの腱膜を包む結合組織層．D

13 **浅被覆筋膜 Superficial investing fascia** Fascia investiens superficialis；〔Fascia abdominis superficialis〕 腹部筋群およびそれらの腱膜を包む外面の結合組織被覆層．A D

14 **陰核提靱帯(♀) Suspensory ligament of clitoris** Lig. suspensorium clitoridis 陰核体を恥骨結合に固定している浅被覆筋膜の筋膜および腱膜の部分．

15 **陰茎提靱帯(♂) Suspensory ligament of penis** Lig. suspensorium penis 陰茎体を恥骨結合に固定している浅被覆筋膜の筋膜および腱膜の部分．A

16 **疎性結合組織 Loose connective tissue** Textus connectivus laxus 多量の脂肪を欠く皮下組織をつくる．例：眼瞼，陰茎，陰嚢，唇．

17 **腹部の皮下組織 Subcutaneous tissue of abdomen** Tela subcutanea abdominis 腹壁を裏打ちする皮下組織．A D

18 **膜様層 Membranous layer** Stratum membranosum 腹部皮下組織の結合組織部分．筋膜に近づくに従い密になる．尾部から臍部まで，主に腹直筋上の縦走線維として並んでおり，上外方から下内方へ側方に伸びる〔Scarpa（スカルパ）筋膜〕．鼡径部上を走り大腿筋膜として続く．A

19 **陰核ワナ靱帯(♀) Fundiform ligament of clitoris** Lig. fundiforme clitoridis 膜様層の延長部分で，陰核まで伸びる豊富な弾性線維を含む．

20 **陰茎ワナ靱帯(♂) Fundiform ligament of penis** Lig. fundiforme penis 膜様層の延長部分で，陰茎根を取り囲む弾性線維帯をつくる．A

21 **脂肪層 Fatty layer** Panniculus adiposus 腹壁の皮下組織内の脂肪組織．

22 **上肢の筋 Muscles of upper limb** Mm. membri superiores

23 **区画 Compartments** Compartimenta 筋の区画，囲まれた部分，および間隙．

24 **上腕の前区画；上腕の屈筋区画 Anterior compartment of arm；Flexor compartment of arm** Compartimentum brachii anterius；Compartimentum brachii flexorum 境界：内側上腕筋間中隔，上腕骨，外側上腕筋間中隔，上腕筋膜．B

25 **上腕の後区画；上腕の伸筋区画 Posterior compartment of arm；Extensor compartment of arm** Compartimentum brachii posterius；Compartimentum brachii extensorum 境界：内側上腕筋間中隔，上腕骨，外側上腕筋間中隔，上腕筋膜．B

26 **前腕の前区画；前腕の屈筋区画 Anterior compartment of forearm；Flexor compartment of forearm** Compartimentum antebrachii anterius；Compartimentum antebrachii flexorum 境界：尺骨，前腕骨間膜（橈骨に張る屈筋群を包む筋膜を含む），骨間膜．正中神経を含む結合組織中隔によって以下〈27, 28〉の2つのさらに小さい区画に分けられる．C

27 **浅部 Superficial part** Pars superficialis 前区画の部分で，上腕骨の内側上顆から起こる浅部屈筋群を含む．

28 **深部 Deep part** Pars profunda 前区画の部分で，深部屈筋群が橈骨，骨間膜，および尺骨から起こる．

29 **前腕の後区画；前腕の伸筋区画 Posterior compartment of forearm；Extensor compartment of forearm** Compartimentum antebrachii posterius；Compartimentum antebrachii extensorum 境界：尺骨，前腕骨間膜（橈骨に張る伸筋群を包む筋膜を含む），骨間膜．外側部の一部を含む．C

30 **外側部 Lateral part；Radial part** Pars lateralis；Pars radialis これらの筋は上腕骨外側上顆の上方から起こるが，その付着は掌側に移動している．筋群を包む筋膜によって橈骨に付着しており，前腕筋膜によって覆われる．肘関節を屈曲する．C

腹壁／上肢　　**111**

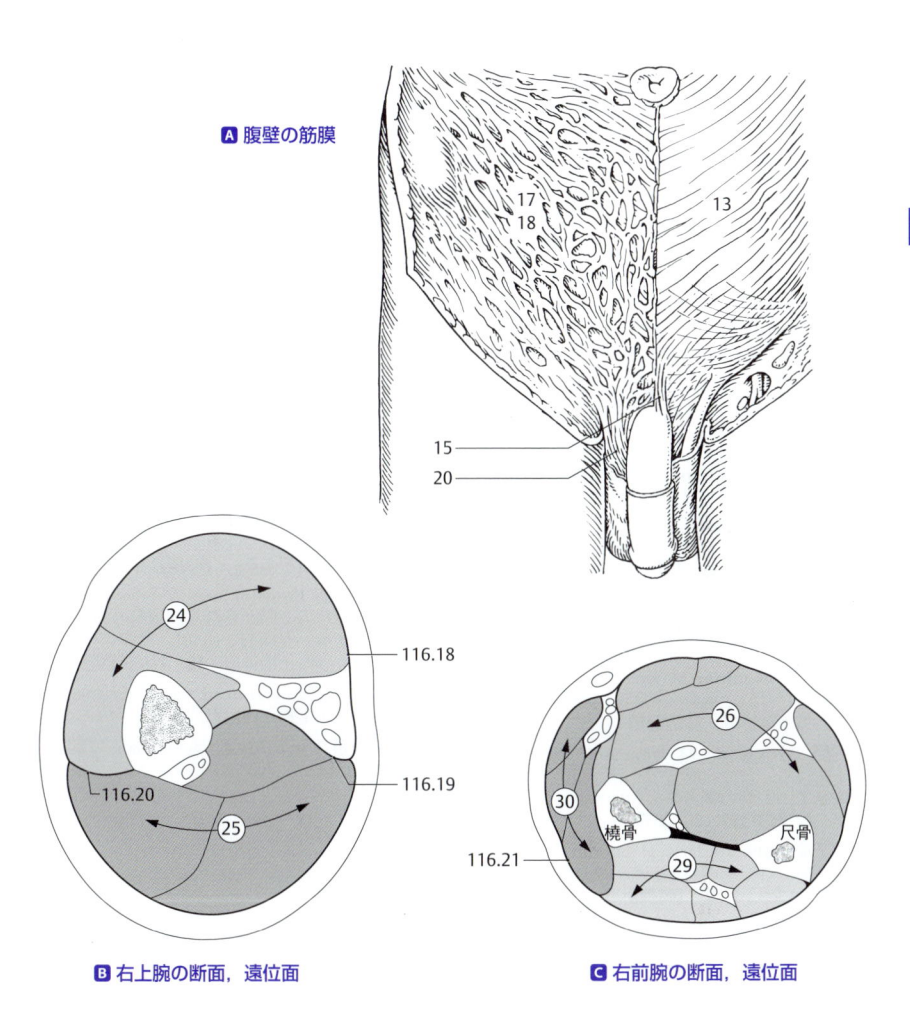

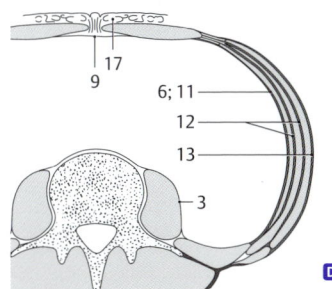

A 腹壁の筋膜

B 右上腕の断面，遠位面

C 右前腕の断面，遠位面

橈骨　尺骨

D 第2腰椎の高さでの腹部の水平断面

1 筋 Muscles Musculi

2 三角筋 Deltoid M. deltoideus 以下〈3～5〉の3つの部位からなる筋で，全て上腕骨の三角筋粗面に付着しており，協同で作用して上腕を約90度外転させる．《神》腋窩神経．🅐🅔🅕🅖, 117頁🅕

3 鎖骨部 Clavicular part Pars clavicularis 《起》鎖骨の外側1/3．上腕の内転，前方挙上に作用する，内旋．🅐

4 肩峰部 Acromial part Pars acromialis 《起》肩峰．上腕の前方挙上，後方挙上に作用する．🅐 🅑

5 肩甲棘部 Spinal part Pars spinalis 《起》肩甲棘の下縁．上腕の内転，後方挙上，外旋に作用する．🅐🅑

6 棘上筋 Supraspinatus M. supraspinatus 《起》棘上窩，棘上筋膜．《停》上腕骨大結節，肩関節の関節包．上腕の外転，関節包を緊張させる，最小の回旋筋成分．《神》肩甲上神経．🅐🅑🅔 🅕🅖

7 棘上筋膜 Supraspinous fascia Fascia supraspinata 棘上筋を包み，その起始となる筋膜．🅐🅖

8 棘下筋 Infraspinatus M. infraspinatus 《起》肩甲骨の棘下窩，肩甲棘，棘下筋膜．《停》上腕骨大結節．上腕の外旋，関節包を補強する．《神》肩甲上神経．🅐🅑🅕🅖

9 棘下筋膜 Infraspinous fascia Fascia infraspinata 棘下筋を包み，その起始となる筋膜．🅐🅖

10 小円筋 Teres minor M. teres minor 《起》肩甲骨外側縁．《停》上腕骨大結節．上腕の外旋に働く．《神》腋窩神経．🅐🅑🅕🅖

11 大円筋 Teres major M. teres major 《起》肩甲骨の下角付近．《停》上腕骨の小結節稜．内旋および内転で，上腕の後方挙上を伴う．《神》肩甲下神経．🅐🅑🅓🅔🅖, 101頁🅓

12 肩甲下筋 Subscapularis M. subscapularis 《起》肩甲下窩．《停》上腕骨小結節．上腕の内旋に働く．《神》肩甲下神経．🅒🅓🅔

13 上腕二頭筋 Biceps brachii M. biceps brachii 以下〈14，15〉の2部を頭として，橈骨粗面および上腕二頭筋腱膜を通じて尺骨に向かい，前腕筋膜に混入する．肘関節の屈曲と前腕の回外をもたらす．《神》筋皮神経．🅓, 83頁🅐

14 長頭 Long head Caput longum 《起》関節上結節．肩関節の外転に作用する．🅐🅒🅓, 115頁🅐🅑

15 短頭 Short head Caput breve 《起》烏口突起．肩関節の内転に作用する．🅒🅓

16 上腕二頭筋腱膜；線維性腱膜 Bicipital aponeurosis Aponeurosis musculi bicipitis brachii；Aponeurosis bicipitalis；Lacertus fibrosus 尺骨付近の前腕筋膜に混入する上腕二頭筋の腱の延長部分．筋の牽引力を尺骨に伝える．🅓, 115頁🅐

17 烏口腕筋 Coracobrachialis M. coracobrachialis 《起》烏口突起．《停》上腕骨中部の前面で，固定をもたらす．上腕骨頭と関節窩の間の肩関節で確実に接触するよう作用する．上腕の前方挙上．《神》筋皮神経．🅒🅓🅔

18 上腕筋 Brachialis M. brachialis 《起》三角筋粗面下方の上腕骨の前面．《停》尺骨粗面．肘関節を屈曲する．《神》筋皮神経．🅐🅓🅔🅕, 115頁🅑

19 上腕三頭筋 Triceps brachii M. triceps brachii 以下〈20～22〉の3頭からなり，肘頭と関節包の後壁に共通の停止部をもつ．肘を伸展する．《神》橈骨神経．🅖

20 長頭 Long head Caput longum 《起》関節下結節．肩関節の後方挙上および内転に作用する．大円筋と小円筋の間の三角（内側）および四角（外側）間隙を分ける．🅐🅑🅒🅓🅖

21 外側頭 Lateral head Caput laterale 《起》上腕骨後面で，橈骨神経溝の外上方にある．🅖🅕🅖

22 内側頭；深頭 Medial head；Deep head Caput mediale；Caput profundum 《起》上腕骨後面で，橈骨神経溝の内下方にある．🅕🅖

23 肘筋 Anconeus M. anconeus 《起》上腕骨外側上顆の後面．《停》尺骨の後面（橈側面），近位側1/4．肘関節を伸展する．《神》橈骨神経．🅖, 115頁🅑

24 肘関節筋 Articularis cubiti M. articularis cubiti 上腕三頭筋および上腕筋から関節包に至る線維束．関節包を張る．《神》橈骨神経．

25 円回内筋 Pronator teres M. pronator teres 以下〈26，27〉の2頭からなり，橈骨の回内筋粗面に停止する．肘関節を屈曲し，回内筋として作用する．《神》正中神経．🅓, 115頁🅐🅓

26 上腕頭 Humeral head Caput humerale 《起》上腕骨内側上顆，内側筋間中隔．

27 尺骨頭 Ulnar head Caput ulnare 《起》鈎状突起．🅓🅔

上肢 113

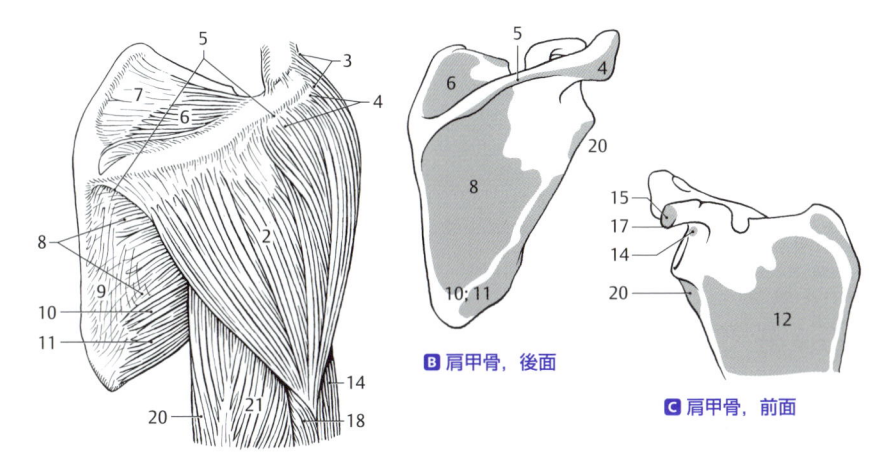

A 肩関節の筋

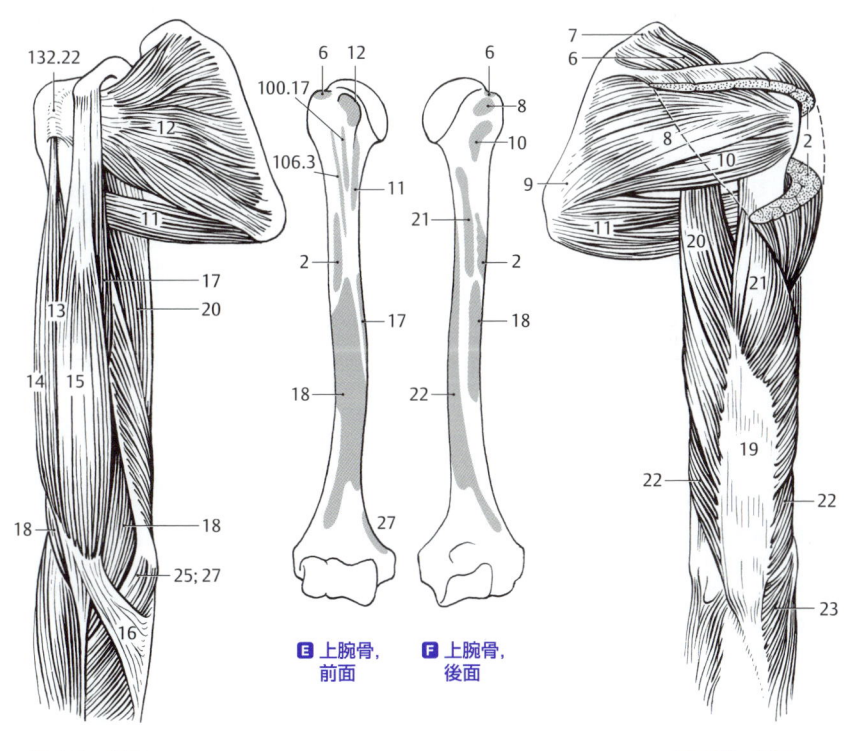

B 肩甲骨，後面

C 肩甲骨，前面

D 上腕，前面

E 上腕骨，前面

F 上腕骨，後面

G 上腕，後面

1 **橈側手根屈筋** Flexor carpi radialis　M. flexor carpi radialis　《起》上腕骨内側上顆，前腕筋膜．《停》第2中手骨の底．肘関節の屈曲・回内，橈骨手根関節の屈曲と橈骨外転に作用する．《神》正中神経．Ⓐ，117頁Ⓑ

2 **長掌筋** Palmaris longus　M. palmaris longus　《起》上腕骨内側上顆．《停》手掌腱膜．手掌腱膜を張り手関節を屈曲させる．《神》正中神経．Ⓐ

3 **尺側手根屈筋** Flexor carpi ulnaris　M. flexor carpi ulnaris　以下〈4, 5〉の2頭からなり，有鉤骨の豆鉤靱帯と第5中手骨の豆中手靱帯を通じて豆状骨に停止する．手関節の屈曲および尺側外転に作用する．Ⓐ

4 **上腕頭** Humeral head　Caput humerale　《起》上腕骨の内側上顆．

5 **尺骨頭** Ulnar head　Caput ulnare　《起》肘頭，尺骨の後縁．Ⓕ

6 **浅指屈筋** Flexor digitorum superficialis　M. flexor digitorum superficialis　以下〈7, 8〉の2頭からなる．《停》第2〜5指中手骨．手根と近位指節間関節を屈曲する．《神》正中神経．Ⓐ，117頁Ⓒ

7 **上腕尺骨頭** Humero-ulnar head　Caput humero-ulnare　《起》上腕骨内側上顆，尺骨の鈎状突起．ⒶⒺ

8 **橈骨頭** Radial head　Caput radiale　《起》橈骨の前面．ⒶⒷⒺ

9 **深指屈筋** Flexor digitorum profundus　M. flexor digitorum profundus　《起》尺骨の前面の上部2/3．《停》第2〜5指末節骨底．手根および指節間関節の屈曲に作用する．《神》正中神経および尺骨神経．ⒷⒺⒻ，117頁ⒷⒸ

10 **長母指屈筋** Flexor pollicis longus　M. flexor pollicis longus　《起》橈骨の前面，橈骨粗面より遠位．《停》母指末節骨底．手関節と母指指節関節の屈曲，橈側外転に作用する．《神》正中神経．ⒷⒺ，117頁Ⓑ

11 **方形回内筋** Pronator quadratus　M. pronator quadratus　《起》尺骨前面の遠位部1/4．《停》橈骨前面の遠位側1/4．前腕の回内に作用する．《神》正中神経．ⒶⒷⒺ

12 **腕橈骨筋** Brachioradialis　M. brachioradialis　《起》上腕骨の外側上顆稜，外側筋間中隔．《停》橈骨茎状突起．回内と回外の間の中間位から前腕を屈曲する．《神》橈骨神経．ⒶⒸⒺ

13 **長橈側手根伸筋** Extensor carpi radialis longus　M. extensor carpi radialis longus　《起》上腕骨の外側上顆稜，外側上腕筋間中隔．《停》第2中手骨の底．肘関節を屈曲，手関節の背屈および橈側外転に作用する．《神》橈骨神経．ⒶⒸ

14 **短橈側手根伸筋** Extensor carpi radialis brevis　M. extensor carpi radialis brevis　《起》上腕骨の外側上顆，橈骨輪状靱帯．《停》第3中手骨底．手関節を背屈する．Ⓒ

15 **総指伸筋；指伸筋** Extensor digitorum　M. extensor digitorum　《起》上腕骨の外側上顆，外側側副靱帯，橈骨輪状靱帯，前腕筋膜．《停》第2〜5指節間の指背腱膜．手関節の背屈，指の伸展に作用する．《神》橈骨神経．Ⓒ，117頁Ⓒ

16 **腱間結合** Intertendinous connections　Connexus intertendinei　指の伸筋腱間の腱性連絡．Ⓒ

17 **小指伸筋** Extensor digiti minimi　M. extensor digiti minimi　《起》総指伸筋と共通．《停》第5指の指背腱膜．第5指の伸展に作用する．Ⓒ

18 **尺側手根伸筋** Extensor carpi ulnaris　M. extensor carpi ulnaris　以下〈19, 20〉の2頭からなる．《停》第5中手骨底．外転筋として作用する．《神》橈骨神経．ⒸⒹⒻ

19 **上腕頭** Humeral head　Caput humerale　《起》上腕骨の外側上顆，外側側副靱帯．

20 **尺骨頭** Ulnar head　Caput ulnare　《起》尺骨の後面．

21 **回外筋** Supinator　M. supinator　《起》上腕骨外側上顆，外側側副靱帯，橈骨輪状靱帯，尺骨の回外筋稜．《停》橈骨の前面．回外に作用する．《神》橈骨神経．ⒷⒹⒺⒻ

22 **長母指外転筋** Abductor pollicis longus　M. abductor pollicis longus　《起》橈骨と尺骨の後面，骨間膜．《停》第1中手骨底．母指の中手指節関節の橈側外転および背屈に作用する．《神》橈骨神経．ⒸⒹⒻ

23 **短母指伸筋** Extensor pollicis brevis　M. extensor pollicis brevis　《起》橈骨の後面，骨間膜．《停》母指基節骨底．母指の中手指節関節の外転および伸展に作用する．《神》橈骨神経．ⒸⒹⒻ

24 **長母指伸筋** Extensor pollicis longus　M. extensor pollicis longus　《起》尺骨の後面，骨間膜．《停》母指の末節骨．母指の内転および伸展に作用する．《神》橈骨神経．ⒸⒹⒻ

25 **示指伸筋** Extensor indicis　M. extensor indicis　《起》尺骨の後面．《停》示指の指背腱膜．示指の伸展，手関節の背屈に作用する．《神》橈骨神経．ⒹⒻ

26 **短掌筋** Palmaris brevis　M. palmaris brevis　《起》手掌腱膜の尺側部．《停》小指球の皮膚．《神》尺骨神経．Ⓐ，117頁Ⓐ

上肢 115

A 前腕の浅層の筋，前面

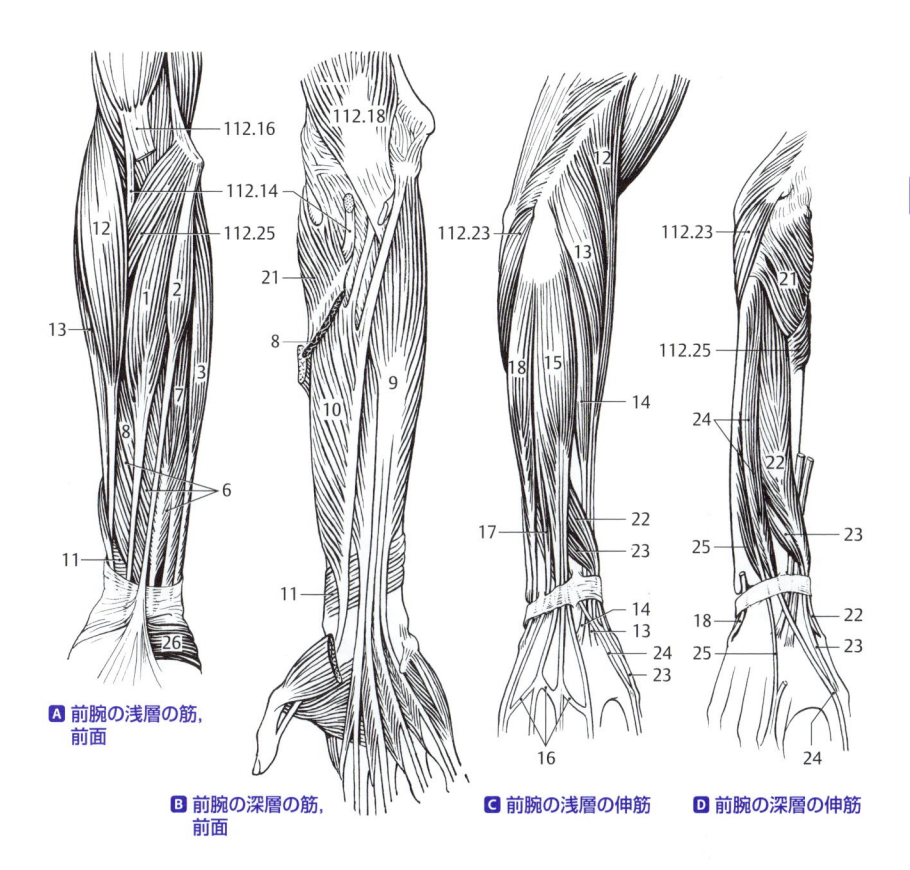

B 前腕の深層の筋，前面

C 前腕の浅層の伸筋

D 前腕の深層の伸筋

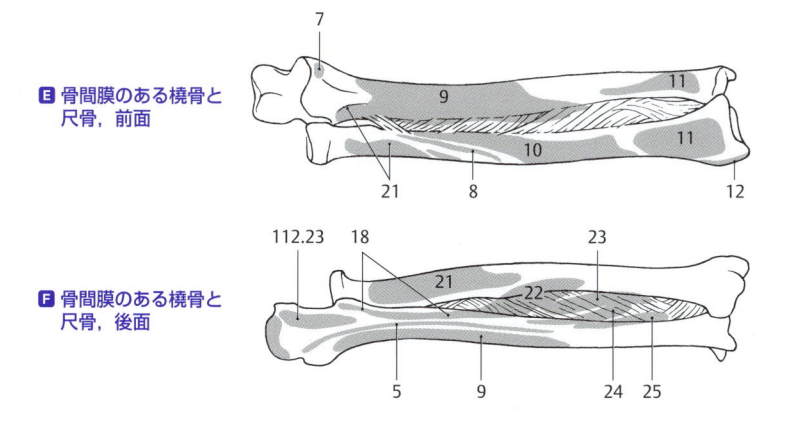

E 骨間膜のある橈骨と尺骨，前面

F 骨間膜のある橈骨と尺骨，後面

4 筋系

1 短母指外転筋 **Abductor pollicis brevis** M. abductor pollicis brevis 《起》舟状骨，屈筋支帯．《停》母指基節骨，橈側種子骨，指背腱膜．母指の外転および屈曲に作用する．《神》正中神経．**B**

2 短母指屈筋 **Flexor pollicis brevis** M. flexor pollicis brevis 以下〈3，4〉の2頭からなる．《停》短母指外転筋と共通．母指の中手指節関節の屈曲，外転，内転および対向に作用する．**B**

3 浅頭 **Superficial head** Caput superficiale 《起》屈筋支帯．長母指屈筋腱の上にある．《神》正中神経．**B**

4 深頭 **Deep head** Caput profundum 《起》大菱形骨，小菱形骨，有頭骨．長母指屈筋の腱の下にある．《神》尺骨神経．**B**

5 母指対立筋 **Opponens pollicis** M. opponens pollicis 《起》大菱形骨，屈筋支帯．《停》第1中手骨．母指の対向および内転に作用する．《神》正中神経．**B**

6 母指内転筋 **Adductor pollicis** M. adductor pollicis 《起》母指，尺側種子骨，基節骨，指背腱膜．内転および対向に作用する．《神》尺骨神経．**B**

7 斜頭 **Oblique head** Caput obliquum 《起》有頭骨および第2中手骨．**B**

8 横頭 **Transverse head** Caput transversum 《起》第3中手骨．**B**

9 小指外転筋 **Abductor digiti minimi** M. abductor digiti minimi 《起》豆状骨，屈筋支帯．《停》第5基節骨．外転に作用する．《神》尺骨神経．**B**

10 短小指屈筋 **Flexor digiti minimi brevis** M. flexor digiti minimi brevis 《起》有鉤骨鉤，屈筋支帯．《停》基節骨底掌側面．中手指節関節を屈曲する．《神》尺骨神経．**B**

11 小指対立筋 **Opponens digiti minimi** M. opponens digiti minimi 《起》有鉤骨鉤，屈筋支帯．《停》第5中手骨．小指の対向に作用する．《神》尺骨神経．**B**

12 [手の]虫様筋 **Lumbricals** Mm. lumbricales 《起》深指屈筋腱．《停》第2～5指の指背腱膜．中手指節関節での屈曲，指節間関節の伸展に作用する．《神》正中神経．**BC**

13 [手の]背側骨間筋 **Dorsal interossei** Mm. interossei dorsales 《起》中手骨．それぞれ2頭をもつ．《停》基節骨の指背腱膜．中手指節関節の屈曲，指節間関節の伸展に作用する．《神》尺骨神経．**CDE**

14 掌側骨間筋 **Palmar interossei** Mm. interossei palmares 《起》第2，4，5中手骨．《停》示指，環指，および小指の基節骨の底と指背腱膜．中指側への内転，中手指節関節の屈曲，指節間関節の伸展に作用する．《神》尺骨神経．**BD**

15 腋窩筋膜 **Axillary fascia** Fascia axillaris 腋窩の脂肪体を覆う中心に孔があいた結合組織性筋膜．腋窩の外側と尾側の境界をなし，上腕，胸部，および背部の筋膜に混入する．その深部は鎖骨胸筋筋膜とつながる．**F**

16 腋窩提靭帯 **Suspensory ligament of axilla** Lig. suspensorium axillae 大胸筋の外側縁下方で腋窩筋膜と鎖骨胸筋筋膜の間をつなぐ．**F**

17 三角筋膜 **Deltoid fascia** Fascia deltoidea 三角筋を覆い，その線維束の間に中隔をつくる．

18 上腕筋膜 **Brachial fascia** Fascia brachii 上腕筋群を包む筋膜．111頁

19 内側上腕筋間中隔 **Medial intermuscular septum of arm** Septum intermusculare brachii mediale 上腕骨内側縁と上腕筋膜の間にある腱性の筋起始板．111頁**B**

20 外側上腕筋間中隔 **Lateral intermuscular septum of arm** Septum intermusculare brachii laterale 上腕骨外側縁と上腕筋膜の間にある腱性の筋起始板．111頁**B**

21 前腕筋膜 **Antebrachial fascia** Fascia antebrachii 前腕筋群を包む筋膜．その背側面で尺骨にしっかりと付着する．**A**，111頁**C**

22 手背筋膜 **Dorsal fascia of hand** Fascia dorsalis manus 手背の腱群を覆う筋膜．**E**

23 [手の]伸筋支帯 **Extensor retinaculum** Retinaculum musculorum extensorum 腱区画上に張る手背筋膜の部分．**E**

24 浅横中手靭帯 **Superficial transverse metacarpal ligament** Lig. metacarpale transversum superficiale 中手骨頭の高さで，掌側の筋膜を横に補強する靭帯．**A**

25 手掌腱膜 **Palmar aponeurosis** Aponeurosis palmaris 小指球と母指球の間の腱膜で，部分的に長掌筋からなる．**A**

26 [手の]屈筋支帯 **Flexor retinaculum** Retinaculum musculorum flexorum；[Lig. carpi transversum] 舟状骨と大菱形骨の間，三角骨と有鉤骨の間に張る線維束．手根管の形成に関わる．**B**

27 指の線維鞘 **Fibrous sheaths of digits of hand** Vaginae fibrosae digitorum manus 手指にある屈筋腱をいれる結合組織性滑液鞘．**B**

28 [線維鞘の]輪状部 **Anular part of fibrous sheath** Pars anularis vaginae fibrosae 関節の間の非常に緻密な線維鞘の輪状線維．**B**

29 [線維鞘の]十字部 **Cruciform part of fibrous sheath** Pars cruciformis vaginae fibrosae 交叉して関節を補強する線維．**B**

30 指の滑液鞘 **Synovial sheaths of digits of hand** Vaginae synoviales digitorum manus

31 腱のヒモ **Vincula tendinum** Vincula tendinum 滑液鞘の内層と外層の間に血管を導く線維束．**C**

32 長いヒモ **Vinculum longum** Vinculum longum 基節骨の高さにある長い線維束．**C**

33 短いヒモ **Vinculum breve** Vinculum breve 腱の停止部近くにある短い線維束．**C**

34 腱交叉 **Tendinous chiasm** Chiasma tendinum 浅指屈筋腱と深指屈筋腱の交叉．**C**

上肢 117

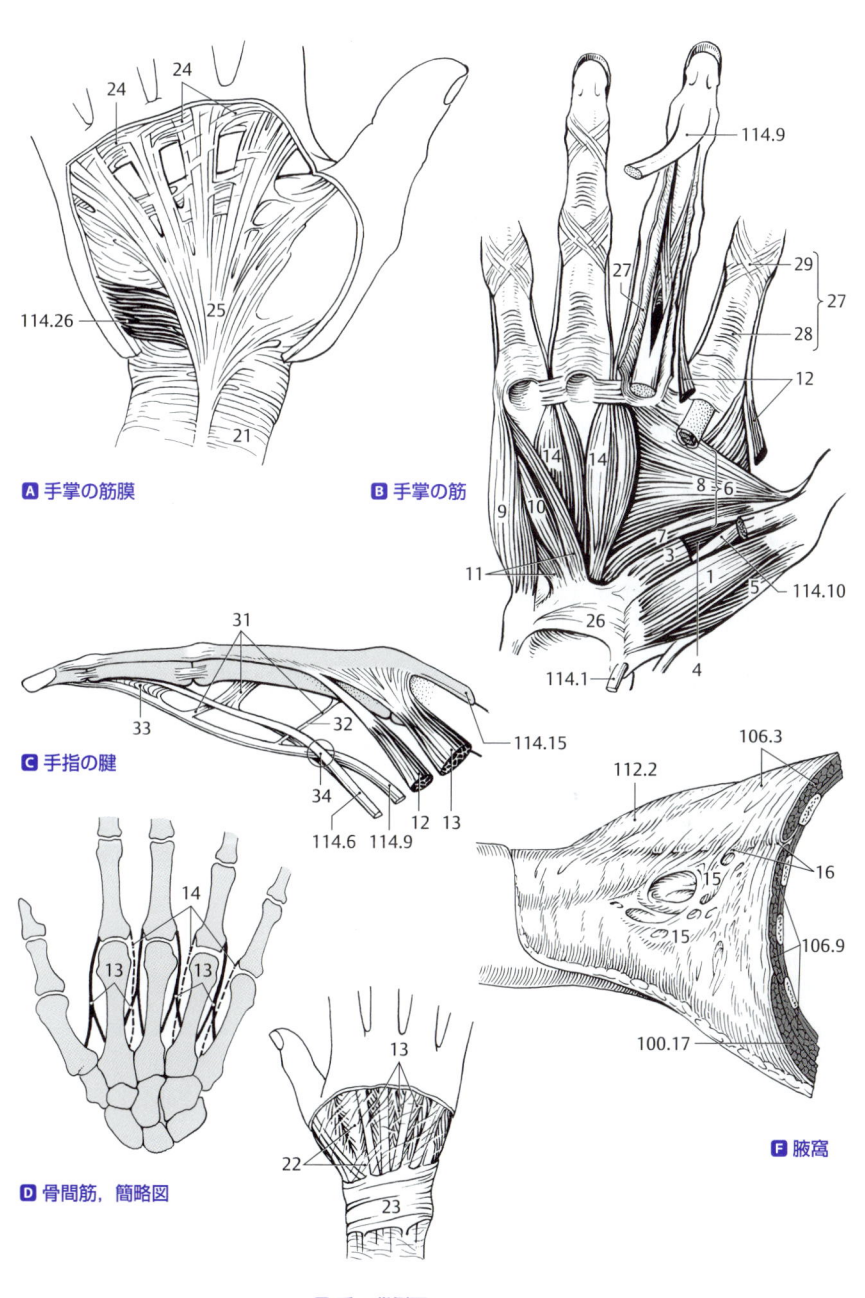

A 手掌の筋膜

B 手掌の筋

C 手指の腱

D 骨間筋，簡略図

E 手，背側面

F 腋窩

筋系

1 下肢の筋 Muscles of lower limb Mm. membri inferiores

2 区画 Compartments Compartimenta 筋の区画，囲まれた部分，および間隙．

3 大腿の前区画；大腿の伸筋区画 Anterior compartment of thigh; Extensor compartment of thigh Compartimentum femoris anterius; Compartimentum femoris extensorum 大腿骨の前外側にある区画．大腿筋膜，外側大腿筋間中隔，大腿骨，および内側大腿筋間中隔によって境される．Ⓐ

4 大腿の後区画；大腿の屈筋区画 Posterior compartment of thigh; Flexor compartment of thigh Compartimentum femoris posterius; Compartimentum femoris flexorum 外側大腿筋間中隔の後方，大腿の後外側部にある区画．外側を大腿筋膜で，後内側を大腿の内側区画によって境される．上方では大坐骨孔を通じて小骨盤の結合組織とつながり，下方では膝窩の結合組織とつながる．Ⓐ

5 大腿の内側区画；大腿の内転筋区画 Medial compartment of thigh; Adductor compartment of thigh Compartimentum femoris mediale; Compartimentum femoris adductorum 内側大腿筋間中隔の後方，大腿の背内側面にある区画．外側を大腿筋膜で，後外側を屈筋区画によって境される．閉鎖管を通じて小骨盤につながる．Ⓐ

6 下腿の前区画；下腿の伸筋区画 Anterior compartment of leg; Extensor compartment of leg Compartimentum cruris anterius; Compartimentum cruris extensorum 下腿深筋膜，脛骨，下腿骨間膜，腓骨，および前下腿筋間中隔によって境される．Ⓑ

7 下腿の後区画；下腿の屈筋区画 Posterior compartment of leg; Flexor compartment of leg Compartimentum cruris posterius; Compartimentum cruris flexorum 下腿深筋膜，脛骨，下腿骨間膜，腓骨，および後下腿筋間中隔によって境される．Ⓑ

8 浅部 Superficial part Pars superficialis; Pars gastrocnemialis; Pars tricipitalis 浅部屈筋群，すなわち腓腹筋およびヒラメ筋を含む後区画の部分．

9 深部 Deep part Pars profunda; Pars solealis 深部屈筋群を含む後区画の部分で，結合組織の層によって浅部屈筋群と隔てられる．

10 下腿の外側区画；下腿の腓骨筋区画 Lateral compartment of leg; Fibular compartment of leg; Peroneal compartment of leg Compartimentum cruris laterale; Compartimentum cruris fibularium; Compartimentum cruris peroneorum 下腿筋膜，前下腿筋間中隔，腓骨，および後下腿筋間中隔によって境される．Ⓑ

11 大腿筋膜 Fascia lata Fascia lata 大腿の筋を包む筋膜．前方では腸骨稜と鼡径靱帯に付着しており，内側で縫工筋，深部で鼡径靱帯の2層に分かれる．伏在裂孔のC字形の外側縁を形成し，孔のあいた篩状の膜で大腿の血管を覆う．その深層部は大腿の血管の後方にある．2つの層は恥骨の筋膜と融合する．外側では肥厚して腱性の線維束をつくる．後上方で殿部の筋膜に続いており，遠位側で下腿筋膜に続いている．Ⓐ Ⓑ Ⓒ

12 腸脛靱帯 Iliotibial tract Tractus iliotibialis 〔Maissiat(メッシア)靱帯〕 大腿筋膜の垂直方向の外側補強線維束で，腸骨稜前部から脛骨外側顆へ張る．これに大腿筋膜張筋と大殿筋が停止する．Ⓐ Ⓒ, 123頁Ⓒ

13 外側大腿筋間中隔 Lateral femoral intermuscular septum Septum intermusculare femoris laterale 大腿二頭筋と外側広筋の間で，大腿筋膜から大腿骨粗線の外側唇へ張る強い結合組織葉．Ⓐ

14 内側大腿筋間中隔 Medial femoral intermuscular septum Septum intermusculare femoris mediale 内側広筋，縫工筋，内転筋群の間にあり，大腿筋膜から粗線の内側唇へ張る強い結合組織葉．Ⓐ

15 伏在裂孔 Saphenous opening Hiatus saphenus 大腿筋膜の大きな裂孔で，鼡径靱帯のすぐ下にある．大伏在静脈の通路．Ⓔ, 121頁Ⓕ

16 鎌状縁；弓状縁 Falciform margin Margo falciformis; Margo arcuatus 伏在裂孔の弓状の外側縁．Ⓔ

17 上角；上脚 Superior horn Cornu superius; Crus superius 弓状になった鎌状縁上部．Ⓔ

18 下角；下脚 Inferior horn Cornu inferius; Crus inferius 弓状になった鎌状縁下部．Ⓔ

19 篩状筋膜 Cribriform fascia Fascia cribrosa 伏在裂孔を閉じる篩状の疎性結合組織．Ⓔ

20 大腿三角 Femoral triangle Trigonum femorale 〔Scarpa(スカルパ)三角〕 縫工筋，長内転筋，鼡径靱帯に囲まれる三角部．Ⓓ

下肢　119

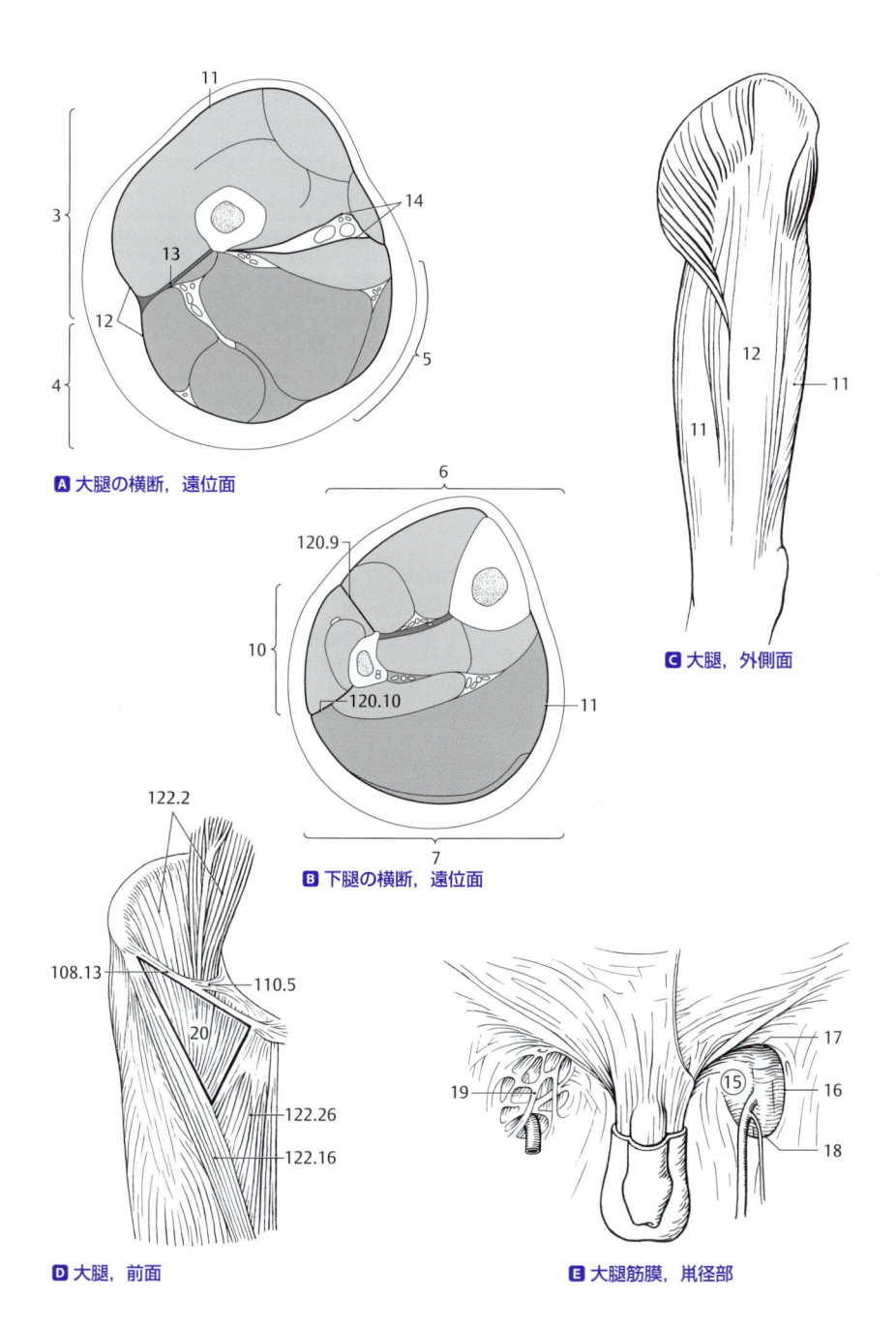

A 大腿の横断，遠位面

B 下腿の横断，遠位面

C 大腿，外側面

D 大腿，前面

E 大腿筋膜，鼠径部

1 **筋裂孔** Muscular space Lacuna musculorum 骨盤，鼠径靱帯および腸恥筋膜弓に囲まれる区画．腸腰筋，大腿神経および外側大腿皮神経の通路．

2 **血管裂孔** Vascular space Lacuna vasorum 恥骨，鼠径靱帯，腸恥筋膜弓に囲まれる区画．大腿動静脈および陰部大腿皮神経大腿枝の通路．**E**

3 **大腿輪** Femoral ring Anulus femoralis 大腿管への入口で，大腿静脈，鼠径靱帯，裂孔靱帯および恥骨櫛靱帯によって囲まれる．**F**

4 **大腿輪中隔** Femoral septum Septum femorale 大腿輪を閉じる結合組織の被覆で，横筋筋膜および腸骨筋膜由来の線維からなる．Rosenmüller(ローゼンミュラー)結節はここにある．腹壁内の脆弱な部分．ヘルニアが大腿管内に生じる場合がある．それらは大腿ヘルニアとして伏在裂孔内に現れる．**E**

5 **内転筋管** Adductor canal Canalis adductorius 大内転筋，内側広筋，前内側筋間中隔からなる通路．内転筋裂孔に終わる．**D**

6 **広筋内転筋間中隔；前内側大腿筋間中隔** Anteromedial intermuscular septum；Subsartorial fascia Septum intermusculare vastoadductorium 大内転筋と内側広筋の間の腱膜板．

7 **内転筋腱裂孔；腱裂孔** Adductor hiatus Hiatus adductorius 大内転筋停止部にある裂孔．膝窩に開く．**D**, 123頁

8 **下腿筋膜** Deep fascia of leg Fascia cruris 下腿骨の自由縁と癒着し，部分的に下腿の筋の起始部となる筋膜．肥厚した交織部分は支帯となり，屈筋腱および伸筋腱を所定の位置に保持する．**AB**

9 **前下腿筋間中隔** Anterior intermuscular septum of leg Septum intermusculare cruris anterius 腓骨筋と伸筋群の間の結合組織性中隔．119頁 **B**

10 **後下腿筋間中隔** Posterior intermuscular septum of leg Septum intermusculare cruris posterius 腓骨筋と屈筋群の間の結合組織性中隔．119頁 **B**

11 **ヒラメ筋[の]腱弓** Tendinous arch of soleus Arcus tendineus musculi solei 下腿骨間膜直上で，脛骨と腓骨の間にある腱弓．ヒラメ筋の起始となる．脛骨神経ならびに後脛骨動静脈が通る．125頁 **B**

12 **[足の]上伸筋支帯** Superior extensor retinaculum Retinaculum musculorum extensorum superius 下腿筋膜の横走する補強帯で，約2横指幅あり，伸筋腱を保持している．**AB**

13 **[足の]屈筋支帯** Flexor retinaculum Retinaculum musculorum flexorum 長い屈筋腱上にあり，内果から踵骨へ張る靱帯．その浅部は脛骨神経および後脛骨動静脈を包む．その深部は後脛骨筋，長趾屈筋，および長母趾屈筋を含む区画とともに骨性筋膜の管をつくる．**B**

14 **[足の]下伸筋支帯** Inferior extensor retinaculum Retinaculum musculorum extensorum inferius 下腿筋膜の肥厚部で，十字型の線維帯として内・外果から対側縁に伸びる．**AB**

15 **上腓骨筋支帯** Superior fibular retinaculum；Superior peroneal retinaculum Retinaculum musculorum fibularium superius；Retinaculum musculorum peroneorum superius 腓骨筋群を上方で保持する靱帯で，外果から踵骨へ張る．**A**

16 **下腓骨筋支帯** Inferior fibular retinaculum；Inferior peroneal retinaculum Retinaculum musculorum fibularium inferius；Retinaculum musculorum peroneorum inferius 腓骨筋群を下方で保持する靱帯．伸筋支帯から踵骨の外側面に張る．1つの靱帯は腓骨滑車に張り，覆っている短腓骨筋と長腓骨筋とを分ける．足背筋膜を補強する．**A**

17 **足背筋膜** Dorsal fascia of foot Fascia dorsalis pedis 下腿筋膜の遠位側延長部分で，足背上を走り，足趾の趾背腱膜へと放射状に伸びる．**AB**

18 **足底腱膜** Plantar aponeurosis Aponeurosis plantaris 足底にある厚い腱性の板．踵骨隆起から中足趾節関節の底側靱帯の横束に至る．足底の縦方向の足弓を張る．**C**, 127頁**A**

19 **横束** Transverse fascicles Fasciculi transversi 足底腱膜の遠位側延長部分をつなぐ横走線維束．**C**

20 **浅横中足靱帯** Superficial transverse metatarsal ligament Lig. metatarsale transversum superficiale 横束の末梢にある横走線維束の総称．**C**, 127頁**D**

骨盤壁と下肢 **121**

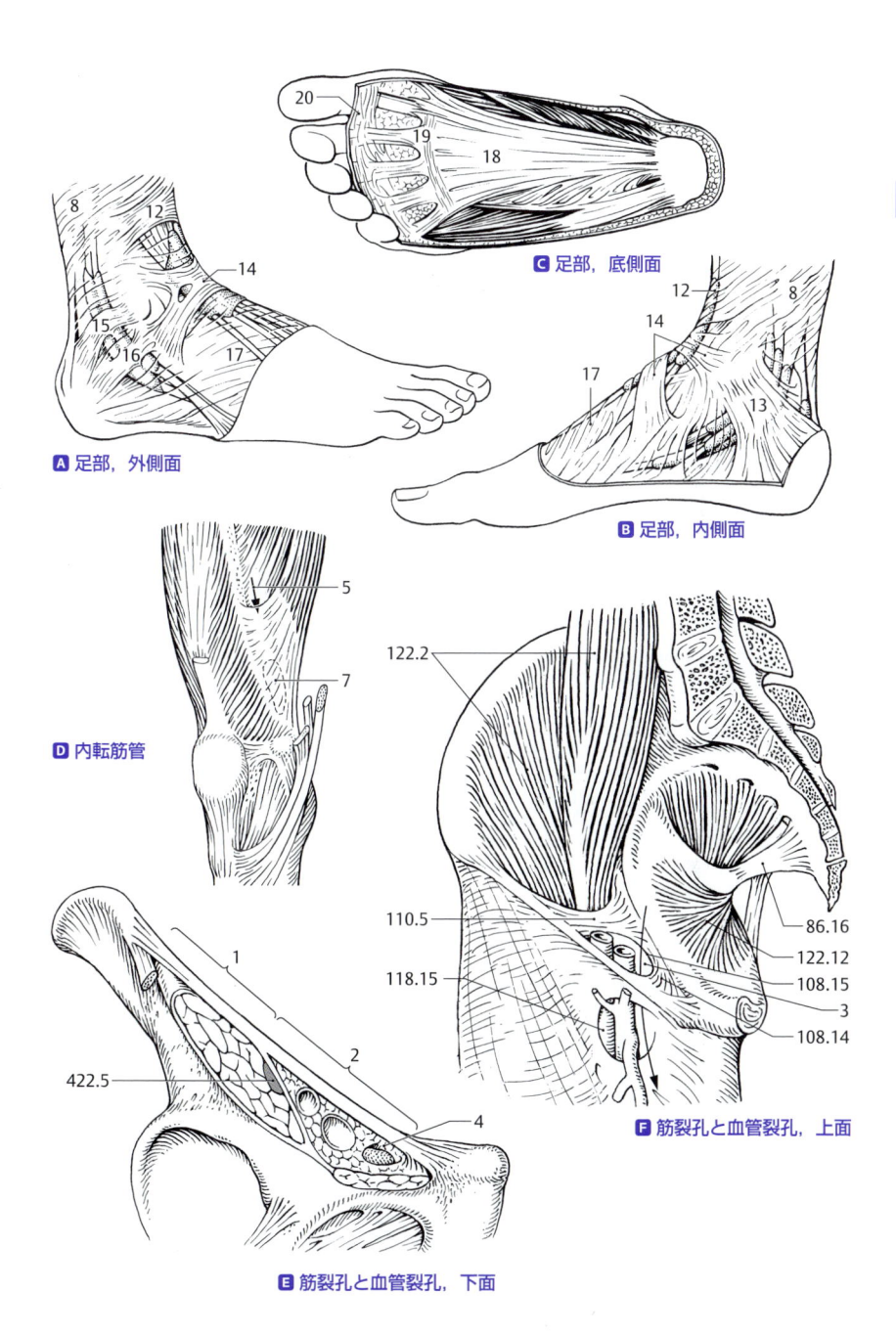

A 足部，外側面

B 足部，内側面

C 足部，底側面

D 内転筋管

E 筋裂孔と血管裂孔，下面

F 筋裂孔と血管裂孔，上面

1 **筋 Muscles** Musculi

2 **腸腰筋 Iliopsoas** M. iliopsoas 大腰筋と腸骨筋からなる.《停》小転子. 下肢の最も重要な前屈筋. 体幹を屈曲, 外旋する. **B C D**, 119 頁**D**, 121 頁**F**

3 **腸骨筋 Iliacus** M. iliacus 《起》腸骨窩, 股関節関節包.《神》大腿神経, 腰神経叢. **C**

4 **大腰筋 Psoas major** M. psoas major 《起》第12胸椎椎体および第1～4腰椎椎体の外側面, 第1～5腰椎の肋骨突起.《神》腰神経叢. **C**, 105 頁**D**

5 **小腰筋**[†] **Psoas minor** M. psoas minor 《起》第12胸椎および第1腰椎椎体.《停》腸骨筋膜.《神》腰神経叢. **C**

6 **大殿筋 Gluteus maximus** M. gluteus maximus 《起》後殿筋線の後方の腸骨, 仙骨, 尾骨, 胸腰筋膜, 仙結節靱帯.《停》大腿筋膜, 腸脛靱帯, 殿筋粗面, 外側大腿筋間中隔, 粗線. 股関節の伸展, 外旋, 外転, および内転に作用する.《神》下殿神経. **A D E**

7 **中殿筋 Gluteus medius** M. gluteus medius 《起》腸骨の外側面.《停》大転子. 股関節の外転, 内旋および外旋, 伸展, ならびに屈曲に作用する.《神》上殿神経. **A D E**

8 **小殿筋 Gluteus minimus** M. gluteus minimus 《起》前および下殿筋線の間の腸骨.《停》大転子. 股関節の外転, 内旋および外旋, 屈曲, ならびに伸展に作用する.《神》上殿神経. **A D E**

9 **殿筋腱膜 Gluteal aponeurosis** Aponeurosis glutea 中殿筋上で, 大殿筋の起始となる深層の扁平な腱.

10 **大腿筋膜張筋 Tensor fasciae latae ; Tensor of fascia lata** M. tensor fasciae latae 《起》上前腸骨棘付近.《停》腸脛靱帯の上方から脛骨外側果. 大腿筋膜を張る. 股関節の屈曲, 外転, 内旋, および伸展に作用する.《神》上殿神経. **C E**

11 **梨状筋 Piriformis** M. piriformis 《起》仙骨前面.《停》大転子の先端の内側面. 股関節の外旋, 伸展, および外転に作用する.《神》仙骨神経叢. **A D**, 125 頁**A**

12 **内閉鎖筋 Obturator internus** M. obturatorius internus 《起》閉鎖膜の内面および周囲.《停》大転子の転子窩. 外旋, 外転, 内転に作用する.《神》仙骨神経叢. **A D**, 121 頁**F**, 125 頁**A**, 219 頁**B**

13 **上双子筋 Gemellus superior ; Superior gemellus** M. gemellus superior 《起》坐骨棘.《停》内閉鎖筋の腱および転子窩. 外旋, 内転, 外転に作用する.《神》仙骨神経叢. **A D E**, 125 頁**A**

14 **下双子筋 Gemellus inferior ; Inferior gemellus** M. gemellus inferior 《起》坐骨結節.《停》内閉鎖筋の腱, 転子窩. 外旋, 内転, 外転に作用する.《神》仙骨神経叢. **A D E**, 125 頁**A**

15 **大腿方形筋 Quadratus femoris** M. quadratus femoris 《起》坐骨結節.《停》転子間稜. 外旋および内転に作用する.《神》仙骨神経叢. **A D E**, 125 頁**A**

16 **縫工筋 Sartorius** M. sartorius 《起》上前腸骨棘.《停》脛骨粗面の内側. 股関節の屈曲, 外転, 外旋, 膝関節の屈曲および内旋に作用する.《神》大腿神経. **B C E**, 119 頁**D**, 125 頁**E**

17 **大腿四頭筋 Quadriceps femoris** M. quadriceps femoris 以下〈18, 21～23〉の4つからなる筋群. その腱は膝蓋骨に伸び, 膝蓋靱帯として脛骨粗面まで続く. 膝関節を伸展する.《神》大腿神経. 125 頁**E**

18 **大腿直筋 Rectus femoris** M. rectus femoris 二頭筋(以下の〈19, 20〉). 股関節を屈曲する. 外旋および内側膝蓋支帯に線維を送る. **B C E**

19 **直頭 Straight head** Caput rectum 《起》下前腸骨棘.

20 **反転頭 Reflected head** Caput reflexum 《起》寛骨臼上溝.

21 **外側広筋 Vastus lateralis** M. vastus lateralis 《起》大転子, 粗線の外側唇. **A B C D**, 125 頁**A**

22 **中間広筋 Vastus intermedius** M. vastus intermedius 《起》大腿骨の前面. **B D**

23 **内側広筋 Vastus medialis** M. vastus medialis 《起》粗線の内側唇. **C D**

24 **膝関節筋 Articularis genus ; Articular muscle of knee** M. articularis genus 《起》中間広筋の遠位.《停》膝関節関節包. 関節包を張る.《神》大腿神経. **D**

25 **恥骨筋 Pectineus** M. pectineus 《起》恥骨櫛.《停》大腿骨の恥骨筋線, 粗線. 股関節の屈曲, 内転, および内旋に作用する.《神》大腿神経および閉鎖神経. **B C D E**

26 **長内転筋 Adductor longus** M. adductor longus 《起》恥骨結合付近.《停》粗線の内側唇. 股関節の内転, 外旋および屈曲に作用する.《神》閉鎖神経. **B C D E**, 119 頁**D**

27 **短内転筋 Adductor brevis** M. adductor brevis 《起》恥骨下枝.《停》粗線の内側唇. 股関節の内転, 屈曲, 伸展および外旋に作用する.《神》閉鎖神経. **B D E**

28 **大内転筋 Adductor magnus** M. adductor magnus 《起》恥骨下枝, 坐骨枝.《停》粗線の内側唇. 長い腱は内側上顆に付着. 股関節の内転, 外旋および伸展に作用する.《神》閉鎖神経および脛骨神経. **A B C D E**, 125 頁**A**

29 **小内転筋 Adductor minimus** M. adductor minimus 大内転筋の近位部で, 前方にある小部分. **A**

30 **薄筋 Gracilis** M. gracilis 《起》恥骨下枝.《停》脛骨の内側面. 股関節の内転, 屈曲および伸展, 膝関節の屈曲および内旋に作用する.《神》閉鎖神経. **A B C E**

31 **鵞足〔Pes anserinus〕**〔Pes anserinus〕縫工筋, 半腱様筋, 薄筋の付着部. **B**

下肢 123

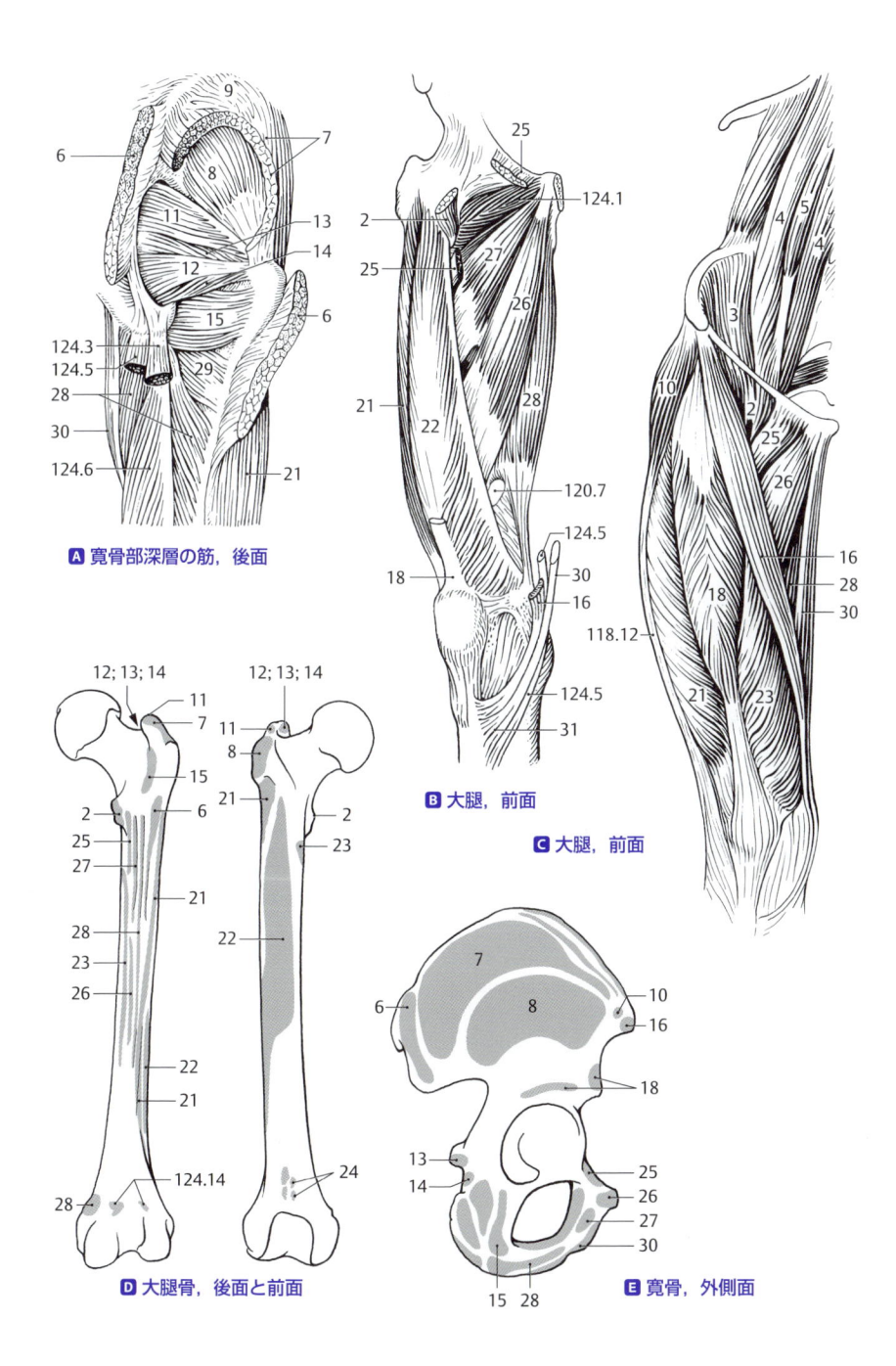

4 筋系

A 寛骨部深層の筋，後面

B 大腿，前面

C 大腿，前面

D 大腿骨，後面と前面

E 寛骨，外側面

1 **外閉鎖筋 Obturator externus** M. obturatorius externus 《起》閉鎖膜の外面と周囲領域．《停》転子窩．股関節の外旋および内転に作用する．《神》閉鎖神経． A, 123 頁 B

2 **大腿二頭筋 Biceps femoris** M. biceps femoris 骨盤および大腿骨から起こる二頭筋(以下の〈3，4〉)．《停》腓骨頭．膝関節の屈曲，外旋に作用する． A B E F

3 **長頭 Long head** Caput longum 《起》坐骨結節．股関節を伸展する．《神》脛骨神経． A B, 123 頁 A

4 **短頭 Short head** Caput breve 《起》粗線の内側唇．《神》総腓骨神経． A B

5 **半腱様筋 Semitendinosus** M. semitendinosus 《起》坐骨結節．《停》脛骨の内側面．股関節の伸展，膝関節の屈曲および内旋に作用する．《神》脛骨神経． A D E, 123 頁 A B

6 **半膜様筋 Semimembranosus** M. semimembranosus 《起》坐骨結節．《停》脛骨内側顆および斜膝窩靱帯．半腱様筋で部分的に覆われている．股関節の伸展，膝関節の屈曲および内旋に作用する．膝の関節包を緊張させる．《神》脛骨神経． A B F, 89 頁 C, 123 頁 A

7 **前脛骨筋 Tibialis anterior** M. tibialis anterior 《起》脛骨の外側面，骨間膜，下腿深筋膜．《停》内側楔状骨の内側面および第1中足骨．足の背屈および回外に作用する．《神》深腓骨神経． D E

8 **長趾(指)伸筋 Extensor digitorum longus** M. extensor digitorum longus 《起》脛骨の外側顆，骨間膜，腓骨，下腿筋膜．《停》第2〜5の趾背腱膜．足の背屈および回内(外反)，足趾の伸展に作用する．《神》深腓骨神経． D E

9 **第三腓骨筋 Fibularis tertius；Peroneus tertius** M. fibularis tertius；M. peroneus tertius 第5中足骨底に停止する長趾伸筋の部分．背屈および回内(外反)に作用する．《神》深腓骨神経． D

10 **長母趾(指)伸筋 Extensor hallucis longus** M. extensor hallucis longus 《起》下腿骨間膜および腓骨．《停》母趾の末節骨．足および母趾を背屈する．《神》深腓骨神経． D E

11 **長腓骨筋 Fibularis longus；Peroneus longus** M. fibularis longus；M. peroneus longus 《起》腓骨および下腿筋膜．《停》足底の下を斜走し，内側楔状骨および第1中足骨に停止する．回内(外反)および底屈に作用する．《神》浅腓骨神経． C D E F

12 **短腓骨筋 Fibularis brevis；Peroneus brevis** M. fibularis brevis；M. peroneus brevis 《起》腓骨の下部2/3．《停》第5中足骨粗面．回内(外反)および底屈に作用する．《神》浅腓骨神経． C D E F

13 **下腿三頭筋 Triceps surae** M. triceps surae 腓腹筋とヒラメ筋からなる筋群で，アキレス腱を形成する．《停》踵骨隆起．《神》脛骨神経．

14 **腓腹筋 Gastrocnemius** M. gastrocnemius 以下〈15，16〉の2頭からなる浅層の筋．膝関節を屈曲，足関節を底屈および回外(内反)する． A, 123 頁 D

15 **外側頭 Lateral head** Caput laterale 《起》大腿骨外側上顆．《停》アキレス腱． A B C

16 **内側頭 Medial head** Caput mediale 《起》大腿骨内側上顆．《停》アキレス腱． A B C D

17 **ヒラメ筋 Soleus** M. soleus 《起》腓骨頭，脛骨の後面の上部1/3．《停》アキレス腱．底屈および回外(内反)に作用する． B F

18 **踵骨腱；アキレス腱 Calcaneal tendon** Tendo calcaneus 〔Achiles(アキレス)腱〕 踵骨隆起に付着する下腿三頭筋の腱． B C

19 **足底筋 Plantaris** M. plantaris 《起》大腿骨外側顆の上方．《停》アキレス腱または踵骨隆起．《神》脛骨神経． B C

20 **膝窩筋 Popliteus** M. popliteus 《起》大腿骨外側上顆．《停》脛骨の後面．膝関節を屈曲させた状態で下肢の内旋．《神》脛骨神経． B C F, 89 頁 C

21 **後脛骨筋 Tibialis posterior** M. tibialis posterior 《起》脛骨，腓骨，骨間膜．《停》舟状骨，第1〜3楔状骨，および第2〜4中足骨．底屈および回外(内反)に作用する．《神》脛骨神経． C F

22 **長趾(指)屈筋 Flexor digitorum longus** M. flexor digitorum longus 《起》脛骨．《停》第2〜5趾の末節骨．底屈，回外(内反)，足趾の屈曲に作用する．《神》脛骨神経． C F, 127 頁 B

23 **長母趾(指)屈筋 Flexor hallucis longus** M. flexor hallucis longus 《起》腓骨．《停》母趾の末節骨．底屈，回外(内反)，母趾の屈曲に作用する．《神》脛骨神経． C F, 127 頁 A

24 **短母趾(指)伸筋 Extensor hallucis brevis** M. extensor hallucis brevis 《起》踵骨の背側面．《停》母趾の基節骨．母趾を伸展する．《神》深腓骨神経． D

25 **短趾(指)伸筋 Extensor digitorum brevis** M. extensor digitorum brevis 《起》踵骨の背側面．《停》第2〜4趾の趾背腱膜．《神》深腓骨神経． D

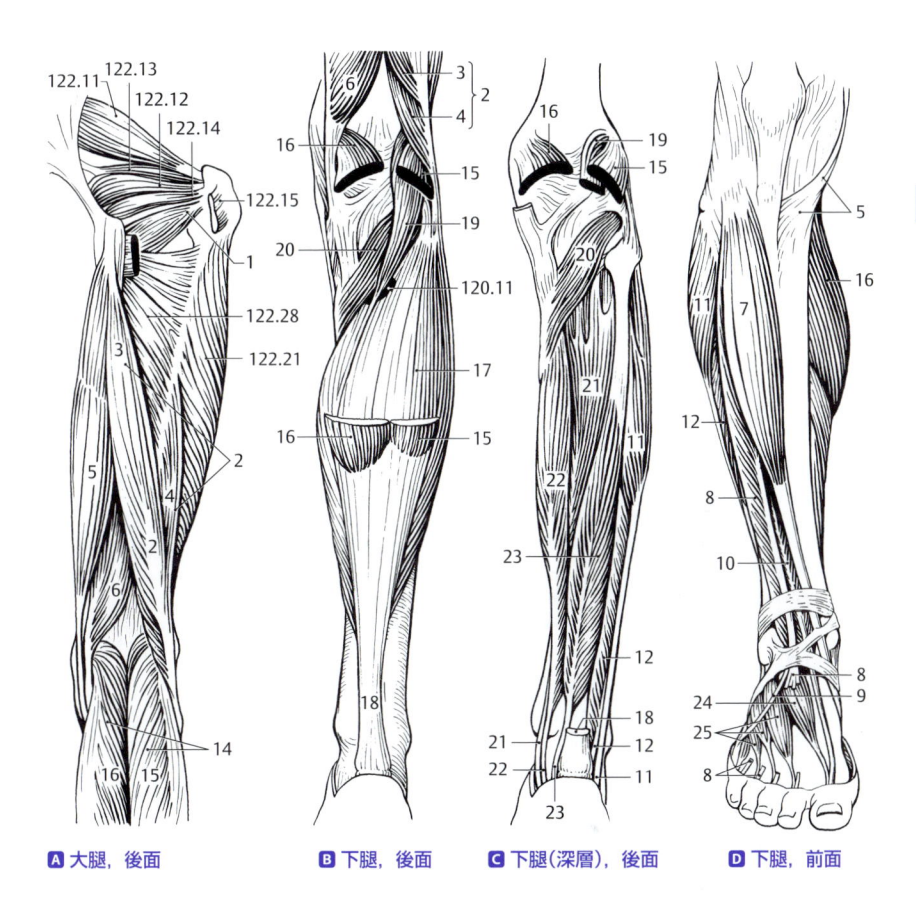

下肢 125

4 筋系

A 大腿，後面

B 下腿，後面

C 下腿（深層），後面

D 下腿，前面

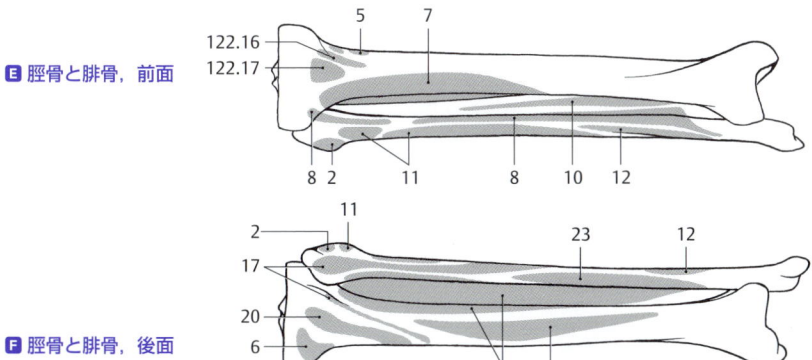

E 脛骨と腓骨，前面

F 脛骨と腓骨，後面

筋系／腱鞘と滑液包

1 **母趾(指)外転筋** Abductor hallucis　M. abductor hallucis　《起》踵骨隆起．《停》内側種子骨および母趾基節骨．内方へ外転する．縦足弓を支える．《神》内側足底神経．ⒶⒷ

2 **短母趾(指)屈筋** Flexor hallucis brevis　M. flexor hallucis brevis　《起》内側楔状骨，長足底靱帯，後脛骨筋の腱，足底腱膜．以下〈3, 4〉の2頭からなり，長母趾屈筋溝をつくる．母趾を底屈する．《神》内側足底神経．ⒶⒷ

3 **内側頭** Medial head　Caput mediale　《停》母趾外転筋の腱，内側種子骨，基節骨．

4 **外側頭** Lateral head　Caput laterale　《停》母趾内転筋の腱，外側種子骨，基節骨．

5 **母趾(指)内転筋** Adductor hallucis　M. adductor hallucis　以下〈6, 7〉の2頭からなる筋．足弓の保持，基節骨の底屈，母趾の内転に作用する．《神》外側足底神経．

6 **斜頭** Oblique head　Caput obliquum　《起》第2〜4中足骨，外側楔状骨および立方骨．《停》横頭とともに外側種子骨および母趾の基節骨に停止．

7 **横頭** Transverse head　Caput transversum　《起》第3〜5趾の中足趾節関節の関節包．《停》外側種子骨．特に横足弓を保持する．ⒶⒷ

8 **小趾(指)外転筋** Abductor digiti minimi　M. abductor digiti minimi　《起》踵骨および足底腱膜．《停》第5趾基節骨の外側面．第5趾の底屈および外転，足の外側縁を形成する．《神》外側足底神経．ⒶⒷ

9 **第五中足骨外転筋†** Abductor of fifth metatarsal　M. abductor metatarsi quinti　時に存在する小趾外転筋の部分．《起》第5中足骨粗面．

10 **小趾(指)対立筋†** Opponens digiti minimi　M. opponens digiti minimi　時に存在する短小趾屈筋の部分．《起》第5中足骨の遠位半部．

11 **短小趾(指)屈筋** Flexor digiti minimi brevis　M. flexor digiti minimi brevis　《起》第5中足骨底および長足底靱帯．《停》小趾基節骨．小趾の屈曲および外転に作用する．《神》外側足底神経．ⒶⒷ

12 **短趾(指)屈筋** Flexor digitorum brevis　M. flexor digitorum brevis　《起》踵骨隆起および足底腱膜．《停》分裂した腱を通じて，第2〜5趾の中節骨に停止．中足趾節関節および近位趾節間関節の屈曲，縦足弓を保持する．《神》内側足底神経．ⒶⒷ

13 **足底方形筋** Quadratus plantae；Flexor accessorius　M. quadratus plantae；M. flexor accessorius　《起》踵骨．《停》長趾屈筋腱の外側縁．足趾の屈曲と縦足弓の保持．《神》外側足底神経．Ⓑ

14 **[足の]虫様筋** Lumbricals　Mm. lumbricales　《起》長趾屈筋腱．《停》第2〜5趾の基節骨底．中足趾節関節の屈曲，足趾を母趾側に動かす．《神》内側および外側足底神経．ⒶⒷ

15 **[足の]背側骨間筋** Dorsal interossei　Mm. interossei dorsales　それぞれ2頭を有する．《起》中足骨．《停》第2〜4趾の基節骨，底側靱帯．中足趾節関節の外転および屈曲に作用する．《神》外側足底神経．Ⓒ

16 **底側骨間筋** Plantar interossei　Mm. interossei plantares　それぞれ単頭からなる．《起》第3〜5中足骨．《停》基節骨底．中足趾節関節の内転および屈曲に作用する．《神》外側足底神経．Ⓒ

17 **腱鞘と滑液包** Tendon sheaths and bursae　Vaginae tendinum et bursae

18 **趾(指)の腱鞘** Tendinous sheaths of toes　Vagina tendinum digitorum pedis

19 **趾(指)の線維鞘** Fibrous sheaths of toes　Vaginae fibrosae digitorum pedis　主に足趾の屈側にあり，腱鞘のいくぶん強靱な結合組織性肥厚．Ⓓ

20 **[線維鞘の]輪状部** Anular part of fibrous sheath　Pars anularis vaginae fibrosae　関節間にある線維鞘の輪走束．Ⓓ

21 **[線維鞘の]十字部** Cruciform part of fibrous sheath　Pars cruciformis vaginae fibrosae　関節上で互いに交叉する線維組織束．Ⓓ

22 **趾(指)の滑液鞘** Synovial sheaths of toes　Vaginae synoviales digitorum pedis　足趾屈筋群の腱鞘の滑膜性部分．Ⓓ

23 **腱のヒモ** Vincula tendinum　Vincula tendinum　腱鞘を斜走し，血管を導く結合組織束．Ⓓ

下肢　127

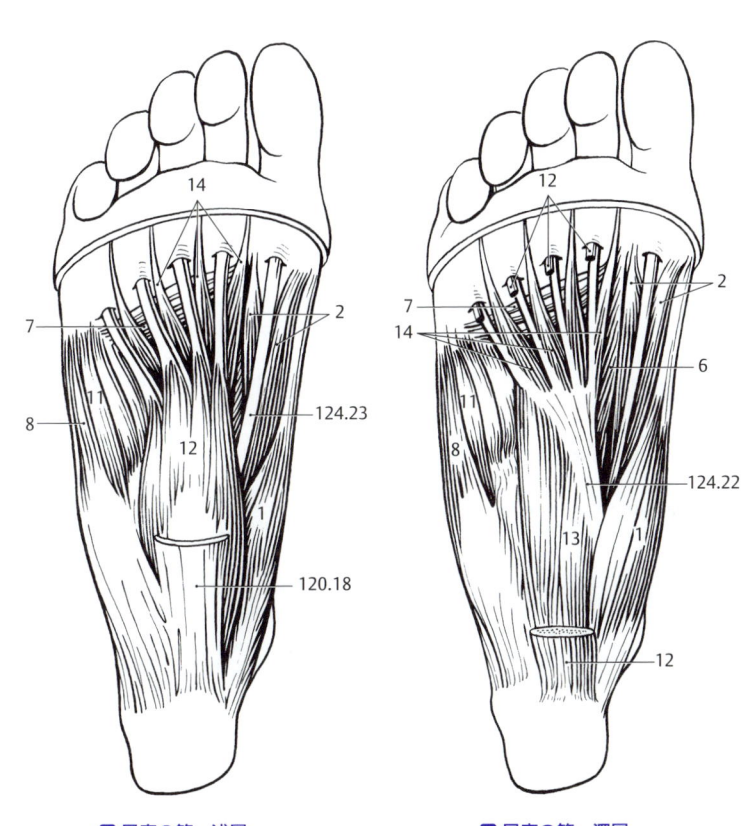

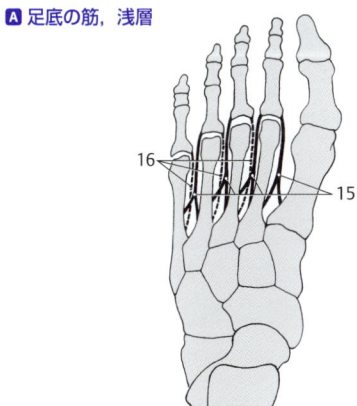

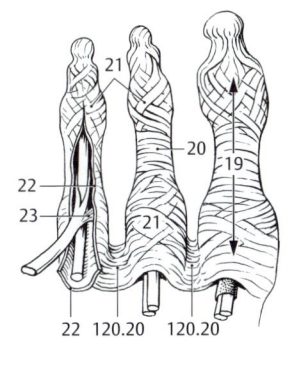

5 筋系／腱鞘と滑液包

A 足底の筋，浅層

B 足底の筋，深層

C 骨間筋

D 足趾，足底面

腱鞘と滑液包

1 **頸の滑液包** Bursae of neck　Bursae colli

2 **口蓋帆張筋の滑液包** Bursa of tensor veli palatini　Bursa musculi tensoris veli palatini　翼突鈎と口蓋帆張筋腱の間にある滑液包．143頁 C

3 **喉頭隆起皮下包** Subcutaneous bursa of laryngeal prominence　Bursa subcutanea prominentiae laryngeae　皮膚と甲状軟骨喉頭隆起の間の滑液包． A

4 **舌骨後包** Retrohyoid bursa　Bursa retrohyoidea　舌骨体と正中甲状舌骨靱帯の間の滑液包． A

5 **舌骨下包** Infrahyoid bursa　Bursa infrahyoidea　胸骨舌骨筋の上縁と甲状舌骨膜の間の滑液包． A B

6 **上肢の滑液包** Bursae of upper limb　Bursae membri superioris

7 **僧帽筋の腱下包** Subtendinous bursa of trapezius　Bursa subtendinea musculi trapezii　僧帽筋と肩甲棘の間にある滑液包． C

8 **肩峰皮下包†** Subcutaneous acromial bursa　Bursa subcutanea acromialis　肩峰と皮膚の間にある滑液包． D

9 **肩峰下包** Subacromial bursa　Bursa subacromialis　肩峰，烏口肩峰靱帯，棘上筋腱の間にある滑液包． D E

10 **三角筋下包** Subdeltoid bursa　Bursa subdeltoidea　三角筋と上腕骨大結節の間にある滑液包．しばしば肩峰下滑液包と交通している． D

11 **烏口腕筋の滑液包†** Coracobrachial bursa　Bursa musculi coracobrachialis　烏口腕筋と肩甲下筋の腱との間にある滑液包で，烏口突起の先端の下方にある． D

12 **棘下筋の腱下包** Subtendinous bursa of infraspinatus　Bursa subtendinea musculi infraspinati　棘下筋の停止腱と肩関節包の間にある滑液包． E

13 **肩甲下筋の腱下包** Subtendinous bursa of subscapularis　Bursa subtendinea musculi subscapularis　肩甲下筋の停止腱と肩関節包の間にある滑液包で，関節腔と交通する． D

14 **大円筋の腱下包** Subtendinous bursa of teres major　Bursa subtendinea musculi teretis majoris　大円筋の停止腱と上腕骨の間にある滑液包． D

15 **広背筋の腱下包** Subtendinous bursa of latissimus dorsi　Bursa subtendinea musculi latissimi dorsi　大円筋の停止腱と広背筋の間にある滑液包． D

16 **肘頭皮下包** Subcutaneous olecranon bursa　Bursa subcutanea olecrani　肘頭と皮膚の間にある滑液包． F

17 **肘頭腱内包†** Intratendinous olecranon bursa　Bursa intratendinea olecrani　肘頭近くの上腕三頭筋腱内の滑液包． F

18 **上腕三頭筋の腱下包** Subtendinous bursa of triceps brachii　Bursa subtendinea musculi tricipitis brachii　上腕三頭筋腱と肘頭の間にある滑液包． F

19 **二頭筋橈骨包** Bicipitoradial bursa　Bursa bicipitoradialis　上腕二頭筋の停止腱と橈骨粗面の前部の間にある滑液包． F

20 **骨間肘包†** Interosseous cubital bursa　Bursa cubitalis interossea　上腕二頭筋腱と尺骨または斜索の間にある滑液包． F

21 **上肢の腱鞘** Tendinous sheaths of upper limb　Vaginae tendinum membri superioris

22 **結節間腱鞘** Intertubercular tendon sheath　Vagina tendinis intertubercularis　上腕二頭筋腱に沿って関節腔が拡張したもの． D

23 **手根腱鞘** Carpal tendinous sheaths　Vaginae tendinum carpales

24 **背側手根腱鞘** Dorsal carpal tendinous sheaths　Vaginae tendinum carpales dorsales

25 **長母指外転筋・短母指伸筋の腱鞘** Tendinous sheath of abductor longus and extensor pollicis brevis　Vagina tendinum musculorum abductoris longi et extensoris pollicis brevis　長母指外転筋および短母指伸筋の共通の腱鞘で，手背の第1腱区にある． G

26 **長・短橈側手根伸筋の腱鞘** Tendinous sheath of extensores carpi radiales　Vagina tendinum musculorum extensorum carpi radialium　長橈側手根伸筋および短橈側手根伸筋の共通の腱鞘で，手背の第2腱区にある． G

27 **長母指伸筋の腱鞘** Tendinous sheath of extensor pollicis longus　Vagina tendinis musculi extensoris pollicis longi　長母指伸筋をいれる腱鞘で，手背の第3腱区にある． G

28 **[総]指伸筋・示指伸筋の腱鞘** Tendinous sheath of extensor digitorum and extensor indicis　Vagina tendinum musculorum extensoris digitorum et extensoris indicis　総指伸筋と示指伸筋をいれる腱鞘で，手背の第4腱区にある． G

29 **小指伸筋の腱鞘** Tendinous sheath of extensor digiti minimi　Vagina tendinis musculi extensoris digiti minimi　小指伸筋をいれる腱鞘で，手背の第5腱区にある． G

30 **尺側手根伸筋の腱鞘** Tendinous sheath of extensor carpi ulnaris　Vagina tendinis musculi extensoris carpi ulnaris　尺側手根伸筋をいれる腱鞘で，手背の第6腱区にある． G

頸部／上肢　**129**

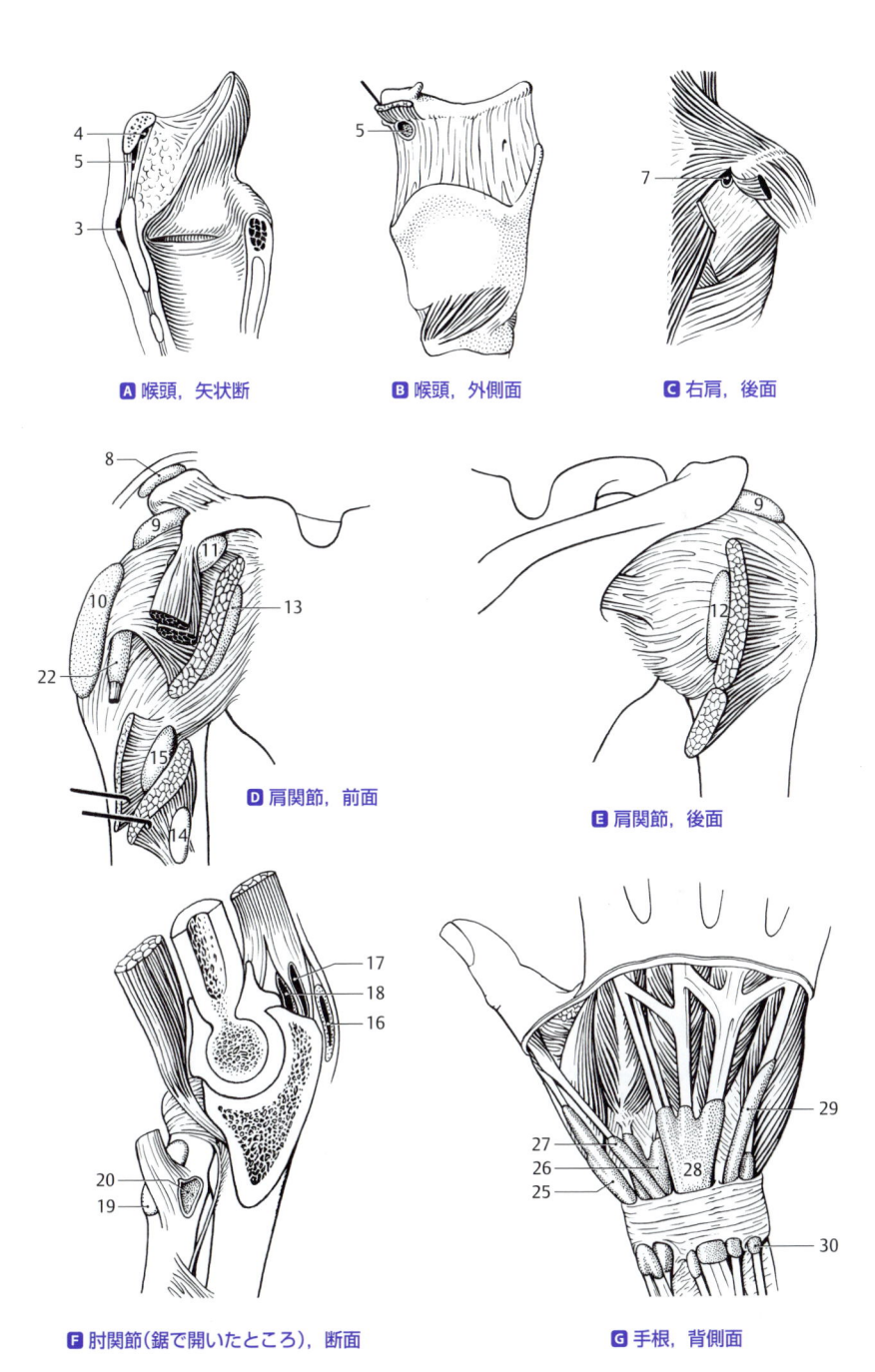

5 腱鞘と滑液包

A 喉頭，矢状断

B 喉頭，外側面

C 右肩，後面

D 肩関節，前面

E 肩関節，後面

F 肘関節（鋸で開いたところ），断面

G 手根，背側面

腱鞘と滑液包

1. **掌側手根腱鞘 Palmar carpal tendinous sheaths** Vaginae tendinum carpales palmares　屈筋腱の通路となる手根腱鞘．

2. **長母指屈筋の腱鞘 Tendinous sheath of flexor pollicis longus** Vagina tendinis musculi flexoris pollicis longi　長母指屈筋固有の腱鞘．**A**

3. **橈側手根屈筋の腱鞘 Tendinous sheath of flexor carpi radialis** Vagina tendinis musculi flexoris carpi radialis　第2中手骨底上の橈側手根屈筋腱の停止部にある橈側手根屈筋の個々の腱鞘．**A**

4. **指屈筋の総腱鞘 Common flexor sheath** Vagina communis tendinum musculorum flexorum　浅・深指屈筋腱を共通にいれる腱鞘．

5. **指の腱鞘〔Digital synovial tendon sheaths〕**〔Vaginae tendinum digitorum manus〕　指部にある屈筋腱の腱鞘．**A**

6. **下肢の滑液包　Bursae of lower limb** Bursae membri inferioris

7. **皮下転子包 Subcutaneous trochanteric bursa** Bursa subcutanea trochanterica　大殿筋腱上にある大転子と皮膚の間の滑液包．**B**

8. **大殿筋の転子包 Trochanteric bursa of gluteus maximus** Bursa trochanterica musculi glutei maximi　大殿筋腱と大転子の間にある．**B**

9. **中殿筋の転子包 Trochanteric bursae of gluteus medius** Bursae Trochantericae musculi glutei medii　2個の滑液包があり，前方のものは中殿筋停止腱と大転子の間に，後方のものは中殿筋停止腱と梨状筋の間にある．**B C**

10. **小殿筋の転子包 Trochanteric bursa of gluteus minimus** Bursa trochanterica musculi glutei minimi　小殿筋の停止腱と大転子の間にある滑液包．**B C**

11. **梨状筋の滑液包 Bursa of piriformis** Bursa musculi piriformis　梨状筋の停止腱，大転子および上双子筋の間にある滑液包．**B**

12. **内閉鎖筋の坐骨包　Sciatic bursa of obturator internus** Bursa ischiadica musculi obturatorii interni　小坐骨切痕の軟骨面と内閉鎖筋腱の間にある滑液包．**B**

13. **内閉鎖筋の腱下包　Subtendinous bursa of obturator internus** Bursa subtendinea musculi obturatorii interni　内閉鎖筋の停止部直下にある滑液包．**B**

14. **殿筋の筋間包　Intermuscular gluteal bursae** Bursae Intermusculares musculorum gluteorum　殿筋粗面の大殿筋停止部の下にある2～3個の滑液包．

15. **大殿筋の坐骨包 Sciatic bursa of gluteus maximus** Bursa ischiadica musculi glutei maximi　坐骨結節と大殿筋下面の間にある滑液包．**B**

16. **腸恥包† Iliopectineal bursa** Bursa iliopectinea　腸腰筋，寛骨，および腸骨大腿靱帯の間にある滑液包．股関節の上にあり，しばしばそれと交通する．**C**

17. **腸骨筋の腱下包 Subtendinous bursa of iliacus** Bursa subtendinea iliaca　小転子と腸腰筋停止腱の間にある滑液包．**C**

18. **大腿二頭筋の上滑液包 Superior bursa of biceps femoris** Bursa musculi bicipitis femoris superior　大腿二頭筋の起始部と半膜様筋の起始部の間にある滑液包．**B**

19. **膝蓋前皮下包 Subcutaneous prepatellar bursa** Bursa subcutanea prepatellaris　皮膚と膝蓋骨前方の筋膜との間にある滑液包．**D**

20. **膝蓋前筋膜下包† Subfascial prepatellar bursa** Bursa subfascialis prepatellaris　大腿四頭筋の筋膜と腱線維の間にある滑液包．**D**

21. **膝蓋前腱下包† Subtendinous prepatellar bursa** Bursa subtendinea prepatellaris　大腿四頭筋の腱線維直下にある滑液包で，膝蓋骨に接している．**D**

22. **膝蓋上包 Suprapatellar bursa** Bursa suprapatellaris　大腿四頭筋腱と大腿骨の間にある滑液包．ほぼ常に関節腔と交通している．**D**

23. **膝蓋皮下包 Subcutaneous infrapatellar bursa** Bursa subcutanea infrapatellaris　膝蓋靱帯と皮膚の間にある滑液包．**D**

24. **深膝蓋下包　Deep infrapatellar bursa** Bursa infrapatellaris profunda　膝蓋靱帯と脛骨の間にある滑液包．**D**

25. **脛骨粗面皮下包 Subcutaneous bursa of tuberosity of tibia** Bursa subcutanea tuberositatis tibiae　脛骨粗面と皮膚の間にある滑液包．膝をつくことで最も負荷がかかる．**D**

26. **縫工筋の腱下包 Subtendinous bursa of sartorius** Bursae subtendineae musculi sartorii　縫工筋の停止腱，薄筋とその下にある半腱様筋の腱との間にある滑液包．**E**

上肢／下肢　　**131**

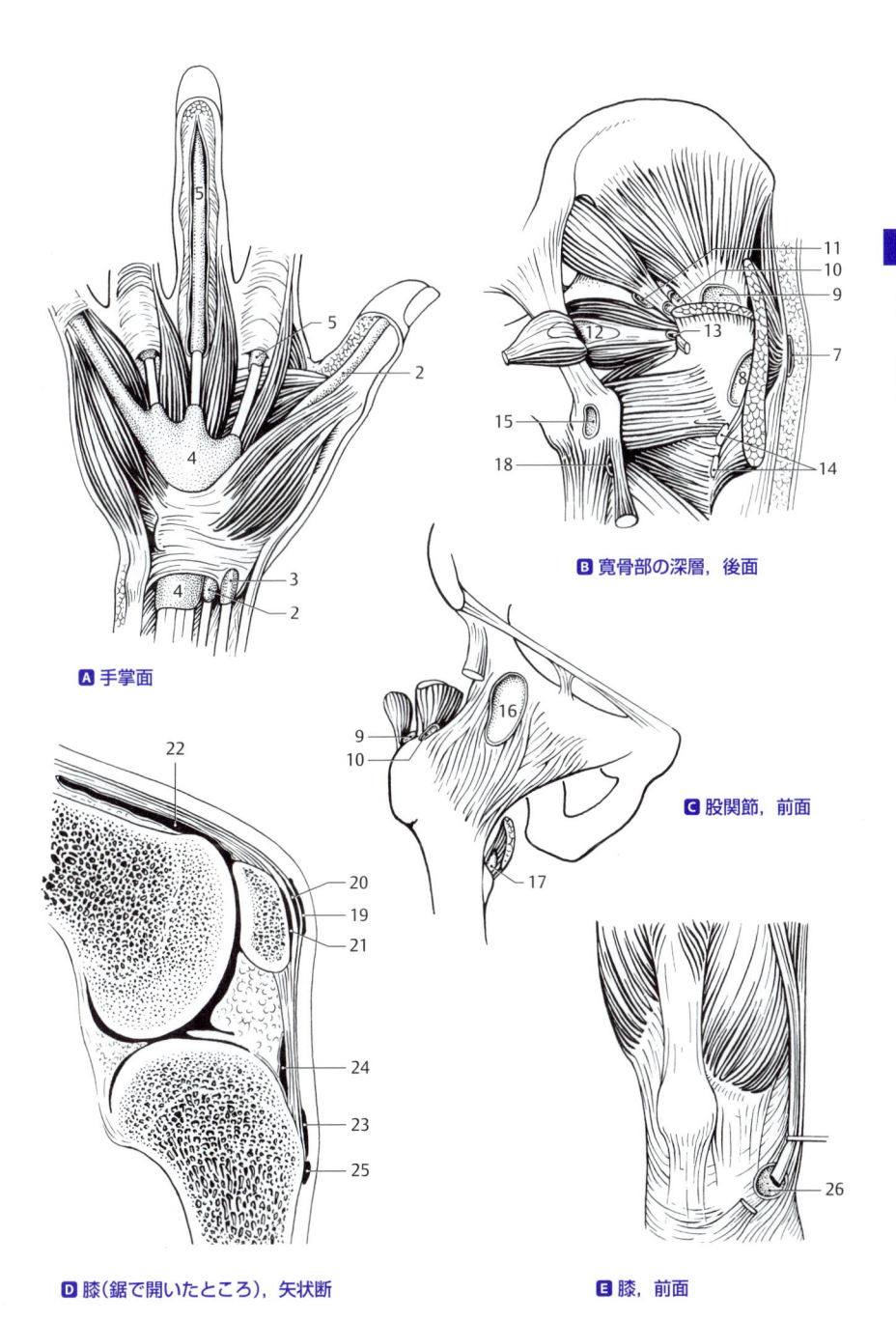

A 手掌面

B 寛骨部の深層，後面

C 股関節，前面

D 膝（鋸で開いたところ），矢状断

E 膝，前面

5 腱鞘と滑液包

1 鵞足包 Anserine bursa Bursa anserina　内側側副靱帯上で半腱様筋，薄筋，縫工筋の下にある滑液包．時に縫工筋の腱下包と交通している．Ⓐ

2 大腿二頭筋の下腱下包 Inferior subtendinous bursa of biceps femoris Bursa subtendinea musculi bicipitis femoris inferior　大腿二頭筋停止腱の下で，一部外側側副靱帯上に位置する滑液包．Ⓑ

3 膝窩筋下陥凹 Subpopliteal recess Recessus subpopliteus　大腿骨外側顆上で，膝窩筋の起始腱の下にある滑液包．常に膝関節腔と交通し，稀に脛腓関節とも交通する．Ⓑ

4 腓腹筋の外側腱下包 Lateral subtendinous bursa of gastrocnemius Bursa subtendinea musculi gastrocnemii lateralis　大腿骨外側顆と腓腹筋の外側起始腱との間にある滑液包．Ⓑ

5 腓腹筋の内側腱下包 Medial subtendinous bursa of gastrocnemius Bursa subtendinea musculi gastrocnemii medialis　大腿骨内側顆と腓腹筋の内側起始腱の間にある滑液包．ⒶⒷ

6 半膜様筋の滑液包 Semimembranosus bursa Bursa musculi semimembranosi　半膜様筋の停止腱と脛骨上縁の間にある．Ⓐ

7 外果皮下包 Subcutaneous bursa of lateral malleolus Bursa subcutanea malleoli lateralis　外果皮下にある滑液包．Ⓒ

8 内果皮下包 Subcutaneous bursa of medial malleolus Bursa subcutanea malleoli medialis　内果皮下にある滑液包．Ⓓ

9 前脛骨筋の腱下包 Subtendinous bursa of tibialis anterior Bursa subtendinea musculi tibialis anterioris　前脛骨筋腱と内側楔状骨の間にある滑液包．Ⓓ

10 踵骨皮下包 Subcutaneous calcaneal bursa Bursa subcutanea calcanea　踵骨の後面の皮下にある滑液包．Ⓓ

11 踵骨腱の滑液包；アキレス腱の滑液包 Bursa of tendo calcaneus；Bursa of calcaneal tendon；Retrocalcaneal bursa Bursa tendinis calcanei 踵骨とアキレス腱の間にある．Ⓓ

12 下肢の腱鞘 Tendinous sheaths of lower limb Vaginae tendinum membri inferioris

13 前足根腱鞘 Anterior tarsal tendinous sheaths Vaginae tendinum tarsales anteriores

14 前脛骨筋の腱鞘 Tendinous sheath of tibialis anterior Vagina tendinis musculi tibialis anterioris　伸筋支帯の下で既に始まる．Ⓓ

15 長母趾(指)伸筋の腱鞘 Tendinous sheath of extensor hallucis longus Vagina tendinis musculi extensoris hallucis longi　伸筋支帯の下にあり．遠位側にさらに伸びる．ⒸⒹ

16 長趾(指)伸筋の腱鞘 Tendinous sheath of extensor digitorum longus Vagina tendinum musculi extensoris digitorum longi　伸筋支帯の下にあり，遠位側にさらに伸びる．Ⓒ

17 脛側足根腱鞘 Tibial tarsal tendinous sheaths Vaginae tendinum tarsales tibiales

18 長趾(指)屈筋の腱鞘 Tendinous sheath of flexor digitorum longus Vagina tendinum musculi flexoris digitorum longi　内果の後下方にあり，屈筋支帯で覆われる．Ⓓ

19 後脛骨筋の腱鞘 Tendinous sheath of tibialis posterior Vagina tendinis musculi tibialis posterioris　屈筋支帯の下にあり，長趾屈筋との交叉部で始まる．Ⓓ

20 長母趾(指)屈筋の腱鞘 Tendinous sheath of flexor hallucis longus Vagina tendinis musculi flexoris hallucis longi　足底の近位端まで達する．そこで長趾屈筋腱の下をくぐる．Ⓓ

21 腓側足根腱鞘 Fibular tarsal tendinous sheaths Vaginae tendinum tarsales fibulares

22 腓骨筋の総腱鞘 Common tendinous sheath of fibulares；Common tendinous sheath of peronei Vagina communis tendinum musculorum fibularium；Vagina communis tendinum musculorum peroneorum　腓骨筋支帯の下にあり，立方骨まで達する．Ⓒ, 113 頁Ⓓ

23 長腓骨筋の足底腱鞘 Plantar tendinous sheath of fibularis longus；Plantar tendinous sheath of peroneus longus　Vagina plantaris tendinis musculi fibularis longi；Vagina plantaris tendinis musculi peronei longi　足底にあり，長腓骨筋腱が通る．Ⓓ

下肢　133

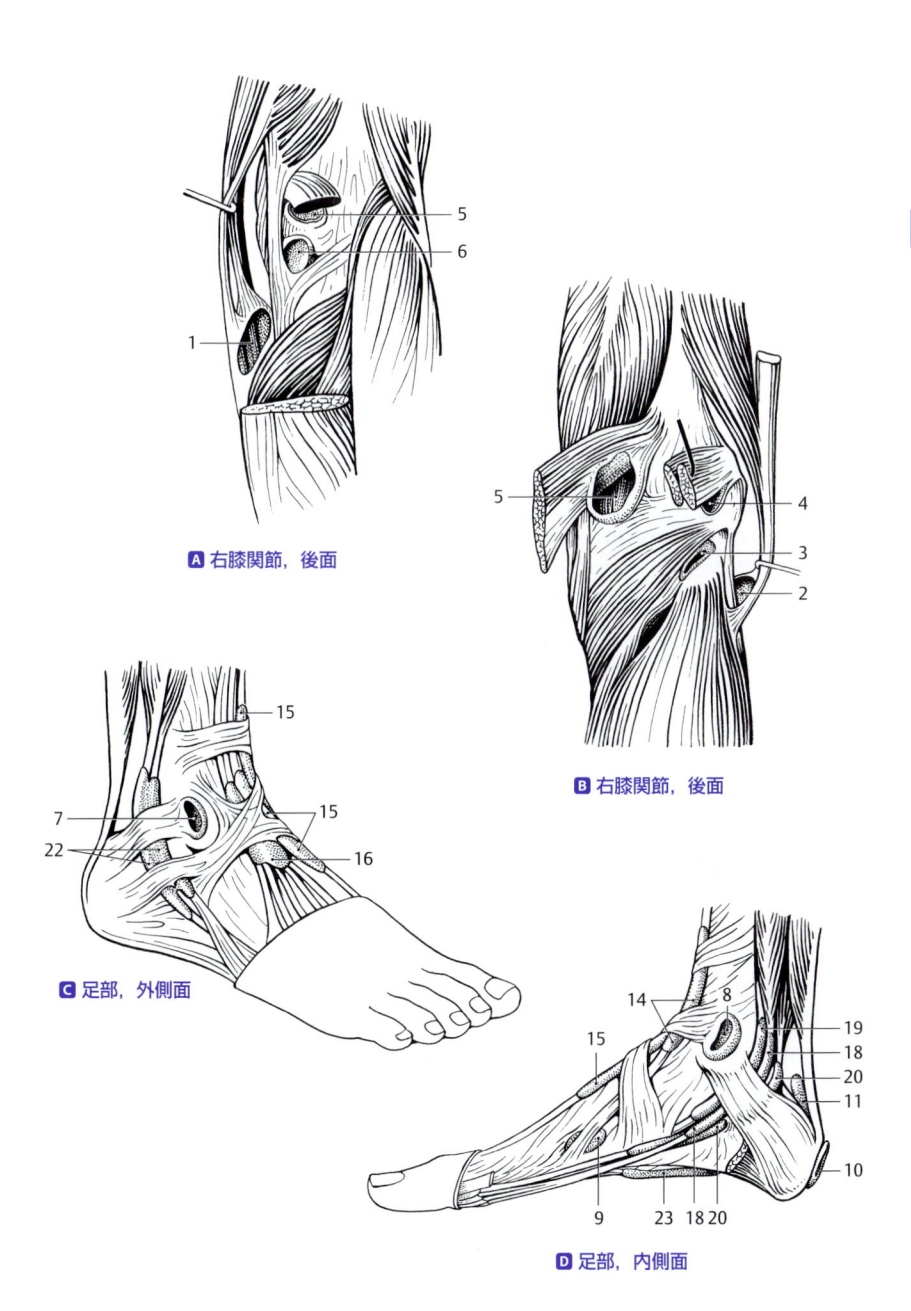

5 腱鞘と滑液包

A 右膝関節，後面

B 右膝関節，後面

C 足部，外側面

D 足部，内側面

消化器系

1 **消化器系** **Alimentary system** Systema digestorium
2 **口** **Mouth** Os
3 **口腔** **Oral cavity** Cavitas oris
4 **口腔粘膜** **Mucous membrane of mouth** Tunica mucosa oris　非角化重層扁平上皮で完全に被覆され，粘膜筋板を欠く．
5 **口腔前庭** **Oral vestibule** Vestibulum oris　歯列弓と口唇または頬の間の腔所．**C D**
6 **口裂** **Oral fissure；Oral opening** Rima oris　**A**
7 **口唇；くちびる** **Lips** Labia oris
8 **上唇；うわくちびる** **Upper lip** Labium superius **A C D**
9 **人中** **Philtrum** Philtrum　鼻中隔から上唇に伸びる溝．**A**
10 **上唇結節** **Tubercle** Tuberculum　人中の下端で，上唇にある小隆起．**A**
11 **下唇；したくちびる** **Lower Lip** Labium inferius **A C D**
12 **上唇小帯** **Frenulum of upper lip** Frenulum labii superioris　歯肉と上唇との間にある正中線上の粘膜のヒダ．**C**
13 **下唇小帯** **Frenulum of lower lip** Frenulum labii inferioris　歯肉と下唇の間にある正中線上の粘膜のヒダ．**C**
14 **唇交連** **Labial commissure** Commissura labiorum　口角において上・下唇が合するところ．**A C**
15 **口角** **Angle of mouth** Angulus oris　**A**
16 **頬** **Cheek** Bucca　口腔前庭の側壁．**A**
17 **頬脂肪体** **Buccal fat pad** Corpus adiposum buccae　頬筋と咬筋の間にある被包された脂肪体．**A**
18 **口腔傍器官** **Juxta-oral organ** Organum juxtaorale　おそらくは，頬筋の頬咽頭筋膜上にある頬脂肪体付近の結合組織内にある受容器．
19 **耳下腺乳頭** **Papilla of parotid duct** Papilla ductus parotidei　耳下腺管の開口部にある小さな粘膜隆起．上顎の第2大臼歯の外方に位置する．**C**
20 **固有口腔** **Oral cavity proper** Cavitas oris propria　前方および側方を歯によって囲まれ，後方は口峡部までの腔所．**D**
21 **口蓋** **Palate** Palatum　口腔と鼻腔の隔壁．
22 **硬口蓋** **Hard palate** Palatum durum　口蓋の硬い骨性部分．**D E**
23 **軟口蓋；口蓋帆** **Soft palate** Palatum molle；Velum palatinum　その後縁は口蓋垂で終わる．**D E**
24 **口蓋縫線** **Palatine raphe** Raphe palati　正中線上の粘膜隆起で，左右の骨性口蓋突起が癒合した部分にある．**E**
25 **横口蓋ヒダ** **Transverse palatine folds；Palatine rugae** Plicae palatinae transversae；Rugae palatinae　硬口蓋の前部を横走する粘膜のヒダ．
26 **切歯乳頭** **Incisive papilla** Papilla incisiva　切歯孔上の粘膜小隆起で，口蓋縫線の前端にある．**E**
27 **歯肉** **Gingiva；Gum** Gingiva　歯頚を囲む口腔粘膜の特定の部分．重層扁平上皮で裏打ちされた線維性結合組織で，セメント質と隣接する歯槽突起に付着する．**B C E**
28 **歯肉縁** **Gingival margin** Margo gingivalis　歯肉の外部と内部が出会う接合上皮の部分．**B C E**，139頁
29 **歯間乳頭** **Gingival papilla；Interdental papilla** Papilla gingivalis；Papilla interdentalis **C E**
30 **歯肉溝** **Gingival sulcus；Gingival groove** Sulcus gingivalis　歯肉縁と歯との間の浅い溝．溝が深くなれば嚢を形成する．**B**，139頁**E**
31 **舌下小丘** **Sublingual caruncle** Caruncula sublingualis　舌小帯の左右にある小さな粘膜の高まりで，ここに顎下腺管と大舌下腺管が開口する．**C**
32 **舌下ヒダ** **Sublingual fold** Plica sublingualis　舌下小丘から斜めに後外方に走る粘膜隆起．その中に舌下腺がある．**C**
33 **口腔腺** **Glands of mouth** Glandulae oris
34 **小唾液腺** **Minor salivary glands** Glandulae salivariae minores
35 **口唇腺** **Labial glands** Glandulae labiales　口唇内面にある小唾液腺．**C**
36 **頬腺** **Buccal glands** Glandulae buccales　頬の内面にある小唾液腺で，粘液を産生する．**C**
37 **臼歯腺** **Molar glands** Glandulae molares　臼歯の高さにあり，頬腺に相当する粘液下唾液腺．**C**
38 **口蓋腺** **Palatine glands** Glandulae palatinae　粘膜下唾液腺（正中線の左右に2つの大きな腺集塊がある）．**E**
39 **舌腺** **Lingual glands** Glandulae linguales　舌の主として側面および後面にある多数の粘液，漿液および混合腺．**C**
40 **前舌腺**〔**Anterior lingual salivary glands**〕〔Glandula lingualis apicalis〕〔Nuhn（ヌーン）腺〕舌尖にある混合腺で，舌下面に多くの導管が開く．**C**

口部 135

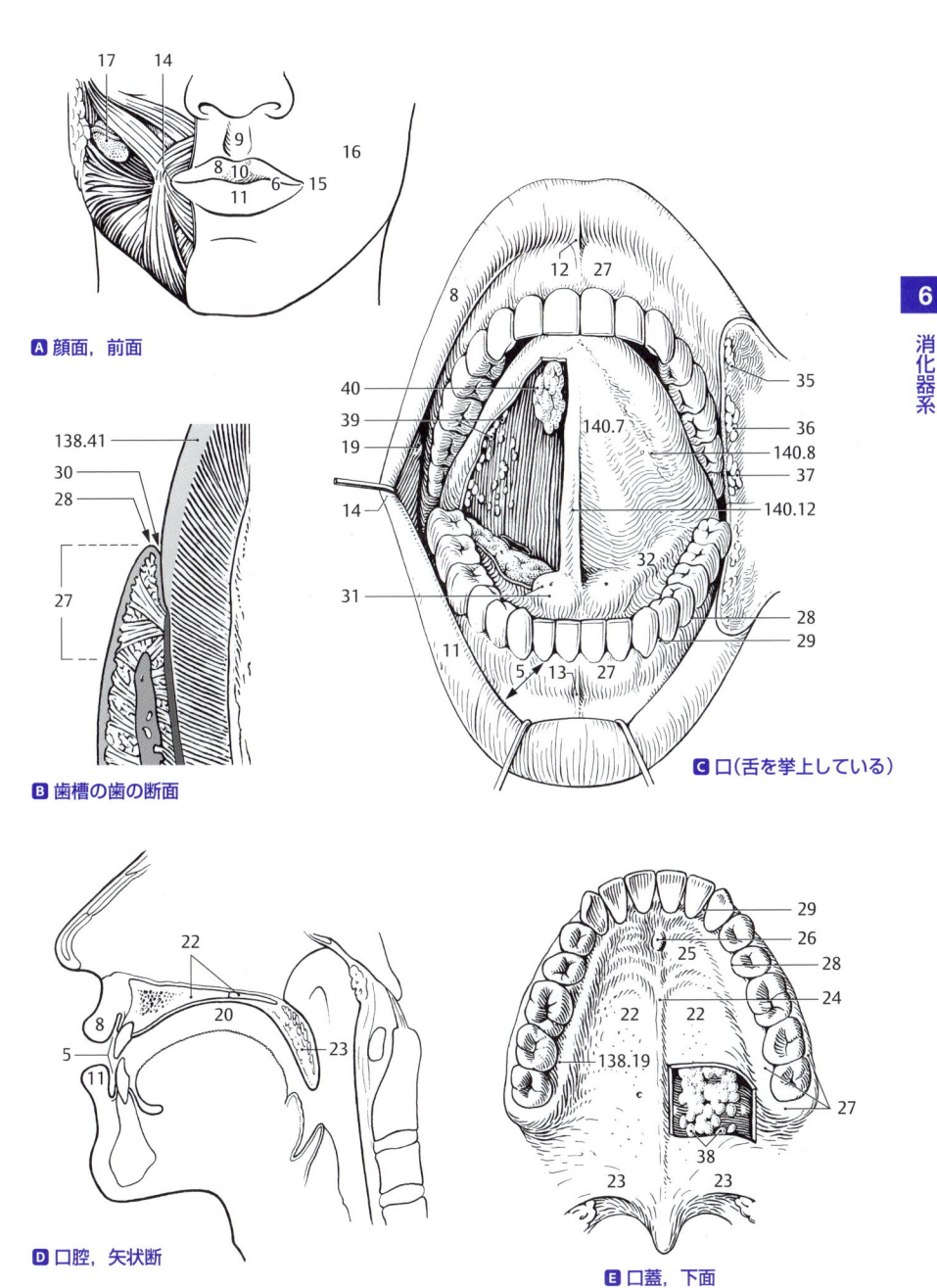

6 消化器系

A 顔面，前面

B 歯槽の歯の断面

C 口（舌を挙上している）

D 口腔，矢状断

E 口蓋，下面

消化器系

1 **大唾液腺** Major salivary glands Glandulae salivariae majores

2 **舌下腺** Sublingual gland Glandula sublingualis 顎舌骨筋内で，口腔底上にあり，多くの導管をもつ．主として粘液性である．D

3 **大舌下腺管** Major sublingual duct Ductus sublingualis major 舌下腺の主導管．舌下小丘上の顎下腺管近くに開く．D

4 **小舌下腺管** Minor sublingual ducts Ductus sublinguales minores 舌下腺の約40の小導管で，舌下ヒダおよび舌下小丘に開口する．D

5 **顎下腺** Submandibular gland Glandula submandibularis 主として漿液性で，ほぼ全て顎舌骨筋の下にある．D G

6 **顎下腺管** Submandibular duct Ductus submandibularis 顎下腺の導管．腺質を伴って顎舌骨筋の後縁を回り，舌下小丘に開口する．D

7 **耳下腺** Parotid gland Glandula parotidea 下顎後陥凹を占有し，顎関節および下顎枝に伸びる．G

8 **浅部** Superficial part Pars superficialis 顔面神経枝の上にある耳下腺の浅層部分．G

9 **深部** Deep part Pars profunda 顔面神経枝の下にある耳下腺の深層部分．G

10 **副耳下腺** Accessory parotid gland Glandula parotidea accessoria 咬筋の上，耳下腺導管近くにある付加的な腺葉．G

11 **耳下腺管** Parotid duct Ductus parotideus 通常は頬脂肪体の上を，咬筋の前縁周辺まで伸びて上顎第2大臼歯の対側に開口する導管．G

12 **歯** Teeth Dentes

13 **乳歯** Deciduous teeth Dentes decidui

14 **永久歯** Permanent teeth Dentes permanentes 乳歯脱落後に残る歯．

15 **上歯列弓** Maxillary dental arch；Upper dental arch Arcus dentalis maxillaris；Arcus dentalis superior 放物線の形に弯曲した上顎の歯列弓．

16 **下歯列弓** Mandibular dental arch；Lower dental arch Arcus dentalis mandibularis；Arcus dentalis inferior 放物線の形に弯曲した下顎の歯列弓．

17 **咬合面曲線** Occlusal curves Curvea occlusalis 〔Spee（スピー）の弯曲〕 咬合面と上顎内の歯冠尖頭が，第1大臼歯の近心面まで下に凸の弯曲線をつくり，わずかに増大しながら第3大臼歯に至る．下顎の弯曲は鏡面像を呈する．H

18 **歯隙**† Diastema Diastema 先天的な歯間隙．

19 **切歯** Incisor tooth Dens incisivus 正中線の両側で，歯列弓の1〜2番に生えている4歯．D H,

20 **犬歯** Canine tooth Dens caninus 歯列弓の3番に生えている4歯．H

21 **小臼歯** Premolar tooth Dens premolaris 歯列弓の4〜5番にある8歯．H

22 **大臼歯** Molar tooth Dens molaris 歯列弓の6〜8番にある12歯．H

23 **智歯；おやしらず；第三大臼歯** Third molar tooth；Wisdom tooth Dens molaris tertius；Dens serotinus H

24 **臨床歯冠** Clinical crown Corona clinica 歯肉から上に突出した部分．C

25 **歯頸** Neck；Cervix Cervix dentis エナメル質とセメント質の境．E

26 **歯根** Root Radix dentis セメント質で覆われた部分．E

27 **歯根尖；根尖** Root apex Apex radicis dentis E

28 **臨床歯根** Clinical root Radix clinica 歯肉縁の下にある部分．C

29 **歯冠** Crown Corona dentis エナメル質に覆われた部分．E

30 **歯冠尖頭；尖頭** Cusp；Cuspid Cuspis dentis 歯の咬合面を分ける隆起．切歯には存在しない．E

31 **咬頭頂** Apex of cusp Apex cuspidis E

32 **副咬頭** Accessory cusp Cuspis accessoria 特に大臼歯にある．

33 **横稜** Transverse ridge Crista transversalis 隣接の歯冠尖頭を横に結ぶ稜．B

34 **三角稜** Triangular ridge Crista triangularis 大臼歯の尖頭間を三角形に結ぶ稜．B

35 **斜稜** Oblique ridge Crista obliqua 時にある上顎の大臼歯の歯冠尖頭を結ぶ斜めの稜．

36 **咬合面溝** Occlusal fissure Fissura occlusalis 様々な形状の縦溝で横枝を伴う．小臼歯および大臼歯の咬合面上にある．B

37 **咬合面窩** Occlusal fossa Fossa occlusalis 小臼歯および大臼歯の咬合面にある陥凹．E

38 **近心小窩** Mesial fovea Fovea mesialis 咬合面の前方部にある陥凹，特に小臼歯にあるもの．F

39 **遠心小窩** Distal fovea Fovea distalis 咬合面の後方部にある陥凹，特に小臼歯にあるもの．F

40 **辺縁隆線** Marginal ridge Crista marginalis 歯冠の辺縁に沿って伸びる稜．A

41 **歯帯** Cingulum Cingulum 切歯および犬歯の舌面で，歯頸近くにある両辺縁稜を結ぶ隆起．A

42 **歯冠結節** Tubercle Tuberculum dentis 特に切歯および犬歯で，舌側面にあるいろいろな程度の小隆起．A

43 **切縁** Incisal margin Margo incisalis 切歯および犬歯の咬合縁．A

44 **切縁結節** Mamelons Mammillae すぐに摩滅する，萌出時にある切縁の上の小隆起．

口部　**137**

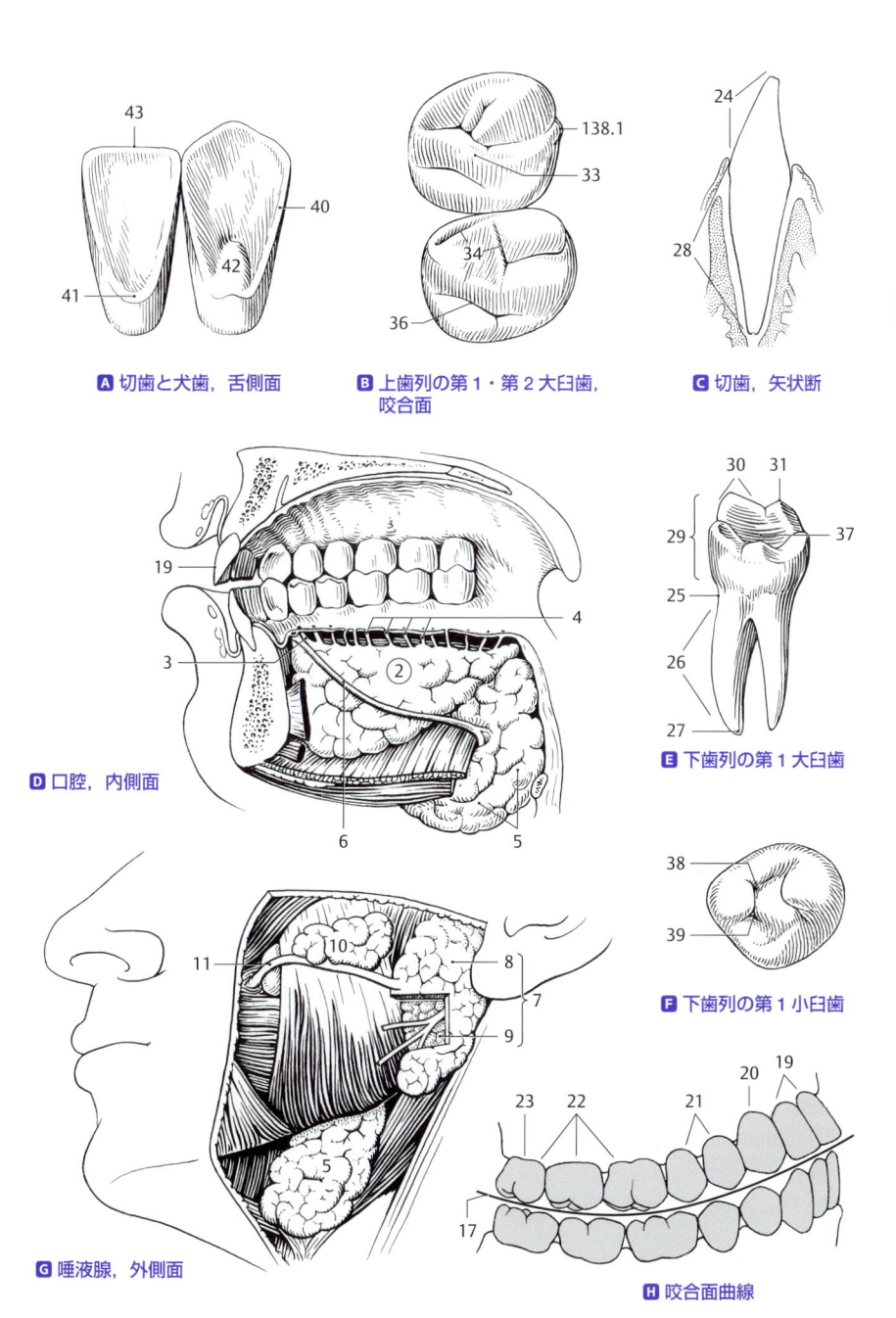

A 切歯と犬歯，舌側面

B 上歯列の第1・第2大臼歯，咬合面

C 切歯，矢状断

D 口腔，内側面

E 下歯列の第1大臼歯

F 下歯列の第1小臼歯

G 唾液腺，外側面

H 咬合面曲線

6 消化器系

消化器系

1 **異常結節**[†] **Anomalous tubercle** Tuberculum anomale〔Carabelli(カラベリ)結節〕 上顎第1大臼歯の近心咬頭の口蓋面にある隆起．137頁 B

2 **臼傍咬頭；臼傍結節 Paramolar cusp；Paramolar tubercle** Cuspis paramolaris；Tuberculum paramolare 約1〜2%に認められる第2〜3大臼歯上の副頬側咬頭．

3 **臼歯結節 Molar tubercle** Tuberculum molare 上顎第1乳臼歯に多く認められる近心副頬側咬頭．

4 **頬側咬頭 Buccal cusp** Cuspis buccalis 小臼歯の頬側にある隆起． A

5 **口蓋側咬頭 Palatal cusp** Cuspis palatinalis 上顎小臼歯の口蓋側にある隆起． A

6 **舌側咬頭 Lingual cusp** Cuspis lingualis 下顎の小臼歯の舌側にある隆起．

7 **近心頬側咬頭 Mesiobuccal cusp** Cuspis mesiobuccalis 大臼歯の頬側にある前方隆起． A

8 **近心口蓋側咬頭 Mesiopalatal cusp** Cuspis mesiopalatalis 上顎大臼歯の口蓋側にある前方隆起． A

9 **近心舌側咬頭 Mesiolingual cusp** Cuspis mesiolingualis 下顎の大臼歯の舌側にある前方隆起． A

10 **遠心頬側咬頭 Distobuccal cusp** Cuspis distobuccalis 大臼歯の頬側にある後方隆起． A

11 **遠心口蓋側咬頭 Distopalatal cusp** Cuspis distopalatinalis 上顎の大臼歯の口蓋側にある後方隆起． A

12 **遠心舌側咬頭 Distolingual cusp** Cuspis distolingualis 下顎の大臼歯の舌側にある後方隆起． A

13 **遠心咬頭 Distal cusp** Cuspis distalis 下顎の第1大臼歯の後方隆起． A

14 **咬合面 Occlusal surface** Facies occlusalis

15 **前庭面 Vestibular surface** Facies vestibularis 口腔前庭に向く歯冠面．

16 **頬側面 Buccal surface** Facies buccalis 頬に向く歯冠面．

17 **唇側面 Labial surface** Facies labialis 口唇に向く歯冠面．

18 **舌側面 Lingual surface** Facies lingualis 舌に向く歯冠面． D

19 **口蓋側面 Palatal surface** Facies palatinalis 口蓋に向く歯冠面．135頁 E

20 **近心面 Mesial surface** Facies mesialis 最終臼歯側の反対へ向く垂直な接触面．

21 **遠心面 Distal surface** Facies distalis 第1切歯側の反対へ向く垂直な接触面． D

22 **隣接面 Approximal surface；Interproximal surface** Facies approximalis 隣接歯に向く歯冠面． D

23 **接触域 Contact zone** Area contingens 隣の歯に直接触れる面．

24 **頬側根 Buccal root** Radix buccalis 頬付近の歯根．

25 **口蓋根 Palatal root** Radix palatinalis 口蓋付近の歯根． A

26 **近心根 Mesial root** Radix mesialis 前方の歯根． A

27 **遠心根 Distal root** Radix distalis 後方の歯根． A

28 **近心頬側根 Mesiobuccal root** Radix mesiobuccalis 前方の頬付近にある歯根． A

29 **近心舌側根 Mesiolingual root** Radix mesiolingualis 前方の舌付近にある歯根． A

30 **副根 Accessory root** Radix accessoria 主に大臼歯に認められる副根．

31 **犬歯溝；線条 Canine groove** Stria canina；Sulcus caninus 犬歯の歯根の隣接面を縦走する溝．

32 **歯髄腔 Pulp cavity** Cavitas dentis；Cavitas pulparis 象牙質内の腔所．根側で歯根管へ移行する． E

33 **歯冠腔；髄室 Pulp cavity of crown** Cavitas coronae 歯髄腔の歯冠部分． E

34 **歯根管；根管 Root canal；Pulp canal** Canalis radicis dentis 歯髄腔と歯根尖孔の間にある管． E

35 **歯根尖孔；根尖孔 Apical foramen** Foramen apicis dentis 歯根尖にある歯根管の開口．

36 **歯髄 Dental pulp** Pulpa dentis ゼラチン様の結合組織，血管，および神経からなる歯髄腔内容物．

37 **歯冠歯髄；冠部歯髄 Crown pulp** Pulpa coronalis 歯髄の歯冠部分．

38 **歯根歯髄；根部歯髄 Root pulp** Pulpa radicularis 歯髄の歯根部分．

39 **歯乳頭 Dental papilla** Papilla dentis 発生期に鐘形の歯芽により囲まれた間葉部分． C

40 **ゾウゲ質；象牙質 Dentine** Dentinum 歯骨．無機質および有機質（主として膠原線維）からなる歯の主要部分． E

41 **エナメル質 Enamel** Enamelum 歯冠を外套状に覆っている． E，135頁 B

42 **セメント質 Cement** Cementum エナメル質境界から歯根尖までを覆う網状骨に似た物質．歯根膜線維を含む． E

43 **歯周組織；歯根膜 Periodontium；Periodontal membrane** Periodontium；〔Parodontium〕 歯槽壁，歯根膜，およびセメント質からなる歯の発育のための支持組織で，疎性結合組織内に血管および神経を含む．

44 **保護歯周組織；歯肉 Gum；Gingiva** Periodontium protectionis 歯に最も近い歯肉の部分．その内側の接合上皮組織はエナメル質に部分的に付着して，口腔の上皮の連続を保っている．歯根を閉じ口腔から隔離している．膠原線維が歯槽突起または歯歯の根部上部のセメント質から上皮下結合組織に伸びるか，または歯を取り囲むことによって，歯歯の被覆を確実にしている．歯の位置を安定させ，それらを並べて隙間のない歯列弓とする． E

45 **付着歯周組織 Inserting periodontium** Periodontium insertionis 歯槽内の歯周組織の部分． E

46 **[狭義の]歯根膜 Desmodentium；Periodontal fibre** Desmodontium セメント質と歯槽の歯槽壁の間を伸びる膠原線維の集合．

47 **歯槽骨 Dental alveoli** Alveoli dentales 歯槽突起内の歯槽．

口部 **139**

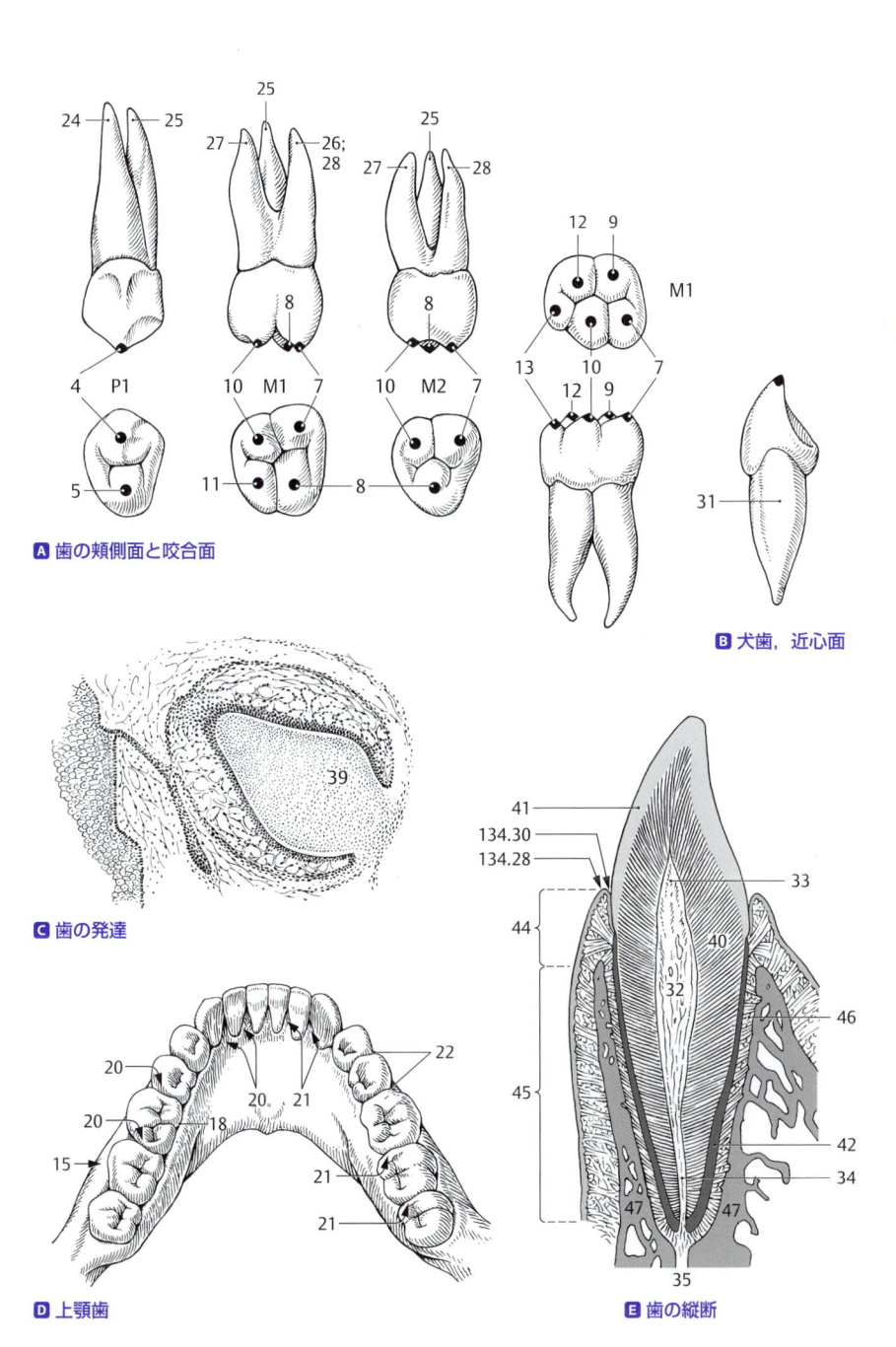

A 歯の頰側面と咬合面

B 犬歯，近心面

C 歯の発達

D 上顎歯

E 歯の縦断

6 消化器系

消化器系

1 **舌** Tongue Lingua ⒶⒷⒸⒹⒺ

2 **舌体** Body of tongue Corpus linguae　舌尖と舌根の間の部分．Ⓔ

3 **舌根** Root of tongue Radix linguae　舌の下顎骨および舌骨への付着部分．舌の後部，垂直部としても説明される．Ⓔ

4 **舌背** Dorsum of tongue Dorsum linguae Ⓔ

5 **溝前部；前部** Anterior part；Presulcal part　Pars anterior；Pars presulcalis　分界溝より前の舌背部分．Ⓑ

6 **溝後部；後部** Posterior part；Postsulcal part　Pars posterior；Pars postsulcalis　舌背の垂直部で，分界溝と喉頭蓋の間にある．Ⓑ

7 **[舌の]下面** Inferior surface of tongue Facies inferior linguae Ⓔ, 135頁Ⓒ

8 **采状ヒダ** Fimbriated fold Plica fimbriata　舌小帯の外方にある鋸歯状のヒダ．痕跡的な下舌．Ⓒ, 135頁Ⓒ

9 **舌縁** Margin of tongue Margo linguae　歯に触れる舌外側縁．Ⓑ 135頁Ⓒ

10 **舌尖** Apex of tongue；Tip of tongue Apex linguae ⒷⒺ

11 **舌粘膜** Mucous membrane of tongue Tunica mucosa linguae Ⓒ

12 **舌小帯** Frenulum of tongue Frenulum linguae　口腔底から舌下面に張る粘膜のヒダ．Ⓓ, 135頁Ⓒ

13 **舌乳頭** Papillae of tongue；Lingual papillae　Papillae linguales　以下〈14〜17〉の4種類の粘膜様式の総称．

14 **糸状乳頭** Filiform papillae Papillae filiformes　最も多い構造．先端がしばしば分岐した細い，ほぼ糸状の上皮性突出で，中に結合組織索をもつ．Ⓐ

15 **茸状乳頭** Fungiform papillae Papillae fungiformes　ピンの頭大の散在性の乳頭で，舌尖および舌縁に多く存在する．ⒶⒷ

16 **有郭乳頭** Vallate papillae Papillae vallatae　分界溝の前方にある7〜12個の大きな乳頭で，円形の横断面を呈する．これを囲む輪状の溝に味蕾がある．ⒶⒷ

17 **葉状乳頭** Foliate papillae Papillae foliatae　舌後部の外側縁にあり，平行に並んだ粘膜のヒダで，味蕾を備える．ⒷⒹ

18 **舌正中溝** Midline groove of tongue；Median sulcus of tongue Sulcus medianus linguae　舌中隔直上にある正中線上の浅い縦溝．ⒷⒸ

19 **分界溝** Terminal sulcus of tongue Sulcus terminalis linguae　舌盲孔から両側に斜め前方に走る溝．この溝の前方に，これと平行に走る1列の有郭乳頭がある．Ⓑ

20 **舌盲孔** Foramen caecum of tongue Foramen caecum linguae　分界溝の先端にある窪み．胎生期の甲状舌管の遺残．Ⓑ

21 **甲状舌管[†]** Thyroglossal duct Ductus thyroglossalis　発生期の甲状腺の前駆組織で，舌盲孔の部位で，舌根から円錐形の上皮索として下降する．

22 **舌扁桃** Lingual tonsil Tonsilla lingualis　舌縁に沿って不規則に分布するリンパ組織の集合．ⒷⒹ, 299頁Ⓓ

23 **リンパ小節** Lymphoid nodules Noduli lymphoidei　直径1〜5 mmの球形の粘膜隆起．この直下にあるリンパ組織により形が決まる．中央にはそれぞれ1つの小窩を示す．Ⓐ

24 **舌中隔** Lingual septum Septum linguae　舌を部分的に分け，筋線維の起始となる正中矢状面上の結合組織性の仕切り．Ⓒ

25 **舌腱膜** Lingual aponeurosis Aponeurosis linguae　舌背粘膜の下にある強靭な結合組織層．舌筋の停止部．Ⓒ

26 **舌筋** Muscles of tongue Mm. linguae　舌下神経によって支配される以下〈27〜35〉の筋．94頁5

27 **オトガイ舌筋** Genioglossus M. genioglossus　《起》下顎骨のオトガイ棘．《停》舌尖から舌根へかけて扇状に舌に付着．舌を前方またはオトガイ方向へ引く．《神》舌下神経．ⒸⒹ

28 **舌骨舌筋** Hyoglossus M. hyoglossus　《起》舌骨体および舌骨大角．《停》下方からきて，舌の外側部に付着し，舌腱膜の前方に伸びる．舌の後部を後下方に引く．《神》舌下神経．Ⓓ

29 **小角舌筋** Chondroglossus M. chondroglossus　稀な構造．《起》舌骨小角．《停》舌骨舌筋と共通．《神》舌下神経．Ⓓ

30 **大角舌筋** Ceratoglossus M. ceratoglossus　稀な構造．《起》舌骨大角の内側面．《停》舌骨舌筋と同じ．《神》舌下神経．

31 **茎突舌筋** Styloglossus M. styloglossus　《起》側頭骨の茎状突起．《停》後上方からきて，舌の外側部に放射状に走り，舌骨舌筋に混入する．舌を後上方に引く．《神》舌下神経．Ⓓ

32 **上縦舌筋** Superior longitudinal muscle M. longitudinalis superior　粘膜直下にある縦走束．舌尖から縦走して，舌骨付近まで至る．《起》と《停》舌腱膜．《神》舌下神経．Ⓒ

33 **下縦舌筋** Inferior longitudinal muscle M. longitudinalis inferior　舌下面近くにある縦走線維束．舌根から舌尖へ張る．《神》舌下神経．Ⓒ

34 **横舌筋** Transverse muscle M. transversus linguae　縦走線維系の間を横走する筋線維．舌中隔から起こり，舌の側縁の粘膜内に至る．垂直舌筋とともに舌を伸長させる．《神》舌下神経．Ⓒ

35 **垂直舌筋** Vertical muscle M. verticalis linguae　舌背から下面へ垂直に走る筋線維．《神》舌下神経．Ⓒ

口部 **141**

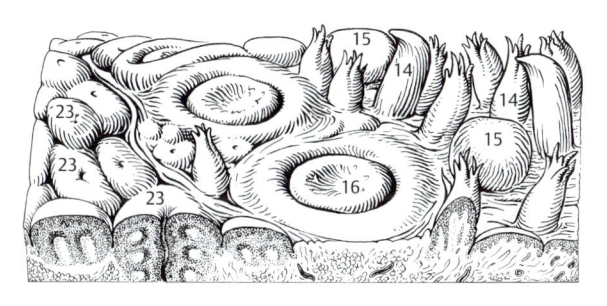

A 舌の表面，拡大図

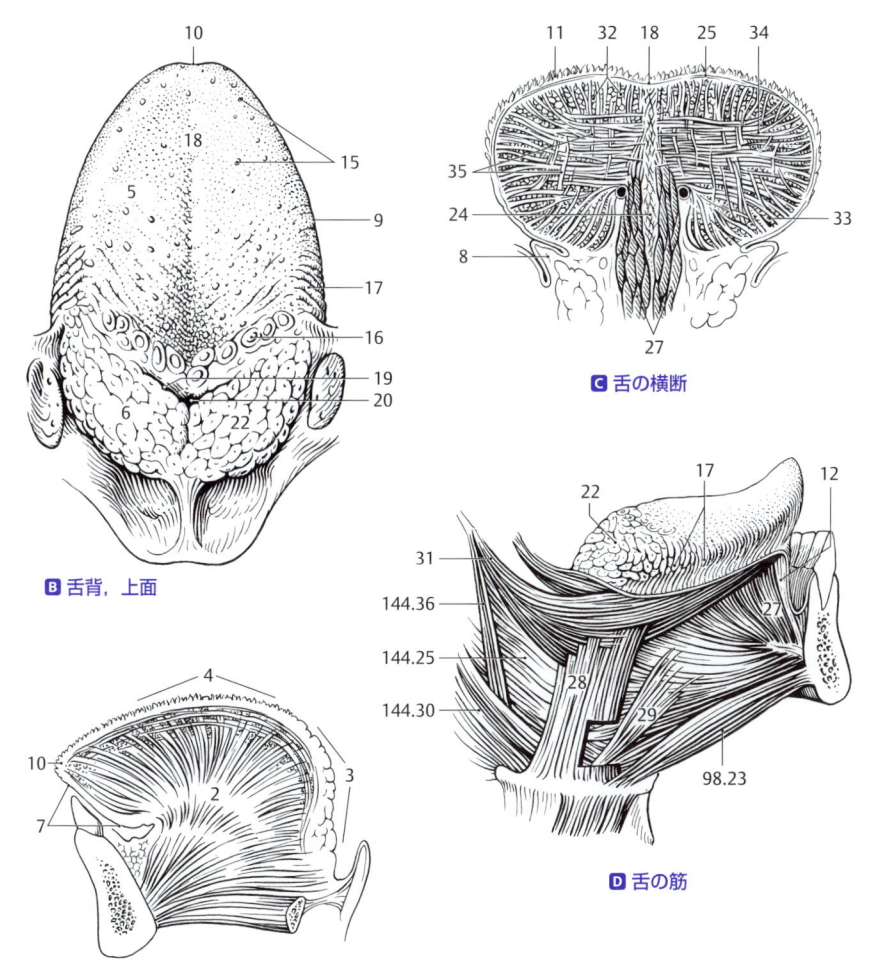

B 舌背，上面

C 舌の横断

D 舌の筋

E 舌の矢状断

6 消化器系

消化器系

1. **口峡** Fauces　Fauces　軟口蓋, 口蓋舌弓, 口蓋咽頭弓, および舌背の間の空間. **E**

2. **口峡峡部** Isthmus of fauces；Oropharyngeal isthmus　Isthmus faucium　左右の口蓋舌弓および口蓋咽頭弓の間の腔所.

3. **軟口蓋；口蓋帆** Soft palate　Palatum molle；Velum palatinum　その背部は咽頭後壁の前方に垂れており, 嚥下に際して, 弁状に鼻咽頭腔を閉じる. **A E**

4. **口蓋垂** Uvula　Uvula palatina　軟口蓋の後縁から垂れる. **A D E**

5. **口蓋舌弓** Palatoglossal arch；Anterior pillar of fauces　Arcus palatoglossus；Plica anterior faucium　口蓋扁桃窩の前方にあり, 口蓋から舌に張る粘膜のヒダ. その下を口蓋舌筋が走る. **A**

6. **三角ヒダ†** Triangular fold　Plica triangularis　口蓋舌弓から起こる三角形のヒダで, 時に口蓋扁桃を包む. **A**

7. **口蓋咽頭弓** Palatopharyngeal arch；Posterior pillar of fauces　Arcus palatopharyngeus；Plica posterior faucium　口蓋扁桃窩の後方にある口蓋と咽頭壁の間の粘膜ヒダ. その下を口蓋咽頭筋が走る. **A**

8. **半月ヒダ†** Semilunar fold　Plica semilunaris　口蓋舌弓と口蓋咽頭弓の間にある弓状のヒダ. 扁桃窩の上の境をなす. **A**

9. **扁桃窩** Tonsillar sinus；Tonsillar fossa；Tonsillar bed　Fossa tonsillaris；Sinus tonsillaris　口蓋舌弓と口蓋咽頭弓から, また三角ヒダと半月ヒダから境される陥凹で, 口蓋扁桃をいれる. **D**

10. **扁桃上窩** Supratonsillar fossa　Fossa supratonsillaris　胎生期の扁桃窩の遺残. **A**

11. **口蓋扁桃** Palatine tonsil　Tonsilla palatina　口蓋舌弓と口蓋咽頭弓の間にある扁桃. **A**, 299頁 **D**

12. **扁桃被膜** Tonsillar capsule　Capsula tonsillaris　口蓋扁桃を覆う線維組織の被膜.

13. **扁桃裂；扁桃内裂†** Tonsillar cleft；Intratonsillar cleft　Fissura tonsillaris；Fissura intratonsillaris　口蓋扁桃の上部にある実質内の窪み.

14. **扁桃小窩** Tonsillar pits　Fossulae tonsillares　口蓋扁桃の表面にみえる扁桃陰窩への開口. **B**

15. **扁桃陰窩** Tonsillar crypts　Cryptae tonsillares　扁桃小窩から口蓋扁桃に伸びる上皮性の窪み. **B**

16. **口蓋筋** Muscles of soft palate and fauces　Mm. palati mollis et faucium　以下〈17～24〉の筋群.

17. **口蓋腱膜** Palatine aponeurosis　Aponeurosis palatina　主に口蓋帆張筋腱と硬口蓋の骨膜からなる腱膜. **D**

18. **口蓋帆挙筋** Levator veli palatini　M. levator veli palatini　《起》頸動脈管下口の前方にある側頭骨岩様部, 耳管軟骨の下縁.《停》口蓋腱膜. 軟口蓋を後上方に引き, 同時に耳管軟骨後内側部を同じ方向に動かすことにより耳管咽頭口を開く.《神》迷走神経. **C**

19. **口蓋帆張筋** Tensor veli palatini　M. tensor veli palatini　《起》蝶形骨棘, 舟状窩および耳管軟骨.《停》翼突鉤で方向を変えた後, 口蓋腱膜へ入る. 耳管膜性板の前壁(外側壁)を緊張させ, 軟口蓋を張る.《神》下顎神経. **C**

20. **口蓋垂筋** Musculus uvulae　M. uvulae　《起》口蓋腱膜.《停》口蓋垂の結合組織.《神》迷走神経. **C**

21. **口蓋舌筋** Palatoglossus　M. palatoglossus　《起》口蓋腱膜.《停》横舌筋. 舌根を上げ, 口蓋を下げる. 嚥下に適した大きさにするために食塊周囲を圧縮する輪を形成する.《神》舌咽神経. **D**

22. **口蓋咽頭筋** Palatopharyngeus　M. palatopharyngeus　《起》口蓋腱膜と翼突鉤で, 口蓋腱膜は口蓋帆挙筋よって二分されている.《神》舌咽神経. **D**

23. **前束** Anterior fascicle　Fasciculus anterior　《停》主に甲状軟骨の後縁に伸びる前部で, 口蓋咽頭弓の下にある. **C**

24. **後束；口蓋咽頭括約筋** Posterior fascicle；Palatopharyngeal sphincter　Fasciculus posterior；M. sphincter palatopharyngeus　後部は輪状に伸びて上咽頭収縮筋に加わり, 斜走線維は咽頭の後壁へと下行し, 反対側の線維と合流する. Passavant(パッサヴァント)堤の形成に関与する. **C**

25. **咽頭** Pharynx　Pharynx　気道および食物の通路. 長さ14～16 cm. 咽頭口蓋から第6頸椎前方の食道の起始部に伸びる. **E**

26. **咽頭腔** Cavity of pharynx　Cavitas pharyngis　鼻部, 口部, 喉頭部の3つの領域に分けられる腔.

27. **[咽頭]鼻部** Nasopharynx　Pars nasalis pharyngis　咽頭腔の後鼻孔後方にある部分. **E**

28. **咽頭円蓋** Vault of pharynx　Fornix pharyngis　蝶形骨の下にあり, 咽頭腔の屋根をなす. **E**

29. **咽頭下垂体** Pharyngeal hypophysis　Hypophysis pharyngealis　咽頭円蓋の粘膜内にある腺下垂体由来の遺残組織. 中年期に腺下垂体の活性低下とともに活性化する.

30. **咽頭扁桃** Pharyngeal tonsil　Tonsilla pharyngealis　咽頭円蓋にある. **A**, 299頁 **D**

31. **咽頭リンパ小節** Pharyngeal lymphoid nodules　Noduli lymphoidei pharyngeales　咽頭鼻部付近のリンパ小節. 299頁 **D**

口部／咽頭部　143

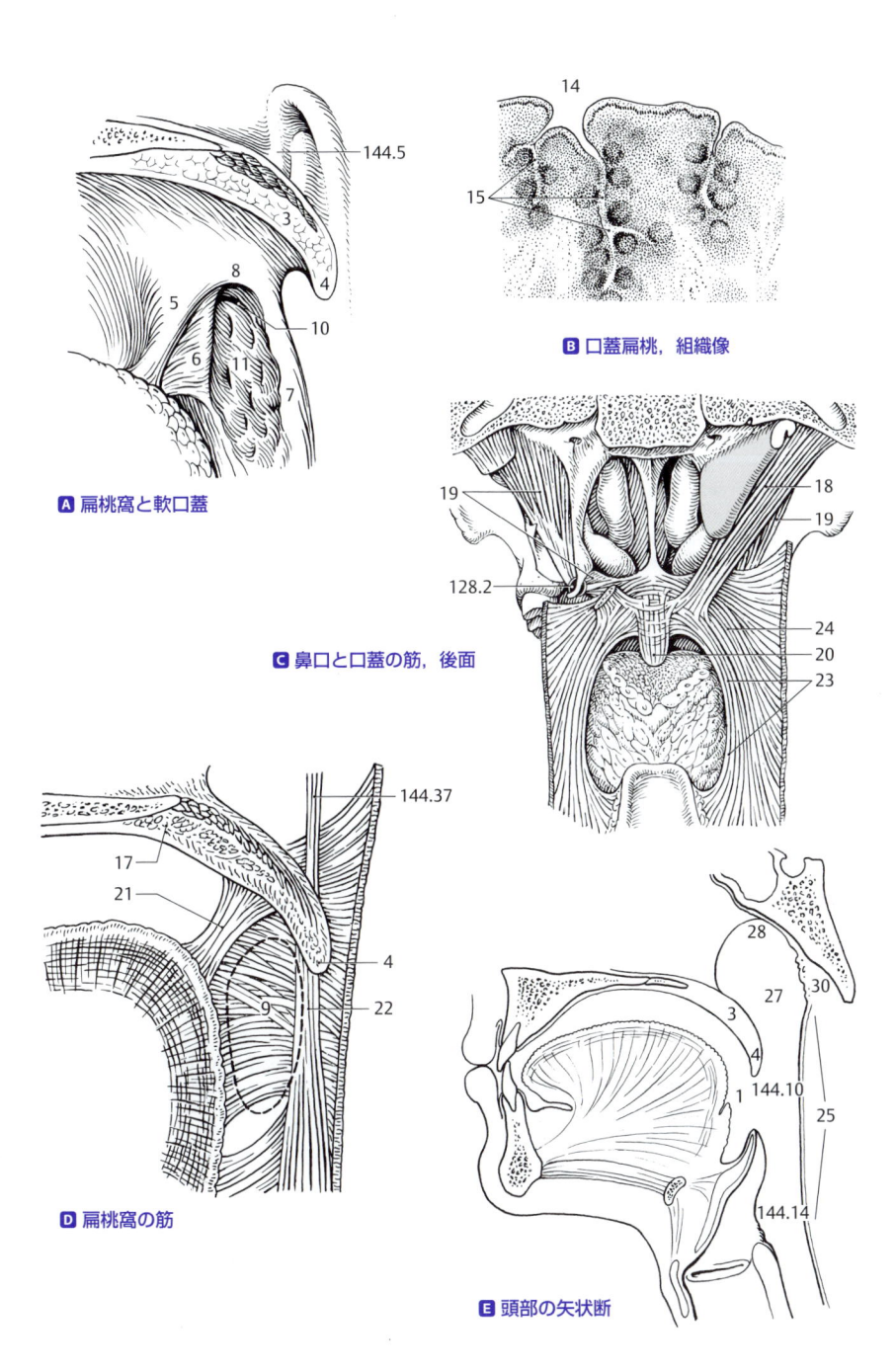

A 扁桃窩と軟口蓋

B 口蓋扁桃，組織像

C 鼻口と口蓋の筋，後面

D 扁桃窩の筋

E 頭部の矢状断

6 消化器系

消化器系

1 **咽頭嚢**† **Pharyngeal bursa** Bursa pharyngealis 咽頭扁桃にある稀な深い陥凹．胎生期の脊索の前端．**A**

2 **耳管咽頭口** **Pharyngeal opening of auditory tube** Ostium pharyngeum tubae auditivae；Ostium pharyngeum tubae auditoriae 咽頭鼻部への耳管の開口．**A**

3 **耳管隆起** **Torus tubarius** Torus tubarius 耳管開口の後で，後内側の耳管軟骨によりできる隆起．**A**

4 **耳管咽頭ヒダ** **Salpingopharyngeal fold** Plica salpingopharyngea 耳管軟骨後内側唇から斜め下方に走るヒダで，直下を耳管咽頭筋が走る．**A**

5 **耳管口蓋ヒダ** **Salpingopalatine fold** Plica salpingopalatina 耳管隆起の前で，耳管の前唇から軟口蓋へ張るヒダ．**A**，143頁**A**

6 **挙筋隆起** **Torus levatorius** Torus levatorius 耳管軟骨後内側唇の前方にある隆起で，耳管開口の下方に位置する．口蓋帆挙筋に一致した隆起．**A**

7 **耳管扁桃** **Tubal tonsil** Tonsilla tubaria 耳管口にある粘膜下リンパ組織．299頁**B**

8 **咽頭陥凹** **Pharyngeal recess** Recessus pharyngeus 耳管の後方，咽頭鼻部外側壁にある窪み．**A**

9 **口蓋咽頭稜** **Palatopharyngeal ridge** Crista palatopharyngea 硬口蓋の後縁．

10 **［咽頭］口部** **Oropharynx** Pars oralis pharyngis 咽頭腔の口腔後方にある部分．143頁**E**

11 **喉頭蓋谷** **Epiglottic vallecula** Vallecula epiglottica 正中舌喉頭蓋ヒダと外側舌喉頭蓋ヒダの間の陥凹．**B**

12 **正中舌喉頭蓋ヒダ** **Median glosso-epiglottic fold** Plica glossoepiglottica mediana 舌根と喉頭蓋の間で，中央にある不対の粘膜ヒダ．**B**

13 **外側舌喉頭蓋ヒダ** **Lateral glosso-epiglottic fold** Plica glossoepiglottica lateralis 舌根と喉頭蓋の間にある1対の外側の粘膜ヒダ．**B**

14 **［咽頭］喉頭部** **Laryngopharynx**；**Hypopharynx** Pars laryngea pharyngis 咽頭腔の喉頭後方にある部分．143頁**E**

15 **梨状陥凹** **Piriform fossa**；**Piriform recess** Recessus piriformis 披裂喉頭蓋ヒダと甲状舌骨膜または甲状軟骨の間の溝．**B**

16 **上喉頭神経ヒダ** **Fold of superior laryngeal nerve** Plica nervi laryngei superioris 梨状陥凹にあるヒダで，上喉頭神経内枝および上喉頭動脈によりできる．**B**

17 **咽頭食道狭窄** **Pharyngo-oesophageal constriction** Constrictio pharyngooesophagealis 輪状軟骨の後方にある食道上部の狭窄部．

18 **咽頭頭底筋** **Pharyngobasilar fascia** Fascia pharyngobasilaris 最上部の筋のない咽頭の膜性部分．咽頭壁を頭蓋底に付着させる．粘膜下組織に相当する．**CD**

19 **粘膜下組織** **Submucosa** Tela submucosa 咽頭の粘膜と筋層の間にある結合組織．**A**

20 **粘膜** **Mucous membrane** Tunica mucosa 重層扁平上皮または線毛上皮（咽頭鼻部）によって覆われる咽頭の粘膜．

21 **咽頭腺** **Pharyngeal glands** Glandulae pharyngeales 上皮下の小混合腺から粘液腺．

22 **咽頭筋層** **Pharyngeal muscles**；**Muscle layer of pharynx** Mm. pharyngis；Tunica muscularis pharyngis 咽頭壁の筋層．**A**

23 **咽頭縫線** **Pharyngeal raphe** Raphe pharyngis 左右の咽頭筋の間の後正中線にある結合組織線．咽頭結節まで伸びる．**C**

24 **翼突下顎縫線** **Pterygomandibular raphe** Raphe pterygomandibularis 翼突鈎と下顎骨の臼歯後窩の間にある腱．頬筋と咽頭収縮筋とを分けている．**D**

25 **上咽頭収縮筋** **Superior constrictor** M. constrictor pharyngis superior 以下〈26〜29〉の4部からなり，咽頭縫線に停止する．《神》咽頭神経叢．**C**，141頁**D**

26 **翼突咽頭部** **Pterygopharyngeal part** Pars pterygopharyngea 《起》翼状突起内側板および翼突鈎．**D**

27 **頬咽頭部** **Buccopharyngeal part** Pars buccopharyngea 《起》翼突下顎縫線．**D**

28 **顎咽頭部** **Mylopharyngeal part** Pars mylopharyngea 《起》下顎骨の顎舌骨筋線の後端．**D**

29 **舌咽頭部** **Glossopharyngeal part** Pars glossopharyngea 《起》舌内の筋群．**D**

30 **中咽頭収縮筋** **Middle constrictor** M. constrictor pharyngis medius 《起》舌骨．《停》咽頭縫線．《神》咽頭神経叢．**CD**，141頁**D**

31 **小角咽頭部** **Chondropharyngeal part** Pars chondropharyngea 《起》舌骨小角．**CD**

32 **大角咽頭部** **Ceratopharyngeal part** Pars ceratopharyngea 《起》舌骨大角．**CD**

33 **下咽頭収縮筋** **Inferior constrictor** M. constrictor pharyngis inferior 喉頭から起こる下部収縮筋．《神》咽頭神経叢．**CD**

34 **甲状咽頭部** **Thyropharyngeal part**；**Thyropharyngeus** Pars thyropharyngea；M. thyropharyngeus 《起》甲状軟骨の斜線．**D**

35 **輪咽頭部** **Cricopharyngeal part**；**Cricopharyngeus** Pars cricopharyngea；M. cricopharyngeus 《起》輪状軟骨．**D**

36 **茎突咽頭筋** **Stylopharyngeus** M. stylopharyngeus 《起》茎突突起．《停》上咽頭収縮筋と中咽頭収縮筋の間を内側に伸び，咽頭壁，甲状軟骨，および喉頭蓋に停止．《神》舌咽神経．**CD**，141頁**D**

37 **耳管咽頭筋** **Salpingopharyngeus** M. salpingopharyngeus 《起》耳管軟骨の後内側唇，咽頭壁の縦走筋の一部．《停》咽頭側壁．口蓋帆挙筋が後方へ滑るのを防ぐ．《神》咽頭神経叢．**A**，143頁**D**

38 **頬咽頭筋膜** **Buccopharyngeal fascia** Fascia buccopharyngealis 96頁22

39 **咽頭周囲隙** **Peripharyngeal space** Spatium peripharyngeum 咽頭を囲む結合組織性空間．

40 **咽頭後隙** **Retropharyngeal space** Spatium retropharyngeum 咽頭と頸筋膜の椎前葉との間にある結合組織性間隙．**A**

41 **咽頭側隙** **Parapharyngeal space**；**Lateral pharyngeal space** Spatium lateropharyngeum；Spatium pharyngeum laterale；Spatium parapharyngealis 咽頭の外側にある結合組織性間隙．

咽頭部　**145**

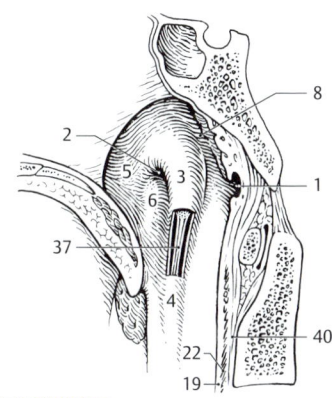

A 耳管咽頭口

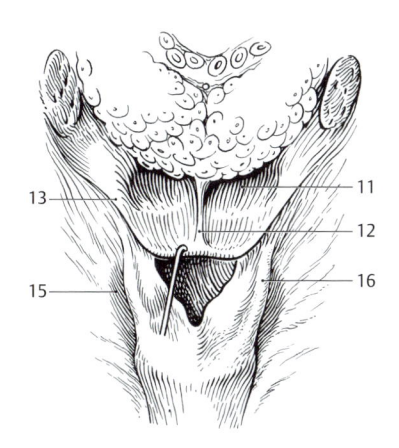

B 舌の後部と喉頭口

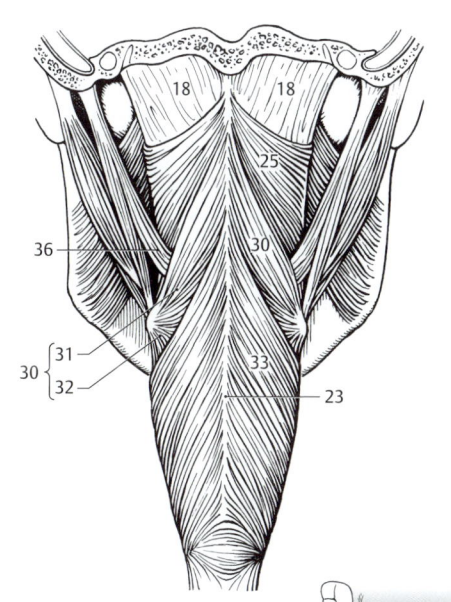

C 咽頭筋，後面

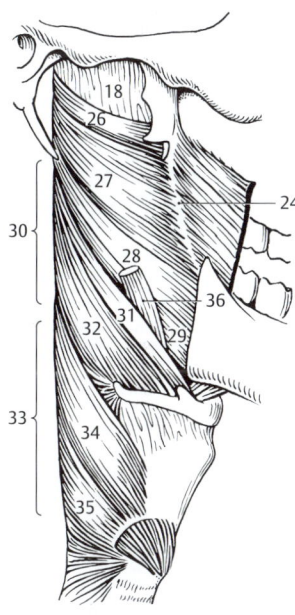

D 咽頭筋，右方からみたところ

E 咽頭頭底板の付着部

1 食道 Oesophagus Oesophagus 長さ23～26 cm. 第6頸椎の高さで，輪状軟骨直下で始まり，胃の噴門部で終わる．ⒶⒷ

2 頸部 Cervical part Pars cervicalis；Pars colli 頸椎(第6頸椎〜第1胸椎)の前方にある食道部分．Ⓐ

3 胸部 Thoracic part Pars thoracica 第1胸椎から横隔膜を通過する部分(第11胸椎付近)までの食道部分．Ⓐ

4 胸部狭窄；気管大動脈狭窄 Thoracic constriction；Broncho-aortic constriction Constrictio partis thoracicae；Constrictio bronchoaortica 大動脈弓と左主気管支近接によって生じる食道の中間狭窄部．Ⓐ

5 横隔膜狭窄 Diaphragmatic constriction Constrictio phrenica；Constrictio diaphragmatica 横隔膜を通過することにより生じる食道の下部狭窄部．Ⓐ

6 腹部 Abdominal part Pars abdominalis 横隔膜と胃の間の短い食道部分．Ⓐ

7 漿膜 Serosa；Serous coat Tunica serosa 食道腹部を覆う中皮による腹膜の裏打ち．

8 漿膜下組織 Subserosa；Subserous layer Tela subserosa 腹膜の中皮の下にある結合組織．

9 外膜 Adventitia Tunica adventitia 縦隔内の食道を包む疎性結合組織．周囲の構造とつなぐ移行層となる．Ⓒ

10 筋層 Muscular layer；Muscular coat Tunica muscularis 食道壁にある2層の筋層．上部1/3では横紋筋，下部1/3では平滑筋からなる．内層は輪走，外層は縦走．Ⓒ

11 輪状食道腱束 Crico-oesophageal tendon Tendo cricooesophageus 輪状軟骨後壁へ付着する食道縦走筋の腱束．Ⓑ

12 気管食道筋 Broncho-oesophageus M. bronchooesophageus 左主気管支から食道へ張る平滑筋線維．Ⓑ

13 胸膜食道筋 Pleuro-oesophageus M. pleurooesophageus 食道と左縦隔胸膜の間の平滑筋束．Ⓑ

14 粘膜下組織 Submucosa Tela submucosa 粘膜と筋層の間の層で，主として膠原線維性結合組織からなり，血管，神経および腺を含む．Ⓒ

15 粘膜 Mucosa；Mucous membrane Tunica mucosa 非角化重層扁平上皮，粘膜固有層および粘膜筋板からなる．Ⓒ

16 粘膜筋板 Muscularis mucosae Lamina muscularis mucosae 粘膜下組織と粘膜固有層の間にある非常に厚い平滑筋層．Ⓒ

17 食道腺 Oesophageal glands Glandulae oesophageae 粘膜下組織全体に散在する固有の粘液腺．Ⓒ

18 胃 Stomach Gaster 食道の終わりから幽門まで．ⒶⒹ

19 前壁 Anterior wall Paries anterior Ⓓ

20 後壁 Posterior wall Paries posterior

21 大弯 Greater curvature Curvatura major 胃の大きい方の弯曲．Ⓓ

22 小弯 Lesser curvature Curvatura minor 胃の小さい方の弯曲．Ⓓ

23 角切痕 Angular incisure Incisura angularis X線像で，小弯の最も深い点にみえる切れ込み．Ⓓ

24 噴門 Cardia；Cardial part Cardia；Pars cardiaca 食道との接合部．Ⓓ

25 噴門口 Cardial orifice Ostium cardiacum 食道から胃へ通じる開口．Ⓓ

26 胃底 Fundus of stomach Fundus gastricus 横隔膜の直下にある胃の円蓋部．Ⓓ

27 胃円蓋 Fornix of stomach Fornix gastricus 横隔膜の下の胃底の上縁をつくる．Ⓓ

28 噴門切痕 Cardial notch Incisura cardialis 食道と胃壁の間にある鋭角部．Ⓓ

29 胃体 Body of stomach Corpus gastricum 上方は噴門および胃底，下方は幽門部と境する．Ⓓ

30 胃体管 Gastric canal Canalis gastricus 小弯に沿った胃内の通路．縦に走る粘膜のヒダからなる．Ⓓ

31 幽門部 Pyloric part Pars pylorica 遠位側の，角切痕から幽門を含めた胃部分．Ⓓ

32 幽門洞 Pyloric antrum Antrum pyloricum 角切痕で始まる起始部分で，蠕動波の際，一時的に他の胃腔から完全に隔離される．Ⓓ

33 幽門管 Pyloric canal Canalis pyloricus 約2〜3 cm 長の胃の末端部．Ⓓ

34 幽門 Pylorus Pylorus 強力な輪状筋を備えた胃下端部．Ⓓ

35 幽門口 Pyloric orifice Ostium pyloricum 胃と十二指腸の間を結ぶ幽門の管腔．Ⓓ

食道／胃　　147

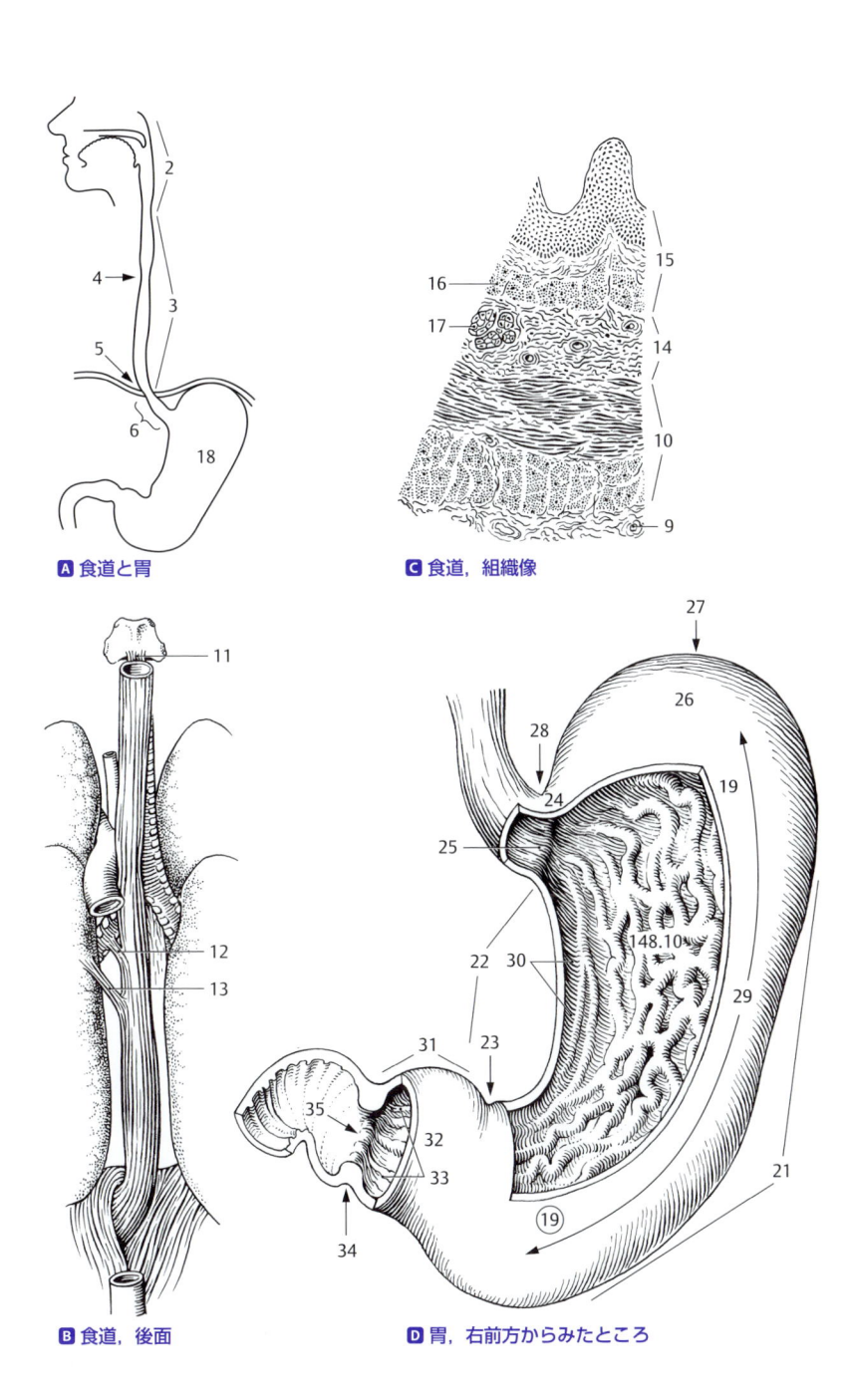

6 消化器系

A 食道と胃

C 食道，組織像

B 食道，後面

D 胃，右前方からみたところ

1 漿膜 Serosa；Serous coat Tunica serosa　腹膜．単層の漿膜性扁平上皮からなる．**B**

2 漿膜下組織 Subserosa；Subserous layer Tela subserosa　漿膜を裏打ちする結合組織．**B**

3 筋層 Muscular layer；Muscular coat Tunica muscularis　以下〈4, 5, 7〉の3層をなす．**A B**

4 縦筋層 Longitudinal layer Stratum longitudinale　主に胃の小弯と大弯部にみられる外側の縦走筋層．**A B**

5 輪筋層 Circular layer Stratum circulare　中間の輪走筋層．**A B**

6 幽門括約筋 Pyloric sphincter M. sphincter pyloricus　幽門の厚い輪走筋層．**A**

7 斜線維 Oblique fibres Fibrae obliquae　最内側にある斜走する筋線維層．**A B**

8 粘膜下組織 Submucosa Tela submucosa　主に膠原線維性結合組織からなり，これに血管や神経が加わる．粘膜筋板と筋層の間の層．**B**

9 粘膜 Mucosa；Mucous membrane Tunica mucosa　胃の粘膜による裏打ち．単層円柱上皮，結合組織(粘膜固有層)，粘膜筋板からなる．**B**

10 胃粘膜ヒダ Gastric folds；Gastric rugae Plicae gastricae　主として縦方向に走る．147頁**B**

11 粘膜筋板 Muscularis mucosae Lamina muscularis mucosae　粘膜固有層と粘膜下組織の間にある平滑筋層．筋層と血管壁に連続する．胃粘膜を張り，胃粘膜ヒダを堅くし，循環を制御する．**B**

12 胃小区 Gastric areas Areae gastricae　浅い溝で囲まれた粘膜表面の隆起部．直径1〜6 mmある．**B**

13 絨毛様ヒダ Villous folds Plicae villosae　肉眼ではみえない胃小窩の間にあるヒダで，リンパ組織を含む上皮で覆われた粘膜固有層からなる．**B C D**

14 胃小窩 Gastric pits Foveolae gastricae　絨毛様ヒダの間にある胃腺の開口．**B C D**

15 胃腺 Gastric glands Glandulae gastricae　4種類の細胞で構成される管状腺で，胃底と胃体に認められる．**B C D**

16 小腸 Small intestine Intestinum tenue　十二指腸，空腸および回腸からなる．

17 漿膜 Serosa；Serous coat Tunica serosa　単層の扁平上皮からなる腹膜部．**F**

18 漿膜下組織 Subserosa；Subserous layer Tela subserosa　漿膜層の下にある結合組織．**F**

19 筋層 Muscular layer；Muscular coat Tunica muscularis　以下〈20, 21〉の2層がある．**F**

20 縦筋層 Longitudinal layer；Long pitch helicoidal layer Stratum longitudinale；Stratum helicoidale longi gradus　外側にある縦走筋層．その細胞はラセン状に配列し長いコイル状．**F**

21 輪筋層 Circular layer；Short pitch helicoidal layer Stratum circulare；Stratum helicoidale brevis gradus　内側にある輪走筋層．その細胞はきつく巻かれたラセン構造をとる．**F**

22 輪状ヒダ Circular folds Plicae circulares　腸の軸に直角に走る，高さ8 mmに及ぶヒダで，腸内腔面の約2/3を取り巻く．ヒダの中には粘膜下組織が侵入．**E F**

23 粘膜下組織 Submucosa Tela submucosa　粘膜筋板と筋層の間の層で，主として膠原線維性結合組織からなり，これに血管，神経が加わる．**F**

24 粘膜 Mucosa；Mucous membrane Tunica mucosa　単層の円柱上皮，結合組織(粘膜固有層)および粘膜筋板からなる．

25 粘膜筋板 Muscularis mucosae Lamina muscularis mucosae　粘膜固有層と粘膜下組織の間の平滑筋の層．絨毛の運動性，蠕動，および腸管内容物に対する粘膜の微調整に作用する．**F**

26 腸絨毛 Intestinal villi Villi intestinales　長さ0.5〜1.5 mmの小腸の絨毛．**F**

27 腸腺 Intestinal glands Glandulae intestinales　陰窩状の小腸の腺．**F**

28 孤立リンパ小節 Solitary lymphoid nodules Noduli lymphoidei solitarii　粘膜固有層内に孤立して存在する．**C D F**

29 集合リンパ小節 Aggregated lymphoid nodules Noduli lymphoidei aggregati　回腸および結腸内のリンパ小節の集合．

胃／小腸 **149**

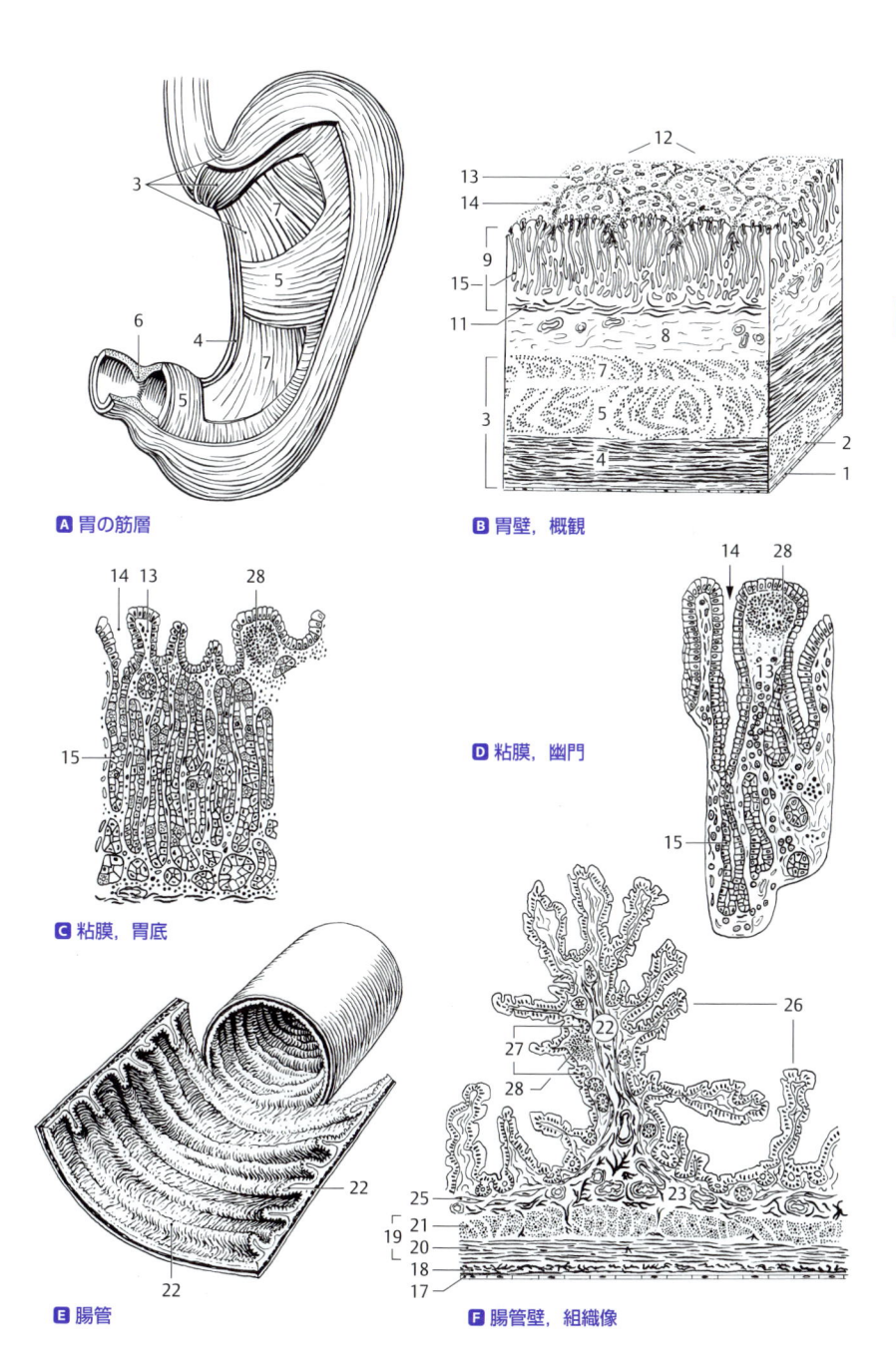

6 消化器系

A 胃の筋層

B 胃壁，概観

C 粘膜，胃底

D 粘膜，幽門

E 腸管

F 腸管壁，組織像

消化器系

1 **十二指腸** Duodenum Duodenum 約25〜35 cm長．幽門と十二指腸空腸曲の間の部分．Ⓐ

2 **上部** Superior part Pars superior 十二指腸の水平な始まりの部分．Ⓐ

3 **膨大［部］；［十二指腸］球部** Ampulla；Duodenal cap Ampulla；Bulbus 十二指腸起始部の機能的な拡大で，X線写真で容易に確認できる．Ⓐ

4 **上十二指腸曲** Superior duodenal flexure Flexura duodeni superior 上部と下行部の間の弯曲．胆嚢の内側にある．Ⓐ

5 **下行部** Descending part Pars descendens 外側の垂直下行部．Ⓐ

6 **下十二指腸曲** Inferior duodenal flexure Flexura duodeni inferior 十二指腸の下行部と水平部の間の弯曲．Ⓐ

7 **水平部；横行部** Inferior part；Horizontal part；Transverse part Pars horizontalis；Pars inferior 膵頭の下の十二指腸の水平部．Ⓐ

8 **上行部** Ascending part Pars ascendens 膵頭の左から十二指腸空腸曲まで上行する部分．Ⓐ

9 **十二指腸空腸曲** Duodenojejunal flexure Flexura duodenojejunalis 十二指腸と空腸の間の弯曲．Ⓐ

10 **十二指腸被蓋部** Hidden part of duodenum Pars tecta duodeni 十二指腸の後腹膜部．

11 **十二指腸提筋** Suspensory muscle of duodenum；Suspensory ligament of duodenum M. suspensorius duodeni；Lig. suspensorium duodeni〔Treiz（トライツ）靱帯〕 十二指腸空腸曲の上行部および水平部を横隔膜と腹腔動脈に固定する筋と結合組織の束．通常は2つの部分からなる．Ⓐ

12 **横隔膜腹腔動脈部** Phrenicocoeliac part Pars phrenicocoeliaca 腹腔動脈周囲の結合組織へと放射状に伸びる横隔膜の部分．

13 **腹腔動脈十二指腸部** Coeliacoduodenal part Pars coeliacoduodenalis 平滑筋を伴う結合組織線維で，腹腔動脈から十二指腸に伸び，十二指腸空腸曲へ続く．Ⓐ

14 **十二指腸縦ヒダ** Longitudinal fold of duodenum Plica longitudinalis duodeni 下行部後壁の左側にある縦のヒダで，大膵管と総胆管によりできる．

15 **大十二指腸乳頭** Major duodenal papilla Papilla duodeni major 縦ヒダの下端にある隆起で，ここに総胆管と大膵管が開く．Ⓐ，153頁Ⓑ

16 **小十二指腸乳頭** Minor duodenal papilla Papilla duodeni minor 大十二指腸乳頭の上方にあり，副（小）膵管の開口部で，大部分の人に存在する．Ⓐ，163頁Ⓑ

17 **十二指腸腺** Duodenal glands Glandulae duodenales〔Brunner（ブルンナー）腺〕 特に十二指腸粘膜下組織にある粘液様腺．

18 **空腸** Jejunum Jejunum 小腸の中央部で，十二指腸空腸曲から約2.5 mの部分をいう．Ⓐ，153頁Ⓑ

19 **回腸** Ileum Ileum 小腸の終末部．小腸の下部 約3.5 mをいう．153頁Ⓐ

20 **回腸終末部** Terminal ileum Pars terminalis 回腸終末部は主に骨盤内にあり，右腸骨窩へと上行して大腸の内側壁に開口する．

21 **回腸憩室[†]** Ileal diverticulum Diverticulum ilei〔Meckel（メッケル）憩室〕 胎児期の卵黄腸管で，回腸乳頭の手前 0.5〜1 mにある長さ約 5 cmの盲端の袋．

22 **大腸** Large intestine Intestinum crassum ヒモ，膨起，腹膜垂を特徴とする．盲腸から肛門まで 1.5〜1.8 mある．

23 **漿膜** Serosa；Serous coat Tunica serosa 中皮層からなる腹膜の被覆．Ⓑ

24 **漿膜下組織** Subserosa；Subserous layer Tela subserosa 漿膜下の結合組織．時に脂肪組織の局所沈着がある．Ⓑ

25 **筋層** Muscular layer；Muscular coat Tunica muscularis 外縦筋層と内輪筋層からなる．縦筋層は幾筋かに分かれる．Ⓑ

26 **粘膜下組織** Submucosa Tela submucosa 小腸の粘膜下組織と類似した構造をもつ．Ⓑ

27 **粘膜** Mucosa；Mucous membrane Tunica mucosa 杯細胞に富む単層円柱上皮，結合組織および粘膜筋板からなる．Ⓑ

28 **粘膜筋板** Muscularis mucosae Lamina muscularis mucosae 小腸の粘膜筋板に類似する．Ⓑ

29 **腸腺** Intestinal glands Glandulae intestinales 結腸粘膜内の管状腺．Ⓑ

30 **盲腸** Caecum Caecum 回盲口から下方，長さ約 7 cmの大腸起始部分．ⒸⒹ，153頁Ⓐ

31 **回盲乳頭；回腸乳頭** Ileal papilla Papilla ilealis 回腸から大腸への出口の周囲は，生体では円形に隆起している．死体では腸管の筋の弛緩によってスリット状の開口となる．Ⓒ

32 **回腸口** Ileal orifice；Orifice of ileal papilla Ostium ileale 回腸が大腸へ開く口．ⒸⒹ

33 **回盲弁小帯；回腸口小帯** Frenulum of ileal orifice Frenulum ostii ilealis 回腸口の上縁と下縁の融合によってつくられるヒダ．ⒸⒹ

34 **回結腸唇；上唇** Ileocolic lip；Superior lip Labrum ileocolicum；Labrum superius 回腸口の端部の上側の唇．Ⓒ

35 **回盲唇；下唇** Ileocaecal lip；Inferior lip Labrum ileocaecale；Labrum inferius 回腸口の端部の下側の唇．Ⓓ

36 **虫垂** Appendix；Vermiform appendix Appendix vermiformis 通常9 cm長の盲腸付属物．非常に豊富なリンパ組織をもつ．ⒸⒹ，153頁Ⓐ

37 **虫垂口** Orifice of vermiform appendix Ostium appendicis vermiformis 虫垂が盲腸へ開く口．Ⓓ

38 **集合リンパ小節** Aggregated lymphoid nodules Noduli lymphoidei aggregati 虫垂の壁内のリンパ組織．

39 **盲結腸前筋膜[†]** Precaecocolic fascia Fascia precaecocolica 結腸，盲腸および前外側の腹壁の間にある稀な膜の結合．

小腸／大腸 **151**

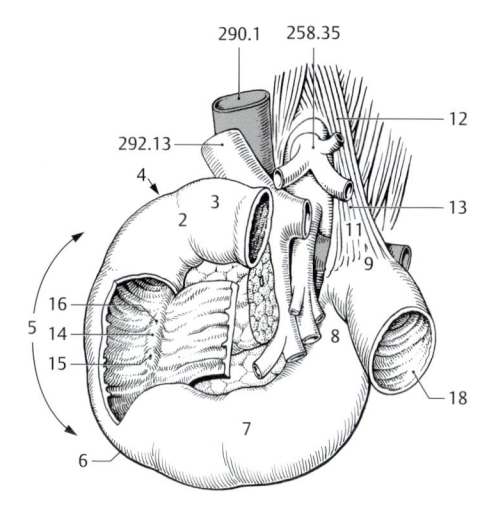

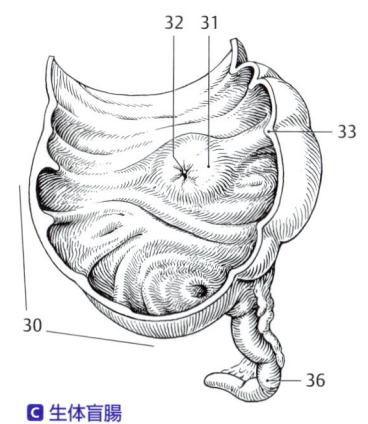

A 門脈と下大静脈，大動脈および十二指腸

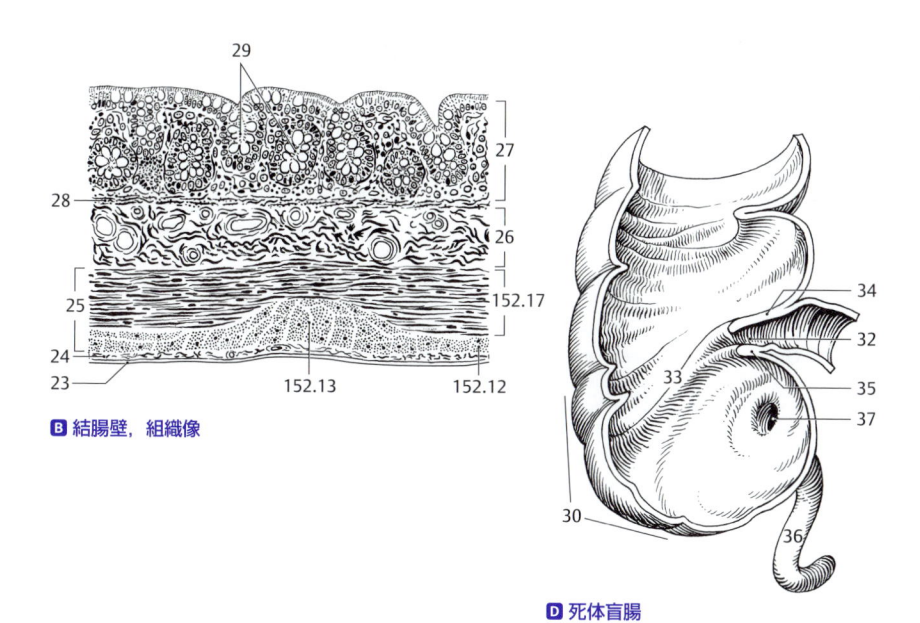

B 結腸壁，組織像

C 生体盲腸

D 死体盲腸

6 消化器系

消化器系

1 結腸 Colon　Colon　回盲口から直腸までの大腸部分．

2 上行結腸 Ascending colon　Colon ascendens　右側の後腹壁を上行する部分．**A**

3 右結腸曲 Right colic flexure；Hepatic flexure　Flexura coli dextra；Flexura coli hepatica　上行結腸と横行結腸の間の弯曲．**A B**

4 横行結腸 Transverse colon　Colon transversum　左・右結腸曲間の腹腔内にある部分．**A**

5 左結腸曲 Left colic flexure；Splenic flexure　Flexura coli sinistra；Flexura coli splenica　横行結腸と下行結腸の間の弯曲で，左側横隔膜円蓋の直下に位置する．Cannon-Böhm（キャノン-ベーム）点が近くにあり，副交感神経系の脳神経成分（迷走神経）と仙骨神経成分の境界となる．**A**

6 下行結腸 Descending colon　Colon descendens　左結腸曲とS状結腸の間にある部分で，左側の後腹壁を下行する．**A**

7 S状結腸 Sigmoid colon　Colon sigmoideum　下行結腸と直腸の間で，腹腔内にある部分．**A**

8 結腸半月ヒダ Semilunar folds of colon　Plicae semilunares coli　結腸膨起間にある腸壁全層からなる半月状の収縮ヒダ．**A**

9 結腸膨起 Haustra of colon　Haustra coli　2つの結腸半月ヒダの間にある袋状の膨らみ．**A**

10 腹膜垂 Omental appendices；Fatty appendices of colon　Appendices omentales；Appendices adiposae coli；Appendices epiploicae　自由ヒモおよび大網ヒモに付着する脂肪組織からなる付属物．漿膜により覆われている．**A**

11 筋層 Muscular layer；Muscular coat　Tunica muscularis　以下〈12, 17〉の2層がある．

12 縦筋層 Longitudinal layer　Stratum longitudinale　外側の，厚さが一様でない縦走筋層．151頁 **B**

13 結腸ヒモ Taeniae coli　Taeniae coli　約1cm幅の縦筋層の肥厚部．151頁 **B**

14 間膜ヒモ Mesocolic taenia　Taenia mesocolica　結腸間膜付着部にある横行結腸のヒモ．上行結腸および下行結腸の後内側部にある．**B**

15 大網ヒモ Omental taenia　Taenia omentalis　大網が付着するところにある横行結腸のヒモ．上行結腸および下行結腸の後外側部にある．**B**

16 自由ヒモ Free taenia　Taenia libera　間膜ヒモおよび大網ヒモの間にあるヒモ．**B**

17 輪筋層 Circular layer　Stratum circulare　内側の輪走筋層．151頁 **B**

18 直腸 Rectum　Rectum　S状結腸と肛門の間にあるヒモをもたない部分で，長さ約15cm．**C E**

19 仙骨曲 Sacral flexure　Flexura sacralis　前方へ凹の，仙骨に一致した直腸弯曲．**C**

20 外側曲 Lateral flexures　Flexurae laterales　直腸によってつくられる，以下〈21〜23〉の3つの外側曲．

21 外側上右曲；外側上曲 Superodextral lateral flexure；Superior lateral flexure　Flexura superodextra lateralis；Flexura superior lateralis　右に凸の上部の曲．**E**

22 外側中間左曲；外側中間曲 Intermediosinistral lateral flexure；Intermediate lateral flexure　Flexura intermediosinistra lateralis；Flexura intermedia lateralis　左に凸の中間部の曲．3つのうち最も顕著なもの．**E**

23 外側下右曲；外側下曲 Inferodextral lateral flexure；Inferior lateral flexure　Flexura inferodextra lateralis；Flexura inferior lateralis　右に凸の下部の曲．**E**

24 直腸横ヒダ Transverse folds of rectum　Plicae transversae recti　通常3本の側壁に横走するヒダで，通常厚さ約1〜2cmで，粘膜，粘膜下組織，および輪筋層からなる．中間のヒダ〔Kohlrausch（コールラウシュ）ヒダ〕は最も大きく最も恒常的であり，肛門の6〜8cm上方の直腸の右側に触知できる．肥厚した輪筋層がその基部をつくる．他2つのヒダは左壁から出ている．**C E**

25 直腸膨大部 Rectal ampulla　Ampulla recti　Kohlrausch（コールラウシュ）ヒダ下方の直腸拡張部．**C**

26 筋層 Muscular layer；Muscular coat　Tunica muscularis　直腸の筋性壁．**C**

27 縦筋層 Longitudinal layer　Stratum longitudinale　直腸の全周に均等に分布する．**C**

28 直腸尾骨筋 Rectococcygeus　M. rectococcygeus　第2〜3尾骨から直腸へ張る薄い板状の平滑筋．**C D**

29 肛門直腸会陰筋 Anorectoperineal muscles；Recto-urethral muscles　Mm. anorectoperineales；Mm. rectourethrales　直腸の縦筋層と肛門管から起こり，男性では男性尿道と，会陰体上方の会陰部へ張る筋束．

30 直腸会陰筋；上直腸尿道筋 Rectoperinealis；Recto-urethralis superior　M. rectoperinealis；M. rectourethralis superior　尿道の膜性部から直腸へ張る平滑筋．**C D**，189頁 **C**

31 肛門会陰筋；下直腸尿道筋 Anoperinealis；Recto-urethralis inferior　M. anoperinealis；M. rectourethralis inferior　肛門管から主に会陰へ張る平滑筋．**D**

32 直腸膀胱筋 Rectovesicalis　M. rectovesicalis　直腸の縦筋層から膀胱外側靱帯内を膀胱底の外側面に伸びる平滑筋．**D**，188頁8

33 輪筋層 Circular layer　Stratum circulare　内側にある輪走筋層．ここでは半月ヒダは形成されない．**C**

34 外側直腸靱帯 Lateral ligament of rectum；Rectal stalk　Lig. recti laterale　第3仙椎の高さにおける骨盤の後外側壁と直腸の間にある密な結合組織．

大腸 153

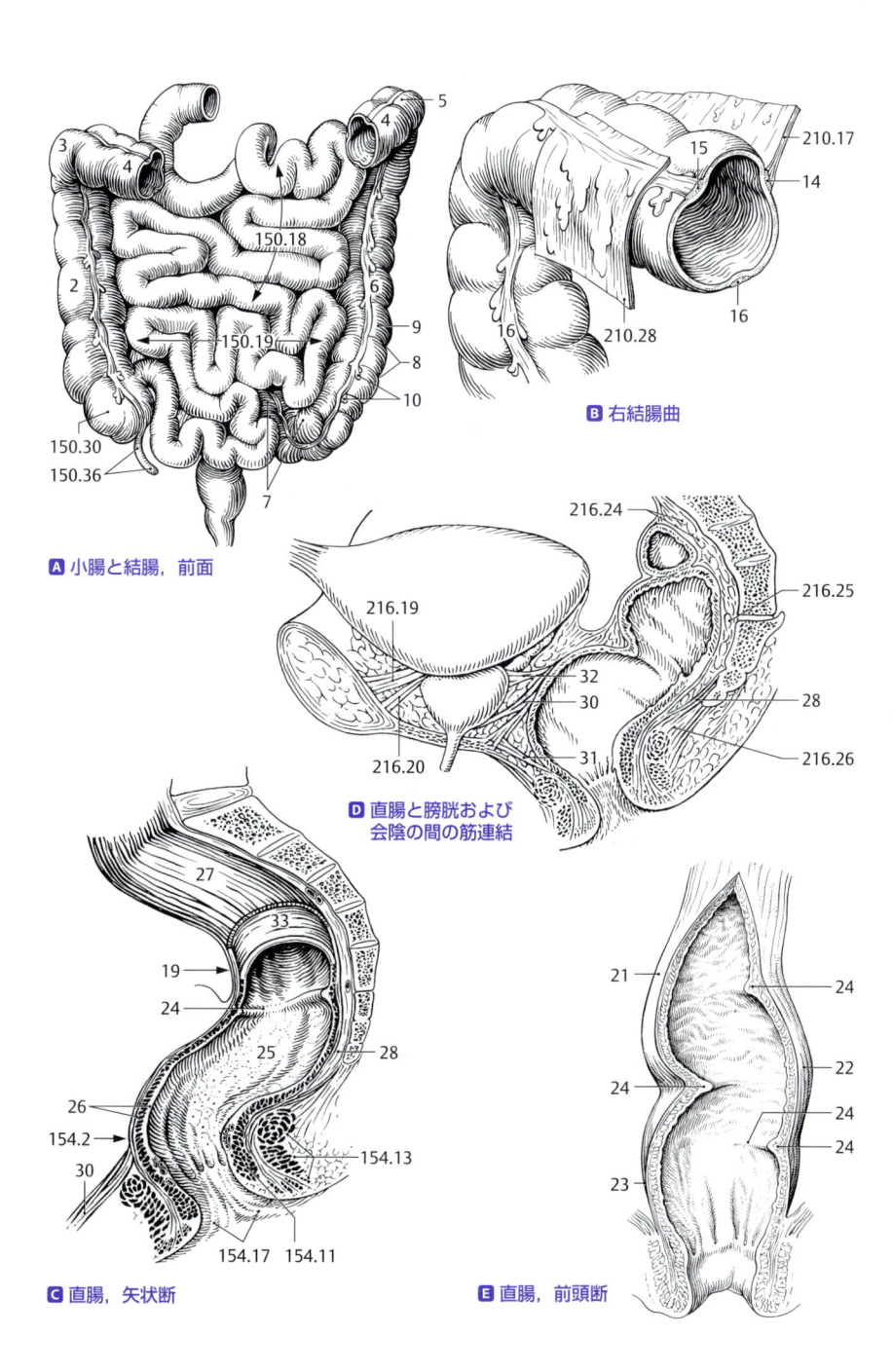

A 小腸と結腸, 前面

B 右結腸曲

C 直腸, 矢状断

D 直腸と膀胱および会陰の間の筋連結

E 直腸, 前頭断

6 消化器系

消化器系

1 **肛門管** Anal canal Canalis analis　腸管の終末部で，肛門直腸結合に始まる．Ⓐ

2 **肛門会陰曲；会陰曲** Anorectal flexure；Perineal flexure Flexura anorectalis；Flexura perinealis　前方へ凸の，肛門のすぐ上にある直腸弯曲．153頁Ⓒ

3 **肛門直腸結合** Anorectal junction Junctio anorectalis　肛門会陰曲の起始で，おおよそ尾骨尖の下方，肛門柱の上方にある．触知可能な恥骨直腸筋がつくる挙筋ワナの高さにある．Ⓐ

4 **肛門柱** Anal columns Columnae anales〔Morgagni(モルガーニ)柱〕　動脈，静脈叢および縦走平滑筋線維を含む6～10本の縦走するヒダ．主に円柱上皮である．Ⓐ

5 **肛門洞** Anal sinuses Sinus anales　肛門柱相互間の窪み．Ⓐ

6 **肛門弁** Anal valves Valvulae anales　肛門洞の下端を境している横のヒダ．Ⓐ

7 **肛門移行帯** Anal transition zone Zona transitionalis analis　組織学的用語で，肛門柱と肛門皮膚腺の間の移行領域の上皮を表す．時に肛門櫛の上皮のみを指すためにも使用される．

8 **櫛状線；歯状線** Pectinate line Linea pectinata　肛門櫛の境界の下縁．円柱上皮から非角化重層扁平上皮への移行部．

9 **肛門櫛** Anal pecten Pecten analis　肛門弁と肛門皮膚線との間の淡色の帯で，無毛の肛門皮膚が下層の組織にしっかりと付着している．非角化重層扁平上皮からなる．Ⓐ

10 **肛門皮膚線** Anocutaneous line Linea anocutanea　内肛門括約筋の下端．肛門櫛の下縁．外側の皮膚の起始部であり，角化重層扁平上皮で構成される．Ⓐ

11 **内肛門括約筋** Internal anal sphincter M. sphincter ani internus　高さ1～2cmの，輪走する強い肛門輪筋．Ⓐ，153頁Ⓒ

12 **括約筋間溝** Intersphincteric groove Sulcus intersphinctericus　肛門皮膚腺下方の触知可能な溝で，ここで直腸の筋層由来の結合組織線維が終わり，肛門挙筋由来の結合組織線維に混入する．Ⓐ

13 **外肛門括約筋** External anal sphincter M. sphincter ani externus　内肛門括約筋の外側にある輪走する横紋筋．以下〈14～16〉の3つの部位で構成される．《神》陰部神経．Ⓐ，153頁Ⓒ

14 **深部** Deep part Pars profunda　完全な輪の形をしており，下部から上部まで長さが3～4cmの外肛門括約筋の部分．Ⓐ

15 **浅部** Superficial part Pars superficialis　会陰体，肛門尾骨靱帯，および尾骨の間を走る筋線維．Ⓐ

16 **皮下部** Subcutaneous part Pars subcutanea　表在性の肛門の前後に真皮に放射している部分．内肛門括約筋より尾側にあり，直腸の筋層と肛門挙筋由来の結合組織線維が通過する．Ⓐ

17 **肛門** Anus Anus　外肛門括約筋の表在部と皮下部に囲まれた肛門管の開口．Ⓐ，153頁Ⓒ

18 **肝臓** Liver Hepar　下肋部内，腹部の右上部にある臓器．その下縁は上胃部を通って左上から右下に走る．健常人では，その縁は肋骨弓より下にはならない．呼吸とともに動き，従って触知可能である．Ⓑ

19 **横隔面** Diaphragmatic surface Facies diaphragmatica　横隔膜に向く肝臓の面．Ⓑ

20 **上部** Superior part Pars superior　横隔面のうち上方を向く面．Ⓑ

21 **心圧痕** Cardiac impression Impressio cardiaca　横隔膜と心膜の付着面の下方の浅い陥凹．無漿膜野に伸び，下大静脈によって境される．Ⓑ

22 **前部** Anterior part Pars anterior　前方へ向く横隔面の部分．Ⓑ

23 **右部** Right part Pars dextra　右へ向く横隔面の部分．Ⓑ

24 **後部** Posterior part Pars posterior　後方へ向く横隔面の部分．Ⓑ

25 **無漿膜野** Bare area Area nuda　腹膜の被覆がなく，肝臓と横隔膜の付着となる横隔面の部分．Ⓑ

26 **大静脈溝** Groove for vena cava Sulcus venae cavae　大静脈をいれる深い溝．Ⓑ

27 **静脈管索裂** Fissure for ligamentum venosum Fissura ligamenti venosi　尾状葉と左葉の間で，肝門から下静脈に至る溝で，静脈管索をいれる．Ⓑ

28 **静脈管索** Ligamentum venosum Lig. venosum〔Arantius(アランチウス)索〕　静脈管の結合組織性遺残．胎児期の臍静脈と下大静脈の吻合部．157頁Ⓑ

大腸／肝臓 **155**

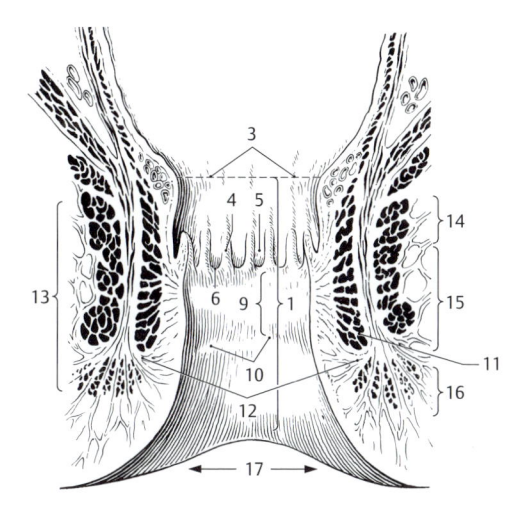

A 肛門管，前頭断

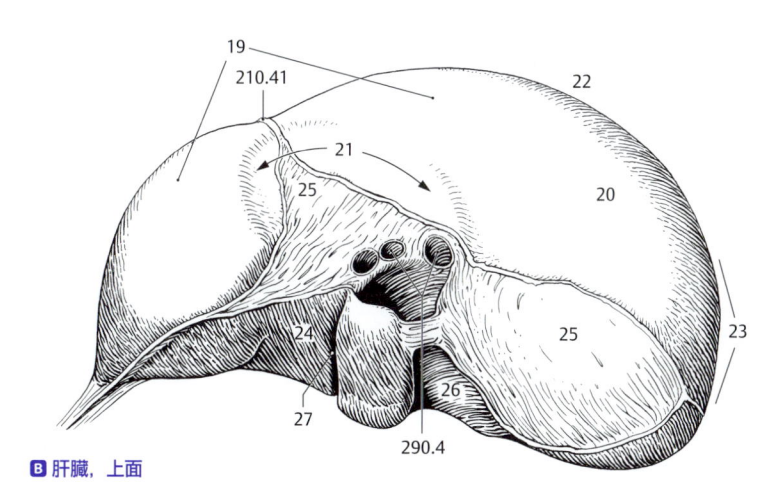

B 肝臓，上面

6 消化器系

消化器系

1 **臓側面 Visceral surface** Facies visceralis 一部凹面をなし，内臓へ向く肝臓の後下面．

2 **胆嚢窩 Fossa for gallbladder** Fossa vesicae biliaris；Fossa vesicae felleae 臓側面にある胆嚢をいれる窪み．Ⓐ

3 **肝円索裂 Fissure for ligamentum teres；Fissure for round ligament** Fissura ligamenti teretis 臓側面にあり，肝円索をいれる溝．Ⓐ

4 **肝円索 Round ligament of liver** Lig. teres hepatis 臍静脈の結合組織性遺残．Ⓑ

5 **肝門 Porta hepatis** Porta hepatis 尾状葉と方形葉の間にある窪み．ここを固有肝動脈，門脈および肝管が通る．ここで合流して総肝管となる．ⒶⒷ

6 **小網隆起 Omental tuberosity** Tuber omentale 静脈管索の左側にある左葉の臓側面にある隆起．ⒶⒷ

7 **食道圧痕 Oesophageal impression** Impressio oesophageale 左葉にあり，食道に圧されてできた溝．Ⓐ

8 **胃圧痕 Gastric impression** Impressio gastrica 左葉の臓側面にある胃による圧痕．Ⓐ

9 **十二指腸圧痕 Duodenal impression** Impressio duodenalis 胆嚢の右側にある右葉の十二指腸による圧痕．ⒶⒷ

10 **結腸圧痕 Colic impression** Impressio colica 胆嚢底の右側，右葉にある結腸の圧痕．Ⓐ

11 **腎圧痕 Renal impression** Impressio renalis 右腎が右葉臓側面につくる圧痕．無漿膜野まで伸びる．Ⓐ

12 **副腎圧痕 Suprarenal impression** Impressio suprarenalis 下大静脈の右方，肝臓の無漿膜野にある右副腎の圧痕．Ⓐ

13 **下縁 Inferior border** Margo inferior 肝臓の横隔面と臓側面の間にある縁．Ⓐ

14 **肝円索切痕 Notch for ligamentum teres** Incisura ligamenti teretis 下縁にある切痕で，肝円索が通る．ⒶⒷ

15 **右葉 Right lobe of liver** Lobus hepatis dexter 伝統的には，横隔膜上の肝鎌状間膜付着部の右側の部分．ⒶⒷ

16 **左葉 Left lobe of liver** Lobus hepatis sinister 伝統的には，横隔膜上の肝鎌状間膜付着部の左側の部分．ⒶⒷ

17 **線維付着 Fibrous appendix of liver** Appendix fibrosa hepatis 左葉の上端に稀にある結合組織性尖頭状付属．Ⓐ

18 **方形葉 Quadrate lobe** Lobus quadratus 胆嚢，円索，肝門の間にある肝葉．ⒶⒷ

19 **尾状葉 Caudate lobe** Lobus caudatus 下大静脈，肝門および静脈管索の間にある肝葉．ⒶⒷ

20 **乳頭突起 Papillary process** Processus papillaris 下方へ突出した尾状葉部分．Ⓐ

21 **尾状突起 Caudate process** Processus caudatus 肝門の上方にあり，尾状葉と右葉との間の実質性の結合部分．ⒶⒷ

22 **大静脈靱帯〔Ligament of venae cavae〕**〔Lig. venae cavae〕下大静脈の上を橋渡しする結合組織．ⒶⒷ

肝 臓　**157**

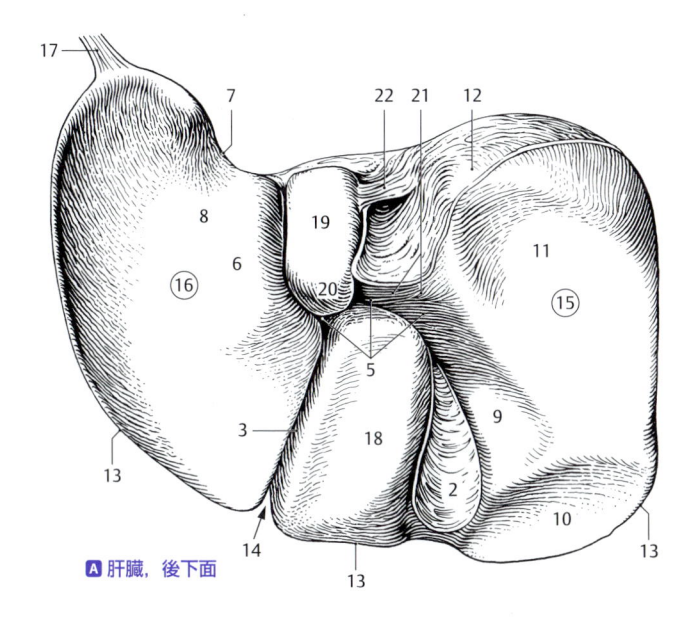

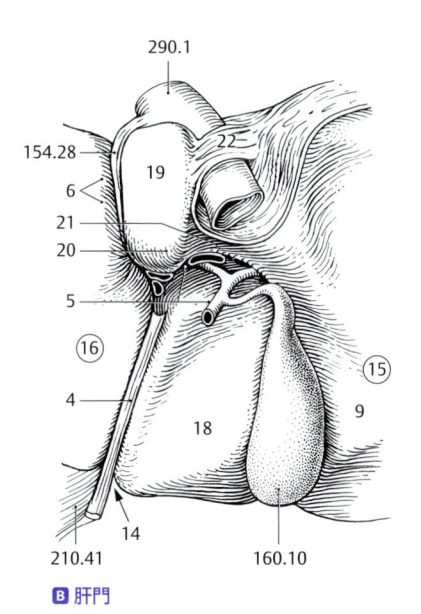

A 肝臓，後下面

B 肝門

158　消化器系

1 **肝区域：葉，部，区域** Hepatic segmentation: lobes, parts, divisions and segments Segmentatio hepatis：lobi, partes, divisiones et segmenta　肝臓の内部構造を葉，部，区，区域に組織化したもの．区域は門脈，肝動脈，肝管の内部分布に基づいている．肉眼で確認できる最小の単位は区域であり，門脈三つ組による．その境界は肝静脈の枝からなる．肝区域は外科解剖と関連する．Ⓐ Ⓑ Ⓒ

2 **臍裂** Umbilical fissure Fissura umbilicalis　肝鎌状間膜の左側に沿って平行に走る裂隙で，肝円索裂と静脈管索裂の後を走る．その進路は左肝静脈とその枝の表面への投影に対応し，部の境界を形成する．Ⓐ Ⓑ Ⓒ

3 **主門裂** Main portal fissure Fissura portalis principalis　肝臓を左右に分ける裂．下大静脈と胆嚢窩の中央を結ぶ面に対応し，従って中肝静脈の表面への投影に対応する．Ⓐ Ⓑ Ⓒ

4 **右門裂** Right portal fissure Fissura portalis dextra　右肝静脈とその枝の表面への投影に対応する裂隙．肝臓の臓側面には表面の指標がないところで主門脈裂の右側を無漿膜野まで走っており，前頭断および冠状面で交叉して右側に走る，肝臓の右前縁に沿っていくらかの距離を下降する．肝臓の区分間の境界を示す．Ⓐ Ⓑ Ⓒ

5 **左肝部** Left liver；Left part of liver Pars hepatis sinistra　主門脈裂の左側にある部分．Ⓐ

6 **左外側区** Left lateral division Divisio lateralis sinistra　臍裂の外側にある部分．

7 **左外側後区域；区域 II** Left posterior lateral segment；Segment II Segmentum posterius laterale sinistrum；Segmentum II Ⓐ Ⓑ

8 **左外側前区域；区域 III** Left anterior lateral segment；Segment III Segmentum anterius laterale sinistrum；Segmentum III Ⓐ Ⓑ

9 **左内側区** Left medial division Divisio medialis sinistra　臍裂と主門脈裂の間にある部分．Ⓐ

10 **左内側区域；区域 IV** Left medial segment；Segment IV Segmentum mediale sinistrum；Segmentum IV Ⓐ Ⓑ

11 **肝後部；尾状葉** Posterior liver；Posterior part of liver；Caudate lobe Pars posterior hepatis；Lobus caudatus　下大静脈に直接入り，左右の肝動脈からの血液の供給を受けているため，独立した部分と考えられている部分．

12 **後区域；尾状葉；区域 I** Posterior segment；Caudate lobe；Segment I Segmentum posterius；Lobus caudatus；Segmentum I　肝臓の後区域，尾状葉，または区域 I と同じ区域．Ⓑ

13 **右肝部** Right liver；Right part of liver Pars hepatis dextra　主門脈裂の右側にある部分．Ⓐ

14 **右内側区** Right medial division Divisio medialis dextra　主門脈裂と右門脈裂の間の部分．

15 **右内側前区域；区域 V** Anterior medial segment；Segment V Segmentum anterius mediale dextrum；Segmentum V Ⓐ Ⓑ

16 **右内側後区域；区域 VIII** Posterior medial segment；Segment VIII Segmentum posterius mediale dextrum；Segmentum VIII Ⓐ

17 **右外側区** Right lateral division Divisio lateralis dextra　右門脈裂の右側にある部分．

18 **右外側前区域；区域 VI** Anterior lateral segment；Segment VI Segmentum anterius laterale dextrum；Segmentum VI Ⓐ Ⓑ

19 **右外側後区域；区域 VII** Posterior lateral segment；Segment VII Segmentum posterius laterale dextrum；Segmentum VII Ⓐ Ⓑ

20 **漿膜** Serosa；Serous coat Tunica serosa　単層扁平上皮からなる腹膜の被覆層．

21 **漿膜下組織** Subserosa；Subserous layer Tela subserosa　漿膜の下にある結合組織．

22 **線維膜** Fibrous capsule Tunica fibrosa　肝臓の移動性のない結合組織性被膜．中でも腹膜に覆われない無漿膜野で著明．

23 **[血管周囲]線維鞘** Perivascular fibrous capsule Capsula fibrosa perivascularis　肝臓の血管や胆管に沿いその終枝まで伴行する結合組織．Ⓓ

24 **肝小葉** Lobules of liver Lobuli hepatis　1〜2 mm 大の小葉．Ⓓ

25 **小葉間動脈** Interlobular arteries Aa. interlobulares　肝小葉間の固有肝動脈の枝．Ⓓ

26 **小葉間静脈** Interlobular veins Vv. interlobulares　肝小葉間の門脈枝．Ⓓ

27 **中心静脈** Central veins Vv. centrales　肝小葉の中心にある導出静脈．Ⓓ

28 **小葉間胆管** Interlobular bile ducts Ductus biliferi interlobulares　肝小葉の間にある胆管．Ⓓ

肝臓 159

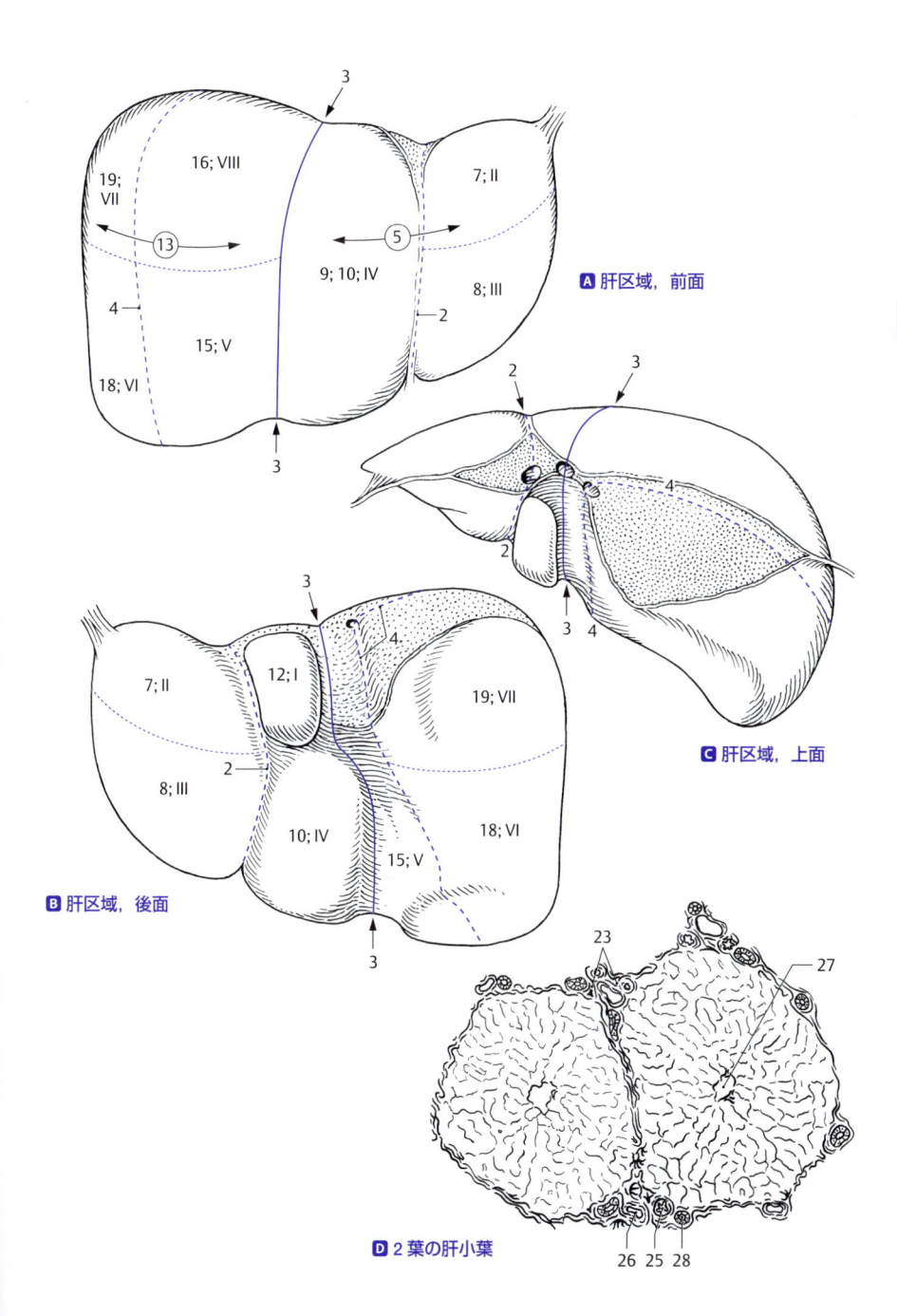

A 肝区域，前面

B 肝区域，後面

C 肝区域，上面

D 2葉の肝小葉

消化器系

1 **総肝管 Common hepatic duct** Ductus hepaticus communis　左右肝管の接合部と胆嚢管の間にある胆管の部分. **AC**

2 **右肝管 Right hepatic duct** Ductus hepaticus dexter　右半部からくる胆管. **AC**

3 **前枝 Anterior branch** R. anterior　区域Ⅴおよび Ⅵ からくる胆管枝. **A**

4 **後枝 Posterior branch** R. posterior　区域Ⅶおよび Ⅷ からくる胆管枝. **A**

5 **左肝管 Left hepatic duct** Ductus hepaticus sinister　左半部からくる胆管. **AC**

6 **外側枝 Lateral branch** R. lateralis　区域Ⅱおよび Ⅲ からくる胆管枝. **A**

7 **内側枝 Medial branch** R. medialis　区域Ⅳからくる胆管枝. **A**

8 **右尾状葉胆管 Right duct of caudate lobe** Ductus lobi caudati dexter　尾状葉の右半部からきて，通常右肝管へ注ぐ枝. **A**

9 **左尾状葉胆管 Left duct of caudate lobe** Ductus lobi caudati sinister　尾状葉の左半部からきて，通常左肝管へ注ぐ枝. **A**

10 **胆嚢 Gallbladder** Vesica biliaris；Vesica fellea　8～12 cm の長さで，西洋梨状を呈する. **C**, 157頁 **B**

11 **胆嚢底 Fundus of gallbladder** Fundus vesicae biliaris；Fundus vesicae felleae　下方に向く胆嚢の底部. **C**

12 **胆嚢体 Body of gallbladder** Corpus vesicae biliaris；Corpus vesicae felleae　肝臓に付着している. **C**

13 **胆嚢漏斗 Infundibulum of gallbladder** Infundibulum vesicae biliaris；Infundibulum vesicae felleae　胆嚢体の漏斗形部分で，肝臓と接触しておらず，胆嚢頸に続く. **C**

14 **胆嚢頸 Neck of gallbladder** Collum vesicae biliaris；Collum vesicae felleae　右へ曲がることで漏斗から分離されている部分. **C**

15 **漿膜 Serosa；Serous coat** Tunica serosa　胆嚢を覆う腹膜部分. **D**

16 **漿膜下組織 Subserosa；Subserous layer** Tela subserosa　腹膜上皮下にある結合組織. **D**

17 **筋層 Muscular layer；Muscular coat** Tunica muscularis　胆嚢壁の筋層. **D**

18 **粘膜 Mucosa；Mucous membrane** Tunica mucosa　単層円柱上皮からなる. **D**

19 **粘膜ヒダ Mucosal folds；Rugae** Plicae mucosae；Rugae　内腔に突出する粘膜ヒダで，小胞の起伏をつくる. **CD**

20 **胆嚢管 Cystic duct** Ductus cysticus　胆嚢から出る管. 総肝管と合流して胆管となる. **C**

21 **ラセンヒダ Spiral fold** Plica spiralis　胆嚢頸および胆嚢管内にあるラセン状のヒダ. **C**

22 **総胆管 Bile duct** Ductus choledochus；Ductus biliaris　総肝管と胆嚢管が合してでき，大十二指腸乳頭に至る胆汁の導管. **C**

23 **総胆管括約筋 Sphincter of bile duct** M. sphincter ductus choledochi；M. sphincter ductus biliaris　胆膵管膨大部に伸びる括約筋として強められた輪走筋.

24 **上括約筋 Superior sphincter** M. sphincter superior　胆管に沿って，膵管との合流部まで伸びる輪走筋. 筋収縮によって胆嚢の充満が起こる. **BC**

25 **下括約筋 Inferior sphincter** M. sphincter inferior　胆膵管膨大部の上の輪走筋. 通常その線維は膵管の線維に混入する. **BC**

26 **胆膵管膨大部 Hepatopancreatic ampulla；Biliaropancreatic ampulla** Ampulla hepatopancreatica；Ampulla biliaropancreatica　十二指腸壁内にあり，大膵管が総胆管へ開いた直後の部分. **BC**

27 **[胆膵管]膨大部括約筋 Sphincter of ampulla** M. sphincter ampullae　〔Oddi（オッディ）括約筋〕胆膵管膨大部を取り囲む環状およびラセン状の平滑筋からなる括約筋の複合構造. **BC**

28 **胆管粘膜腺 Glands of bile duct** Glandulae ductus choledochi；Glandulae ductus biliaris　胆管内にある粘液腺. **C**

肝臓／胆嚢 **161**

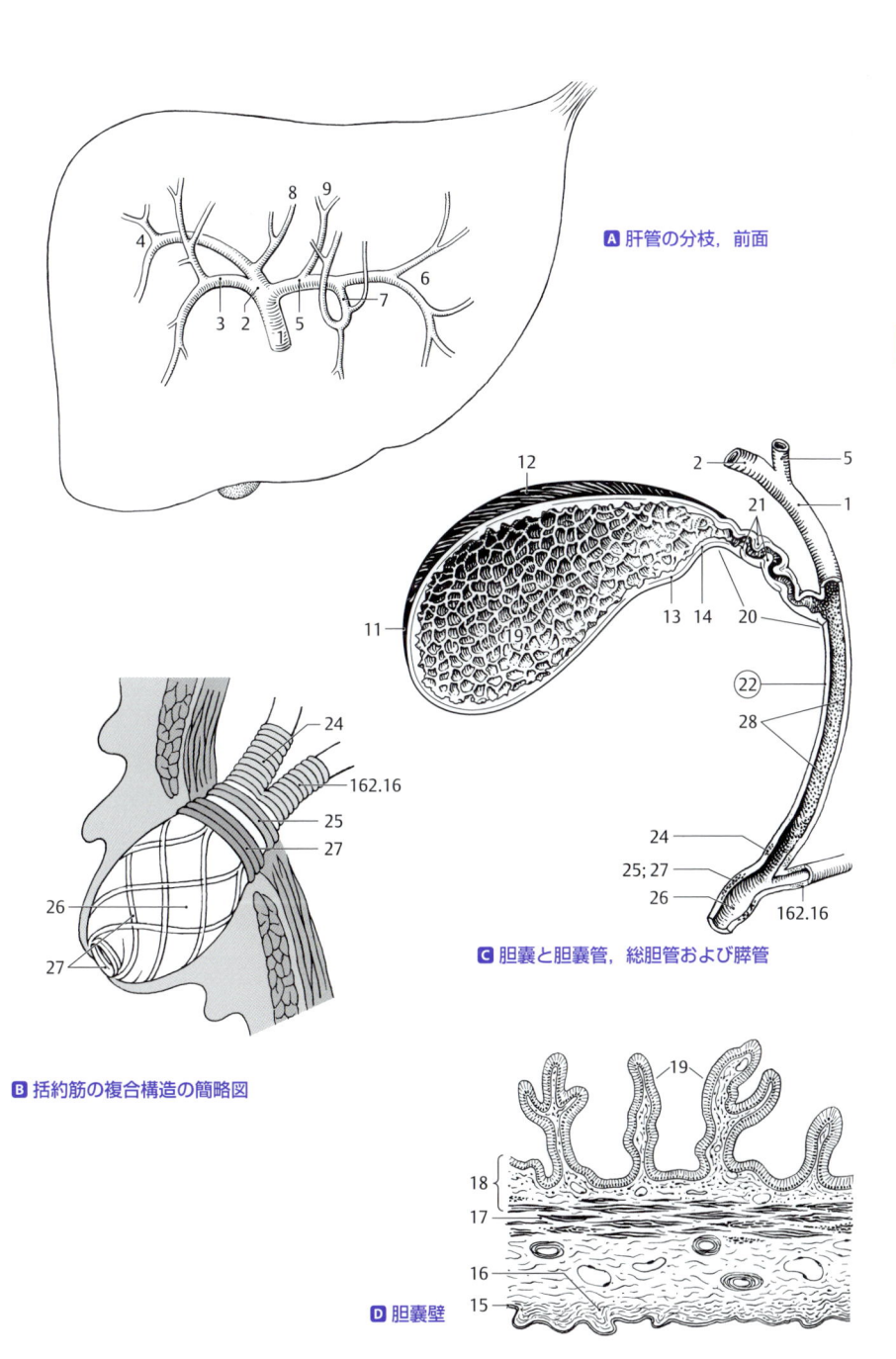

A 肝管の分枝，前面

C 胆嚢と胆嚢管，総胆管および膵管

B 括約筋の複合構造の簡略図

D 胆嚢壁

消化器系

1. **膵臓** **Pancreas** Pancreas　長さ13〜15 cmあり，第1〜2腰椎の高さで一部は十二指腸ワナの中に，一部は網嚢の後方に位置する．🅐🅑

2. **膵頭** **Head of pancreas** Caput pancreatis　十二指腸ワナの中に入り込んだ部分．🅐

3. **鉤状突起** **Uncinate process** Processus uncinatus　腸間膜動静脈の後方に鉤状に伸びる部分．🅐🅑

4. **膵切痕** **Pancreatic notch** Incisura pancreatis　鉤状突起と他の膵頭部分の間にある溝．🅐🅑

5. **膵頸** **Neck of pancreas** Collum pancreatis　上腸間膜静脈の前方にある実質性の細長い部分で，その後面に溝をつくる．外科的指標．🅐🅑

6. **膵体** **Body of pancreas** Corpus pancreatis　主として脊柱の前方にある部分．背側原基に由来する．🅐🅑

7. **前上面** **Anterosuperior surface** Facies anterosuperior　前上方を向く膵臓の面．🅐

8. **後面** **Posterior surface** Facies posterior　後方へ向く膵臓の面．🅑

9. **前下面** **Antero-inferior surface** Facies anteroinferior　前下方へ向く膵臓の面．上面とは横行結腸間膜の基部により境される．🅐

10. **上縁** **Superior border** Margo superior　前面と後面の間にある縁．🅐🅑

11. **前縁** **Anterior border** Margo anterior　横行結腸間膜がつく線と一致し，同時に後腹壁における網嚢の下限界線となる．🅐

12. **下縁** **Inferior border** Margo inferior　前面と後面の間にある縁．🅐

13. **小網隆起** **Omental eminence** Tuber omentale　膵頭近くの膵体にあり，脊柱に一致して，網嚢内へ隆起する部分．🅐🅑

14. **膵尾** **Tail of pancreas** Cauda pancreatis　脾臓と接する膵臓の左上部．🅐🅑

15. **膵管** **Pancreatic duct** Ductus pancreaticus　膵臓の主な導管で，総胆管とともに大十二指腸乳頭へ開く．🅑

16. **膵管括約筋** **Sphincter of pancreatic duct** M. sphincter ductus pancreatici　膵管開口部の直前の輪走筋．161頁🅑🅒

17. **副膵管** **Accessory pancreatic duct** Ductus pancreaticus accessorius　多くの場合，付加的な導管として存在し，大十二指腸乳頭の上方にある小十二指腸乳頭に開く．🅑

18. **副膵**[†] **Accessory pancreas** Pancreas accessorium　胃または小腸壁にびまん性に配列する膵組織．

19. **膵島** **Pancreatic islets** Insulae pancreaticae　約100万個存在するLangerhans（ランゲルハンス）島．グルカゴンおよびインスリンの他，多数の物質を産生する．

膵臓　163

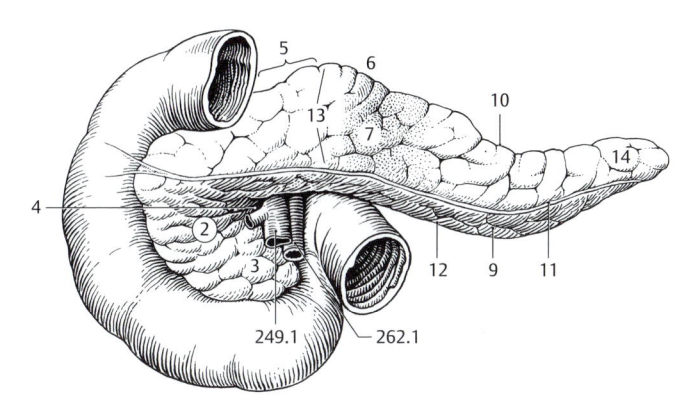

6 消化器系

A 十二指腸と膵臓（少し回転している），前面

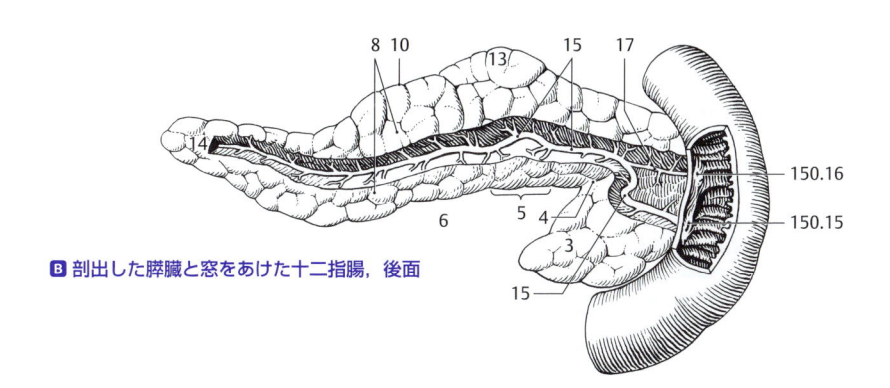

B 剖出した膵臓と窓をあけた十二指腸，後面

呼吸器系

1 **呼吸器系** Respiratory system　Systema respiratorium

2 **鼻** Nose　Nasus

3 **鼻根** Root of nose　Radix nasi　両側眼窩の間にある鼻の上部．[C][D]

4 **鼻背** Dorsum of nose　Dorsum nasi　[C]

5 **鼻尖** Apex of nose；Tip of nose　Apex nasi　[C]

6 **鼻翼** Ala of nose　Ala nasi　[C]

7 **鼻軟骨** Nasal cartilages　Cartilagines nasi　鼻の非骨性の支持骨格をなす．

8 **大鼻翼軟骨** Major alar cartilage　Cartilago alaris major　鉤形の鼻孔を囲む軟骨．[A]

9 **内側脚** Medial crus　Crus mediale　[A][B][D]

10 **鼻中隔可動部** Mobile part of nasal septum　Pars mobilis septi nasi　前下部のよく動く鼻中隔部分．線維性皮下組織を伴う皮膚，鼻中隔の膜部，および内側脚からなる．

11 **外側脚** Lateral crus　Crus laterale　外鼻孔を外側から囲む．[A][B]

12 **小鼻翼軟骨** Minor alar cartilages　Cartilagines alares minores　少数の小さな軟骨板で，大鼻翼軟骨を補足する．[A]

13 **副鼻軟骨** Accessory nasal cartilages　Cartilagines nasi accessoriae　外側突起と大鼻翼軟骨の間に時にみられる小軟骨片．軟骨性支持を補う．

14 **鼻中隔軟骨** Septal nasal cartilage　Cartilago septi nasi　鼻中隔にある独立した大きな軟骨片．篩骨垂直板と鋤骨の間にある．[A][B][D]

15 **外側突起** Lateral process　Processus lateralis　鼻中隔軟骨の軟骨部分で，鼻の外側壁をつくるのに寄与する．[A][D]

16 **後突起；蝶形突起** Posterior process；Sphenoid process　Processus posterior；Processus sphenoidalis　鋤骨と篩骨垂直板の間にある突起．長さは様々で，蝶形骨に達することもある．[D]

17 **鋤鼻軟骨** Vomeronasal cartilage　Cartilago vomeronasalis　時にある鼻中隔外側にある様々な大きさの軟骨板．[D]

18 **鼻腔** Nasal cavity　Cavitas nasi　[E]

19 **外鼻孔** Nares；Nostrils　Nares　鼻翼と鼻中隔により縁どられる．[B][E]

20 **後鼻孔** Choanae；Posterior nasal apertures　Choanae　鼻腔が後方に開く孔．[D]

21 **鼻中隔** Nasal septum　Septum nasi　骨部，軟骨部，および膜部分からなる鼻の仕切り．[D]

22 **膜部** Membranous part　Pars membranacea　鼻尖にある鼻中隔の結合組織部分．[D]

23 **軟骨部** Cartilaginous part　Pars cartilaginea　膜部と骨部の間の鼻中隔の部分．[D]

24 **骨部** Bony part　Pars ossea　篩骨垂直板と鋤骨からなる鼻中隔の骨性部分．[D]

25 **鋤鼻器** Vomeronasal organ　Organum vomeronasale　〔Jacobson（ヤコブソン）器官〕　切歯管上方に時にある盲端の嚢状器官で，副嗅覚器の進化による退化器官に相当する．[D][E]

26 **鼻前庭** Nasal vestibule　Vestibulum nasi　鼻限までの鼻腔前部．この部は重層扁平上皮で覆われるが，鼻限で線毛上皮に移行する．[E]

27 **鼻限** Limen nasi　Limen nasi　鼻前庭の後端にあり，鼻翼軟骨の縁による隆起線．[E]

28 **嗅溝** Olfactory groove　Sulcus olfactorius　中鼻甲介の根部と鼻背の間を走り，嗅部に達する溝．[E]

29 **最上鼻甲介** Highest nasal concha　Concha nasi suprema　篩骨の高さで，時にある最上部の鼻甲介．

30 **上鼻甲介** Superior nasal concha　Concha nasalis superior　蝶形骨洞の前方にある小さな上部の鼻甲介．[E]

31 **中鼻甲介** Middle nasal concha　Concha nasalis media　通常この下に副鼻腔が開く．[E]

32 **下鼻甲介** Inferior nasal concha　Concha nasalis inferior　最下方にあり，最も長い鼻甲介．鼻涙管の開口部を覆う．[E]

33 **鼻甲介海綿叢** Cavernous plexus of conchae　Plexus cavernosus conchae　中鼻甲介および下鼻甲介ならびに後鼻腔の領域にある静脈叢．充満時，粘膜は最大5mm膨大する．

34 **粘膜** Mucosa；Mucous membrane　Tunica mucosa　様々な構造の鼻粘膜．以下〈35, 36〉の2つの成分に区別される．

35 **呼吸部** Respiratory region　Pars respiratoria　多列線毛上皮で覆われる鼻粘膜部分．鼻前庭に始まり，嗅部を除いて鼻腔および副鼻腔全体を覆う．

36 **嗅部** Olfactory region　Pars olfactoria　嗅粘膜．嗅細胞で覆われた10セント硬貨大の領域で，篩板下方の鼻中隔の上部，鼻の側壁上にある．[E]

37 **鼻腺** Nasal glands　Glandulae nasales　粘液腺および漿液腺．薄い分泌液は嗅細胞を浄化し，嗅物質を強調すると考えられる．

38 **鼻堤** Agger nasi　Agger nasi　中鼻甲介のすぐ前方にある．以前あった付加的鼻甲介の隆起状遺残．

39 **蝶篩陥凹** Spheno-ethmoidal recess　Recessus sphenoethmoidalis　上鼻甲介の上で，蝶形骨洞の前壁と鼻の屋根の間にある窪み．[E]

40 **上鼻道** Superior nasal meatus　Meatus nasi superior　中鼻甲介上方の上部の鼻道．後篩骨蜂巣の開口．[E]

41 **中鼻道** Middle nasal meatus　Meatus nasi medius　中鼻甲介と下鼻甲介の間にある中間の鼻道．中篩骨蜂巣の開口．[E]

42 **中鼻道前房** Atrium of middle meatus　Atrium meatus medii　中鼻道が始まる区画で，中鼻甲介の前，下鼻甲介の上に位置する．[E]

鼻部 **165**

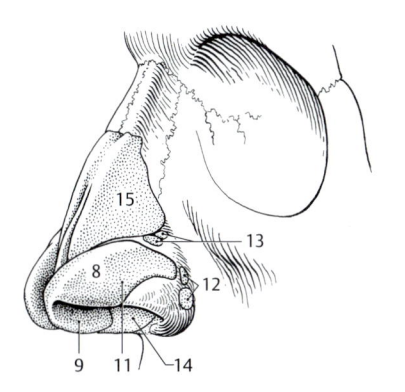

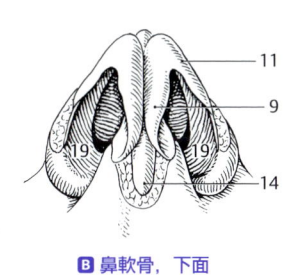

A 鼻軟骨

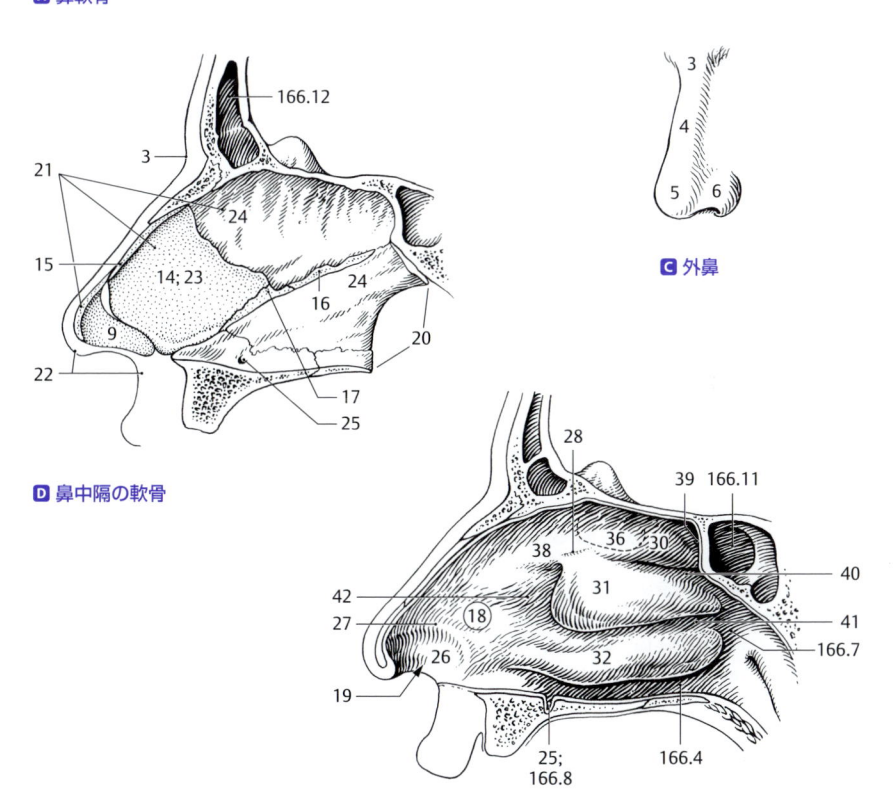

B 鼻軟骨，下面

C 外鼻

D 鼻中隔の軟骨

E 鼻外側壁と蝶形骨洞

7 呼吸器系

呼吸器系

1 篩骨胞 **Ethmoidal bulla** Bulla ethmoidalis 中鼻甲介の下で，胞状に膨隆した篩骨蜂巣からなる痕跡的な鼻甲介． **C**

2 篩骨漏斗 **Ethmoidal infundibulum** Infundibulum ethmoidale 中鼻甲介の下で，篩骨胞の前方にある陥凹．ここに上顎洞，前頭洞および前篩骨蜂巣が開口する． **C**

3 半月裂孔 **Semilunar hiatus** Hiatus semilunaris 篩骨胞と鈎状突起の間にある鎌状の裂目． **C**

4 下鼻道 **Inferior nasal meatus** Meatus nasi inferior 下鼻甲介と鼻腔底の間にある． **C**, 165頁 **E**

5 鼻涙管開口部 **Opening of nasolacrimal duct** Apertura ductus nasolacrimalis 弁状の粘膜ヒダをもつ鼻涙管の開口部．

6 総鼻道 **Common nasal meatus** Meatus nasi communis 鼻甲介と中隔の間にある鼻腔内の空間．

7 鼻咽道 **Nasopharyngeal meatus** Meatus nasopharyngeus 鼻甲介の後方にある3つの鼻道が合したところ． **C**, 165頁 **E**

8 切歯管† **Incisive duct** Ductus incisivus 外鼻孔から約2cm後方で，鼻中隔近くの鼻腔底の間にみられる網嚢． **C**, 165頁 **E**

9 副鼻腔 **Paranasal sinuses** Sinus paranasales

10 上顎洞 **Maxillary sinus** Sinus maxillaris 様々な大きさの副鼻腔のうち最大のもの．上顎骨内を眼窩下方まで伸び，上顎結節に至る．その最深点は小臼歯と第1大臼歯の歯根の上方にある．中鼻甲介の下方に開く． **A**

11 蝶形骨洞 **Sphenoidal sinus** Sinus sphenoidalis 大きさが様々な蝶形骨体内にある1対の空洞．蝶篩陥凹に開口する． **B** **C**, 165頁 **E**

12 前頭洞 **Frontal sinus** Sinus frontalis 前頭骨鱗部を越えて前頭骨眼窩部に伸びる．蝶形骨洞上方，中鼻甲介下方に開く． **A** **B** **C**, 165頁 **D**

13 篩骨洞；篩骨蜂巣 **Ethmoidal cells** Cellulae ethmoidales 鼻腔と眼窩の間にある様々な大きさの空洞の集まり．

14 前篩骨洞 **Anterior ethmoidal cells** Cellulae ethmoidales anteriores 中鼻甲介の下に開く． **A** **B**

15 中篩骨洞 **Middle ethmoidal cells** Cellulae ethmoidales mediae 中鼻甲介の下に開く． **A** **B**

16 後篩骨洞 **Posterior ethmoidal cells** Cellulae ethmoidales posteriores 上鼻甲介の下に開く． **A** **B**

17 喉頭 **Larynx** Larynx 咽頭と気管の間の部分． **D**

18 喉頭軟骨と関節 **Laryngeal cartilages and joints** Cartilagines et articulationes laryngis

19 甲状軟骨 **Thyroid cartilage** Cartilago thyroidea 最大の喉頭軟骨で，部分的に他の軟骨を囲む． **D** **E**

20 喉頭隆起 **Laryngeal prominence** Prominentia laryngea 頸の正中線に甲状軟骨により生じる突出．男性では著明である〔Adam（アダム）のリンゴ〕． **D** **E**

21 右板・左板 **Right/Left lamina** Lamina dextra/sinistra 船首様に正中線で接合されている甲状軟骨の各側板． **D** **E**

22 上甲状切痕 **Superior thyroid notch** Incisura thyroidea superior 甲状軟骨の左・右板の間で上縁にある深い正中の切痕． **D** **E**

23 下甲状切痕 **Inferior thyroid notch** Incisura thyroidea inferior 甲状軟骨の右板と左板の間にある正中下部の浅い窪み． **E**

24 上甲状結節 **Superior thyroid tubercle** Tuberculum thyroideum superius 甲状軟骨板の外側部で，斜線の上端にある小隆起． **D** **E**

25 下甲状結節 **Inferior thyroid tubercle** Tuberculum thyroideum inferius 斜線の下端にある外側の小隆起． **D** **E**

26 斜線 **Oblique line** Linea obliqua 甲状軟骨の外側面にある斜めの稜．胸骨甲状筋，甲状舌骨筋および下咽頭収縮筋が付着する． **D** **E**

27 上角 **Superior horn** Cornu superius 甲状軟骨の上方へ向く突起．甲状舌骨靱帯がここに付着する． **D** **E**

28 下角 **Inferior horn** Cornu inferius 甲状軟骨後縁から下方へ向く突起．輪状軟骨と連結する． **D** **E**

29 甲状孔† **Thyroid foramen** Foramen thyroideum 上甲状結節の下外方に時にみられる孔．時おり上喉頭動静脈が通る． **D**

30 甲状舌骨膜 **Thyrohyoid membrane** Membrana thyrohyoidea 舌骨の上内側縁と甲状軟骨の間に張る線維弾性の膜． **D**

31 正中甲状舌骨靱帯 **Median thyrohyoid ligament** Lig. thyrohyoideum medianum 豊富な弾性線維をもつ甲状舌骨膜の正中線上の補強靱帯．

32 舌骨後包 **Retrohyoid bursa** Bursa retrohyoidea 128頁 4

33 舌骨下包 **Infrahyoid bursa** Bursa infrahyoidea 128頁 4

34 外側甲状舌骨靱帯 **Lateral thyrohyoid ligament** Lig. thyrohyoideum laterale 上角から舌骨の大角後端に張る靱帯．甲状舌骨膜の外側補強．

35 麦粒軟骨 **Triticeal cartilage** Cartilago triticea 甲状舌骨靱帯内にある小麦粒大の弾性軟骨． **D**

鼻部／喉頭部 167

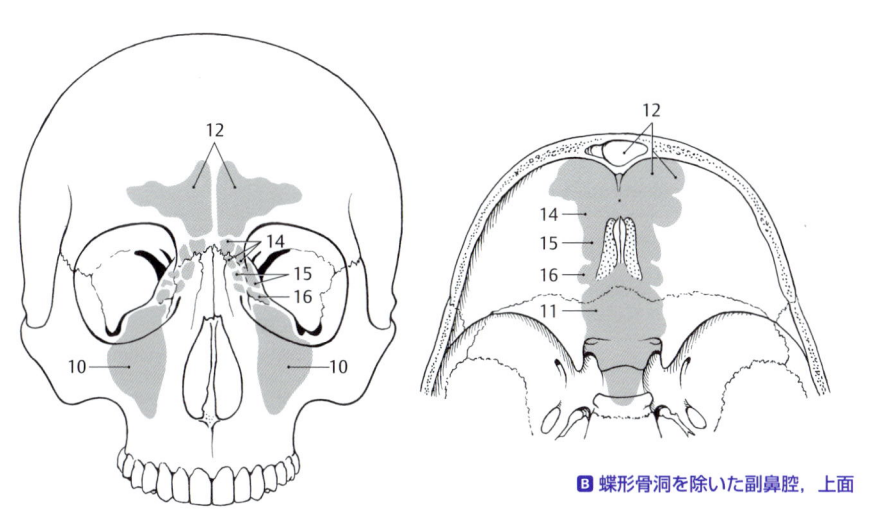

A 蝶形骨洞を除いた副鼻腔

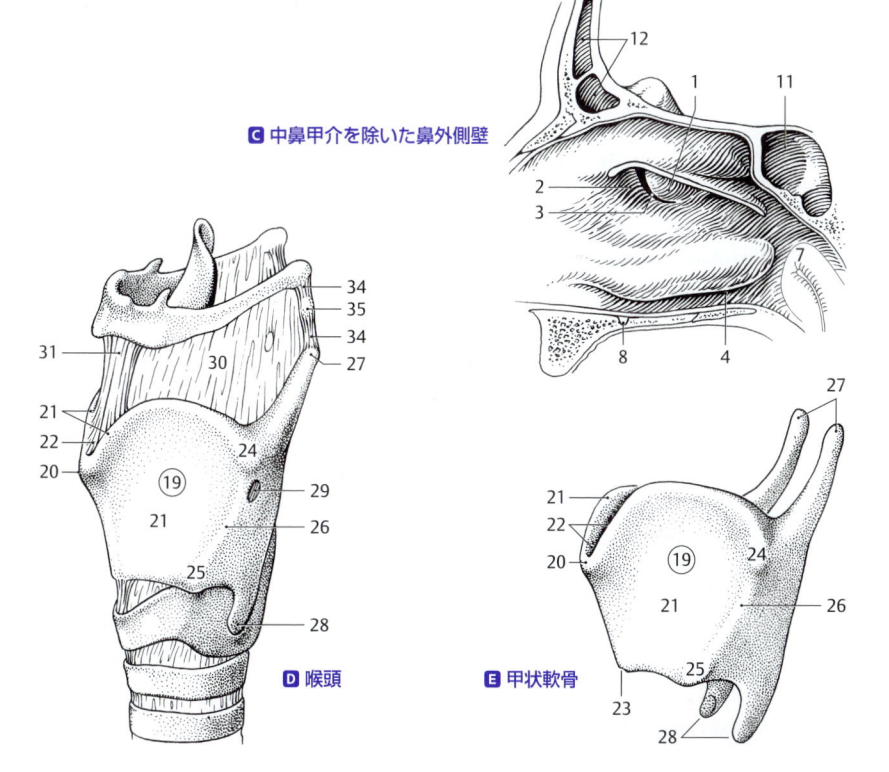

B 蝶形骨洞を除いた副鼻腔，上面

C 中鼻甲介を除いた鼻外側壁

D 喉頭

E 甲状軟骨

1 **輪状軟骨 Cricoid cartilage** Cartilago cricoidea 気管の上端に位置し，甲状軟骨と関節によって結ばれる．ABD

2 **[輪状軟骨]弓 Arch of cricoid cartilage** Arcus cartilaginis cricoideae 輪状軟骨の前部および外側部．AB

3 **[輪状軟骨]板 Lamina of cricoid cartilage** Lamina cartilaginis cricoideae 後部の背の高い輪状軟骨板．AB

4 **披裂関節面 Arytenoid articular surface** Facies articularis arytenoidea 輪状軟骨上縁外側にある斜めに向く卵円形の関節面で，披裂軟骨と連結する．A

5 **甲状関節面 Thyroid articular surface** Facies articularis thyroidea 輪状軟骨板の外側にあるやや隆起した関節面で，甲状軟骨と連結する．A

6 **輪状甲状関節 Cricothyroid joint** Articulatio cricothyroidea 甲状軟骨と輪状軟骨の間の関節．回転運動を許すが，また水平および垂直方向にも滑る．B

7 **輪状甲状関節包 Capsule of cricothyroid joint** Capsula articularis cricothyroidea 薄い関節包．B

8 **下角輪状靱帯 Ceratocricoid ligament** Lig. ceratocricoideum 平行移動を制限し，関節包を補強する．BD

9 **正中輪状甲状靱帯 Median cricothyroid ligament** Lig. cricothyroideum medianum 甲状軟骨と輪状軟骨の間で，正中線上に垂直に張る強力な靱帯．気道確保のための輪状甲状膜切開術の切開部．BD

10 **輪状気管靱帯 Cricotracheal ligament** Lig. cricotracheale 輪状軟骨と第1気管軟骨の間に張る弾性膜．

11 **披裂軟骨 Arytenoid cartilage** Cartilago arytenoidea 輪状軟骨に載るピラミッド様の軟骨．C

12 **関節面 Articular surface** Facies articularis 筋突起の下にある円柱状に窪んだ関節面．輪状軟骨に相対する．C

13 **[披裂軟骨]底 Base of arytenoid cartilage** Basis cartilaginis arytenoideae 披裂軟骨の下面．C

14 **前外側面 Anterolateral surface** Facies anterolateralis 前外側に向く面で，筋の起始および停止部となる．C

15 **声帯突起 Vocal process** Processus vocalis 前方に向く突起で，声帯が付着する．C

16 **弓状稜 Arcuate crest** Crista arcuata 楕円窩と三角窩の間で始まり，弓状に三角窩を囲み，小丘に終わる軟骨稜．C

17 **小丘 Colliculus** Colliculus 弓状稜の端にある小突出．CD

18 **楕円窩 Oblong fovea** Fovea oblonga 前外側面上の窪みで，甲状披裂筋が付着する．C

19 **三角窩 Triangular fovea** Fovea triangularis 楕円窩の上方にあり，腺で満たされる窪み．C

20 **内側面 Medial surface** Facies medialis C

21 **後面 Posterior surface** Facies posterior C

22 **[披裂軟骨]尖 Apex of arytenoid cartilage** Apex cartilaginis arytenoideae 後方へ曲がった先端で，小角軟骨を支える．CD

23 **筋突起 Muscular process** Processus muscularis 後外側部にある短い突起で，後および外側輪状披裂筋が付着する．C

24 **輪状披裂関節 Crico-arytenoid joint** Articulatio cricoarytenoidea 広い関節包をもち，側副靱帯をもたない，披裂軟骨と輪状軟骨の間の車軸状の関節．斜めに向く円柱軸の周囲を回旋運動し，また軸に平行に滑る．D

25 **輪状披裂関節包 Capsule of crico-arytenoid joint** Capsula articularis cricoarytenoidea 輪状軟骨と披裂軟骨の間にある壁の薄い弛緩した関節包．主にその内側面は輪状披裂靱帯によって補強される．D

26 **後輪状披裂靱帯 Crico-arytenoid ligament** Lig. cricoarytenoideum 声門裂を閉鎖するのに重要な弾性靱帯．輪状軟骨板から後方へ披裂軟骨の内側部に張る．D

27 **輪状咽頭靱帯 Cricopharyngeal ligament** Lig. cricopharyngeum 小角軟骨から始まる線維束で，輪状軟骨の後面についた後，輪状軟骨後方にある咽頭粘膜下に至る．D

28 **種子軟骨† Sesamoid cartilage** Cartilago sesamoidea 声帯の前端および披裂軟骨に近く，時にみられる弾性軟骨片．D

29 **小角軟骨 Corniculate cartilage** Cartilago corniculata 披裂軟骨尖の上にある小弾性軟骨．小角結節をつくる．CD

30 **小角結節 Corniculate tubercle** Tuberculum corniculatum 披裂軟骨尖の直上で，小角軟骨上にある粘膜で覆われる小隆起．171頁 BD

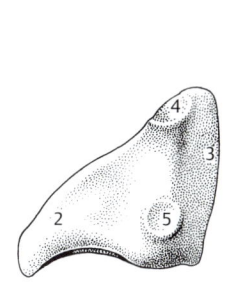

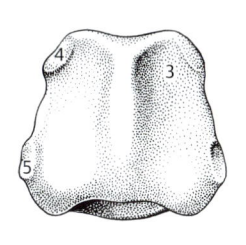

喉頭部 169

A 輪状軟骨，左方および後方からみたところ

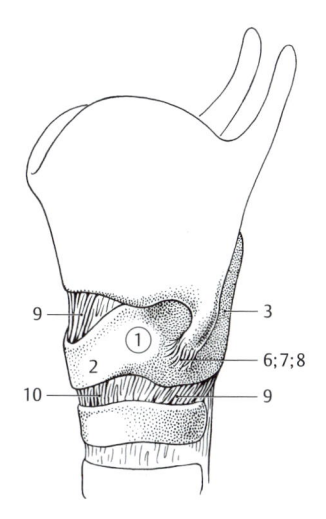

B 甲状軟骨と輪状軟骨，左方からみたところ

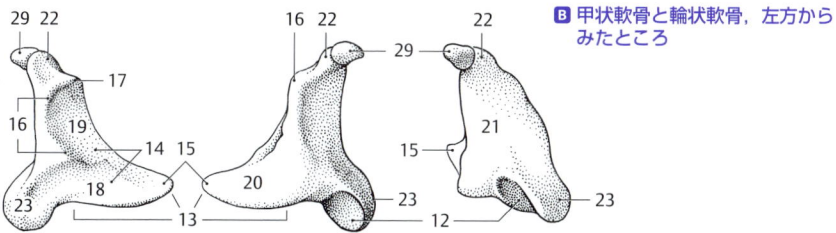

C 右披裂軟骨，外側面と内側面および後面

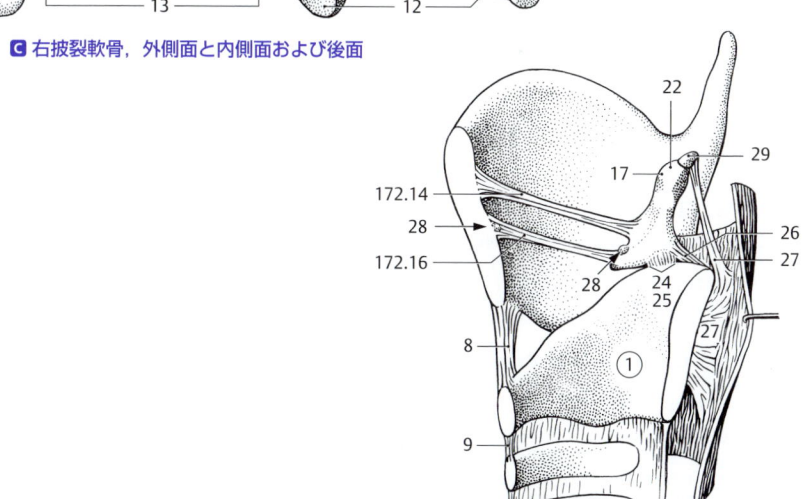

D 喉頭の矢状断，内側面

7 呼吸器系

1 **楔状軟骨** Cuneiform cartilage　Cartilago cuneiformis　〔Wrisberg(リスバーグ)軟骨〕　披裂喉頭蓋ヒダの中で，脂肪体の下に時にみられる小軟骨．**D**

2 **楔状結節** Cuneiform tubercle　Tuberculum cuneiforme　楔状軟骨に起因する披裂喉頭蓋ヒダの小さな高まり．軟骨を欠くときは，脂肪細胞だけで高まりをつくることがある．**B D**

3 **喉頭蓋** Epiglottis　Epiglottis　弾性軟骨からなり，靴べら様を呈する．**B C E**

4 **喉頭蓋軟骨** Epiglottic cartilage　Cartilago epiglottica　弾性軟骨からなる．**A C D**

5 **喉頭蓋茎** Stalk of epiglottis　Petiolus epiglottidis　下方に向かう茎部分．結合組織により甲状軟骨と結ばれている．**A D**

6 **喉頭蓋結節** Epiglottic tubercle　Tuberculum epiglotticum　喉頭蓋茎の上方にある喉頭蓋の壁の突出．

7 **甲状喉頭蓋靱帯** Thyro-epiglottic ligament　Lig. thyroepiglotticum　喉頭蓋茎を甲状軟骨の後面に結びつけている靱帯．**A D**

8 **舌骨喉頭蓋靱帯** Hyo-epiglottic ligament　Lig. hyoepiglotticum　舌骨と喉頭蓋の間に張る靱帯．**C**

9 **前喉頭蓋脂肪体** Pre-epiglottic fat body　Corpus adiposum preepiglotticum　喉頭蓋，甲状舌骨膜および舌骨咽頭蓋靱帯の間の空隙を満たす脂肪体．**C**

10 **喉頭筋** Laryngeal muscles　Mm. laryngis

11 **輪状甲状筋** Cricothyroid　M. cricothyroideus　《起》輪状軟骨の前外側部．《停》下角の内面および外面にある甲状軟骨板の下縁．甲状軟骨が固定されているときに輪状軟骨を披裂軟骨とともに後方に傾けることによって声帯靱帯を緊張させる．《神》上喉頭神経の外枝(1つのみ)．半数においては以下〈12，13〉の部分で構成されている．**C E**

12 **直部** Straight part　Pars recta　前方のやや急傾斜をなして走る筋線維．**C**

13 **斜部** Oblique part　Pars obliqua　後方の水平に走る筋線維．**C**

14 **後輪状披裂筋** Posterior crico-arytenoid　M. cricoarytenoideus posterior　《起》輪状軟骨の後面．《停》披裂軟骨の筋突起．声帯突起を上外方へ回すことにより，声門裂を開く．《神》反回神経．**B D**

15 **下角輪状筋**[†] Ceratocricoid　M. ceratocricoideus　破格．《起》甲状軟骨の下角．《停》輪状軟骨の下縁．《神》反回神経．**B**

16 **外側輪状披裂筋** Lateral crico-arytenoid　M. cricoarytenoideus lateralis　《起》輪状軟骨の上縁および外側面．《停》披裂軟骨の筋突起の外側縁と周囲領域．声門裂を閉じる際の協力筋となる．《神》反回神経．**D**

17 **声帯筋** Vocalis　M. vocalis　《起》正中線近くの甲状軟骨の内面．《停》披裂軟骨の声帯突起および楕円窩．その緊張により声帯靱帯の固有の振動が変化する．《神》反回神経．**E**

18 **甲状披裂筋** Thyro-arytenoid　M. thyroarytenoideus　《起》甲状軟骨内面の前部．《停》披裂軟骨の前外側面．声門裂を閉じる際の協力筋となる．《神》反回神経．**D E**

19 **甲状喉頭蓋部** Thyro-epiglottic part　Pars thyroepiglottica　《起》甲状軟骨内面の前部．《停》喉頭蓋および四角膜．《神》反回神経．**D**

20 **斜披裂筋** Oblique arytenoid　M. arytenoideus obliquus　《起》筋突起の後面．《停》対側の披裂軟骨尖．披裂軟骨を互いに近づける．声門裂を閉じる際の協力筋となる．《神》反回神経．**B**

21 **披裂喉頭蓋部** Ary-epiglottic part　Pars aryepiglottica　《起》披裂軟骨尖．《停》喉頭蓋縁．披裂喉頭蓋ヒダをつくる．喉頭蓋を下方に引く．**B D**

22 **横披裂筋** Transverse arytenoid　M. arytenoideus transversus　披裂軟骨の外側縁をつなぐ横走筋線維帯．披裂軟骨を互いに近づけ，声門裂を閉じる際の協力筋．《神》反回神経．**B**

23 **喉頭腔** Laryngeal cavity　Cavitas laryngis　喉頭内の空間．**B E**

24 **喉頭口** Laryngeal inlet　Aditus laryngis　喉頭蓋，披裂喉頭蓋ヒダおよび披裂間切痕の間にある喉頭の入口．**E**

25 **披裂喉頭蓋ヒダ** Ary-epiglottic fold　Plica aryepiglottica　披裂披裂の披裂喉頭蓋部を覆う粘膜ヒダ．披裂軟骨尖から喉頭蓋の外側縁に張る．**B D**

26 **披裂間切痕** Interarytenoid notch　Incisura interarytenoidea　両側披裂軟骨尖の間にある粘膜で覆われる切れ込み．**B**

27 **喉頭前庭** Laryngeal vestibule　Vestibulum laryngis　喉頭口から前庭ヒダに伸びる．**E**

28 **[喉頭]前庭ヒダ** Vestibular fold　Plica vestibularis　室靱帯からなるヒダ．喉頭室と喉頭前庭の間にある．**E**

29 **[喉頭]前庭裂** Rima vestibuli　Rima vestibuli　両側の前庭ヒダの間の裂隙．**E**

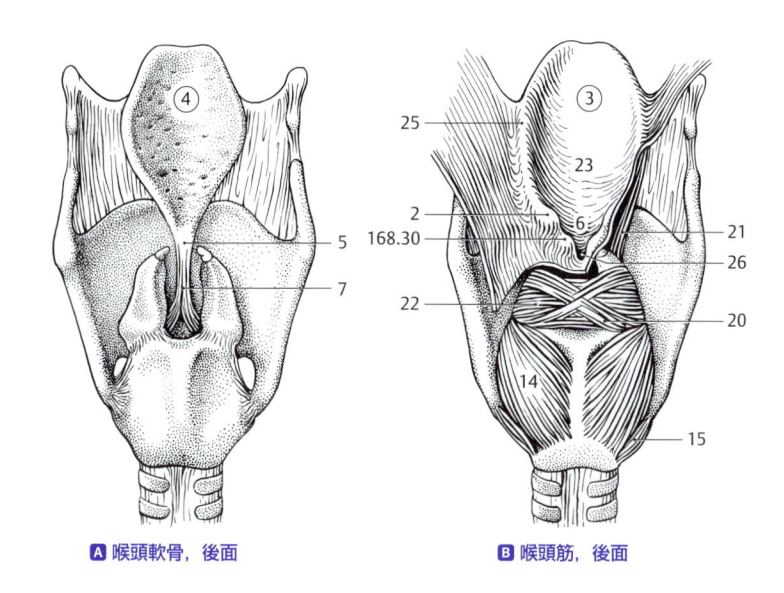

喉頭部 171

呼吸器系

A 喉頭軟骨，後面

B 喉頭筋，後面

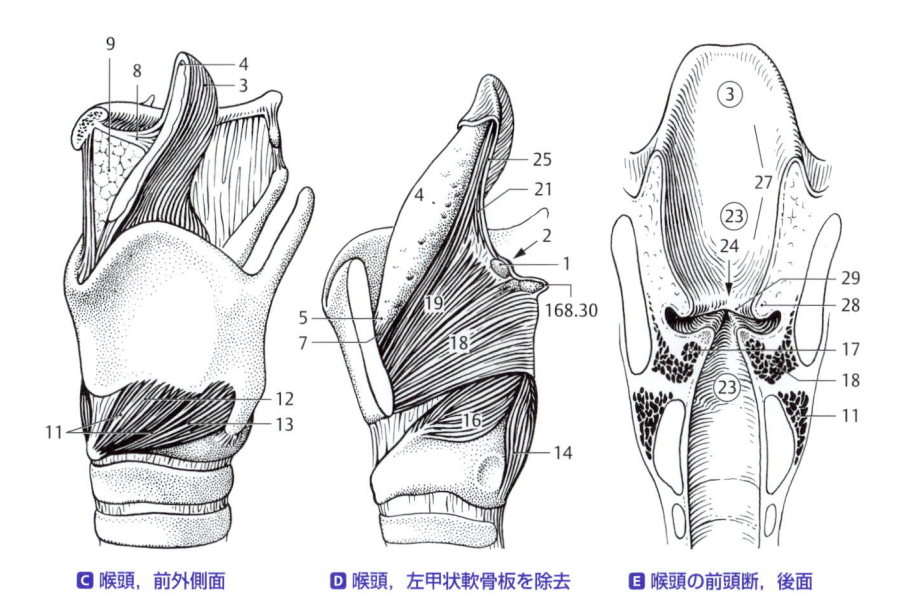

C 喉頭，前外側面

D 喉頭，左甲状軟骨板を除去

E 喉頭の前頭断，後面

1 **喉頭室** **Laryngeal ventricle** Ventriculus laryngis〔Morgagni（モルガーニ）室〕 声帯ヒダと前庭ヒダの間の外側に突出した囊． **B C D**

2 **喉頭小囊** **Laryngeal saccule** Sacculus laryngis 喉頭にある小さな上方へ向く盲囊． **B**

3 **声門** **Glottis** Glottis 両側声帯からなる発声部．

4 **声帯ヒダ** **Vocal fold** Plica vocalis 基底に声帯靱帯があり，声帯筋により外側から支持される． **A**

5 **声門裂** **Rima glottidis** Rima glottidis；Rima vocalis 両側披裂軟骨と声帯ヒダで囲まれる裂隙． **A**

6 **膜間部** **Intermembranous part** Pars intermembranacea 甲状軟骨から声帯突起の先端までの声門裂部分． **A**

7 **軟骨間部** **Intercartilaginous part** Pars intercartilaginea 披裂軟骨間の声門裂部分． **A**

8 **披裂間ヒダ** **Interarytenoid fold** Plica interarytenoidea 披裂軟骨の間の粘膜ヒダ．

9 **声門下腔** **Infraglottic cavity** Cavitas infraglottica 声門裂と輪状軟骨の下縁の間にある弾性円錐に囲まれる腔． **C**

10 **粘膜** **Mucosa；Mucous membrane** Tunica mucosa 喉頭蓋後面の上部と声帯ヒダのみ非角化重層扁平上皮で，他は多列線毛上皮からなる． **B**

11 **喉頭腺** **Laryngeal glands** Glandulae laryngeales 喉頭粘膜の粘膜下の混合腺． **B**

12 **喉頭弾性膜** **Fibro-elastic membrane of larynx** Membrana fibroelastica laryngis 弾性線維を豊富に有する喉頭粘膜下組織．四角膜に始まり弾性円錐の下縁で終わる． **B D**

13 **四角膜** **Quadrangular membrane** Membrana quadrangularis 喉頭蓋，披裂喉頭蓋ヒダおよび前庭ヒダの間に張る膜． **C**

14 **前庭靱帯；室靱帯** **Vestibular ligament** Lig. vestibulare 四角膜の下縁を補強する靱帯． **C**，169頁 **D**

15 **弾性円錐；輪状声帯膜** **Conus elasticus；Cricovocal membrane** Conus elasticus 声帯靱帯と輪状軟骨の間の強い弾性膜． **D**

16 **声帯靱帯** **Vocal Ligament** Lig. vocale 披裂軟骨の声帯突起と甲状軟骨の間に張る靱帯．弾性円錐の上端をなす． **C**，169頁 **D**

17 **気管** **Trachea** Trachea 喉頭と気管支の間にある弾性の管．

18 **頸部** **Cervical part** Pars cervicalis；Pars colli 第6から第7頸椎までの部分．

19 **胸部** **Thoracic part** Pars thoracica 第1から第4胸椎までの部分．

20 **気管軟骨** **Tracheal cartilages** Cartilagines tracheales 後方に開く蹄鉄形をなす． **E F H**

21 **気管筋** **Trachealis** M. trachealis 気管の膜性壁にある馬蹄形気管軟骨の遊離端の間に張る平滑筋． **H**

22 **輪状靱帯** **Anular ligaments** Ligg. anularia；Ligg. trachealia 気管の軟骨輪相互間を結ぶ橋状の結合組織． **E F**

23 **膜性壁** **Membranous wall** Paries membranaceus 膜性の気管後壁をいう． **F**

24 **気管分岐部** **Tracheal bifurcation** Bifurcatio tracheae 第4胸椎の高さにある左右非対称の気管の分岐． **E**

25 **気管竜骨；気管カリナ** **Carina of trachea** Carina tracheae 気管分岐部で気管内腔へ気体力学的作用で突出した稜． **G**

26 **粘膜** **Mucosa；Mucous membrane** Tunica mucosa 多列線毛上皮からなる気管内壁の粘膜． **H**

27 **気管腺** **Tracheal glands** Glandulae tracheales 気管の粘膜下組織にある混合腺． **H**

喉頭部／気管　173

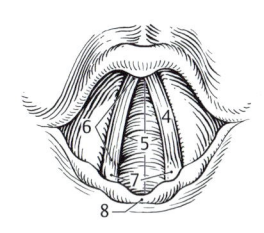

A 喉頭口, 上面

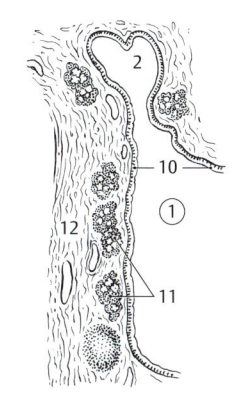

B 喉頭室

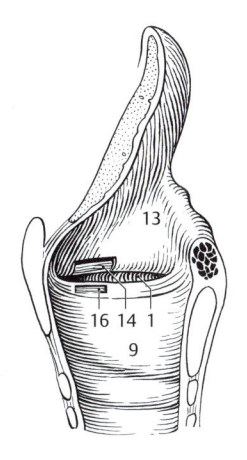

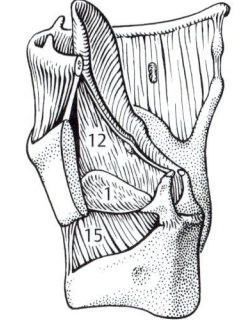

C 喉頭の矢状断

D 後外方からみた喉頭, 左甲状軟骨板を除去

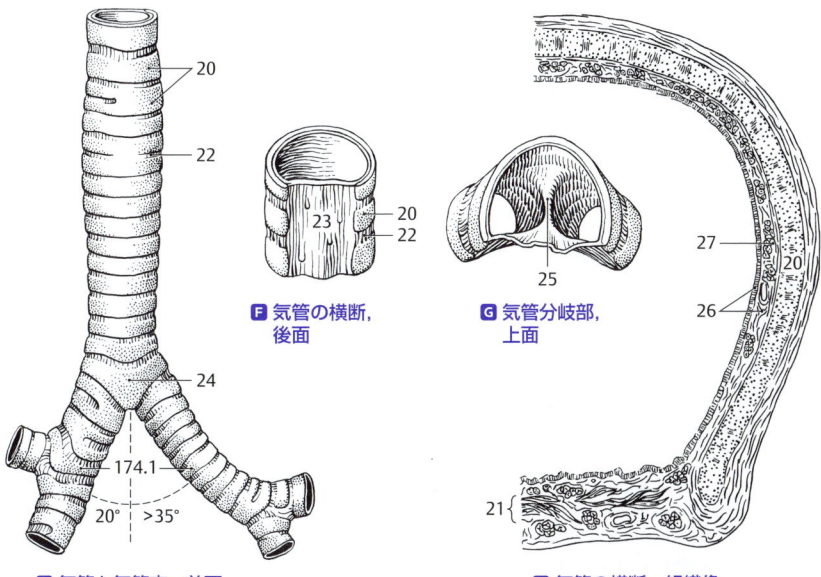

E 気管と気管支, 前面

F 気管の横断, 後面

G 気管分岐部, 上面

H 気管の横断, 組織像

7 呼吸器系

呼吸器系

1 気管支 Bronchi　Bronchi　173頁

2 気管支樹 Bronchial tree　Arbor bronchialis　気管支枝の全体の系.

3 右主気管支 Right main bronchus　Bronchus principalis dexter，177頁

4 左主気管支 Left main bronchus　Bronchus principalis sinister，177頁

5 葉気管支と区域気管支 Lobar and segmental bronchi　Bronchi lobares et segmentales　5肺葉およびその20区域に向かう気管支.

6 右上葉気管支 Right superior lobar bronchus　Bronchus lobaris superior dexter　気管分岐後すぐ右上葉に向かう気管支.

7 肺尖枝(B1) Apical segmental bronchus [B I]　Bronchus segmentalis apicalis [B I]　下方は第3肋骨までの肺尖区へ向かう.

8 後上葉枝(B2) Posterior segmental bronchus [B II]　Bronchus segmentalis posterior [B II]　前方はほぼ中腋窩線までの後区へ向かう.

9 前上葉枝(B3) Anterior segmental bronchus [B III]　Bronchus segmentalis anterior [B III]　後方はほぼ中腋窩線までの前区へ向かう.

10 右中葉気管支 Middle lobar bronchus　Bronchus lobaris medius　右肺中葉に向かう葉気管支.

11 外側中葉枝(B4) Lateral segmental bronchus [B IV]　Bronchus segmentalis lateralis [B IV]　中葉の後外側にある肺区へ向かう.

12 内側中葉枝(B5) Medial segmental bronchus [B V]　Bronchus segmentalis medialis [B V]　中葉の前内側の肺区へ向かう.

13 右下葉気管支 Right inferior lobar bronchus　Bronchus lobaris inferior dexter　後方は第4肋骨までの右下葉へ向かう葉気管支.

14 上-下葉枝(B6) Superior segmental bronchus [B VI]　Bronchus segmentalis superior [B VI]　上葉と接する唯一の下葉先端域へ向かう.，169頁

15 内側肺底枝(B7) Medial basal segmental bronchus [B VII]　Bronchus segmentalis basalis medialis；Bronchus cardiacus [B VII]　肺の外面に達しない下葉内側へ向かう.

16 前肺底枝(B8) Anterior basal segmental bronchus [B VIII]　Bronchus segmentalis basalis anterior [B VIII]　楔形の下葉前部へ向かう.，169頁

17 外側肺底枝(B9) Lateral basal segmental bronchus [B IX]　Bronchus segmentalis basalis lateralis [B IX]　前・後区間の小さな外側区へ向かう.

18 後肺底枝(B10) Posterior basal segmental bronchus [B X]　Bronchus segmentalis basalis posterior [B X]　後方の脊柱まで達する区へ向かう.

19 左上葉気管支 Left superior lobar bronchus　Bronchus lobaris superior sinister　左上葉に向かう葉気管支.

20 肺尖後枝(B1+2) Apicoposterior segmental bronchus [B I+II]　Bronchus segmentalis apicoposterior [B I+II]　肺尖の後区へ向かう.

21 前上葉枝(B3) Anterior segmental bronchus [B III]　Bronchus segmentalis anterior [B III]　肺尖区の前部にある左上葉前区へ向かう.

22 上舌枝(B4) Superior lingular bronchus [B IV]　Bronchus lingularis superior [B IV]　後方では下葉との境界まで達する．左上葉のうち下から2番目の肺区へ向かう.

23 下舌枝(B5) Inferior lingular bronchus [B V]　Bronchus lingularis inferior [B V]　主に前方にある上葉最下区へ向かう.

24 左下葉気管支 Left inferior lobar bronchus　Bronchus lobaris inferior sinister　後方では第4胸椎までの左下葉へ向かう葉気管支.

25 上-下葉枝(B6) Superior segmental bronchus [B VI]　Bronchus segmentalis superior [B VI]　下葉のうち後上方にある肺尖区へ向かう.

26 内側肺底枝(B7) Medial basal segmental bronchus [B VII]　Bronchus segmentalis basalis medialis；Bronchus cardiacus [B VII]　内側肺底区へ向かい，外側肺面には達しない.

27 前肺底枝(B8) Anterior basal segmental bronchus [B VIII]　Bronchus segmentalis basalis anterior [B VIII]　下前端にある前肺底区へ向かう.

28 外側肺底枝(B9) Lateral basal segmental bronchus [B IX]　Bronchus segmentalis basalis lateralis [B IX]　前・肺底区の間にある中間区へ向かう.

29 後肺底枝(B10) Posterior basal segmental bronchus [B X]　Bronchus segmentalis basalis posterior [B X]　上-下葉区の直下にある下葉後肺底区へ向かう.

30 区域内気管支 Intrasegmental bronchi　Bronchi intrasegmentales　区域内の区域気管支の枝.

31 線維筋軟骨層 Fibromusculocartilaginous layer　Tunica fibromusculocartilaginea　肺内気管支の外壁．結合組織の線維膜被覆からなり，豊富な弾性線維と内部に包まれた軟骨を含む．内側の線維層は粘膜下の網状および輪状の平滑筋細胞からなり，これは気管筋からの延長．

32 粘膜下組織 Submucosa　Tela submucosa　気管支粘膜の下の結合組織層．筋層の下には中間および小さい気管支のみが存在する．

33 粘膜 Mucosa；Mucous membrane　Tunica mucosa　線毛円柱上皮を有する気管支粘膜．

34 気管支腺 Bronchial glands　Glandulae bronchiales　粘膜下にある混合腺．

175　気管支

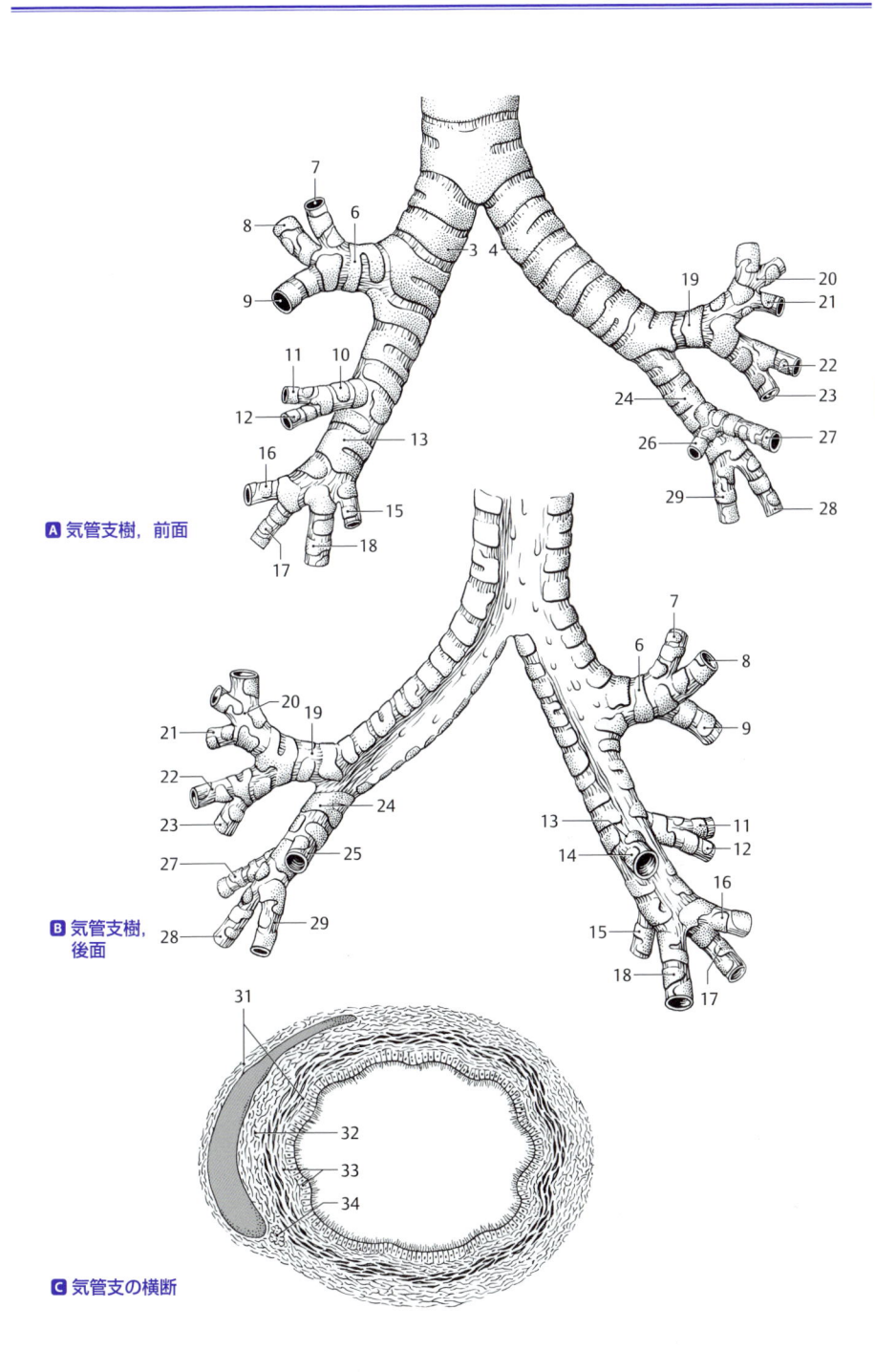

A 気管支樹，前面

B 気管支樹，後面

C 気管支の横断

7 呼吸器系

呼吸器系

1 肺 Lungs Pulmones 肺は胸腔の大部分を占める． **ⒶⒷⒸⒹ**

2 右肺 Right lung Pulmo dexter ２つの肺のうち大きい方．

3 左肺 Left lung Pulmo sinister ２つの肺のうち小さい方(10%)．

4 肺底 Base of lung Basis pulmonis 横隔膜に接する肺の部分． **ⒶⒷⒸⒹ**

5 肺尖 Apex of lung Apex pulmonis 胸郭上口に伸びる肺の先端． **ⒶⒷⒸⒹ**

6 肋骨面 Costal surface Facies costalis 肋骨に接する肺の面． **ⒶⒸ**

7 椎骨部 Vertebral part Pars vertebralis 肋骨面の背側の細長い部分で，脊柱と接している． **ⒷⒹ**

8 縦隔面；内側面 Mediastinal surface Facies mediastinalis 椎骨部の前方にあり，縦隔に接する面． **ⒷⒹ**

9 心圧痕 Cardiac impression Impressio cardiaca 両肺の内側面にある心臓による窪み． **ⒷⒹ**

10 横隔面 Diaphragmatic surface Facies diaphragmatica 横隔膜に向く陥凹した肺の下面． **Ⓐ ⒷⒸⒹ**

11 葉間面 Interlobar surface Facies interlobaris 肺葉間の裂溝にある肺の境界をなす面．

12 前縁 Anterior border Margo anterior 縦隔面と肋骨面が前方で合うところにある鋭い縁． **Ⓐ ⒷⒸⒹ**

13 [左肺の]心切痕 Cardiac notch of left lung Incisura cardiaca pulmonis sinistri 心圧痕による左肺前縁の切痕． **ⒸⒹ**

14 下縁 Inferior border Margo inferior 肋骨面と横隔面が合うところにある鋭い縁．横隔面が縦隔面へ移行する縁はそれほど鋭くない． **Ⓐ ⒷⒸⒹ**

15 肺門 Hilum of lung Hilum pulmonis 肺の縦隔面にある気管支，血管，および神経が出入りするところ．通常，気管支は背側に位置し，肺動脈は気管支の腹側・頭側に，肺静脈は気管支の腹側・尾側に位置する．右肺門では，上葉気管支は肺動脈より上方にあることから"動脈上"気管支の呼び名がある． **ⒷⒹ**

16 肺根 Root of lung Radix pulmonis 主気管支，血管，リンパ管とリンパ節，および自律神経叢からなる． **Ⓑ**

17 上葉 Superior lobe；Upper lobe Lobus superior 後方では第４肋骨まで達する．右側では，その下端は第４肋骨にほぼ沿って，前方に至る．左側では，第６肋骨の骨軟骨境界まで達する． **Ⓐ ⒷⒸⒹ**

18 [左肺の]小舌 Lingula of left lung Lingula pulmonis sinistri 左肺の心切痕と左上葉の下縁の間にある角． **ⒸⒹ**

19 [右肺の]中葉 Middle lobe of right lung Lobus medius pulmonis dextri 右側のみにある．第４肋骨と第６肋骨の間，中腋窩線より前方に位置する． **ⒶⒷ**

20 下葉 Inferior lobe；Lower lobe Lobus inferior 後方に主な広がりをもつ．その上限界は上後方から下前方へ斜めに走り，第４肋骨から脊柱側方で鎖骨中線を第６肋骨が切る線まで至る． **Ⓐ ⒷⒸⒹ**

21 斜裂 Oblique fissure Fissura obliqua 左肺では下葉と上葉の間，右肺では下葉，中葉および上葉の間にある斜めの裂隙．従って，斜裂は，脊柱側方で第４肋骨から前下方へ下り，鎖骨中線で第６肋骨まで至る． **ⒶⒷⒸⒹ**

22 [右肺の]水平裂 Horizontal fissure of right lung Fissura horizontalis pulmonis dextri 中葉を上葉から分けている裂隙．ほぼ第４肋骨に沿って走る． **ⒶⒷ**

23 肺内血管 Intrapulmonary blood vessels Vasa sanguinea intrapulmonalia 肺の末梢で吻合する２つの血管系がある．肺動静脈による機能血管と，気管支動静脈による栄養血管である．

肺 **177**

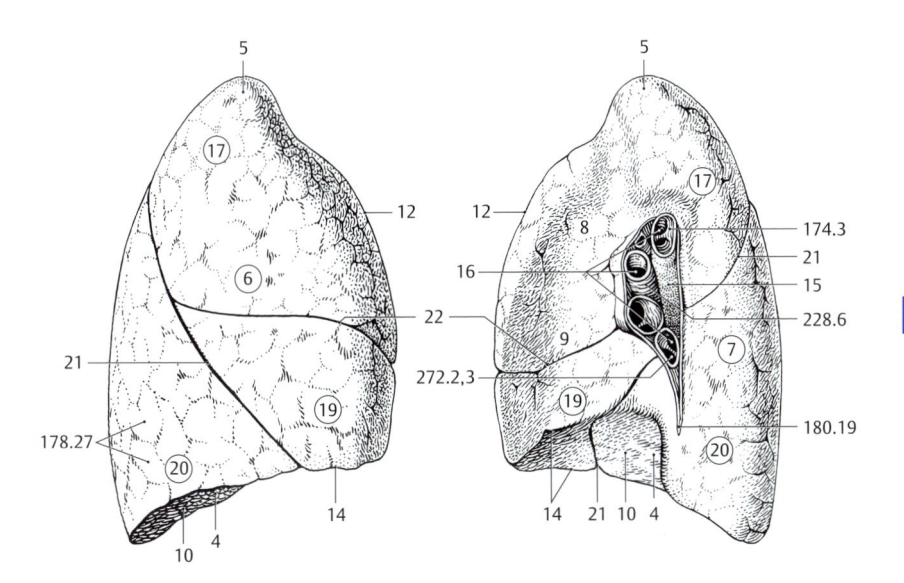

A 右肺，外側面

B 右肺，内側面

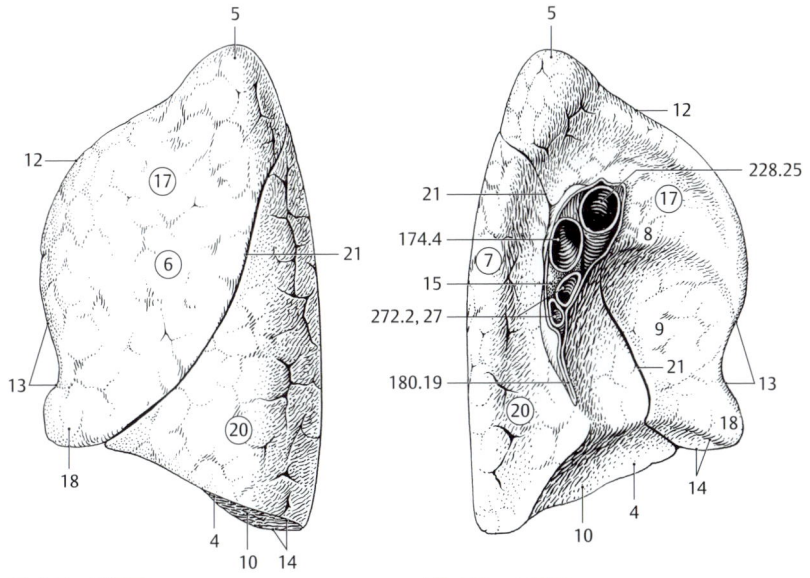

C 左肺，外側面

D 左肺，内側面

呼吸器系

1 **肺区域** Bronchopulmonary segments　Segmenta bronchopulmonalia　静脈と結合組織の走行により境され，固有の気管支および動脈により栄養されている区域．Ⓐ Ⓑ

2 **右肺, 上葉** Right lung, superior lobe　Pulmo dexter, lobus superior　Ⓐ

3 **肺尖区(S1)** Apical segment[S I]　Segmentum apicale[S I]　前・後区間に下部を楔状に挿入している．Ⓐ

4 **後上葉区(S2)** Posterior segment[S II]　Segmentum posterius[S II]　肺尖区と右下葉との間に位置する．Ⓐ

5 **前上葉区(S3)** Anterior segment[S III]　Segmentum anterius[S III]　肺尖区と中葉との間に位置する．Ⓐ

6 **右肺, 中葉** Right lung, middle lobe　Pulmo dexter, lobus medius　Ⓐ

7 **外側中葉区(S4)** Lateral segment[S IV]　Segmentum laterale[S IV]　中葉の背側部からなる区域で，肺門に到達しない．Ⓐ

8 **内側中葉区(S5)** Medial segment[S V]　Segmentum mediale[S V]　中葉の縦隔面と横隔面をつくる．Ⓐ

9 **右肺, 下葉** Right lung, interior lobe　Pulmo dexter, lobus inferior　Ⓐ

10 **上-下葉区(S6)** Superior segment[S VI]　Segmentum superius[S VI]　後上方にある下葉先端域．Ⓐ

11 **内側肺底区(S7)** Medial basal segment[S VII]　Segmentum basale mediale；Segmentum cardiacum[S VII]　肺の外側表面に達せず，単に内側面および下面からのみみえる．Ⓐ

12 **前肺底区(S8)** Anterior basal segment[S VIII]　Segmentum basale anterius[S VIII]　中葉と横隔膜の間に位置する．Ⓐ

13 **外側肺底区(S9)** Lateral basal segment[S IX]　Segmentum basale laterale[S IX]　前・後肺底区の間に位置する．Ⓐ

14 **後肺底区(S10)** Posterior basal segment[S X]　Segmentum basale posterius[S X]　脊柱と外側肺底区の間に位置する．Ⓐ

15 **左肺, 上葉** Left lung, superior lobe　Pulmo sinister, lobus superior　Ⓑ

16 **肺尖後区(S1+2)** Apicoposterior segment[S I+II]　Segmentum apicoposterius[S I+II]　肺尖区および後区．2つの区域からなり，斜裂と上葉前区の間に楔状に位置する．Ⓑ

17 **前上葉区(S3)** Anterior segment[S III]　Segmentum anterius[S III]　上舌区と肺尖後区の間に位置する．Ⓑ

18 **上舌区(S4)** Superior lingular segment[S IV]　Segmentum lingulare superius[S IV]　主に下舌区上に位置する．Ⓑ

19 **下舌区(S5)** Inferior lingular segment[S V]　Segmentum lingulare inferius[S V]　上舌区と斜裂の間に位置する．Ⓑ

20 **左肺, 下葉** Left Lung, inferior lobe　Pulmo sinister, lobus inferior　Ⓑ

21 **上-下葉区(S6)** Superior segment[S VI]　Segmentum superius[S VI]　後上方で，脊柱の近くにある下葉先端域．

22 **内側肺底区(S7)** Medial basal segment[S VII]　Segmentum basale mediale；Segmentum cardiacum[S VII]　時おり前肺底区から分けられる部分．Ⓑ

23 **前肺底区(S8)** Anterior basal segment[S VIII]　Segmentum basale anterius[S VIII]　斜裂と外側肺底区の間に位置する．Ⓑ

24 **外側肺底区(S9)** Lateral basal segment[S IX]　Segmentum basale laterale[S IX]　前・後肺底区の間に位置する．Ⓑ

25 **後肺底区(S10)** Posterior basal segment[S X]　Segmentum basale posterius[S X]　脊柱に近く，上-下葉区のすぐ下に位置する．Ⓑ

26 **細気管支** Bronchioles　Bronchioli　気管支から肺胞までの軟骨をもたない部分．始めは単層の線毛上皮であるが，次第に立方上皮に代わる．

27 **小葉** Lobule　Lobulus　細気管支が分布する領域で，肺の表面に多角形の領域としてみえる．177頁Ⓐ

肺 179

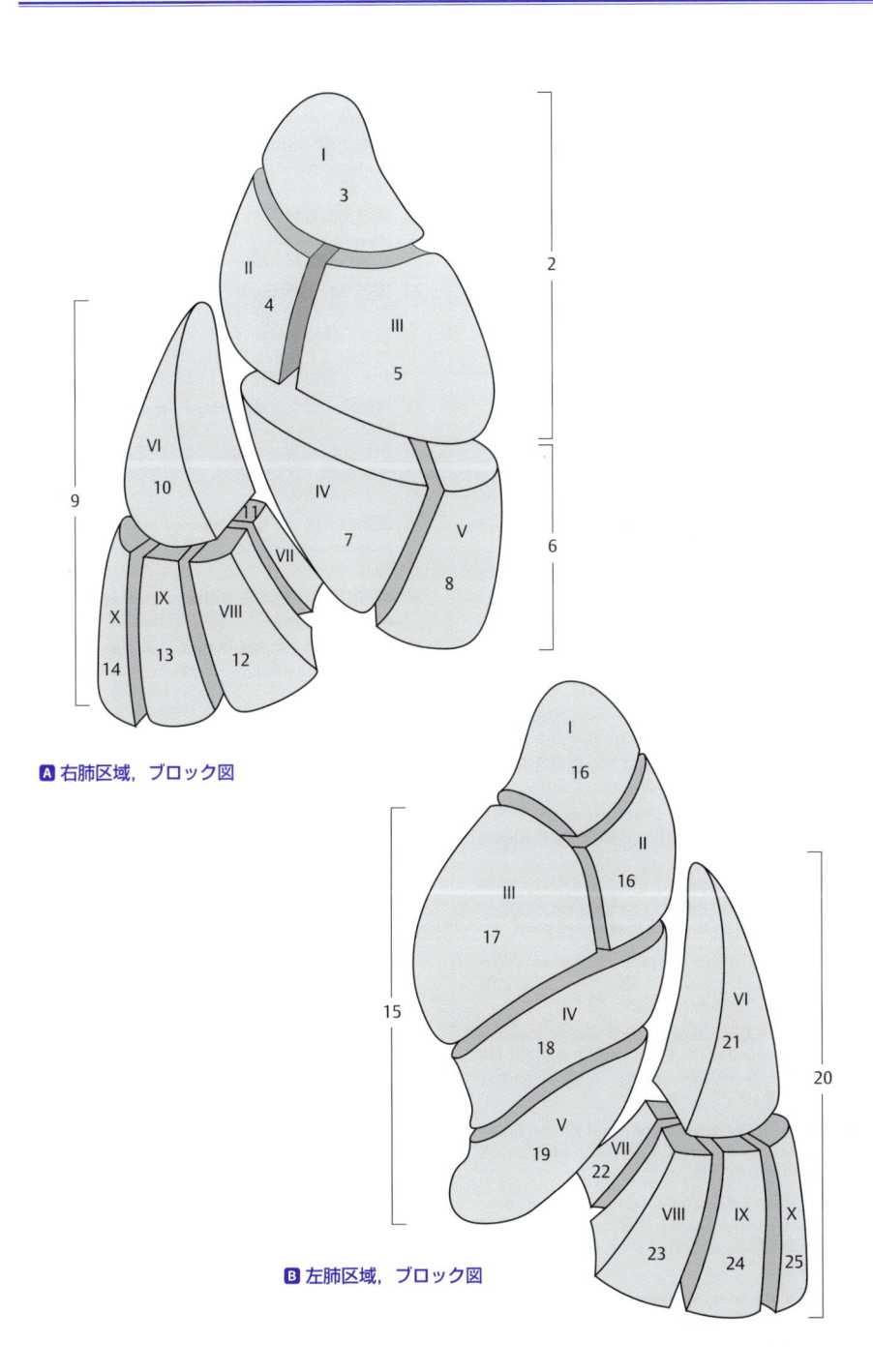

A 右肺区域，ブロック図

B 左肺区域，ブロック図

1 **胸腔** **Thoracic cavity**；**Thorax** Cavitas thoracis；Cavitas thoracica　肋骨に囲まれ，下方は横隔膜で境された胸郭内腔．🅐🅑

2 **胸膜腔** **Pleural cavity** Cavitas pleuralis　壁側胸膜と肺胸膜の間の腔で，毛細裂隙状で，わずかな漿液を有する．🅐🅑

3 **胸膜** **Pleura** Pleura　単層の扁平上皮とその下の結合組織層からなる膜で，2葉あり，肺門で連続する．🅐

4 **臓側胸膜；肺胸膜** **Visceral pleura**；**Pulmonary pleura** Pleura visceralis；Pleura pulmonalis　肺を葉間裂隙内まで覆う胸膜部分．🅐🅑

5 **漿膜** **Serosa**；**Serous coat** Tunica serosa　中皮で覆われた弾性線維と膠原線維からなる膜．

6 **漿膜下組織** **Subserosa**；**Subserous layer** Tela subserosa　漿膜の下にある結合組織で，血管とリンパ管を含む．

7 **壁側胸膜** **Parietal pleura** Pleura parietalis　肺をいれる胸腔を内張りしている漿膜．🅐🅑

8 **胸膜頂** **Cervical pleura**；**Dome of pleura**；**Pleural cupula** Cupula pleurae　胸郭上口において肺尖を覆う胸膜の円蓋．🅐

9 **肋骨部** **Costal part** Pars costalis　胸壁の内面にある壁側胸膜部分．🅐🅑

10 **横隔膜部** **Diaphragmatic part** Pars diaphragmatica　横隔膜の面を覆う壁側胸膜の部分．🅐

11 **縦隔部** **Mediastinal part** Pars mediastinalis　肺の縦隔面を裏打ちする壁側胸膜の部分．🅐🅑

12 **漿膜** **Serosa**；**Serous coat** Tunica serosa　中皮で覆われる．その結合組織層は肋骨部と横隔膜部の間で異なり，前者は豊富な膠原線維を有し，後者は豊富な弾性線維を有する．

13 **漿膜下組織** **Subserosa**；**Subserous layer** Tela subserosa　血管およびリンパ管のみならず脂肪を含む．

14 **胸膜洞** **Pleural recesses** Recessus pleurales　壁側胸膜内の腔状の陥凹で，吸気時に肺が拡張できるように，その内部にさらなる空間をつくる．

15 **肋骨横隔洞** **Costodiaphragmatic recess** Recessus costodiaphragmaticus　横隔膜の下降面と胸郭側壁の間にある胸膜の陥凹．🅐

16 **肋骨縦隔洞** **Costomediastinal recess** Recessus costomediastinalis　胸膜の肋骨部と縦隔部の間にある前・後方の胸膜の陥凹．左側は右側より大きい．🅑

17 **横隔縦隔洞** **Phrenicomediastinal recess** Recessus phrenicomediastinalis　横隔膜と縦隔との間の背側にある胸膜腔．

18 **椎骨縦隔洞** **Vertebromediastinal recess** Recessus vertebromediastinalis　食道の後方の肋骨縦隔洞に始まる陥凹．死後に出現するとも考えられる．🅑

19 **肺間膜** **Pulmonary ligament** Lig. pulmonale　肺門から下方へ張る臓側胸膜の二重のヒダで，縦隔胸膜の上にある．両ヒダの間で肺は縦隔の結合組織と胸膜なしで接する．🅐，177頁🅑🅓

20 **胸内筋膜** **Endothoracic fascia**；**Parietal fascia of thorax** Fascia endothoracica；Fascia parietalis thoracis　壁側胸膜と胸壁の間の疎性結合組織の滑動層．胸郭内の頸筋膜の連続部分に相当する．🅐

21 **胸膜上膜** **Suprapleural membrane** Membrana suprapleuralis　胸膜頂にある胸内筋膜の肥厚部．

22 **横隔胸膜筋膜** **Phrenicopleural fascia** Fascia phrenicopleuralis　壁側胸膜の横隔部下方の胸内筋膜の肥厚部．🅐

23 **縦隔** **Mediastinum** Mediastinum　左右の胸膜腔の間の胸腔．脊柱前面から胸骨後面，胸郭上口から横隔膜に伸びる．その結合組織は頸部の結合組織と連続しており，横隔膜内の開口部を介して腹腔と交通している．🅐

24 **縦隔の上部；上縦隔** **Superior mediastinum** Mediastinum superius　心臓より上部，胸骨角の水平面にある．大動脈，その分枝，腕頭静脈，上大静脈，気管，食道，迷走神経，胸管，胸腺などを有する．🅐

25 **縦隔の下部；下縦隔** **Inferior mediastinum** Mediastinum inferius　以下〈26～28〉の3部の総称．

26 **縦隔の前部；前縦隔** **Anterior mediastinum** Mediastinum anterius　心膜と胸骨の間の部分．🅑

27 **縦隔の中部；中縦隔** **Middle mediastinum** Mediastinum medium　心臓，心膜，横隔神経とその伴行血管により占められる部分．心臓と心膜は，非対称性に肺および胸膜を左へ偏位させる．

28 **縦隔の後部；後縦隔** **Posterior mediastinum** Mediastinum posterius　心膜と脊柱の間の部分で，食道，迷走神経，下行大動脈，胸管，奇静脈および半奇静脈を有する．🅑

29 **胸腺三角** 〔**Thymic triangle**〕〔Trigonum thymicum〕　縦隔の上部と前胸壁の間にある胸膜の境界で，逆三角形をしており，胸腺を含む．🅒

30 **心膜三角** 〔**Pericardial triangle**〕〔Trigonum pericardiacum〕　前胸壁の後方にある前縦隔で，心臓と心膜によって占められる．胸膜を含まず，直立した三角形の形をなす．🅒

胸腔 **181**

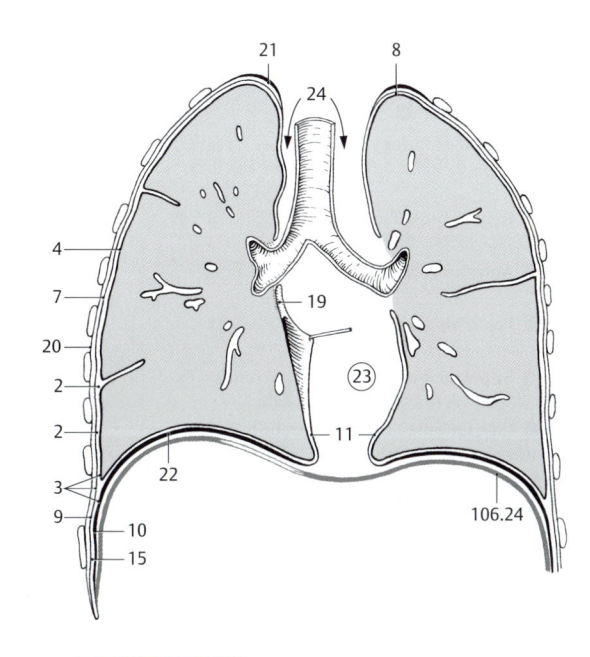

7 呼吸器系

A 両肺を通る前頭断

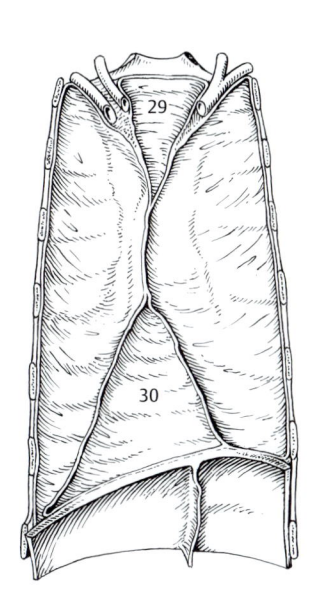

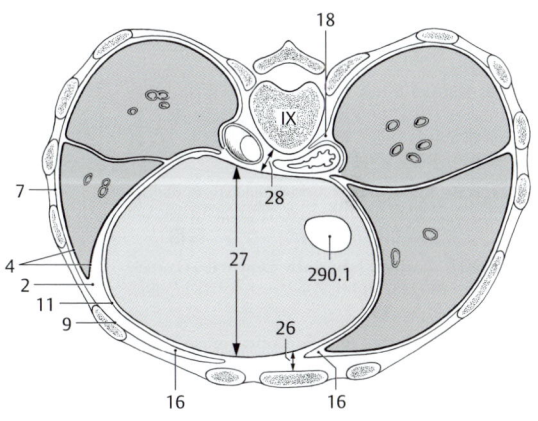

B 第9胸椎の高さでの水平断，下面

C 前胸壁，内面

泌尿生殖器系

1 **泌尿器系** Urinary system　Systema urinarium
2 **腎臓** Kidney　Ren；Nephros
3 **外側縁** Lateral border　Margo lateralis　腎臓の凸面をつくる側縁．Ⓐ
4 **内側縁** Medial border　Margo medialis　腎門へと窪む内側の縁．Ⓐ
5 **腎門** Hilum of kidney　Hilum renale　腎血管と神経が出入する部位．腎盤はここに位置する．Ⓐ
6 **腎洞** Renal sinus　Sinus renalis　腎門に向く強く窪んだ内側縁．ⒷⒹⒺ
7 **前面** Anterior surface　Facies anterior　腎臓の凸面をつくる前方へ向く面．ⒶⒹ
8 **後面** Posterior surface　Facies posterior　ほとんど平面的な後方へ向く面．ⒷⒹ
9 **上端** Superior pole；Superior extremity　Extremitas superior；Polus superior　ⒶⒷ
10 **下端** Inferior pole；Inferior extremity　Extremitas inferior；Polus inferior　ⒶⒷ
11 **腎筋膜** Renal fascia　Fascia renalis　腎臓，副腎および腎周囲の脂肪被膜を包む線維組織．内側と下方で開いている．Ⓓ
12 **腎傍脂肪体** Paranephric fat；Pararenal fat body　Corpus adiposum pararenale　腎被膜の後葉と横筋膜の間にある脂肪体．Ⓓ
13 **脂肪被膜** Perinephric fat；Perirenal fat capsule　Capsula adiposa　腎臓および副腎を包む被膜．その大きさは栄養状態に依存する．Ⓓ
14 **線維被膜** Fibrous capsule　Capsula fibrosa　強靱な腎臓の線維性被膜で，腎表面と結ばれているが剥げやすい．ⒹⒺ
15 **腎葉** Kidney lobes　Lobi renales　腎表面にある溝によって示される葉で，新生児では，なおその形態がみられる．腎錐体と，それを覆う皮質とに相当する．
16 **［腎］皮質** Renal cortex　Cortex renalis　線維被膜の下にある幅約6〜10 mmの腎組織の細長い部分．皮質迷路および髄放線からなる．ⒸⒺ
17 **皮質迷路** Cortical labyrinth　Labyrinthus corticis　主に腎小体〔Marpighi（マルピーギ）小体〕と曲尿細管からなる．Ⓔ
18 **最表層皮質** Cortex corticis　Cortex corticis　髄放線の先端と被膜の間にある迷路の部分．
19 **髄放線** Medullary rays　Radii medullares　腎皮質を帯状に放射状に走っているが，被膜までは伸びない髄質成分．主に尿細管の直走部分と皮質集合管を含む．Ⓔ
20 **腎柱** Renal columns　Columnae renales　〔Bertin（ベルタン）円柱〕　腎洞まで髄質の錐体を取り囲む迷路の部分．Ⓔ
21 **尿細管** Renal tubule　Tubulus renalis　曲部と直部からなる管系で，腎臓の基本単位であるネフロンに属する．尿細管極に始まり，結合尿細管を介して集合管に開く．

22 **近位曲尿細管** Proximal convoluted tubule　Tubulus contortus proximalis　近位尿細管の曲部．尿細管極に始まる．Ⓒ
23 **近位直尿細管** Proximal straight tubule　Tubulus rectus proximalis　近位尿細管の直走する下行脚．Ⓒ
24 **ヘンレループの細い部** Descending and ascending limb of loop of Henle　Tubulus attenuatus　近位直尿細管と遠位直尿細管の間の管径の細い部分．Henle（ヘンレ）ループの細い部分．近位尿細管と遠位尿細管の直部によって補われる．Ⓒ
25 **遠位直尿細管** Distal straight tubule　Tubulus rectus distalis　遠位尿細管の直走する上行部．Ⓒ
26 **遠位曲尿細管** Distal convoluted tubule　Tubulus contortus distalis　遠位尿細管の曲部で，結合尿細管から集合管へと続く．Ⓒ
27 **集合管** Collecting duct　Tubulus renalis colligeus　発生起源からいうとネフロンの一部ではない．Ⓒ
28 **［腎］髄質** Renal medulla　Medulla renalis　尿細管の直部の大部分，集合管，および髄質の血管を含む．各領域に分けることができる．ⒸⒺ
29 **外層** Outer zone　Zona externa　尿細管の直部と様々な長さのループをもつ3種類のネフロンからなる領域．2つの帯に分けることができる．Ⓒ
30 **外帯** Outer stripe　Stria externa　近位および遠位尿細管の直部，集合管，および血管部からなる部分．Ⓒ，185頁Ⓔ
31 **内帯** Inner stripe　Stria interna　ネフロンループの細い下行脚および太い上行脚，集合管，および血管部からなる部分．Ⓒ，185頁Ⓔ
32 **血管束** Vascular bundles　Fasciculi vasculares　腎髄質内の直走する細動脈および細静脈の束．185頁Ⓔ
33 **束間域** Interbundle region　Regio interfascicularis　血管束と毛細血管叢の部位の間にある腎髄質内の空間．下行する直細動脈によって栄養され，上行する直細静脈が存在する．185頁Ⓔ
34 **内層** Inner zone　Zona interna　傍髄質腎小体の細いループ，管径の太い集合管，および細い血管束を含む領域．Ⓒ，185頁Ⓔ
35 **腎乳頭** Renal papilla　Papilla renalis　腎杯へ突出している錐体の先端部．Ⓔ
36 **腎稜** Renal crest　Crista renalis　隣接する髄質の領域は発生時に癒合し，先端の束から腎杯に開く癒合した乳頭をつくる．
37 **腎錐体** Renal pyramids　Pyramides renales　腎柱によって分けられる6〜20個の錐体状の部分．髄質を構成する．Ⓔ
38 **篩状野** Cribriform area　Area cribrosa　尿細管開口部によって，篩状に孔のあいた腎乳頭表面．Ⓔ
39 **乳頭孔** Openings of papillary ducts　Foramina papillaria　尿細管開口部によってつくられた篩状野の孔．Ⓒ

腎臓　183

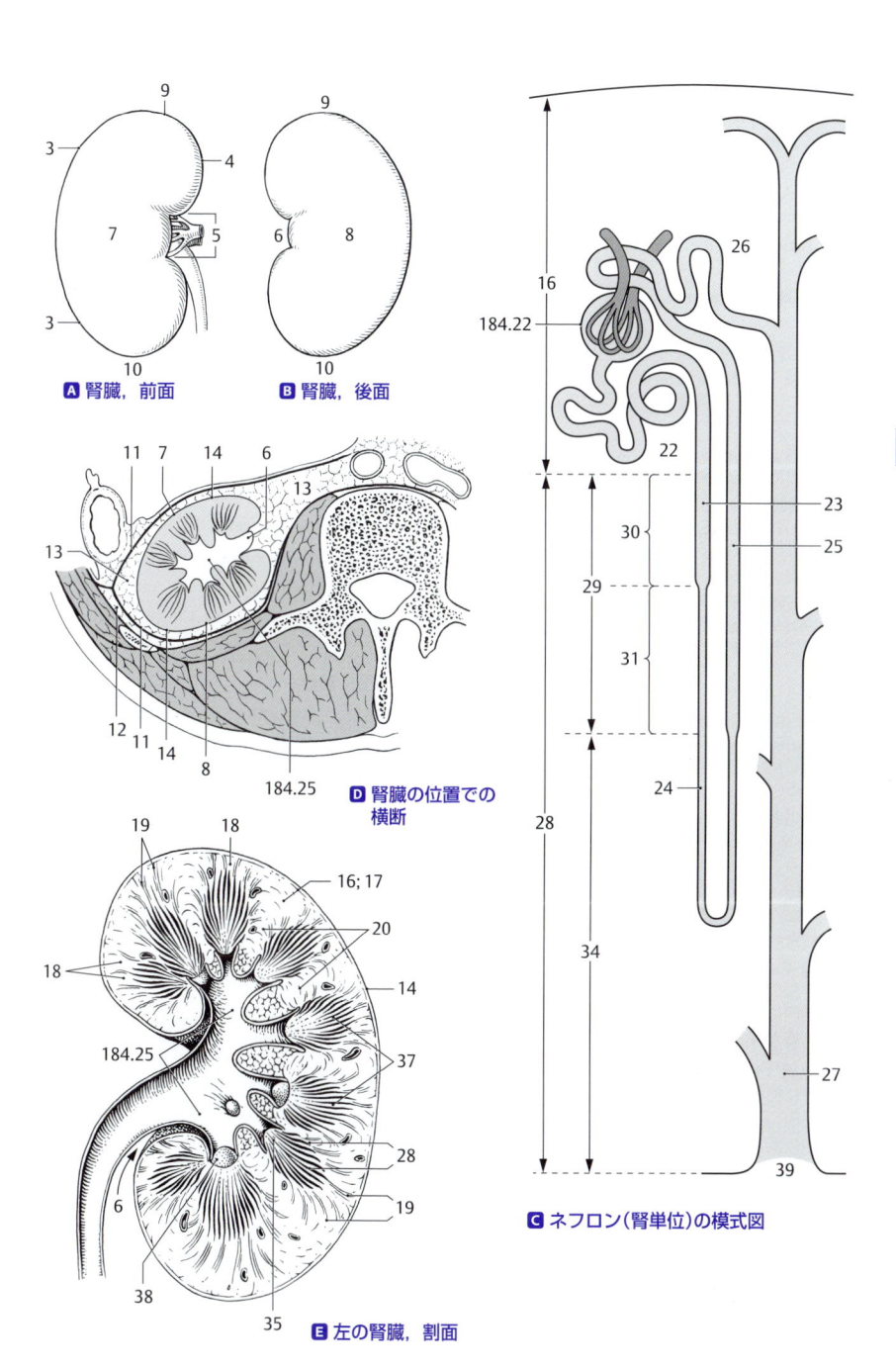

A 腎臓，前面

B 腎臓，後面

D 腎臓の位置での横断

C ネフロン（腎単位）の模式図

E 左の腎臓，割面

8 泌尿生殖器系

1 腎区域 Renal segments Segmenta renalia　腎動脈枝の分布領域に相当する，以下〈2～6〉の5つの区画．

2 上区 Superior segment Segmentum superius　最上部で，後面にまで及ぶ区域．ⒶⒷ

3 上前区 Anterior superior segment Segmentum anterius superius

4 下前区 Anterior inferior segment Segmentum anterius inferius　Ⓐ

5 下区 Inferior segment Segmentum inferius　最下部で，後面および前面まで達する区域．ⒶⒷ

6 後区 Posterior segment Segmentum posterius　Ⓑ

7 腎臓の動脈 Intrarenal arteries Aa. intrarenales

8 葉間動脈 Interlobar arteries Aa. interlobares　各腎柱に沿って皮質髄質境界部まで上行する．Ⓔ

9 弓状動脈 Arcuate arteries Aa. arcuatae　葉間動脈より出て，皮質髄質境界部を弓状に走る．Ⓔ

10 小葉間動脈 Cortical radiate arteries；Interlobular arteries Aa. corticales radiatae；Aa. interlobulares　弓状動脈の枝で，髄放線の間を放射状に走る．Ⓔ

11 ［糸球体］輸入細動脈 Afferent glomerular arteriole Arteriola glomerularis afferens　小葉間動脈から起こる細動脈．腎小体の血管極に走り，ここで枝分かれして糸球体として知られる一連の毛細血管ワナをつくる．Ⓔ

12 ［糸球体］輸出細動脈 Efferent glomerular arteriole Arteriola glomerularis efferens　腎小体の血管極から出ていく細動脈．糸球体の毛細血管から起こる．Ⓔ

13 放線貫通動脈 Perforating radiate arteries Aa. perforantes radiatae　小葉間動脈の枝で，腎臓表面に至る．腎動脈の被膜枝と合流する．Ⓔ

14 直細動脈 Vasa recta；Straight arterioles Arteriolae rectae；Vasa recta　傍髄質腎小体の輸出細動脈から腎髄質に向かう真直ぐな細動脈．Ⓔ

15 被膜枝 Capsular branches Rr. capsulares　先細りの小葉間動脈で，腎動脈由来の枝と一緒に線維皮膜内に毛細血管網をつくる．Ⓔ

16 腎臓の静脈 Intrarenal veins Vv. intrarenales

17 葉間静脈 Interlobar veins Vv. interlobares　葉間動脈に伴行する．Ⓔ

18 弓状静脈 Arcuate veins Vv. arcuatae　皮質髄質境界部にある弓状に走る静脈．Ⓔ

19 小葉間静脈 Cortical radiate veins；Interlobular veins Vv. corticales radiatae；Vv. interlobulares　小葉間動脈に伴行する．Ⓔ

20 直細静脈 Venulae rectae；Straight venules Venulae rectae　直細動脈に伴行する静脈．腎髄質の毛細血管叢から小葉間静脈または弓状静脈に注ぐ．Ⓔ

21 星状細静脈 Stellate veins Vv. stellatae　被膜下で星状に分布する皮質静脈の最初の区域で，腎皮質浅層に注ぐ．Ⓔ

22 腎小体〖Renal corpuscle〗〔Corpuscula renale〕〔Malpighi（マルピーギ）小体〕　約 0.25 mm の大きさで，肉眼で確認できる．以下〈23, 24〉の2つの基本構造からなる．183 頁Ⓒ

23 ［腎］糸球体〖Glomerulus〗〔Glomerulus〕　毛細血管の塊で，輸入細動脈を介して尿細管束から血液を受け，その血液を輸出細動脈を介して血管極に運ぶ．Ⓔ

24 糸球体包〖Glomerular capsule〗〔Capsula glomeruli〕〔Bowman（ボーマン）嚢〕　血管極まで糸球体を包む杯状の上皮性構造．この部分に集められた限外濾過液が，その下壁を通って尿細管極を介して尿細管系へと流れる．

25 腎盤；腎盂 Renal pelvis Pelvis renalis；〔Pyelon〕　腎門にはまり込んでいる漏斗状の尿管始部．ⒸⒹ，183 頁ⒹⒺ

26 分枝型 Branching type Typus dendriticus　大腎杯からなる3つの長い管が開口する管状の腎盤．

27 大腎杯 Major calices Calices renales majores　最大14個の小腎杯からなり，腎臓のそれぞれの領域に注ぐ3個の大きな腎杯．

28 上腎杯 Superior calyx Calyx superior ⒸⒹ

29 中腎杯 Middle calyx Calyx medius ⒸⒹ

30 下腎杯 Inferior calyx Calyx inferior ⒸⒹ

31 小腎杯 Minor calices Calices renales minores　腎乳頭の先端をいれる腎杯．腎杯の断端は乳頭と融合する．小腎杯は結合して3個の大腎杯となる．ⒸⒹ

32 嚢状型[†] Ampullary type Typus ampullaris　稀な腎盤の形態．この型の小腎杯も腎盤に開口し，大きな腎盤を形成する．

33 外膜 Adventitia Tunica adventitia　腎盤と周囲脂肪組織を結合する表面の結合組織．

34 筋層 Muscular layer；Muscular coat Tunica muscularis　筋層は内層の縦走筋と外層のラセン状に配列した平滑筋からなる．これらは腎杯の縁および尿管出口の周囲で括約筋のような補強構造をつくる．

35 粘膜 Mucosa；Mucous membrane Tunica mucosa　移行上皮からなる腎臓の粘膜．

腎臓 **185**

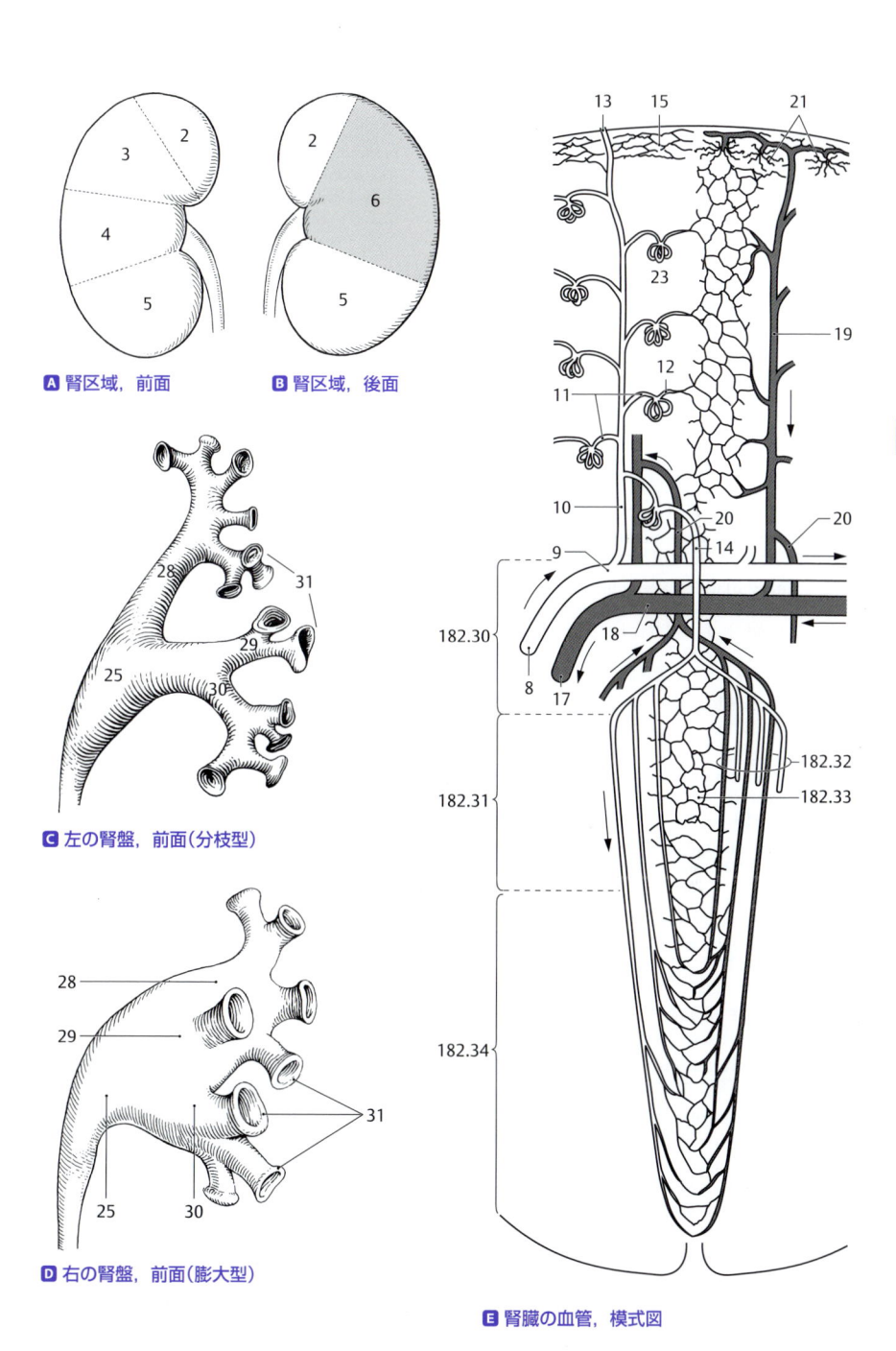

A 腎区域，前面

B 腎区域，後面

C 左の腎盤，前面（分枝型）

D 右の腎盤，前面（膨大型）

E 腎臓の血管，模式図

泌尿生殖器系

1. **尿管** Ureter Ureter　腹膜の後方に位置する．腎盤と膀胱とを結び，長さ25～30 cm，太さ約3 mmである．**A B**

2. **腹部** Abdominal part Pars abdominalis　尿管の腹腔内にある部分で，腎盤から分界線まで．その走行において，腰筋筋膜の上，卵巣または精巣の血管の後方を走る．**A**

3. **骨盤部** Pelvic part Pars pelvica　尿管の骨盤内にある部分．分界線から膀胱まで．骨盤上口では，総腸骨動静脈の分岐部の前方にあり，男性の小骨盤では精管の下方に，女性の小骨盤では子宮動脈の下方にある．**A**

4. **壁内部** Intramural part Pars intramuralis　膀胱壁内にある尿管の部分．長さ約2 cmで，上外方から下内方へと前方を走る．**A**

5. **外膜** Adventitia Tunica adventitia　尿管を囲む結合組織で，動きを可能にしつつ尿管を周囲の構造とつなぐ．**B**

6. **筋層** Muscular layer；Muscular coat Tunica muscularis　尿管壁内の筋層．平滑筋はラセン状に配列する．変動する傾斜角度のため，2層(腹部)または3層(骨盤部)にみえる．**B**

7. **粘膜** Mucosa；Mucous membrane Tunica mucosa　粘膜は移行上皮で覆われている．**B**

8. **膀胱** Urinary bladder Vesica urinaria　恥骨結合の後方，小骨盤内の腹膜下にある臓器．その大きさは充満度に応じて変化し，約350 mLで膀胱からの排泄が促される．最大膨満時であっても臍の高さを越えない．**C D**

9. **膀胱尖** Apex of bladder Apex vesicae　前上方を向き，正中臍索によって前腹壁に付着する．**D**

10. **正中臍索** Median umbilical ligament Lig. umbilicale medianum　正中臍ヒダ内の閉塞した尿膜管の遺残．**D**

11. **膀胱体** Body of bladder Corpus vesicae　腹膜腔に接している膀胱底と膀胱尖の間を占める部位．**D**

12. **膀胱底** Fundus of bladder Fundus vesicae　骨盤底に接しており，腹膜下結合組織に付着している膀胱の部分．先細りとなって膀胱頸になる．尿管はその後壁内に開く．**D**

13. **膀胱頸** Neck of bladder Cervix vesicae；Collum vesicae　尿道が出ていく部位．**D**

14. **漿膜** Serosa；Serous coat Tunica serosa　主に膀胱体を包む腹膜による被覆．

15. **漿膜下組織** Subserosa；Subserous layer Tela subserosa　腹膜による被覆の下にある結合組織．

16. **筋層** Muscular layer；Muscular coat Tunica muscularis　膀胱の筋層は主に交織する平滑筋束からなり，膨張の程度に適合する．膀胱三角領域では，膀胱由来の筋線維と尿管の筋線維が重なる．**D**

17. **膀胱三角筋** Trigonal muscles Mm. trigoni vesicae　排尿前に尿管への開口を能動的に閉じる筋．**D**

18. **浅膀胱三角筋** Superficial trigone M. trigoni vesicae superficialis　尿管の内側の縦筋層の連続部分．左右からの筋が合流して，膀胱三角で三角形板をつくり，その先端は尿道の後壁へと続き，男性では精丘に伸びる．**C**

19. **深膀胱三角筋** Deep trigone M. trigoni vesicae profundus　尿管の外側の縦筋層の連続部分．その上にある浅膀胱三角筋とほぼ一致する．その先端は尿道の開口部に伸びる．尿管間ヒダの下にあり，排尿筋にしっかりと付着する．**C**

尿管／膀胱　**187**

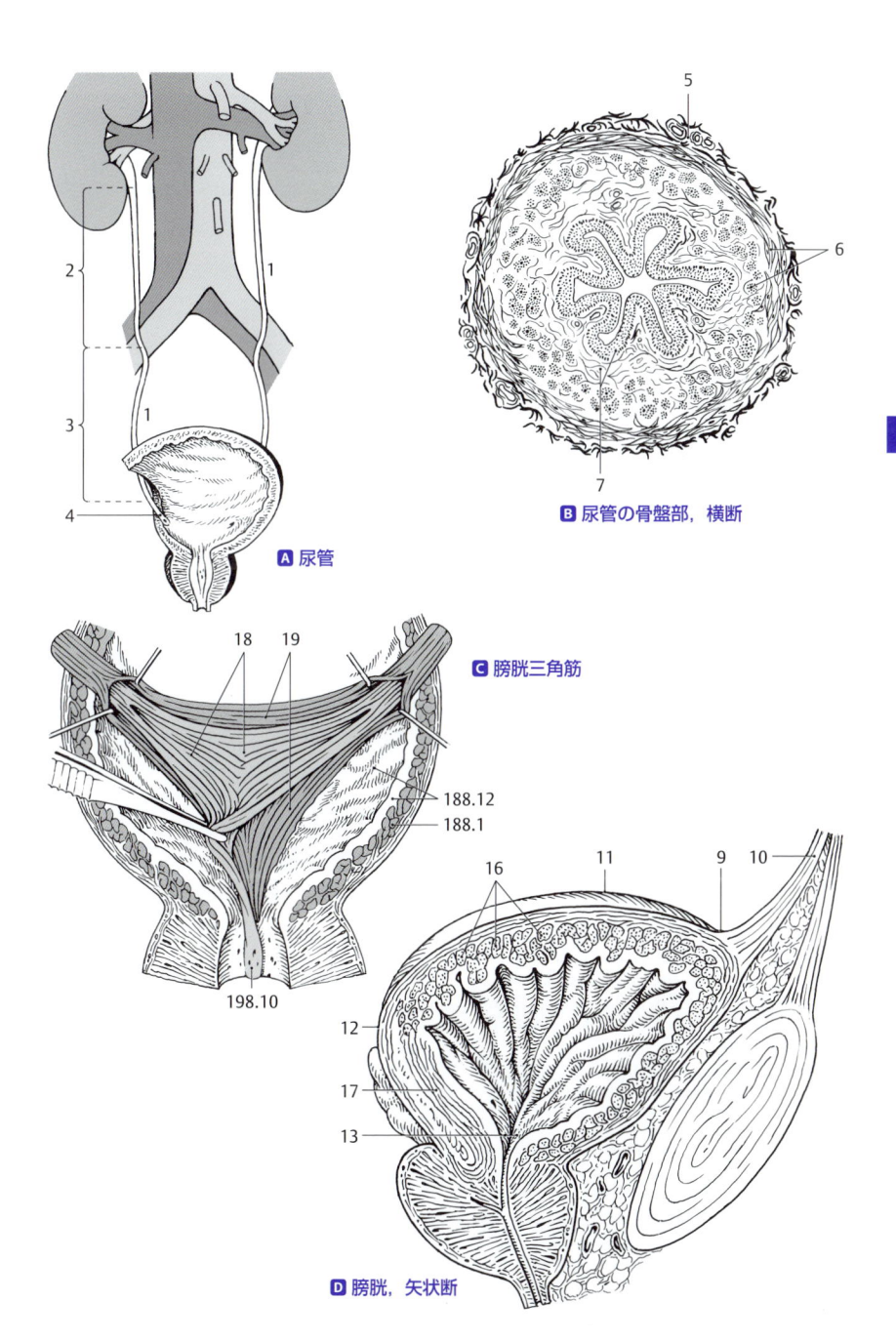

A 尿管

B 尿管の骨盤部，横断

C 膀胱三角筋

D 膀胱，矢状断

8 泌尿生殖器系

泌尿生殖器系

1 **排尿筋 Detrusor** M. detrusor vesicae　膀胱三角筋以外の膀胱壁をつくる筋．傾斜角度が変化するラセン状に配列によって生み出される構造の異なる2つの部分からなる．187頁 **C**

2 **非重層部 Unstratified part** Pars nonstratificata　膀胱頸上方の排尿筋の部分．その筋は網目構造をつくり，膀胱尖で最も顕著となる． **B**

3 **膀胱頸部 Bladder neck part** Pars cervicis vesicae；Pars colli vesicae　この部分は概略的に以下〈4~6〉の3つの層に分けられる．

4 **外縦筋層 External longitudinal layer** Stratum externum longitudinale　膀胱後壁の縦走筋の外層で，前方から膀胱頸および尿道の周囲に輪となる．男性では，幅約1 cmの内尿道括約筋となり，前立腺とその被膜へと続く．女性では，尿道へと縦走および斜走する． **A**

5 **輪筋層 Circular layer** Stratum circulare　膀胱頸上方で終わる筋層．内尿道口には達していない． **A**

6 **内縦筋層 Internal longitudinal layer** Stratum internum longitudinale　膀胱頸の前部を走る内側の縦走筋束．内尿道口で集束し，後から尿道周囲で輪となる． **A**

7 **恥骨膀胱筋 Pubovesicalis** M. pubovesicalis　膀胱頸の後壁と恥骨結合の間の平滑筋．内縦筋層から生じるとみなすこともできる． **C**

8 **直腸膀胱筋 Rectovesicalis** M. rectovesicalis　膀胱頸の前壁と直腸壁内の縦筋層の間を走る平滑筋．外縦筋層から生じたとも考えられる． **C**, 153頁 **D**

9 **膀胱前立腺筋(♂) Vesicoprostaticus** M. vesicoprostaticus　膀胱と前立腺の間を走る平滑筋．

10 **直腸腟筋(♀) Vesicovaginalis** M. vesicovaginalis　膀胱と腟の間を走る平滑筋．

11 **粘膜下組織 Submucosa** Tela submucosa　粘膜の下にある容易に動かせる結合組織層．膀胱三角では欠如．

12 **粘膜 Mucosa；Mucous membrane** Tunica mucosa　移行上皮で覆われる．187頁 **C**

13 **膀胱三角 Trigone of bladder** Trigonum vesicae　尿管の開口部と尿道の出口の間に挟まれた三角形の領域で，尿管筋で覆われる．ここでは粘膜が筋層と緊密に結合しているので，ヒダが認められない． **A B**

14 **尿管間ヒダ Interureteric crest** Plica interureterica　膀胱三角の後方境界をなす粘膜の横ヒダ． **B**

15 **尿管後窩〔Fossa retroureterica〕**〔Fossa retroureterica〕　尿管間ヒダの後方にある横走する窪み．特に高齢者で深くなる．直立姿勢時の膀胱内の最も深い点．残尿はここに蓄積される． **B**

16 **尿管口 Ureteric orifice** Ostium ureteris　尿管の開口部で裂目状． **B**

17 **膀胱垂 Uvula of bladder** Uvula vesicae　膀胱三角の先端にある縦方向の突起で，尿管口の後壁内の粘膜の下にある静脈叢によって生じる． **B**

18 **内尿道口 Internal urethral orifice；Internal urinary meatus** Ostium urethrae internum　膀胱から尿道への開口．膀胱垂の陥入のため，断面においてその腹側面は凸にみえる． **B**, 198頁 2

膀胱　**189**

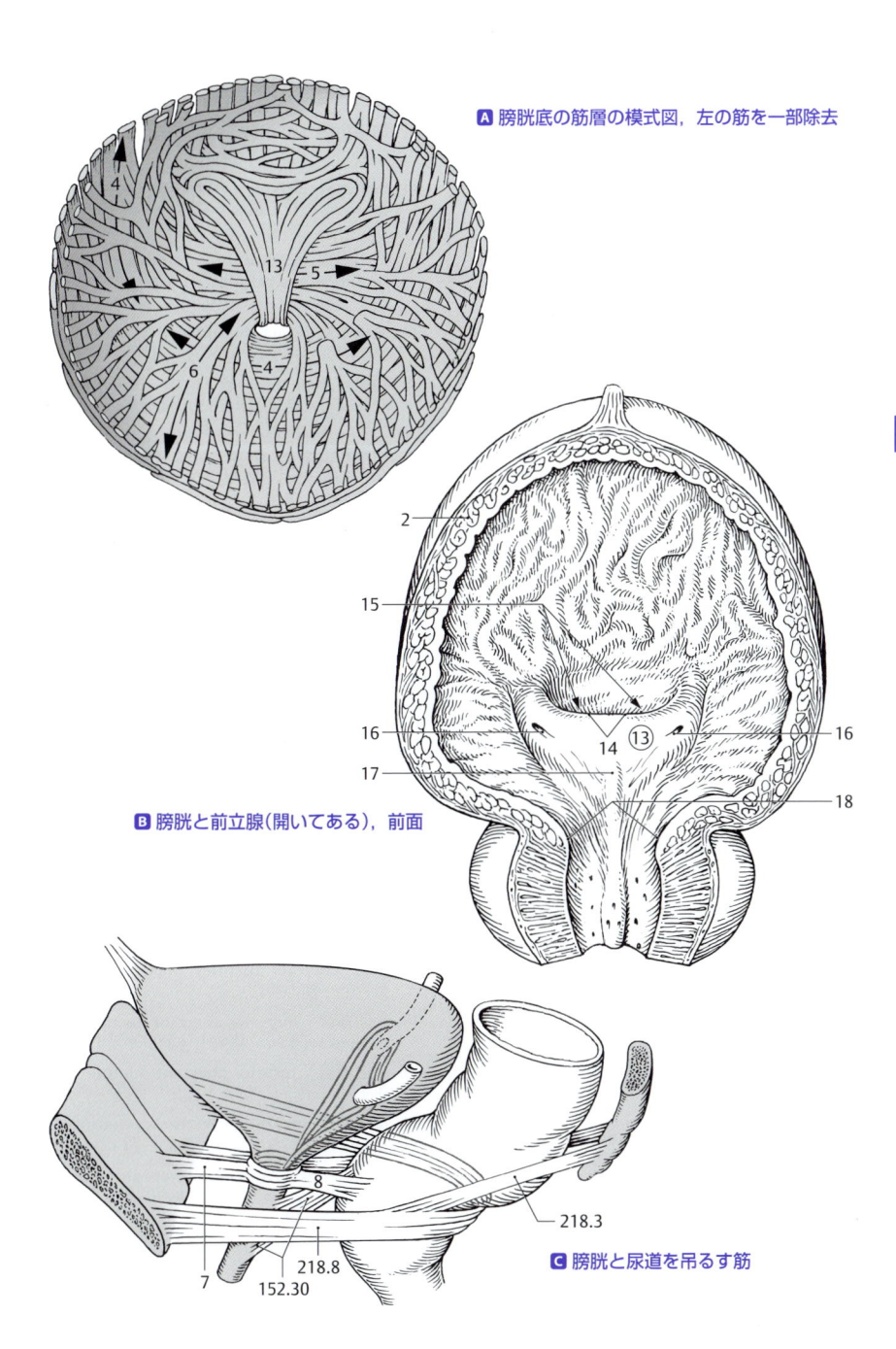

A 膀胱底の筋層の模式図，左の筋を一部除去

B 膀胱と前立腺（開いてある），前面

C 膀胱と尿道を吊るす筋

8 泌尿生殖器系

泌尿生殖器系

1 **生殖器系** Genital systems Systemata genitalia
2 **男性生殖器** Male genital system Systema genitale masculinum
3 **女性生殖器** Female genital system Systema genitale femininum
4 **男性の内生殖器** Male internal genitalia Organa genitalia masculina interna
5 **精巣；睾丸** Testis Testis；Orchis　長さ約5 cm.
6 **上端** Upper pole；Superior pole Extremitas superior；Polus superior Ⓑ
7 **下端** Lower pole；Inferior pole Extremitas inferior；Polus inferior Ⓑ
8 **外側面** Lateral surface Facies lateralis　外側を向く精巣の平坦な面．Ⓑ
9 **内側面** Medial surface Facies medialis　内側を向く精巣の平坦な面．
10 **前縁** Anterior border Margo anterior　精巣の前方の自由縁．Ⓑ
11 **後縁** Posterior border Margo posterior　精巣の後縁で，漿膜の折り返しヒダが付着している．Ⓑ
12 **鞘状突起**〔**Vaginal process of peritoneum**〕〔Processus vaginalis peritonei〕　発生期の腹膜の憩室で，鼠径管から生殖器隆起へと突出する．精巣はその後面に沿って下降し腹腔から出る．
13 **精巣鞘膜** Tunica vaginalis Tunica vaginalis testis　腹膜鞘状突起が残った漿膜性精巣被膜．以下〈14, 15〉の層からなる．
14 **壁側板** Parietal layer Lamina parietalis　精巣鞘膜の内面を覆い，精巣上体の後縁および精巣縦隔において臓側板に反転する層．Ⓐ
15 **臓側板** Visceral layer Lamina visceralis　白膜および精巣上体上にある層．精巣縦隔を覆ってはいない．Ⓐ
16 **上精巣上体間膜** Superior ligament of epididymis Lig. epididymidis superius　精巣鞘膜の精巣上体頭上部での折り返しヒダの部分．Ⓐ
17 **下精巣上体間膜** Inferior ligament of epididymis Lig. epididymidis inferius　精巣上体尾の下方にある精巣鞘膜の折り返しヒダの部分．Ⓐ
18 **精巣上体洞** Sinus of epididymis Sinus epididymidis　外側から到達できる精巣と精巣上体の間の精巣鞘膜内の裂溝．Ⓐ
19 **漿膜** Serosa；Serous coat Tunica serosa　精巣鞘膜の臓側板．固有の漿膜下組織をもたず，切り離すことができない．
20 **漿膜下層** Subserosa；Subserous layer Tela subserosa　部分的に平滑筋細胞からなる結合組織層．壁側板の扁平上皮の下にあり，この層は切り離すことができない．
21 **白膜** Tunica albuginea Tunica albuginea　精巣の実質を包む強靭な結合組織の被膜．Ⓑ
22 **血管膜** Vascular layer Tunica vasculosa　精巣鞘膜の臓側板の下にある精巣を囲む層．血管はここから白膜を通って精巣縦隔に走り，反回血管を出して精巣実質に至る．静脈は精巣縦隔から蔓状静脈叢へ血液を運ぶ．

23 **精巣縦隔** Mediastinum of testis Mediastinum testis　白膜から精巣の内部に隆起している結合組織．Ⓑ
24 **精巣中隔** Septa testis Septula testis　精巣縦隔と白膜の間に張っている結合組織性隔壁．ⒷⒸ
25 **精巣小葉** Lobules of testis Lobuli testis　精巣中隔によって分画された精巣の小葉．Ⓒ
26 **精巣実質** Parenchyma of testis Parenchyma testis　精細管から構成されている精巣の特有な組織．
27 **曲精細管** Seminiferous tubules；Convoluted seminiferous tubules Tubuli seminiferi contorti　精巣小葉をつくる曲がりくねった精細管．ⒷⒸ
28 **直精細管** Straight tubules Tubuli seminiferi recti　曲精細管の精巣網への短い移行部．ⒷⒸ
29 **精巣網** Rete testis Rete testis　精巣縦隔の中で，直精細管と精巣輸出管との間を結ぶ小管網で，単層立方上皮をもつ．Ⓒ
30 **精巣輸出管** Efferent ductules Ductuli efferentes testis　精巣網と精巣上体管の間にある10〜20本の小管．ⒷⒸ
31 **精巣上体；副睾丸** Epididymis Epididymis　精巣縦隔の後内側に位置し，精子の貯蔵所である．ⒷⒹ
32 **[精巣上体]頭** Head of epididymis Caput epididymidis　主に精巣輸出管からなる．Ⓓ
33 **精巣上体小葉；精巣上体円錐** Lobules of epididymis；Conical lobules of epididymis Lobuli epididymidis；Coni epididymidis　結合組織の精巣中隔で境された小葉で，それぞれは弯曲した円錐状の精巣輸出管からなる．Ⓓ
34 **[精巣上体]体** Body of epididymis Corpus epididymidis　精巣上体管の弯曲からなる精巣上体の中部．Ⓓ
35 **[精巣上体]尾** Tail of epididymis Cauda epididymidis　精巣上体の下部．Ⓓ
36 **精巣上体管** Duct of epididymis Ductus epididymidis　精巣上体頭の端で始まり，精管へと走る管．曲がりくねり，伸ばすと5〜6 mある．Ⓓ
37 **迷管** Aberrant ductules Ductuli aberrantes　中腎管の下部の遺残．
38 **上迷細管†** Superior aberrant ductule Ductulus aberrans superior　精巣上体頭にある迷管．
39 **下迷細管†** Inferior aberrant ductule Ductulus aberrans inferior　精巣上体尾にある迷管．Ⓓ
40 **精巣垂** Appendix of testis Appendix testis　精巣の上部にある小胞状付属物．Ⓓ
41 **精巣上体垂†** Appendix of epididymis Appendix epididymidis　精巣上体頭にある有茎の小胞状付属物．Ⓓ
42 **精巣傍体†** Paradidymis Paradidymis　中腎管の遺残で，精索の前，精巣上体頭の上方にある．Ⓓ

男性生殖器 191

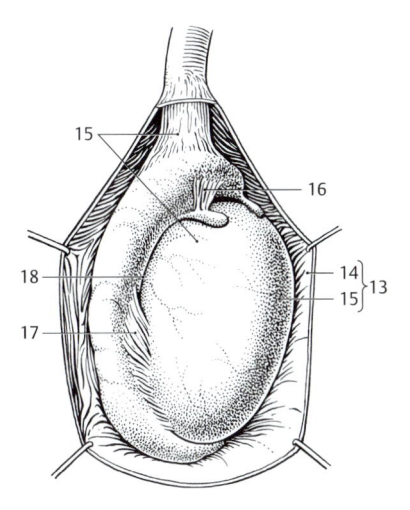

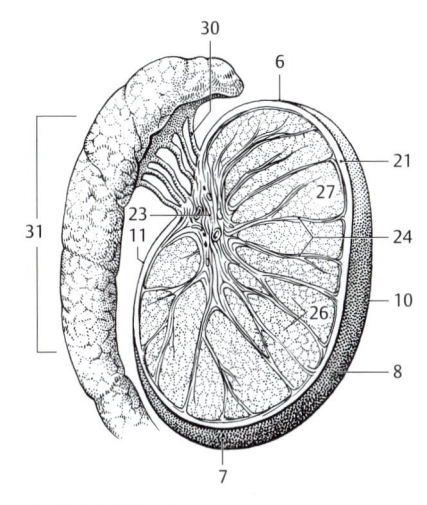

A 右の精巣と精巣上体および精巣鞘膜, 外側面

B 精巣と精巣上体

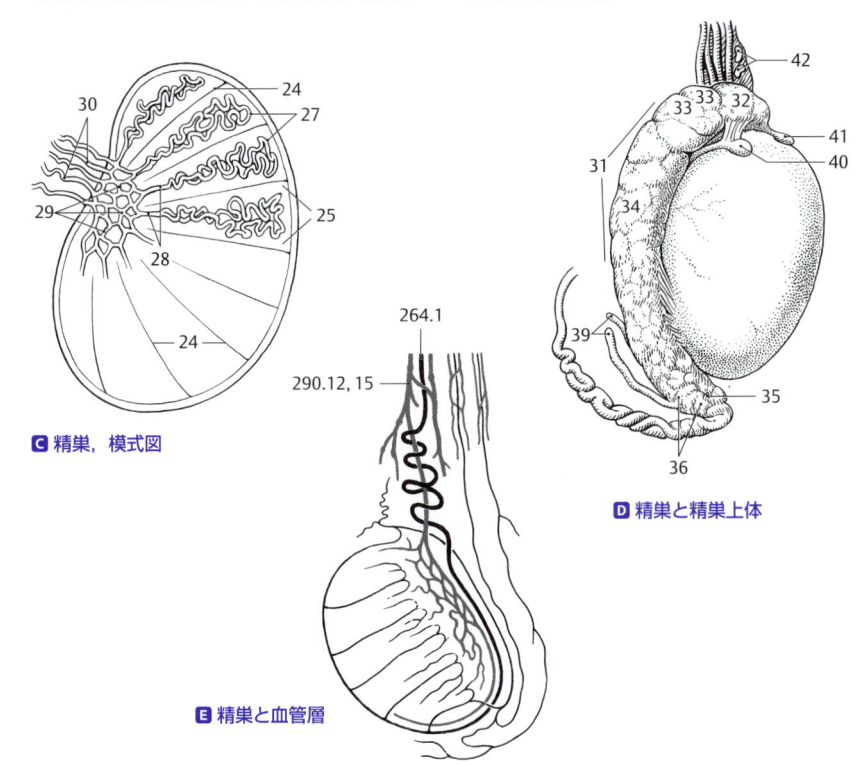

C 精巣, 模式図

D 精巣と精巣上体

E 精巣と血管層

8 泌尿生殖器系

泌尿生殖器系

1 **精索** **Spermatic cord** Funiculus spermaticus　精管とそれに伴行する脈管，神経，および被膜を含む結合組織からなる．**A**

2 **外精筋膜** **External spermatic fascia** Fascia spermatica externa　精索を包む外腹斜筋腱膜の延長．また精巣とその被膜をともに包む．**A**

3 **精巣挙筋** **Cremaster** M. cremaster　主に内腹斜筋から起こり，精巣を挙上する働きがある．**A**

4 **精巣挙筋膜** **Cremasteric fascia** Fascia cremasterica　精巣挙筋を包み，伴行する筋膜．内腹斜筋と腹横筋の筋膜からなる．**A**

5 **内精筋膜** **Internal spermatic fascia** Fascia spermatica interna；〔Tunica vaginalis communis〕　腹横筋筋膜から鼠径管を通る突出で，精索，精巣上体および精巣を包む．**A**

6 **鞘状突起痕跡†** **Vestige of processus vaginalis** Vestigium processus vaginalis　発生学的な腹膜の鞘状突起が部分的に閉鎖して残ったもの．**A**

7 **精管** **Ductus deferens；Vas deferens** Ductus deferens　長さ約 50 cm の精管の走行は，始部は弯曲し，ついで真直ぐに走る．精巣上体管から続くもので，尿道に開口する．**A B C**

8 **陰嚢部** **Scrotal part** Pars scrotalis　精巣上体に沿って陰嚢内を走る精管部分．**A C**

9 **精索部** **Funicular part** Pars funicularis　精索内の精管部分．**A C**

10 **鼠径部** **Inguinal part** Pars inguinalis　鼠径管内の精管部分．**C**

11 **骨盤部** **Pelvic part** Pars pelvica　外側壁に沿って後腹膜内の小骨盤内を走る精管部分．**C**

12 **精管膨大部** **Ampulla of ductus deferens** Ampulla ductus deferentis　膀胱底で，精管が縦に膨大した部分．**B C**

13 **膨大部憩室** **Diverticula of ampulla** Diverticula ampullae　精管膨大部内で横に膨出した嚢．**B**

14 **外膜** **Adventitia** Tunica adventitia　精管を囲む結合組織性外層．**E**

15 **筋層** **Muscular layer；Muscular coat** Tunica muscularis　断面が 3 層の精管筋層．層状の外観は，筋束が傾斜角度を変えラセン状に走ることで生じる．**E**

16 **粘膜** **Mucosa；Mucous membrane** Tunica mucosa　粘膜は縦ヒダをつくり，貯蔵の役目を果たす．その内壁は不動線毛を有する上皮を含む．**E**

17 **精巣下降** 〔**Descent of testis**〕〔Descensus testis〕　発生学用語．妊娠最終週に精巣は鼠径管を通って陰嚢に移動する．

18 **精巣導帯** 〔**Gubernaculum testis**〕〔Gubernaculum testis〕　発生期にみられる結合組織帯で，精巣原基の下端から起こり，精巣下降に関与する．

19 **精嚢；精嚢腺** **Seminal gland；Seminal vesicle** Glandula vesiculosa；Glandula seminalis；Vesicula seminalis　長さ約 5 cm の薄い壁をもつ曲がりくねった管．**B**

20 **外膜** **Adventitia** Tunica adventitia　精嚢の回旋を固定し，これを膀胱底に付着させる結合組織性外層．**D**

21 **筋層** **Muscular layer；Muscular coat** Tunica muscularis　交叉して網目模様をつくるラセン状に配列した筋束．**D**

22 **粘膜** **Mucosa；Mucous membrane** Tunica mucosa　小胞に分かれており，分泌性上皮で覆われている．**D**

23 **排出管** **Excretory duct** Ductus excretorius　精管に開口する．**B**

24 **射精管** **Ejaculatory duct** Ductus ejaculatorius　精管の最終部で，前立腺内に位置し，ノズル状に狭くなる．**B**

男性生殖器　**193**

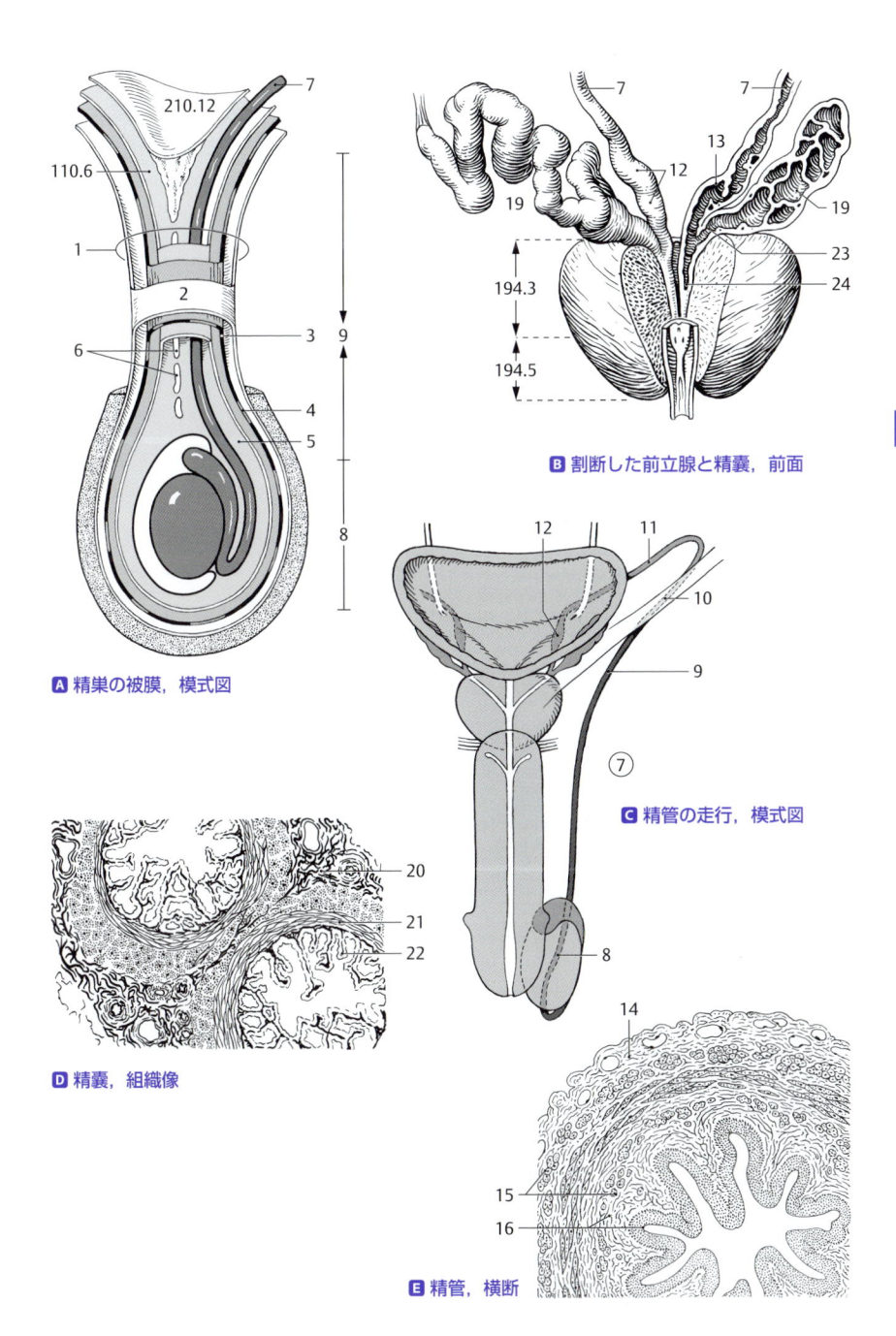

A 精巣の被膜，模式図

B 割断した前立腺と精嚢，前面

C 精管の走行，模式図

D 精嚢，組織像

E 精管，横断

8 泌尿生殖器系

泌尿生殖器系

1 前立腺 **Prostate** Prostata　平滑な表面をもつ膀胱の下にある栗の実大の管状胞状腺．尿道を取り囲む．**A**

2 [前立腺]底 **Base of prostate** Basis prostatae　膀胱と癒着する前立腺の底部．**A**

3 近位部 **Proximal part** Pars proximalis　前立腺の後上側部で，射精管開口部の上方にあり触知可能．193頁**B**

4 傍尿道腺組織部 **Peri-urethral gland zone** Zona glandularum periurethralium　前立腺近位部で尿道を直接取り囲む領域．**A**

5 遠位部 **Distal part** Pars distalis　前立腺の後下部で，射精管開口部の下方にあり触知可能．**A**，193頁**B**

6 [前立腺]尖 **Apex of prostate** Apex prostatae　前下方に向く前立腺の突端部で，尿道を取り囲み，浅会陰横筋の近くにある．**A**

7 前面 **Anterior surface** Facies anterior　恥骨結合に向く前立腺の面．**A**

8 後面 **Posterior surface** Facies posterior　直腸に向く前立腺の面．**A**

9 下外側面 **Inferolateral surface** Facies inferolateralis　下外方を向く前立腺の面．

10 右・左葉 **Right and left lobes of prostate** Lobi prostatae dexter et sinister　前立腺の両葉は縦溝によって分けられ，後方から触知可能．それぞれ以下〈11～14〉の4つの小葉に分けられる．

11 下後小葉 **Inferoposterior lobule** Lobulus inferoposterior　下後方の小葉．**A B**

12 下外側小葉 **Inferolateral lobule** Lobulus inferolateralis　下外方の小葉．**B**

13 上内側小葉 **Superomedial lobule** Lobulus superomedialis　射精管を取り囲む小葉．**A B**

14 前内側小葉 **Anteromedial lobule** Lobulus anteromedialis　側面で近位尿道と境界をなす小葉．**B**

15 中葉† **Middle lobe** Lobus medius　発生期に中葉から起こる上内側および前内側の葉．ホルモン依存性老人性肥大を起こしやすく，尿道を弁状に閉鎖する．

16 峡部 **Isthmus of prostate；Commissure of prostate** Isthmus prostatae；Commissura prostatae　両前内側小葉の間にある尿道前方の結合部で，結合組織と筋からなる．腺の要素はほとんどない．**A B**

17 前立腺被膜 **Capsule of prostate** Capsula prostatica　平滑筋細胞を含む被膜で，前立腺を包み，しっかりと付着している．**B**

18 実質 **Parenchyma** Parenchyma　前立腺の腺のある部分．

19 前立腺管 **Prostatic ducts** Ductuli prostatici　尿道前立腺部に開口する15～30本の腺排出管．**C**

20 筋質 **Muscular tissue** Substantia muscularis　前立腺管の間にある平滑筋．**C**

21 三角部 **Trapezoid area** Area trapezoidea　前立腺の下縁と肛門会陰曲の間にある超音波画像で確認できる領域で，ここで前立腺と結腸が接する．217頁**B**

男性生殖器　195

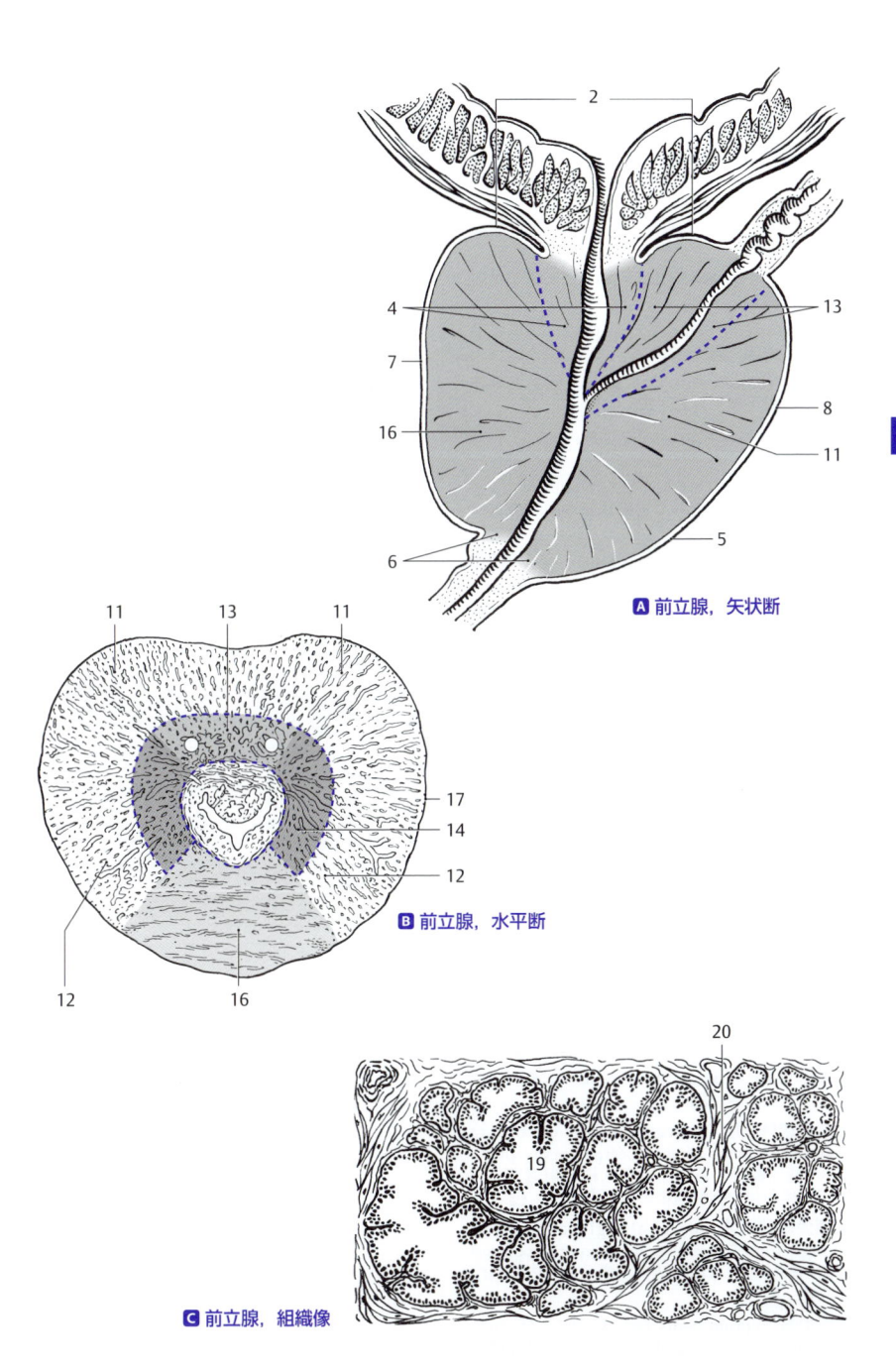

A 前立腺，矢状断

B 前立腺，水平断

C 前立腺，組織像

8 泌尿生殖器系

泌尿生殖器系

1 **尿道球腺** Bulbo-urethral gland　Glandula bulbo-urethralis　〔Cowper(カウパー)腺〕　エンドウ豆大の粘液腺で，深会陰横筋の高さにある尿道球の後端にある．

2 **尿道球腺管** Duct of bulbo-urethral gland　Ductus glandulae bulbourethralis　長さ3～4 cmの腺排出管．**D**

3 **男性の外生殖器** Male external genitalia　Organa genitalia masculina externa

4 **陰茎** Penis　Penis　陰茎海綿体および男性尿道からなる．**D**

5 **陰茎根** Root of penis　Radix penis　恥骨に付着する部．**D**

6 **陰茎体** Body of penis　Corpus penis　亀頭と陰茎根の間の部．**D**

7 **陰茎脚** Crus of penis　Crus penis　陰茎海綿体脚で，恥骨下枝に付着．**D**

8 **陰茎背** Dorsum of penis　Dorsum penis　平坦な陰茎の上面．

9 **尿道面** Urethral surface　Facies urethralis　陰茎の下面で，ここに沿って男性尿道が尿道海綿体の中を走る．**D**

10 **陰茎亀頭** Glans penis　Glans penis　尿道海綿体の膨大した末端部．**AD**

11 **亀頭冠** Corona of glans　Corona glandis　陰茎亀頭の後縁．**AD**

12 **亀頭中隔** Septum of glans　Septum glandis　亀頭内の正中隔壁．**C**

13 **亀頭頸** Neck of glans　Collum glandis　亀頭冠後方の溝．**A**

14 **包皮** Prepuce；Foreskin　preputium penis　陰茎亀頭を覆う皮膚の二重ヒダ．**A**

15 **包皮小帯** Frenulum　Frenulum preputii　包皮と亀頭下面を結ぶヒダ．**AD**

16 **陰茎縫線** Raphe of penis　Raphe penis　陰茎下面にある皮膚の縫合線で，発生学的に決められる．**B**

17 **陰茎海綿体** Corpus cavernosum penis　Corpus cavernosum penis　陰茎中隔により折半される．**ABD**

18 **尿道海綿体** Corpus spongiosum penis　Corpus spongiosum penis　尿道周囲の海綿体．**ABD**

19 **尿道球** Bulb of penis　Bulbus penis　尿道海綿体の肥厚した後端．**D**

20 **陰茎海綿体白膜** Tunica albuginea of corpora cavernosa　Tunica albuginea corporum cavernosorum　膠原線維からなる強靱な結合組織で，陰茎海綿体を包む弾性線維の網目を伴う．**B**

21 **尿道海綿体白膜** Tunica albuginea of corpus spongiosum　Tunica albuginea corporis spongiosi　尿道海綿体を包む薄い結合組織．主に内輪層からなる．**B**

22 **陰茎中隔** Septum penis　Septum penis；〔Septum pectiniforme〕　陰茎海綿体を左右に分ける櫛状の隔壁．白膜から起こる．**B**

23 **陰茎海綿体小柱** Trabeculae of corpora cavernosa　Trabeculae corporum cavernosorum　陰茎海綿体内で平滑筋に富んだ結合組織の柱．**AB**

24 **尿道海綿体小柱** Trabeculae of corpus spongiosum　Trabeculae corporis spongiosi　尿道海綿体内で平滑筋を伴う結合組織の柱．**B**

25 **陰茎海綿体洞** Cavernous spaces of corpora cavernosa　Cavernae corporum cavernosorum　陰茎海綿体内にある血液が充満した粗い網目状の間隙．**B**

26 **尿道海綿体洞** Cavernous spaces of corpus spongiosum　Cavernae corporis spongiosi　尿道海綿体内の血液に満たされた細い網目の海綿状間隙．**AB**

27 **ラセン動脈** Helicine arteries　Aa. helicinae　陰茎深動脈のラセン状の枝．

28 **海綿体静脈** Cavernous veins　Vv. cavernosae　海綿体内の拡張した静脈．

29 **深陰茎筋膜** Fascia of penis　Fascia penis；〔Fascia penis profunda〕　3つの海綿体を包む厚い筋膜で，浅陰茎背静脈と深陰茎背静脈を分ける．**B**

30 **陰茎皮下層** Subcutaneous tissue of penis　Tela subcutanea penis；〔Fascia penis superficialis〕　孤立性の平滑筋細胞を含む疎性結合組織．陰嚢の肉様膜に対応する．**B**

31 **包皮腺** Preputial glands　Glandulae preputiales　主に亀頭冠にある皮脂腺．

男性生殖器　**197**

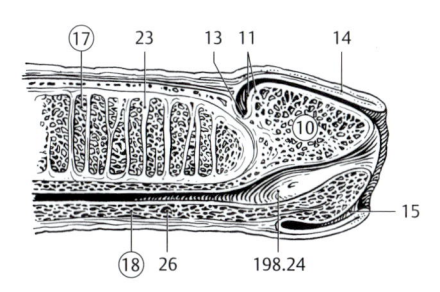

A 陰茎端，正中断

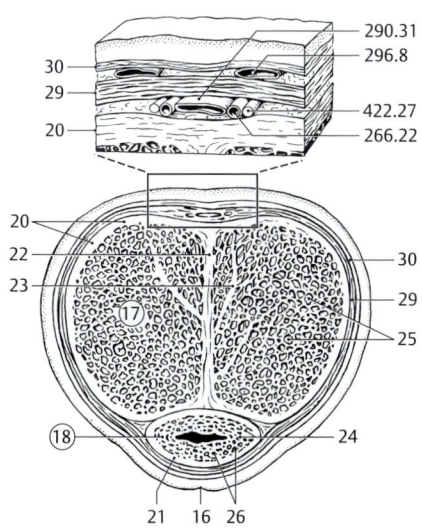

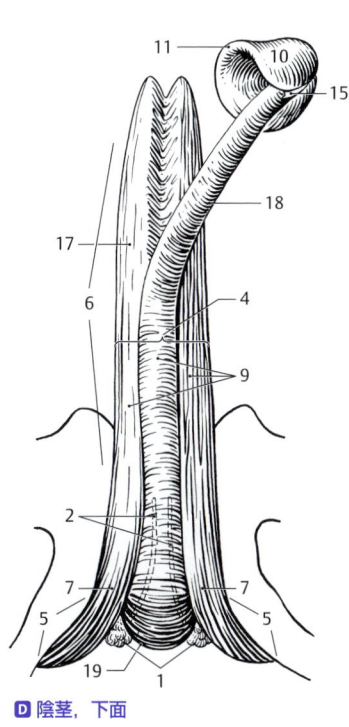

B 陰茎，横断

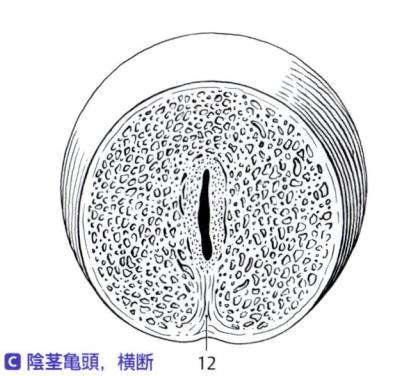

C 陰茎亀頭，横断

D 陰茎，下面

泌尿生殖器系

泌尿生殖器系

1 **男性の尿道** Male urethra　Urethra masculina　Ⓑ

2 **内尿道口**　Internal urethral orifice；Internal urinary meatus　Ostium urethrae internum　膀胱三角の前端にある内尿道口．開口の形状は膀胱の充満状態よって変化する．Ⓐ，188頁18

3 **充満時内尿道口** Filling internal urethral orifice　Ostium urethrae internum accipiens　閉鎖した尿道口は，膀胱の充満につれて周囲の構造とともに平坦な板となる．尿道は長い．

4 **排尿時内尿道口** Emptying internal urethral orifice　Ostium urethrae internum evacuans　骨盤底の弛緩につれて膀胱は下降する．膀胱頚は男性尿道内へ漏斗のように引き込まれ，尿道は短くなったようにみえる．

5 **壁内部；前立腺前部**　Intramural part；Preprostatic part　Pars intramuralis；Pars preprostatica　膀胱の筋壁内にある男性尿道の部分．ⒶⒷ

6 **前立腺部** Prostatic urethra　Pars prostatica　前立腺を貫通している部分．Ⓑ

7 **近位部** Proximal part　Pars proximalis　精丘上方の男性尿道の部分．

8 **遠位部** Distal part　Pars distalis　精丘下方の男性尿道の部分．

9 **尿道稜** Urethral crest　Crista urethralis　尿道立腺部の後壁内にある粘膜ヒダで，膀胱垂に続いている．Ⓐ

10 **精丘** Seminal colliculus　Colliculus seminalis　尿道稜の隆起で，射精管の開口を含む．Ⓐ，187頁Ⓒ

11 **前立腺小室** Prostatic utricle　Utriculus prostaticus　精丘内にある長さ最大1cmの盲嚢．中腎傍管〔Müller(ミュラー)管〕の遺残．Ⓐ

12 **前立腺洞** Prostatic sinus　Sinus prostaticus　精丘の両側で前立腺管が開口する溝．Ⓐ

13 **筋層** Muscular layer；Muscular coat　Tunica muscularis　大部分が膀胱壁内の筋層から続いており，尿道の前立腺部を走り，前立腺部近位の内部および上部へ続く．

14 **輪筋層** Circular layer　Stratum circulare　輪走する筋束が散在する弾性結合組織．

15 **内尿道括約筋**　Internal urethral sphincter；Supracollicular sphincter；Preprostatic sphincter　M. sphincter urethrae internus；M. sphincter supracollicularis　前立腺前部を吊るす排尿筋の輪層の肥厚部．筋の収縮により，膀胱内への逆行性射精を防ぐ．

16 **縦筋層** Longitudinal layer　Stratum longitudinale　男性尿道内の縦筋束．膀胱の内縦筋層の部分．これらによって，おそらく排尿時の前立腺管の閉鎖を助ける．

17 **粘膜** Mucosa；Mucous membrane　Tunica mucosa　尿道の前立腺部の粘膜は半分まで移行上皮で覆われており，その後は多列円柱上皮で覆われる．

18 **外尿道括約筋** External urethral sphincter　M. sphincter urethrae externus　横紋筋からなる男性尿道の外括約筋．深会陰横筋に由来し尿道前立腺部の遠位部の大部分を包む．尿道の随意の閉鎖をつかさどる．

19 **隔膜部**　Intermediate part of urethra；Membranous urethra　Pars intermedia；Pars membranacea　尿道前立腺部と尿道海綿体部の間の部分．Ⓑ

20 **筋層**　Muscular layer；Muscular coat　Tunica muscularis　膀胱由来の筋束の連続部分および外尿道括約筋由来の浅筋束からなる．

21 **縦筋層** Longitudinal layer　Stratum longitudinale　膀胱壁から起こる平滑筋．

22 **粘膜**；**Mucous membrane**　Tunica mucosa　多列円柱上皮で覆われている．

23 **海綿体部** Spongy urethra　Pars spongiosa　尿道海綿体に包まれた男性尿道の部分．Ⓑ

24 **尿道舟状窩** Navicular fossa　Fossa navicularis urethrae　外尿道口に開く前で尿道が拡大した部分．Ⓑ，197頁Ⓐ

25 **舟状窩弁**† Valve of navicular fossa　Valvula fossae navicularis　舟状窩上壁の粘膜ヒダ．

26 **尿道凹窩** Urethral lacunae　Lacunae urethrales　尿道腺開口部をもつ多数の男性尿道の粘膜陥凹．Ⓑ

27 **尿道腺** Urethral glands　Glandulae urethrales　尿道凹窩に開く小粘液腺．

28 **尿道傍管** Para-urethral ducts　Ductus paraurethrales　側方にあって外尿道口近くに開口する尿道腺の排出管．

29 **筋層**　Muscular layer；Muscular coat　Tunica muscularis　男性尿道の中間部の筋層に相当する．

30 **縦筋層** Longitudinal layer　Stratum longitudinale　男性尿道の中間部の縦筋層に相当する．

31 **粘膜**　Mucosa；Mucous membrane　Tunica mucosa　粘膜は海綿体の静脈を含む．非角化重層上皮は舟状窩に，角化上皮は外尿道口に始まる．

32 **外尿道口** External urethral orifice；External urinary meatus　Ostium urethrae externum　Ⓑ

33 **陰嚢** Scrotum　Scrotum　2つの精巣と精巣上体をいれる．

34 **陰嚢縫線** Raphe of scrotum　Raphe scroti　陰嚢皮膚の正中縫合線．発生に関係あり．Ⓒ

35 **肉様膜**　Dartos fascia；Superficial fascia of scrotum　Tunica dartos　平滑筋細胞が散在する陰嚢の真皮．真皮と平滑筋細胞は弾性線維によって結合している．Ⓒ

36 **陰嚢中隔** Septum of scrotum　Septum scroti　陰嚢内にある結合組織性の正中中隔．Ⓒ

37 **肉様筋** Dartos muscle　M. dartos　陰嚢の平滑筋．収縮によって表面積は減少し，これにより熱の損失を抑える．Ⓒ

男性尿道と陰嚢　199

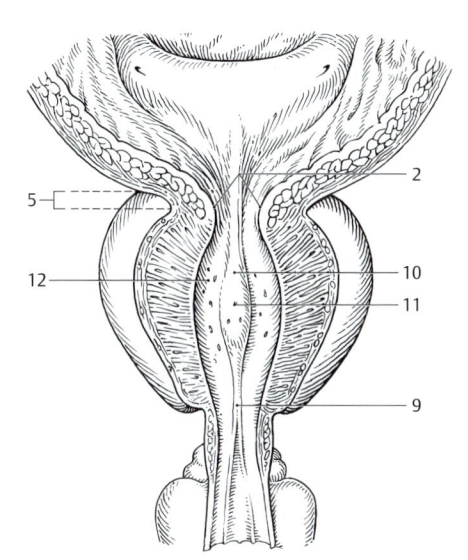

A 男性の尿道，断面

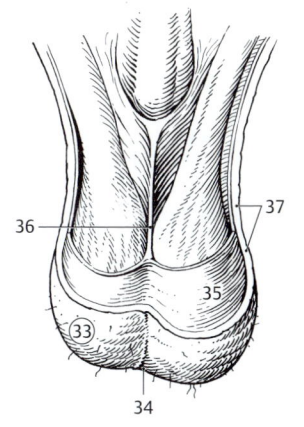

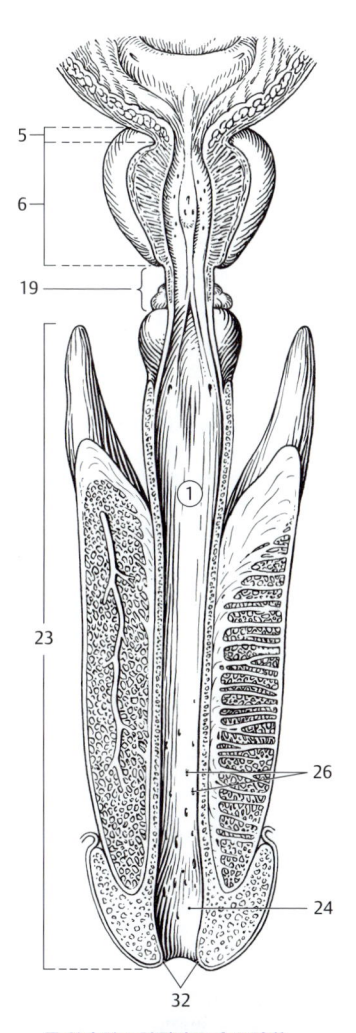

C 陰嚢，前面

B 前立腺と膀胱底を含む陰茎
（尿道までを切開），背面

8 泌尿生殖器系

泌尿生殖系

1 **女性の内生殖器** Female internal genitalia
Organa genitalia feminina interna

2 **卵巣** Ovary Ovarium 腹腔内で，卵巣陥凹の小骨盤の壁にある．長さ2.5〜4.5 cm，厚さ0.5〜1 cm．その長軸は起立時は垂直である．

3 **卵巣門** Hilum of ovary Hilum ovarii 卵巣血管が出入する部位で，卵巣間膜が付着するところ．

4 **内側面** Medial surface Facies medialis 骨盤内に向く卵巣の面．

5 **外側面** Lateral surface Facies lateralis 骨盤壁に接する卵巣の面．

6 **自由縁** Free border Margo liber 卵巣門とは反対側の遊離した卵巣の縁．

7 **間膜縁** Mesovarian border Margo mesovaricus 自由縁とは反対側の，卵巣間膜が付着する卵巣の縁．

8 **卵管端** Tubal extremity Extremitas tubaria 卵管漏斗に向く卵巣の終端．

9 **子宮端** Uterine extremity Extremitas uterina 子宮に向く卵巣の極．

10 **白膜** Tunica albuginea Tunica albuginea 卵巣を包む結合組織性被膜．変性した腹膜上皮（"胚上皮"）で覆われる．

11 **卵巣支質** Ovarian stroma Stroma ovarii 結合組織からなる構造．卵巣皮質内には多数の間質細胞が存在する．

12 **卵巣皮質** Ovarian cortex Cortex ovarii 各成熟段階の卵胞をもつ．

13 **卵巣髄質** Ovarian medulla Medulla ovarii 神経，ならびに血管およびリンパ管を含む．

14 **胞状卵胞** Vesicular ovarian follicle Folliculi ovarici vesiculosi 〔Graaf（グラーフ）卵胞〕 胞状の卵胞，三次卵胞．液腔をもつ成熟卵胞．

15 **赤体** Corpus rubrum Corpus rubrum 排卵後の出血に伴う卵胞上皮および卵胞膜からなる卵胞の遺残．黄体となる．

16 **卵胞膜**〔Theca folliculi〕〔Theca folliculi〕 卵胞上皮周囲の細長い結合組織層．

17 **黄体** Corpus luteum Corpus luteum 赤体から生じる腺．脂肪滴によって黄色にみえる．プロゲステロンとエストロゲンを分泌する内分泌腺．

18 **白体** Corpus albicans Corpus albicans 退化した黄体の遺残．

19 **固有卵巣索** Ligament of ovary Lig. ovarii proprium；Lig. uteroovaricum；〔Chorda uteroovarica〕 卵巣の子宮端と子宮の間を結ぶ結合組織索で，卵管角（子宮の両側）の後方にある．平滑筋を含み，排卵時に必要な卵巣のある程度の運動を可能にする． ，203頁

20 **卵巣提靭帯；卵巣提索**（♀） Suspensory ligament of ovary；Infundibulopelvic ligament Lig. suspensorium ovarii 頭側の性腺ヒダに由来する靭帯で，卵管端と骨盤の外側壁の間を結ぶ．

21 **卵管** Uterine tube Tuba uterina；Salpinx 卵巣の近傍と子宮を結ぶ約10 cmの管．

22 **卵管腹腔口** Abdominal ostium Ostium abdominale tubae uterinae 卵管の腹膜腔への開口部．

23 **卵管漏斗** Infundibulum Infundibulum tubae uterinae 漏斗状の卵管起始部．

24 **卵管采** Fimbriae Fimbriae tubae uterinae 房状の卵管付属物．

25 **卵巣采** Ovarian fimbria Fimbria ovarica 卵管漏斗と卵巣の間にある長い采．卵管端と卵巣を接触させるよう働く．

26 **卵管膨大部** Ampulla Ampulla tubae uterinae 卵管の外側拡張部．内腔は卵管峡部に向かい細くなる．

27 **卵管峡部** Isthmus Isthmus tubae uterinae 細くなった内側1/3の卵管．子宮角で子宮とつながる．

28 **子宮部** Uterine part；Intramural part Pars uterina 子宮壁内にある卵管峡部の部分．

29 **卵管子宮口** Uterine ostium Ostium uterinum tubae uterinae 卵管峡部の子宮部が子宮腔に開く口．

30 **漿膜** Serosa；Serous coat Tunica serosa 卵管の腹膜による被覆．

31 **漿膜下組織** Subserosa；Subserous layer Tela subserosa 卵管腹膜による被覆の下の結合組織．

32 **筋層** Muscular layer；Muscular coat Tunica muscularis 3つの部分からなる．内層は縦筋層，輪筋層で，子宮の方向に蠕動が可能となる．中間の横筋束は，血管壁および卵管の内腔にある区画とつながる．外層の腹膜下筋は縦に配列する傾向があり，卵管と卵管采を動かす作用がある．

33 **粘膜** Mucosa；Mucous membrane Tunica mucosa 枝分かれする縦ヒダを含む．線毛細胞および腺細胞からなる単層上皮で構成される．

34 **卵管ヒダ** Folds of uterine tube Plicae tubariae 枝状の粘膜ヒダで，卵管のいくつかの区域の内腔全体を満たす．

35 **原始卵胞**〔Primary ovarian follicle〕〔Folliculi ovarici primarii〕 卵細胞とこれを取り囲む単層の卵胞上皮からなる卵巣の単位で，腔はない．

36 **卵丘**〔Cumulus oophorus〕〔Cumulus oophorus〕 卵胞の液腔に突出した卵胞上皮細胞からなる隆起で，卵細胞を包む．

女性生殖器 201

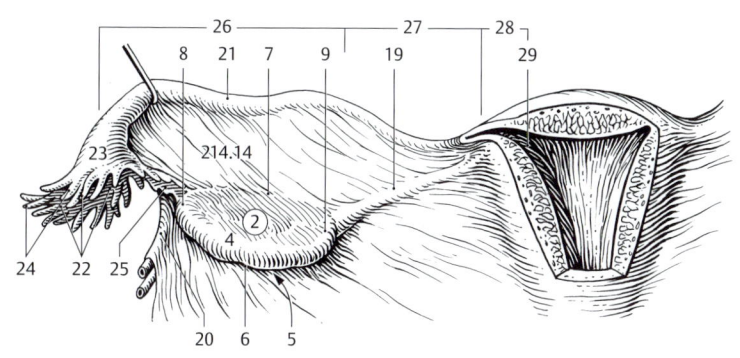

A 卵管と卵巣および子宮，後面

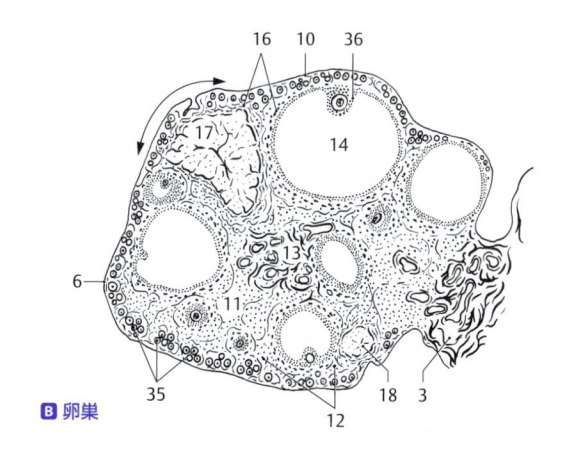

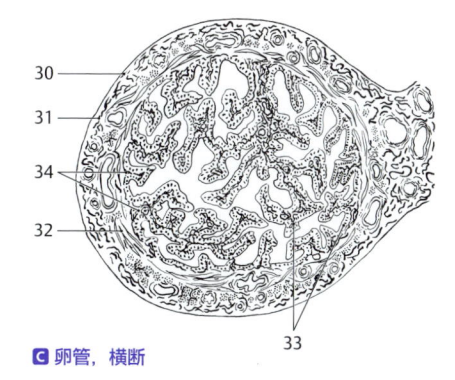

B 卵巣

C 卵管，横断

1 **子宮** Uterus　Uterus；〔Metra〕　長さ約7.5 cmの梨の形をした臓器． ⒶⒷ

2 **子宮底** Fundus of uterus　Fundus uteri　卵管の開口部の上方にある丸みを帯びた子宮端． ⒶⒷ

3 **子宮体** Body of uterus　Corpus uteri　子宮峡部と子宮底の間の部分． ⒶⒷ

4 **[右・左]子宮角** Uterine horn　Cornu uteri　子宮から卵管の入り口に向く先のとがった突出部． Ⓑ

5 **[右・左]子宮縁** Border of uterus　Margo uteri　両側の鈍縁で，子宮広間膜が付着するところ． ⒷⒸ

6 **後面** Intestinal surface；Posterior surface　Facies intestinalis；Facies posterior　後上方へ向く面で腸が接触する． Ⓐ

7 **子宮腔** Uterine cavity　Cavitas uteri　子宮内の腔状の空間で，逆三角形の形をとり，粘膜で覆われる． ⒶⒷⒸ

8 **前面** Vesical surface；Anterior surface　Facies vesicalis；Facies anterior　前下方の膀胱に面する． Ⓐ

9 **解剖学的内子宮口** Anatomical internal os　Ostium anatomicum uteri internum　子宮体の平坦な内腔と子宮頸の丸みを帯びた内腔の間の移行部． Ⓑ

10 **子宮頸** Cervix of uterus　Cervix uteri　丸みを帯びた子宮の下部1/3の部分． Ⓑ

11 **腟上部** Supravaginal part　Portio supravaginalis cervicis　腟上方の子宮頸の部分．腹膜下の結合組織内に固定される． Ⓐ

12 **子宮峡部** Isthmus of uterus　Isthmus uteri　子宮体と子宮頸の間の移行部．ここが妊娠時に拡張し，臨床用語で"子宮下部"と呼ばれる部分となる． ⒶⒷ

13 **組織学的内子宮口** Histological internal os　Ostium histologicum uteri internum　子宮峡部の内腔の下限．この点から外側では，月経周期において粘膜はもはや変化しない． Ⓑ

14 **腟部** Vaginal part　Portio vaginalis cervicis　腟に突出し，腟上皮で覆われた部分． ⒶⒷ

15 **外子宮口** External os of uterus　Ostium uteri　子宮腔の腟への開口．未産婦では小窩状で，経産婦では裂目状である． ⒶⒷ

16 **前唇** Anterior lip　Labium anterius　外子宮口の前縁． Ⓐ

17 **後唇** Posterior lip　Labium posterius　外子宮口の後縁． Ⓐ

18 **子宮頸管** Cervical canal　Canalis cervicis uteri　子宮頸の管状の内腔． ⒶⒷ

19 **棕状ヒダ** Palmate folds　Plicae palmatae　棕櫚状の模様をつくる粘膜のヒダで，内腔の方向に下方に向かう． ⒶⒷ

20 **子宮頸腺** Cervical glands　Glandulae cervicales　粘膜の単層上皮内にある枝分かれした管状腺．

21 **子宮傍組織** Parametrium　Parametrium　子宮の両側にある腹膜下結合組織． Ⓒ

22 **子宮頸傍組織** Paracervix　Paracervix　子宮頸の両側にある腹膜下結合組織．

23 **漿膜；子宮外膜** Serosa；Serous coat；Perimetrium　Tunica serosa；Perimetrium　子宮の腹膜被覆． Ⓒ

24 **漿膜下組織** Subserosa；Subserous layer　Tela subserosa　子宮の腹膜被覆下の結合組織． Ⓒ

25 **筋層；子宮筋層** Myometrium　Tunica muscularis；Myometrium　3つの層からなる非常に厚い子宮の筋壁．その平滑筋の中間層は，子宮底および子宮体では，3次元の網目として配列する．内層と外層は輪走および縦走する平滑筋からなる．子宮頸では，輪走筋となる傾向がある． ⒷⒸ

26 **直腸子宮筋** Recto-uterinus　M. rectouterinus　直腸子宮靱帯内の筋．

27 **粘膜；子宮内膜** Endometrium　Tunica mucosa；Endometrium　子宮腔を裏打ちする粘膜．子宮筋層の直上にある． Ⓒ

28 **子宮腺** Uterine glands　Glandulae uterinae　子宮内膜の上皮内にある枝分かれした管状腺． Ⓒ

29 **子宮円索** Round ligament of uterus　Lig. teres uteri；〔Lig. rotundum〕　発生期の尾側の性腺ヒダ由来の靱帯．子宮角から子宮傍組織および鼠径管を通って大陰唇に至る． ⒶⒷ

30 **恥骨頸靱帯** Pubocervical ligament　Lig. pubocervicale；〔Lig. vesicouterinum〕　恥骨結合の後面から膀胱頸の外側壁および子宮頸に至る靱帯． Ⓓ

31 **基靱帯；子宮頸横靱帯** Cardinal ligament；Transverse cervical ligament　Lig. cardinale；Lig. transversum cervicis　頸管傍組織内の結合組織の肥厚部からなる膠原線維の集合． Ⓓ

32 **直腸子宮靱帯；子宮仙骨靱帯** Uterosacral ligament；Recto-uterine ligament　Lig. rectouterinum　子宮頸と直腸の間を伸びる結合組織の肥厚部． ⒶⒹ

女性生殖器　203

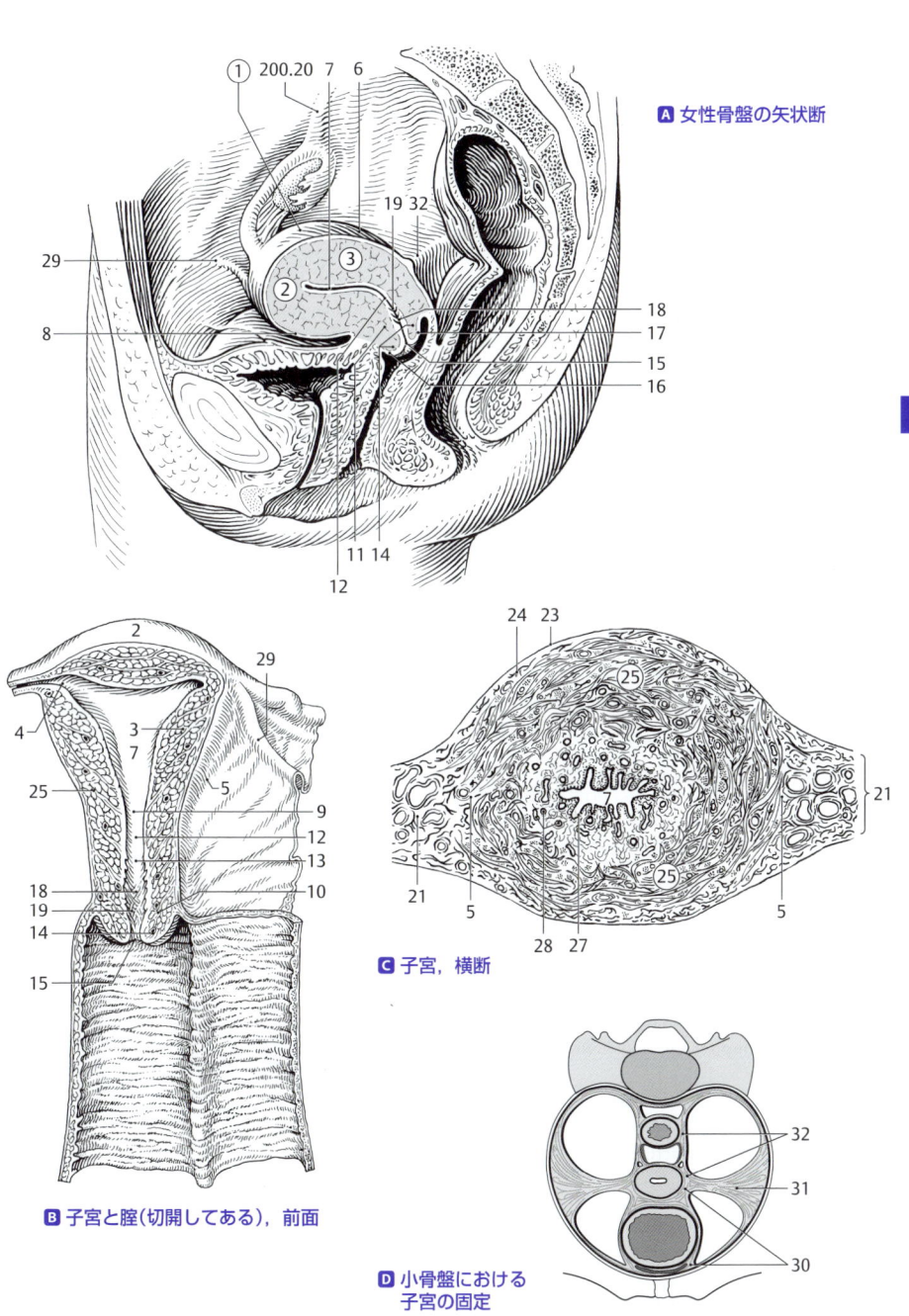

A 女性骨盤の矢状断

B 子宮と腟（切開してある），前面

C 子宮，横断

D 小骨盤における子宮の固定

8 泌尿生殖器系

1 膣 Vagina Vagina　正面は平坦で，断面がH字形にみえる長さ約10cmの筋性の管．[A], 209頁 [E]

2 膣円蓋 Vaginal fornix Fornix vaginae　膣に突出する子宮頸膣部を囲む盲端となる円蓋部分．

3 前部 Anterior part Pars anterior　膣円蓋の平坦な前部．[A]

4 後部 Posterior part Pars posterior　膣円蓋の後部の深くなった部分．子宮頸膣部の後を伸びて直腸子宮窩に至る．腹膜腔の臨床上の穿刺部位．[A]

5 外側部 Lateral part Pars lateralis　膣円蓋の前部と後部の間にある外側の連続部．

6 前壁 Anterior wall Paries anterior　膣の前壁．[A]

7 後壁 Posterior wall Paries posterior　膣の後壁．[A]

8 処女膜 Hymen Hymen　膣口を部分的に閉じている皮膚のヒダで，特に膣の後壁から伸びる．[C]

9 処女膜痕　Carunculae hymenales；Hymenal caruncles Carunculae hymenales　分娩後の膣壁にある処女膜の遺目．[A][D]

10 筋層　Muscular layer；Muscular coat Tunica muscularis　平滑筋の薄い筋層で，膠原線維および弾性線維が互いに交叉し網目をつくる．[A]

11 粘膜　Mucosa；Mucous membrane Tunica mucosa　腺を含まず，グリコーゲンに富み，角化しない重層扁平上皮をもつ．[A]

12 膣粘膜ヒダ Vaginal rugae Rugae vaginales　膣粘膜内の横ヒダ．[A]

13 皺柱；ヒダ柱 Vaginal columns Columnae rugarum　静脈叢を覆う膣壁内の2つの縦走隆起．

14 前皺柱；前ヒダ柱 Anterior vaginal column Columna rugarum anterior　膣の前壁の縦走する稜．[A][D]

15 後皺柱；後ヒダ柱 Posterior vaginal column Columna rugarum posterior　膣の後壁の縦走する稜．[A]

16 膣の尿道隆起 Urethral carina of vagina Carina urethralis vaginae　膣の前壁に尿道があるために生じ，膣皺柱の外方への延長を表す．[A][C][D]

17 海綿層 Spongy layer Tunica spongiosa　筋層外側の結合組織内にある血管網．[A]

18 卵巣上体 Epoophoron Epoophoron　卵管間膜内の中腎の痕跡．[B]

19 卵巣上体管 Longitudinal duct Ductus longitudinalis　卵管間膜内の中腎管の遺残．[B]

20 横小管 Transverse ductules Ductuli transversi　横走する10〜20本の中腎管で，縦走する卵巣上体管に開く．[B]

21 胞状垂　Vesicular appendices Appendices vesiculosae　多くは卵管漏斗の近くにある小胞状に終わる中腎管．[B]

22 卵巣傍体 Paroophoron Paroophoron　卵巣動脈最下枝の間にある尾側中腎部に由来する小管．[B]

23 痕跡精管† Vestige of ductus deferens Ductus deferens vestigialis　Wolff（ウォルフ）管の遺残．

24 女性の外生殖器 Female external genitalia Organa genitalia feminina externa

25 女性の外陰部；陰門 Pudendum；Vulva Pudendum femininum；Vulva　女性の外性器．

26 恥丘 Mons pubis Mons pubis　恥骨結合の前と上にある脂肪の多い有毛の皮膚の領域．[C]

27 大陰唇 Labium majus Labium majus pudendi　脂肪体を覆う縦長の隆起．その外面は毛で覆われる．恥丘から会陰に至り，陰裂と境界をなす．[C]

28 前陰唇交連 Anterior commissure Commissura labiorum anterior　左右大陰唇の前方での連結部．[C]

29 後陰唇交連 Posterior commissure Commissura labiorum posterior　左右大陰唇の後方での連結部．[C][D]

30 陰唇小帯 Frenulum of labia minora；Fourchette Frenulum labiorum pudendi　小陰唇後端の左右連結部にあるヒダ．分娩時に裂けることがある．[C]

31 陰裂 Pudendal cleft Rima pudendi　左右の大陰唇間の裂目．[C]

32 小陰唇 Labium minus Labium minus pudendi　脂肪および毛を欠き，皮脂腺をもつ皮膚ヒダ．膣前庭の境界となる．[C]

33 陰核包皮 Prepuce of clitoris Preputium clitoridis　陰核亀頭上方での左右小陰唇の結合部．[C]

34 陰核小帯 Frenulum of clitoris Frenulum clitoridis　陰核亀頭の下方で左右小陰唇が付着する小さなヒダ．[D]

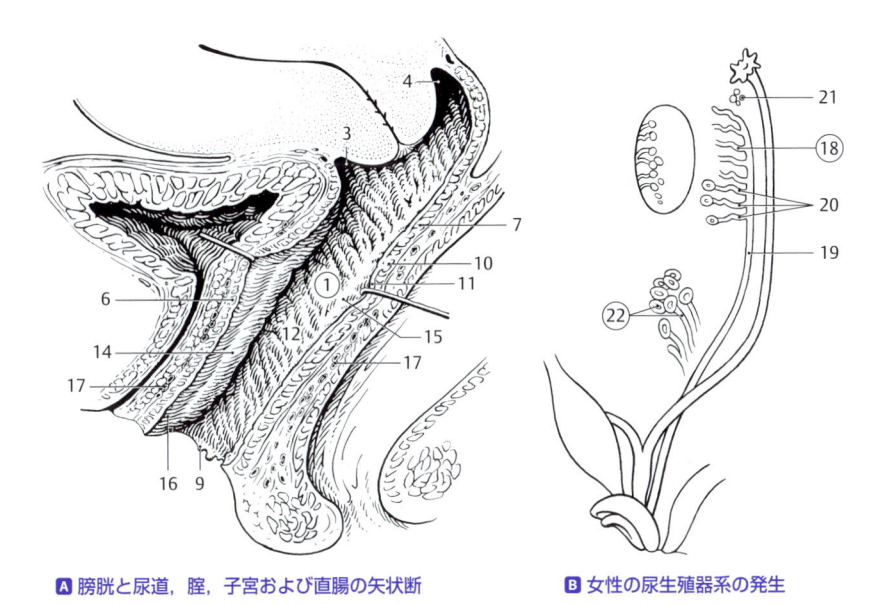

女性生殖器　**205**

A 膀胱と尿道，腟，子宮および直腸の矢状断

B 女性の尿生殖器系の発生

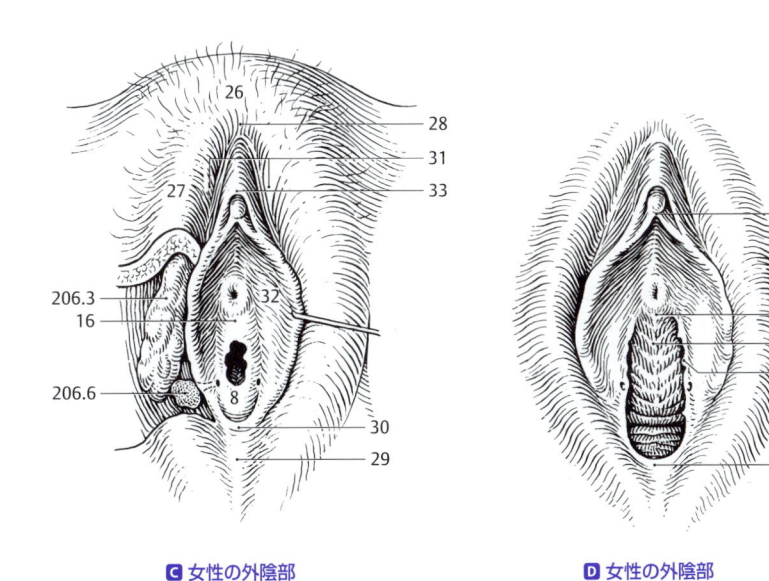

C 女性の外陰部

D 女性の外陰部

8 泌尿生殖器系

1 腟前庭 **Vestibule** Vestibulum vaginae　主に小陰唇で囲まれている．女性尿道，腟，ならびに大前庭腺および小前庭腺が開口する部位．Ⓐ

2 腟前庭窩 **Vestibular fossa** Fossa vestibuli vaginae　大陰唇の後方接合部と陰唇小帯の間にある小さい窪み．Ⓐ

3 前庭球 **Bulb of vestibule** Bulbus vestibuli　陰茎の尿道海綿体に対応する勃起組織．主に大陰唇の基部にある．205頁Ⓒ

4 前庭球中間部；前庭球交連部 **Commissure of bulbs** Commissura bulborum　陰核の前で左右の前庭球の間を走る静脈の橋．

5 腟口 **Vaginal orifice** Ostium vaginae　腟前庭への腟の開口．Ⓐ

6 大前庭腺 **Greater vestibular gland** Glandula vestibularis major〔Bartholin(バルトリン)腺〕　前庭球の後端の両側にある粘液腺．それらの長い導管は小陰唇と腟口の間の腟前庭で開口する．Ⓐ，205頁Ⓒ

7 小前庭腺 **Lesser vestibular glands** Glandulae vestibulares minores　尿道口付近の孤立性の粘液腺．

8 陰核 **Clitoris** Clitoris　小陰唇の前端にある外陰部の勃起部．2つの海綿体の融合からなり，陰茎海綿体に対応する．Ⓐ

9 陰核脚 **Crus of clitoris** Crus clitoridis　陰核からの延長部分．Ⓐ

10 陰核体 **Body of clitoris** Corpus clitoridis　恥骨結合下方の両側の陰核脚が融合したもの．Ⓐ

11 陰核亀頭 **Glans of clitoris** Glans clitoridis　陰核体の終端で，膨張が可能．Ⓐ

12 [右・左]陰核海綿体 **Corpus cavernosum of clitoris** Corpus cavernosum clitoridis　陰核体内の海綿体．Ⓐ

13 陰核海綿体中隔 **Septum of corpora cavernosa** Septum corporum cavernosorum　左右の陰核海綿体を分ける不完全な結合組織性隔壁．

14 陰核筋膜 **Fascia of clitoris** Fascia clitoridis　陰核を包む結合組織性膜．Ⓐ

15 陰核提靱帯(♀) **Suspensory ligament of clitoris** Lig. suspensorium clitoridis　恥骨結合下縁から陰核亀頭を吊るす靱帯．Ⓐ

16 陰核ワナ靱帯 **Fundiform ligament of clitoris** Lig. fundiforme clitoridis　陰核と腹部筋膜の間に張る結合組織性靱帯．

17 女性尿道 **Female urethra** Urethra feminina　長さは2.5～4cm．209頁Ⓔ

18 内尿道口 **Internal urethral orifice；Internal urinary meatus** Ostium urethrae internum　膀胱三角の前先端にある女性尿道の内開口部．形状は膀胱の充満度に応じて変化する．Ⓒ

19 充満時内尿道口 **Filling internal urethral orifice** Ostium urethrae internum accipiens　膀胱が充満するにつれて，閉鎖した口は周囲の構造とともに平坦な板をつくる．尿道は長くみえる．

20 排尿時内尿道口 **Emptying internal urethral orifice** Ostium urethrae internum evacuans　骨盤底が弛緩するにつれて，膀胱は下降する．その頸部は漏斗状に尿道内に引き込まれて，尿道は短縮したようにみえる．

21 壁内部 **Intramural part** Pars intramuralis　膀胱の筋壁内にある女性尿道の部分．Ⓒ

22 尿道稜 **Urethral crest** Crista urethralis　女性尿道の後壁内にある膀胱垂の延長部分をつくる粘膜のヒダ．Ⓑ

23 外尿道口 **External urethral orifice** Ostium urethrae externum　ⒶⒸ

24 外尿道括約筋 **External urethral sphincter** M. sphincter urethrae externus　女性尿道の中間1/3を深会陰横筋由来の線維と内尿道括約筋の細胞からなる主に輪状線維で取り囲み，結合組織に埋まっている．その上部は膀胱の筋組織と，その下部は尿道圧迫筋の筋組織と混じる．Ⓒ

25 筋層 **Muscular layer；Muscular coat** Tunica muscularis　平滑筋からなる女性尿道の内筋層．以下〈26，28〉の2つの層を含む．

26 輪筋層 **Circular layer** Stratum circulare　浅部の輪走する筋層．Ⓑ

27 内尿道括約筋 **Internal urethral sphincter** Sphincter urethrae internus　その筋細胞は外尿道括約筋の下を輪走しており，2つの括約筋をつなぐ．

28 縦筋層 **Longitudinal layer** Stratum longitudinale　外尿道口周囲の皮下脂肪組織に伸びる縦走する筋層．Ⓑ

29 海綿層 **Spongy layer** Tunica spongiosa　粘膜下の静脈叢．Ⓑ

30 粘膜 **Mucosa；Mucous membrane** Tunica mucosa　はじめは移行上皮と多列円柱上皮で覆われて，ついで非角化重層扁平上皮で覆われる．Ⓑ

31 尿道腺 **Urethral glands** Glandulae urethrales　女性尿道に開口する小粘液腺．Ⓑ

32 尿道凹窩 **Urethral lacunae** Lacunae urethrales　尿道腺開口部をもつ尿道粘膜の窪み．Ⓑ

33 尿道傍管[†] **Para-urethral ducts** Ductus paraurethrales〔Skene(スキーン)管〕　尿道口の隣に開口する長さ1～2cmの腺の管．前立腺に対応する．Ⓑ

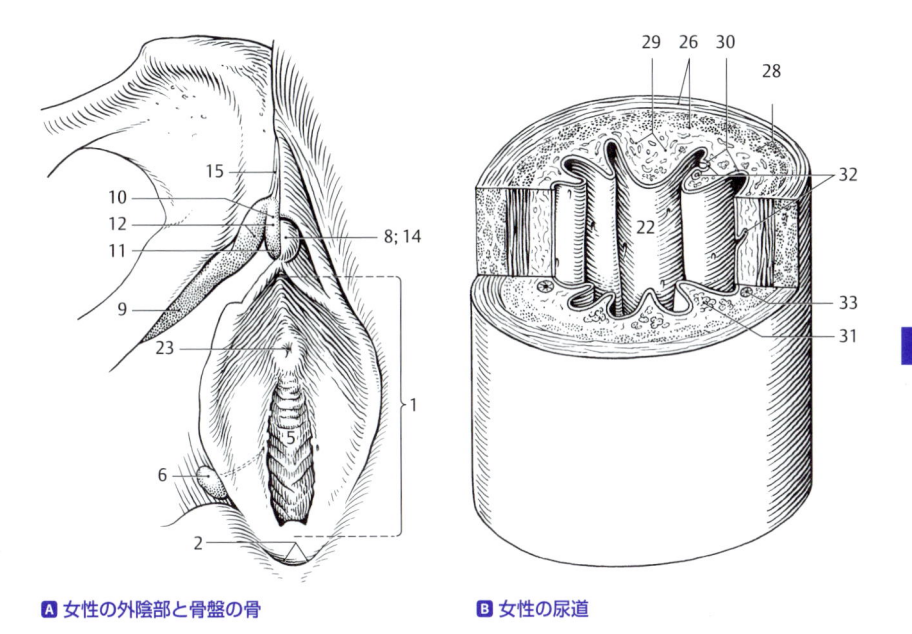

女性生殖器／女性尿道　　**207**

△ 女性の外陰部と骨盤の骨

B 女性の尿道

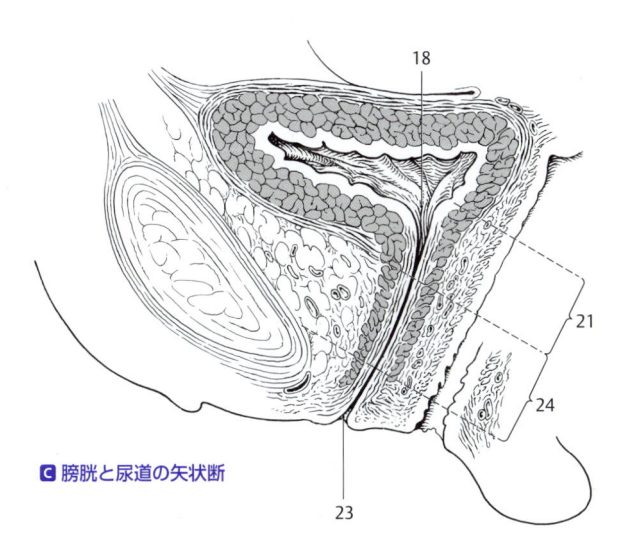

C 膀胱と尿道の矢状断

8

泌尿生殖器系

1 会陰 Perineum　Perineum　様々な使われ方がある用語．肛門と生殖器の間にある軟部組織のつながり．局所解剖学では，尿生殖三角と肛門三角を含む複合領域．皮膚と下骨盤隔膜筋膜の間にある尿生殖三角と肛門三角の下の空間．

2 [会陰]縫線 Perineal raphe　Raphe perinei　陰嚢縫線の連続部分で，発生期につくられる．

3 会陰筋 Perineal muscles　Mm. perinei　これらは以下〈4, 6〉の2群に分けられる．

4 肛門三角の筋 Muscle of anal triangle　M. regionis analis　次〈5〉の筋は肛門三角に認められる唯一の筋である．

5 外肛門括約筋 External anal sphincter　M. sphincter ani externus　横紋筋からなる．A B, 218頁13

6 尿生殖三角の筋 Muscles of urogenital triangle　Mm. regionis urogenitalis　浅会陰隙と深会陰隙の筋に分けられる．

7 会陰腱中心；会陰体 Perineal body　Corpus perineale；Centrum perinei　直腸と腟(女性)または尿道(男性)の間にある弾性組織板で，膀胱および直腸由来の平滑筋からなる肛門挙筋，深会陰横筋，球海綿体筋，および外肛門括約筋の筋束と腱で構成される．男性では前立腺の被膜に，女性では腟に続く．A B

8 肛門尾骨靱帯 Anococcygeal body；Anococcygeal ligament　Corpus anococcygeum；Lig. anococcygeum　筋成分を伴う肛門と尾骨の間を走る結合組織索．A B, 218頁17

9 会陰皮下層 Subcutaneous tissue of perineum　Tela subcutanea perinei　会陰まで続く腹部皮下組織

10 膜状層 Membranous layer　Stratum membranosum　腹部の皮下組織の膜状層〔Scarpa(スカルパ)筋膜〕で，尿生殖三角まで続く．A B C

11 会陰皮下囊 Subcutaneous perineal pouch　Saccus subcutaneus perinei　〔Colles(コレス)隙〕　膜状層と会陰筋膜の間の尿生殖三角内に生じうる閉じた空間．尿道の損傷後，尿がここから前方へ流れ，腹壁，陰核，大陰唇，または陰茎および陰嚢へ流入する場合がある．C

12 浅会陰隙 Superficial perineal pouch；Superficial perineal compartment；Superficial perineal space　Compartimentum superficiale perinei；Spatium superficiale perinei　会陰筋膜と会陰膜の間の閉じた空間．C

13 浅会陰筋膜 Perineal fascia；Superficial investing fascia of perineum；Deep perineal fascia　Fascia perinei；Fascia investiens perinei superficialis〔Colles(コレス)筋膜〕　浅会陰隙の下限．以下〈14～16〉の3つの筋を覆う．A B C

14 浅会陰横筋 Superficial transverse perineal muscle　M. transversus perinei superficialis　時にある深会陰横筋の延長で，坐骨結節から会陰体に伸びる．《神》陰部神経．A B

15 坐骨海綿体筋 Ischiocavernosus　M. ischiocavernosus　男性：坐骨枝から陰茎脚を通り白膜に伸びる筋．小さな筋束は恥骨結合の下，陰茎の上を対側に走る．
女性：坐骨枝から起始する筋で，陰核脚に付着しこれを覆う．海綿体の血液充満を助ける．《神》陰部神経．A B C

16 球海綿体筋 Bulbospongiosus　M. bulbospongiosus　男性：会陰体および尿道海綿体の下面から起こる筋で，会陰膜および陰茎背に張る．不対である．尿道球を圧迫し，尿道内容物を遠くに運ぶよう作用する．
女性：2つの部分に分かれる筋．1対の筋が横隔膜の腱中心から起こり，前庭球および大前庭腺を覆う．膜を空にし，前庭球を圧迫するよう作用し，血流を前方へ押し出す．《神》陰部神経．A B C

17 深会陰隙 Deep perineal pouch；Deep perineal space　Saccus profundus perinei；Spatium profundum perinei　会陰膜上方の間隙で，尿道括約筋の斜め上方への走行のために骨盤に向かって開く．C

18 会陰膜；下尿生殖隔膜筋膜 Perineal membrane；〔Inferior urogenital diaphragmatic fascia〕　Membrana perinei；〔Fascia diaphragmatis urogenitalis inferior〕　深会陰横筋の下にある筋膜．A B C

19 会陰横靱帯(♂) Transverse perineal ligament　Lig. transversum perinei　深会陰横筋の前端の線維性延長部．D

20 深会陰横筋 Deep transverse perineal muscle　M. transversus perinei profundus　恥骨弓に広がる台形の筋板．《神》陰部神経．C D E

21 尿生殖隔膜 〔Urogenital diaphragm〕〔Diaphragma urogenitalis〕　既に差し替えられた用語．以前に1つの単位と考えられていたものは，現在では別の用語に分けられる：会陰膜，会陰横靱帯，深会陰横筋．

22 外尿道括約筋 External urethral sphincter　M. sphincter urethrae externus　D E, 206頁24

23 尿道圧迫筋(♀) Compressor urethrae　M. compressor urethrae　尿道括約筋の遠位部と連続する筋(女性)で，坐骨枝に張る．尿道を圧迫し，尿道を引き伸ばす作用もある．E

24 尿道腟括約筋(♀) Sphincter urethrovaginalis　M. sphincter urethrovaginalis　尿道圧迫筋の遠位部と連続する筋(女性)で，前庭球まで伸びる．E

25 上尿生殖隔膜筋膜 〔Superior urogenital diaphragmatic fascia〕〔Fascia diaphragmatis urogenitalis superior〕　既に使われていない用語．最新の科学的見解では，深会陰隙の完全な境界は存在しないとされる．

会陰 209

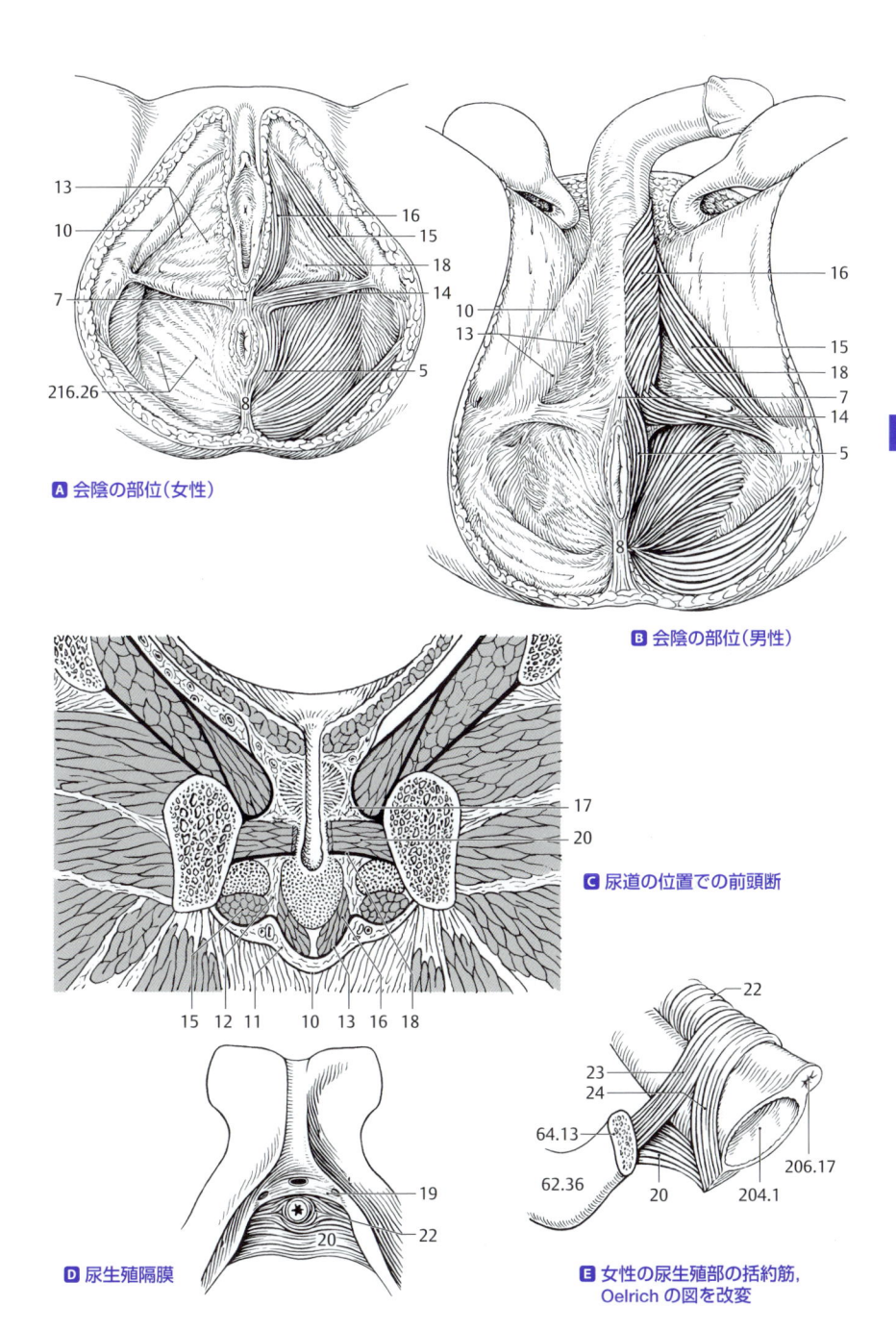

A 会陰の部位（女性）

B 会陰の部位（男性）

C 尿道の位置での前頭断

D 尿生殖隔膜

E 女性の尿生殖部の括約筋，Oelrich の図を改変

8 泌尿生殖器系

#	日本語	英語	ラテン語・説明
1	腹腔と骨盤腔	Abdominopelvic cavity	Cavitas abdominis et pelvis
2	腹腔	Abdominal cavity	Cavitas abdominis；Cavitas abdominalis
3	骨盤腔	Pelvic cavity	Cavitas pelvis；Cavitas pelvina
4	腹膜外隙	Extraperitoneal space	Spatium extraperitoneale 腹膜とは無関係の結合組織中の間隙．
5	腹膜後隙	Retroperitoneal space	Spatium retroperitoneale 腹膜被覆の後方で結合組織によって境される領域．
6	恥骨後隙	Retropubic space	Spatium retropubicum；[Spatium prevesicale]　[Retzius(レチウス)腔]　恥骨結合の後方，膀胱正面の間隙． C
7	鼡径靱帯後隙	Retro-inguinal space	Spatium retroinguinale；[Spatium subperitoneale]　小骨盤としての結合組織内の間隙で，腹膜の下にある．
8	腹膜腔	Peritoneal cavity	Cavitas peritonealis 腹膜に囲まれた腔．
9	腹膜	Peritoneum	Peritoneum
10	漿膜	Serosa；Serous coat	Tunica serosa 漿膜上皮(中皮)と基底膜からなる．
11	漿膜下組織	Subserosa；Subserous layer	Tela subserosa 血管を含む漿膜下の結合組織の滑動層．
12	壁側腹膜	Parietal peritoneum	Peritoneum parietale 腹壁を覆う腹膜． A, 193頁 A
13	臓側腹膜	Visceral peritoneum	Peritoneum viscerale 腹部の臓器を覆う腹膜．
14	腸間膜	Mesenterium	背側の腹膜ヒダで，血管および神経を包み，小腸に分布する血管のねじれを防ぐ． D
15	腸間膜根	Root of mesentery	Radix mesenterii 腹腔後壁への腸間膜の付着で，第2腰椎から右腸骨窩に伸びる． D
16	結腸間膜	Mesocolon	Mesocolon 血管と神経を導く腹膜ヒダで，結腸に付着し栄養をもたらす．
17	横行結腸間膜	Transverse mesocolon	Mesocolon transversum 横行結腸に付着した腹膜のヒダ．膵頭の前方，膵体の下縁に沿って起こる．大網の後面と融合する． A B D, 153頁 B
18	上行結腸間膜†	Ascending mesocolon	Mesocolon ascendens 上行結腸に付着する腹膜のヒダ．胎生4か月に通常は後腹壁と癒合する．
19	下行結腸間膜†	Descending mesocolon	Mesocolon descendens 下行結腸に付着する腹膜のヒダ．胎生4か月に後腹壁と癒合する．
20	S状結腸間膜	Sigmoid mesocolon	Mesocolon sigmoideum S状結腸に付着する腹膜のヒダ． D
21	虫垂間膜	Meso-appendix	Mesoappendix；[Mesenteriolum]　虫垂に付着する腹膜のヒダ． D
22	小網	Lesser omentum	Omentum minus 主に肝と胃の間に広がっている腹膜の板．以下〈23〜27〉の5つの部分にさらに分けられる．
23	肝横隔間膜	Hepatophrenic ligament	Lig. hepatophrenicum 小網の中で，肝臓右葉と横隔膜の間の部分． A
24	肝食道間膜	Hepato-oesophageal ligament	Lig. hepatooesophageale 肝臓と胃の近くの食道部分の間に生じる結合．
25	肝胃間膜	Hepatogastric ligament	Lig. hepatogastricum 小網の中で，肝臓と胃小弯の間の部分． D
26	肝十二指腸間膜	Hepatoduodenal ligament	Lig. hepatoduodenale 小網の一部で，肝臓と十二指腸を結ぶところ．固有肝動脈，総胆管，門脈を含む．
27	肝結腸間膜†	Hepatocolic ligament	Lig. hepatocolicum 肝十二指腸間膜が右方に延長し，右結腸曲または横行結腸に及ぶもので，不定の構造．
28	大網	Greater omentum	Omentum majus 胃大弯から伸び，前掛けのように腸係蹄の上に垂れている．横行結腸および結腸間膜と癒合する． D, 153頁 B
29	胃横隔間膜	Gastrophrenic ligament	Lig. gastrophrenicum 胃脾間膜の最上部で，横隔膜に張る． A D
30	胃脾間膜	Gastrosplenic ligament	Lig. gastrosplenicum；Lig. gastrolienale 胃大弯から脾門に張る大網の部分． B D
31	脾前間膜†	Presplenic fold	Plica presplenica 時に認められる扇状のヒダで，胃脾間膜と横隔結腸間膜をつなぐ．左胃大網動脈または脾動脈の枝を含むことがある．
32	胃結腸間膜†	Gastrocolic ligament	Lig. gastrocolicum 大網の部分で，胃大弯と横行結腸の大網ヒモの間に張る． D
33	横隔脾間膜	Phrenicosplenic ligament	Lig. phrenicosplenicum 横隔膜と脾臓の間に張る腹膜ヒダ． D
34	脾腎ヒダ；横隔脾ヒダ	Splenorenal ligament；Lienorenal ligament	Lig. splenorenale；Lig. lienorenale 腎臓と脾臓の間に張る腹膜ヒダ．脾門に血管を導く．
35	膵脾間膜	Pancreaticosplenic ligament	Lig. pancreaticosplenicum 膵臓と脾臓の間に張る腹膜ヒダ． B
36	膵結腸間膜	Pancreaticocolic ligament	Lig. pancreaticocolicum 膵臓と左結腸曲付近の結腸との間に張る腹膜ヒダ． B
37	脾結腸間膜	Splenocolic ligament	Lig. splenocolicum 脾臓と左結腸曲の間に張る腹膜ヒダ． B
38	横隔結腸間膜	Phrenicocolic ligament	Lig. phrenicocolicum 左結腸曲と横隔膜の間に張る腹膜ヒダ．脾臓の下極に付着することで，深い割れ目ができ，ここに臓器が入る． B D
39	肝間膜	Peritoneal attachments of liver	Ligg. hepatis 筋骨格系のものとは異なる．
40	[肝]冠状間膜	Coronary ligament	Lig. coronarium 無漿膜野の縁で横隔膜から肝臓の臓側腹膜に張る壁側腹膜ヒダ． A
41	[肝]鎌状間膜	Falciform ligament	Lig. falciforme 腹壁の正中と肝臓の間に張る腹膜ヒダ． D, 155頁 B, 157頁 B
42	右三角間膜	Right triangular ligament	Lig. triangulare dextrum 肝横隔間膜と肝腎間膜の共通の縁． A
43	左三角間膜	Left triangular ligament	Lig. triangulare sinistrum 肝冠状間膜の左側の自由縁． A
44	肝腎間膜	Hepatorenal ligament	Lig. hepatorenale 肝右葉と腎臓の間に張る腹膜ヒダ． A

腹腔と骨盤腔　　**211**

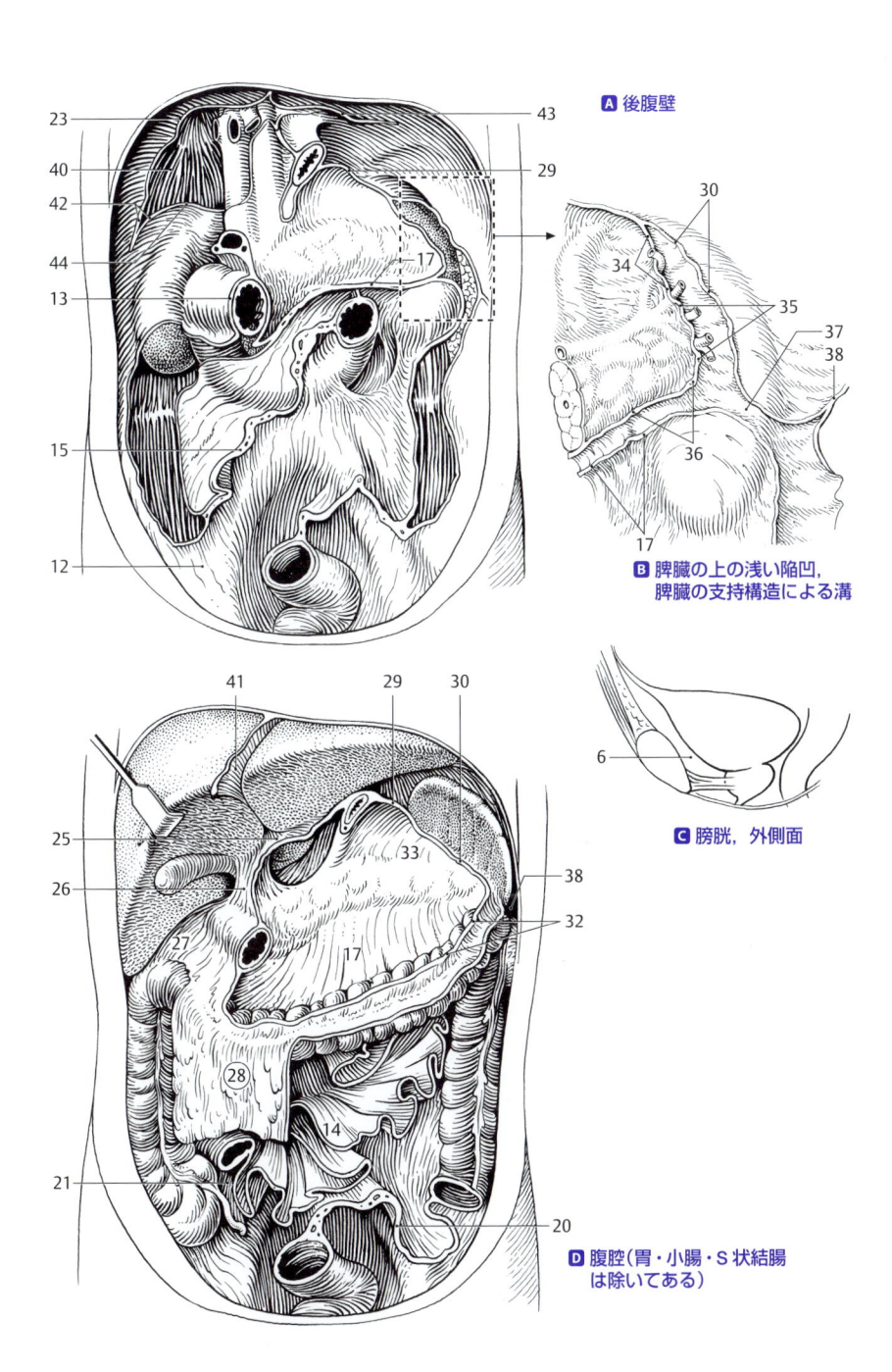

A 後腹壁

B 脾臓の上の浅い陥凹，
脾臓の支持構造による溝

C 膀胱，外側面

D 腹腔（胃・小腸・S状結腸
は除いてある）

9
腹腔と骨盤腔

1 **ヒダと陥凹** Recesses, fossae and folds Recessus, fossae et plicae

2 **網嚢** Omental bursa；Lesser sac Bursa omentalis　腹膜腔内の最大の嚢で，胃と小網の後方にある．

3 **網嚢孔** Omental foramen；Epiploic foramen Foramen omentale；Foramen epiploicum　肝十二指腸間膜の後方で，網嚢前庭への入り口．

4 **網嚢前庭** Vestibule Vestibulum　尾状葉の下方，下大静脈の前方にある．網嚢への移行部は後方から胃膵ヒダによって狭められている．

5 **上陥凹** Superior recess Recessus superior　網嚢前庭の陥凹部で，下大静脈と食道の間を上方に伸びる．

6 **下陥凹** Inferior recess Recessus inferior　胃と横行結腸の間の腹膜の陥凹．

7 **脾陥凹** Splenic recess Recessus splenicus；Recessus lienalis　胃脾間膜と脾腎間膜によって境される左方の陥凹．

8 **胃膵ヒダ** Gastropancreatic fold Plica gastropancreatica　網嚢後壁のヒダで，左胃動脈を伴う．

9 **肝膵ヒダ** Hepatopancreatic fold Plica hepatopancreatica　網嚢後壁のヒダで，総肝動脈を伴う．

10 **上十二指腸ヒダ；十二指腸空腸ヒダ** Superior duodenal fold；Duodenojejunal fold Plica duodenalis superior；Plica duodenojejunalis　十二指腸空腸曲の左方で上十二指腸陥凹の前方にある腹膜ヒダ．下腸間膜静脈を包む．

11 **上十二指腸陥凹** Superior duodenal fossa Recessus duodenalis superior　上十二指腸ヒダの後方にある腹膜陥凹．

12 **下十二指腸ヒダ；十二指腸結腸間膜ヒダ** Inferior duodenal fold；Duodenomesocolic fold Plica duodenalis inferior；Plica duodenomesocolica　十二指腸空腸曲の下方にある腹膜ヒダ．

13 **下十二指腸陥凹** Inferior duodenal fossa Recessus duodenalis inferior　下十二指腸ヒダの後方の腹膜陥凹．

14 **十二指腸傍ヒダ**† Paraduodenal fold Plica paraduodenalis　十二指腸の左方にある腹膜ヒダ．

15 **十二指腸傍陥凹**† Paraduodenal recess Recessus paraduodenalis　十二指腸傍ヒダの後方にある腹膜陥凹．

16 **十二指腸後陥凹**† Retroduodenal recess Recessus retroduodenalis　大動脈と十二指腸の間の腹膜陥凹で，左方に開く．

17 **S状結腸間陥凹** Intersigmoid recess Recessus intersigmoideus　S状結腸間膜根の左下方にある腹膜陥凹．尿管をここで触知できる．

18 **上回盲陥凹** Superior ileocaecal recess Recessus ileocaecalis superior　回腸が盲腸に開く部分の上方にある腹膜陥凹．

19 **盲腸血管ヒダ** Vascular fold of caecum Plica caecalis vascularis　上回盲陥凹の前方にある腹膜ヒダで，回結腸動脈の枝を含む．

20 **下回盲陥凹** Inferior ileocaecal recess Recessus ileocaecalis inferior　回腸の盲腸への開口部の下方にある腹膜陥凹．

21 **回盲ヒダ** Ileocaecal fold Plica ileocaecalis　下回盲陥凹の前方にある腹膜ヒダ．下方の虫垂まで達する．

22 **盲腸後陥凹** Retrocaecal recess Recessus retrocaecalis　盲腸または上行結腸の右側後方にしばしば現れる腹膜陥凹．

23 **盲腸ヒダ** Caecal folds Plicae caecales　盲腸外面にある腹膜のヒダで，結腸の半月ヒダに相当．

24 **結腸傍溝** Paracolic gutters Sulci paracolici　下行結腸の左方に時にみられる溝．

25 **横隔下陥凹** Subphrenic space Recessus subphrenicus　横隔膜と肝臓の間にできる間隙．上後方は肝冠状間膜で，左右は鎌状間膜で境される．

26 **肝下陥凹** Subhepatic space Recessus subhepaticus　肝臓と横行結腸または胃と小網との間の間隙．

27 **肝腎陥凹** Hepatorenal recess Recessus hepatorenalis　肝下陥凹のうち肝臓および副腎に接する部分．

28 **胆嚢肝三角** Cystohepatic triangle Trigonum cystohepaticum　〔Calot（カロー）の三角〕　肝臓の下縁（臓側）下方の三角形の領域で，胆嚢動脈，総肝管，および胆嚢管によって境される．

腹腔と骨盤腔　213

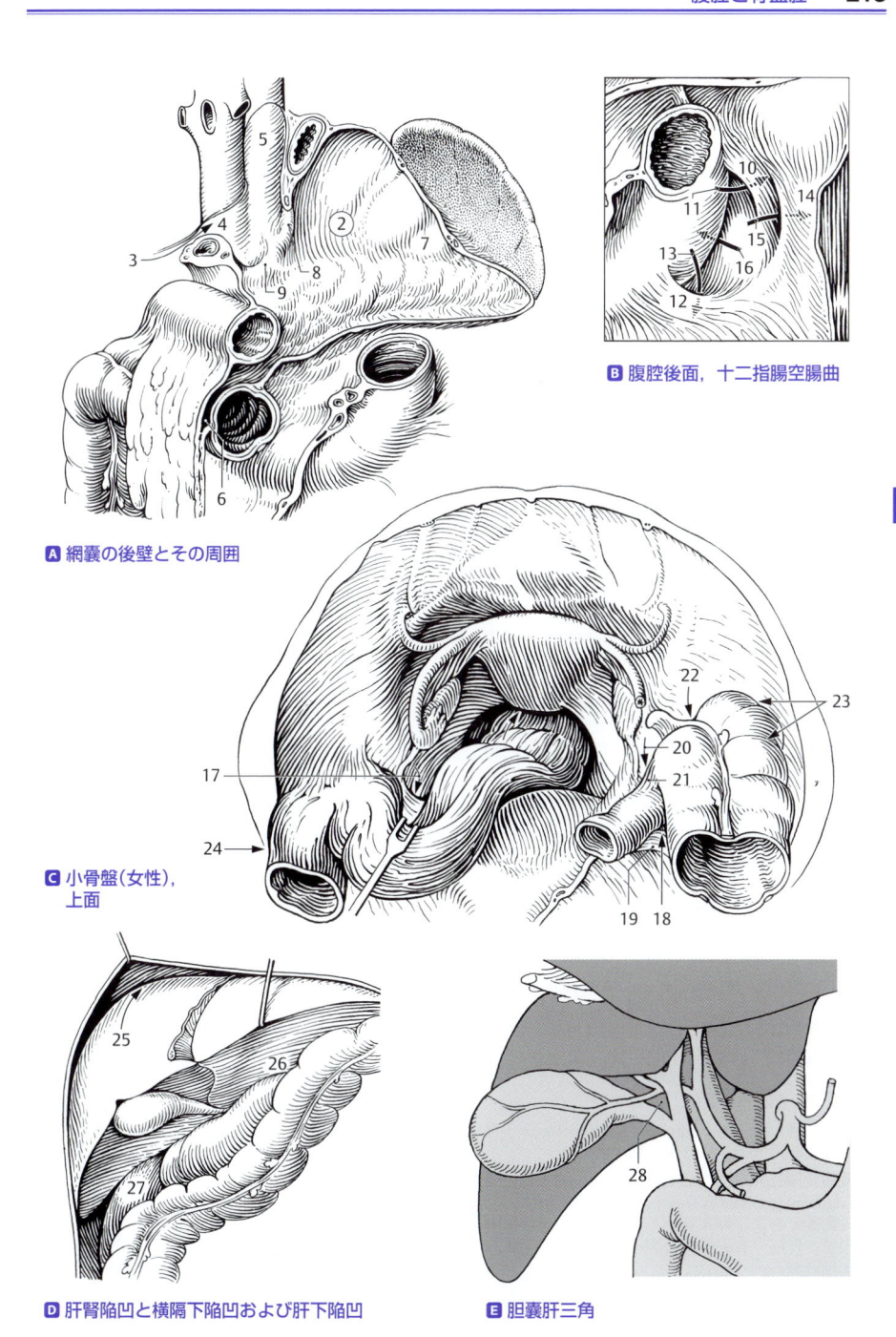

A 網嚢の後壁とその周囲

B 腹腔後面，十二指腸空腸曲

C 小骨盤（女性），上面

D 肝腎陥凹と横隔下陥凹および肝下陥凹

E 胆嚢肝三角

9 腹腔と骨盤腔

1 正中臍ヒダ Median umbilical fold Plica umbilicalis mediana；〔Plica umbilicalis media〕 膀胱尖から臍に張るヒダ．尿膜管の遺残を伴う．🅐🅑

2 膀胱上窩 Supravesical fossa Fossa supravesicalis 膀胱の前で，正中臍ヒダと内側臍ヒダの間にある浅い窪み．🅑

3 内側臍ヒダ Medial umbilical fold Plica umbilicalis medialis；〔Plica umbilicalis lateralis〕 閉鎖した臍動脈に相当したヒダ．前腹壁で，正中臍ヒダ（閉鎖尿膜管）と外側臍ヒダ（下腹壁動脈）の間にある．🅐🅑

4 内側鼠径窩 Medial inguinal fossa Fossa inguinalis medialis 内側臍ヒダと外側臍ヒダの間にある窪みで，浅鼠径輪の反対側にある陥凹．🅑

5 鼠径三角 Inguinal triangle Trigonum inguinale 腹直筋外縁，鼠径靱帯，外側臍ヒダ（下腹壁動脈）の間の三角形の部位．🅑

6 外側臍ヒダ Lateral umbilical fold；Epigastric fold Plica umbilicalis lateralis；Plica epigastrica 下腹壁動脈によってつくられる腹膜ヒダ．🅐🅑

7 外側鼠径窩 Lateral inguinal fossa Fossa inguinalis lateralis 外側臍ヒダの両側にあり，深鼠径輪に相当する部の窪み．🅑

8 尿生殖腹膜 Urogenital peritoneum Peritoneum urogenitale 尿生殖路の腹膜．

9 膀胱傍陥凹 Paravesical fossa Fossa paravesicalis 膀胱の両側の浅い窪み．外側は尿管で境される．🅑

10 横膀胱ヒダ Transverse vesical fold Plica vesicalis transversa 適度に満たされた膀胱を越えて横に走るヒダ．拡張した膀胱ではなくなる．🅐 🅑

11 膀胱子宮窩（♀）Vesico-uterine pouch Excavatio vesicouterina 膀胱と子宮の間にある腹膜が陥凹した窩．🅐

12 子宮広間膜（♀）Broad ligament of uterus Lig. latum uteri 腹膜で覆われた前方に位置する結合組織の板で，子宮の外側面と骨盤の外側壁の間に張る．女性の骨盤を2つの腔，膀胱子宮窩と直腸子宮窩に分ける．🅐

13 子宮間膜（♀）Mesometrium Mesometrium 子宮広間膜の底部．子宮傍組織の結合組織によって支持される．🅐

14 卵管間膜（♀）Mesosalpinx Mesosalpinx 子宮広間膜の上部で，わずかな結合組織を含む．腹膜ヒダ．🅐，201頁🅐

15 卵巣間膜（♀）Mesovarium Mesovarium 子宮広間膜の後方に走るヒダ．🅐

16 骨盤側壁三角（♀）Pelvic lateral wall triangle Trigonum parietale laterale pelvis 子宮円索，外腸骨動脈，および卵巣提索の間にある小骨盤壁の領域．骨盤の腹膜外結合組織床に達する．🅐

17 卵巣陥凹（♀）Ovarian fossa Fossa ovarica 卵巣をいれる骨盤壁の窪みで，内・外腸骨動脈の起始の間にある．

18 直腸子宮ヒダ（♀）Recto-uterine fold Plica rectouterina 直腸子宮窩の左右にあるヒダ．結合組織と平滑筋細胞からなり，直腸の縦筋層と子宮をつなぐ．🅐

19 直腸子宮窩（♀）Recto-uterine pouch Excavatio rectouterina 女性の腹膜腔の最深点で，子宮と直腸の間にある．腟円蓋後部からの穿刺を行うのに，外側から腹膜腔に容易に到達できる．🅐

20 直腸膀胱窩（♂）Recto-vesical pouch Excavatio rectovesicalis 男の腹膜で最深部にあたる直腸と膀胱の間の窩．

21 直腸傍陥凹 Pararectal fossa Fossa pararectalis 直腸に沿った浅い窪み．🅐

腹腔と骨盤腔 **215**

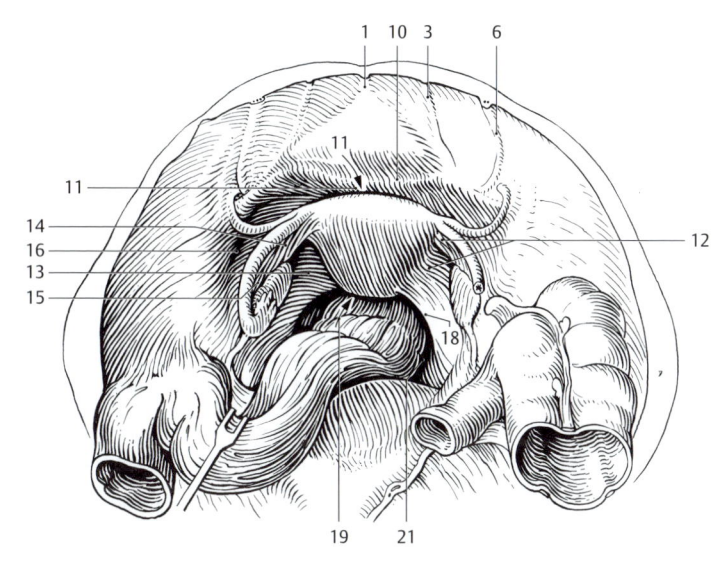

A 小骨盤(女性),上面

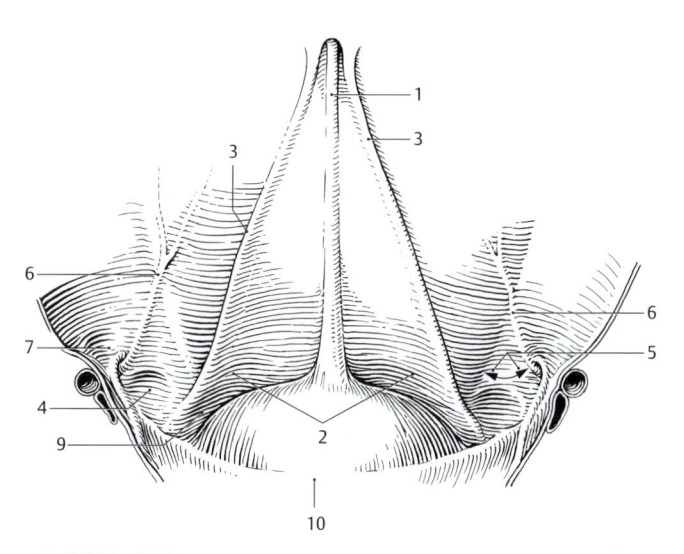

B 前腹壁,後面

腹腔と骨盤腔

1 **坐骨肛門窩；坐骨直腸窩** Ischio-anal fossa
Fossa ischioanalis　下骨盤隔膜筋膜と閉鎖筋膜の間で後方に開いている楔形の間隙．

2 **坐骨肛門窩脂肪体；坐骨直腸窩脂肪体** Fat body of ischio-anal fossa　Corpus adiposum fossae ischioanalis　坐骨肛門窩内の脂肪体．

3 **陰部神経管** Pudendal canal　Canalis pudendalis〔Alcock(アルコック)管〕　坐骨肛門窩の側壁にある閉鎖筋膜のヒダで，外陰部への血管と神経が通る．

4 **骨盤部の筋膜** Pelvic fascia　Fascia pelvis；Fascia pelvica　横筋筋膜が骨盤へと続くもの．骨盤内臓を覆う臓側板と骨盤壁を覆う壁側板に分かれる．

5 **臓側骨盤筋膜** Visceral pelvic fascia　Fascia pelvis visceralis　骨盤内臓の表面を覆う部分．膀胱と直腸膨大部で特に厚くなる．

6 **器官固有の筋膜** Fascia of individual organ　Fascia propria organi

7 **直腸前立腺筋膜；直腸膀胱中隔(♂)** Rectoprostatic fascia；Rectovesical septum　Fascia rectoprostatica；Septum rectovesicale　男性における臓側筋膜の凝縮したもので，直腸と前立腺または膀胱との間の中隔をつくる．平滑筋細胞を含み，直腸膀胱窩から会陰体に伸びる．

8 **直腸腟筋膜；直腸腟中隔(♀)** Rectovaginal fascia；Rectovaginal septum　Fascia rectovaginalis；Septum rectovaginale　女性における臓側筋膜の凝縮したもので，直腸と腟との間の中隔をつくる．平滑筋細胞を含み，直腸子宮窩と会陰体の間を伸びる．

9 **腹膜外筋膜** Extraperitoneal fascia　Fascia extraperitonealis　腹膜と連続しない結合組織．独立しているか，または他の構造を包む．また，筋上膜を介して筋ともつながり，血管および神経を導く．骨盤では，平滑筋が広がっている．

10 **腹膜外靱帯** Extraperitoneal ligament　Lig. extraperitoneale　腹膜外結合組織によってつくられる帯状の構造，例：子宮円索．

11 **壁側骨盤筋膜；骨盤内筋膜** Parietal pelvic fascia；Endopelvic fascia　Fascia pelvis parietalis；Fascia endopelvina　骨盤壁を覆う骨盤筋膜の層．肛門挙筋，尾骨筋，梨状筋，および前方では深会陰横筋を覆う．，219頁

12 **器官固有の筋膜** Fascia of individual organ　Fascia propria organi　骨盤筋を包む筋膜．

13 **閉鎖筋膜** Obturator fascia　Fascia obturatoria　内閉鎖筋を覆う壁側骨盤筋膜の強い部分．

14 **骨盤筋膜腱弓** Tendinous arch of pelvic fascia　Arcus tendineus fasciae pelvis　恥骨結合から弓状に肛門挙筋の上を坐骨棘へと後方に走る骨盤筋膜の腱性肥厚部．骨盤側壁からの内臓の血管および神経の出口を与え，骨盤筋膜の骨盤壁への特に堅固な付着をもたらす．恥骨前立腺靱帯および恥骨膀胱靱帯をつくる．

15 **梨状筋筋膜** Piriformis fascia　Fascia musculi piriformis　梨状筋を包む筋膜．前仙骨孔付近で仙骨に付着し，仙骨神経を包む神経鞘とつながる．そのため，腹膜外結合組織の殿部への延長部分に相当する．

16 **上骨盤隔膜筋膜** Superior fascia of pelvic diaphragm　Fascia superior diaphragmatis pelvis　肛門挙筋および尾骨筋の骨盤の方を向く面を覆う筋膜．

17 **恥骨膀胱靱帯；恥骨前立腺内側靱帯(♂)** Pubovesical Ligament；Medial puboprostatic ligament　Lig. pubovesicale；Lig. mediale puboprostaticum　前立腺の前壁，膀胱，および恥骨結合の間の筋膜の肥厚部．通常は平滑筋細胞を含む（恥骨前立腺筋）．

18 **恥骨膀胱内側靱帯(♀)** Medial pubovesical ligament　Lig. mediale pubovesicale　膀胱と恥骨結合の間を前内側に走る女性における筋膜の肥厚部．

19 **恥骨膀胱筋** Pubovesicalis　M. pubovesicalis　恥骨膀胱靱帯はほぼ全体が平滑筋細胞からなる．，153頁

20 **恥骨前立腺靱帯；恥骨前立腺外側靱帯(♂)** Puboprostatic ligament；Lateral puboprostatic ligament　Lig. puboprostaticum；Lig. laterale puboprostaticum　前立腺，膀胱，および骨盤壁の間にある恥骨結合外側の筋膜肥厚部．骨盤筋膜の腱性弓の部分．，153頁

21 **恥骨膀胱外側靱帯(♀)** Lateral pubovesical ligament　Lig. laterale pubovesicale　膀胱と骨盤壁の間にある恥骨結合の外側を走る，女性における筋膜の肥厚部．骨盤筋膜の腱性弓の部分．

22 **膀胱外側靱帯** Lateral ligament of bladder　Lig. laterale vesicae　膀胱の底部と骨盤壁の間の筋膜の外側肥厚部．

23 **直腸膀胱筋** Rectovesicalis　M. rectovesicalis　直腸縦筋層から起こり，通常は膀胱外側筋膜内を膀胱底の外側面に張る平滑筋．

24 **仙骨前筋膜** Presacral fascia　Fascia presacralis　直腸の後壁の臓側筋膜と骨盤隔膜の上部筋膜の間で仙骨の前方にある結合組織の領域．仙骨神経叢を含む．，153頁

25 **直腸仙骨筋膜** Rectosacral fascia　Fascia rectosacralis　直腸膨大部および仙骨の筋膜の癒合．，153頁

26 **下骨盤隔膜筋膜** Inferior fascia of pelvic diaphragm　Fascia inferior diaphragmatis pelvis　肛門挙筋と尾骨筋を覆う尾側の筋膜．，153頁，209頁

腹腔と骨盤腔　**217**

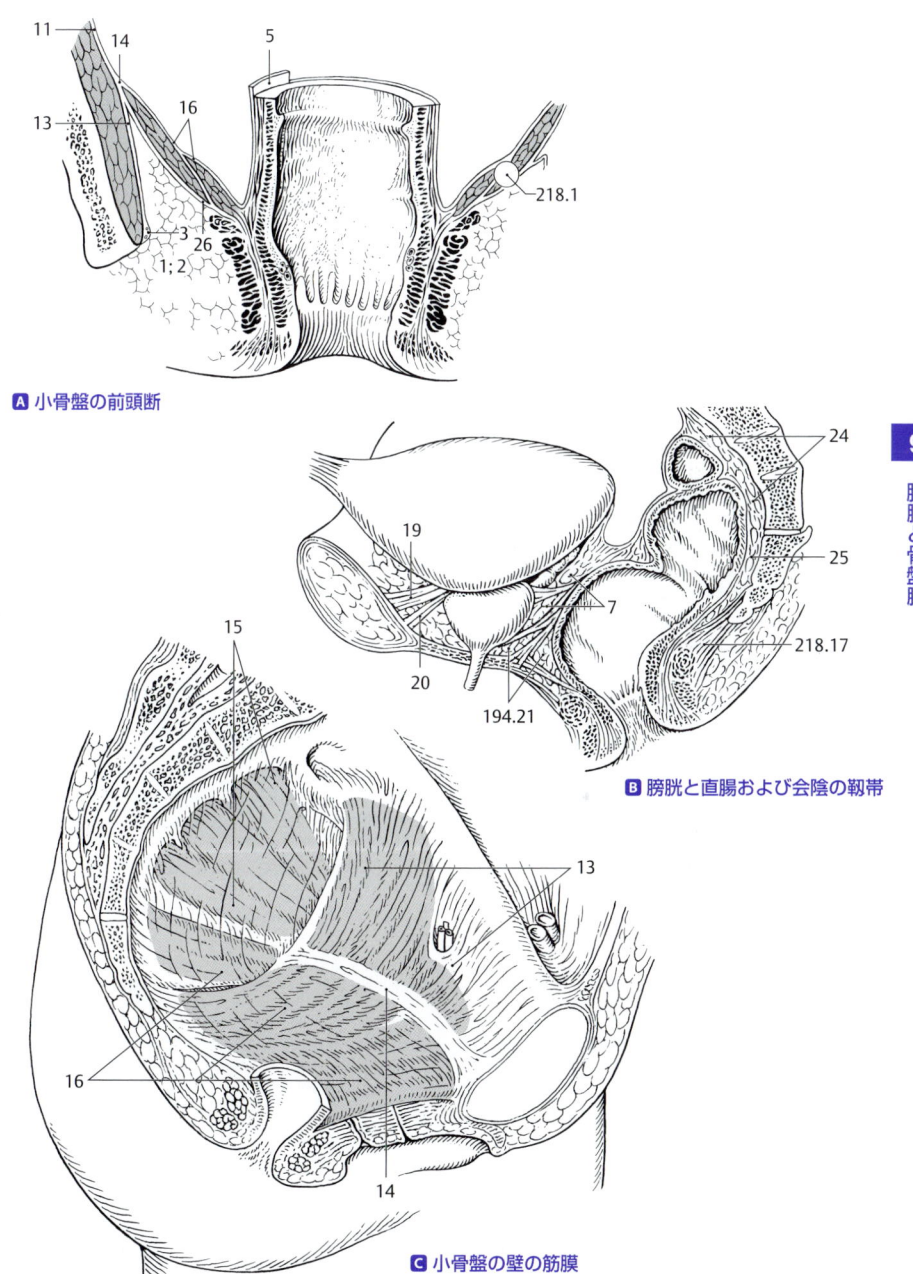

A 小骨盤の前頭断

B 膀胱と直腸および会陰の靱帯

C 小骨盤の壁の筋膜

1 **骨盤隔膜** **Pelvic diaphragm；Pelvic floor** Diaphragma pelvis 漏斗状の筋板で，肛門挙筋と尾骨筋からなり，上下を筋膜，すなわち上骨盤隔膜筋膜と下骨盤隔膜筋膜で覆われる．前方の三角形の間隙を除いて，この筋板が骨盤底を形成する．🅐🅑，217頁🅐

2 **肛門挙筋** **Levator ani** M. levator ani 骨盤隔膜の主要な筋．腹壁の筋に由来し，平滑筋が広がる．《神》仙骨神経叢，S2〜S5．以下〈3〜10〉の部分からなる．🅐🅑

3 **恥骨尾骨筋** **Pubococcygeus** M. pubococcygeus 《起》恥骨，恥骨結合結合付近，肛門挙筋腱弓．《停》会陰体，肛門，肛門尾骨靱帯，尾骨．🅐🅑，189頁🅒

4 **恥骨会陰筋** **Puboperinealis** M. puboperinealis 恥骨と会陰体の間に張る筋束．

5 **恥骨前立腺筋；前立腺挙筋(♂)** **Puboprostaticus；Levator prostatae** M. puboprostaticus；M. levator prostatae 恥骨膀胱靱帯を通り前立腺に張る筋束．🅐

6 **恥骨腟筋(♀)** **Pubovaginalis** M. pubovaginalis 腟壁に張る筋束．🅐

7 **恥骨肛門筋** **Pubo-analis** M. puboanalis 肛門括約筋に張る筋束．

8 **恥骨直腸筋** **Puborectalis** M. puborectalis 大部分が会陰曲の後方を通り，ここで反対側からの線維に混入する筋束．🅐🅑，189頁🅒

9 **腸骨尾骨筋** **Iliococcygeus** M. iliococcygeus 大部分が肛門挙筋腱弓から肛門尾骨靱帯および尾骨の側壁へ張る筋束．🅐🅑

10 **肛門挙筋腱弓** **Tendinous arch of levator ani** Arcus tendineus musculi levatoris ani 閉鎖筋膜が肛門挙筋の起始部で弓状腱性に肥厚したところ．🅐🅑

11 **尿生殖裂孔** **Urogenital hiatus** Hiatus urogenitalis 尿道，または尿道と腟の通路となる骨盤隔膜内の開口部．🅐

12 **坐骨尾骨筋；尾骨筋** **Ischiococcygeus；Coccygeus** M. ischiococcygeus；M. coccygeus 坐骨棘から仙骨と尾骨の側面へと扇状に向かう筋線維束．仙棘靱帯と癒着．🅐

13 **外肛門括約筋** **External anal sphincter** M. sphincter ani externus 横紋筋．以下〈14〜16〉の3部からなる．《神》陰部神経．🅑，208頁5

14 **皮下部** **Subcutaneous part** Pars subcutanea 表在性の，肛門の前後に真皮に放射している部分．🅑

15 **浅部** **Superficial part** Pars superficialis 会陰体と肛門尾骨靱帯の間に張る線維．🅑

16 **深部** **Deep part** Pars profunda 長さ3〜4cmの肛門管を取り囲む輪走筋部．🅑

17 **肛門尾骨靱帯** **Anococcygeal body；Anococcygeal ligament** Corpus anococcygeum；Lig. anococcygeum 肛門と尾骨の間に張る筋線維を含む強固な結合組織索．以下〈18〜20〉の部分で構成される．🅐，208頁8，217頁🅑

18 **恥骨尾骨筋腱** **Pubococcygeal tendon** Tendo musculi pubococcygei 恥骨尾骨筋の腱性部．🅐

19 **腸骨尾骨筋縫線** **Iliococcygeal raphe** Raphe musculi iliococcygei 筋の外側面にある線で，ここで恥骨尾骨筋と癒合する．

20 **外肛門括約筋浅部付着** **Attachment of superficial external anal sphincter** Insertio partis superficialis musculi sphincteris ani externi

腹腔と骨盤腔　219

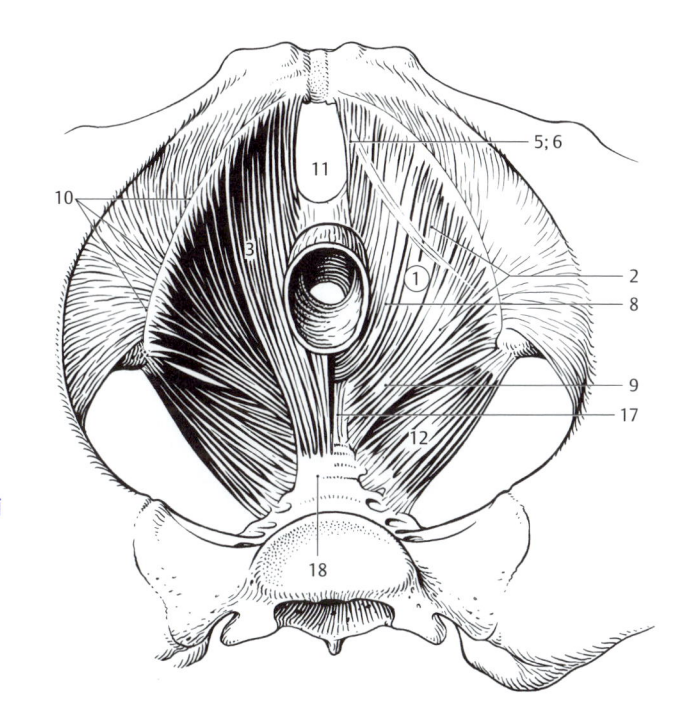

A 骨盤隔膜，上面

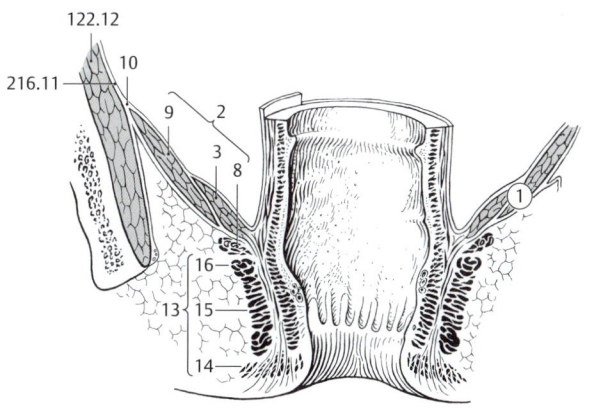

B 小骨盤の前頭断

内分泌腺

1 **内分泌腺 Endocrine glands** Glandulae endocrinae　排出管をもたない腺．

2 **下垂体 Pituitary gland** Hypophysis；Glandula pituitaria　トルコ鞍内にある腺． D

3 **腺下垂体；前葉 Adenohypophysis；Anterior lobe** Adenohypophysis；Lobus anterior　下垂体の前葉．胎生期の咽頭の天蓋部に由来する．様々な機能をもつ細胞からなり，主にその他の腺の調節を行う． D, 283頁 E

4 **隆起部 Pars tuberalis** Pars tuberalis；〔Pars infundibularis〕　漏斗を覆う下垂体の部分． D

5 **中間部 Pars intermedia** Pars intermedia　神経下垂体と境界をなす中間の領域で，コロイドの塊を含む． D

6 **遠位部 Pars distalis；Pars anterior** Pars distalis　最も大きい下垂体の前部． D

7 **神経下垂体；後葉 Neurohypophysis；Posterior lobe** Neurohypophysis；Lobus posterior　視床下部由来の部分．ホルモンの貯蔵に働く． D, 283頁 E

8 **漏斗 Infundibulum** Infundibulum　漏斗状の下垂体柄． D

9 **神経葉 Neural lobe；Pars nervosa** Lobus nervosus；Pars nervosa　下垂体の固有の後葉． D

10 **松果体 Pineal gland；Pineal body** Glandula pinealis；Corpus pineale；〔Epiphysis cerebri〕　間脳に由来し，四丘体板(蓋板)の上に位置する． D

11 **甲状腺 Thyroid gland** Glandula thyroidea　代謝亢進ホルモンのチロキシンとトリヨードサイロニンを分泌．病的には甲状腺腫をつくる． A

12 **〔右・左〕葉 Lobe** Lobus　気管に隣接する甲状腺の右葉と左葉． A

13 **甲状腺峡部 Isthmus** Isthmus glandulae thyroideae　右葉と左葉を結ぶ部分． A

14 **錐体葉† Pyramidal lobe** Lobus pyramidalis　甲状腺組織の正中索を形成する遺残．

15 **甲状副腺 Accessory thyroid glands** Glandulae thyroideae accessoriae　島状に，例えば舌の咽頭部などに，分散して存在する甲状腺組織．

16 **線維被膜 Fibrous capsule** Capsula fibrosa　甲状腺を包む二重の結合組織性被膜．内層は臓器を包み，外層は頸筋膜の気管前葉からなる．

17 **〔甲状腺〕支質 Stroma** Stroma　甲状腺の結合組織性構造． C

18 **〔甲状腺〕実質 Parenchyma** Parenchyma　甲状腺に特異的な細胞． C

19 **〔甲状腺〕小葉 Lobules** Lobuli　線維被膜由来の結合組織の内層によって分けられる． B

20 **上皮小体；副甲状腺 Parathyroid gland** Glandula parathyroidea　上皮細胞の小塊．上皮小体は甲状腺の後方，線維被膜の2つの層の間にある．副甲状腺ホルモンを分泌し，これが破骨細胞を刺激することによりカルシウムとリンの濃度を調節する．

21 **上上皮小体；上副甲状腺 Superior parathyroid gland** Glandula parathyroidea superior B

22 **下上皮小体；下副甲状腺 Inferior parathyroid gland** Glandula parathyroidea inferior B

23 **副上皮小体；副副甲状腺 Accessory parathyroid glands** Glandulae parathyroideae accessoriae　数と位置は様々である．甲状腺の上下の結合組織内にもある場合がある．

24 **副腎；腎上体 Suprarenal gland；Adrenal gland** Glandula suprarenalis　腎上極の内側に帽状に載っている．2つの組織からなる． E

25 **前面 Anterior surface** Facies anterior E

26 **後面 Posterior surface** Facies posterior

27 **腎面 Renal surface** Facies renalis　下外方に向く凹面で，腎臓に面している． E

28 **上縁 Superior border** Margo superior　前面と後面の間の上縁． E

29 **内側縁 Medial border** Margo medialis　前・後面の間にある内側の縁． E

30 **門 Hilum** Hilum　中心静脈とリンパ管の出口．動脈と神経は様々な方向から副腎へと入る． E

31 **中心静脈 Central vein** V. centralis　門から出る副腎の主要な静脈． E

32 **皮質 Cortex** Cortex　体腔上皮から起こる副腎の皮質領域．3つの領域に分けられる． F

33 **髄質 Medulla** Medulla　神経堤に由来する副腎の髄質部．クロム親和細胞，交感神経節細胞，および静脈洞からなる． F

34 **副副腎；副腎上体 Accessory suprarenal glands** Glandulae suprarenales accessoriae　散在する副腎組織．

35 **膵島 Pancreatic islets** Insulae pancreaticae　グルカゴンとインスリンを産生する約100万のLangerhans(ランゲルハンス)島．

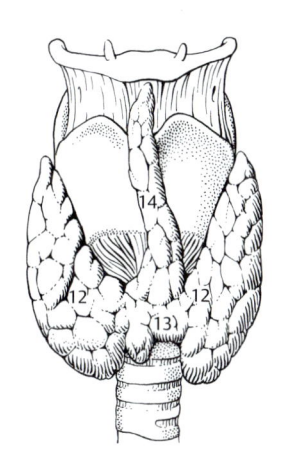

内分泌腺 221

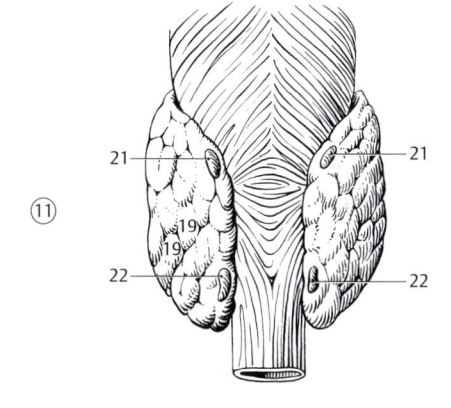

A 甲状腺, 前面

B 甲状腺, 後面

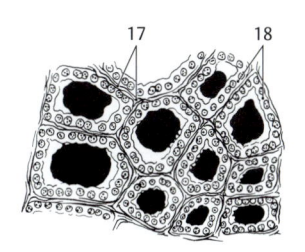

C 甲状腺, 組織像

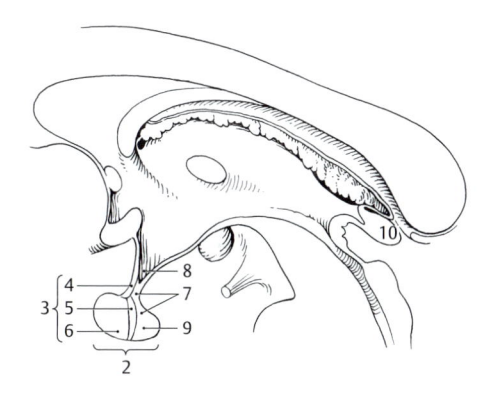

D 下垂体

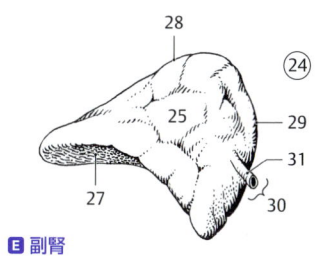

E 副腎

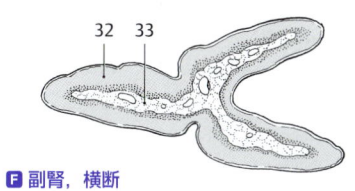

F 副腎, 横断

10 内分泌腺

心臓

1 **心脈管系** Cardiovascular system　Systema cardiovasculare

2 **心膜** Pericardium　Pericardium　心臓の被覆と滑動のためのもの．線維性の部と2枚の漿膜性部とからなる（心嚢＋心外膜）．Ⓐ

3 **線維性心膜** Fibrous pericardium　Pericardium fibrosum　外側の強い結合組織性の部分．その膠原線維は格子状に配列しており，一部は横隔膜に癒着している．Ⓐ

4 **胸骨心膜靱帯** Sternopericardial ligaments　Ligg. sternopericardiaca　心膜と胸骨の間に張る靱帯．

5 **気管支心膜間膜** Bronchopericardial membrane　Membrana bronchopericardiaca　心膜の後方で心膜につながる結合組織の前部の層．補強性の膠原線維が横切っており，気管分岐部，主気管支，肺間膜，および横隔膜の間に張る．呼吸の運動と頭部の後方への傾斜を調和する．Ⓒ

6 **漿膜性心膜** Serous pericardium　Pericardium serosum　単層（中皮）で覆われ，心膜の内層と心臓の表面を被覆する．

7 **壁側板** Parietal layer　Lamina parietalis　心膜の漿膜性の被覆．大血管付近で心外膜へ移行する．Ⓐ

8 **臓側板；心外膜** Visceral layer；Epicardium　Lamina visceralis；Epicardium　心膜の漿膜性の被覆．大血管付近で壁側板へ移行する．Ⓐ

9 **漿膜層** Serosa；Serous coat　Tunica serosa　繊細な結合組織層を覆う中胚葉起源の単層扁平上皮（中皮）．

10 **漿膜下層** Subserosa；Subserous layer　Tela subserosa　漿膜の下にある血管の豊富な結合組織の滑動層．

11 **左大静脈ヒダ** Fold of left vena cava　Plica venae cavae sinistrae　その後壁内にある心膜のヒダ．胚発生期に存在する閉鎖した左上大静脈の遺残．

12 **心膜腔** Pericardial cavity　Cavitas pericardiaca　漿膜性心膜層間にある腔で，漿液をフィルム状に薄くしていれる．

13 **心膜横洞** Transverse pericardial sinus　Sinus transversus pericardii　上行大動脈および肺動脈幹の後方で静脈の前方にある心膜腔内の狭い部位．

14 **心膜斜洞** Oblique pericardial sinus　Sinus obliquus pericardii　右肺静脈，下大静脈と左肺静脈の間を占める心膜腔の窪み．Ⓐ

15 **心臓** Heart　Cor

16 **心底** Base of heart　Basis cordis　ほぼ円錐状の心臓の頂側，心尖の反対側の広い面．主に左心房の後壁でつくられる．肺動脈および栄養血管（vasa privata）がここで起こり，開口する．

17 **胸肋面；前面** Anterior surface；Sternocostal surface　Facies sternocostalis；Facies anterior　前方の凸面．ⒷⒹ

18 **横隔面；下面** Diaphragmatic surface；Inferior surface　Facies diaphragmatica；Facies inferior　横隔膜に接する平坦な心臓の下面．Ⓓ

19 **［右・左］肺面** Right/left pulmonary surface　Facies pulmonalis dextra/sinistra　肺の横にあり，接触している面．Ⓓ

20 **右縁** Right border　Margo dexter　遺体の心臓ではしばしば鋭い縁となる．Ⓑ

21 **心尖** Apex of heart　Apex cordis　左前下方に向く部分．左心室からなる．

22 **心尖切痕** Notch of cardiac apex　Incisura apicis cordis　心尖の右側にある窪みで，ここで2つの心室間溝が互いにつながる．Ⓑ

23 **前室間溝** Anterior interventricular sulcus　Sulcus interventricularis anterior　心室中隔にあたる前方の縦溝で，冠状動脈の前室間枝が走る．ⒷⒹ

24 **後室間溝** Posterior interventricular sulcus　Sulcus interventricularis posterior　横隔面で心室中隔に相当する縦溝．後室間枝が走る．Ⓓ

25 **冠状溝** Coronary sulcus　Sulcus coronarius　房室間境界に沿って心臓を取り巻く．ⒷⒺ

26 **［右・左］心室** Right/left ventricle　Ventriculus cordis dexter/sinister　機能的要求に応じて左室は右室より壁が厚い．Ⓔ

27 **心室中隔** Interventricular septum　Septum interventriculare　左右の心室を分ける壁で，外からは前後の室間溝でわかる．

28 **筋性部** Muscular part　Pars muscularis　Ⓔ

29 **膜性部** Membranous part　Pars membranacea　上方は大動脈流出路にある中隔の部分で，薄く，線維性で，心内膜でつくられる．Ⓔ

30 **房室中隔** Atrioventricular septum　Septum atrioventriculare　右心房と左心室の間の膜性部の中で，中隔尖の基部より上方にある部分．Ⓔ

31 **［右・左］心房** Right/left atrium　Atrium cordis dextrum/sinistrum　壁は薄い．Ⓔ

32 **心耳** Auricle　Auricula atrii　右（右心房）と左（左心房）に手袋の指のように突出した心房の部分．ⒷⒺ

33 **心房中隔** Interatrial septum　Septum interatriale　左右の心房の間にある．

34 **右・左房室口** Right/left atrioventricular orifice　Ostium atrioventriculare dextrum/sinistrum　心房と心室の間の開口部．

35 **肺動脈口** Opening of pulmonary trunk　Ostium trunci pulmonalis　肺動脈幹へと行く右心室の開口部．Ⓓ

36 **大動脈口** Aortic orifice　Ostium aortae　大動脈へ開く左心室の開口部．ⒹⒺ

心臓 223

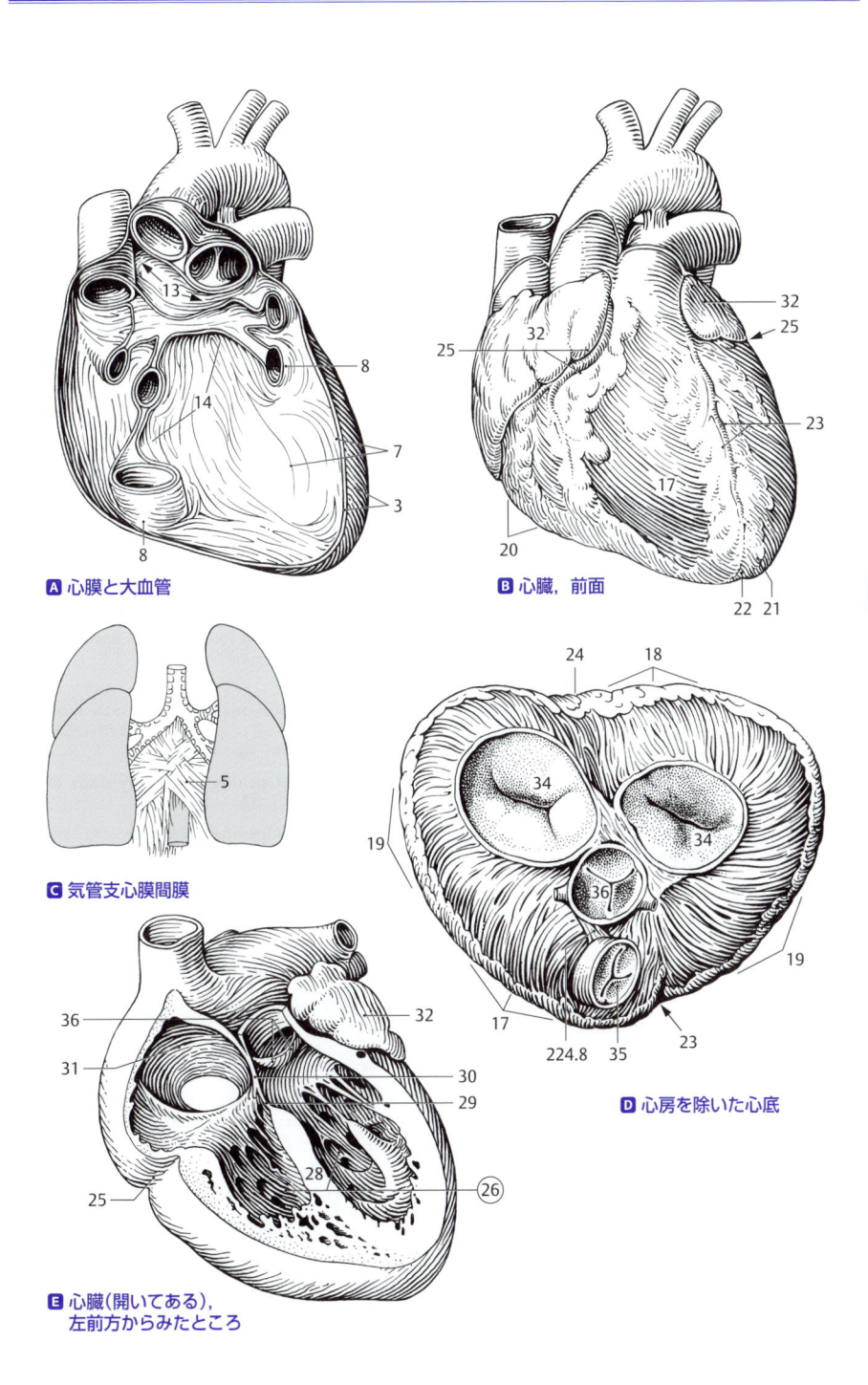

A 心膜と大血管

B 心臓，前面

C 気管支心膜間膜

D 心房を除いた心底

E 心臓(開いてある)，左前方からみたところ

11
心臓

心臓

1 **肉柱** Trabeculae carneae Trabeculae carneae 内方に突出する心臓の内面にある筋柱. A

2 **心渦** Vortex of heart Vortex cordis 心尖での心筋細胞の渦状配列. 下行する外縦走筋線維が, 上行する内縦走筋線維に方向を変える場所.

3 **乳頭筋** Papillary muscles Mm. papillares 心腔へ突出した円錐状筋. 腱索によって房室弁と結ばれ, 収縮期に弁尖が心房内へ反転するのを防ぐ. A D

4 **腱索** Chordae tendineae；Tendinous cords Chordae tendineae 乳頭筋と房室弁を結ぶ腱. A D

5 **偽腱索** False chordae tendineae Chordae tendineae falsae；Chordae tendineae spuriae 心臓壁の発生期の遺残. 乳頭筋と心室壁または壁の部分の間で結合は変化する. 心臓の刺激伝導系の一部.

6 **右/左線維三角** Right/left fibrous trigone Trigonum fibrosum dextrum/sinistrum 大動脈と房室口の間の前後にある, 結合組織で埋められた三角状の部位. C

7 **右/左線維輪** Right/left fibrous ring Anulus fibrosus dexter/sinister 心房と心室の間にある結合組織の輪で, ここから房室弁が起こる. C

8 **動脈円錐腱** Tendon of infundibulum Tendo infundibuli 胎児期のラセン中隔の遺残. C, 223頁 D

9 **下大静脈弁腱** Tendon of valve of inferior vena cava Tendo valvulae venae cavae inferioris 貫入した場合, 下大静脈弁は独立した腱に似る.

10 **房室結節三角** Triangle of sinu-atrial node Trigonum nodi sinuatrialis 洞房結節を含む上大静脈基部にある領域. D

11 **心筋層** Myocardium Myocardium 横紋筋, 平滑筋の局所的集合, および心臓の刺激伝導系で構成される. A D

12 **刺激伝導系；心臓刺激伝導系** Conducting system of heart Complexus stimulans cordis；Systema conducente cordis 心内膜下の心筋層にある.

13 **洞房結節** Sinu-atrial node Nodus sinuatrialis 〔Keith-Flack（キース-フラック）結節〕 上大静脈の開口部の前方にある帯状の特殊心筋組織で, 心拍動を決める最初の刺激発生中心として働く. D

14 **房室結節** Atrioventricular node Nodus atrioventricularis 〔Aschoff-Tawara（アショフ-田原）結節〕 心中隔で, 卵円窩の下方, 冠状静脈口の前方にある特殊心筋組織の小塊. 洞房結節から筋性に伝導された刺激を, 一定の潜時をおいてHis（ヒス）束およびその脚を通して心室に伝える. 洞房結節が機能的に脱落した際には, 房室結節は二次的な刺激形成中枢として心拍動の維持にあたることができる. D

15 **房室束** Atrioventricular bundle Fasciculus atrioventricularis 房室結節と乳頭筋の間を結ぶ刺激伝導線維束. D

16 **房室束幹** Truncus Truncus 〔His（ヒス）束〕 房室束の最初の部分で, 心室中隔膜性部で左右の脚に分れるまでをいう. D

17 **右脚** Right bundle Crus dextrum 中隔縁柱へ弓状に走り, 前乳頭筋に続く. D

18 **左脚** Left bundle Crus sinistrum 中隔上に広がり, 乳頭筋の基部に伸びる. D

19 **心内膜下枝** Subendocardial branches Rr. subendocardiales 〔Purkinje（プルキンエ）線維〕 心筋層に走る刺激伝導系の枝.

20 **心内膜** Endocardium Endocardium 心臓内面を覆う単層扁平上皮をもつ膜.

21 **右心房** Right atrium Atrium dextrum A D

22 **右心耳** Right auricle Auricula dextra 右心房の嚢状の突出. A

23 **分界稜** Crista terminalis Crista terminalis 上大静脈の開口部から前方へ, 心房の外側壁を通り, 下大静脈開口部の外側へと伸びる筋性稜. 心房と静脈洞の間の内面の境界で, 胎児発育期に存在する. A

24 **細小静脈孔** Openings of smallest cardiac veins Foramina venarum minimarum 右心房内への開口.

25 **卵円窩** Fossa ovalis；Oval fossa Fossa ovalis 心房中隔で, 胎生時の卵円孔の痕跡の窪み. A

26 **卵円孔†** Foramen ovale Foramen ovale cordis 心房中隔にある孔で, 出生時まで働く. 血液が右心房から左心房に直接流入する.

27 **卵円窩縁** Limbus fossae ovalis；Border of oval fossa Limbus fossae ovalis やや高まった卵円窩の縁. A

28 **櫛状筋** Musculi pectinati；Pectinate muscles Mm. pectinati 右心房内に分界稜から櫛歯状に突出した筋柱. A

29 **冠状静脈口** Opening of coronary sinus Ostium sinus coronarii A

30 **下大静脈口** Opening of inferior vena cava Ostium venae cavae inferioris A

31 **上大静脈口** Opening of superior vena cava Ostium venae cavae superioris A

32 **大静脈洞** Sinus of venae cavae Sinus venarum cavarum 両大静脈から血液を受け入れる腔で, 平滑な壁をもち分界稜で境される. A

33 **分界溝** Sulcus terminalis cordis Sulcus terminalis cordis 発生学的に静脈洞と固有心房の間の境にあり, 外からみえる溝. 上下大静脈口部領域を取り囲んでいる. D

34 **静脈間隆起** Intervenous tubercle Tuberculum intervenosum 上・下大静脈口の間にある右心房後壁の小隆起. A

35 **下大静脈弁** Valve of inferior vena cava Valvula venae cavae inferioris 〔Eustachio（エウスタキオ）弁〕 下大静脈口にある半月状隆起. 胎生時に血液を卵円孔の方向に導く. A

36 **冠状静脈弁** Valve of coronary sinus Valvula sinus coronarii 〔Thebesius（テベジウス）弁〕 冠状静脈口にある半月状隆起. A

心臓　225

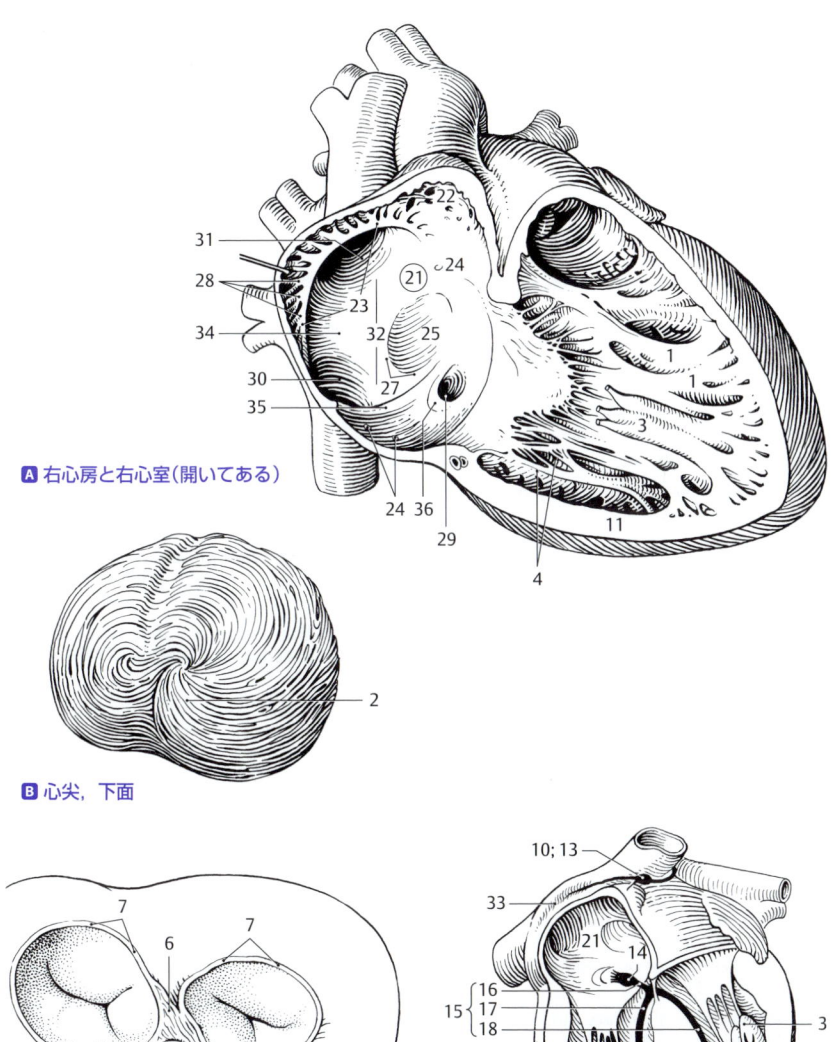

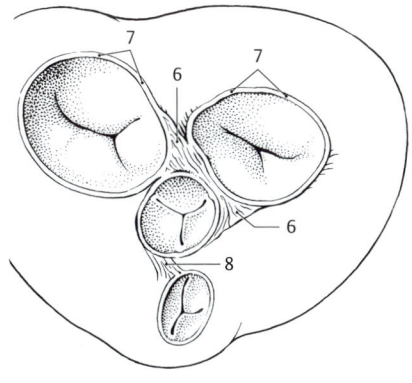

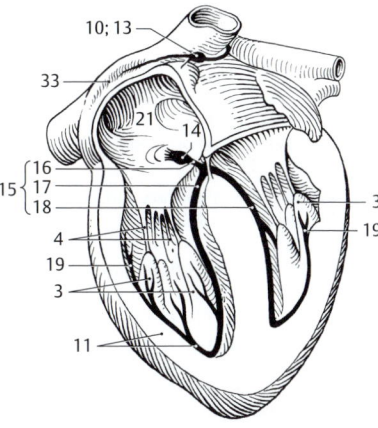

A 右心房と右心室（開いてある）

B 心尖，下面

C 心臓の弁，上面

D 心臓の刺激伝導系

心臓

1 **右心室** Right ventricle Ventriculus dexter C

2 **右房室弁；三尖弁** Tricuspid valve；Right atrioventricular valve Valva atrioventricularis dextra；Valva tricuspidalis 右の心房と心室間の弁構造．以下〈3～5〉の3部の線維輪から起こり，腱索によって乳頭筋と結ばれる．

3 **前尖** Anterior cusp Cuspis anterior 前方の弁葉． A C

4 **後尖** Posterior cusp Cuspis posterior 後方の弁葉． A

5 **中隔尖** Septal cusp Cuspis septalis 心室中隔から起こる弁尖または弁葉． A

6 **室上稜** Supraventricular crest Crista supraventricularis 心室中隔から心室前壁に斜走する筋性稜．動脈円錐の流出路と右心室の残余部分を分ける． C

7 **動脈円錐** Conus arteriosus；〔Infundibulum〕 Conus arteriosus；Infundibulum 肺動脈幹につながる漏斗状の平滑な壁からなる流出路． C

8 **肺動脈弁** Pulmonary valve Valva trunci pulmonalis 肺動脈幹起始部で肺動脈幹開口部周囲にある，以下〈9～11〉の3部からなる弁構造． A

9 **前半月弁** Anterior semilunar cusp Valvula semilunaris anterior A

10 **右半月弁** Right semilunar cusp Valvula semilunaris dextra A

11 **左半月弁** Left semilunar cusp Valvula semilunaris sinistra A

12 **半月弁結節** Nodules of semilunar cusps Noduli valvularum semilunarium 〔Arantius（アランチウス）結節〕 半月弁尖の各自由縁の中央にある小結節で，閉鎖時に3つの弁尖の間にできる楔状の間隙を塞ぐ． C

13 **半月弁半月** Lunules of semilunar cusps Lunulae valvularum semilunarium 半月弁尖の縁の結節の両側にある三日月形の領域． C

14 **半月弁交連** Commissures of semilunar cusps Commissurae valvularum semilunarium 隣接する弁から上行する突出で，肺動脈幹に付着する． C

15 **前乳頭筋** Anterior papillary muscle M. papillaris anterior 最大の乳頭筋で，前方にあり，多くの場合中隔縁柱を覆っている．前尖および後尖とつながる． C

16 **後乳頭筋** Posterior papillary muscle M. papillaris posterior 後尖および中隔尖とつながる筋． C

17 **中隔乳頭筋** Septal papillary muscle M. papillaris septalis 心室中隔から起こる小さい乳頭筋．それらの腱索は主に中隔尖に張る． C

18 **中隔縁柱** Septomarginal trabecula；Moderator band Trabecula septomarginalis 心室中隔から前乳頭筋基部に至る筋性隆起．His（ヒス）束の右脚を含む． C

19 **左心房** Left atrium Atrium sinistrum B

20 **左心耳** Left auricle Auricula sinistra 肺動脈幹の左右に嚢状に突出した左心房の一部． B

21 **櫛状筋** Musculi pectinati；Pectinate muscles Mm. pectinati 左心房内の櫛歯状筋柱．

22 **卵円孔弁；中隔鎌** Valve of foramen ovale Valvula foraminis ovalis 一次中隔に由来する卵円窩の底．胎児では血流で左心房に押しのけられる． B

23 **肺静脈口** Openings of pulmonary veins Ostia venarum pulmonalium 肺静脈の左心房への開口． B

24 **左心室** Left ventricle Ventriculus sinister B

25 **左房室弁；僧帽弁** Left atrioventricular valve；Mitral valve Valva atrioventricularis sinistra；Valva mitralis；〔Valva bicuspidalis〕 左心房と左心室の間の弁で，以下〈26, 27〉の2部からなる．線維輪から起こり腱索を介して左心室の乳頭筋と結ばれる． A

26 **前尖** Anterior cusp Cuspis anterior 前方で，心房中隔側にある． A B D

27 **後尖** Posterior cusp Cuspis posterior 後方で，側壁にある．その自由縁には前尖のそれよりも深い溝がある． A B

28 **交連尖** Commissural cusps Cuspides commissurales 後尖の中央1/3の両側に1つずつあり，いくぶん平滑に突出している．これらによって副尖があるようにみえる．

29 **前乳頭筋** Anterior papillary muscle M. papillaris anterior 左心室の側壁から起こる大きな前部の乳頭筋． D

30 **後乳頭筋** Posterior papillary muscle M. papillaris posterior 心室中隔と外側壁の間から起こる． D

31 **大動脈前庭** Aortic vestibule Vestibulum aortae 大動脈弁下方の大動脈の部分．収縮期に左心室の機能的拡張部分となる．

32 **大動脈弁** Aortic valve Valva aortae 大動脈流出路の起始部にある弁． D

33 **右半月弁** Right semilunar cusp；Right coronary cusp Valvula semilunaris dextra；Valvula coronaria dextra A D

34 **左半月弁** Left semilunar cusp；Left coronary cusp Valvula semilunaris sinistra；Valvula coronaria sinistra A D

35 **後半月弁** Posterior semilunar cusp；Noncoronary cusp Valvula semilunaris posterior；Valvula non coronaria A D

36 **半月弁結節** Nodules of semilunar cusps Noduli valvularum semilunarium 各弁の自由縁中央の小結節で，3弁が閉じたときにその楔状空隙を密にする． D

37 **半月弁半月** Lunules of semilunar cusps Lunulae valvularum semilunarium 半月弁尖の結節の両側にある三日月形の領域． D

38 **半月弁交連** Commissures of semilunar cusps Commissurae valvularum semilunarium 隣接する弁から上方への突出と，それらの大動脈壁との結合． D

227 心臓

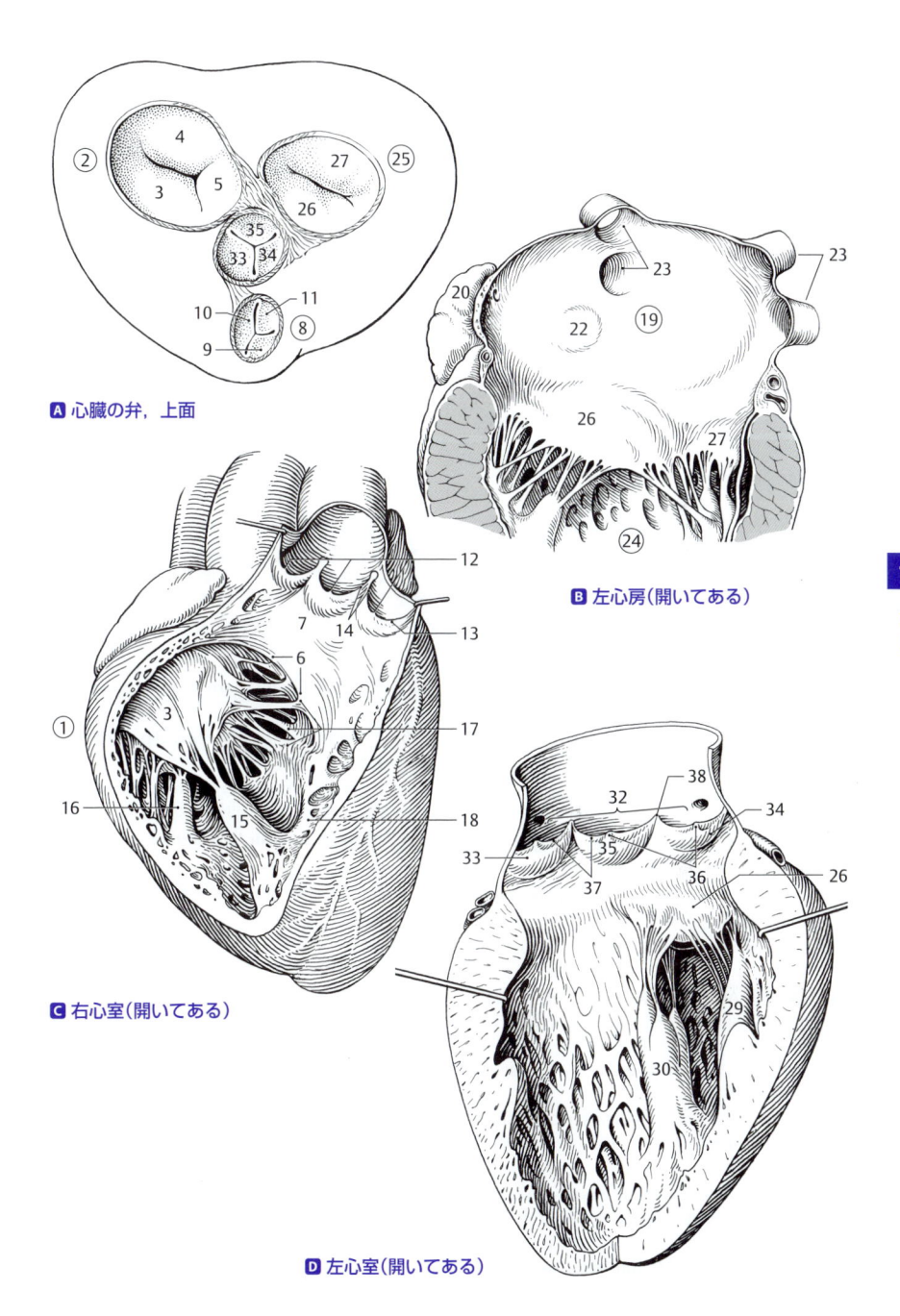

A 心臓の弁, 上面

B 左心房(開いてある)

C 右心室(開いてある)

D 左心室(開いてある)

11 心臓

動脈

1 動脈 Arteries Arteriae 心臓から体の末梢部へ血液を運ぶ血管．

2 肺動脈幹；肺動脈 Pulmonary trunk Truncus pulmonalis 心膜内を上行する動脈幹．漿膜性心膜が反転する高さで左右の肺動脈に分かれる． A B

3 肺動脈洞 Sinus of pulmonary trunk Sinus trunci pulmonalis 大動脈弁の基部にある，肺動脈幹壁の3つの膨出部． B

4 弁上稜 Supravalvular ridge Crista supravalvularis 肺動脈幹壁内にある輪状隆起で，ここに半月弁交連が付着する．230頁4

5 肺動脈分岐部 Bifurcation of pulmonary trunk Bifurcatio trunci pulmonalis 肺動脈幹が2つの肺動脈に分岐するところ．漿膜性心膜の反転部． A B

6 右肺動脈 Right pulmonary artery A. pulmonalis dextra 上行大動脈の後方に位置する．その分枝は気管支樹の枝に平行に走る．両者は気管動脈区域を形成する． B , 177頁 B

7 上葉動脈 Superior lobar arteries Aa. lobares superiores

8 肺尖動脈(A1) Apical segmental artery A. segmentalis apicalis 肺尖区に分布する． B

9 前上葉動脈(A3) Anterior segmental artery A. segmentalis anterior 前上葉区に分布する．

10 上行枝 Ascending branch R. ascendens B

11 下行枝 Descending branch R. descendens B

12 後上葉動脈(A2) Posterior segmental artery A. segmentalis posterior 後上葉区に分布する．

13 上行枝 Ascending branch R. ascendens B

14 下行枝 Descending branch R. descendens B

15 中葉動脈 Middle lobar artery A. lobaris media

16 内側中葉動脈(A5) Medial segmental artery A. segmentalis medialis 内側中葉区に分布する． B

17 外側中葉動脈(A4) Lateral segmental artery A. segmentalis lateralis 外側中葉区に分布する． B

18 下葉動脈 Inferior lobor arteries Aa. lobares inferiores

19 上-下葉動脈(A6) Superior segmental artery A. segmentalis superior 右下葉の上-下葉区に分布する．

20 肺底動脈 Basal part Pars basalis 右下葉の底部に分布する． B

21 前肺底動脈(A8) Anterior basal segmental artery A. segmentalis basalis anterior 前肺底区に分布する． B

22 外側肺底動脈(A9) Lateral basal segmental artery A. segmentalis basalis lateralis 外側肺底区に分布する． B

23 内側肺底動脈(A7) Medial basal segmental artery A. segmentalis basalis medialis 内側肺底区に分布する． B

24 後肺底動脈(A10) Posterior basal segmental artery A. segmentalis basalis posterior 後肺底区に分布する． B

25 左肺動脈 Left pulmonary artery A. pulmonalis sinistra 下行大動脈の前方にある動脈．X線写真上，"大動脈弓"下方の"肺動脈弓"としてみえる． A B , 177頁 D

26 動脈管索 Ligamentum arteriosum Lig. arteriosum 〔Botallo（ボタロー）管索〕；動脈管† Ductus arteriosus Ductus arteriosus 肺動脈幹の分岐部と大動脈弓の間の結合部で，出生までは開存している．胎児の肺循環は非常に少ない．動脈管は出生後も開存したままの場合があるが，通常は線維組織で置換される． A B , 231頁 A

27 上葉動脈 Superior lobar arteries Aa. lobares superiores

28 肺尖動脈(A1) Apical segmental artery A. segmentalis apicalis 肺尖後区の上部に分布する． B

29 前上葉動脈(A3) Anterior segmental artery A. segmentalis anterior 前上葉区に分布する．

30 上行枝 Ascending branch R. ascendens B

31 下行枝 Descending branch R. descendens B

32 後上葉動脈(A2) Posterior segmental artery A. segmentalis posterior 肺尖後区の下部に分布する． B

33 上行枝 Ascending branch R. ascendens B

34 下行枝 Descending branch R. descendens B

35 肺舌動脈 Lingular artery A. lingularis 舌区に分布する．

36 下舌動脈(A5) Inferior lingular artery A. lingularis inferior 下舌区に分布する． B

37 上舌動脈(A4) Superior lingular artery A. lingularis superior 上舌区に分布する． B

38 下葉動脈 Inferior lobar arteries Aa. lobares inferiores

39 上-下葉動脈(A6) Superior segmental artery A. segmentalis superior 左下葉の上-下葉区に分布する． B

40 肺底動脈 Basal part Pars basalis 左下葉の底部に分布する． B

41 前肺底動脈(A8) Anterior basal segmental artery A. segmentalis basalis anterior 前肺底区に分布する． B

42 外側肺底動脈(A9) Lateral basal segmental artery A. segmentalis basalis lateralis 外側肺底区に分布する． B

43 内側肺底動脈(A7) Medial basal segmental artery A. segmentalis basalis medialis 内側肺底区に分布する． B

44 後肺底動脈(A10) Posterior basal segmental artery A. segmentalis basalis posterior 後肺底区に分布する． B

肺 229

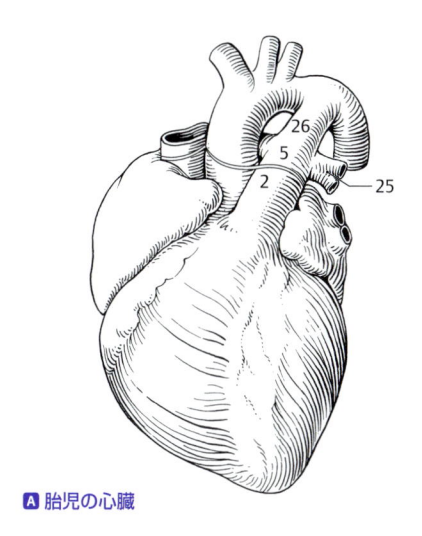

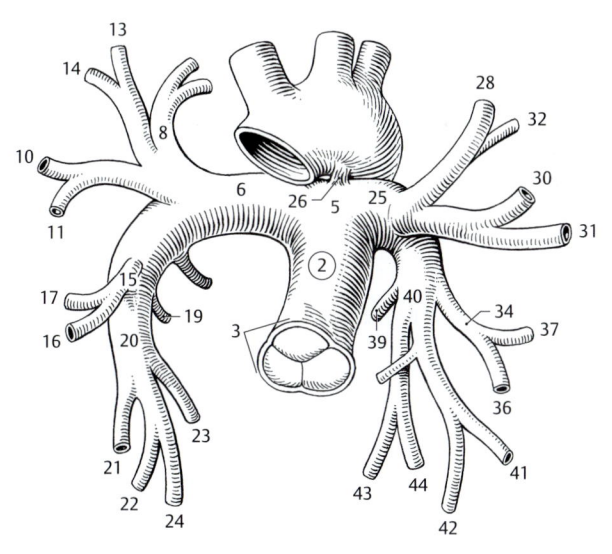

A 胎児の心臓

B 肺動脈

12
動脈

動脈

1 **大動脈** Aorta Aorta　体に分布する主要な動脈．Ⓐ

2 **上行大動脈；大動脈上行部** Ascending aorta
Pars ascendens aortae；Aorta ascendens　心膜からのその出口まで続く大動脈の上行部．Ⓐ

3 **大動脈洞** Aortic sinus Sinus aortae　各大動脈弁の高さで大動脈内面が帽子状に拡大したもの．Ⓑ

4 **弁上稜** Supravalvular ridge Crista supravalvularis　半月弁交連が付着する壁内の輪状の隆起．Ⓑ, 228頁4

5 **大動脈球** Aortic bulb Bulbus aortae　球根様に大動脈外面に視認できる膨大した部分で，大動脈洞による．Ⓑ

6 **右冠状動脈** Right coronary artery A. coronaria dextra　右冠状溝を走る．右大動脈洞の近くで起始する．ⒷⒸ

7 **房室枝** Atrioventricular branches Rr. atrioventriculares　房室溝に起こり，房室結節にも分布．Ⓒ

8 **円錐枝** Conus branch R. coni arteriosi　下方の動脈円錐への枝．Ⓑ

9 **洞房結節枝** Sinu-atrial nodal branch R. nodi sinuatrialis　最も多い枝(55%)で，上大静脈口の血管叢をつくり，ついで洞房結節に至る．Ⓑ

10 **心房枝** Atrial branches Rr. atriales　右心房への枝．Ⓑ

11 **右縁枝；鋭角縁枝；鋭縁枝** Right marginal branch R. marginalis dexter　右心室外縁への下行枝．ⒷⒸ

12 **中間心房枝** Intermediate atrial branch R. atrialis intermedius　右心房の背側への上行枝．Ⓒ

13 **後室間枝；後下行枝** Posterior interventricular branch R. interventricularis posterior　後室間溝にある右冠状動脈の終末枝．Ⓒ

14 **心室中隔枝** Interventricular septal branches Rr. interventriculares septales　心室中隔への枝．Ⓒ

15 **房室結節枝** Atrioventricular nodal branch R. nodi atrioventricularis　右後側壁枝の起始部から房室結節に伸びる枝．Ⓒ

16 **右後側壁枝**[†] Right posterolateral branch R. posterolateralis dexter　左心室の後壁に，時にみられる枝．Ⓒ

17 **左冠状動脈** Left coronary artery A. coronaria sinistra　左大動脈洞の近くで起始する．Ⓑ

18 **前室間枝；前下行枝** Anterior interventricular branch R. interventricularis anterior　前室間溝を走る枝．Ⓑ

19 **円錐枝** Conus branch R. coni arteriosi　稀にある動脈円錐への左枝．Ⓑ

20 **外側枝；対角枝** Lateral branch R. lateralis　左心室前壁への左枝．Ⓑ

21 **心室中隔枝** Interventricular septal branches Rr. interventriculares septales　心室中隔の前2/3への穿通枝．Ⓑ

22 **回旋枝** Circumflex branch R. circumflexus　左冠状動脈の延長で左冠状溝を走る枝．ⒷⒸ

23 **吻合心房枝** Atrial anastomotic branch R. atrialis anastomoticus　心房中隔に分布する回旋枝の枝．右冠状動脈の枝と吻合する．

24 **房室枝** Atrioventricular branches Rr. atrioventriculares　回旋枝の遠位部で，冠状溝にある．Ⓒ

25 **左縁枝；鈍角縁枝；鈍縁枝** Left marginal artery R. marginalis sinister　左心室外縁への枝．Ⓑ

26 **中間心房枝** Intermediate atrial branch R. atrialis intermedius　心房背面枝．Ⓒ

27 **左心室後枝** Posterior left ventricular branch R. posterior ventriculi sinistri　左心室の背面に時にみられる枝．Ⓒ

28 **洞房結節枝**[†] Sinu-atrial nodal branch R. nodi sinuatrialis　左冠状動脈起始から洞房結節へ行く枝で頻度が多い(45%)．Ⓑ

29 **房室結節枝**[†] Atrioventricular nodal branch R. nodi atrioventricularis　房室結節に分布する枝．

30 **心房枝** Atrial branches Rr. atriales　左心房への枝．Ⓑ

心臓 231

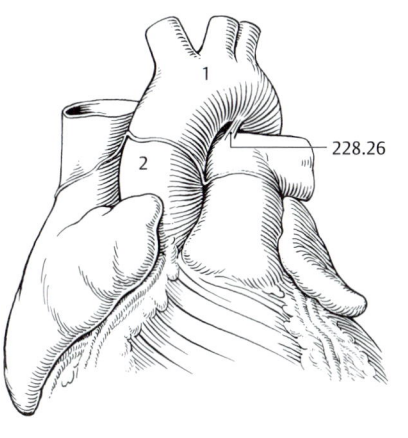

A 大動脈と肺動脈幹，前面

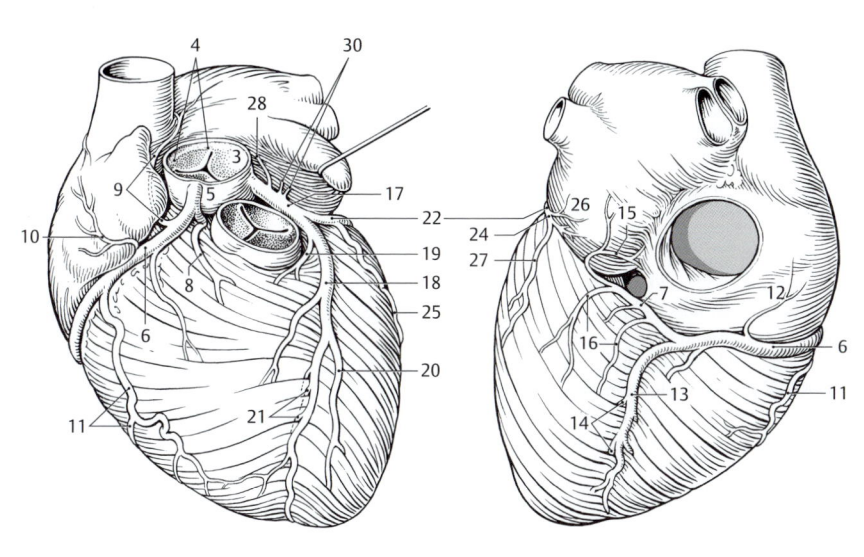

B 冠状動脈，前面

C 冠状動脈，後面

12
動
脈

1 大動脈弓 Arch of aorta；Aortic arch Arcus aortae 上行大動脈と下行大動脈の間に位置する．その上部は胸骨左縁で第1肋骨に伸びる．ⒶⒷ

2 大動脈峡部† Aortic isthmus Isthmus aortae 動脈管索後方にある様々な大きさの狭窄．胎児では，左鎖骨下動脈の出口と動脈管の間の大動脈弓の狭窄部．これが大動脈峡部の狭窄として残存する場合がある．Ⓐ

3 大動脈傍体；大動脈小体 Para-aortic bodies；Aortic glomera Corpora paraaortica；Glomera aortica 大動脈周囲，主に大動脈弓上にある島状のクロム親和性組織．これらは圧受容器および化学受容器と考えられる．

4 腕頭動脈 Brachiocephalic trunk Truncus brachiocephalicus 大動脈弓の起始部で起こり，右胸鎖関節の後方で右鎖骨下動脈と右総頸動脈に分かれる．ⒶⒷ

5 最下甲状腺動脈† Thyroid ima artery A. thyroidea ima 甲状腺に分布する無対の不定な動脈（10％）．通常，腕頭動脈から起こる．Ⓐ

6 総頸動脈 Common carotid artery A. carotis communis 気管と喉頭の両側で胸鎖乳突筋の下を走る動脈で，枝を出さない．右側は腕頭動脈から起こり，左側は大動脈弓から起こる．ⒶⒷ，255頁Ⓑ

7 頸動脈小体 Carotid body Glomus caroticum 頸動脈分岐部の結合組織内のクロム親和性細胞で，化学受容器の集塊を形成する．舌咽神経を介して循環および呼吸中枢とつながっている．Ⓐ

8 頸動脈洞 Carotid sinus Sinus caroticus 頸動脈分岐部またはそこから起こる内頸動脈の拡張部．その壁は圧受容器を含む．Ⓐ

9 頸動脈分岐部 Carotid bifurcation Bifurcatio carotidis 頸動脈三角内で総頸動脈が分かれる部位で，通常は第4頸椎または喉頭隆起の高さにある．ⒶⒷ

10 外頸動脈 External carotid artery A. carotis externa 頸動脈分岐部に起こり，下顎頸のところで浅側頭動脈と顎動脈に最終枝として分れる．Ⓐ

11 上甲状腺動脈 Superior thyroid artery A. thyroidea superior 通常は外頸動脈の第1枝．以下〈12〜18〉の7つの枝に分かれる．ⒶⒹⒺ

12 舌骨下枝 Infrahyoid branch R. infrahyoideus 舌骨の上を走り他側の枝と吻合．Ⓐ

13 胸鎖乳突筋枝 Sternocleidomastoid branch R. sternocleidomastoideus 胸鎖乳突筋に至る枝．Ⓐ

14 上喉頭動脈 Superior laryngeal artery A. laryngea superior 甲状舌骨膜を貫通し，梨状陥凹の粘膜下に分布．粘膜の上部と内喉頭面に分布する．喉頭の主要な動脈．下喉頭動脈とつながる．ⒶⒸ

15 輪状甲状枝 Cricothyroid branch R. cricothyroideus 輪状甲状筋と声門下腔前部の粘膜に分布する枝．輪状甲状筋の前面で反対側から来る枝と吻合．Ⓐ

16 前腺枝 Anterior glandular branch R. glandularis anterior 主に甲状腺前部に分布．Ⓐ

17 後腺枝 Posterior glandular branch R. glandularis posterior 甲状腺の上部に主に分布するが，一部はその後端にも及ぶ．Ⓐ

18 外側腺枝 Lateral glandular branch R. glandularis lateralis 甲状腺外側部に主に分布．Ⓐ

19 上行咽頭動脈 Ascending pharyngeal artery A. pharyngea ascendens 通常は上甲状腺動脈の上方，外頸動脈の後方から起こる．咽頭の側壁に沿って上行し，茎突舌骨筋の内側を走り，頭蓋底に続く．Ⓐ

20 後硬膜動脈 Posterior meningeal artery A. meningea posterior 内頸静脈の外側にある動脈．通常，頸静脈孔から脳硬膜および後頭蓋窩の板間層に至る．Ⓐ

21 咽頭枝 Pharyngeal branches Rr. pharyngeales 咽頭壁への枝．時に耳管および口蓋扁桃に走る．Ⓐ

22 下鼓室動脈 Inferior tympanic artery A. tympanica inferior 鼓室神経小管を介して鼓室に走り，内側壁の粘膜に到達する動脈．鼓室神経が伴行する．Ⓐ

23 舌顔面動脈幹† Linguofacial trunk Truncus linguofacialis 時にみられる舌動脈と顔面動脈の共通幹枝．Ⓔ

24 甲状舌動脈幹〔Thyrolingual trunk〕〔Truncus thyrolingualis〕 時にみられる舌動脈と上甲状腺動脈の共通幹枝．Ⓓ

頸部 **233**

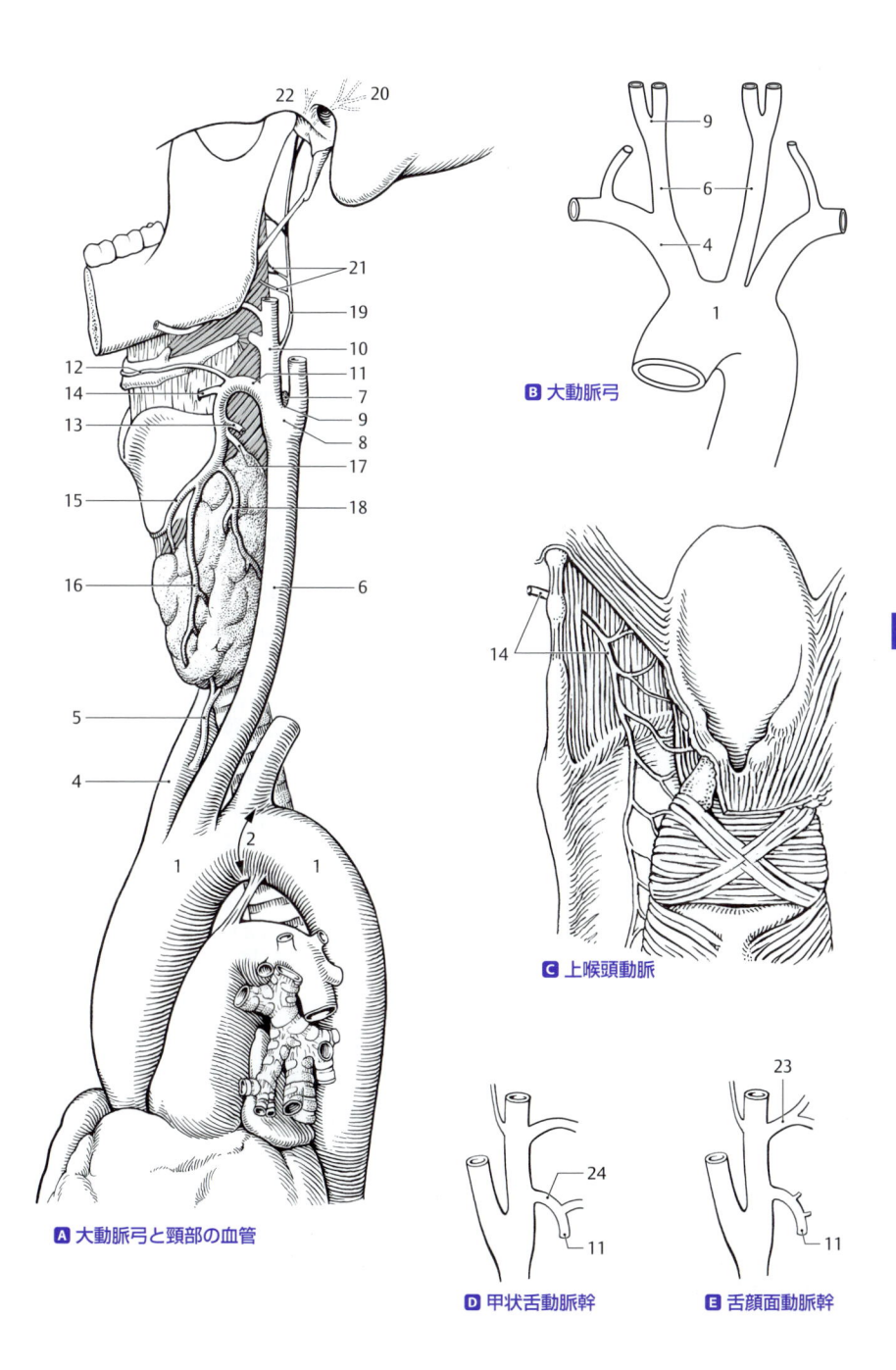

B 大動脈弓

C 上喉頭動脈

A 大動脈弓と頸部の血管

D 甲状舌動脈幹

E 舌顔面動脈幹

12

動脈

動脈

1. **舌動脈** Lingual artery A. lingualis 外頸動脈の前方への第2枝．舌骨の大角の後方で舌へ入り，ここで舌骨舌筋で覆われ，舌の下面付近を舌尖に走る．**B C**

2. **舌骨上枝** Suprahyoid branch R. suprahyoideus 舌骨に至る枝で，舌骨下枝および対側の枝と吻合．**B**

3. **舌下動脈** Sublingual artery A. sublingualis 舌骨舌筋の前縁で起こり，顎舌骨筋と舌下腺の間を前方に走る動脈．腺，筋，および歯肉に分布する．**B**

4. **舌背枝** Dorsal lingual branches Rr. dorsales linguae 舌根と舌背に至る枝．**B**

5. **舌深動脈** Deep lingual artery A. profunda linguae 舌動脈の主要な終枝．オトガイ舌筋と下縦舌筋の間を舌尖まで走る．両側にある動脈は毛細血管によってのみここでつながっている．**B**

6. **顔面動脈** Facial artery A. facialis 外頸動脈の前方への第3枝．顎二腹筋の後腹，茎突舌骨筋，および顎下腺の後方にある．咬筋の前縁に沿って下顎骨を横切り，顔面表情筋に分布する．**A B C**

7. **上行口蓋動脈** Ascending palatine artery A. palatina ascendens 茎突舌筋下の咽頭の外側壁を上行し，口蓋舌弓および口蓋咽頭弓，軟口蓋，および口蓋扁桃に至る．この動脈と上行咽頭動脈とは相互に代償しうる．**C**

8. **扁桃枝** Tonsillar branch R. tonsillaris しばしば上行口蓋動脈から起こる枝．咽頭壁を通過し，口蓋扁桃および舌根に分布する．**C**

9. **オトガイ下動脈** Submental artery A. submentalis 顎舌骨筋の下方にあり，主に顎下腺と顎舌骨筋およびその隣接筋に分布．舌下動脈と吻合．**C**

10. **腺枝** Glandular branches Rr. glandulares 顎下腺に直接分布する枝．**C**

11. **下唇動脈** Inferior labial branch A. labialis inferior 下唇に分布する枝で，口輪筋と口腔粘膜の間を走る．対側からの動脈，オトガイ下動脈，およびオトガイ動脈と吻合する．**C**

12. **上唇動脈** Superior labial branch A. labialis superior 上唇に分布する枝で，口輪筋と口腔粘膜の間を走る．対側から来る動脈，顔面横動脈，および眼窩下動脈と吻合する．**C**

13. **鼻中隔枝** Nasal septal branch R. septi nasi 鼻中隔に分布する枝．鼻中隔海綿体と連続している．**C**

14. **鼻外側枝** Lateral nasal branch R. lateralis nasi 鼻翼底への枝．**C**

15. **眼角動脈** Angular artery A. angularis 内眼角にある顔面動脈の終枝．鼻背動脈を介して眼動脈と吻合する．**A C**

16. **後頭動脈** Occipital artery A. occipitalis 背側に向かう外頸動脈の第2枝．顎二腹筋後腹の下を走り，乳様突起から内側へ伸び，後頭部に至る．浅側頭動脈，椎骨動脈，深頸動脈，および後耳介動脈とつながる．**A C D**

17. **乳突枝** Mastoid branch R. mastoideus 乳突孔を通って板間層および脳硬膜に走る枝．乳突蜂巣にも分布．**C**

18. **耳介枝** Auricular branch R. auricularis 胸鎖乳突筋の下を斜めに耳介の後方へ向かう．**C**

19. **胸鎖乳突筋枝** Sternocleidomastoid branches Rr. sternocleidomastoidei 胸鎖乳突筋に行く小枝．**C**

20. **硬膜枝**[†] Meningeal branch R. meningeus 頭頂孔をへて脳硬膜に行く不定枝．**C**

21. **後頭枝** Occipital branches Rr. occipitales 多くは強く屈曲し，僧帽筋を貫通し，後頭部を覆う頭皮に分布する．**C**

22. **下行枝** Descending branch R. descendens 頭板状筋の下にある枝で，頸部筋群に分布する．**C**

23. **後耳介動脈** Posterior auricular artery A. auricularis posterior 背側に向かう外頸動脈の第3枝．耳下腺の下，耳介の後方の茎突舌骨筋上を走る．乳様突起および茎状突起に付着する筋にも分布する．**C D**

24. **茎乳突孔動脈** Stylomastoid artery A. stylomastoidea 顔面動脈に伴行する細い血管．茎突孔から大錐体神経管裂孔へ顔面動脈とともに走り，脳硬膜に分布する．裂孔に到達する前に，中耳と内耳に枝を分布する．**D**

25. **後鼓室動脈** Posterior tympanic artery A. tympanica posterior 鼓索神経とともに顔面神経管内を走り鼓膜に至る動脈．**D**

26. **乳突枝** Mastoid branch Rr. mastoidei 乳突蜂巣に分布する枝．**D**

27. **アブミ骨枝**[†] Stapedial branch R. stapedius アブミ骨筋に分布する小枝．

28. **耳介枝** Auricular branch R. auricularis 耳介背側に行く枝．貫通枝によって耳介前方および小耳介筋にも分布する．**D**

29. **後頭枝** Occipital branch R. occipitalis 乳様突起を越えて走り，後頭動脈と吻合する．**D**

30. **耳下腺枝** Parotid branch R. parotideus 耳下腺に分布する枝．**D**

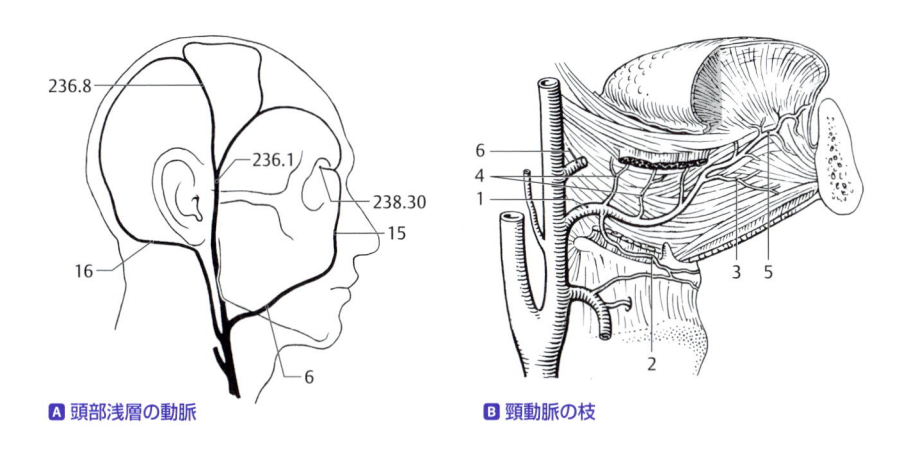

頭部　**235**

A 頭部浅層の動脈

B 頸動脈の枝

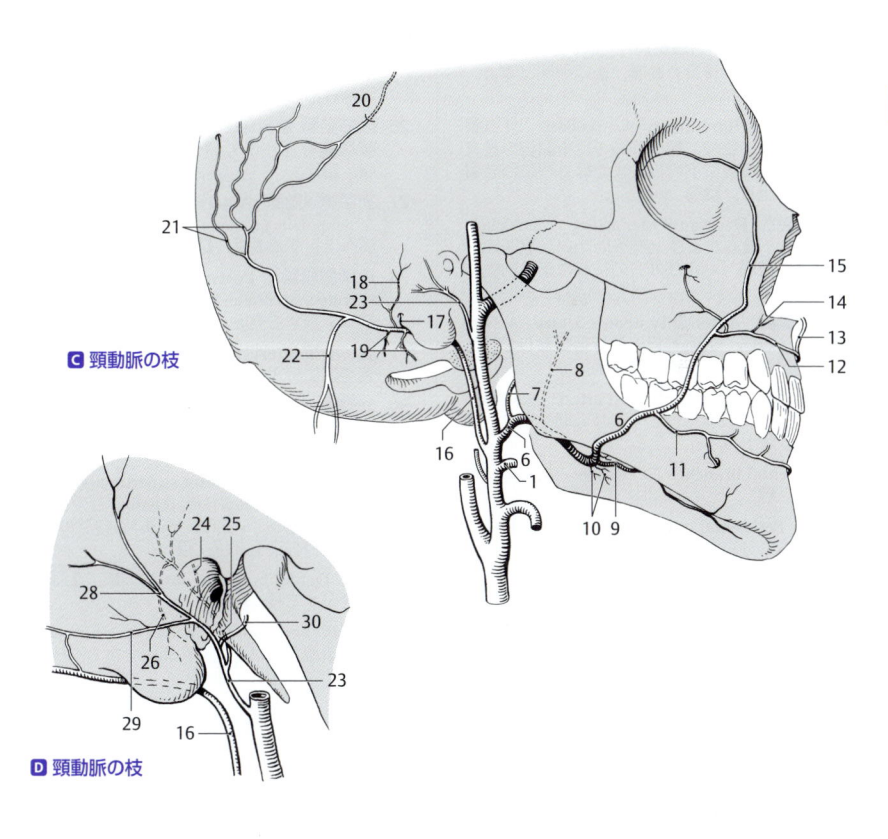

C 頸動脈の枝

D 頸動脈の枝

12

動脈

動 脈

1 浅側頭動脈 Superficial temporal artery A. temporalis superficialis　外頸動脈の浅部の終末枝．外耳道と顎関節の間を上行し，耳介側頭神経に伴行して耳介前方へ向かい，側頭領域へ至り，ここで枝を分布する．A B, 235頁A

2 耳下腺枝 Parotid branch R. parotideus　耳下腺に分布する枝．A

3 顔面横動脈 Transverse facial artery A. transversa faciei　耳下腺で覆われ，頬骨弓から頬へと下行する．A

4 前耳介枝 Anterior auricular branches Rr. auriculares anteriores　耳介および外耳道に分布する小枝．A

5 頬骨眼窩動脈 Zygomatico-orbital artery A. zygomaticoorbitalis　頬骨弓の上方の浅部を外側の眼窩縁に走る．A

6 中側頭動脈 Middle temporal artery A. temporalis media　頬骨弓上方の側頭筋膜から側頭筋に入る動脈．A

7 前頭枝 Frontal branch R. frontalis　浅側頭動脈の前枝で，前頭頭皮に分布する．対側の頭頂枝，内頸動脈からの眼窩上動脈および滑車上動脈と吻合．A

8 頭頂枝 Parietal branch R. parietalis　浅側頭動脈の後枝で，側頭領域を通り，頭皮に分布する．対側の前頭枝，後耳介動脈，後頭動脈と吻合．A, 235頁A

9 顎動脈 Maxillary artery A. maxillaris　外頸動脈の最も太い終枝．顎関節の下，下顎枝の後方にあり，外側翼突筋の内側または外側に行き翼口蓋窩に至る．A B

10 深耳介動脈 Deep auricular artery A. auricularis profunda　後方および上方へ向かい，顎関節，外耳道，鼓膜，および鼓室の粘膜に走る動脈．B

11 前鼓室動脈 Anterior tympanic artery A. tympanica anterior　鼓索神経の伴行動脈として錐体鼓室裂から鼓室に至る．B

12 下歯槽動脈 Inferior alveolar artery A. alveolaris inferior　内側翼突筋と下顎枝の間を通り下顎管に入りオトガイ孔に至る．B

13 歯枝 Dental branches Rr. dentales　歯根に分布する枝．B

14 歯周枝 Peridental branches Rr. peridentales　歯周組織に分布する枝．

15 オトガイ動脈 Mental branch R. mentalis　下歯槽動脈の終枝で，顎と下唇の周囲の軟部組織に分布する．B

16 顎舌骨筋枝 Mylohyoid branch R. mylohyoideus　下顎管に入る前に分枝する枝．顎舌骨筋神経に伴行して顎舌骨筋溝を通り顎舌骨筋に至る．オトガイ下動脈と吻合する．B

17 中硬膜動脈 Middle meningeal artery A. meningea media　外側翼突筋の内側を通り，棘孔から中頭蓋窩へ入る動脈で，ここで脳硬膜と骨の間に分布する．B C

18 副硬膜枝 Accessory branch R. accessorius　硬膜動脈または顎動脈から起こる副枝で，周囲筋と耳管に分布する．時に卵円孔から中頭蓋窩に走り，三叉神経節に至るまでの脳硬膜に分布する．

19 前頭枝 Frontal branch R. frontalis　中硬膜動脈の太い前終枝．前頭蓋窩の骨と硬膜に分布する．その溝は時に閉鎖して管をつくる．C

20 眼窩枝 Orbital branch R. orbitalis　上眼窩裂を通って涙腺に走る枝．C

21 涙腺動脈との吻合枝 Anastomotic branch with lacrimal artery R. anastomoticus cum a. lacrimali　眼窩枝と涙腺動脈の吻合．C

22 頭頂枝 Parietal branch R. parietalis　頭頂骨と後頭骨の骨と硬膜に分布する中硬膜動脈の枝．C

23 岩様部枝 Petrosal branch R. petrosus　側頭骨岩様部に至る小枝．大錐体神経管裂孔を介して茎乳突孔動脈と吻合する．C

24 上鼓室動脈 Superior tympanic artery A. tympanica superior　岩様部枝に近接して起こり，小錐体神経とともに鼓室に至る．C

25 翼突硬膜動脈 Pterygomeningeal artery A. pterygomeningea　顎動脈または中硬膜動脈から起こる動脈．頭蓋外に出て，翼突筋，口蓋帆張筋，および耳管に分布する．卵円孔を介して三叉神経節および硬膜に枝を出す．

26 咬筋動脈 Masseteric artery A. masseterica　下顎切痕を通って外側へ向かい咬筋へと走る動脈．B

27 前深側頭動脈 Anterior deep temporal artery A. temporalis profunda anterior　側頭窩内を側頭筋へ上行する枝．B

28 後深側頭動脈 Posterior deep temporal artery A. temporalis profunda posterior　側頭窩内を側頭筋へ上行する動脈．B

29 翼突筋枝 Pterygoid branches Rr. pterygoidei　翼突筋に分布する枝．B

30 頬動脈 Buccal artery A. buccalis　頬筋上を前下方に走る枝で，頬粘膜と歯肉に分布する．顔面動脈と吻合する．B

31 後上歯槽動脈 Posterior superior alveolar artery A. alveolaris superior posterior　上顎結節で上顎に入る動脈．大臼歯の抜歯時に結節が損傷された場合の出血部位．B

32 歯枝 Dental branches Rr. dentales　上顎大臼歯に分布する枝．B

33 歯周枝 Peridental branches Rr. peridentales　歯周組織および上顎洞粘膜に分布する枝．B

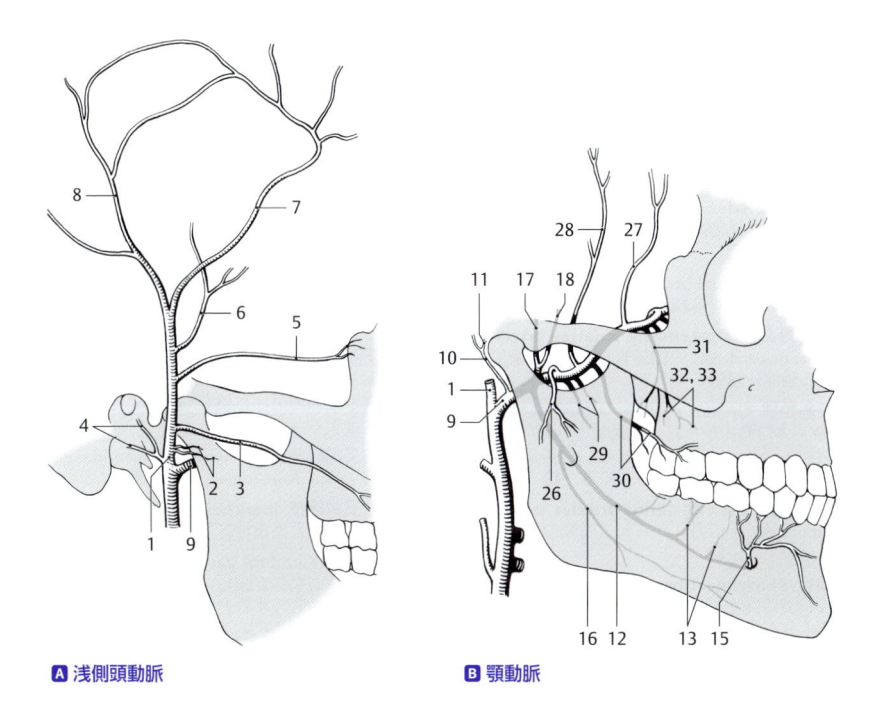

頭部 237

Ⓐ 浅側頭動脈

Ⓑ 顎動脈

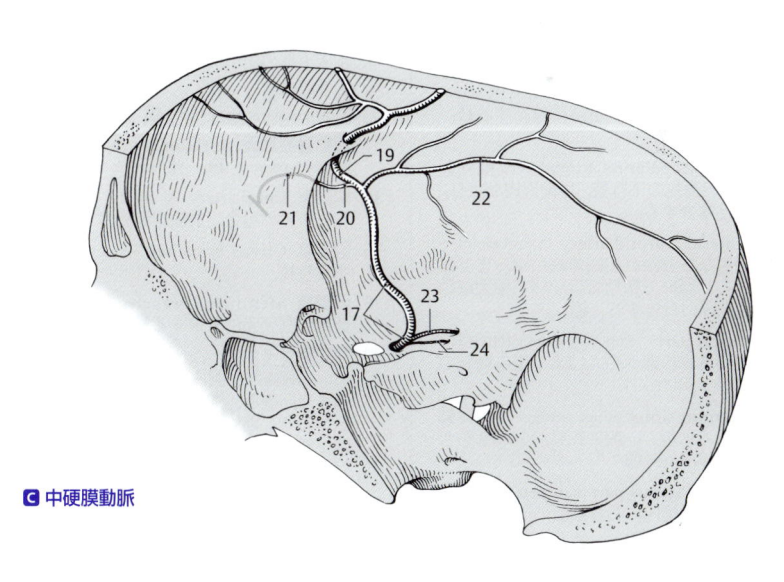

Ⓒ 中硬膜動脈

12 動脈

1 　眼窩下動脈　Infra-orbital artery　A. infraorbitalis　下眼窩裂から眼窩に入り，眼窩下溝および眼窩下管内を眼窩下孔へと走る．Ⓐ

2 　前上歯槽動脈　Anterior superior alveolar arteries　Aa. alveolares superiores anteriores　眼窩下管から上顎骨を通って切歯に走る動脈．Ⓐ

3 　歯枝　Dental branches　Rr. dentales　歯に分布する終枝．Ⓐ

4 　歯周枝　Peridental branches　Rr. peridentales　歯周組織に分布する終枝．Ⓐ

5 　翼突管動脈　Artery of pterygoid canal　A. canalis pterygoidei　翼突管を通って耳管と周辺領域に走る動脈．ⒶⒷ

6 　咽頭枝　Pharyngeal branch　R. pharyngeus　咽頭上部粘膜に分布する枝．

7 　下行口蓋動脈　Descending palatine artery　A. palatina descendens　大口蓋管を通って口蓋付近を走る動脈．ⒶⒷ

8 　大口蓋動脈　Greater palatine artery　A. palatina major　大口蓋孔から起こる動脈で，前方へ伸びて切歯へ至り，粘膜に分布する．口蓋溝内の小臼歯の高さまで保護され位置する．

9 　小口蓋動脈　Lesser palatine arteries　Aa. palatinae minores　小口蓋孔から起こる動脈で，軟口蓋に分布する．Ⓑ

10　咽頭枝　Pharyngeal branch　R. pharyngeus　口蓋骨鞘突管内を走る枝で，扁桃の高さまで咽頭粘膜に分布する．

11　蝶口蓋動脈　Sphenopalatine artery　A. sphenopalatina　蝶口蓋孔から起こる動脈で，鼻腔へ入る．Ⓑ

12　外側後鼻枝　Posterior lateral nasal arteries　Aa. nasales posteriores laterales　鼻腔の外側および後部，ならびに副鼻腔に分布する動脈．Ⓑ

13　中隔後鼻枝　Posterior septal branches　Rr. septales posteriores　鼻中隔の後下部に分布する枝．Ⓑ

14　鼻口蓋動脈〔Nasopalatine artery〕〔A. nasopalatina〕　中隔後鼻枝の下行枝．切歯管内を走り，大口蓋動脈と吻合する．

15　内頸動脈　Internal carotid artery　A. carotis interna　総頸動脈から分かれて頭蓋底に至るまでは枝を出さない．ついで頸動脈管を経て中大脳動脈と前大脳動脈に分枝する．Ⓑ

16　頸部　Cervical part　Pars cervicalis　咽頭壁に沿って，側頭骨岩様部への入口まで走る動脈の部分．ⒷⒸ

17　頸動脈洞　Carotid sinus　Sinus caroticus　内頸動脈起始部にある拡張．一般に頸動脈分岐部を含む．圧受容器の部位．Ⓑ

18　岩様部；錐体部　Petrous part　Pars petrosa　側頭骨岩様部の頸動脈管内にある動脈の部分．ⒷⒸ

19　頸動脈鼓室枝；頸鼓動脈　Caroticotympanic arteries　Aa. caroticotympanicae　鼓室に至る枝．Ⓒ

20　翼突管動脈　Artery of pterygoid canal　A. canalis pterygoidei　翼状突起の基部に沿って翼突管神経に伴行する動脈．Ⓒ

21　海綿部；海綿静脈洞部　Cavernous part　Pars cavernosa　海綿静脈洞内にある動脈の部分．頸動脈サイホンをつくる．ⒷⒸ

22　テント底枝　Tentorial basal branch　R. basalis tentorii　側頭骨岩様部の上縁を通り小脳テントに走る枝．Ⓒ

23　テント縁枝　Tentorial marginal branch　R. marginalis tentorii　テント切痕に隣接した小脳テントに走る枝．Ⓒ

24　硬膜枝　Meningeal branch　R. meningeus　中頭蓋窩の脳硬膜に分布する枝．Ⓒ

25　海綿静脈洞枝　Cavernous branch　R. sinus cavernosi　海綿静脈洞の壁に分布する枝．Ⓒ

26　下下垂体動脈　Inferior hypophysial artery　A. hypophysialis inferior　海綿部にある枝で，神経下垂体の周囲に輪をつくる．上下垂体動脈と吻合する．Ⓒ

27　三叉神経節枝　Branches to trigeminal ganglion　Rr. ganglionares trigeminales　Ⓒ

28　三叉神経枝　Branches to nerves　Rr. nervorum　三叉神経と滑車神経に至る枝．Ⓒ

29　大脳部　Cerebral part　Pars cerebralis　硬膜内の部分．眼動脈が出る部分から前大脳動脈と中大脳動脈へ分岐するところまで．Ⓒ

30　眼動脈　Ophthalmic artery　A. ophthalmica　内頸動脈の前方に凸の弓部から起こり，視神経の下を視神経管内を通り眼窩へ入る動脈．Ⓒ, 235頁ⒶⒸ

31　上下垂体動脈　Superior hypophysial artery　A. hypophysialis superior　下垂体柄と漏斗，および視床下部の腹側部分に分布する動脈．Ⓒ

32　後交通動脈　Posterior communicating artery　A. communicans posterior　Ⓒ

33　前脈絡叢動脈　Anterior choroidal artery　A. choroidea anterior　Ⓒ, 242頁2

34　鉤動脈　Uncal artery　A. uncalis　鉤に分布する枝で，多くの場合，前脈絡叢動脈から起こる．Ⓒ

35　斜台枝　Clivus branches　Rr. clivales　斜台に分布する枝．

36　硬膜枝　Meningeal branch　R. meningeus　中頭蓋窩の脳硬膜に分布する枝．

37　頸動脈サイホン　Carotid syphon　Siphon caroticum　海綿静脈洞内の内頸動脈の矢状面にある様々な回旋部．通常はU字型またはS字型を呈しており，前方に凸のカーブを描く．その形状は年齢とともに変化する．Ⓒ

頭部 239

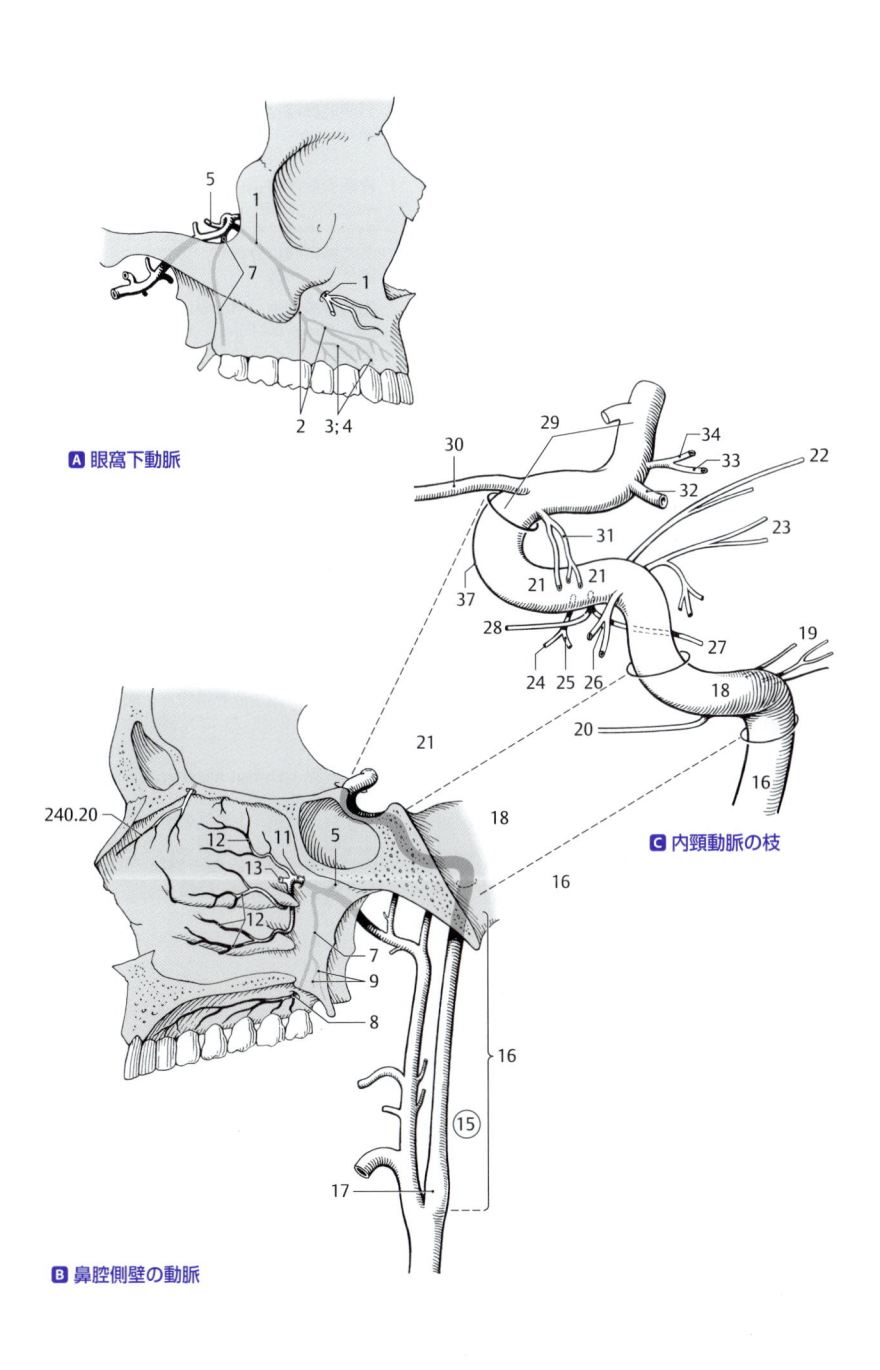

A 眼窩下動脈

B 鼻腔側壁の動脈

C 内頸動脈の枝

1 眼動脈 **Ophthalmic artery** A. ophthalmica　内頸動脈の最後の前方凸部分から起こり，視神経の下を視神経管内を通って眼窩に至る動脈. Ⓐ

2 網膜中心動脈 **Central retinal artery** A. centralis retinae　眼動脈の第1枝．下方から眼球の約1 cm 後で視神経に入り，神経とともに網膜に伸びる. Ⓐ

3 眼球外部 **Extra-ocular part** Pars extraocularis　神経内の動脈部分. Ⓒ

4 眼球内部 **Intra-ocular part** Pars intraocularis　強膜篩板を通った後の眼球内の動脈部分. Ⓒ

5 涙腺動脈 **Lacrimal artery** A. lacrimalis　眼動脈から外側に分岐する動脈で，涙腺神経とともに外側直筋の上縁に沿って涙腺に走る. Ⓐ

6 中硬膜動脈との吻合枝 **Anastomotic branch with middle meningeal artery** R. anastomoticus cum a. meningea media　中硬膜動脈の眼窩枝と吻合する枝．眼動脈を置換することがある. Ⓐ

7 外側眼瞼動脈 **Lateral palpebral arteries** Aa. palpebrales laterales　涙腺動脈の終枝で，上眼瞼および下眼瞼の外側部に分布する枝. ⒶⒷ

8 反回硬膜枝 **Recurrent meningeal branch** R. meningeus recurrens　眼動脈の枝で，上眼窩裂を通り頭蓋腔に走る．中硬膜動脈との吻合枝と吻合する. Ⓐ

9 短後毛様体動脈 **Short posterior ciliary arteries** Aa. ciliares posteriores breves　視神経周囲の強膜を貫通する10〜15本の動脈で，脈絡膜，毛様体に分布し，大虹彩動脈輪に走る. ⒶⒸ

10 長後毛様体動脈 **Long posterior ciliary arteries** Aa. ciliares posteriores longae　内側と外側の2本．強膜と脈絡膜の間を後方から走り，毛様体に分布し，大虹彩動脈輪に終わる. ⒶⒸ

11 筋枝 **Muscular arteries** Aa. musculares　外眼筋に分布する枝.

12 前毛様体動脈 **Anterior ciliary arteries** Aa. ciliares anteriores　前方の筋枝から起こる動脈で，大虹彩動脈輪に開く前に強膜から脈絡膜および毛様体に走る. ⒶⒸ

13 前結膜動脈 **Anterior conjunctival arteries** Aa. conjunctivales anteriores　眼球の結膜に分布する動脈. Ⓒ

14 強膜上動脈 **Episcleral arteries** Aa. episclerales　強膜表面に分布する動脈. Ⓒ

15 眼窩上動脈 **Supra-orbital artery** A. supraorbitalis；〔A. frontalis lateralis〕　眼窩上壁の下の動脈で，上眼瞼挙筋の上を走って眼窩上切痕を通り，額の筋と皮膚に分布する. ⒶⒷ

16 板間枝 **Diploic branch** R. diploicus　骨に分布する枝.

17 前篩骨動脈 **Anterior ethmoidal artery** A. ethmoidalis anterior　前篩骨神経とともに前篩骨孔から起こり，前頭蓋窩の硬膜の下へ上行し，篩骨篩板を通って前頭洞および鼻腔，ならびに前篩骨蜂巣および中篩骨蜂巣へ下行する. ⒶⒹ

18 前硬膜動脈 **Anterior meningeal branch** R. meningeus anterior　前頭蓋窩の硬膜に分布する枝. ⒶⒹ

19 中隔前鼻枝 **Anterior septal branches** Rr. septales anteriores　鼻中隔の上部に分布する枝. Ⓓ

20 外側前鼻枝 **Anterior lateral nasal branches** Rr. nasales anteriores laterales　鼻腔の外側壁の上部と前篩骨蜂巣に分布する枝. Ⓐ, 239頁Ⓑ

21 後篩骨動脈 **Posterior ethmoidal artery** A. ethmoidalis posterior　後篩骨神経とともに上斜筋の下を後篩骨孔を通って進む動脈．篩板の上にある脳硬膜に分布し，鼻腔内に走り後上部の粘膜に至る. Ⓐ

22 内側眼瞼動脈 **Medial palpebral arteries** Aa. palpebrales mediales　上斜筋の滑車の下方で眼動脈から起こる動脈で，涙嚢の後を下行して上眼瞼と下眼瞼に至る．これらは，涙腺動脈の外側眼瞼動脈とともに血管弓をつくる. ⒶⒷ

23 上眼瞼動脈弓 **Superior palpebral arch** Arcus palpebralis superior　上瞼板の上の内側眼瞼動脈と外側眼瞼動脈の間の吻合. Ⓑ

24 下眼瞼動脈弓 **Inferior palpebral arch** Arcus palpebralis inferior　下瞼板の上の内側眼瞼動脈と外側眼瞼動脈の間の吻合. Ⓑ

25 後結膜動脈 **Posterior conjunctival arteries** Aa. conjunctivales posteriores　眼瞼結膜に分布する枝. Ⓐ

26 滑車上動脈 **Supratrochlear artery** A. supratrochlearis；〔A. frontalis medialis〕　眼動脈の上行最終枝で，前頭切痕を横切って額に分布する．対側，眼窩上動脈，および浅側頭動脈と吻合する. ⒶⒷ

27 鼻背動脈 **Dorsal nasal artery**；**External nasal artery** A. dorsalis nasi；〔A. nasi externa〕　眼動脈の下行最終枝．上斜筋の滑車と内側眼瞼靱帯の間で眼窩を出る．涙嚢に至る枝を出し，眼輪筋の神経を貫通し，顔面動脈の眼角動脈と吻合し，鼻背へと進む. ⒶⒷ

頭部 241

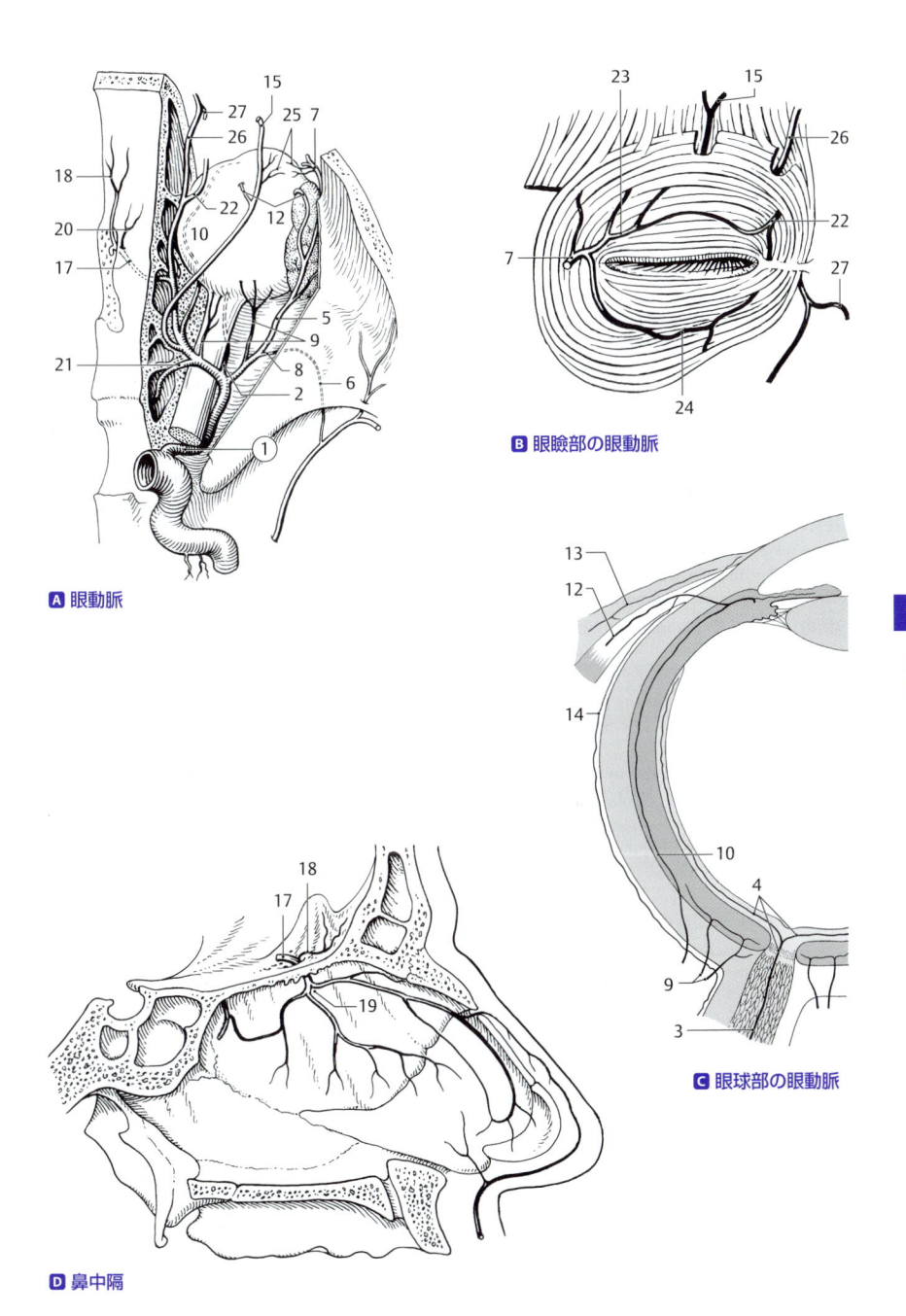

A 眼動脈

B 眼瞼部の眼動脈

C 眼球部の眼動脈

D 鼻中隔

12 動脈

1 脳の動脈 Arteries of brain Aa. encephali

2 前脈絡叢動脈 Anterior choroidal artery A. choroidea anterior　通常は内頸動脈から起こる動脈．後方で視索をたどり，下角で脈絡叢に入ってその内部を通り室間孔に至る．その微小な枝は通常は血管造影では視認できない．Ⓐ Ⓑ, 238 頁 33, 245 頁 Ⓒ

3 側脳室脈絡叢枝 Choroidal branches to lateral ventricle Rr. choroidei ventriculi lateralis　側脳室の脈絡叢に至る枝．Ⓐ Ⓑ

4 第三脳室脈絡叢枝† Choroidal branches to third ventricle Rr. choroidei ventriculi tertii　時にある第三脳室の脈絡叢に至る枝．Ⓐ

5 前有孔質枝 Branches to anterior perforated substance Rr. substantiae perforatae anterioris　有孔質を通って内包に至る枝．Ⓑ

6 視交叉枝 Branches to optic chiasm；Branches to optic chiasma Rr. chiasmatici Ⓑ

7 視索枝 Branches to optic tract Rr. tractus optici Ⓑ

8 外側膝状体枝 Branches to lateral geniculate body Rr. corporis geniculati lateralis Ⓑ

9 内包枝 Branches to internal capsule, genu Rr. genus capsulae internae

10 内包後脚枝 Branches to internal capsule, posterior limb Rr. cruris posterioris capsulae internae

11 内包後レンズ核枝 Branches to internal capsule, retrolentiform limb Rr. partis retrolentiformis capsulae internae　内包の終末部に至る枝．

12 淡蒼球枝 Branches to globus pallidus Rr. globi pallidi　前有孔質を通って淡蒼球の内側部に至る枝．Ⓑ, 245 頁 Ⓒ

13 尾状核尾枝 Branches to tail of caudate nucleus Rr. caudae nuclei caudati　下方から尾状核尾に至る枝．

14 海馬枝 Branches to hippocampus Rr. hippocampi

15 鉤枝† Branches to uncus Rr. uncales　時にある内頸動脈から直接起こることもある枝．

16 扁桃体枝 Branches of amygdaloid body Rr. corporis amygdaloidei　扁桃体内側核に分布する枝．Ⓐ

17 灰白隆起枝† Branches to tuber cinereum Rr. tuberis cinerei　時にある灰白隆起に分布する枝．Ⓑ

18 視床下部核枝† Branches to hypothalamic nuclei Rr. nucleorum hypothalami　時にある下方から視床下部の核に至る枝．

19 視床核枝 Branches to thalamic nuclei Rr. nucleorum thalami　視床の外側腹側核に至る枝．245 頁 Ⓒ

20 黒質枝 Branches to substantia nigra Rr. substantiae nigrae　大脳脚を通って黒質に至る枝．Ⓑ

21 赤核枝 Branches to red nucleus Rr. nuclei rubri　大脳脚を通って赤核に至る枝．Ⓑ

22 大脳脚枝 Branches to crus cerebri Rr. cruris cerebri　大脳脚の基部に至る枝．

23 前大脳動脈 Anterior cerebral artery A. cerebri anterior　内頸動脈の細い終枝．前床突起の上で内頸動脈の分岐部の外側から起こり，前方に向かい，対側と吻合し，大脳半球の間を走り，脳梁膝の上を通る．その後部では，脳梁膨大に向かって後方に走る．皮質動脈，ならびに皮質下核と基底核の動脈を出す．

24 交通前部；A1 区 Precommunicating part；A1 segment Pars precommunicalis；Segmentum A1　前交通動脈より手前の部分．機能不全は主に上肢の麻痺をもたらす．Ⓒ

25 前内側中心動脈；前内側視床線条体動脈 Anteromedial central arteries；〔Anteromedial thalamostriate arteries〕Aa. centrales anteromediales　脳に入る以下〈26～30〉の血管群．

26 近位内側線条体動脈 Proximal medial striate arteries Aa. striatae mediales proximales　下方より上行して脳，視床下部の前部，透明中隔，前交連，脳弓，および線条体に分布する動脈．Ⓒ

27 長中心動脈〔Long central artery〕〔A. centralis longa〕〔Heubner（ホイブナー）動脈・反回動脈〕　前大脳動脈と平行に走る反回動脈．通常は近位内側線条体動脈の一部と考えられる．前有孔質から上行する枝へと分岐し，尾状核頭部，被殻，および内包の隣接部に分布する．Ⓑ Ⓒ

28 視索上核動脈 Supra-optic artery A. supraoptica　視床下部の視索上核に向かう個別の枝．

29 前有孔質動脈 Anterior perforating arteries Aa. perforantes anteriores；〔Aa. centrales breves〕　前有孔質を通って，間脳前部の一部に分布する動脈．Ⓒ

30 前視索野動脈 Preoptic arteries Aa. preopticae　視床下部の視索前核に向かう個別の枝．

脳 **243**

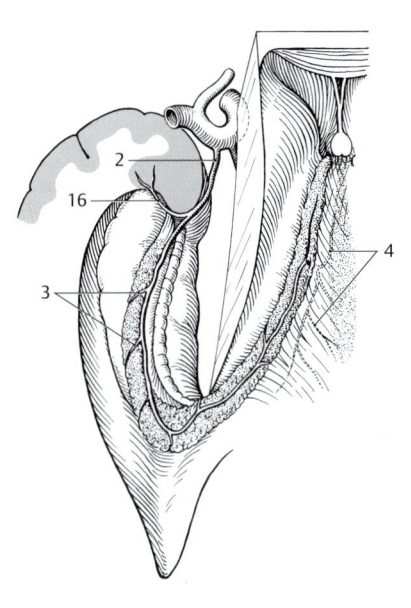

A 前脈絡叢動脈，上面

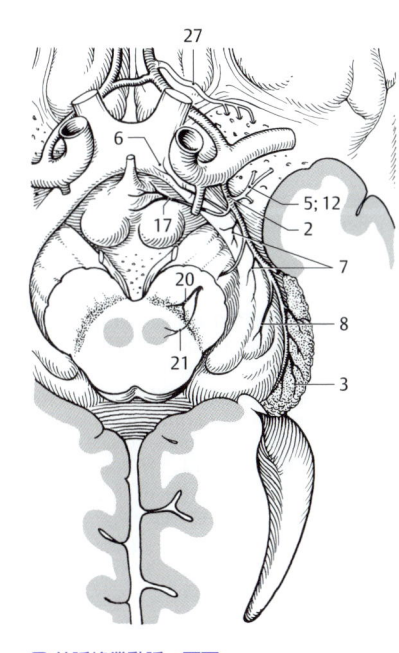

B 前脈絡叢動脈，下面

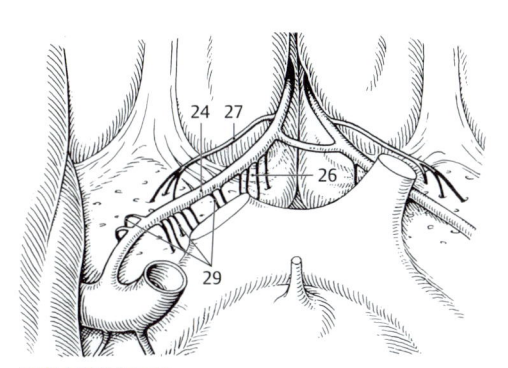

C 前大脳動脈の枝

12

動脈

1 前交通動脈 **Anterior communicating artery** A. communicans anterior　左右の前大脳動脈を結ぶ前方の血管で，高度に異型がみられる．動脈瘤の好発部位．

2 前内側中心動脈 **Anteromedial central arteries** Aa. centrales anteromediales　前交通動脈から出て脳へ向かう以下〈3～5〉の3つの血管群．

3 視交叉上動脈 **Suprachiasmatic artery** A. suprachiasmatica　視交叉上核に至る分枝．Ⓐ

4 正中交連動脈 **Median commissural artery** A. commissuralis mediana　漏斗，視床下部の視索前部，脳梁，および前交連に走る通常は複数の枝．Ⓐ

5 脳梁中動脈　**Median callosal artery**　A. callosa mediana；〔A. cerebri anterior media〕　前交通脈の中央から脳梁吻および脳梁幹に伸びる，様々な形状をとる動脈．脳梁周動脈の役割を担う場合がある．Ⓐ

6 交通後部；A2区 **Postcommunicating part；A2 segment** Pars postcommunicalis；Segmentum A2 前交通動脈と合流し，脳梁膝の下方を通り，背側に凸の弓部の頂点に至る前大脳動脈の部分．ⒶⒷ

7 遠位内側線条体動脈 **Distal medial striate artery** A. striata medialis distalis　嗅傍野および終板に分布する動脈．

8 内側前頭底動脈；内側眼窩前頭枝 **Medial frontobasal artery；Medial orbitofrontal artery** A. frontobasalis medialis；A. orbitofrontalis medialis 前頭葉の下面に至る枝．Ⓑ

9 前頭極動脈　**Polar frontal artery**　A. polaris frontalis　脳の前極に伸びる枝．Ⓑ

10 脳梁縁動脈 **Callosomarginal artery** A. callosomarginalis　帯状溝内の動脈の部分で，前頭葉の内側面に至る枝を出す．Ⓑ

11 前内側前頭枝 **Anteromedial frontal branch** R. frontalis anteromedialis　前頭葉の内側面下半に至る枝．Ⓑ

12 中間内側前頭枝　　**Intermediomedial frontal branch** R. frontalis intermediomedialis　前頭葉の中間部への枝．Ⓑ

13 後内側前頭枝 **Posteromedial frontal branch** R. frontalis posteromedialis　前頭葉の後部への枝．Ⓑ

14 帯状回枝 **Cingular branch** R. cingularis　後帯状溝内で分枝する部分．Ⓑ

15 中心傍小葉枝　**Paracentral branches** Rr. paracentrales　中心溝の後方野に分布する枝．Ⓑ

16 脳梁周囲動脈 **Pericallosal artery** A. pericallosa 様々な進路と分枝を示す動脈．この用語は様々に用いられる．Ⓑ　本書：脳梁縁動脈の出口から，脳梁溝に沿って脳梁膨大まで伸びる前大脳動脈の部分．血管造影：前交通動脈の出口から，脳梁の区域に沿って脳梁膨大まで伸びる前大脳動脈の部分．

17 中心傍小葉枝† **Paracentral branches** Rr. paracentrales　脳梁縁動脈の中心傍回枝に至る異型がみられる枝．

18 楔前部枝 **Precuneal branches** Rr. precuneales 楔前部に至る枝．Ⓑ

19 頭頂後頭溝枝　**Parieto-occipital branches**　Rr. parietooccipitales　頭頂後頭溝にある枝．Ⓑ

20 中大脳動脈　　**Middle cerebral artery**　A. cerebri media　内頸動脈の第2終枝．前頭葉と側頭葉の間を外側に向かい大脳外側窩に至り，ここで枝分かれする．皮質枝，ならびに皮質下核および基底核領域への動脈を出す．Ⓐ

21 蝶形骨部；水平部；M1区 **Sphenoid part；Horizontal part；M1 segment** Pars sphenoidalis；Pars horizontalis；Segmentum M1　中大脳動脈の最初の部分で，蝶形骨小翼にほぼ平行に水平に走る．島限で直角に曲がり，島部として上行する．Ⓐ

22 前外側中心動脈；前外側視床線条体動脈 **Anterolateral central arteries；Lenticulostriate arteries；〔Anterolateral thalamostriate arteries〕** Aa. centrales anterolaterales　大脳基底核に走る中心動脈．前有孔質を通って外側へ貫通し，上方へ曲がり，大脳内で前後方に扇状に広がって内包領域に至る．被殻，淡蒼球，尾状核頭の外側部および背側部，前障，および内包に分布する（後脚は除く）．脳卒中の"古典的な"症例はこれらの領域が関与し，結果生じる障害は体の対側全体を冒すことが多い．Ⓐ

23 近位外側線条体枝 **Proximal lateral striate branches** Rr. proximales laterales striati　レンズ核を通って尾状核に至る枝．Ⓒ

24 遠位外側線条体枝　**Distal lateral striate branches** Rr. distales laterales striati　レンズ核の周囲を外側に向かい尾状核に至る枝．Ⓒ

25 鈎動脈† **Uncal artery** A. uncalis　時にある鈎に至る枝．

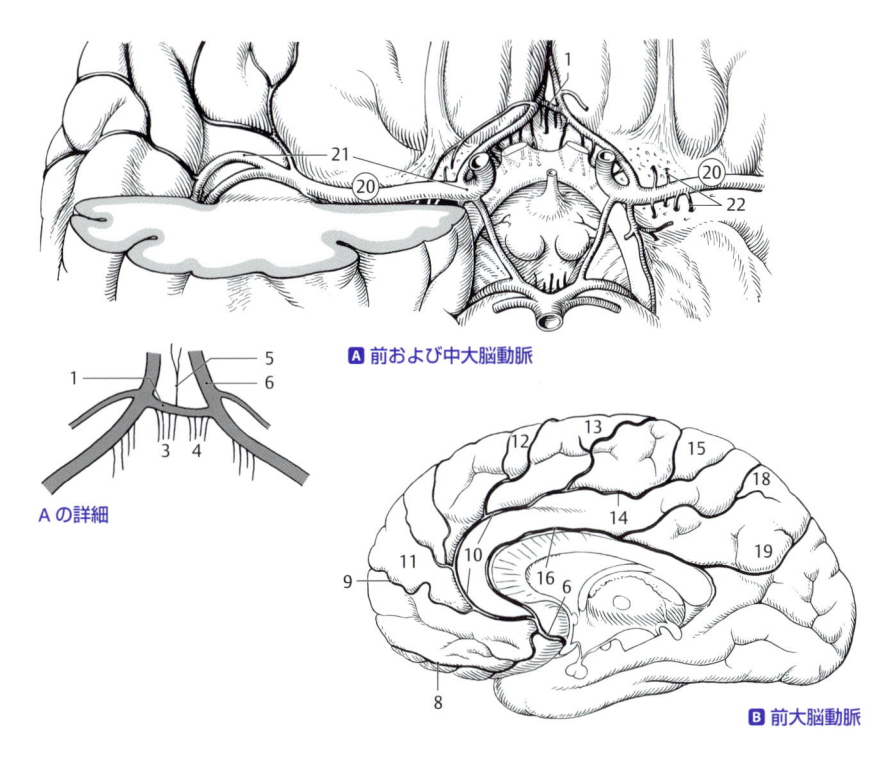

脳　245

A 前および中大脳動脈

A の詳細

B 前大脳動脈

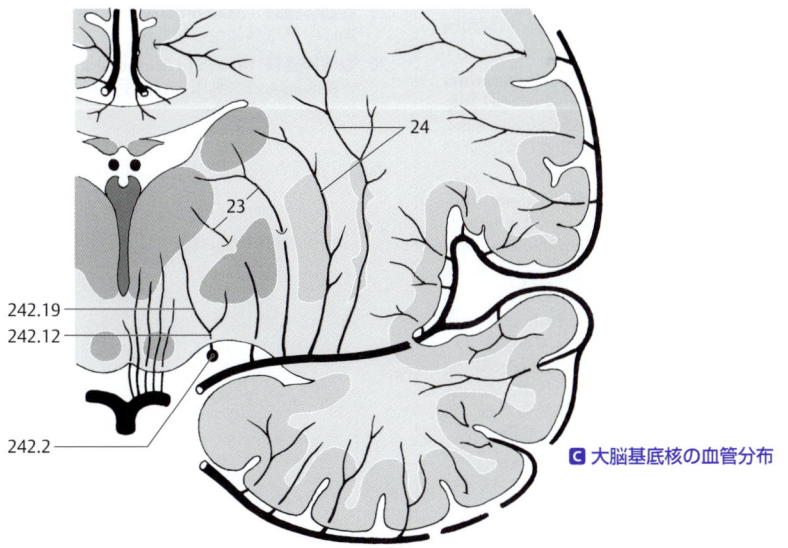

C 大脳基底核の血管分布

12
動脈

動脈

1 側頭極動脈　Polar temporal artery　A. polaris temporalis　側頭極に至る動脈．Ⓐ

2 前側頭動脈　Anterior temporal artery　A. temporalis anterior　側頭極に至るさらなる枝．

3 島部；M2区　Insular part；M2 segment　Pars insularis；Segmentum M2　島の上の血管の部分．中大脳動脈は通常，島限上で2つの幹に分かれて終枝として進み，皮質領域に分布する．終末枝の最初の部分がある屈曲した幹は島上にあり，臨床用語で"Sylvius(シルヴィウス)区域"と呼ばれる．Ⓐ

4 島動脈　Insular arteries　Aa. insulares　中大脳脈の島部から起こる動脈で，通常は終枝の最初の区域と一緒に走る．これらは島皮質，最外包，前障，外包，被殻，および扁桃体に至る．

5 下終末枝；下皮質枝；M2区　Inferior terminal branches；Inferior cortical branches；M2 segment　Rr. terminales inferiores；Rr. corticales inferiores；Segmentum M2　側頭葉の皮質に分布する枝．

6 前側頭枝　Anterior temporal branch　R. temporalis anterior　2つの上側頭回の前頭端に分布する前枝．ⒶⒷ

7 中側頭枝　Middle temporal branch　R. temporalis medius　ⒶⒷ

8 後側頭枝　Posterior temporal branch　R. temporalis posterior　通常は，下側頭葉および横側頭回，ならびに脳の感覚領域〔Wernicke(ウェルニッケ)野〕に分布する枝．ⒶⒷ

9 側頭後頭枝　Temporo-occipital branch　R. temporooccipitalis　最長の皮質動脈で，後頭葉の回に分布する．ⒶⒷ

10 角回枝　Branch to angular gyrus　R. gyri angularis　角回および上後頭回に分布する．横側頭回にも分布する場合がある．ⒶⒷ

11 上終末枝；上皮質枝；M2区　Superior terminal branches；Superior cortical branches；M2 segment　Rr. terminales superiores；Rr. corticales superiores；Segmentum M2　前頭葉および頭頂葉の皮質，ならびに中心部に分布する枝．

12 外側前頭底動脈；外側眼窩前頭枝　Lateral frontobasal artery；Lateral orbitofrontal artery　A. frontobasalis lateralis；A. orbitofrontalis lateralis　前方へ走って前頭葉の下部および外側部へ，眼窩回および下前頭回に至る血管．ⒶⒷ

13 前頭前動脈　Prefrontal artery　A. prefrontalis　島上を走り，下前頭回に沿って上行する動脈で，枝分かれして輪を描いて進み，皮質凸部に至る．その枝は頭部，下前頭回の三角部，ならびに第2および第3前頭回の脚部に分布する．血管造影では，燭台のようにみえる．ⒶⒷ

14 中心前溝動脈　Artery of precentral sulcus　A. sulci precentralis　下前頭回の弁蓋部の位置で外側溝から出て，中心前溝を進み前頭葉へと進む．ⒶⒷ

15 中心溝動脈　Artery of central sulcus　A. sulci centralis　中心溝を進み中心前回および中心後回に至る動脈．ⒶⒷ

16 中心後溝動脈　Artery of postcentral sulcus　A. sulci postcentralis　中心後溝を進み頭頂葉に至る動脈．ⒶⒷ

17 前頭頂動脈　Anterior parietal artery　A. parietalis anterior　後回の上半分と頭頂回の前部に分布する枝．ⒶⒷ

18 後頭頂動脈　Posterior parietal artery　A. parietalis posterior　その中を視放線が走る側脳室の下角と島の間の縁上回および白質に分布する動脈．ⒶⒷ

19 後交通動脈　Posterior communicating artery　A. communicans posterior　内頸動脈または中大脳動脈と脳底動脈の後大脳動脈との間で通常は両側性に連絡する．Ⓒ

20 後内側中心動脈　Posteromedial central arteries　Aa. centrales posteromediales　後有孔質を通って間脳に走る異型がみられる枝．

21 前枝　Anterior branches　Rr. anteriores

22 後枝　Posterior branches　Rr. posteriores

23 視交叉枝　Chiasmatic branch　R. chiasmaticus　視交叉に至る枝．Ⓒ

24 灰白隆起動脈　Artery of tuber cinereum　Aa. tuberis cinerei　灰白隆起に至る枝．Ⓒ

25 内側枝　Medial branches　Rr. mediales

26 外側枝　Lateral branches　Rr. laterales

27 視床灰白隆起動脈　Thalamotuberal artery；Premammillary artery　A. thalamotuberalis；〔A. premammillaris〕　乳頭体の前を脳底を通って主に視床に至る枝．Ⓒ

28 視床下部枝　Hypothalamic branch　R. hypothalamicus　視床下部に至る枝．Ⓒ

29 乳頭体動脈　Mammillary arteries　Aa. mammillares　乳頭体に至る枝．Ⓒ

30 動眼神経枝　Branch to oculomotor nerve　R. nervi oculomotorii　動眼神経に至る枝．Ⓒ

脳　247

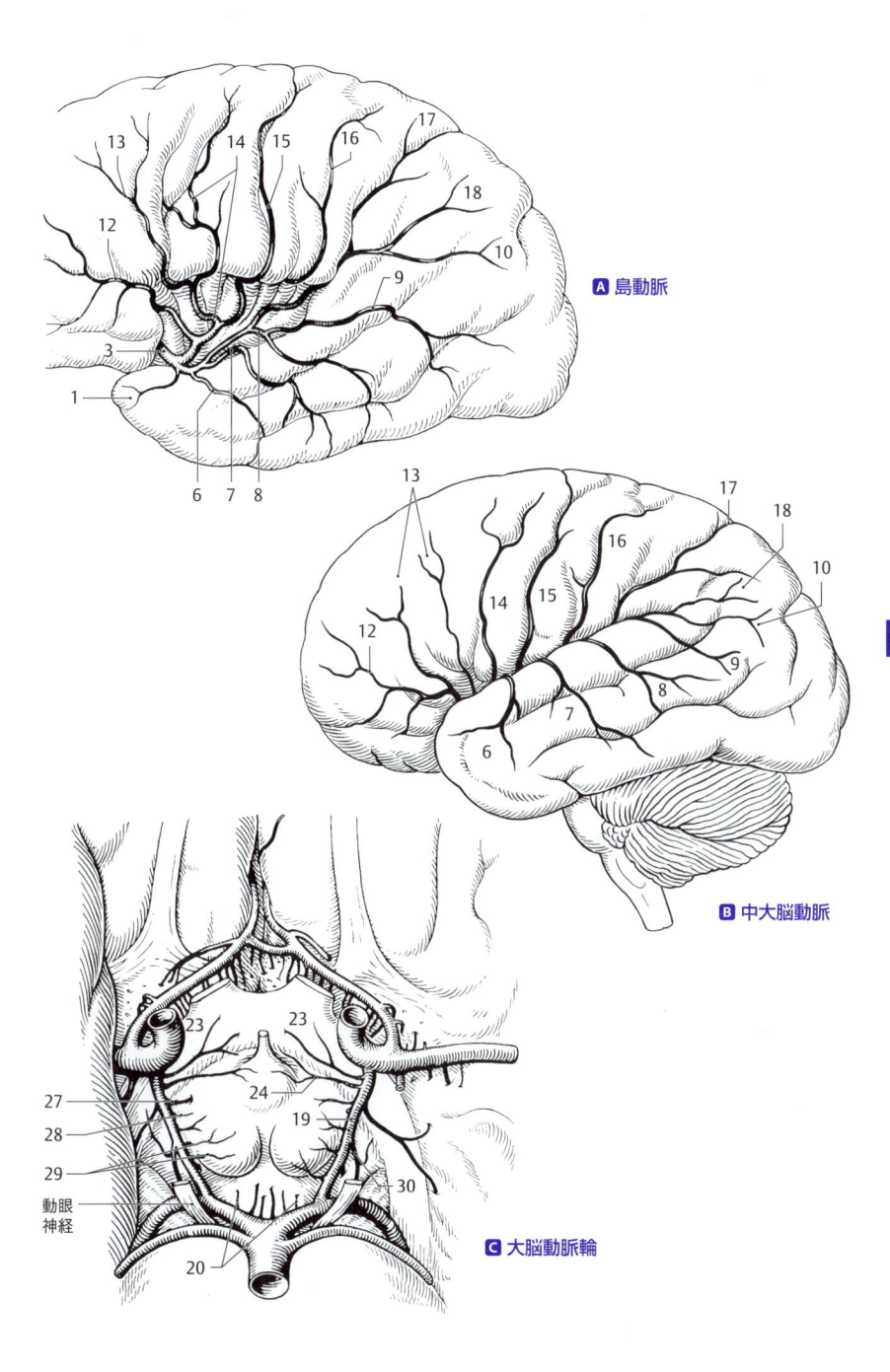

A 島動脈

B 中大脳動脈

動眼神経

C 大脳動脈輪

12
動脈

1 **大脳動脈輪 Cerebral arterial circle** Circulus arteriosus cerebri 〔Willis（ウィリス）動脈輪〕 脳底にある動脈の輪．頸動脈および椎骨動脈をつなぎ，多くの場合，確実に左右均等な血液供給が行われるようにする．交通動脈を介して主に間脳に分布する．Ⓒ Ⓓ

2 **後大脳動脈 Posterior cerebral artery** A. cerebri posterior 対になった脳底動脈の終枝で，左右の椎骨動脈の結合部から起こる．Ⓐ Ⓑ Ⓒ Ⓓ，251頁Ⓒ

3 **交通前部；P1区 Precommunicating part；P1 segment** Pars precommunicalis；Segmentum P1 脳底動脈の分岐部と後交通動脈の開口部の間の血管の部分．脚間槽内にあり，動眼神経を横切る．Ⓑ Ⓓ

4 **後内側中心動脈 Posteromedial central arteries；Paramedian arteries** Aa. centrales posteromediales 後有孔質を通って乳頭体，視床，第三脳室側壁，および内包の後部に至る．Ⓓ

5 **短回旋動脈 Short circumferential arteries** Aa. circumferentiales breves 中脳の外側面に沿って上行する枝．中脳被蓋および脚の基部に分布する．Ⓓ

6 **視床貫通動脈 Thalamoperforating artery** A. thalami perforans 視床内側核群に分布する枝．Ⓐ Ⓓ

7 **四丘体動脈 Collicular artery；Quadrigeminal artery** A. collicularis；A. quadrigeminalis 脚の基部，中脳被蓋，および膝状体に至る枝を分布する血管．Ⓓ

8 **交通後部；P2区 Postcommunicating part；P2 segment** Pars postcommunicalis；Segmentum P2 後交通動脈と前側頭葉動脈の起始部の間の血管の部分．中脳周囲を走り，迂回槽およびテント切痕を通って大脳の下面に至る．Ⓑ

9 **後外側中心動脈 Posterolateral central arteries** Aa. centrales posterolaterales 視床後部，中脳蓋板，松果体，および内側膝状体に分布する枝．Ⓒ

10 **視床膝状体動脈 Thalamogeniculate artery** A. thalamogeniculata 視床の後外側部，内包の後部，および膝状体に分布する血管．Ⓒ Ⓓ

11 **内側後脈絡叢枝 Posterior medial choroidal branches** Rr. choroidei posteriores mediales 第三脳室上壁を通り脈絡叢に至る枝．Ⓒ Ⓓ，251頁Ⓒ

12 **外側後脈絡叢枝 Posterior lateral choroidal branches** Rr. choroidei posteriores laterales 後方から側脳室に走る枝．Ⓒ，251頁Ⓒ

13 **大脳脚枝 Peduncular branches** Rr. pedunculares 大脳脚，赤核，および黒質に分布する枝．251頁Ⓒ

14 **外側後頭動脈；P3区 Lateral occipital artery；P3 segment** A. occipitalis lateralis；Segmentum P3 後大脳動脈の外側の終枝．後葉の底面および後側頭葉に走る．Ⓐ Ⓑ Ⓓ

15 **前側頭枝 Anterior temporal branches** Rr. temporales anteriores 側頭葉の底面に伸びる上行皮質枝．Ⓐ Ⓑ

16 **[内側]中間側頭枝 Intermediate temporal branches；Middle temporal branches** Rr. temporales intermedii；Rr. temporales medii Ⓐ Ⓑ

17 **後側頭枝 Posterior temporal branches** Rr. temporales posteriores Ⓐ Ⓑ

18 **内側後頭動脈；P4区 Medial occipital artery；P4 segment** A. occipitalis medialis；Segmentum P4 後大脳動脈の内側終枝．後葉の内側面に走る．Ⓐ Ⓑ

19 **背側脳梁枝 Dorsal branch to corpus callosum** R. corporis callosi dorsalis 脳梁膨大に至る短い枝．脳梁上で脳梁周動脈と吻合する．Ⓐ

20 **頭頂枝 Parietal branch** R. parietalis 上頭頂葉に至る枝．Ⓐ

21 **頭頂後頭枝 Parieto-occipital branch** R. parieto-occipitalis 頭頂後頭溝にある枝．楔部の上部と楔前部の後部に分布する．Ⓐ Ⓑ Ⓓ

22 **鳥距枝 Calcarine branch** R. calcarinus 鳥距溝内にある枝．後頭極とその外側面に分布する．Ⓐ Ⓑ Ⓓ

23 **後頭側頭枝 Occipitotemporal branch** R. occipitotemporalis 側頭葉まで伸びる枝．Ⓐ Ⓑ

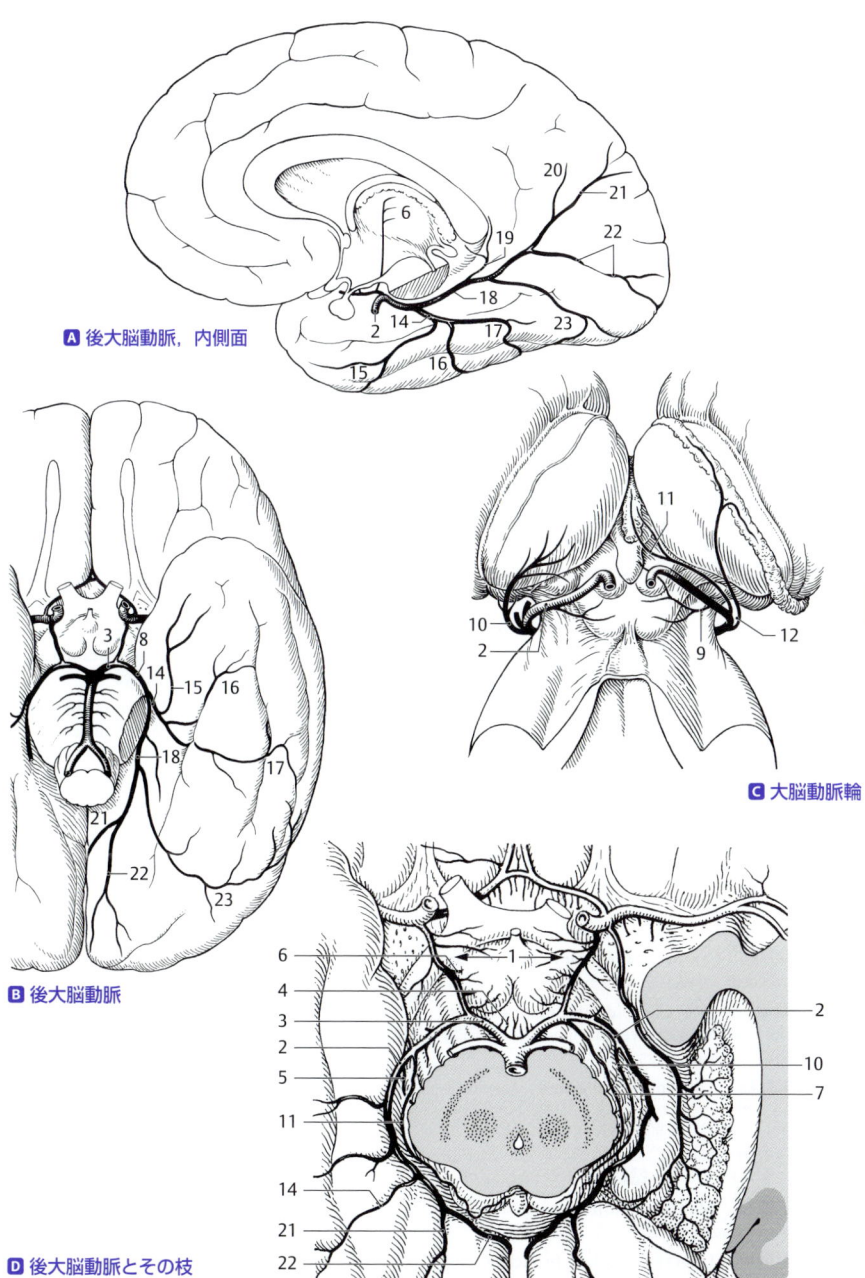

脳 249

A 後大脳動脈，内側面

B 後大脳動脈

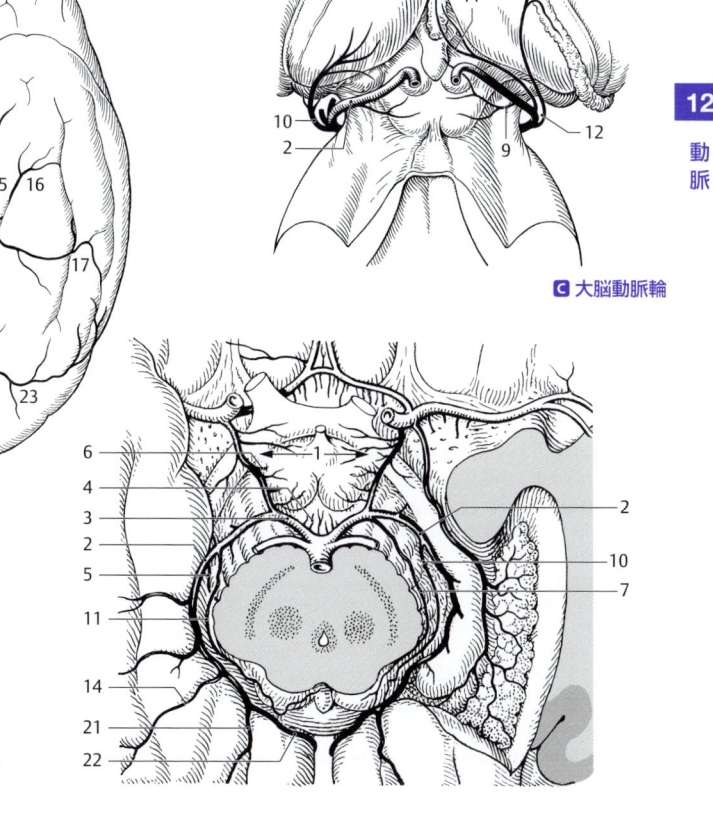

C 大脳動脈輪

D 後大脳動脈とその枝

12 動脈

動脈

1 **鎖骨下動脈** Subclavian artery A. subclavia　腕神経叢の基部とともに斜角筋と中斜角筋の間を斜角筋隙を通って第1肋骨の鎖骨下動脈溝を走る動脈．第1肋骨の外側縁で腋窩動脈に続く．[A]

2 **椎骨動脈** Vertebral artery A. vertebralis　前斜角筋の後から出る動脈で，第6頸椎から横突孔に入り上行し，ついで環椎の外側塊の後で椎弓を越え，後環椎後頭膜を貫き大後頭孔を通って前方に向かい，頭蓋腔へ入る．[A][B][C], 255頁 [B]

3 **椎骨前部** Prevertebral part Pars prevertebralis　第6頸椎の横突孔に入る前の短い部分．[A]

4 **横突部；頸部** Cervical part Pars transversaria；Pars cervicalis　第6〜1頸椎横突孔を貫通する部分．[A]

5 **脊髄枝** Spinal branches Rr. spinales　椎間孔を通って脊髄，その髄膜，および椎体に走る枝．

6 **根枝** Radicular branches Rr. radiculares　脊髄神経の前根と後根に沿って脊髄まで伸び，その主な分布をもたらす．[A]

7 **髄節動脈** Segmental medullary artery A. medullaris segmentalis　脊髄枝に続く動脈で，脊髄の髄膜と椎体に分布し，脊柱管内の動脈網の形成に関与する．[A]

8 **筋枝** Muscular branches Rr. musculares　深部頸筋群に至る枝．[A]

9 **環椎部** Atlantic part Pars atlantica　環椎に沿った血管の屈曲部分．[A]

10 **頭蓋内部** Intracranial part Pars intracranialis　頭蓋内を進む血管部分．[A]

11 **硬膜枝** Meningeal branches Rr. meningei　大後頭孔の前縁と後縁に沿って走る枝で，後頭蓋窩および小脳鎌の骨と硬膜に分布する．[A][B]

12 **後下小脳動脈** Posterior inferior cerebellar artery A. inferior posterior cerebelli　オリーブ周囲を背側に走って小脳後下部に至る動脈．[A][B][C]

13 **後脊髄動脈** Posterior spinal artery A. spinalis posterior　脊髄神経の後根の前後を下行する動脈．前脊髄動脈と吻合する．[B][C]

14 **小脳扁桃枝** Cerebellar tonsillar branch R. tonsillae cerebelli　小脳扁桃に至る枝．

15 **第四脳室脈絡叢枝** Choroidal branch to fourth ventricle R. choroideus ventriculi quarti　第四脳室脈絡叢に至る枝．

16 **前脊髄動脈** Anterior spinal artery A. spinalis anterior　オリーブの下縁で左右の動脈が不対の血管として合流し，前正中裂内を下行する．これが後脊髄動脈と吻合し，延髄，脊髄，および馬尾に至る枝を出す．[A][B]

17 **内側延髄枝** Medial medullary branches Rr. medullares mediales　延髄に至る枝．

18 **外側延髄枝** Lateral medullary branches Rr. medullares laterales　下小脳脚に至る枝．

19 **脳底動脈** Basilar artery A. basilaris　不対の血管で，左右の椎骨動脈の合流部から起こり，橋の脳底溝内を走り後大脳動脈に枝分かれする部位に至る．[A][B][C]

20 **前下小脳動脈** Anterior inferior cerebellar artery A. inferior anterior cerebelli　小脳の下面と側面に至る動脈．[B][C]

21 **迷路動脈；内耳枝** Labyrinthine artery A. labyrinthi　内耳神経とともに内耳に至る動脈．[B][C]

22 **橋枝** Pontine arteries Aa. pontis　橋に分布する動脈．[B][C]

23 **内側枝；傍正中橋枝** Medial branches；Paramedian pontine branches Rr. mediales　脳底動脈の背側から起こる枝．橋を垂直に貫通し，脳室底には到達しない．

24 **外側枝；回旋橋枝** Lateral branches；Circumferential pontine branches Rr. laterales　脳底動脈の外側から起こる枝で，三叉神経，外転神経，顔面神経，内耳神経の核に分布する．[B][C]

25 **中脳動脈** Mesencephalic arteries Aa. mesencephalicae　中脳に至る枝．[B]

26 **上小脳動脈** Superior cerebellar artery A. superior cerebelli　迂回槽を通って走り，中脳の周囲を小脳テント下の小脳面に走る動脈．[B][C]

27 **内側枝** Medial branch；Medial superior cerebellar artery R. medialis　小脳の背側面に至る枝，および上小脳脚に至る枝．

28 **上虫部動脈** Superior vermian branch A. vermis superior　内側枝の終末部．[C]

29 **外側枝；外側上小脳動脈** Lateral branch；Lateral superior cerebellar artery R. lateralis　小脳の前縁で外側に曲がり，小脳の上外側部に分布する．

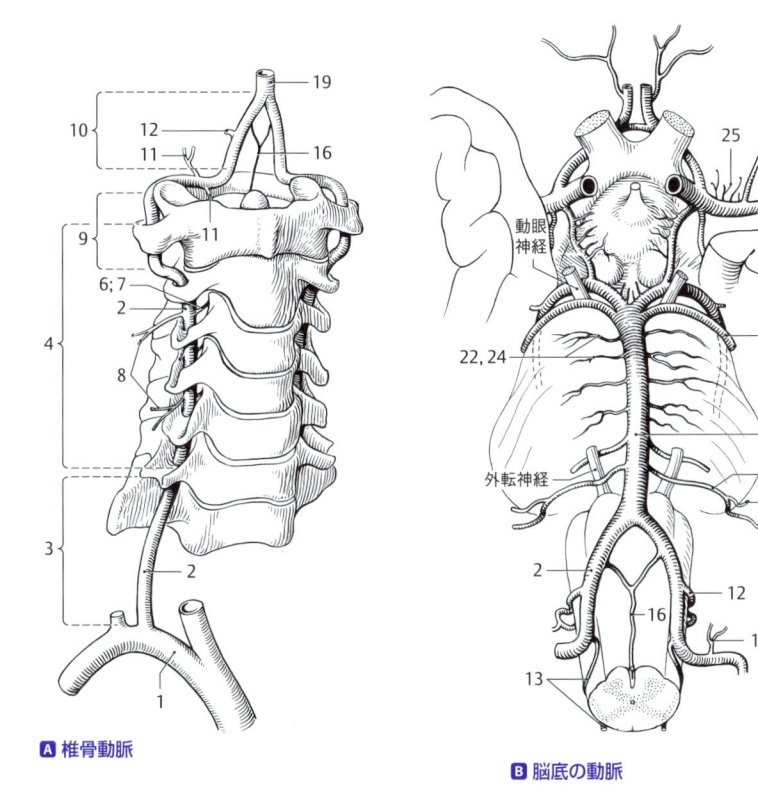

脳 251

A 椎骨動脈

B 脳底の動脈

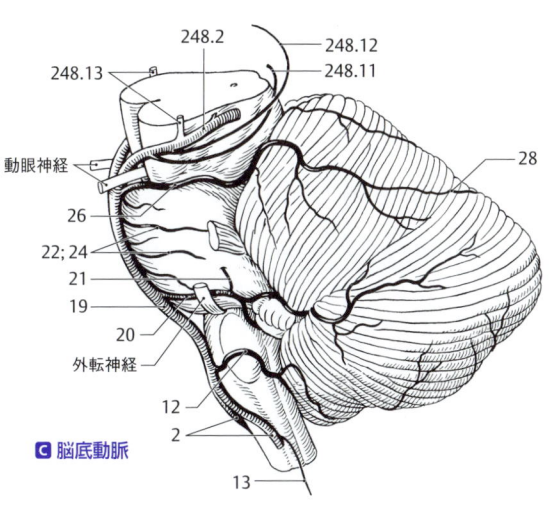

C 脳底動脈

12
動脈

1 内胸動脈 Internal thoracic artery A. thoracica interna 鎖骨下動脈から起こる動脈で，胸郭前壁の内面に沿って下行して横隔膜に至る．Ⓐ Ⓑ，255頁Ⓑ，259頁Ⓑ

2 縦隔枝 Mediastinal branches Rr. mediastinales 縦隔に分布する枝．Ⓑ

3 胸腺枝 Thymic branches Rr. thymici 胸腺に分布する枝．Ⓑ

4 気管支枝† Bronchial branches Rr. bronchiales 気管支に至る枝．Ⓑ

5 気管枝† Tracheal branches Rr. tracheales 気管に至る枝．

6 心膜横隔動脈 Pericardiacophrenic artery A. pericardiacophrenica 横隔神経に伴行し，心膜および横隔膜に分布する．Ⓑ

7 胸骨枝 Sternal branches Rr. sternales 胸骨に至る枝．Ⓑ

8 貫通枝 Perforating branches Rr. perforantes 第1〜6肋間隙を貫通する血管で，胸郭の表面に走る．Ⓑ

9 内側乳腺枝 Medial mammary branches Rr. mammarii mediales 乳房に走る太い貫通枝．Ⓑ

10 外側肋骨枝† Lateral costal branch R. costalis lateralis 内胸動脈から起こり，その外側を平行に走る解剖学的異型．Ⓑ

11 前肋間枝 Anterior intercostal branches Rr. intercostales anteriores 肋間隙に走る前方の分枝．

12 筋横隔動脈 Musculophrenic artery A. musculophrenica 肋骨弓の後方を走り，第7肋間隙から先の残りの前肋間動脈を出す．Ⓑ

13 上腹壁動脈 Superior epigastric artery A. epigastrica superior 内胸動脈の続きが横隔膜の胸骨部と肋骨部の間〔Larrey（ラレー）裂＝胸肋三角〕を通って腹腔に出た後をいう．Ⓑ

14 甲状頸動脈 Thyrocervical trunk Truncus thyrocervicalis 変異の多い共通幹で，以下の枝を出す：下甲状腺動脈，頸横動脈，肩甲上動脈．Ⓐ Ⓑ，255頁Ⓑ

15 下甲状腺動脈 Inferior thyroid artery A. thyroidea inferior 前斜角筋の前縁に沿って第6頸椎の高さまで走り，総頸動脈の後方で甲状腺に至る．Ⓐ Ⓑ

16 下喉頭動脈 Inferior laryngeal artery A. laryngea inferior 気管の後を上行し，下咽頭収縮筋を貫通して喉頭の下部に分布．Ⓐ Ⓑ

17 腺枝 Glandular branches Rr. glandulares 甲状腺の下面，後面および上皮小体に分布．Ⓐ

18 咽頭枝 Pharyngeal branches Rr. pharyngeales 咽頭の壁に至る枝．Ⓐ Ⓑ

19 食道枝 Oesophageal branches Rr. oesophageales 食道に分布する枝．Ⓐ Ⓑ

20 気管枝 Tracheal branches Rr. tracheales 気管に分布する枝．Ⓐ Ⓑ

21 上行頸動脈 Ascending cervical artery A. cervicalis ascendens 前斜角筋の上の横隔神経の内側にある動脈．頭蓋底まで到達しうる．Ⓐ Ⓑ

22 脊髄枝 Spinal branches Rr. spinales 椎間孔を通って脊髄に至る枝．Ⓐ Ⓑ

23 肩甲上動脈 Suprascapular artery A. suprascapularis 多くは甲状頸動脈から起こり，前斜角筋の前を横切って上肩甲横靱帯の上を走り，棘上窩および棘下窩内に至る．肩甲回旋動脈と吻合する．255頁Ⓐ

24 肩峰枝 Acromial branch R. acromialis 僧帽筋の停止部を貫通し，肩峰に至る枝．255頁Ⓐ

25 頸横動脈 Transverse cervical artery A. transversa colli；A. transversa cervicis 変異に富む動脈で，ここでは2番目に多い例（約25％）を図示する．多くは鎖骨下動脈から直接に出る（約75％）．腕神経叢を貫通し，その枝とともに僧帽筋上部に分布し，肩甲背神経とともに分枝する．Ⓐ Ⓑ

26 浅枝；浅頸動脈 Superficial cervical artery R. superficialis この動脈は頸横動脈から出る浅枝，もしくは甲状頸動脈から出る独立の浅頸動脈としてみられる．副神経の横を走って僧帽筋の上部ならびに肩甲挙筋および板状筋に至る．Ⓐ Ⓑ

27 上行枝 Ascending branch R. ascendens

28 下行枝 Descending branch R. descendens

29 深枝；肩甲背動脈；下行肩甲動脈 Deep branch；Dorsal scapular artery R. profundus；A. dorsalis scapulae 頸横動脈から出る深枝，もしくは鎖骨下動脈から直接出る（67％）血管で，肩甲背神経に伴行する．肩甲骨の内側縁および近傍の筋に分布する．Ⓐ Ⓑ

30 肩甲背動脈；下行肩甲動脈† Dorsal scapular artery A. dorsalis scapulae 頸横動脈深枝の旧名．

頸部／胸壁　253

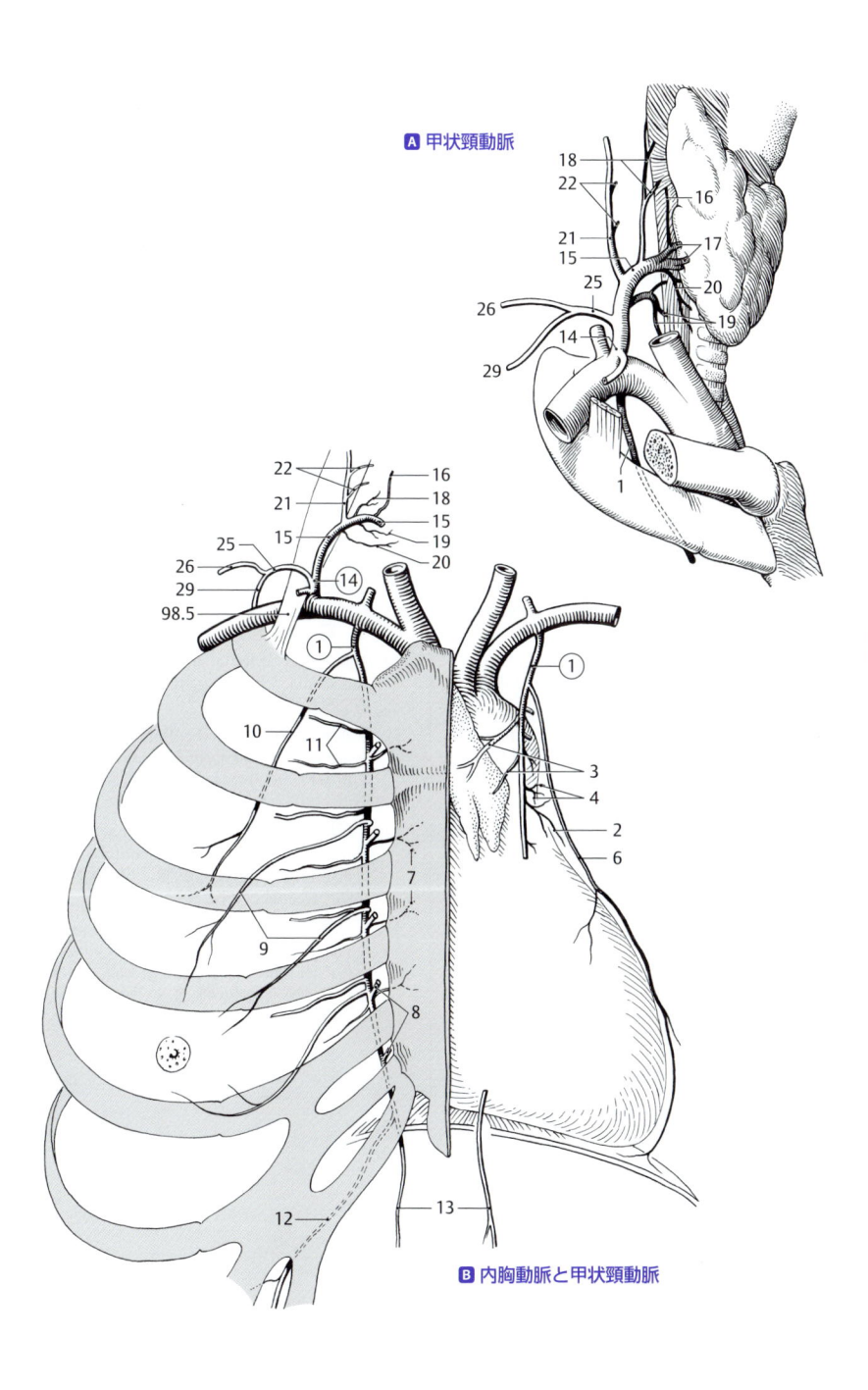

A 甲状頸動脈

B 内胸動脈と甲状頸動脈

12 動脈

動脈

1 **肋頸動脈** Costocervical trunk Truncus costocervicalis 《起》鎖骨下動脈の後壁，前斜角筋の後方．深頸動脈および最上肋間動脈の幹．**B**

2 **深頸動脈** Deep cervical artery A. cervicalis profunda 第7頸椎と第1胸椎の横突起の間を後方に走る動脈で，その後半棘筋の上を腹側に上行する．頸部筋群に分布する．**B**

3 **最上肋間動脈** Supreme intercostal artery A. intercostalis suprema 両側の最初の肋間動脈の共通幹．**B**

4 **第一肋間動脈** First posterior intercostal artery A. intercostalis posterior prima 第1肋間隙に走る肋間動脈．**B**

5 **第二肋間動脈** Second posterior intercostal artery A. intercostalis posterior secunda 第2肋間隙に入る肋間動脈．**B**

6 **背枝** Dorsal branches Rr. dorsales 背部の筋と皮膚に分布する枝．**B**

7 **脊髄枝** Spinal branches Rr. spinales 第1～2胸椎の椎間孔から脊髄に走る枝．**B**

8 **上肢の動脈** Arteries of upper limb Aa. membri superioris

9 **腋窩動脈** Axillary artery A. axillaris 鎖骨下動脈の続きで，大胸筋の下縁に至る．**A** **B**

10 **肩甲下枝** Subscapular branches Rr. subscapulares 肩甲下筋に至る少数枝．**A**

11 **最上胸動脈；上胸動脈** Superior thoracic artery A. thoracica superior 鎖骨下筋，第1～2肋間筋，前鋸筋に行く変異に富む枝．**A**

12 **胸肩峰動脈** Thoraco-acromial artery A. thoracoacromialis 小胸筋の上縁から起こり，種々の方向に枝を分布する．**A**

13 **肩峰枝** Acromial branch R. acromialis 三角筋を通って外上方に肩峰に至る枝．**A**

14 **肩峰動脈網** Acromial anastomosis Rete acromiale 肩峰の上にある動脈網．**A**

15 **鎖骨枝** Clavicular branch R. clavicularis 鎖骨および鎖骨下筋に至る小枝．**A**

16 **三角筋枝** Deltoid branch R. deltoideus 後外側に走る枝で，三角筋と大胸筋に分布する．**A**

17 **胸筋枝** Pectoral branches Rr. pectorales 下方に向かい，前鋸筋および胸筋に分布する枝．**A**

18 **外側胸動脈** Lateral thoracic artery A. thoracica lateralis 小胸筋の外側縁に沿って下行し，前鋸筋および胸筋に分布する血管．**A**

19 **外側乳腺枝** Lateral mammary branches Rr. mammarii laterales 乳腺に至る枝．**A**

20 **肩甲下動脈** Subscapular artery A. subscapularis 肩甲下筋の外側縁で起こる動脈で，肩甲下筋，広背筋，および大円筋に分布する．**A**

21 **胸背動脈** Thoracodorsal artery A. thoracodorsalis 広背筋および大円筋に至る枝．**A**

22 **肩甲回旋動脈** Circumflex scapular artery A. circumflexa scapulae 内側の間隙(内側腋窩隙)を通って後方に走り，棘下窩に至る動脈．肩甲上動脈と吻合する．**A**

23 **前上腕回旋動脈** Anterior circumflex humeral artery A. circumflexa humeri anterior 広背筋の下で起こる動脈で，後上腕回旋動脈と同じ位置かこれより深いところにある．上腕骨の外科頸の前を走り烏口腕筋および上腕二頭筋に至り，後上腕回旋動脈と吻合する．**A**

24 **後上腕回旋動脈** Posterior circumflex humeral artery A. circumflexa humeri posterior 腋窩神経とともに外側の間隙(外側腋窩隙)を通って肩関節および三角筋に至る．前上腕回旋動脈，肩甲上動脈，および胸肩峰動脈と吻合する．**A**

25 **上腕動脈** Brachial artery A. brachialis 腋窩動脈の続きで，大胸筋の下縁から内側二頭筋溝を通り橈骨動脈と尺骨動脈の分岐部に至る．**A**

26 **浅上腕動脈[†]** Superficial brachial artery A. brachialis superficialis 上腕動脈の解剖学的変異で，正中神経の下を走る代わりに，その上にある．**A**

27 **上腕深動脈** Profunda brachii artery；Deep artery of arm A. profunda brachii 橈骨神経溝内を橈骨神経に伴行する動脈．**A**

28 **上腕骨栄養動脈** Humeral nutrient arteries Aa. nutriciae humeri；Aa. nutrientes humeri 上腕骨の骨髄に分布する枝．**A**

29 **三角筋枝** Deltoid branch R. deltoideus 上腕骨の後方を上外側方に走る枝で，三角筋に分布する．**A**

30 **中側副動脈** Medial collateral artery A. collateralis media 上腕の後内側方を走り肘関節動脈網に至る血管．**A**

31 **橈側側副動脈** Radial collateral artery A. collateralis radialis 橈骨神経とともに肘関節動脈網に走る枝．前方枝は橈側反回動脈として続く．**A**

32 **上尺側側副動脈** Superior ulnar collateral artery A. collateralis ulnaris superior 上腕深動脈付近でしばしば起こる動脈．尺骨神経とともに肘関節動脈網に至る．**A**

33 **下尺側側副動脈** Inferior ulnar collateral artery A. collateralis ulnaris inferior 多くの場合，上腕骨の内側上顆の上方で起こる動脈．上腕骨の上を走り内側筋間中隔を通って肘関節動脈網に至る．**A**

胸壁／上肢　255

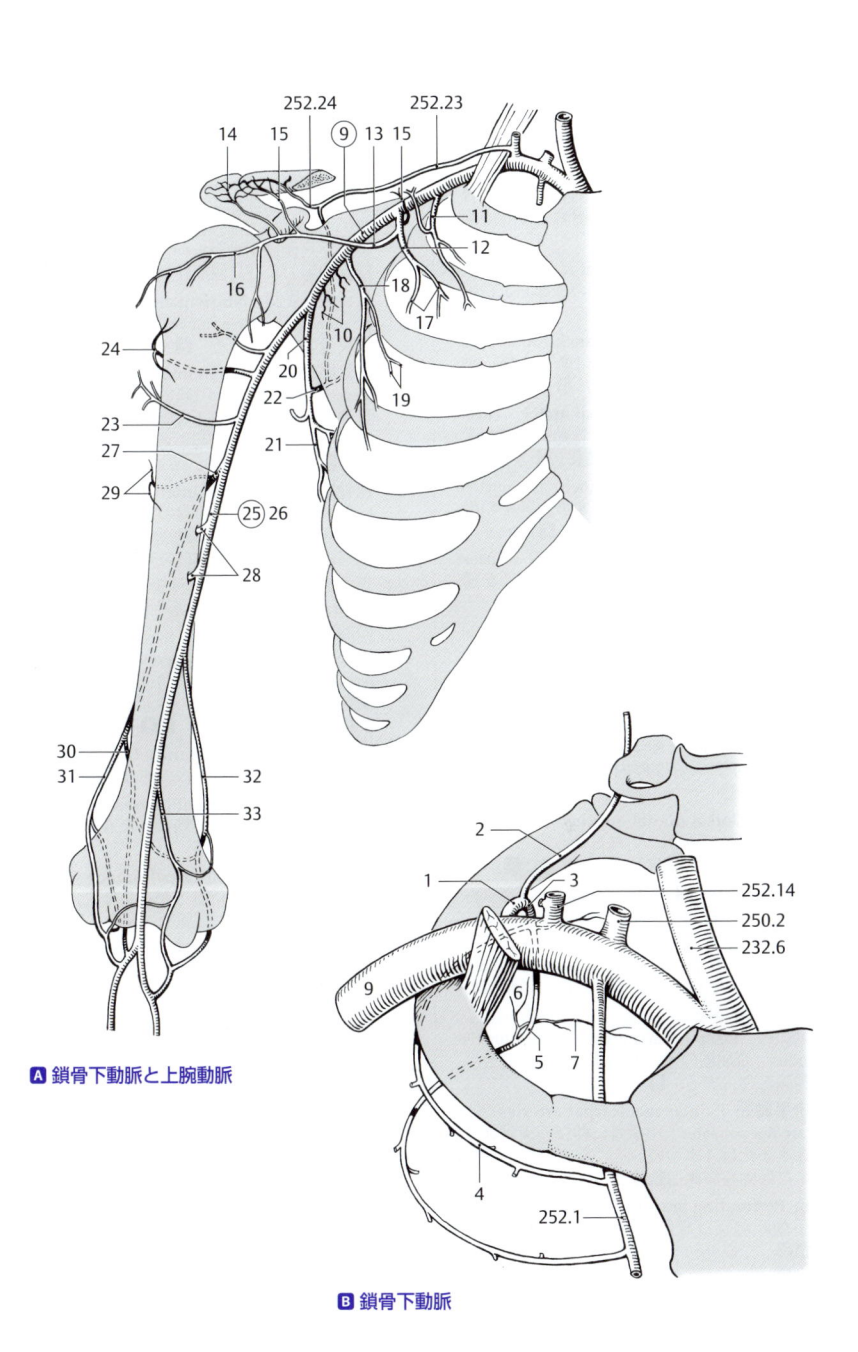

12
動脈

A 鎖骨下動脈と上腕動脈

B 鎖骨下動脈

動脈

1 橈骨動脈 Radial artery A. radialis 上腕動脈の続きで，その分岐部または第1枝(胎生期)から起こる．腕橈骨筋と橈側手根屈筋の間の橈側を通り，円回内筋の上を手首まで走る(脈が触れる部位)．そこから，小菱形骨の後方を上行して手背の外側面に至り，そこで掌側へと進む．第1背側骨間筋の2頭の間を伸びて，深掌動脈弓に至る．B

2 橈側反回動脈 Radial recurrent artery A. recurrens radialis 肘窩から伸びる反回動脈で，橈骨神経の内側を通り，橈側側副動脈および肘関節動脈網に至る．B

3 橈骨栄養動脈 Nutrient artery of radius A. nutricia radii ; A. nutriens radii 橈骨の上部および中間部1/3の間で橈骨の前方に入る．B

4 掌側手根枝 Palmar carpal branch R. carpalis palmaris 方形回内筋の遠位縁にある小枝．掌側手根動脈弓の形成に寄与する．B

5 掌側手根動脈弓 〔Palmar carpal arch〕 〔Rete carpale palmare〕 橈骨動脈と尺骨動脈の掌側手根枝からなる．手根の関節包に主に分布する．B

6 浅掌枝 Superficial palmar branch R. palmaris superficialis 母指球の筋に分布する．多くの場合，浅掌動脈弓とつながっている．B

7 背側手根枝 Dorsal carpal branch R. carpalis dorsalis 手根背面を横切り長伸筋腱の下を通り，背側手根動脈弓へ開く．A

8 背側手根動脈網 Dorsal carpal arch Rete carpale dorsale 手根背面にある動脈網．橈骨動脈および尺骨動脈の背側手根枝ならびに前骨間動脈と後骨間動脈からの分枝を受ける．B

9 背側中手動脈 Dorsal metacarpal arteries Aa. metacarpales dorsales 中手骨の血管枝で，通常は第2〜4中手骨の骨間腔内の背側手根動脈弓から起こる．A

10 背側指動脈 Dorsal digital arteries Aa. digitales dorsales 背側中手動脈の分岐部から起こる2本の血管．隣接する指の背面に分布する．A

11 母指主動脈 Princeps pollicis artery A. princeps pollicis 母指内転筋の斜頭の下にある動脈で，母指の辺縁に2本の枝を送る．B

12 示指橈側動脈 Radialis indicis artery A. radialis indicis 母指主動脈の異型で，示指の掌側面の橈側縁にある．B

13 深掌動脈弓 Deep palmar arch Arcus palmaris profundus 長屈筋の下にある橈骨動脈の続き．尺骨動脈と吻合する．B

14 掌側中手動脈 Palmar metacarpal arteries Aa. metacarpales palmares 中手骨に伸びる深掌動脈弓の3本または4本の血管．そこから，総掌側動脈または固有掌側指動脈とつながる．B

15 貫通枝 Perforating branches Rr. perforantes 背側中手動脈および掌側手根動脈弓と吻合する枝．A B

16 尺骨動脈 Ulnar artery A. ulnaris 上腕動脈の分岐部から起こる枝．円回内筋の下を尺骨に走行して，尺側手根屈筋に伴行して深指屈筋上を手根に至る．そこから，豆状骨から尺骨神経とともに橈側に走って手掌に至り，ここで浅掌動脈をつくる．

17 尺側反回動脈 Ulnar recurrent artery A. recurrens ulnaris 肘窩由来の尺骨動脈の枝で，肘窩において筋，骨，および関節包に分布する．B

18 前枝 Anterior branch R. anterior 内側上顆の前を通り下尺側側副動脈に伸びる．B

19 後枝 Posterior branch R. posterior 尺骨神経溝内を通り上尺側側副動脈および肘関節動脈網に至る．B

20 肘関節動脈網 Cubital anastomosis Rete articulare cubiti 肘関節を取り囲む動脈網．上腕の動脈の分枝：中尺側側副動脈および橈側側副動脈，上・下尺側側副動脈．前腕の動脈の分枝：橈側反回動脈および尺側反回動脈，反回骨間動脈．B

21 尺骨栄養動脈 Nutrient artery of ulna A. nutricia ulnae ; A. nutriens ulnae 尺骨の上1/3の下方で尺骨の前面に入る．B

22 総骨間動脈 Common interosseous artery A. interossea communis 円回内筋の上縁において尺骨動脈から起こる以下〈23〜27〉の血管または上腕動脈の分岐部から起こる枝(胎生期)からなる幹．B

23 前骨間動脈 Anterior interosseous artery A. interossea anterior 骨間膜の上そして方形回内筋の下を通り，前腕手根動脈網および掌側手根動脈弓に至る．深屈筋群に分布する．B

24 正中動脈；正中神経伴行動脈 Median artery A. comitans nervi mediani 正中神経に伴行し，前腕の筋群に分布する．B

25 後骨間動脈 Posterior interosseous artery A. interossea posterior 前腕の骨間膜と斜索の間で背側を走る動脈で，前腕の伸筋群に分布する，背側手根動脈網まで伸びる．B

26 貫通枝 Perforating branch R. perforans 前腕の骨間膜を通過する血管の部分．B

27 反回骨間動脈 Recurrent interosseous artery A. interossea recurrens 肘筋の下を通り肘関節動脈網に至る反回動脈．B

28 背側手根枝 Dorsal carpal branch R. carpalis dorsalis 豆状骨の位置で起こる枝で，手根周囲に伸びて，背側手根動脈網に至る．A B

29 掌側手根枝 Palmar carpal branch R. carpalis palmaris 方形回内筋の遠位側で起こる枝で，掌側手根動脈弓に至る．B

30 深掌枝 Deep palmar branch R. palmaris profundus 尺骨動脈の細い脚で，深掌動脈弓に走る．豆状骨の高さで尺骨動脈を離れる．B

31 浅掌動脈弓 Superficial palmar arch Arcus palmaris superficialis 長屈筋腱の上にある．主要な分枝は尺骨動脈に由来する．橈骨動脈と吻合する．B

32 総掌側指動脈 Common palmar digital arteries Aa. digitales palmares communes 膨隆した掌動脈弓から3〜4本の動脈として指に向かって走行する．B

33 固有掌側指動脈 Proper palmar digital arteries Aa. digitales palmares propriae 基節骨底の高さで起こり，指の外側屈側面にあり，背側に分枝する．B

上肢 257

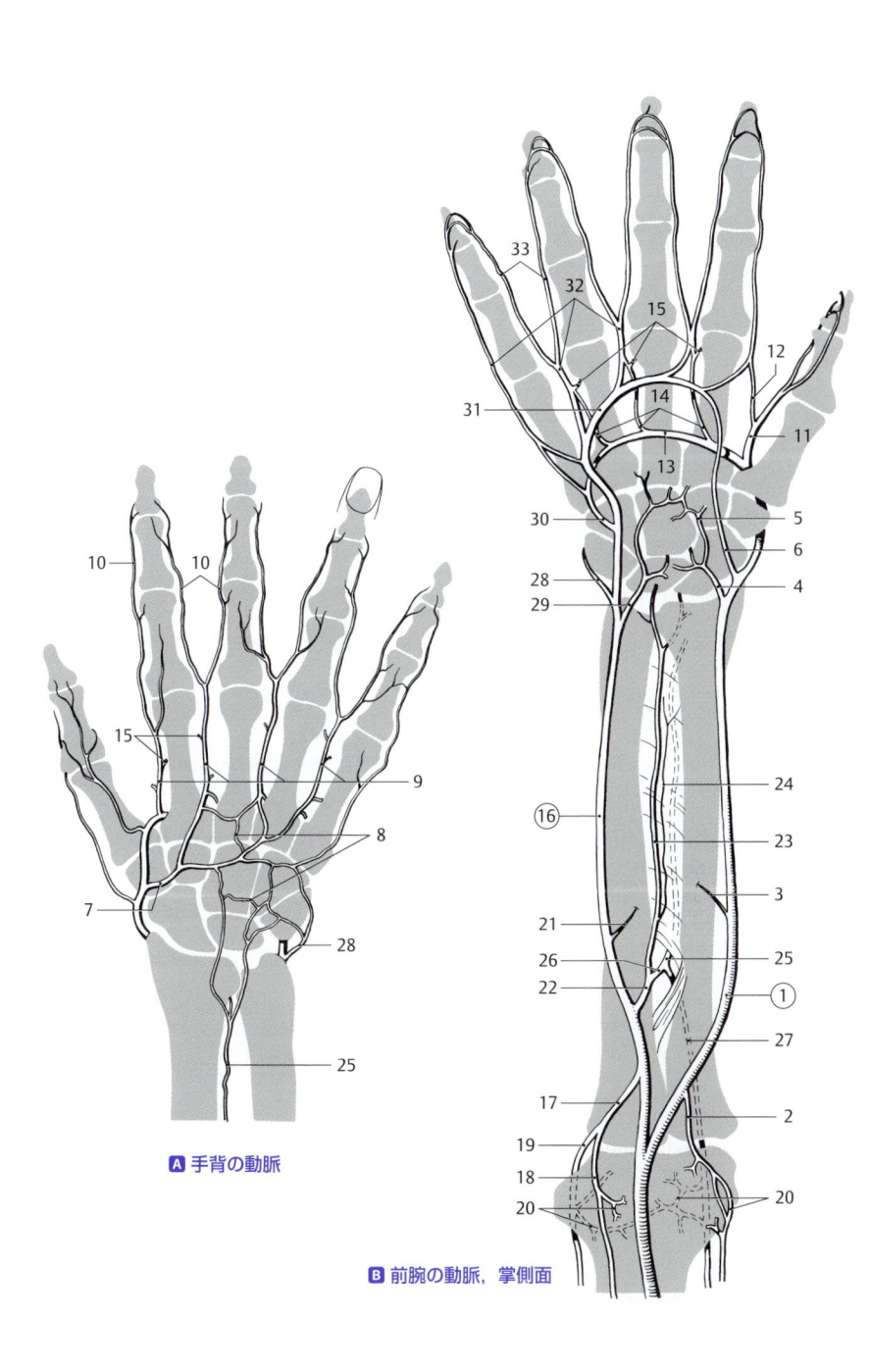

A 手背の動脈

B 前腕の動脈, 掌側面

動脈

1 **下行大動脈；大動脈下行部** Descending aorta
Pars descendens aortae；Aorta descendens　第4胸椎の高さにある大動脈峡部から，第4腰椎椎体の高さにある大動脈分岐部へと伸びる血管の部分．

2 **胸大動脈；大動脈胸部** Thoracic aorta　Pars thoracica aortae；Aorta thoracica　第12胸椎の高さにある横隔膜の大動脈裂孔へ下行する大動脈の部分．**A**|**B**

3 **気管支動脈** Bronchial branches　Rr. bronchiales　その起始部は非常に様々であり，多くの場合，気管分岐部の高さにある．気管支に沿って分岐し，細気管支へと伸び，それらの壁と肺の結合組織性の中隔に分布する．肺動脈の枝と吻合する．**A**

4 **食道動脈** Oesophageal branches　Rr. oesophageales　食道壁に至る枝．**A**

5 **心膜枝** Pericardial branches　Rr. pericardiaci　心膜の後壁に至る小枝．**A**

6 **縦隔枝** Mediastinal branches　Rr. mediastinales　後縦隔のリンパ節および結合組織に至る枝．**A**

7 **上横隔動脈** Superior phrenic arteries　Aa. phrenicae superiores　胸大動脈の下部から横隔膜の腰椎部と肋骨部の胸郭面に至る枝．**A**

8 **［第三-第十一］肋間動脈** Posterior intercostal arteries　Aa. intercostales posteriores　大動脈の後壁から起こる有対の分枝で，第3～11肋間隙に分布する．**A**|**B**

9 **背枝** Dorsal branch　R. dorsalis　椎体と上肋横突靭帯の間を後方に走る枝．背部の筋と皮膚，ならびに脊髄とその髄膜に分布する．**B**|**C**

10 **内側皮枝** Medial cutaneous branch　R. cutaneus medialis　棘突起の外側を走り皮膚に至る．**B**|**C**

11 **外側皮枝** Lateral cutaneous branch　R. cutaneus lateralis　横突起の外側を走り皮膚に至る．**B**|**C**

12 **脊髄枝** Spinal branches　Rr. spinales　椎間孔を通って脊柱管内に至る枝．**B**|**C**

13 **後中心枝** Postcentral branch　R. postcentralis　椎体の後面にある小枝．**C**

14 **前層枝** Prelaminar branch　R. prelaminaris　椎弓の前面にある枝．**C**

15 **後根動脈** Posterior radicular artery　A. radicularis posterior　脊髄神経の後根に沿って走る枝．**C**

16 **前根動脈** Anterior radicular artery　A. radicularis anterior　脊髄神経の前根に沿って走る枝．**C**

17 **髄節動脈** Segmental medullary artery　A. medullaris segmentalis　前脊髄動脈との吻合．**C**

18 **側副枝** Collateral branch　R. collateralis　肋間角付近で起こり，肋間動脈に走る平行な枝．次の下位肋骨の上縁に沿って前方に走り，内胸動脈と吻合する．**A**|**B**

19 **外側皮枝** Lateral cutaneous branch　R. cutaneus lateralis　前方と後方へ分枝し，乳房の皮膚に至る．**B**

20 **外側乳腺枝** Lateral mammary branches　Rr. mammarii laterales　乳腺に走る第2～4外側皮枝からの枝．**B**

21 **肋下動脈** Subcostal artery　A. subcostalis　第12肋骨の下にある区域枝．肋間動脈に相当する．

22 **背枝** Dorsal branch　R. dorsalis　背部の筋と皮膚に分布する枝．**B**

23 **脊髄枝** Spinal branch　R. spinalis　椎間孔を通って走り，脊髄とその髄膜に分布する枝．**B**

24 **腹大動脈；大動脈腹部** Abdominal aorta　Pars abdominalis aortae；Aorta abdominalis　横隔膜の大動脈裂孔から，第4腰椎椎体の高さにある分岐部までの部分．**A**

25 **下横隔動脈** Inferior phrenic artery　A. phrenica inferior　腹大動脈の前面から起こる1対の動脈．下方から横隔膜に分布する．**A**

26 **上副腎動脈；上腎上体動脈** Superior suprarenal arteries　Aa. suprarenales superiores　3つの副腎動脈の最も上にある群．**A**

27 **腰動脈** Lumbar arteries　Aa. lumbales　肋間動脈に対応する4対の節動脈．**A**

28 **背枝** Dorsal branch　R. dorsalis　背部の筋と皮膚に分布する枝．**A**

29 **脊髄枝** Spinal branch　R. spinalis　椎間孔を通って走り，脊髄とその髄膜に分布する枝．

30 **髄節動脈** Segmental medullary artery　A. medullaris segmentalis　前脊髄動脈との吻合．

31 **正中仙骨動脈** Median sacral artery　A. sacralis mediana　岬角を越えて尾骨小体に至る大動脈の正中連続部．**A**

32 **最下腰動脈** Arteriae lumbales imae　Aa. lumbales imae　正中仙骨動脈の1対の枝．第5腰動脈に対応する．**A**

33 **外側仙骨枝** Lateral sacral branches　Rr. sacrales laterales　細い直腸枝．内腸骨動脈の外側仙骨枝と吻合する．

34 **尾骨小体** Coccygeal body　Glomus coccygeum　正中仙骨動脈の末端にある小結節．尾骨の先端にあり，動静脈吻合および上皮様細胞を含む．**A**

35 **腹腔動脈** Coeliac trunk　Truncus coeliacus　左胃動脈，総肝動脈，および脾動脈のしばしば共通幹で，第12胸椎の高さにある．左胃動脈はそれより先に大動脈から分枝する場合がある．**A**，151頁**A**

36 **左胃動脈** Left gastric artery　A. gastrica sinistra　左胃膵ヒダ内を上行して噴門に分布し，小弯に沿って幽門に走り，胃の前壁と後壁に枝を出す．右胃動脈と吻合する．**A**，261頁**C**

37 **食道枝** Oesophageal branches　Rr. oesophageales　食道裂孔を通って噴門上方の食道の壁に至る枝．**A**

胸部／腹部　259

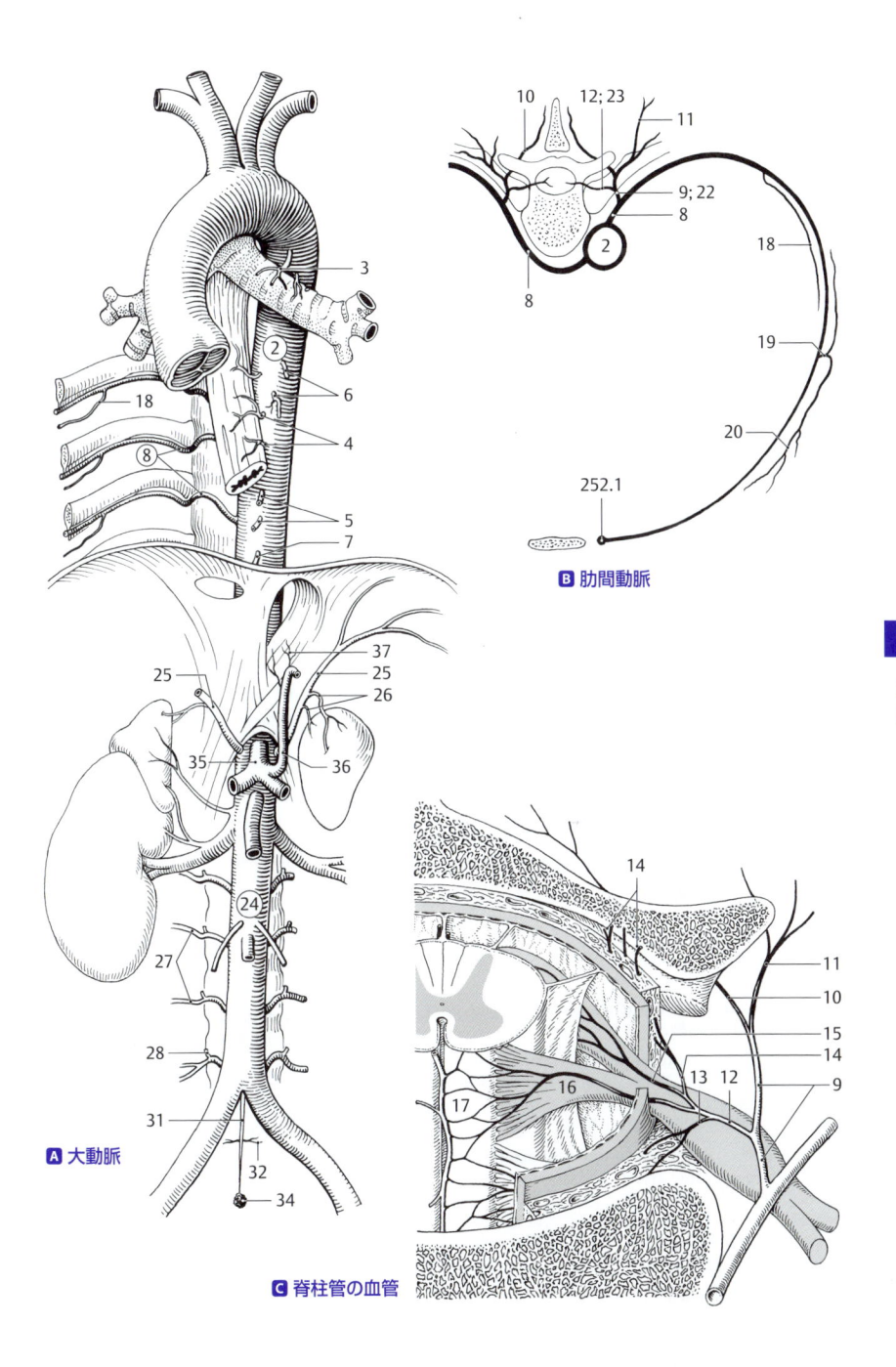

A 大動脈

B 肋間動脈

C 脊柱管の血管

12 動脈

1 総肝動脈 **Common hepatic artery** A. hepatica communis 通常は腹腔動脈からの枝．下胃膵ヒダ内を右方に走り，幽門上方で分枝して固有肝動脈および胃十二指腸動脈となる．**A C**

2 固有肝動脈 **Hepatic artery proper** A. hepatica propria 肝十二指腸間膜内を上行し，肝門で2本の枝に分かれる．**A B C**

3 右枝 **Right branch** R. dexter 固有肝動脈の右枝で，肝臓の右葉に分布する．多くの場合，上腸間膜動脈から起こる．**A B**

4 胆嚢動脈 **Cystic artery** A. cystica 分枝し，胆嚢の前面と後面に至る．**A B**

5 尾状葉動脈 **Artery of caudate lobe** A. lobi caudati **B**

6 前区動脈 **Anterior segmental artery** A. segmenti anterioris 右葉の前区に分布する枝．**B**

7 後区動脈 **Posterior segmental artery** A. segmenti posterioris 右葉の後区に分布する枝．**B**

8 左枝 **Left branch** R. sinister 固有肝動脈の左枝で，肝左葉に分布する．**A B**

9 尾状葉動脈 **Artery of caudate lobe** A. lobi caudati **B**

10 内側区動脈 **Medial segmental artery** A. segmenti medialis 肝臓の内側区に分布する枝．**B**

11 外側区動脈 **Lateral segmental artery** A. segmenti lateralis 肝臓の外側区に分布する枝．**B**

12 中間枝 **Intermediate branch** R. intermedius 方形葉に分布する枝．**B**

13 胃十二指腸動脈 **Gastroduodenal artery** A. gastroduodenalis 総肝動脈の枝．通常は幽門の後方にあり，その下縁で分かれる．**A C**

14 十二指腸上動脈† **Supraduodenal artery** A. supraduodenalis 不定の第1枝．十二指腸の前2/3と後1/3に分布する．

15 後上膵十二指腸動脈 **Posterior superior pancreaticoduodenal artery** A. pancreaticoduodenalis superior posterior 膵臓の後方で十二指腸に従う枝で，下膵十二指腸動脈と吻合する．**C**

16 膵枝 **Pancreatic branches** Rr. pancreatici 膵頭に分布する枝．

17 十二指腸枝 **Duodenal branches** Rr. duodenales 十二指腸に分布する枝．

18 十二指腸後動脈 **Retroduodenal arteries** Aa. retroduodenales 十二指腸と膵頭の後面への胃十二指腸動脈の枝．その走行の途中で総胆管と交叉し，これに分布する枝を出す．

19 右胃大網動脈 **Right gastro-omental artery**；**Right gastro-epiploic artery** A. gastroomentalis dextra 幽門下縁の高さで起こり，胃十二指腸動脈の左方の続きとして胃大弯を左方に走り，種々の間隔で大網へ枝を出した後，左胃大網動脈と吻合する．**A C**

20 胃枝 **Gastric branches** Rr. gastrici 胃に上行する短枝．**A**

21 大網枝 **Omental branches** Rr. omentales 大網に分布する長い枝．**A**

22 前上膵十二指腸動脈 **Anterior superior pancreaticoduodenal artery** A. pancreaticoduodenalis superior anterior 膵臓の上を下行する終末枝で，下膵十二指腸動脈と吻合する．**A C**

23 膵枝 **Pancreatic branches** Rr. pancreatici **A C**

24 十二指腸枝 **Duodenal branches** Rr. duodenales **A C**

25 右胃動脈 **Right gastric artery** A. gastrica dextra 胃の小弯に沿って走り，左胃動脈に至る．**A**

26 脾動脈 **Splenic artery** A. splenica；A. lienalis 腹腔動脈の第3枝．膵臓の上縁に沿って走り，脾腎ヒダを通って脾臓に至る．**C**

27 膵枝 **Pancreatic branches** Rr. pancreatici 膵臓へと走る多数の細い枝といくつかの太い枝．**A C**

28 後膵動脈 **Dorsal pancreatic artery** A. pancreatica dorsalis ちょうど脾動脈が始まる部分で起こり，膵頸の後面を下行し，一部は膵臓組織内に埋まる．**C**

29 下膵動脈 **Inferior pancreatic artery** A. pancreatica inferior 後膵動脈の枝．膵体の下後面の左側にある．**C**

30 前膵動脈 **Prepancreatic artery** A. prepancreatica 後膵動脈の主枝と前上膵十二指腸動脈の間の吻合枝．**C**

31 大膵動脈 **Greater pancreatic artery** A. pancreatica magna 脾動脈のおおよそ中央から下方に走って膵臓の後面に至り，分枝して下膵動脈と吻合する．**C**

32 膵尾動脈 **Artery to tail of pancreas** A. caudae pancreatis 脾動脈の遠位端，またはその終枝のうちの1つから起こり，膵尾で下膵動脈と吻合する．**C**

33 左胃大網動脈 **Left gastro-omental artery**；**Left gastro-epiploic artery** A. gastroomentalis sinistra はじめ胃脾間膜内にあり，その後，大網内を通り，右胃大網動脈の方に走る．**A C**

34 胃枝 **Gastric branches** Rr. gastrici 胃に分布する長い枝．

35 大網枝 **Omental branches** Rr. omentales 大網に至る長い枝．**A**

36 短胃動脈 **Short gastric arteries** Aa. gastricae breves 脾動脈またはその枝から出て，主に胃底に分布．**A**

37 脾枝 **Splenic branches** Rr. splenici；Rr. lienales 脾動脈が脾臓に入る前に分岐することによってつくられる5本または6本の枝．**A**

38 後胃動脈 **Posterior gastric artery** A. gastrica posterior 胃の後壁に分布する枝．**A**

腹部 261

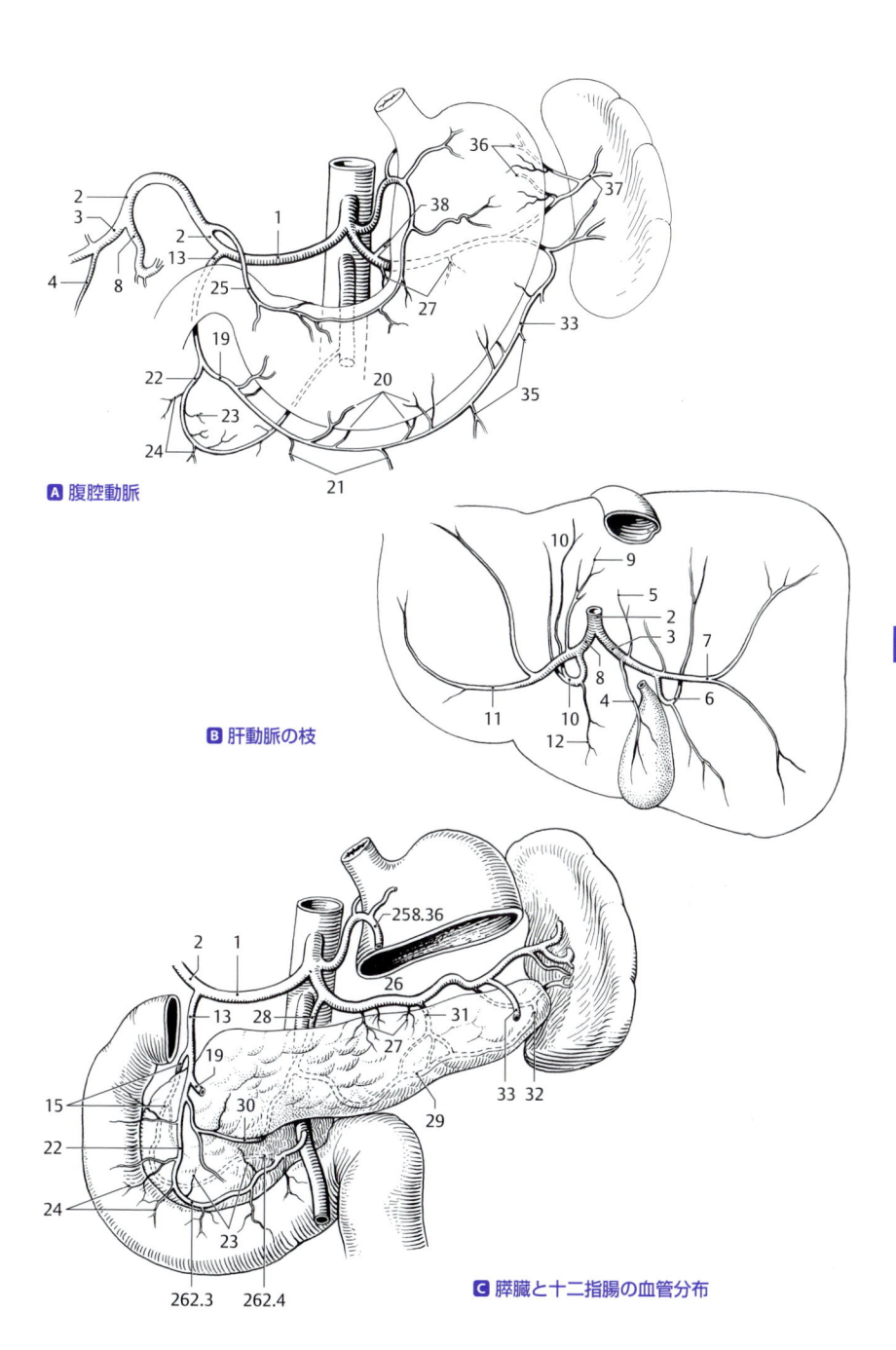

A 腹腔動脈

B 肝動脈の枝

C 膵臓と十二指腸の血管分布

12
動脈

動脈

1 **上腸間膜動脈** Superior mesenteric artery A. mesenterica superior　大動脈の不対の第2枝．腹腔動脈の約1cm下方，第1腰椎の高さで起こる．はじめ膵臓の後方を走り，その後，鉤状突起上を走り，腸間膜および結腸間膜に至る枝を出す．膵頭，十二指腸の上部までの小腸，および左結腸曲までの結腸に分布する．**A B**，163頁 **A**

2 **下膵十二指腸動脈** Inferior pancreaticoduodenal artery A. pancreaticoduodenalis inferior　膵臓の後方で起こり，十二指腸と膵臓の間を走って上膵十二指腸動脈に至る．膵頭および十二指腸に分布する．**A**

3 **前下膵十二指腸動脈** Anterior branch R. anterior　前上膵十二指腸動脈と吻合する．261頁 **C**

4 **後下膵十二指腸動脈** Posterior branch R. posterior　後上膵十二指腸動脈と吻合する．261頁 **C**

5 **空腸動脈** Jejunal arteries Aa. jejunales　腸間膜内を空腸に走る枝．**A**

6 **回腸動脈** Ileal arteries Aa. ileales　腸間膜内を回腸に走る枝．**A**

7 **回結腸動脈** Ileocolic artery A. ileocolica　腸間膜根付近を走る動脈で，右下方に走り回盲連結部に至る．**A**

8 **結腸枝** Colic branch R. colicus　上行結腸に至る上行枝．右結腸動脈と吻合する．**A**

9 **前盲腸動脈** Anterior caecal artery A. caecalis anterior　盲腸血管ヒダの中を盲腸の前面に走る．**A**

10 **後盲腸動脈** Posterior caecal artery A. caecalis posterior　回腸が盲腸に開く口部の後方を走り，その後面に至る．**A**

11 **虫垂動脈** Appendicular artery A. appendicularis　まず回腸の後方，ついで虫垂間膜の自由縁の中を走る．その出口は非常に変異が多く，時に重複する．**A**

12 **回腸枝** Ileal branch R. ilealis　回腸への下行枝．回腸動脈最下部と吻合する．**A**

13 **右結腸動脈** Right colic artery A. colica dextra　腹膜後部を上行結腸に向かう動脈．回結腸動脈上行枝および中結腸動脈と吻合する．**A**

14 **右結腸曲動脈** Right flexural artery A. flexurae dextrae　右結腸曲に至る動脈．**A**

15 **中結腸動脈** Middle colic artery A. colica media　結腸間膜内を横行結腸へと走る枝．**A**

16 **結腸辺縁動脈；傍結腸動脈；結腸辺縁弓** Marginal artery；Juxtacolic artery；Marginal arcade A. marginalis coli；A. juxtacolica；Arcus marginalis coli　左結腸動脈とS状結腸動脈の間の吻合．**B**

17 **下腸間膜動脈** Inferior mesenteric artery A. mesenterica inferior　第3〜4腰椎の高さで起こり，左方へ向かい下行結腸，S状結腸，直腸に至る．**B**

18 **上行枝** Ascending artery A. ascendens　左結腸動脈と中結腸動脈の間の吻合．**A B**

19 **左結腸動脈** Left colic artery A. colica sinistra　後腹膜を下行結腸へと走る動脈．**B**

20 **S状結腸動脈** Sigmoid arteries Aa. sigmoideae　斜めに下行してS状結腸に至る動脈．**B**

21 **上直腸動脈** Superior rectal artery A. rectalis superior　直腸の後方を走り小骨盤に入る動脈．左右の枝に分かれ，筋を貫通した後，主に肛門弁までの直腸粘膜に分布する．**B**

22 **中腎動脈；中腎上体動脈** Middle suprarenal artery A. suprarenalis media　大動脈から直接起こる動脈で，副腎に分布する．**C**

23 **腎動脈** Renal artery A. renalis　多くは第1腰椎の前方で起こり，分岐後に腎臓に至る．**C D**

24 **被膜枝** Capsular branches Rr. capsulares **C**

25 **下副腎動脈；腎上体動脈** Inferior suprarenal artery A. suprarenalis inferior　副腎に至る枝．**C**

26 **前枝** Anterior branch R. anterior　腎臓の上区，前区，下区に分布する前枝．**C D**

27 **上区域動脈** Superior segmental artery A. segmenti superioris　上区に至る動脈で，腎臓の後面まで達する．**C**

28 **上前区動脈** Anterior superior segmental artery A. segmenti anterioris superioris　上前区に至る動脈．**C**

29 **下前区動脈** Anterior inferior segmental artery A. segmenti anterioris inferioris　下前区に至る動脈．**C**

30 **下区動脈** Inferior segmental artery A. segmenti inferioris　下区に至る動脈で，腎臓の後面まで達する．**C**

31 **後枝** Posterior branch R. posterior　大きな後区に分布する後方枝．**C D**

32 **後区動脈** Posterior segmental artery A. segmenti posterioris　後区に至る動脈．**D**

33 **尿管枝** Ureteric branches Rr. ureterici　尿管に分布する小枝．**C**

腹部　263

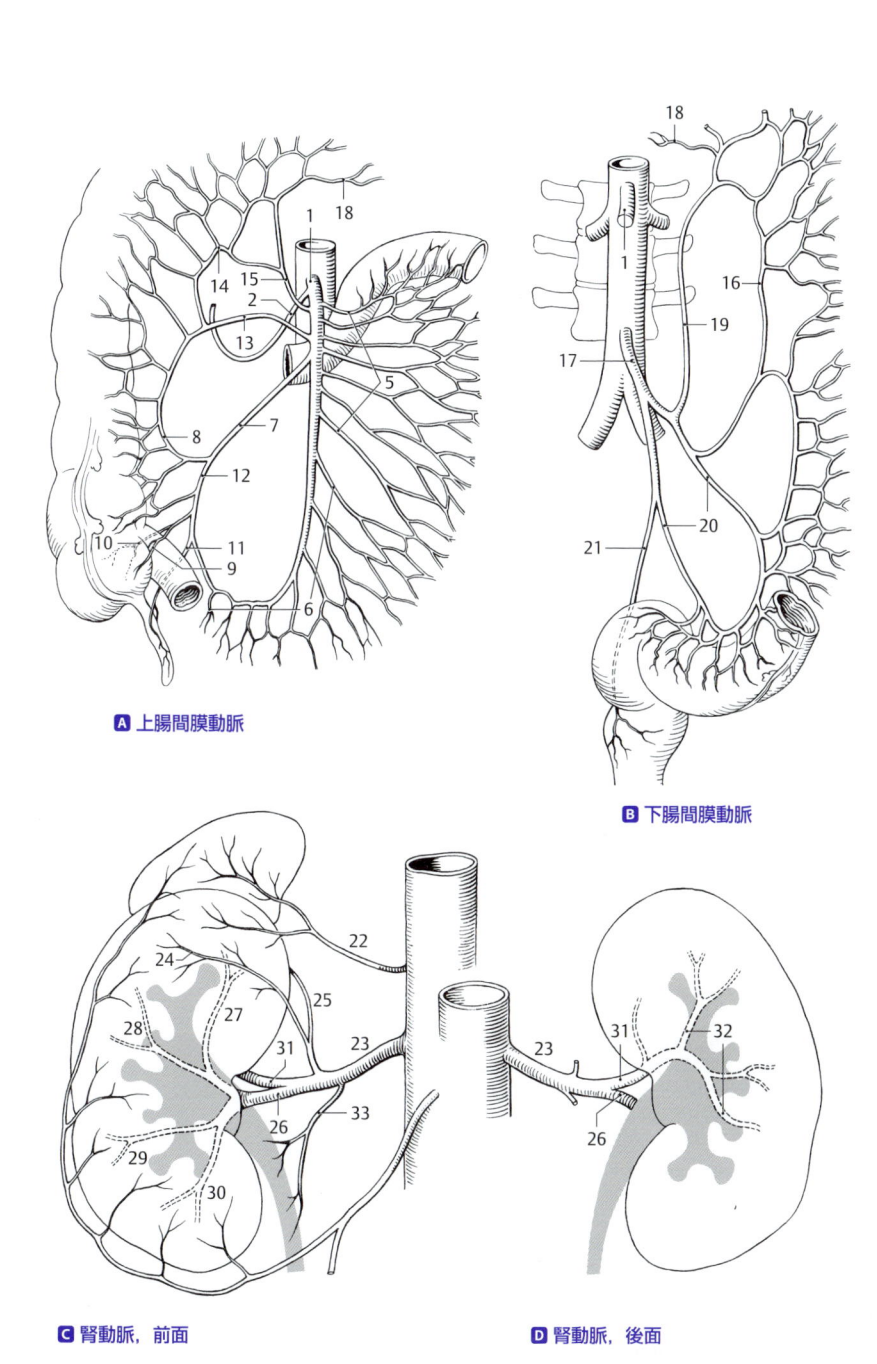

A 上腸間膜動脈

B 下腸間膜動脈

C 腎動脈，前面

D 腎動脈，後面

動脈

1 精巣動脈 Testicular artery A. testicularis　第2腰椎の高さで起こり，尿管と交叉した後，精管に沿って鼠径管を通って精巣に至る．C, 191頁E

2 尿管枝 Ureteric branches Rr. ureterici　尿管に至る小枝．C

3 精巣上体枝 Epididymal branches Rr. epididymales　精巣上体に至る枝．

4 卵巣動脈 Ovarian artery A. ovarica　第2腰椎の高さで起こる動脈．卵巣提索の中を卵巣に走る．子宮動脈と吻合する．C

5 尿管枝 Ureteric branches Rr. ureterici　尿管に至る小枝．C

6 卵管枝 Tubal branches Rr. tubarii　卵管漏斗に至る枝．子宮動脈と吻合する．

7 大動脈分岐部 Aortic bifurcation Bifurcatio aortae　第4腰椎の前，すなわち臍の直下にある．C

8 総腸骨動脈 Common iliac artery Arteria iliaca communis　第4腰椎の高さの大動脈分岐部から，仙腸関節の前方で内腸骨動脈と外腸骨動脈に分岐するまで伸びる．重要な枝は出ない．C

9 内腸骨動脈 Internal iliac artery A. iliaca interna　総腸骨動脈の分岐部で始まる動脈で，ここから小骨盤に入り，大坐骨孔の上縁に伸びる．その枝は非常に変異が多い．

10 腸腰動脈 Iliolumbar artery A. iliolumbalis　腰筋および内腸骨動脈の下方を走り，腸骨窩へ入る．C

11 腰枝 Lumbar branch R. lumbalis　腰筋および腰方形筋の中を走る枝．C

12 脊髄枝 Spinal branch R. spinalis　仙骨と第5腰椎の間の脊柱管に入る枝．C

13 腸骨枝 Iliacus branch R. iliacus　腸骨窩の中を腸骨筋に行く枝で，骨盤と平行して走る．深腸骨回旋動脈と吻合する．C

14 外側仙骨動脈 Lateral sacral arteries A. sacrales laterales　正中仙骨動脈の外側を下行する動脈．上殿動脈から起こる場合もある．C

15 脊髄枝 Spinal branches Rr. spinales　前仙骨孔を通って仙骨管へ入る枝．C

16 閉鎖動脈 Obturator artery A. obturatoria　骨盤の側壁内を走る動脈で，閉鎖孔から内転筋群に至る．B C, 269頁A

17 恥骨枝 Pubic branch R. pubicus　下腹壁動脈の恥骨枝と吻合する．C

18 寛骨臼枝 Acetabular branch R. acetabularis　寛骨臼切痕から大腿骨頭靱帯に走る．B

19 前枝 Anterior branch R. anterior　短内転筋の上にある前方枝．内側大腿回旋動脈と吻合する．B

20 後枝 Posterior branch R. posterior　短内転筋の下にある後方枝．B

21 上殿動脈 Superior gluteal artery A. glutea superior　大坐骨孔を通り梨状筋を越えて殿部に入る動脈．A C

22 浅枝 Superficial branch R. superficialis　大殿筋と中殿筋の間にある枝．下殿動脈と吻合する．A

23 深枝 Deep branch R. profundus　中殿筋と小殿筋の間にある枝．

24 上枝 Superior branch R. superior　小殿筋の上縁を通り，大腿筋膜張筋に至る枝．A

25 下枝 Inferior branch R. inferior　中殿筋の中を走り大転子に至る．A

26 下殿動脈 Inferior gluteal artery A. glutea inferior　大坐骨孔を通った後，梨状筋の下を走り，大殿筋の下に枝を分布させる．上殿動脈，閉鎖動脈，および大腿回旋動脈と吻合する．A C

27 坐骨神経伴行動脈 Artery to sciatic nerve A. comitans nervi ischiadici　系統発生上は下肢の主幹動脈．坐骨神経に伴行し，これに分布する．内側大腿回旋動脈および貫通動脈と吻合する．A C

28 臍動脈 Umbilical artery A. umbilicalis　内腸骨動脈の下方への第1枝．生後は上膀胱動脈を派生した後は閉鎖する．C

29 開存部 Patent part Pars patens　出生後に閉塞せず胎児発育期に存在する臍動脈の部分．以下〈30〜32〉の動脈を出す．

30 精管動脈 Artery to ductus deferens；Artery to vas deferens A. ductus deferentis　骨盤内を下行して膀胱底に至り，そこから先は精管に伴行して精巣動脈に至る．

31 尿管枝 Ureteric branches Rr. ureterici　尿管に至る3本の枝．C

32 上膀胱動脈 Superior vesical arteries Aa. vesicales superiores　膀胱の上部および中部に至る枝．C

33 閉塞部 Occluded part Pars occlusa　胎児の臍動脈の部分で，出生後に閉塞して臍動脈索をつくる．

34 臍動脈索 Cord of umbilical artery Chorda a. umbilicalis　内側臍ヒダにある結合組織性索で，閉塞した臍動脈に由来する．C

骨盤 265

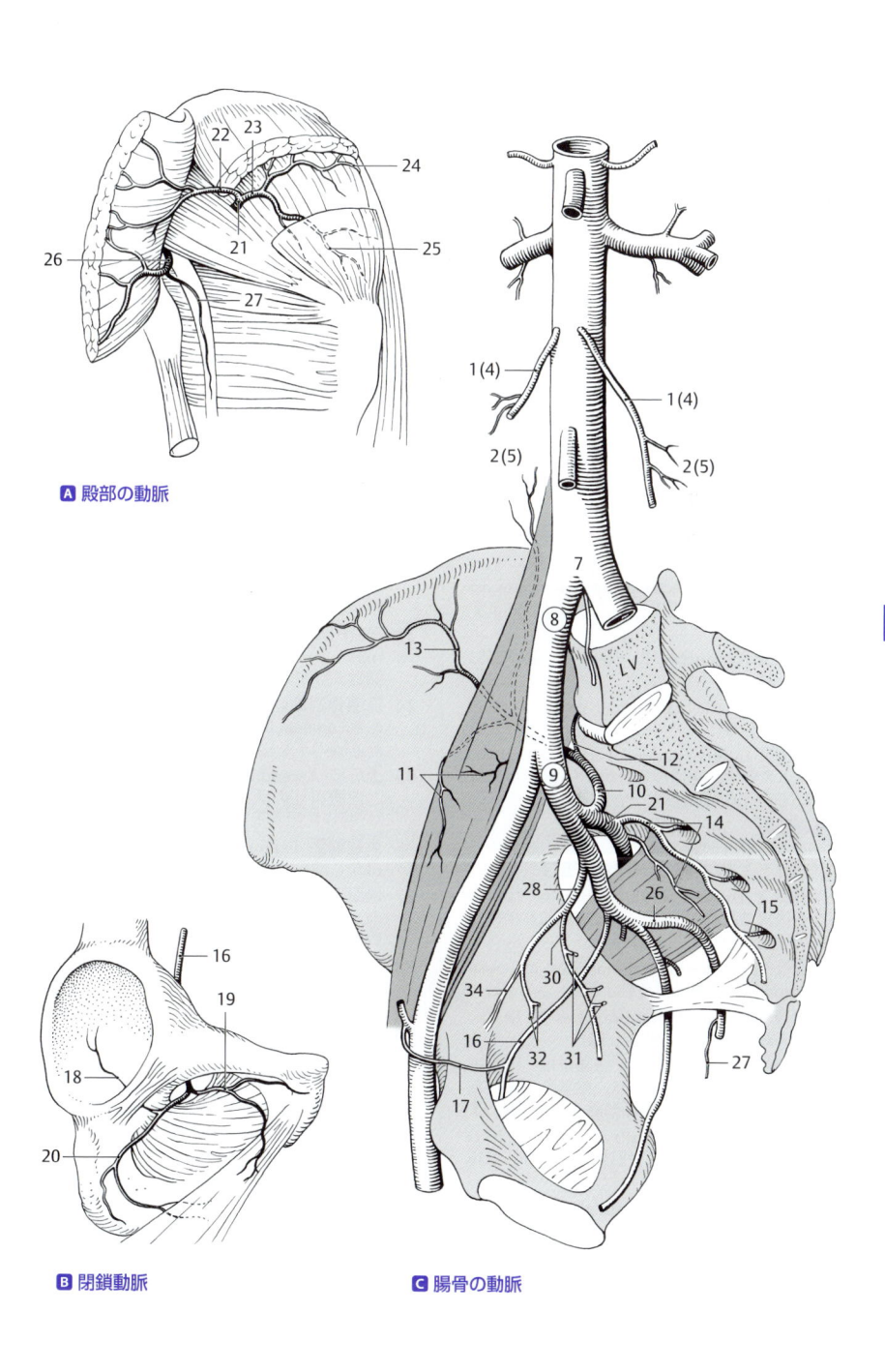

A 殿部の動脈

B 閉鎖動脈

C 腸骨の動脈

12
動脈

1 **下膀胱動脈** Inferior vesical artery A. vesicalis inferior 膀胱の下部，および男性では前立腺および精嚢に分布する動脈．A

2 **前立腺枝** Prostatic branches Rr. prostatici 前立腺と精嚢に至る枝．

3 **子宮動脈** Uterine artery A. uterina 精管動脈に対応し，子宮広間膜の底部を通り，子宮頸に至り，子宮外側を強く迂曲しながら上行する．A C

4 **ラセン枝；螺旋動脈** Helicine branches Rr. helicini 子宮筋内にある，コルク抜きのようなラセン状の子宮動脈の終末枝．C

5 **腟枝** Vaginal branches Rr. vaginales 腟に走る枝．腟動脈ならびに中直腸動脈および下直腸動脈とつながる．A C

6 **腟奇動脈†** Azygos artery of vagina A. azygos vaginae 時にみられる腟の前壁と後壁にある不対の縦方向の吻合．

7 **卵巣枝** Ovarian branches R. ovaricus 固有卵巣索に沿い卵巣間膜を経て卵巣に至る枝．卵巣動脈および子宮動脈卵管枝と吻合する．

8 **卵管枝** Tubal branch R. tubarius 卵管の卵管間膜の中を走り，卵巣動脈との吻合部に至る．C

9 **腟動脈** Vaginal artery A. vaginalis 腟に分布する枝で，内腸骨動脈から直接起こる．A

10 **中直腸動脈** Middle rectal artery A. rectalis media 骨盤底上を走って直腸に至り，その筋に分布する動脈．A E

11 **腟枝** Vaginal branches Rr. vaginales 腟下部に至る枝．

12 **前立腺枝** Prostatic branches Rr. prostatici 前立腺に分布する枝．

13 **内陰部動脈** Internal pudendal artery A. pudenda interna 大坐骨孔を通って骨盤から出て，小坐骨孔を経て坐骨直腸窩側壁に行く．A D E

14 **下直腸動脈** Inferior rectal artery A. rectalis inferior 坐骨肛門窩を横走し，両括約筋ならびに肛門弁下方の皮膚に分布する枝．D E

15 **会陰動脈** Perineal artery A. perinealis 尿生殖隔膜の後縁で起こる動脈．球海綿体筋および坐骨海綿体筋に分布する．D E

16 **後陰嚢枝** Posterior scrotal branches Rr. scrotales posteriores 陰嚢に至る枝．E

17 **後陰唇枝** Posterior labial branches Rr. labiales posteriores 大陰唇に至る枝．D

18 **尿道動脈** Urethral artery A. urethralis 陰茎脚の一部で陰茎海綿体に入り，陰茎亀頭に伸びる．陰茎背動脈および陰茎深動脈と吻合する．E

19 **尿道球動脈** Artery of bulb of penis A. bulbi penis 尿道球ならびに深会陰横筋および尿道球腺に分布する．E

20 **腟前庭球動脈** Artery of bulb of vestibule A. bulbi vestibuli D

21 **陰茎深動脈** Deep artery of penis A. profunda penis 陰茎海綿体の中を前方に走る動脈．E

22 **陰茎背動脈** Dorsal artery of penis A. dorsalis penis 陰茎背面を陰茎筋膜に覆われて前方に走り，陰茎亀頭に至る．E, 197頁 B

23 **陰核深動脈** Deep artery of clitoris A. profunda clitoridis 陰核海綿体に至る動脈．D

24 **陰核背動脈** Dorsal artery of clitoris A. dorsalis clitoridis その進路は陰茎背動脈に類似し，陰核体，陰核亀頭，および陰核包皮に分布する．D

25 **陰茎貫通動脈** Perforating arteries of penis Aa. perforantes penis 白膜から陰茎海綿体に走る陰茎背動脈の枝．

26 **下肢の動脈** Arteries of lower limb Aa. membri inferioris

27 **外腸骨動脈** External iliac artery A. iliaca externa 総腸骨動脈の第2枝で，大腿動脈として続く．A

28 **下腹壁動脈** Inferior epigastric artery A. epigastrica inferior 鼡径靱帯の背方から起こり，腹直筋の内面に上行し，外側臍ヒダを生じる．上腹壁動脈と吻合する．A B

29 **恥骨枝** Pubic branch R. pubicus 恥骨に伸びる枝．A

30 **閉鎖動脈との吻合枝** Obturator branch R. obturatorius 閉鎖動脈の恥骨枝と吻合する枝．A

31 **副閉鎖動脈†** Accessory obturator artery A. obturatoria accessoria 時にある下腹壁動脈から起こる閉鎖動脈．

32 **精巣挙筋動脈；挙睾筋動脈** Cremasteric artery A. cremasterica 精巣挙筋および精索に分布する枝．子宮円索動脈に相当する．

33 **子宮円索動脈** Artery of round ligament of uterus A. ligamenti teretis uteri 子宮円索の結合組織および平滑筋に分布する枝．A C

34 **深腸骨回旋動脈** Deep circumflex iliac artery A. circumflexa ilium profunda 腸骨稜に沿って横外側に筋筋膜の下を後外側へ弓状に走る動脈．A

35 **上行枝** Ascending branch R. ascendens 腹横筋と内腹斜筋の間を走り，McBurney (マックバーニー) 点に至る上行動脈. 腸腰動脈と吻合する．A

36 **大腿動脈** Femoral artery A. femoralis 鼡径靱帯から膝窩動脈に伸びる動脈．B

37 **浅腹壁動脈** Superficial epigastric artery A. epigastrica superficialis 鼡径靱帯の遠位で起こり，腹筋の上を臍に向かって走る．B

38 **浅腸骨回旋動脈** Superficial circumflex iliac artery A. circumflexa ilium superficialis 鼡径靱帯と平行に，上前腸骨棘に向かって走る．B

39 **浅外陰部動脈** Superficial external pudendal artery A. pudenda externa superficialis 篩状筋膜を通って内側に走る．B

40 **深外陰部動脈** Deep external pudendal artery A. pudenda externa profunda 長内転筋の縁に沿い，大腿筋膜を通って内方に走る．B

41 **前陰嚢枝** Anterior scrotal branches Rr. scrotales anteriores 陰嚢に分布する深外陰部動脈の枝．B

42 **前陰唇枝** Anterior labial branches Rr. labiales anteriores 大陰唇に分布する深外陰部動脈の枝．B

43 **鼡径枝** Inguinal branches Rr. inguinales 鼡径部内にある枝で，深・浅外陰部動脈から起こる．B

骨盤 267

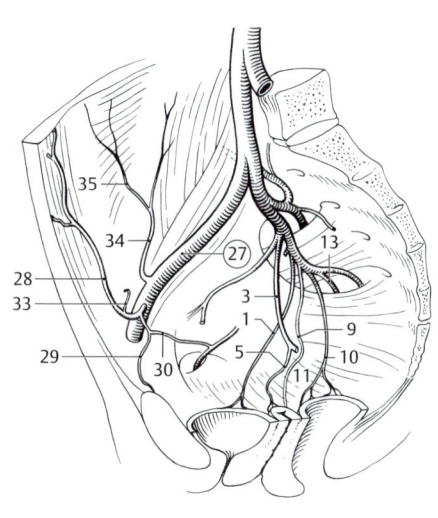

A 内・外腸骨動脈

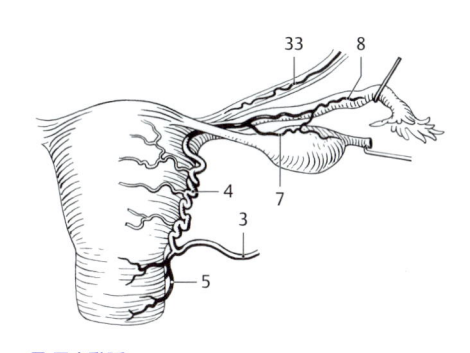

B 大腿動脈

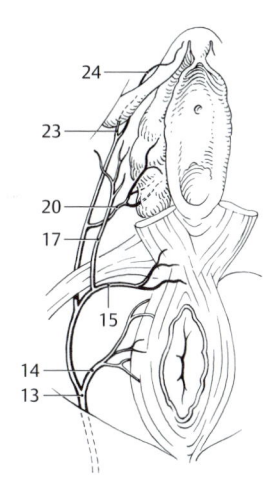

C 子宮動脈

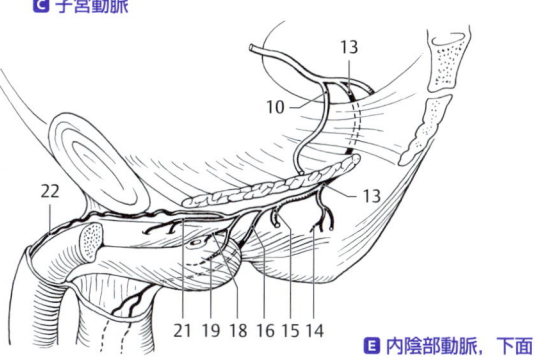

D 内陰部動脈

E 内陰部動脈, 下面

12 動脈

1 下行膝動脈 Descending genicular artery　A. descendens genus　内転筋管の中で起こり，内側広筋内を走って，膝関節で膝関節動脈網に至る動脈．ⒶⒷ

2 伏在枝 Saphenous branch　R. saphenus　伏在神経に伴行し，下腿に至る枝．ⒶⒷ

3 関節枝 Articular branches　Rr. articulares　内側広筋から膝関節動脈網に至る枝．Ⓐ

4 大腿深動脈 Deep artery of thigh　A. profunda femoris　大腿動脈の強靭な最初の枝で，外側の深部に向かう．大腿動脈の下を交叉し，以下〈5〜16〉の枝を出す．Ⓐ

5 内側大腿回旋動脈 Medial circumflex femoral artery　A. circumflexa femoris medialis　腸腰筋と恥骨筋の間を後内側方に走る．Ⓐ

6 浅枝 Superficial branch　R. superficialis　恥骨筋と長内転筋の間を走る枝．Ⓐ

7 深枝 Deep branch　R. profundus　小転子の下方を，大腿方形筋，大内転筋，および膝窩腱筋群に走る枝．上・下殿動脈と吻合する．Ⓐ

8 上行枝 Ascending branch　R. ascendens　短内転筋，大内転筋，および外閉鎖筋に至る．閉鎖動脈と吻合する．Ⓐ

9 下行枝 Descending branch　R. descendens　大腿方形筋と大内転筋の間を膝窩腱筋群に走る．Ⓐ

10 寛骨臼枝 Acetabular branch　R. acetabularis　寛骨臼切痕から大腿骨頭靭帯に至る枝．閉鎖動脈と吻合する．Ⓐ

11 外側大腿回旋動脈 Lateral circumflex femoral artery　A. circumflexa femoris lateralis　大腿直筋の下を外側に走る動脈．Ⓐ

12 上行枝 Ascending branch　R. ascendens　縫工筋および大腿直筋の下を上行し，大腿筋膜張筋の下に終わる枝．内側大腿回旋動脈および上・下殿動脈と吻合する．Ⓐ

13 下行枝 Descending branch　R. descendens　大腿直筋の下を膝関節に伸びる枝．Ⓐ

14 横枝 Transverse branch　R. transversus　外側広筋を貫通し，多数の吻合枝を出す枝．Ⓐ

15 貫通動脈 Perforating arteries　Aa. perforantes　大腿深動脈の終枝で，内転筋群の裂け目を通って大腿骨近傍を後方に走り，膝の長屈筋群に至る．Ⓐ

16 大腿骨栄養動脈 Femoral nutrient arteries　Aa. nutriciae femoris；Aa. nutrientes femoris　第1および第3貫通動脈から起こる動脈．Ⓐ

17 膝窩動脈 Popliteal artery　A. poplitea　内転筋管の末端から，膝窩筋の下縁から分岐するところまで伸びる動脈．Ⓑ

18 外側上膝動脈 Superior lateral genicular artery　A. superior lateralis genus　大腿骨外側顆の上方，大腿二頭筋腱の下を前方に走り，膝関節動脈網に至る動脈．ⒶⒷ

19 内側上膝動脈 Superior medial genicular artery　A. superior medialis genus　大内転筋腱の下を前方に走り，膝関節動脈網に至る動脈．ⒶⒷ

20 中膝動脈 Middle genicular artery　A. media genus　後下方に走り，十字靭帯および滑膜ヒダに至る．Ⓑ

21 腓腹動脈 Sural arteries　Aa. surales　腓腹の筋群，ならびに下肢の筋膜および皮膚に分布する枝．Ⓑ

22 外側下膝動脈 Inferior lateral genicular artery　A. inferior lateralis genus　腓腹筋の外側頭の下，および外側側副靭帯の下を膝関節動脈網へと走る動脈．ⒶⒷ

23 内側下膝動脈 Inferior medial genicular artery　A. inferior medialis genus　腓腹筋の内側頭と内側側副靭帯の下を膝関節動脈網に走る動脈．Ⓐ

24 膝関節動脈網 Genicular anastomosis　Rete articulare genus　主に膝関節の前面にある動脈網．Ⓐ

25 膝蓋動脈網 Patellar anastomosis　Rete patellare　膝蓋骨にある特殊な動脈網．Ⓐ

26 前脛骨動脈 Anterior tibial artery　A. tibialis anterior　膝窩筋の下縁にあるその起始部から下伸筋支帯の下縁に伸びる．骨間膜を貫通した後，前脛骨筋と長趾伸筋の間にあり，その後は前脛骨筋と長母趾伸筋の間にある．ⒶⒷⒸ, 271 頁Ⓐ

27 後脛骨反回動脈[†]　Posterior tibial recurrent artery　A. recurrens tibialis posterior　時にある膝窩筋の下を膝関節に至る動脈．Ⓐ

28 前脛骨反回動脈 Anterior tibial recurrent artery　A. recurrens tibialis anterior　前脛骨筋から膝関節動脈網に至る動脈．ⒶⒷ

29 前外果動脈 Anterior lateral malleolar artery　A. malleolaris anterior lateralis　長趾伸筋腱の下を外果動脈網に至る動脈．Ⓒ

30 前内果動脈 Anterior medial malleolar artery　A. malleolaris anterior medialis　前脛骨筋腱の下を内果動脈網に至る．Ⓒ

31 外果動脈網 Lateral malleolar network　Rete malleolare laterale　外果を覆う動脈網．Ⓒ

下肢 **269**

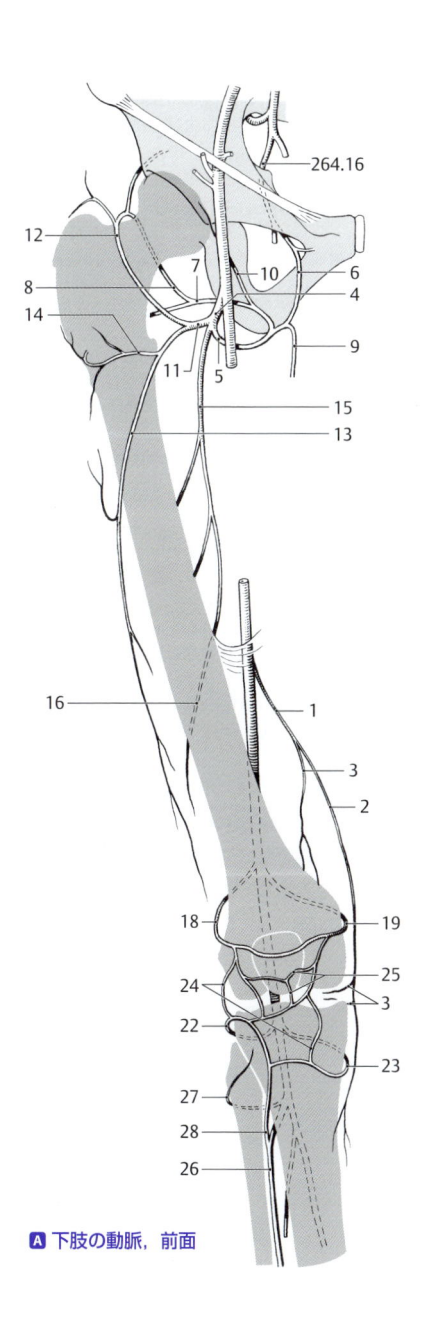

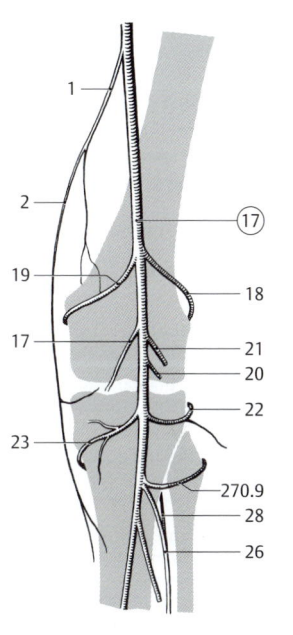

B 膝窩動脈

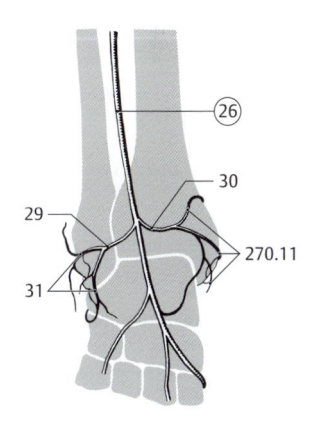

A 下肢の動脈，前面

C 足関節の動脈，前面

12 動脈

動脈

1. 足背動脈 Dorsalis pedis artery；Dorsal artery of foot A. dorsalis pedis　前脛骨動脈の続きで，足背に至る．長母趾伸筋腱の下を交叉し，伸筋支帯を通過した後は腱の外側にあり，触知可能である．B

2. 外側足根動脈 Lateral tarsal artery A. tarsalis lateralis　距骨頭の高さで起こり，短趾伸筋群の下を立方骨の方に走る．弓状動脈と吻合する．B

3. 内側足根動脈 Medial tarsal arteries Aa. tarsales mediales　足の内側縁に走る複数の遊離枝．B

4. 弓状動脈† Arcuate artery A. arcuata　中足骨底を越えて短趾伸筋の下を外側に弓状に走行する．B

5. 背側中足動脈 Dorsal metatarsal arteries Aa. metatarsales dorsales　中足骨間の間隙を遠位側に走る4本の枝で，それぞれ2本の背側趾動脈に分かれる．B

6. 背側趾(指)動脈 Dorsal digital arteries Aa. digitales dorsales　中足動脈から起こる趾間動脈．B

7. 深足底動脈　Deep plantar artery A. plantaris profunda　背側中足動脈の特に強い貫通枝で，足底動脈弓と吻合する．B

8. 後脛骨動脈 Posterior tibial artery A. tibialis posterior　ヒラメ筋腱弓の下に沿い浅層の屈筋群に覆われて走り，後方から内果へ向かう．A C

9. 腓骨回旋枝　Circumflex fibular branch；Circumflex peroneal branch R. circumflexus fibularis；R. circumflexus peronealis　後脛骨動脈の起始部で起こり，前方に向かい腓骨周囲を走り，膝関節動脈網に至る．A, 269頁B

10. 内果枝 Medial malleolar branches Rr. malleolares mediales　内果の後方を内果動脈網へと至る枝．A

11. 内果動脈網　Medial malleolar network Rete malleolare mediale　内果を覆う動脈網．A, 269頁C

12. 踵骨枝 Calcaneal branches Rr. calcanei　踵骨の表面に至る枝．A

13. 脛骨栄養動脈 Tibial nutrient artery A. nutricia tibiae；A. nutriens tibialis　ヒラメ筋線の下方の栄養孔に入る動脈．A

14. 腓骨動脈 Fibular artery；Peroneal artery A. fibularis；A. peronea　腓骨に伸びる動脈で，大部分が長母趾屈筋に覆われている．A

15. 貫通枝 Perforating branch R. perforans　クルブシのすぐ上の骨間膜を通過し，外果動脈網および足背に至る．A

16. 交通枝　Communicating branch　R. communicans　後脛骨動脈と吻合する横走枝．A

17. 外果枝 Lateral malleolar branches Rr. malleolares laterales　多くの場合，交通枝から起こり，外果に至る．A

18. 踵骨枝 Calcaneal branches Rr. calcanei　主に踵骨の外側面に至る枝．A

19. 踵骨動脈網　Calcaneal anastomosis　Rete calcaneum　踵骨後方の動脈網．A

20. 腓骨栄養動脈　Fibular nutrient artery A. nutricia fibulae；A. nutriens fibulae　腓骨に至る枝．A

21. 内側足底動脈 Medial plantar artery A. plantaris medialis　後脛骨動脈の内側終末枝で，多くは細い．母趾外転筋および短趾屈筋に至る．C

22. 深枝　Deep branch　R. profundus　通常は足底弓と吻合する深枝．C

23. 浅枝　Superficial branch　R. superficialis　表在性で，母趾外転筋の上を走り，母趾に至る枝．C

24. 外側足底動脈 Lateral plantar artery A. plantaris lateralis　後脛骨動脈の太い外側終末枝．短趾屈筋から前外側方に弓状に曲がり，足底方形筋に至る．C

25. 深足底動脈弓 Deep plantar arch Arcus plantaris profundus　骨間筋と母趾内転筋斜頭の間にある外側足底動脈の末端の続きで，前方へ凸面をつくる．C

26. 底側中足動脈 Plantar metatarsal arteries Aa. metatarsales plantares　中足骨の骨間腔下方にある4本の動脈幹で，足底動脈弓から出る．C

27. 貫通枝 Perforating branches Rr. perforantes　中足骨の間に通常それぞれ2本ずつあり，足背に突き抜けて現れる．C

28. 総底側(指)動脈　Common plantar digital arteries Aa. digitales plantares communes　貫通枝の遠位部から固有底側趾動脈に分かれるまでの部分．C

29. 固有底側趾(指)動脈　Plantar digital arteries proper Aa. digitales plantares propriae　各趾の底側の内側と外側を走る動脈．C

30. 浅足底動脈弓† Superficial plantar arch Arcus plantaris superficialis　時にある内側・外側足底動脈の間を結ぶ表在性の動脈弓．

31. 脛腓動脈幹〔Tibiofibular trunk〕〔Truncus tibiofibularis〕　後脛骨動脈および腓骨動脈からなる共通幹で，前脛骨動脈に続いて起こる．閉塞の好発部位．A

下肢　271

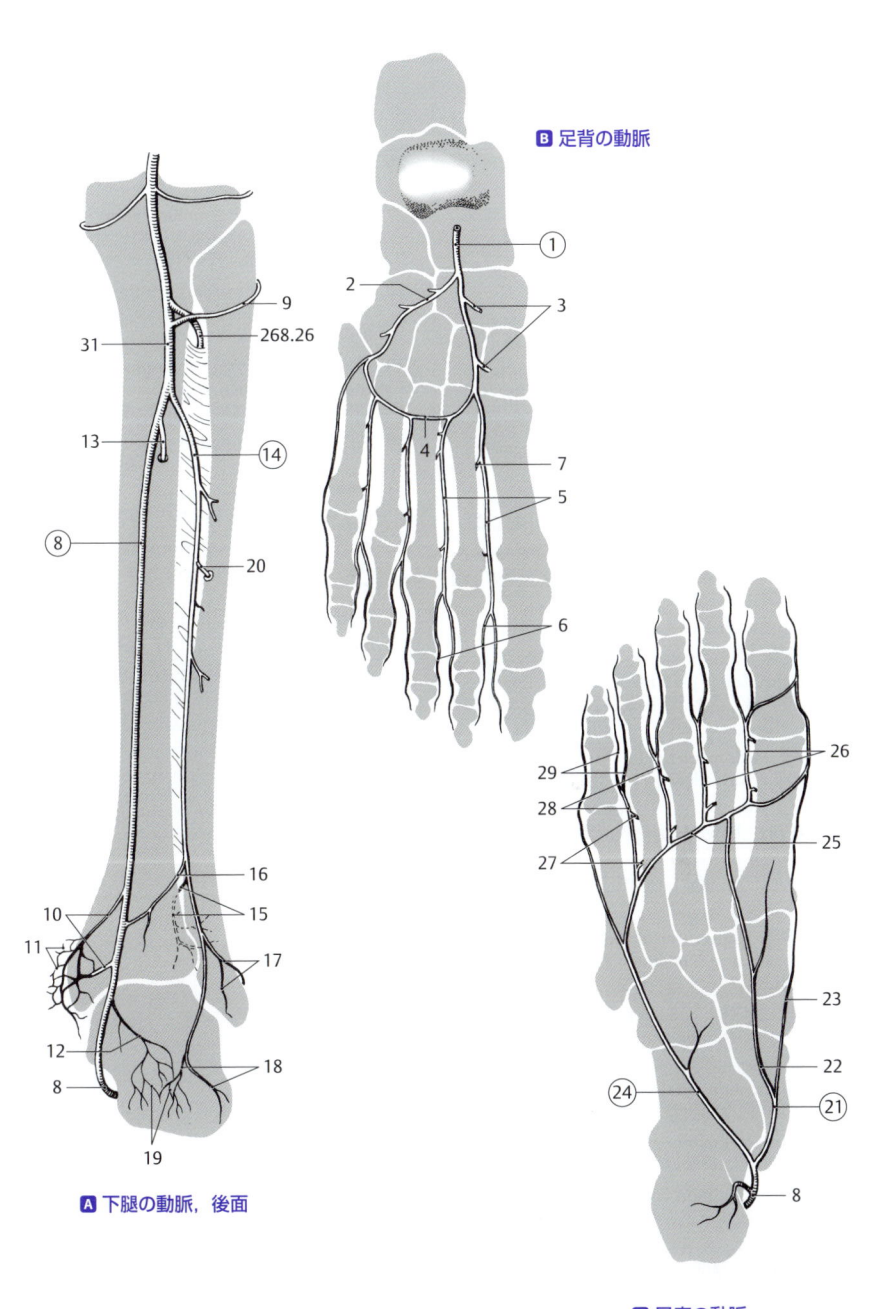

12 動脈

A 下腿の動脈，後面

B 足背の動脈

C 足底の動脈

静脈

1 <u>静脈</u> Veins Venae　心房に血液を戻す薄い壁の血管．

2 <u>肺静脈</u> Pulmonary veins　Vv. pulmonales　肺から心臓に至る血管．177 頁BD

3 <u>右肺静脈</u>〔Right pulmonary veins〕〔Vv. pulmonales dextrae〕　2 本あり，時に合流して 1 本の幹をつくる．AB, 177 頁B

4 <u>右上肺静脈</u> Right superior pulmonary vein　V. pulmonalis dextra superior　上葉および中葉から出る．AB

5 <u>肺尖静脈</u>(V1) Apical vein ; Apical branch　V. apicalis ; R. apicalis　肺尖区から出る枝．A

6 <u>区内枝</u> Intrasegmental part　Pars intrasegmentalis　肺尖区から出る小枝．A

7 <u>区間枝</u> Intersegmental part　Pars intersegmentalis　肺尖区と後上葉区の間にある小枝．A

8 <u>前上葉静脈</u>(V3) Anterior vein ; Anterior branch　V. anterior ; R. anterior　前上葉区から出る枝．A

9 <u>区内枝</u> Intrasegmental part　Pars intrasegmentalis　前上葉区から出る小枝．A

10 <u>区間枝</u> Intersegmental part　Pars intersegmentalis　前上葉区と外側中葉区の間にある小枝．A

11 <u>後上葉静脈</u>(V2) Posterior vein ; Posterior branch　V. posterior ; R. posterior　後上葉区から出る枝．A

12 <u>葉下枝</u> Infralobar part　Pars infralobaris　後上葉区から出る小枝．A

13 <u>区間枝</u> Intralobar part　Pars intralobaris (intersegmentalis)　後上葉区と下葉の上-下葉区の間にある枝．A

14 <u>中葉静脈</u> Middle lobe vein ; Middle lobe branch　V. lobi medii ; R. lobi medii　中葉から出る枝．A

15 <u>外側枝</u>(V4) Lateral part　Pars lateralis　外側中葉区から出る小枝．A

16 <u>内側枝</u>(V5) Medial part　Pars medialis　内側中葉区から出る小枝．A

17 <u>右下肺静脈</u> Right inferior pulmonary vein　V. pulmonalis dextra inferior　右下葉から出る肺静脈．AB

18 <u>上-下葉静脈</u>(V6) Superior vein ; Superior branch　V. superior ; R. superior　上-下葉区から出る枝．A

19 <u>区内枝</u> Intrasegmental part　Pars intrasegmentalis　上-下葉区から出る小枝．A

20 <u>区間枝</u> Intersegmental part　Pars intersegmentalis　上-下葉区と後肺底区の間にある小枝．A

21 <u>総肺底静脈</u> Common basal vein　V. basalis communis　肺底区から出る共通の静脈．A

22 <u>上肺底静脈</u>(V8, 9) Superior basal vein　V. basalis superior　外側肺底区および前肺底区からの静脈．A

23 <u>前肺底静脈</u>(V8) Anterior basal vein ; Anterior basal branch　V. basalis anterior ; R. basalis anterior　前肺底区および外側肺底区の一部から出る枝．A

24 <u>区内枝</u> Intrasegmental part　Pars intrasegmentalis　前肺底区から出る小枝．A

25 <u>区間枝</u> Intersegmental part　Pars intersegmentalis　前肺底区と外側肺底区の間にある小枝．A

26 <u>下肺底静脈</u>(V9, 10) Inferior basal vein　V. basalis inferior　後肺底区から出る静脈．A

27 <u>左肺静脈</u>〔Left pulmonary veins〕〔Vv. pulmonales sinistrae〕　2 本あり，時に合流して 1 本の幹をつくる．B, 177 頁D

28 <u>左上肺静脈</u> Left superior pulmonary vein　V. pulmonalis sinistra superior　左上葉から出る肺静脈．BC

29 <u>肺尖後静脈</u>(V1＋2) Apicoposterior vein ; Apicoposterior branch　V. apicoposterior ; R. apicoposterior　肺尖後区から出る枝．C

30 <u>区内枝</u> Intrasegmental part　Pars intrasegmentalis　肺尖後区から出る小枝．C

31 <u>区間枝</u> Intersegmental part　Pars intersegmentalis　肺尖後区と前上葉区の間にある小枝．C

32 <u>前上葉静脈</u>(V3) Anterior vein ; Anterior branch　V. anterior ; R. anterior　前上葉区から出る枝．C

33 <u>区内枝</u> Intrasegmental part　Pars intrasegmentalis　前上葉区から出る小枝．C

34 <u>区間枝</u> Intersegmental part　Pars intersegmentalis　前上葉区と上舌区の間にある小枝．C

肺 273

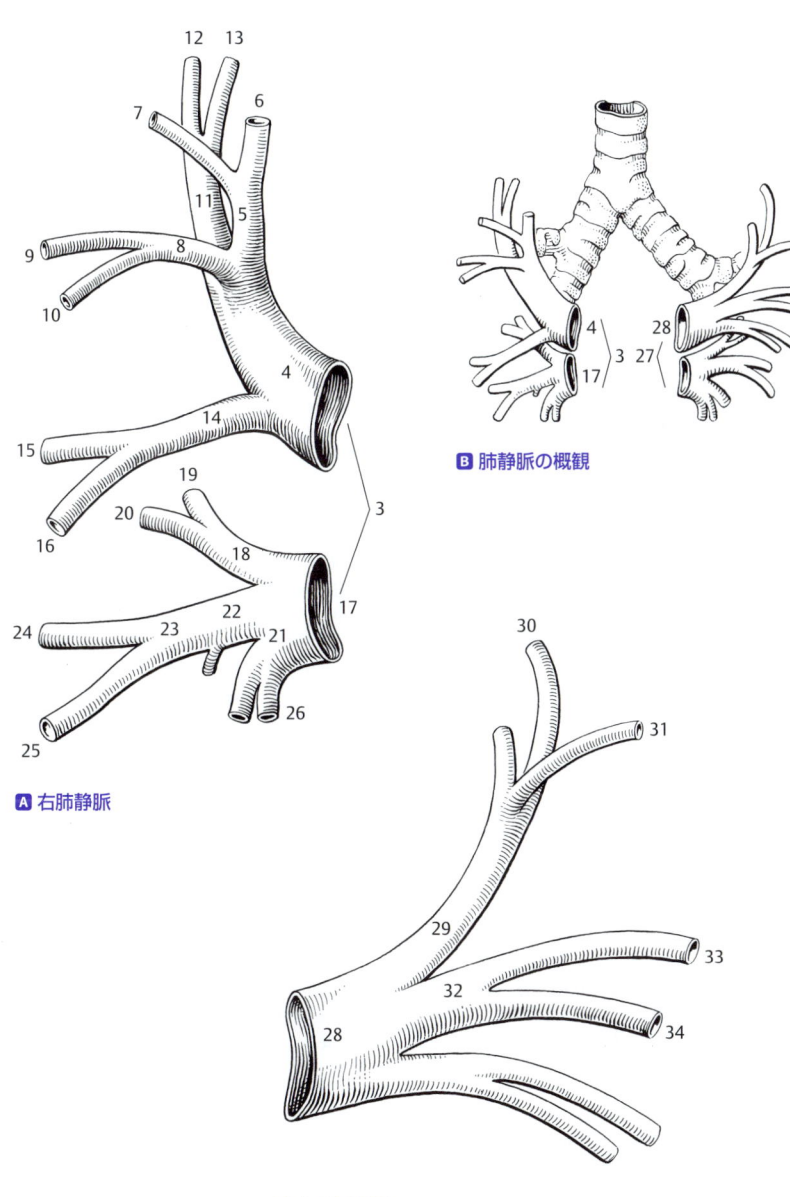

A 右肺静脈

B 肺静脈の概観

C 左上肺静脈

13 静脈

1 肺舌静脈 Lingular vein；Lingular branch　V. lingularis；R. lingularis　2つの舌区から出る共通の枝. A

2 上舌枝(V4) Superior part　Pars superior　上舌区から出る小枝. A

3 下舌枝(V5) Inferior part　Pars inferior　下舌区から出る小枝. A

4 左下肺静脈　Left inferior pulmonary vein　V. pulmonalis sinistra inferior　左下葉から出る静脈. A

5 上-下葉静脈(V6)　Superior vein；Superior branch　V. superior；R. superior　上-下葉区から出る枝. A

6 区内枝　Intrasegmental part　Pars intrasegmentalis　上-下葉区から出る小枝. A

7 区間枝　Intersegmental part　Pars intersegmentalis　上-下葉区と前肺底区の間の外側で，上-下葉区と後肺底区の間の内側にある小枝. A

8 総肺底静脈　Common basal vein　V. basalis communis　上・下肺底静脈の共通幹. A

9 上肺底静脈(V8, 9)　Superior basal vein　V. basalis superior　総肺底静脈と前肺静脈の間に位置する静脈. A

10 前肺底静脈(V8)　Anterior basal vein；Anterior basal branch　V. basalis anterior；R. basalis anterior　前肺底区から出る枝. A

11 区内枝　Intrasegmental part　Pars intrasegmentalis　前肺底区から出る小枝. A

12 区間枝　Intersegmental part　Pars intersegmentalis　内側肺底区と外側肺底区の間にある小枝. A

13 下肺底静脈(V9, 10)　Inferior basal vein　V. basalis inferior　後肺底区から出る静脈. A

14 心臓の静脈　Veins of heart　Vv. cordis　心臓壁から出る静脈. 経路と大きさは様々である.

15 冠状静脈洞　Coronary sinus　Sinus coronarius　心臓の後壁にある集合静脈で，右心房に開口をもつ. 左心房斜静脈が大心臓静脈に開くところに始まる.

16 大心臓静脈；大心静脈　Great cardiac vein　V. cardiaca magna；V. cordis magna　前室間静脈が左冠状溝へ続く部分. 心臓の主要な静脈血流出路. B

17 前室間静脈　Anterior interventricular vein　V. interventricularis anterior　前室間溝にあり，2つの心室の前壁から血液を集める. B

18 左辺縁静脈　Left marginal vein　V. marginalis sinistra　左心室の左縁付近に位置する静脈. B

19 左心室後静脈　Posterior vein(s) of left ventricle　V(v). ventriculi sinistri posterior(es)　心臓の左端を越えて上方に走り，大心臓静脈または冠状静脈洞に至る. 血管の数は様々. B

20 左心房斜静脈　Oblique vein of left atrium　V. obliqua atrii sinistri　左心房後壁にある痕跡的な静脈. 胎生期の左 Cuvier（キュビエ）管の遺残. B

21 左大静脈靱帯　Ligament of left vena cava　Lig. venae cavae sinistrae　閉塞した胎生期の左上大静脈の結合組織索からなる心膜ヒダ. 左肺血管の前方にあり，互いにつながる場合がある.

22 中心臓静脈；中心静脈　Middle cardiac vein；Posterior interventricular vein　V. cardiaca media；V. cordis media；V. interventricularis posterior　後室間溝にあり，冠状静脈洞に開く. B

23 小心臓静脈；小心静脈　Small cardiac vein　V. cardiaca parva；V. cordis parva　右縁と右冠状溝にあり，冠状静脈洞に開く. B

24 右辺縁静脈　Right marginal vein　V. marginalis dextra　右心室の外側縁の上を走り，小心臓静脈として続く.

25 前心臓静脈；前心静脈；前右心室静脈　Anterior vein(s) of right ventricle；Anterior cardiac veins　V(v). ventriculi dextri anterior(es)；Vv. cardiacae anteriores；Vv. cordis anteriores　右前壁にある1～3本の静脈. 小心静脈か, または直接右心房に開く. B

26 細小心臓静脈；細小心静脈　Small cardiac veins　Vv. cardiacae minimae；Vv. cordis minimae〔Thebesius（テベジウス）静脈〕　直接に心内腔に，主に右心房に開口する小静脈.

27 右心房静脈　Right atrial veins　Vv. atriales dextrae　右心房壁から出る小枝. B

28 右心室静脈　Right ventricular veins　Vv. ventriculares dextrae　右心室壁から出る小枝. B

29 左心房静脈†　Left atrial veins　Vv. atriales sinistrae　左心房壁から出る小枝. B

30 左心室静脈†　Left ventricular veins　Vv. ventriculares sinistrae　左心室壁から出る小枝. B

31 上大静脈　Superior vena cava　V. cava superior

32 [右・左]腕頭静脈　Right/left brachiocephalic vein　V. brachiocephalica dextra et sinistra　上大脈に至る左右の枝で，頸静脈および鎖骨下静脈を出す. C

33 下甲状腺静脈　Inferior thyroid vein　V. thyroidea inferior　甲状腺の下方にある不対甲状腺静脈叢から出る静脈で，左腕頭静脈に（時には右にも）至る. C

34 不対甲状腺静脈叢　Unpaired thyroid plexus　Plexus thyroideus impar　甲状腺下縁の下方で気管前方にある静脈叢. C

35 下喉頭静脈　Inferior laryngeal vein　V. laryngea inferior　喉頭から不対甲状腺静脈叢に至る静脈. C

肺／心臓　275

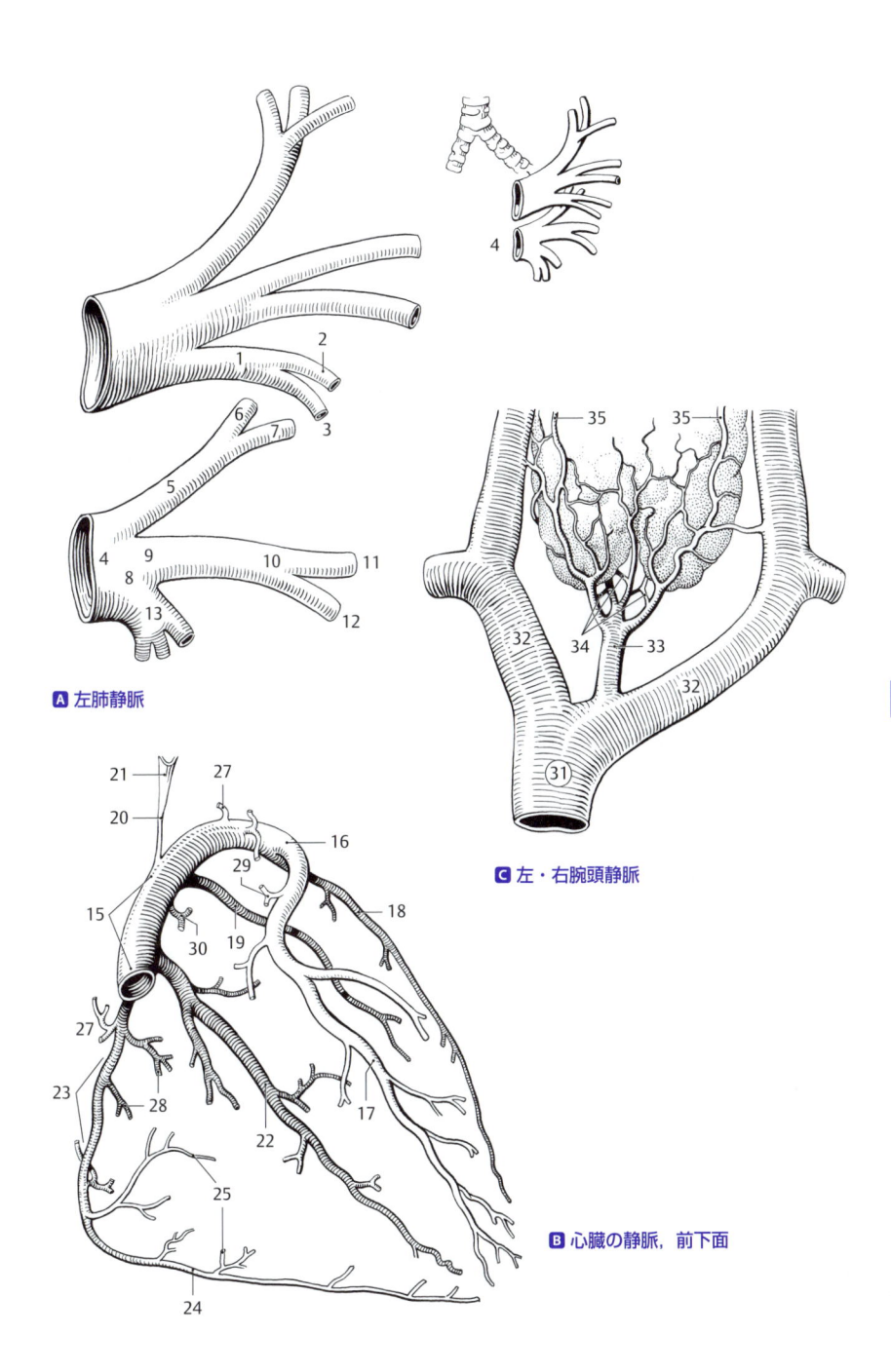

A 左肺静脈

B 心臓の静脈，前下面

C 左・右腕頭静脈

13 静脈

1 胸腺静脈 Thymic veins Vv. thymicae 胸腺から出る枝．

2 心膜静脈 Pericardial veins Vv. pericardiacae 心膜から出る枝．

3 心膜横隔静脈 Pericardiacophrenic veins Vv. pericardiacophrenicae 横隔膜の表面と心膜から来る心膜横隔動脈の伴行静脈．

4 縦隔静脈 Mediastinal veins Vv. mediastinales 縦隔から出る枝．

5 気管支静脈 Bronchial veins Vv. bronchiales 気管支から出る枝．

6 気管静脈 Tracheal veins Vv. tracheales 気管から出る枝．

7 食道静脈 Oesophageal veins Vv. oesophageales 食道から出る枝．

8 椎骨静脈 Vertebral vein V. vertebralis 椎骨動脈の伴行静脈．多くは静脈叢をつくる．

9 後頭静脈 Occipital vein V. occipitalis 頭皮の静脈網から起こり，多くは椎骨静脈に，時には内頸静脈や外頸静脈にも開く．

10 前椎骨静脈 Anterior vertebral vein V. vertebralis anterior 上行する頸動脈の伴行静脈．下方で椎骨静脈に開く．

11 副椎骨静脈† Accessory vertebral vein V. vertebralis accessoria 椎骨静脈叢の続き部分．しばしば第7頸椎の横突孔から出てくる．

12 後頭下静脈叢 Suboccipital venous plexus Plexus venosus suboccipitalis 後頭骨と環椎の間にある静脈叢．

13 深頸静脈 Deep cervical vein V. cervicalis profunda；V. colli profunda 深頸動脈に伴行．頭半棘筋と頸半棘筋に覆われる．

14 内胸静脈 Internal thoracic veins Vv. thoracicae internae 内胸動脈の伴行静脈で，第3肋骨までしばしば重複，ついで1本となり，動脈の内側を走る．

15 上腹壁静脈 Superior epigastric veins Vv. epigastricae superiores 上腹壁動脈の伴行静脈．肋軟骨の後面，胸骨の両側で内胸静脈に移行．

16 腹皮下静脈 Subcutaneous abdominal veins Vv. subcutaneae abdominis 皮膚からの枝で，上腹壁静脈に注ぐ．

17 筋横隔静脈 Musculophrenic veins Vv. musculophrenicae 筋横隔動脈に伴う．

18 前肋間静脈 Anterior intercostal veins Vv. intercostales anteriores 肋間隙の枝．

19 最上肋間静脈 Supreme intercostal vein V. intercostalis suprema 第1肋間隙から腕頭静脈または椎骨静脈に血液を運ぶ．

20 左上肋間静脈 Left superior intercostal vein V. intercostalis superior sinistra 左第2～3(4)肋間隙から出る静脈．後方から左腕頭静脈に開く．

21 内頸静脈 Internal jugular vein V. jugularis interna 頸静脈孔から静脈角に至る頸部の主静脈．

22 頸静脈上球 Superior bulb of jugular vein Bulbus superior venae jugularis 頸静脈孔で静脈が起こる部分での膨大．

23 頸静脈小体 Jugular body；Tympanic body Glomus jugulare 頸静脈上球の外膜内の細胞の集塊で，頸動脈小体に類似している．

24 蝸牛水管静脈 Vein of cochlear aqueduct V. aqueductus cochleae 外リンパ管に伴行する微小静脈．

25 頸静脈下球 Inferior bulb of jugular vein Bulbus inferior venae jugularis 内頸静脈下端の膨大部で，その頭側は弁で閉じられる．

26 咽頭静脈叢 Pharyngeal plexus Plexus pharyngeus 咽頭筋の静脈叢．

27 咽頭静脈 Pharyngeal veins Vv. pharyngeae 咽頭神経叢から来る静脈．

28 硬膜静脈 Meningeal veins Vv. meningeae 硬膜から出る小静脈枝．

29 舌静脈 Lingual vein V. lingualis 多くは舌動脈付近にある舌の静脈．

30 舌背静脈 Dorsal lingual veins Vv. dorsales linguae 舌背から出る多数の静脈．

31 舌下神経伴行静脈 Vena comitans of hypoglossal nerve V. comitans nervi hypoglossi 舌下神経に伴行する静脈．

32 舌下静脈 Sublingual vein V. sublingualis 舌下神経の外側を走る太い静脈．

33 舌深静脈 Deep lingual vein V. profunda linguae オトガイ舌筋の側方で，舌深動脈に伴行する静脈．

頸部と胸部 277

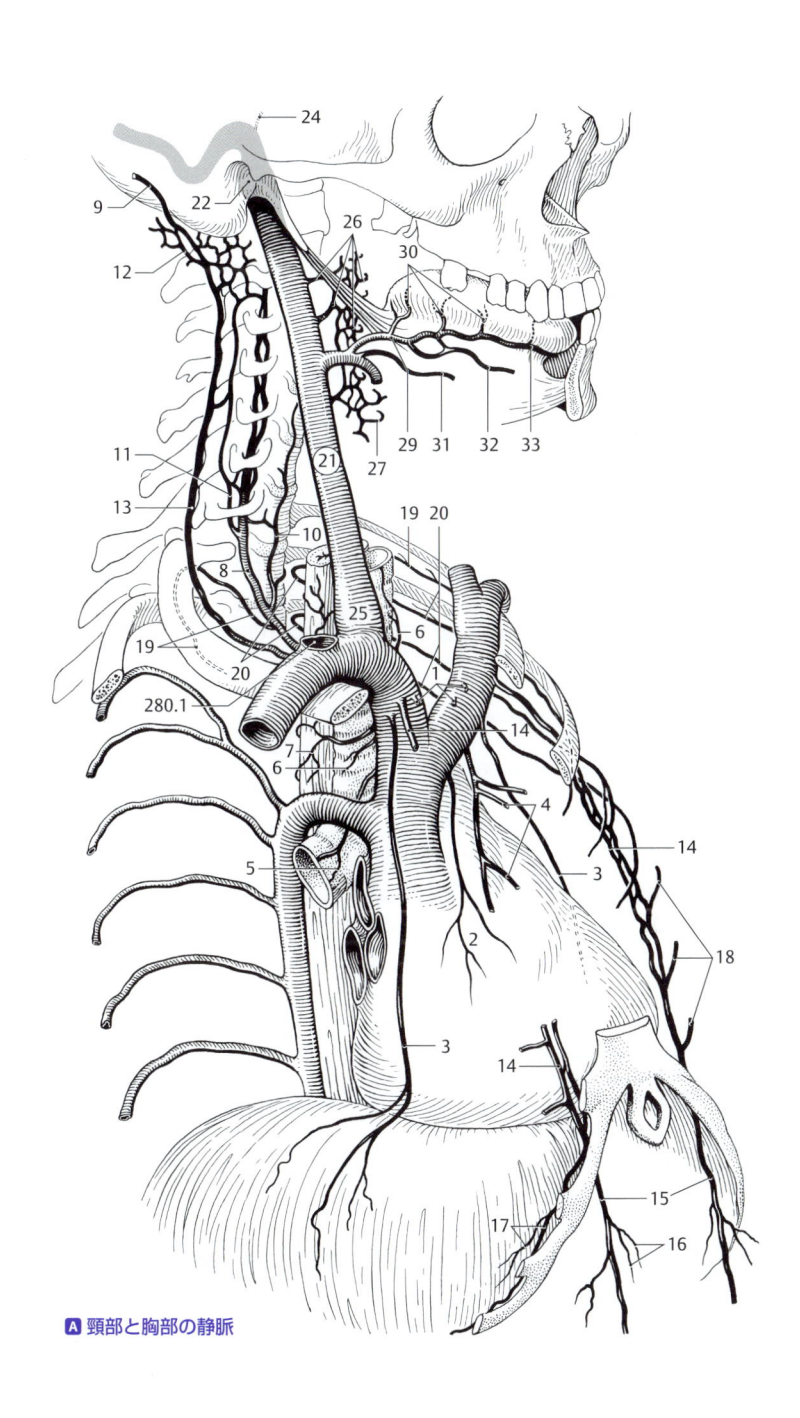

13
静脈

A 頸部と胸部の静脈

1 上甲状腺静脈 **Superior thyroid vein** V. thyroidea superior　上甲状腺動脈に伴う．顔面静脈か内頸静脈に開く．**A B**

2 中甲状腺静脈 **Middle thyroid veins** Vv. thyroideae mediae　内頸静脈に注ぐ1本ないし多数の甲状腺静脈で，相当する動脈はない．**A**

3 胸鎖乳突静脈　**Sternocleidomastoid vein** V. sternocleidomastoidea　胸鎖乳突筋から内頸静脈または上甲状腺動脈に注ぐ．**A**

4 上喉頭静脈 **Superior laryngeal vein** V. laryngea superior　上喉頭動脈に伴い上甲状腺静脈に開く．**A**

5 顔面静脈 **Facial vein** V. facialis　内眼角に始まる顔面動脈の後方，ついで顎下腺の下方に位置する．**A B**

6 眼角静脈 **Angular vein** V. angularis　眼角での顔面静脈の起始に相当し，滑車上静脈と眼窩上静脈の合一でつくられる．眼静脈と吻合．鼻前頭静脈を介して上眼静脈と結ばれ，弁を欠く．顔面から眼窩や頭蓋腔への感染経路となりうる．**A B**

7 滑車上静脈 **Supratrochlear veins** Vv. supratrochleares；〔V. frontalis〕　冠状縫合に始まる前額の内半部の静脈．眼角静脈と合一する．**A B**

8 眼窩上静脈 **Supra-orbital vein** V. supraorbitalis　外側の額部から来て滑車上静脈と合一する．**A**

9 上眼瞼静脈 **Superior palpebral veins** Vv. palpebrales superiores　上眼瞼から出る静脈．**A**

10 外鼻静脈 **External nasal veins** Vv. nasales externae　鼻の外側面からの静脈．**A**

11 下眼瞼静脈 **Inferior palpebral veins** Vv. palpebrales inferiores　下眼瞼から出る静脈．**A**

12 上唇静脈 **Superior labial vein** V. labialis superior　上唇から出る静脈．**A**

13 下唇静脈 **Inferior labial veins** Vv. labiales inferiores　下唇から出る静脈で，通常は多数ある．**A**

14 深顔面静脈 **Deep facial vein** V. profunda faciei　翼突筋静脈叢から出る静脈で，上顎骨の上を前方に走る．**A B**

15 耳下腺枝 **Parotid veins；Parotid branches** Vv. parotideae；Rr. parotidei　耳下腺から出る枝．**A**

16 外口蓋静脈　**External palatine vein** V. palatina externa　口蓋扁桃の側方部と咽頭壁の血液を顔面静脈へ運ぶ．**A B**

17 オトガイ下静脈 **Submental vein** V. submentalis　オトガイ下動脈に伴行する．舌下静脈および前頸静脈と吻合する．**A**

18 下顎後静脈 **Retromandibular vein** V. retromandibularis　耳の前方の多くの枝を集めて顔面静脈に至る．**A B**

19 浅側頭静脈 **Superficial temporal veins** Vv. temporales superficiales　浅側頭動脈の伴行静脈．**A**

20 中側頭静脈 **Middle temporal vein** V. temporalis media　側頭筋から起こり，浅側頭静脈に注ぐ．**A**

21 顔面横静脈 **Transverse facial vein** V. transversa faciei　頬骨弓の下方で顔面横動脈に伴う．**A**

22 顎静脈 **Maxillary veins** Vv. maxillares　翼突静脈叢と下顎後静脈起始部を結ぶ静脈．**B**

23 翼突筋静脈叢 **Pterygoid plexus** Plexus pterygoideus　側頭筋，内側および外側翼突筋，それも主に外側翼突筋の間にある静脈叢．以下〈24〜31〉の枝を集める．**B**

24 中硬膜静脈 **Middle meningeal veins** Vv. meningeae mediae　中硬膜動脈に伴行する静脈．**B**

25 深側頭静脈 **Deep temporal veins** Vv. temporales profundae　深側頭動脈に伴行する静脈．**B**

26 翼突管静脈 **Vein of pterygoid canal** V. canalis pterygoidei　翼突管動脈に伴行する静脈．**B**

27 前耳介静脈 **Anterior auricular veins** Vv. auriculares anteriores　外耳道および耳介から出る枝．**B**

28 耳下腺静脈 **Parotid veins** Vv. parotideae　耳下腺から出る枝．**B**

29 顎関節静脈 **Articular veins** Vv. articulares　顎関節から出る枝．**B**

30 鼓室静脈 **Tympanic veins** Vv. tympanicae　鼓室から出る枝．**B**

31 茎乳突孔静脈　**Stylomastoid vein** V. stylomastoidea　鼓室から出て，顔面神経に伴行する静脈．**B**

頭部 279

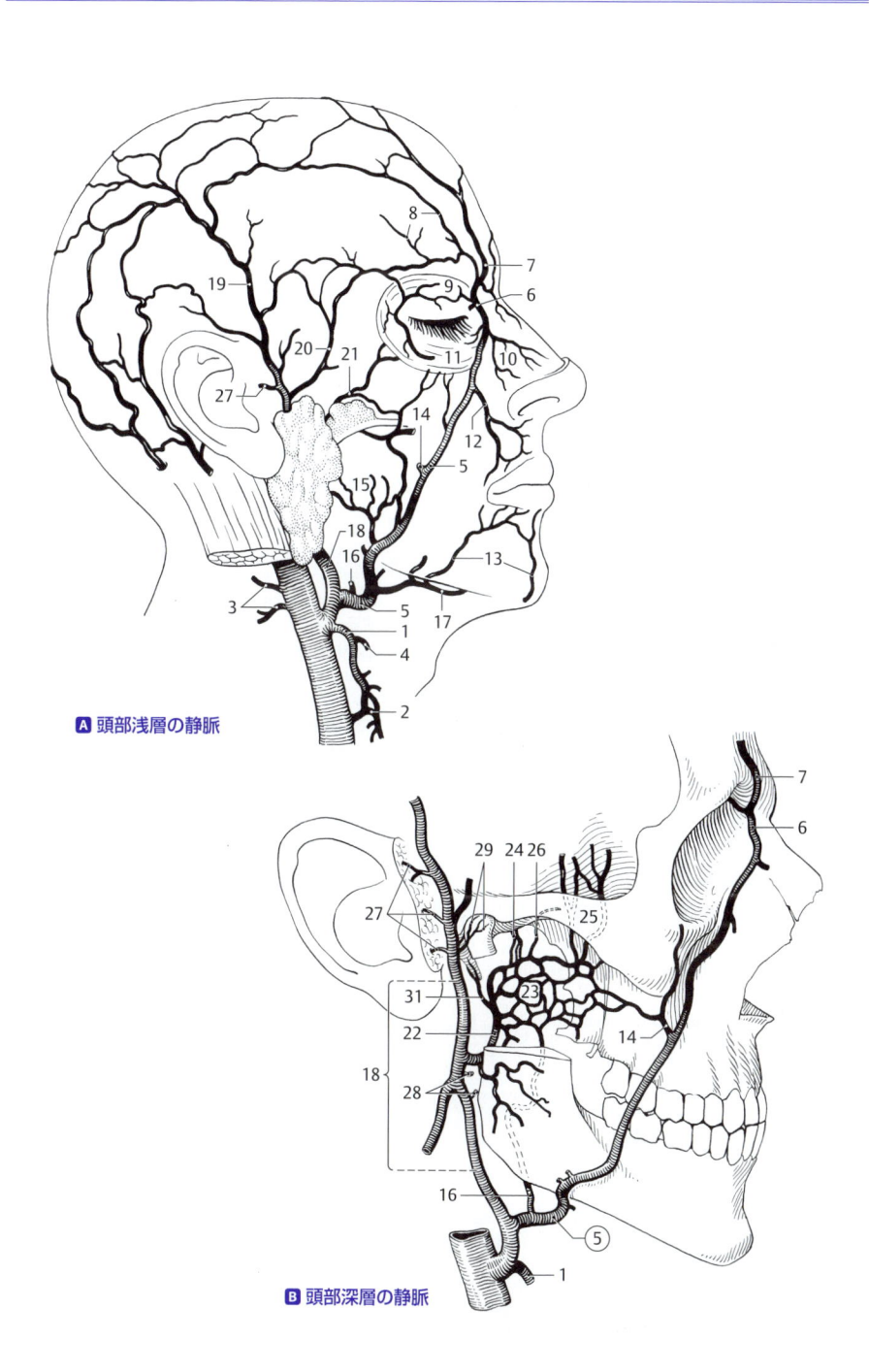

A 頭部浅層の静脈

B 頭部深層の静脈

13 静脈

静脈

1. **外頸静脈** External jugular vein V. jugularis externa　広頸筋と頸筋膜浅葉の間にあり，通常は鎖骨下静脈に注ぐ静脈．以下〈2～6〉の静脈によって栄養される．**A**, 277頁**A**

2. **後耳介静脈** Posterior auricular vein V. auricularis posterior　耳の後部表層にある静脈．**A**

3. **前頸静脈** Anterior jugular vein V. jugularis anterior　舌骨の高さで始まり，胸鎖乳突筋と交叉した後，外頸静脈に開く．**A**

4. **頸静脈弓** Jugular venous arch Arcus venosus jugularis　左右の前頸静脈が胸骨上隙で結合するもの．**A**

5. **肩甲上静脈** Suprascapular vein V. suprascapularis　肩甲上動脈に伴い，多くは2条ある．**A**

6. **頸横静脈**　Transverse cervical veins Vv. transversae cervicis；Vv. transversae colli　頸横動脈に伴行する静脈．

7. **硬膜静脈洞** Dural venous sinuses Sinus durae matris　非圧縮性で，脳硬膜と頭蓋骨膜との間にあり，大脳，髄膜の血液を受けて内頸静脈に注ぐ．

8. **横静脈洞** Transverse sinus Sinus transversus　静脈洞交会に始まり，側方に走り，S状静脈洞に至る．**B C**

9. **静脈洞交会** Confluence of sinuses Confluens sinuum　上矢状，直，後頭，横の各静脈洞が内後頭隆起の上で合流するもの．**B C**

10. **縁洞** Marginal sinus Sinus marginalis　大後頭孔入口部にあって，頭蓋内静脈叢と椎骨の静脈叢とを結ぶ．**B**

11. **後頭静脈洞** Occipital sinus Sinus occipitalis　大後頭孔の静脈叢に始まり小脳鎌の根部を静脈洞交会へと走る．**B C**

12. **脳底静脈叢** Basilar plexus Plexus basilaris　海綿静脈洞，錐体静脈洞および後頭骨静脈叢に引き続いて，蝶形骨斜台の上に位置する静脈叢．**B**

13. **側頭錐体鱗部静脈洞** Petrosquamous sinus Sinus petrosquamosus　2つの用法をもつ語．時にある静脈洞．1：錐体鱗裂内にあり，横静脈洞と下顎後静脈をつなぐ静脈洞．2：硬膜静脈または蝶形骨頭頂静脈洞と上錐体静脈洞の間で，中頭蓋窩底を交叉する静脈洞．

14. **S状静脈洞** Sigmoid sinus Sinus sigmoideus　横静脈洞に引き続いて頭蓋側壁を去り，S字状に曲がって頸静脈孔に至る．**B C**

15. **上矢状静脈洞** Superior sagittal sinus Sinus sagittalis superior　大脳鎌の根に沿ってあり，鶏冠から静脈洞交会に至る．**B C**

16. **外側裂孔** Lateral lacunae Lacunae laterales　上矢状静脈洞の側方への小陥凹．**C**

17. **下矢状静脈洞** Inferior sagittal sinus Sinus sagittalis inferior　大脳鎌の自由縁にある小静脈洞．直静脈洞内に終わる．**C**

18. **直静脈洞** Straight sinus Sinus rectus　大大脳静脈と下矢状静脈洞の合流部に始まり，小脳テントとの接合部で大脳鎌の基部内を走り，静脈洞交会に至る．**C**

19. **下錐体静脈洞** Inferior petrosal sinus Sinus petrosus inferior　海綿静脈洞から出て頭骨岩様部の後下縁に沿って走り，頸静脈孔に至る．**B**

20. **迷路静脈** Labyrinthine veins Vv. labyrinthi　内耳道から出て，下錐体静脈洞に注ぐ枝．**C**

21. **上錐体静脈洞** Superior petrosal sinus Sinus petrosus superior　海綿静脈洞から側頭骨岩様部の上縁に沿って走り，S状静脈洞に至る．**B**

22. **海綿静脈洞** Cavernous sinus Sinus cavernosus　トルコ鞍の両側にある海綿状静脈洞で，眼静脈とその他の静脈がここに開く．頸動脈および外転神経が通り，動眼神経，滑車神経，眼神経，上顎神経が側壁を走る．**B**

23. **前海綿間静脈洞** Anterior intercavernous sinus Sinus intercavernosus anterior　下垂体の前方で左右の海綿静脈洞を結ぶ．**B**

24. **後海綿間静脈洞** Posterior intercavernous sinus Sinus intercavernosus posterior　下垂体の後方で左右の海綿静脈洞を結ぶ．**B**

25. **蝶形[骨]頭頂静脈洞** Sphenoparietal sinus Sinus sphenoparietalis　蝶形骨小翼の下側を海綿静脈洞に至る静脈洞．**B**

26. **板間静脈** Diploic veins Vv. diploicae　頭蓋冠の板間層にある静脈．脳硬膜と頭蓋冠の血液を受け，硬膜静脈洞と頭部浅層の静脈の両方と連絡する．

27. **前頭板間静脈**　Frontal diploic vein V. diploica frontalis　正中線の近くを走る板間静脈で，眼窩上静脈および上矢状静脈洞に至る．**A**

28. **前側頭板間静脈** Anterior temporal diploic vein V. diploica temporalis anterior　深側頭静脈および蝶形骨頭頂静脈洞に注ぐ前方に位置する板間静脈．**A**

29. **後側頭板間静脈** Posterior temporal diploic vein V. diploica temporalis posterior　後耳介静脈および横静脈洞に開く後方に位置する板間静脈．**A**

30. **後頭板間静脈** Occipital diploic vein V. diploica occipitalis　後頭静脈および横静脈洞に注ぐ最後部にある板間静脈．**A**

31. **後頭静脈**〔Occipital vein〕〔V. occipitalis〕　後頭動脈に伴行する静脈．**A**

頭部　281

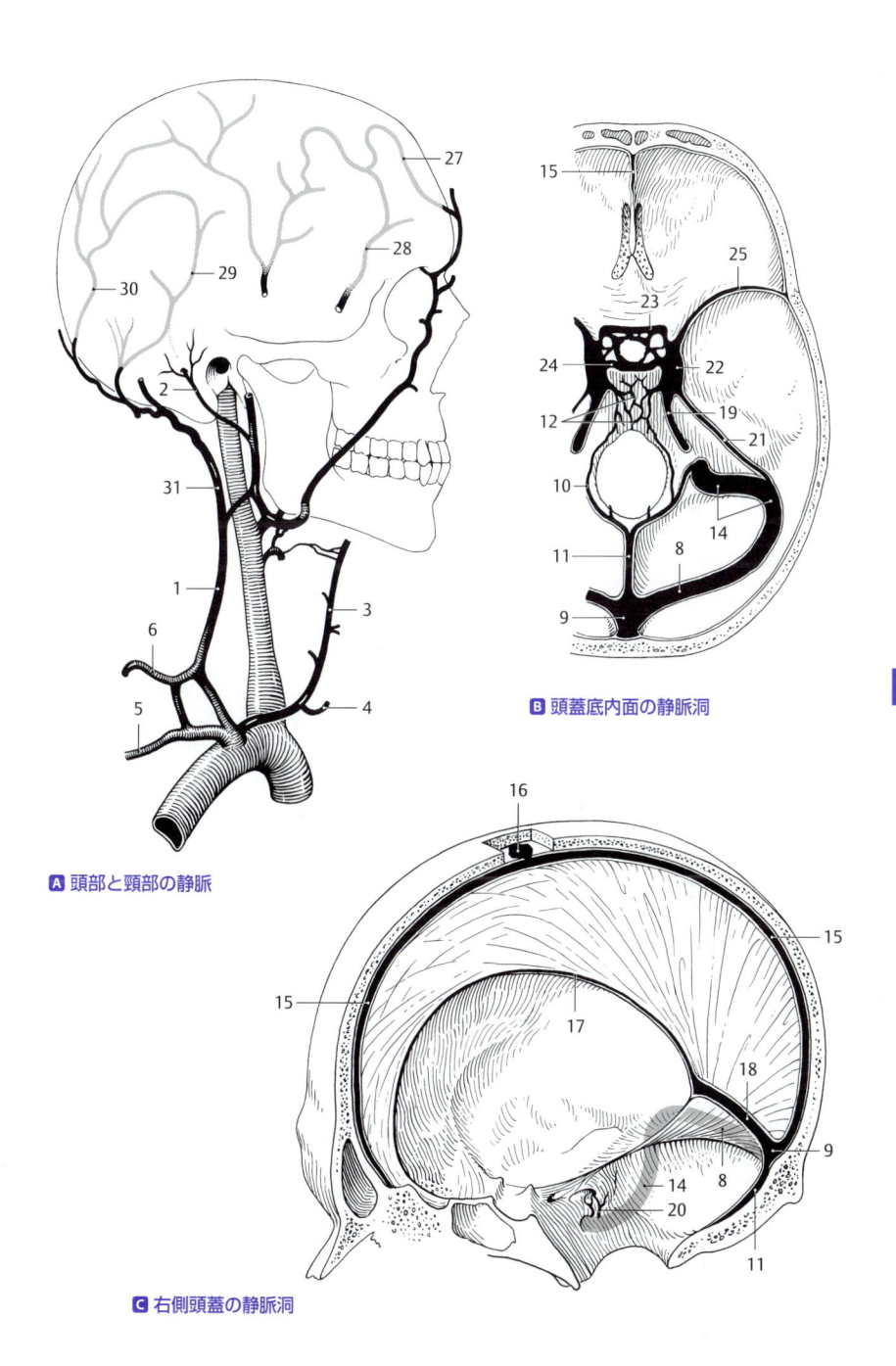

A 頭部と頸部の静脈

B 頭蓋底内面の静脈洞

C 右側頭蓋の静脈洞

13

静脈

静脈

1 **導出静脈** Emissary veins Vv. emissariae　静脈洞，板間静脈，および頭部浅層の静脈の間の静脈による連絡．

2 **頭頂導出静脈** Parietal emissary vein V. emissaria parietalis　上矢状静脈洞と浅側頭静脈を頭頂孔を通して結ぶ静脈．Ⓐ

3 **乳突導出静脈** Mastoid emissary vein V. emissaria mastoidea　S状静脈洞を乳突孔を通して後頭静脈に結ぶ静脈．Ⓐ

4 **顆導出静脈** Condylar emissary vein V. emissaria condylaris　S状静脈洞を顆管を通して外椎骨静脈叢と結ぶ静脈．Ⓐ

5 **後頭導出静脈** Occipital emissary vein V. emissaria occipitalis　静脈洞交会と後頭静脈とを結ぶ．

6 **舌下神経管静脈叢** Venous plexus of hypoglossal canal Plexus venosus canalis nervi hypoglossi　舌下神経管内にある静脈叢で，大後頭孔の周囲の静脈叢と内頸静脈の間にある．Ⓐ

7 **卵円孔静脈叢** Venous plexus of foramen ovale Plexus venosus foraminis ovalis　卵円孔内にある静脈叢で，海綿静脈洞と翼突筋静脈叢の間にある．Ⓓ

8 **頸動脈管静脈叢** Internal carotid venous plexus Plexus venosus caroticus internus　頸静脈管内の静脈叢で，海綿静脈洞と翼突筋静脈叢の間にある．Ⓓ

9 **下垂体門脈** Portal veins of hypophysis Vv. portales hypophysiales　漏斗および腺下垂体の動脈性毛細管網から海綿静脈洞へ血液を運ぶ静脈．

10 **大脳の静脈** Cerebral veins Vv. encephali；〔Vv. cerebri〕　大部分がクモ膜下腔内にある弁のない静脈．主に硬膜静脈洞に注ぐ．

11 **浅大脳静脈；大脳の表面の静脈** Superficial cerebral veins Vv. superficiales cerebri

12 **上大脳静脈** Superior cerebral veins Vv. superiores cerebri　大脳皮質の上方の静脈で，大脳の外側，内側および前・下面から上矢状静脈洞に開く．

13 **前頭前野静脈** Prefrontal veins Vv. prefrontales　前頭極およびその下面からの静脈．Ⓑ

14 **前頭静脈** Frontal veins Vv. frontales　前頭葉のうち中心溝に至る上1/3から来る静脈．Ⓑ

15 **頭頂静脈** Parietal veins Vv. parietales　頭頂葉から上矢状静脈洞に開く血管．

16 **側頭静脈** Temporal veins Vv. temporales　側頭葉から上矢状静脈洞に開く血管．

17 **後頭静脈** Occipital veins Vv. occipitales　後頭葉から上矢状静脈洞に開く血管．Ⓑ

18 **浅中大脳静脈** Superficial middle cerebral vein V. media superficialis cerebri　大脳半球の下2/3からの静脈で，外側溝を走り海綿静脈洞に至る．Ⓑ

19 **上吻合静脈** Superior anastomotic vein V. anastomotica superior　〔Trolard(トロラール)静脈〕　時にある上矢状静脈洞との太い吻合．Ⓑ

20 **下吻合静脈** Inferior anastomotic vein V. anastomotica inferior　〔Labbé(ラベー)静脈〕　時にある横静脈洞との太い吻合．Ⓑ

21 **下大脳静脈** Inferior cerebral veins Vv. inferiores cerebri　脳底にある静脈で，海綿，錐体および横の各静脈洞に開く．Ⓑ

22 **鈎静脈** Vein of uncus V. uncalis　鈎(海馬傍回)からの静脈．Ⓒ

23 **眼窩静脈** Orbital veins Vv. orbitae　眼窩と周囲領域からの静脈．Ⓓ

24 **側頭静脈** Temporal veins Vv. temporales　側頭葉からの静脈．Ⓑ

25 **深大脳静脈** Deep cerebral veins Vv. profundae cerebri　大部分が隠れている．

26 **脳底静脈** Basal vein V. basalis　〔Rosenthal(ローゼンタール)静脈〕　前有孔質から起こる静脈で，視索に沿って走り，脳幹を背側へ回って大大脳静脈に注ぐ．Ⓒ，285頁ⒶⒸ

27 **前大脳静脈** Anterior cerebral veins Vv. anteriores cerebri　前大脳動脈に伴行する静脈．Ⓒ

28 **深中大脳静脈** Deep middle cerebral vein V. media profunda cerebri　島で起こり，脳底静脈に開く静脈．Ⓒ

29 **島静脈** Insular veins Vv. insulares　深中大脳静脈に至る分枝．

30 **下視床線条体静脈** Inferior thalamostriate veins Vv. thalamostriatae inferiores　尾状核，レンズ核，視床からの静脈で，前有孔質から出て脳底静脈または深中大脳静脈に開く．Ⓒ

31 **嗅回静脈** Vein of olfactory gyrus V. gyri olfactorii　嗅三角領域からの静脈．Ⓒ

32 **下脳室静脈；側脳室静脈** Inferior ventricular vein V. ventricularis inferior　側頭葉の白質からの静脈で，大脳脚の高さで脈絡裂を通る．Ⓒ

33 **下脈絡叢静脈** Inferior choroid vein V. choroidea inferior　海馬，歯状回，および脈絡叢から脳底静脈へ血液を運ぶ静脈．Ⓒ

34 **大脳脚静脈** Peduncular veins Vv. pedunculares　大脳脚から出る静脈．Ⓒ

頭部／脳　283

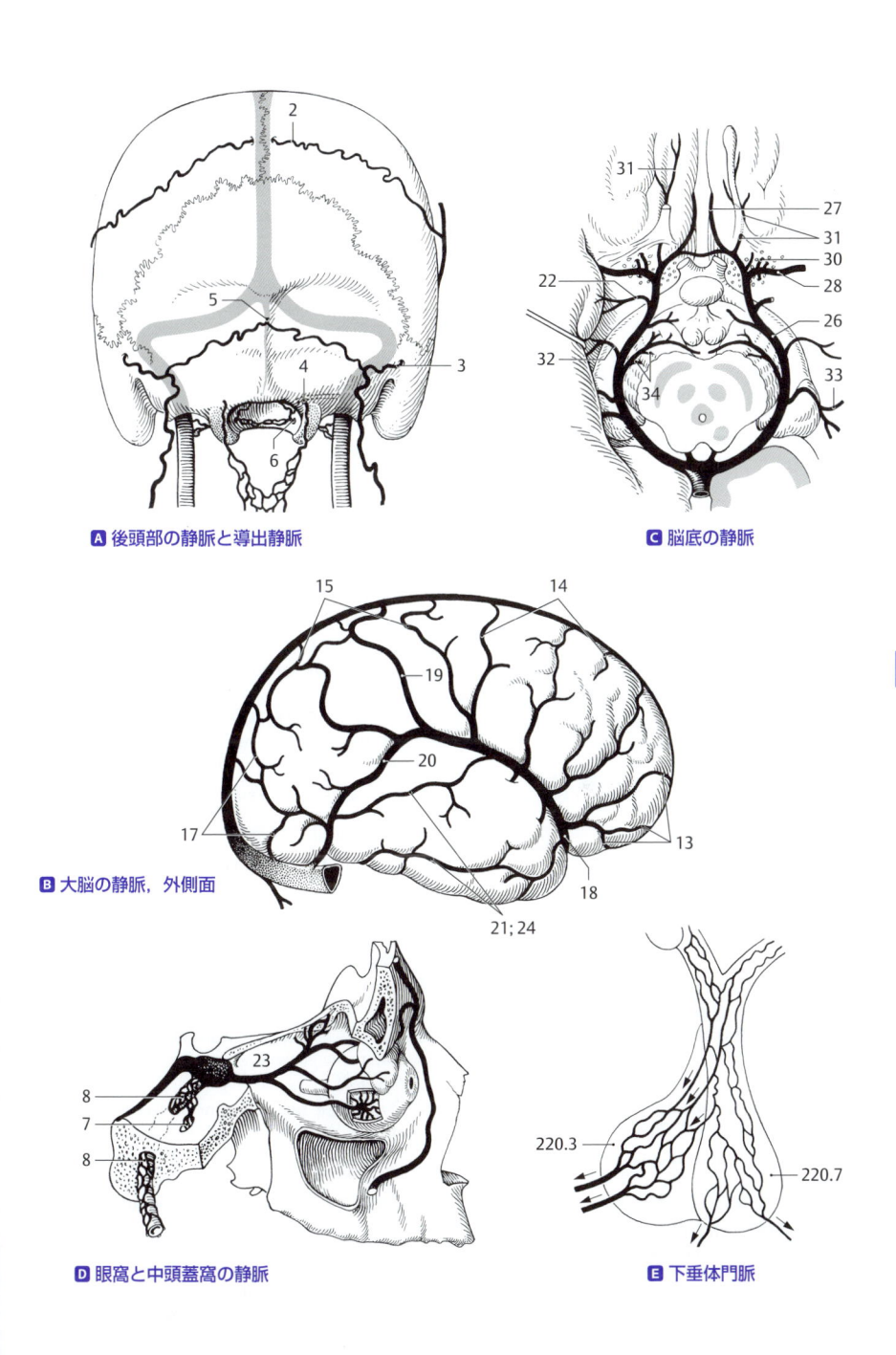

A 後頭部の静脈と導出静脈

C 脳底の静脈

B 大脳の静脈，外側面

D 眼窩と中頭蓋窩の静脈

E 下垂体門脈

13

静脈

1 大大脳静脈 Great cerebral vein V. magna cerebri 〔Galen(ガレン)大静脈〕 両側の大脳静脈の合一部と直静脈洞の起始部の間の短い静脈．ⒶⒸ

2 内大脳静脈 Internal cerebral veins Vv. internae cerebri 左右あり．大脳横裂，すなわち脳弓と視床または第三脳室蓋の間を走り，室間孔に始まり，対側枝と合一して大大脳静脈に終わる．ⒶⒸ

3 上脈絡叢静脈 Superior choroid vein V. choroidea superior 脈絡叢の全長を走って室間孔に至り，海馬，脳弓，脳梁からの枝を受ける．Ⓐ

4 上視床線条体静脈；分界静脈 Superior thalamostriate vein V. thalamostriata superior；V. terminalis 視床と尾状核の角を走るので，分界条静脈ともいう．視床からは枝を受けないが，その周域全部から受ける．室間孔で上脈絡叢静脈が開くところで終わる．Ⓐ

5 前透明中隔静脈 Anterior vein of septum pellucidum V. anterior septi pellucidi 前頭葉髄質，脳梁膝など流入域から透明中隔を経て視床線条体静脈に至る静脈．ⒶⒸ

6 後透明中隔静脈 Posterior vein of septum pellucidum V. posterior septi pellucidi 側脳室蓋から起こり，多くは内大脳静脈に注ぐ．Ⓒ

7 内側[脳室]房静脈 Medial vein of lateral ventricle V. medialis ventriculi lateralis 頭頂葉および後頭葉の白質から出る静脈．側脳室の内側壁を通り，後角開口部の前で開く．Ⓐ

8 外側[脳室]房静脈 Lateral vein of lateral ventricle V. lateralis ventriculi lateralis 頭頂葉および後頭葉の白質から出る静脈．側脳室の外側壁を通り後角開口部の前で開く．Ⓐ

9 尾状核静脈 Veins of caudate nucleus Vv. nuclei caudati 尾状核から出る多数の静脈．Ⓐ

10 外側直接静脈 lateral direct veins Vv. directae laterales 側脳室の壁からの枝で，内大脳静脈に直接開く．Ⓐ

11 後脳梁静脈 Posterior vein of corpus callosum；Dorsal vein of corpus callosum V. posterior corporis callosi；V. dorsalis corporis callosi 脳梁後部の下から出る枝．ⒶⒸ

12 脳幹静脈 Veins of brainstem Vv. trunci encephali

13 橋中脳静脈 Pontomesencephalic vein V. pontomesencephalica 脚間窩に伸びる延髄静脈の続き．両方の脚間静脈の前正中吻合でもあり，両側の脳底静脈または錐体静脈に血液を運ぶ．ⒷⒸ

14 脚間静脈 Interpeduncular veins Vv. interpedunculares 大脳脚に沿って脚間窩にある静脈．Ⓑ

15 四丘体間静脈 Intercollicular vein V. intercollicularis 上丘と下丘の間，正中の松果体の下にある静脈．小脳中心前髄の形成に関与する．

16 外側中脳静脈 Lateral mesencephalic vein V. mesencephalica lateralis 脳底静脈を錐体静脈とつなぐ．

17 橋静脈 Pontine veins Vv. pontis 橋から出る静脈．

18 前正中橋静脈 Anteromedian pontine vein V. pontis anteromediana 脳底溝に沿う静脈．脚間静脈と吻合する．ⒷⒸ

19 前外側橋静脈 Anterolateral pontine vein V. pontis anterolateralis 脳底溝の外側にある静脈で，変異が非常に多い．Ⓒ

20 横橋静脈 Transverse pontine veins Vv. pontis transversae 三叉神経の起始部の高さにあり，縦走静脈網を錐体静脈へ出す静脈．Ⓑ

21 外側橋静脈 Lateral pontine vein V. pontis lateralis 後正中延髄静脈の続きで，橋の外側域にある．Ⓑ

22 延髄静脈 Veins of medulla oblongata Vv. medullae oblongatae 延髄からの分枝を伴う橋中脳静脈の下方への続き．Ⓑ

23 前正中延髄静脈 Anteromedian medullary vein V. medullaris anteromediana 前正中裂にある前脊髄静脈の続き．ⒷⒸ

24 前外側延髄静脈 Anterolateral medullary vein V. medullaris anterolateralis 錐体とオリーブの間を外側方に走る．Ⓑ

25 横延髄静脈 Transverse medullary veins Vv. medullares transversae 縦走する2本の延髄静脈の間の連結で，縦走する．Ⓑ

26 背側延髄静脈 Dorsal medullary veins Vv. medullares dorsales 多くは第四脳室へ注ぎ，縦走する背側静脈と合流する静脈．Ⓑ

27 後正中延髄静脈 Posteromedian medullary vein V. medullaris posteromediana 後脊髄静脈の続き．Ⓑ

28 第四脳室外側陥凹静脈 Vein of lateral recess of fourth ventricle V. recessus lateralis ventriculi quarti 外側陥凹を出て，下錐体静脈洞に開く．Ⓒ

29 小脳延髄槽静脈 Vein of cerebellomedullary cistern V. cisternae cerebellomedullaris 槽を交叉し，縁洞に注ぐ静脈．

30 小脳静脈 Cerebellar veins Vv. cerebelli

31 上虫部静脈 Superior vein of vermis V. superior vermis 小脳虫部の上部からの静脈で，大大脳静脈または内大脳静脈に注ぐ．ⒷⒸ

32 下虫部静脈 Inferior vein of vermis V. inferior vermis 小脳虫部の下半部から来て直静脈洞に注ぐ．Ⓒ

33 上小脳静脈 Superior veins of cerebellar hemisphere Vv. superiores cerebelli 小脳半球外側からの静脈で，多くは横静脈洞に注ぐ．ⒶⒷ

34 下小脳静脈 Inferior veins of cerebellar hemisphere Vv. inferiores cerebelli 多くは小脳半球の外側下部から出る静脈で，隣接する静脈洞に注ぐ．Ⓒ

35 小脳中心前静脈 Precentral cerebellar vein V. precentralis cerebelli 小脳小舌と中心小葉の間で始まり，大大脳静脈に注ぐ静脈．Ⓒ

36 錐体静脈 Petrosal vein V. petrosa 時に非常に太い静脈で，片葉領域で起こり，上錐体静脈洞または下錐体静脈洞に注ぐ．Ⓒ

脳 **285**

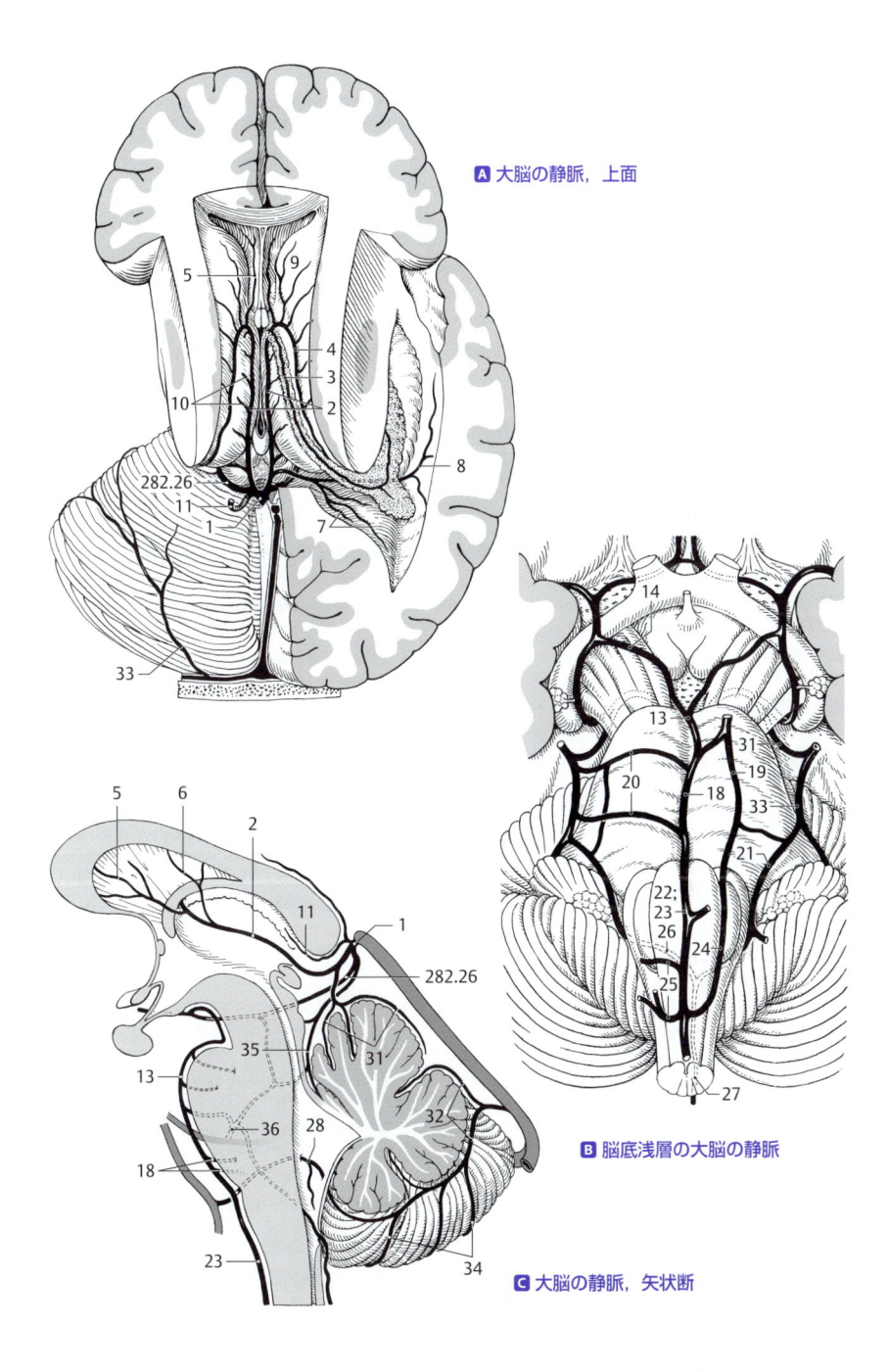

A 大脳の静脈，上面

B 脳底浅層の大脳の静脈

C 大脳の静脈，矢状断

13 静脈

1 眼窩の静脈 Orbital veins Vv. orbitae

2 上眼静脈 Superior ophthalmic vein V. ophthalmica superior　眼球の上内側で鼻前頭静脈とともに始まり，上眼窩裂を経て海綿静脈洞に走る．Ⓐ

3 鼻前頭静脈 Nasofrontal vein V. nasofrontalis　眼静脈と，滑車上静脈と眼角静脈との合一部を結ぶ．Ⓐ

4 篩骨静脈 Ethmoidal veins Vv. ethmoidales　篩骨蜂巣から出る枝．

5 涙腺静脈 Lacrimal vein V. lacrimalis　涙腺から出る枝．Ⓐ

6 渦静脈；眼球脈絡膜静脈 Vorticose veins Vv. vorticosae　眼球の脈絡膜からの4本または5本の枝で，外側に強膜を貫通する．Ⓐ

7 毛様体静脈 Ciliary veins Vv. ciliares　毛様体から出る静脈で，眼筋の静脈または脈絡膜の静脈に走る．Ⓑ

8 前毛様体静脈 Anterior ciliary veins Vv. ciliares anteriores　前毛様体動脈の伴行静脈で，毛様体から起始部にある眼筋に血液を運ぶ．Ⓑ

9 強膜静脈 Scleral veins Vv. sclerales　主に前方の強膜を走る小静脈．

10 網膜中心静脈 Central retinal vein V. centralis retinae　網膜中心動脈の伴行静脈．上眼静脈または海綿静脈洞に直接開く．Ⓑ

11 眼球外部 Extra-ocular part Pars extraocularis　眼球の外部を走る部分．Ⓑ

12 眼球内部 Intra-ocular part Pars intraocularis　網膜の部分．Ⓑ

13 強膜上静脈 Episcleral veins Vv. episclerales　強膜の上にある枝で，上眼静脈に注ぐ．Ⓑ

14 眼瞼静脈 Palpebral veins Vv. palpebrales　上眼瞼からの枝．Ⓑ

15 結膜静脈 Conjunctival veins Vv. conjunctivales　結膜からの枝．Ⓑ

16 下眼静脈 Inferior ophthalmic vein V. ophthalmica inferior　下眼瞼および涙腺からの静脈で，上眼静脈と合流するか，または海綿静脈洞および翼突筋静脈叢へ直接注ぐ．Ⓑ

17 奇静脈 Azygos vein V. azygos　脊柱の前方に位置し，上行腰静脈に始まり，第4～5胸椎の高さで，上大静脈が心膜に入る直前に開口する．Ⓒ

18 奇静脈弓 Arch of azygos vein Arcus venae azygos　上大静脈に開口する前の弓状部．

19 右上肋間静脈 Right superior intercostal vein V. intercostalis superior dextra　第2, 3(4)右上肋間静脈の合一によって成立する静脈で，奇静脈に開く．Ⓒ

20 半奇静脈 Hemi-azygos vein；Inferior hemi-azygos vein V. hemiazygos　しばしば左上行腰静脈に始まり，第9～11肋間静脈を集め，多くは第9～10胸椎の高さで奇静脈に開く．Ⓒ

21 副半奇静脈 Accessory hemi-azygos vein；Superior hemi-azygos vein V. hemiazygos accessoria　第4～8肋間静脈を集め，半奇静脈とともに，または単独に奇静脈に開口する．最初の3肋間静脈を受け入れ，左腕頭静脈と吻合することもある．Ⓒ

22 食道静脈 Oesophageal veins Vv. oesophageales　食道からの枝で，奇静脈に注ぐ．Ⓒ

23 気管支静脈 Bronchial veins Vv. bronchiales　気管支からの枝で，奇静脈または半奇静脈に注ぐ．Ⓒ

24 心膜静脈 Pericardial veins Vv. pericardiacae　奇静脈，上大静脈，または腕頭静脈に至る枝．Ⓒ

25 縦隔静脈 Mediastinal veins Vv. mediastinales　縦隔からの枝．いくつかは上大静脈に注ぐ．Ⓒ

26 上横隔静脈 Superior phrenic veins Vv. phrenicae superiores　横隔膜の表面からの小枝．

27 上行腰静脈 Ascending lumbar vein V. lumbalis ascendens　右側で奇静脈に，左側で半奇静脈になる腹部の部分．下大静脈に開き，総腸骨静脈と吻合する．ⒸⒹ

28 腰静脈 Lumbar veins Vv. lumbales　上行腰静脈に開く第1～2腰静脈．Ⓒ

29 肋下静脈 Subcostal vein V. subcostalis　第12肋骨の下にある静脈．この流入後，左右の縦走静脈は左では半奇静脈，右では奇静脈となる．ⒸⒹ

30 ［第四-第十一］肋間静脈 Posterior intercostal veins Vv. intercostales posteriores　奇静脈または半奇静脈に開く後方の第4～11肋間静脈．Ⓒ

31 背枝 Dorsal vein；Dorsal branch V. dorsalis；R. dorsalis　背部の筋と皮膚からの枝．ⒸⒹ

32 椎間静脈 Intervertebral vein V. intervertebralis　椎間孔から出る枝．Ⓓ

33 脊髄枝 Spinal vein；Spinal branch V. spinalis；R. spinalis　脊髄とその髄膜からの枝．Ⓓ

34 脊柱の静脈 Veins of vertebral column Vv. columnae vertebralis

35 前外椎骨静脈叢 Anterior external vertebral venous plexus Plexus venosus vertebralis externus anterior　椎体の前方にある静脈叢．Ⓓ

36 後外椎骨静脈叢 Posterior external vertebral venous plexus Plexus venosus vertebralis externus posterior　椎弓の後方にある静脈叢．Ⓓ

37 前内椎骨静脈叢 Anterior internal vertebral venous plexus Plexus venosus vertebralis internus anterior　硬膜と骨膜の間の脊柱管の前壁にある静脈叢．

38 椎体静脈 Basivertebral veins Vv. basivertebrales　椎体内にある静脈で，後方で集合し前内椎骨静脈叢に開く．Ⓓ

39 脊髄静脈 Veins of spinal cord Vv. medullae spinalis　脊髄から出るクモ膜下腔の静脈叢．

40 前脊髄静脈 Anterior spinal veins Vv. spinales anteriores　橋の静脈網と上方でつながっている静脈．上視床線条体静脈として下方へ続く．

41 後脊髄静脈 Posterior spinal veins Vv. spinales posteriores　上方では菱形窩で，下方では脊髄円錐で終わる静脈．

42 後内椎骨静脈叢 Posterior internal vertebral venous plexus Plexus venosus vertebralis internus posterior　硬膜と靱帯の間で脊柱管の後壁にある静脈叢．Ⓓ

眼窩と胸壁後部　287

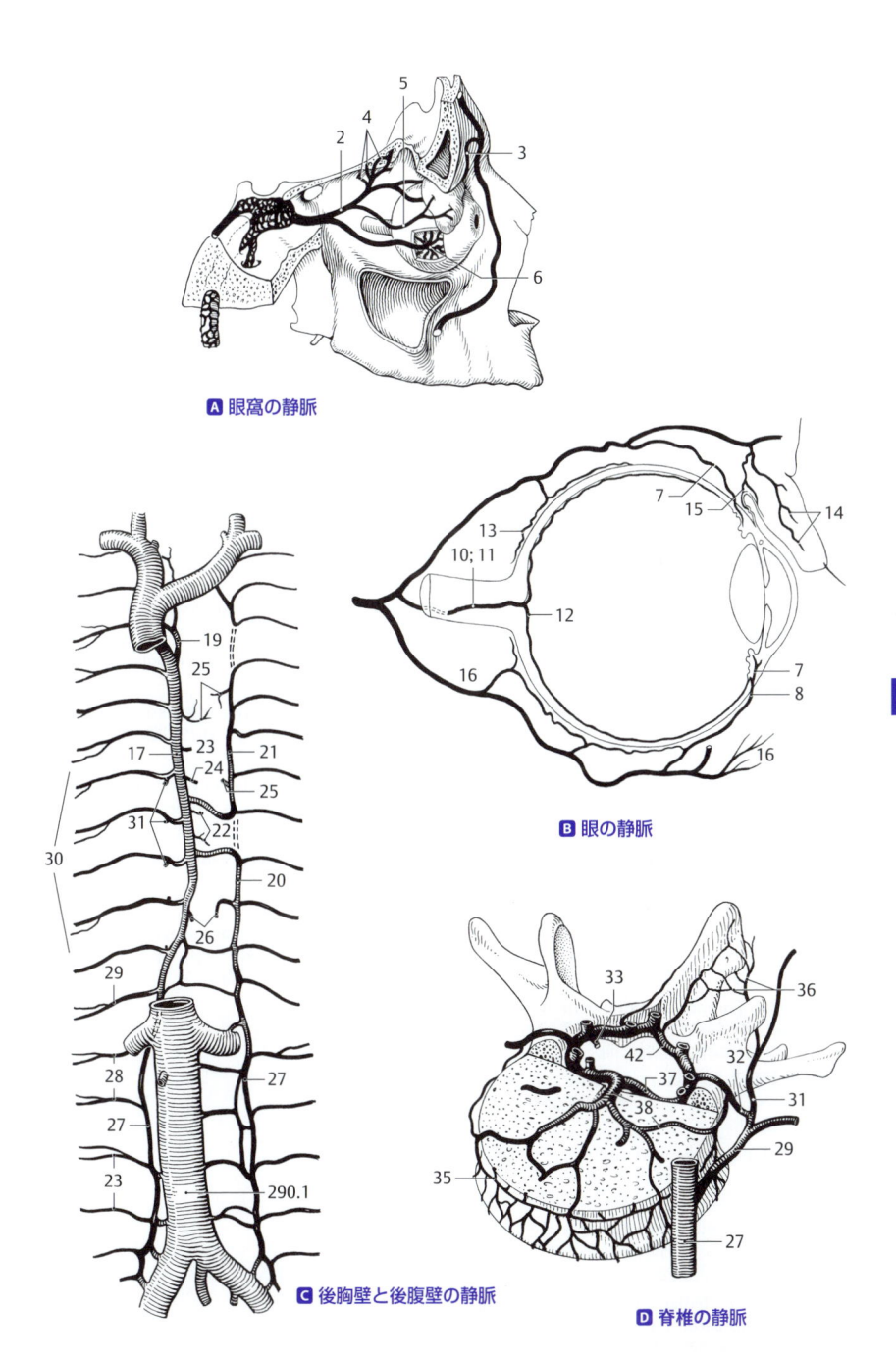

A 眼窩の静脈

B 眼の静脈

C 後胸壁と後腹壁の静脈

D 脊椎の静脈

13 静脈

静脈

1 **上肢の静脈** Veins of upper limb　Vv. membri superioris

2 **鎖骨下静脈** Subclavian vein　V. subclavia　前斜角筋と胸鎖乳突筋の間にある静脈．内頸静脈から第1肋骨の側縁に伸びる． Ⓐ

3 **胸筋枝** Pectoral veins　Vv. pectorales　胸筋から出て，鎖骨下静脈に注ぐ静脈． Ⓐ

4 **肩甲背静脈；背側肩甲静脈** Dorsal scapular vein　V. scapularis dorsalis　背側肩甲動脈の伴行静脈で，しばしば外頸静脈に開く． Ⓐ

5 **腋窩静脈** Axillary vein　V. axillaris　鎖骨下静脈の続きで，第1肋骨側縁から大胸筋腱の下縁まで伸びる． ⒶⒸ

6 **肩甲下静脈** Subscapular vein　V. subscapularis　肩甲下動脈に伴行する静脈．

7 **肩甲回旋静脈** Circumflex scapular vein　V. circumflexa scapulae　肩甲回旋動脈に伴行する静脈．

8 **胸背静脈** Thoracodorsal vein　V. thoracodorsalis　胸背動脈に伴行する静脈．

9 **後上腕回旋静脈** Posterior circumflex humeral vein　V. circumflexa humeri posterior　上腕回旋動脈に伴行する静脈．

10 **前上腕回旋静脈** Anterior circumflex humeral vein　V. circumflexa humeri anterior　前上腕回旋動脈に伴行する静脈．

11 **外側胸静脈** Lateral thoracic vein　V. thoracica lateralis　前鋸筋の上にある外側胸動脈の伴行静脈． Ⓐ

12 **胸腹壁静脈** Thoraco-epigastric veins　Vv. thoracoepigastricae　体幹側壁の皮下静脈で，上大静脈と下大静脈間の側副行路となる． Ⓐ

13 **乳輪静脈叢** Areolar venous plexus　Plexus venosus areolaris　乳輪の周囲の静脈叢． Ⓐ

14 **上肢の浅静脈** Superficial veins of upper limb　Vv. superficiales membri superioris

15 **橈側皮静脈** Cephalic vein　V. cephalica　母指基部に起こる筋膜の上を走る静脈．外側二頭筋溝を走り，ついで三角筋と大胸筋間の間隙〔鎖胸三角，Mohrenheim(モーレンハイム)窩〕を通って腋窩静脈に至る． ⒷⒸ

16 **胸肩峰静脈** Thoraco-acromial vein　V. thoracoacromialis　胸肩峰動脈の伴行静脈で，腋窩静脈に，または時に鎖骨下静脈に開く．

17 **副橈側皮静脈†** Accessory cephalic vein　V. cephalica accessoria　前腕の伸側から橈側皮静脈に走る． ⒷⒸ

18 **尺側皮静脈** Basilic vein　V. basilica　尺骨遠位部で起こる筋膜の上を走る静脈．内側二頭筋溝の中央で上腕筋膜を貫通し，上腕静脈に開く． ⒶⒸ

19 **肘正中皮静脈** Median cubital vein　V. mediana cubiti　下外側から上内側に走る静脈で，橈側皮静脈および尺側皮静脈をつなぐ． Ⓒ

20 **前腕正中皮静脈** Median antebrachial vein；Median vein of forearm　V. mediana antebrachii　橈側皮静脈と尺側皮静脈の間に時にある筋膜の上を走る静脈． Ⓒ

21 **前腕橈側皮静脈** Cephalic vein of forearm　V. cephalica antebrachii　橈側皮静脈の前腕部分で，橈骨の屈側にある． Ⓒ

22 **前腕尺側皮静脈** Basilic vein of forearm　V. basilica antebrachii　尺側皮静脈の前腕部分で，尺骨の屈側にある． Ⓒ

23 **手背静脈網** Dorsal venous network of hand　Rete venosum dorsale manus　手背にある皮下静脈叢． Ⓑ

24 **中手骨頭間静脈** Intercapitular veins　Vv. intercapitulares　中手骨頭間にある静脈で，背側と掌側の手静脈を結ぶ． ⒷⒸ

25 **背側中手静脈** Dorsal metacarpal veins　Vv. metacarpales dorsales　尺側の4本の指から出て，手背静脈網に開く3本の静脈． Ⓑ

26 **浅掌静脈弓** Superficial venous palmar arch　Arcus venosus palmaris superficialis　浅掌動脈弓の伴行静脈． Ⓒ

27 **掌側指静脈** Palmar digital veins　Vv. digitales palmares　指の屈側にある静脈． Ⓒ

28 **上肢の深静脈** Deep veins of upper limb　Vv. profundae membri superioris

29 **上腕静脈** Brachial veins　Vv. brachiales　上腕動脈に伴行する静脈． Ⓐ

30 **尺骨静脈** Ulnar veins　Vv. ulnares　尺骨動脈に伴行する静脈． Ⓐ

31 **橈骨静脈** Radial veins　Vv. radiales　橈骨動脈に伴行する静脈． Ⓐ

32 **前骨間静脈** Anterior interosseous veins　Vv. interosseae anteriores　各前骨間動脈の2本の伴行静脈．

33 **後骨間静脈** Posterior interosseous veins　Vv. interosseae posteriores　各後骨間動脈の2本の伴行静脈．

34 **深掌静脈弓** Deep venous palmar arch　Arcus venosus palmaris profundus　深掌動脈弓に伴行する静脈． ⒶⒸ

35 **掌側中手静脈** Palmar metacarpal veins　Vv. metacarpales palmares　中手動脈の伴行静脈で，深掌静脈弓に開く． ⒶⒸ

上肢　289

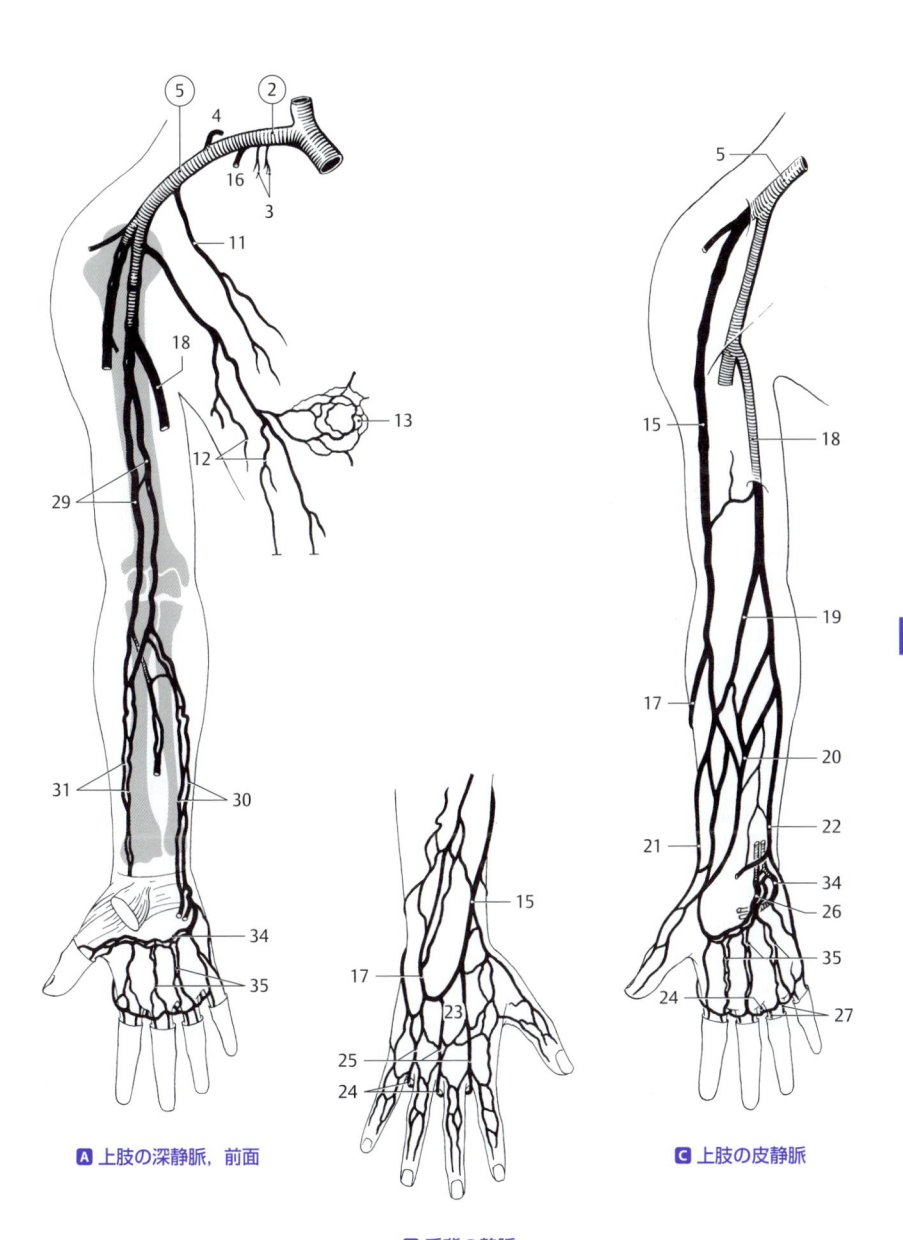

A 上肢の深静脈，前面

B 手背の静脈

C 上肢の皮静脈

13
静脈

1 下大静脈 **Inferior vena cava** V. cava inferior　左右の総腸骨静脈の合一に始まり，大動脈の右に位置し，右心房に開く．**A**, 151 頁**A**, 157 頁**B**, 181 頁**B**, 287 頁**C**

2 下横隔静脈　**Inferior phrenic veins** Vv. phrenicae inferiores　下横隔動脈の伴行静脈．**A**

3 腰静脈 **Lumbar veins** Vv. lumbales　下大静脈に直接開く第 3 および第 4 腰静脈．**A**

4 肝静脈 **Hepatic veins** Vv. hepaticae　肝臓内部にある短い静脈．155 頁**B**

5 右肝静脈 **Right hepatic vein** V. hepatica dextra　肝右葉からの静脈．**A**

6 中肝静脈 **Intermediate hepatic vein** V. hepatica intermedia　肝の尾状葉からの静脈．**A**

7 左肝静脈 **Left hepatic vein** V. hepatica sinistra　肝左葉からの静脈．**A**

8 腎静脈 **Renal veins** Vv. renales　左右の腎臓から出る静脈．**A**

9 被膜静脈 **Capsular veins** Vv. capsulares　腎傍脂肪体の静脈網．周囲からの静脈および星状細静脈と吻合する．側副血行路．**A**

10 腎内静脈 **Intrarenal veins** Vv. intrarenales　腎臓内の静脈．

11 左副腎静脈；左腎上体静脈　**Left suprarenal vein** V. suprarenalis sinistra　左副腎からの静脈．**A**

12 左精巣静脈 **Left testicular vein** V. testicularis sinistra　**A**, 191 頁**E**

13 左卵巣静脈 **Left ovarian vein** V. ovarica sinistra　**A**

14 右副腎静脈；右腎上体静脈　**Right suprarenal vein** V. suprarenalis dextra　右副腎からの静脈で，通常，下大静脈に直接開く．**A**

15 右精巣静脈　**Right testicular vein** V. testicularis dextra　精巣からの右の静脈で，下大静脈に直接開く．**A**, 191 頁**E**

16 蔓状静脈叢 **Pampiniform plexus** Plexus pampiniformis　精索の周囲にある静脈叢．**A**

17 右卵巣静脈 **Right ovarian vein** V. ovarica dextra　右卵巣からの静脈で，下大静脈に直接開く．**A**

18 総腸骨静脈　**Common iliac vein**　V. iliaca communis　第 4 腰椎から仙腸関節まで達する静脈幹．対側とともに下大静脈に結合する．**A**, 293 頁**A**, 295 頁**A**

19 正中仙骨静脈　**Median sacral vein**　V. sacralis mediana　総腸骨静脈に至る無対の静脈．**A**

20 腸腰静脈 **Iliolumbar vein** V. iliolumbalis　腸腰動脈の伴行静脈．

21 内腸骨静脈　**Internal iliac vein**　V. iliaca interna；〔V. hypogastrica〕　骨盤内臓および会陰からの静脈を受ける短い静脈幹．**A**

22 上殿静脈 **Superior gluteal veins** Vv. gluteae superiores　上殿動脈の伴行静脈で，大坐骨孔の上部（上梨状孔）を通って骨盤に入る．集まって幹となり内腸骨静脈に開く．**B**

23 下殿静脈 **Inferior gluteal veins** Vv. gluteae inferiores　下殿動脈の伴行静脈で，大坐骨孔下部（下梨状孔）を通って骨盤に入る．1 つの幹となって内腸骨静脈に開く．**B C**, 293 頁**C**

24 閉鎖静脈 **Obturator veins** Vv. obturatoriae　閉鎖孔を経て骨盤に入る静脈．多くは内腸骨静脈および総腸骨静脈に開く．**B**

25 外側仙骨静脈　**Lateral sacral veins**　Vv. sacrales laterales　仙骨静脈叢から出る外側枝．**B**

26 仙骨静脈叢　**Sacral venous plexus**　Plexus venosus sacralis　仙骨の前方にある静脈叢．**B**

27 直腸静脈叢　**Rectal venous plexus**　Plexus venosus rectalis　直腸を囲む静脈叢．**B**

28 膀胱静脈 **Vesical veins** Vv. vesicales　膀胱静脈叢からの静脈．**B**

29 膀胱静脈叢　**Vesical venous plexus**　Plexus venosus vesicalis　膀胱底の静脈叢で，前立腺ないし腟静脈叢と連絡している．**B C**

30 前立腺静脈叢　**Prostatic venous plexus**　Plexus venosus prostaticus　前立腺周囲の静脈叢で，近接の膀胱静脈叢と結ばれている．**C**

31 深陰茎背静脈　**Deep dorsal vein of penis**　V. dorsalis profunda penis　陰茎背面の筋膜下静脈で，恥骨弓鞘帯と会陰横鞘帯の間で恥骨結合の下を前立腺静脈叢に走る．深陰茎筋膜と白膜の間にあり，多くの場合，有対ではない．**C**, 197 頁**B**

32 深陰核背静脈　**Deep dorsal vein of clitoris**　V. dorsalis profunda clitoridis　陰核体の筋膜下の静脈で，膀胱静脈叢に至る．293 頁**B**

33 子宮静脈 **Uterine veins** Vv. uterinae　子宮静脈叢と内腸骨静脈を結ぶ静脈．**B**

34 子宮静脈叢 **Uterine venous plexus** Plexus venosus uterinus　子宮広間膜の基部に主としてある静脈叢．腟静脈叢に結合．**B**

35 腟静脈叢 **Vaginal venous plexus** Plexus venosus vaginalis　腟の周囲の静脈叢で，近接の静脈叢と多数の結合をもつ．**B**

36 中直腸静脈　**Middle rectal veins**　Vv. rectales mediae　小骨盤内の直腸静脈叢の枝で，上直腸静脈および下直腸静脈と吻合する．**B C**, 293 頁**C**

骨盤部 291

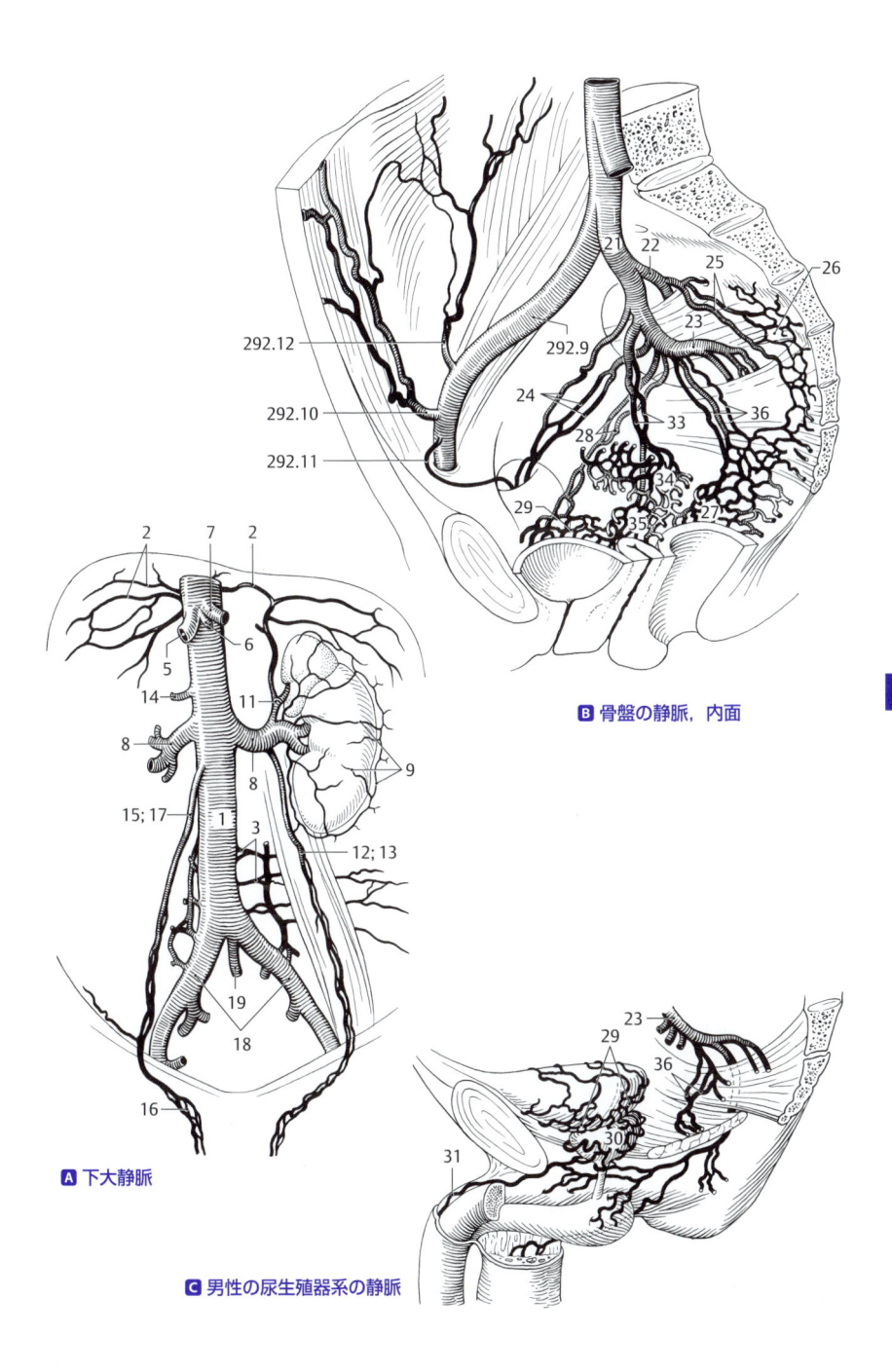

B 骨盤の静脈，内面

A 下大静脈

C 男性の尿生殖器系の静脈

13 静脈

1 **内陰部静脈** Internal pudendal vein V. pudenda interna　坐骨直腸窩の外側壁内を走る静脈で，大坐骨孔の下部から骨盤内へ入る．**BC**

2 **陰茎深静脈** Deep veins of penis Vv. profundae penis　陰茎海綿体および尿道海綿体の根部からの静脈．深陰茎背静脈を介して前立腺静脈叢に開く．**C**

3 **陰核深静脈** Deep veins of clitoris Vv. profundae clitoridis　陰核から出る静脈．陰茎深静脈に相当する．**B**

4 **下直腸静脈** Inferior rectal veins Vv. rectales inferiores　肛門領域から来る枝で，内陰部静脈に至る．中直腸静脈と上直腸静脈と吻合する．**BC**

5 **後陰嚢静脈** Posterior scrotal veins Vv. scrotales posteriores　陰嚢から内陰部静脈に至る枝．**C**

6 **後陰唇静脈** Posterior labial veins Vv. labiales posteriores　大陰唇から内陰部静脈に至る枝．**B**

7 **尿道球静脈** Vein of bulb of penis V. bulbi penis　尿道球から出る静脈で，深陰茎背静脈または内陰部静脈に血液を運ぶ．**C**

8 **腟前庭球静脈** Vein of bulb of vestibule V. bulbi vestibuli　深陰核背静脈または内陰部静脈に血液を運ぶ静脈．**B**

9 **外腸骨静脈** External iliac vein V. iliaca externa　鼠径靱帯の下で大腿静脈の上端に起こり，内腸骨静脈とともに総腸骨静脈に合一して終わる．291頁**B**

10 **下腹壁静脈** Inferior epigastric vein V. epigastrica inferior　前腹壁後面から来る下腹壁動脈の伴行静脈．291頁**B**

11 **恥丘静脈；恥丘枝；副閉鎖静脈†** Pubic vein；Pubic branch；Accessory obturator vein R. pubicus；V. pubica；V. obturatoria accessoria　恥骨内面で閉鎖静脈の枝と吻合する枝．291頁**B**

12 **深腸骨回旋静脈** Deep circumflex iliac vein V. circumflexa ilium profunda　深腸骨回旋動脈の伴行静脈．291頁**B**

13 **門脈；門静脈；肝門脈** Hepatic portal vein V. portae hepatis　腹部内臓管の血液を肝臓に運ぶ．食道静脈，直腸静脈叢，腹壁皮下表面の静脈と重要な吻合をつくる．**A**, 151頁**A**, 295頁**A**

14 **右枝** Right branch R. dexter　太く短い右枝．右葉内で分かれて小葉間静脈になる．**A**

15 **前枝** Anterior branch R. anterior　肝右葉の前部に至る枝．**A**

16 **後枝** Posterior branch R. posterior　肝右葉の後部に至る枝．**A**

17 **左枝** Left branch R. sinister　長くやや細い．肝左葉と尾状葉，方形葉に供給する．**A**

18 **横部** Transverse part Pars transversa　左枝の始部．肝門を横走する．**A**

19 **尾状葉枝** Caudate branches Rr. lobi caudati　尾状葉に至る小枝．**A**

20 **臍静脈部** Umbilical part Pars umbilicalis　左枝の中を矢状方向に走る左枝の続き．**A**

21 **外側枝** Lateral branches Rr. laterales　方形葉と一部の尾状葉に分布する枝．

22 **左臍静脈** Umbilical vein V. umbilicalis　胎盤から臍帯を通って胎児に血液を運ぶ．閉塞後，肝円索となる．**A**

23 **内側枝** Medial branches Rr. mediales　左葉の前部に分布する臍静脈部の枝．**A**

24 **胆嚢静脈** Cystic vein V. cystica　胆嚢から門脈右枝に至る枝．**A**

25 **臍傍静脈** Para-umbilical veins Vv. paraumbilicales　肝円索の周囲の小静脈．門脈左枝に至り，腹部皮下静脈と吻合．**A**

26 **後上膵十二指腸静脈** Superior posterior pancreaticoduodenal vein V. pancreaticoduodenalis superior posterior　門脈に直接注ぐ静脈．

27 **左胃静脈** Left gastric vein V. gastrica sinistra　左胃動脈の伴行静脈．**A**

28 **右胃静脈** Right gastric vein V. gastrica dextra　右胃動脈の伴行静脈．**A**

29 **幽門前静脈** Prepyloric vein V. prepylorica　幽門前面から右胃静脈または門脈に至る枝．**A**

腹部と骨盤部　293

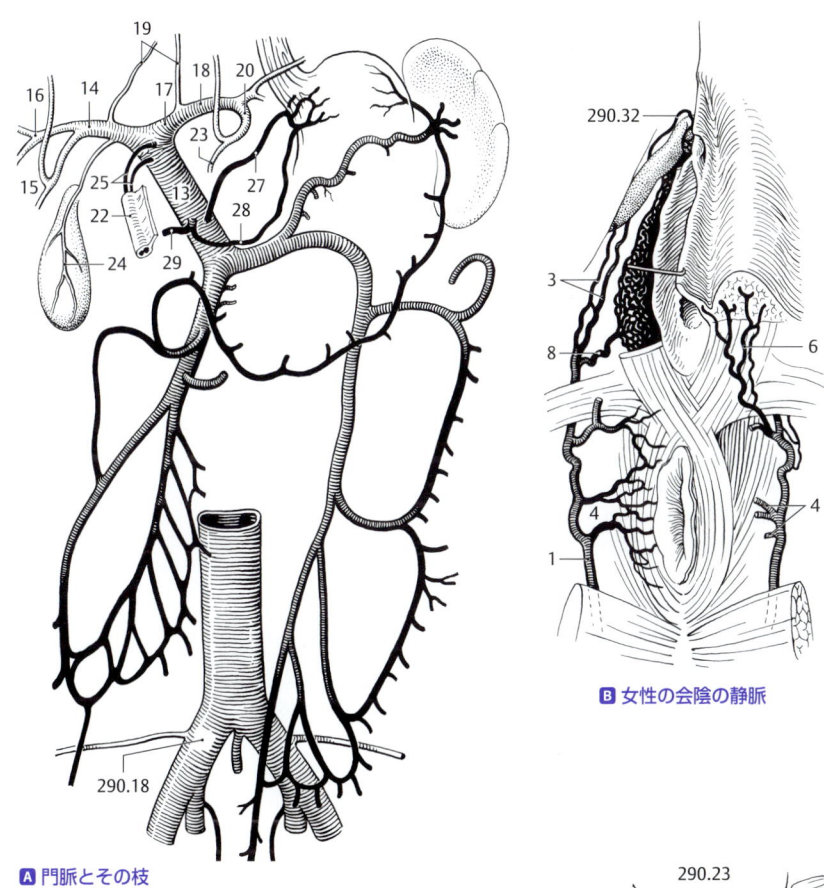

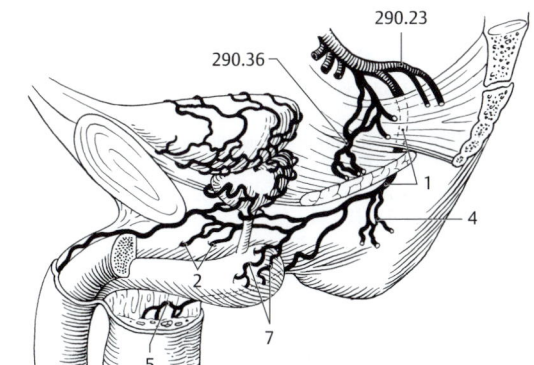

A 門脈とその枝

B 女性の会陰の静脈

C 男性の尿生殖器系の静脈

13
静脈

静脈

1 **上腸間膜静脈 Superior mesenteric vein** V. mesenterica superior　分布域は十二指腸遠位側の半分から左結腸曲に広がる．脾静脈と一緒になって門脈をつくる．Ⓐ, 163頁Ⓐ

2 **空腸静脈 Jejunal veins** Vv. jejunales　空腸および回腸からの枝．Ⓐ

3 **回腸静脈 Ileal veins** Vv. ileales　回腸からの枝．Ⓐ

4 **右胃大網静脈 Right gastro-omental vein；Right gastro-epiploic vein** V. gastroomentalis dextra；V. gastroepiploica dextra　右胃大網動脈の伴行静脈．Ⓐ

5 **膵静脈 Pancreatic veins** Vv. pancreaticae　膵臓から直接走る枝．Ⓐ

6 **膵十二指腸静脈 Pancreaticoduodenal veins** Vv. pancreaticoduodenales　膵十二指腸動脈の伴行静脈．Ⓐ

7 **回結腸静脈 Ileocolic vein** V. ileocolica　回盲部からの枝．Ⓐ

8 **虫垂静脈 Appendicular vein** V. appendicularis　虫垂からの静脈．Ⓐ

9 **右結腸静脈 Right colic vein** V. colica dextra　上行結腸からの静脈．Ⓐ

10 **中結腸静脈 Middle colic vein** V. colica media　横行結腸から出る静脈．同時に上腸間膜静脈および下腸間膜静脈に開くこともある．Ⓐ

11 **脾静脈 Splenic vein** V. splenica；V. lienalis　横隔脾ヒダの中から膵臓の後方に走る静脈．上腸間膜静脈と一緒になって門脈をつくる．Ⓐ

12 **膵静脈 Pancreatic veins** Vv. pancreaticae　脾静脈に直接注ぐ静脈．Ⓐ

13 **短胃静脈 Short gastric veins** Vv. gastricae breves　胃脾間膜の中を走る枝．Ⓐ

14 **左胃大網静脈　 Left gastro-omental vein；Left gastro-epiploic vein** V. gastroomentalis sinistra；V. gastroepiploica sinistra　左胃大網動脈の伴行静脈．Ⓐ

15 **下腸間膜静脈 Inferior mesenteric vein** V. mesenterica inferior　左結腸1/3から直腸上部まで達する脾静脈の枝．Ⓐ

16 **左結腸静脈 Left colic vein** V. colica sinistra　下行結腸からの静脈．Ⓐ

17 **S状結腸静脈 Sigmoid veins** Vv. sigmoideae　S状結腸からの静脈．Ⓐ

18 **上直腸静脈 Superior rectal vein** V. rectalis superior　直腸上部からの枝．Ⓐ

腹部と骨盤部　295

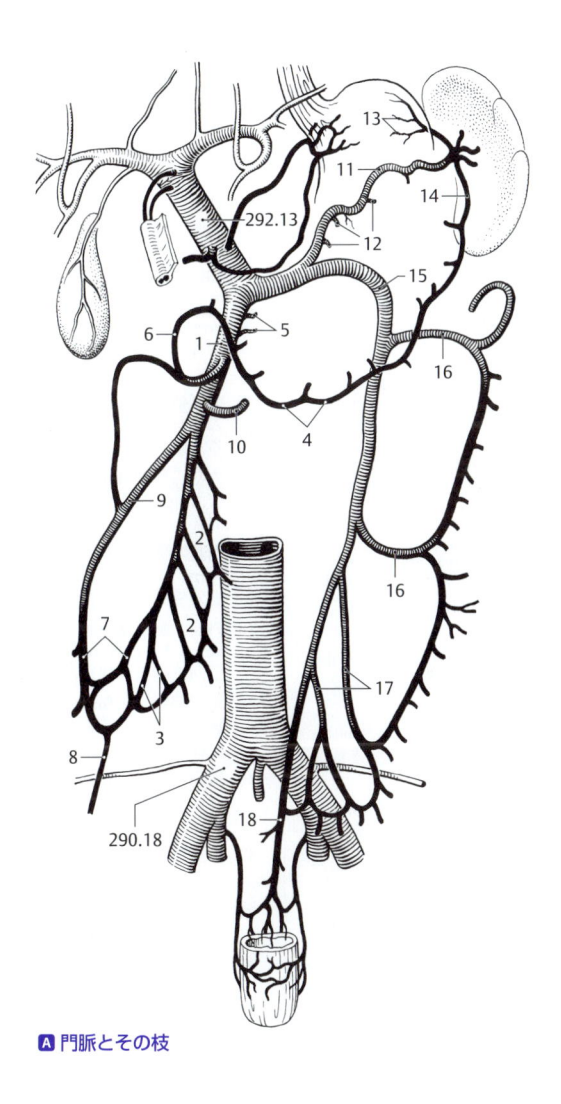

A 門脈とその枝

13
静脈

1 下肢の静脈 Veins of lower limb Vv. membri inferioris

2 下肢の浅静脈 Superficial veins of lower limb Vv. superficiales membri inferioris　腹内側および背側の縦方向の血液の排出を行う静脈網をつくる．

3 大伏在静脈　Great saphenous vein；Long saphenous vein V. saphena magna　足の内側から始まり，内上方へ向かって走る．弁をもち，大部分の内側表面の皮膚静脈を集め，伏在裂孔を経て大腿静脈に開く．Ⓐ Ⓑ Ⓒ Ⓓ

4 外陰部静脈　External pudendal veins Vv. pudendae externae　外陰部にある固有枝．Ⓐ

5 浅腸骨回旋静脈　　Superficial circumflex iliac vein V. circumflexa ilium superficialis　浅腸骨回旋動脈の皮下の伴行静脈．Ⓐ

6 浅腹壁静脈　Superficial epigastric vein V. epigastrica superficialis　浅腹壁動脈の皮下の伴行静脈．Ⓐ

7 副伏在静脈 Accessory saphenous vein V. saphena accessoria　時にある小伏在静脈からの枝で，大伏在静脈と小伏在静脈をつなぐ．変異の場合，深部と外側を除いて大腿から血液を集める．大伏在静脈に開く前に，一部大伏在静脈と平行に走る．Ⓐ

8 浅陰茎背静脈 Superficial dorsal veins of penis Vv. dorsales superficiales penis　有対の筋膜を走る静脈で，大腿静脈または外陰部静脈に開く．Ⓐ，197頁

9 浅陰核背静脈 Superficial dorsal veins of clitoris Vv. dorsales superficiales clitoridis　有対の筋膜を走る静脈で，大腿静脈または外陰部静脈に開く．

10 前陰嚢静脈 Anterior scrotal veins Vv. scrotales anteriores　陰嚢からの静脈．血液の排出については〈8〉を参照．Ⓐ

11 前陰唇静脈 Anterior labial veins Vv. labiales anteriores　大陰唇からの静脈．大腿静脈または外陰部静脈に開く．

12 小伏在静脈　Small saphenous vein；Short saphenous vein V. saphena parva　足の外側縁からの静脈で，下肢の後面を通り，膝窩静脈に至る．Ⓐ Ⓑ Ⓒ Ⓓ

13 足背静脈網 Dorsal venous network of foot Rete venosum dorsale pedis　足背の静脈叢で，大伏在静脈および小伏在静脈，ならびに前脛骨静脈に注ぐ．Ⓑ

14 足背静脈弓 Dorsal venous arch of foot Arcus venosus dorsalis pedis　足背の静脈弓で，背側中足静脈を受ける．足底面から出る主要な静脈でもある．Ⓑ Ⓒ Ⓓ

15 背側中足静脈 Dorsal metatarsal veins Vv. metatarsales dorsales　背側趾静脈からの静脈で，背側中足静脈に伴行する．Ⓑ Ⓓ

16 背側趾（指）静脈 Dorsal digital veins Vv. digitales dorsales pedis　足趾の背面の静脈．Ⓑ

17 足底静脈網 Plantar venous network Rete venosum plantare　足底の皮下にある緻密な静脈網．Ⓒ

18 足底静脈弓 Plantar venous arch Arcus venosus plantaris　足底動脈弓に伴行する静脈弓．Ⓒ

19 底側中足静脈 Plantar metatarsal veins Vv. metatarsales plantares　底側中足動脈の伴行静脈．Ⓒ

20 底側趾（指）静脈　Plantar digital veins Vv. digitales plantares　足趾の屈側にある静脈．Ⓒ

21 骨頭間静脈 Intercapitular veins Vv. intercapitulares　足背静脈弓と足底静脈弓を吻合する静脈．Ⓓ

22 外側足縁静脈　Lateral marginal vein V. marginalis lateralis　〈21〉と同様な吻合枝で，小伏在静脈に注ぐ．Ⓓ

23 内側足縁静脈　Medial marginal vein V. marginalis medialis　〈21〉と同様な吻合枝で，大伏在静脈に注ぐ．Ⓓ

24 下肢の深静脈　Deep veins of lower limb Vv. profundae membri inferioris　多くは有対の動脈の伴行静脈．たくさんの弁を有し，吻合をつくる．

25 大腿静脈 Femoral vein V. femoralis　大腿動脈の伴行静脈で，内転筋裂孔から鼡径靱帯に伸びる．Ⓐ

26 大腿深静脈 Profunda femoris vein；Deep vein of thigh V. profunda femoris　大腿深動脈の伴行静脈．Ⓐ

27 内側大腿回旋静脈　Medial circumflex femoral veins Vv. circumflexae femoris mediales　内側大腿回旋動脈の伴行静脈．Ⓐ

28 外側大腿回旋静脈　Lateral circumflex femoral veins Vv. circumflexae femoris laterales　外側大腿回旋動脈の伴行静脈．Ⓐ

29 貫通静脈 Perforating veins Vv. perforantes　膝窩腱筋群からの静脈で，内転筋群を貫通し，大腿深静脈に開く．Ⓐ

30 膝窩静脈 Popliteal vein V. poplitea　前脛骨静脈と後脛骨静脈の合流部から内転筋裂孔に伸びる静脈．膝窩動脈と脛骨神経の間にある．Ⓒ

31 腓腹静脈 Sural veins Vv. surales　腓腹動脈の伴行静脈．

32 膝静脈 Genicular veins Vv. geniculares　膝から出る多くは5本の静脈．Ⓐ

33 前脛骨静脈 Anterior tibial veins Vv. tibiales anteriores　前脛骨動脈の伴行静脈．Ⓐ Ⓑ Ⓒ

34 後脛骨静脈　Posterior tibial veins Vv. tibiales posteriores　後脛骨動脈の伴行静脈．Ⓒ

35 腓骨静脈 Fibular veins；Peroneal veins Vv. fibulares；Vv. peroneae　腓骨動脈の伴行静脈で，部分的に長母趾屈筋の下にある．Ⓒ

下肢　297

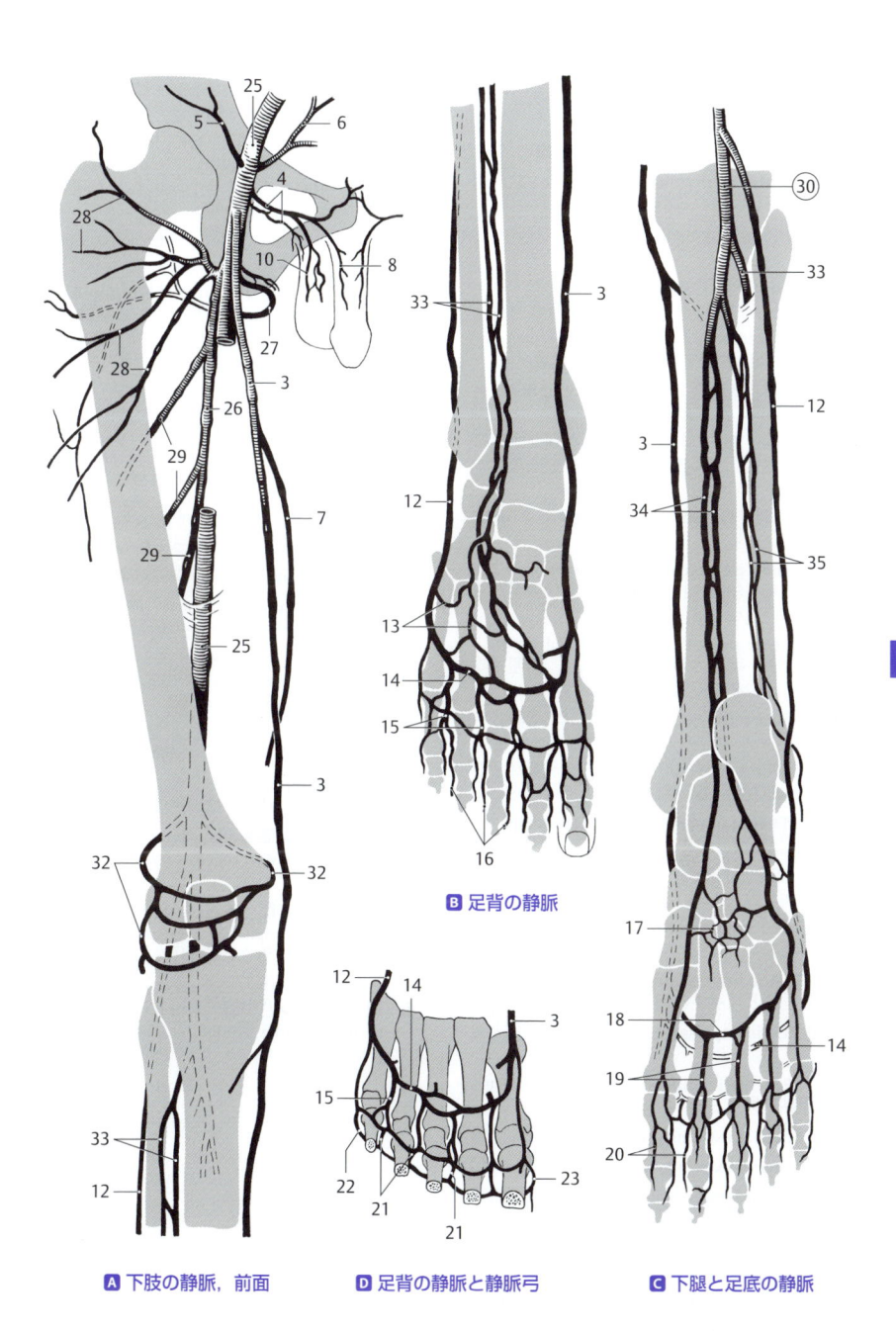

B 足背の静脈

D 足背の静脈と静脈弓

A 下肢の静脈，前面

C 下腿と足底の静脈

13 静脈

1 リンパ系 Lymphoid system Systema lymphoideum
2 一次性リンパ性器官 Primary lymphoid organs Organa lymphoidea primaria
3 骨髄 Bone marrow Medulla ossium
4 胸腺 Thymus Thymus 胸腺三角にあるリンパ器官．思春期に退縮する．
5 葉 Lobe Lobus 胸腺の右葉と左葉．
6 小葉 Lobules of thymus Lobuli thymi 結合組織によって分画される小葉．
7 皮質 Cortex of thymus Cortex thymi リンパ球に富む．
8 髄質 Medulla of thymus Medulla thymi リンパ球は少なく，Hassall(ハッサル)小体をみる．
9 副小葉† Accessory thymic lobules Lobuli thymici accessorii 島状に散在する胸腺組織．
10 二次性リンパ性器官 Secondary lymphoid organs Organa lymphoidea secundaria
11 脾臓 Spleen Splen；Lien 循環系を補助するリンパ細網器官．主に濾過機能と免疫機能を有する．
12 線維膜；被膜 Fibrous capsule Capsula；Tunica fibrosa
13 脾柱 Splenic trabeculae Trabeculae splenicae 血管を導く線維組織性柱で，脾門および被膜から脾臓内に伸びる．
14 脾髄 Splenic pulp Pulpa splenica；Pulpa lienalis 脾臓の実質．脾臓の新鮮な断面では，肉眼で以下〈15, 16〉の２つの要素が認められる．
15 赤脾髄 Red pulp Pulpa rubra 血液で満たされた血管の部分．
16 白脾髄 White pulp Pulpa alba 結合組織成分とリンパ球の凝集．
17 横隔面 Diaphragmatic surface Facies diaphragmatica 横隔膜に向く凸面．
18 臓側面 Visceral surface Facies visceralis 内臓に向く凹面．
19 腎面 Renal impression Facies renalis 腎臓に接触する面で下方に位置する．
20 胃面 Gastric impression Facies gastrica 上方に位置し，胃と接触する面．
21 結腸面 Colic impression Facies colica 結腸と接する面．
22 膵面† Pancreatic impression Facies pancreatica 膵臓と接する面．
23 前端 Anterior extremity Extremitas anterior
24 後端 Posterior extremity Extremitas posterior
25 下縁 Inferior border Margo inferior 横隔面と腎面の間の縁．
26 上縁 Superior border Margo superior 胃面と横隔面の間の縁．
27 脾門 Splenic hilum Hilum splenicum；Hilum lienale 胃面と腎面の間で血管が出入する部位．

28 漿膜 Serosa；Serous coat Tunica serosa 腹膜による被覆．
29 脾洞 Splenic sinus Sinus splenicus；Sinus lienalis 脾髄にあり，極めて薄い壁と，吻合が著明な血液路．
30 筆毛動脈 Penicilli Penicilli 結節性の動脈で，筆毛状に分枝する．
31 脾リンパ小節 Splenic lymphoid nodules Noduli lymphoidei splenici；Noduli lymphoidei lienales 肉眼で認めうる小球状または円筒状リンパ細網組織で，中心動脈の周囲にある．
32 副脾† Accessory spleen Splen accessorius 小島状の脾臓組織で，多くは大網か胃間膜内にある．
33 リンパ性咽頭輪 Pharyngeal lymphoid ring Anulus lymphoideus pharyngis 舌扁桃，口蓋扁桃，咽頭扁桃，および耳管扁桃からなる輪．１つの器官とみなすこともでき，扁桃の陰窩および孔を含む．
34 リンパ節 Lymph node Nodus lymphoideus；Nodus lymphaticus；Lymphonodus リンパ管の走行途中に挿入されたリンパ細網組織の濾過装置で，直径1〜25 mm．リンパは静脈角で血行に入る前に多くは2度リンパ節を通過しなければならないことから，病原や腫瘍細胞の血中侵入に対し二重の安全装置となっている．
35 被膜 Capsule Capsula 線維組織の被膜．
36 梁柱 Trabeculae Trabeculae 線維組織性中隔．リンパ節の中を走る被膜の拡張部分で，支持構造をつくる．
37 門 Hilum Hilum 血管が出入し，リンパ管が出ていくやや窪んだ部位．
38 皮質 Cortex Cortex リンパ細網組織にある密集したリンパ球の集塊で，被膜付近にある．
39 髄質 Medulla Medulla 皮質と門の間のリンパ細網組織で，リンパ球の密度は低い．
40 孤立リンパ小節 Solitary lymphoid nodules Noduli lymphoidei solitarii リンパ節の最小機能単位．
41 集合リンパ小節 Aggregated lymphoid nodules Noduli lymphoidei aggregati 孤立リンパ小節の集まり，例えば小腸内にあるもの〔Peyer(パイエル)板〕．
42 虫垂集合リンパ小節 Lymph nodules of vermiform appendix Noduli lymphoidei aggregati appendicis vermiformis 虫垂内の孤立リンパ小節の集塊．

リンパ性器官　299

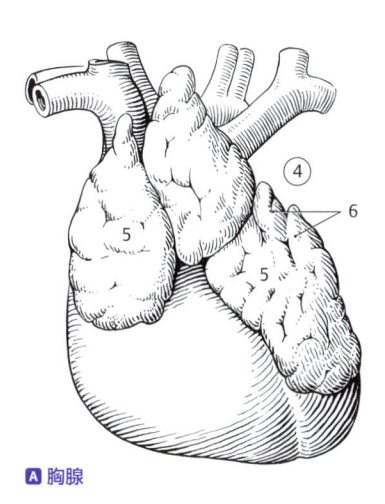

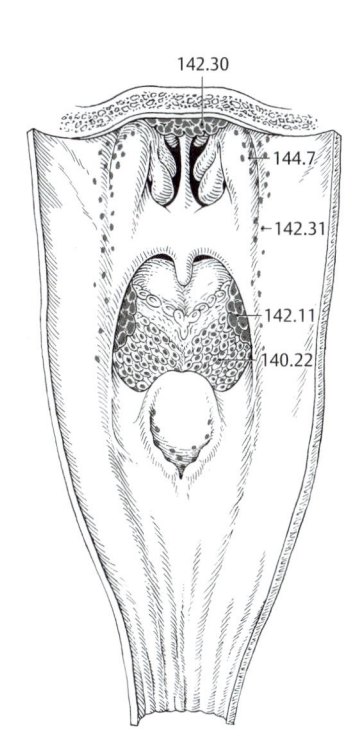

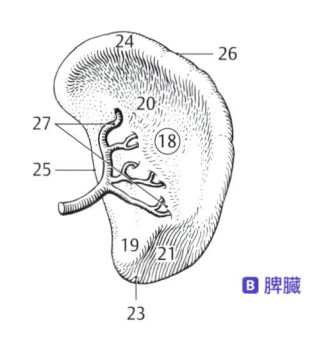

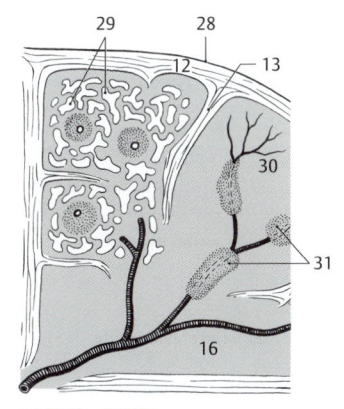

A 胸腺

B 脾臓

C 脾臓，組織像

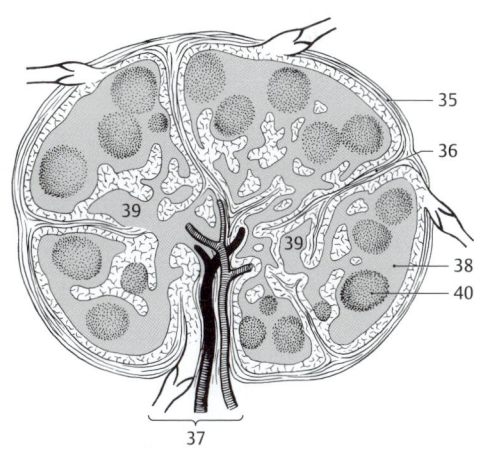

D リンパ性咽頭輪

E リンパ節，横断

14 リンパ系

1 領域リンパ節 **Regional lymph nodes** Nodi lymphoidei regionales

2 頭と頸のリンパ節 **Lymph nodes of head and neck** Nodi lymphoidei capitis et colli

3 後頭リンパ節 **Occipital nodes** Nodi occipitales　僧帽筋縁に密接して1〜3個ある．《入》頭皮，深部の頸筋．《出》深頸リンパ節へ．A

4 乳突リンパ節；耳介後リンパ節 **Mastoid nodes** Nodi mastoidei　乳様突起の上にあり通常2個．《入》耳介後面，外耳道の後壁，および近傍の頭皮．《出》深頸リンパ節へ．A

5 浅耳下腺リンパ節 **Superficial parotid nodes** Nodi parotidei superficiales　耳下腺筋膜の上で耳珠の前方にある．《入》側頭部と耳介前面．《出》深頸リンパ節へ．A

6 深耳下腺リンパ節 **Deep parotid nodes** Nodi parotidei profundi　耳下腺筋膜下の群．《入》鼓室，外耳道，側頭–額部，眼瞼，鼻根，鼻床後部，咽頭鼻部．《出》深頸リンパ節へ．A

7 耳介前リンパ節 **Pre-auricular nodes** Nodi preauriculares　耳介の前方にある群．A

8 耳介下リンパ節 **Infra-auricular nodes** Nodi infraauriculares　耳介の下にある群．A

9 腺内リンパ節 **Intraglandular nodes** Nodi intraglandulares　耳下腺内にある群．A

10 顔面リンパ節 **Facial nodes** Nodi faciales　眼瞼，鼻，その他の顔面，頬粘膜からのリンパを集める少数不定のリンパ節．《出》顎下リンパ節へ．顔面動脈に伴行．

11 頬リンパ節 **Buccinator node** Nodus buccinatorius　頬筋上にある深部のリンパ節．A

12 鼻唇リンパ節 **Nasolabial node** Nodus nasolabialis　鼻唇ヒダの下にあるリンパ節．A

13 頬筋リンパ節 **Malar node** Nodus malaris　頬にある浅在性リンパ節．

14 下顎リンパ節 **Mandibular node** Nodus mandibularis　下顎骨の外面にあるリンパ節．A

15 舌リンパ節 **Lingual nodes** Nodi linguales　舌骨舌筋の外側部にある．舌下面，舌側縁，舌背の前内側2/3から流入．

16 オトガイ下リンパ節 **Submental nodes** Nodi submentales　顎二腹筋前腹の間にある．《入》下唇中央，口底，舌尖．《出》深頸リンパ節およびオトガイ下リンパ節へ．B

17 顎下リンパ節 **Submandibular nodes** Nodi submandibulares　下顎骨と顎下腺の間にあり，第1および第2の濾過場となる．《入》直接の輸入領域は内眼角，頬，鼻翼，上唇，下唇側部，歯肉，舌外側縁の前部．間接的輸入領域は顔面およびオトガイ下リンパ節．《出》深頸リンパ節へ．B

18 前頸リンパ節 **Anterior cervical nodes** Nodi cervicales anteriores；Nodi colli anteriores

19 浅前頸リンパ節 **Superficial nodes；Anterior jugular nodes** Nodi superficiales；Nodi jugulares anteriores　前頸静脈に沿ってある．《入》前頸部の皮膚．《出》両側の深頸リンパ節へ．A

20 深前頸リンパ節 **Deep nodes** Nodi profundi　深在性の前方群．

21 舌骨下リンパ節 **Infrahyoid nodes** Nodi infrahyoidei　舌骨体の正中下部にある．《入》喉頭前庭，梨状陥凹，隣接の咽頭下部．《出》深頸リンパ節へ．B

22 喉頭前リンパ節 **Prelaryngeal nodes** Nodi prelaryngei　輪状甲状靱帯の上にある．《入》喉頭下部の半側．《出》深頸リンパ節へ．B

23 甲状腺リンパ節 **Thyroid nodes** Nodi thyroidei　甲状腺に接してある．《出》深頸リンパ節へ．B

24 気管前リンパ節 **Pretracheal nodes** Nodi pretracheales　気管の前方にある．《入》気管と喉頭．《出》深頸リンパ節へ．B

25 気管傍リンパ節 **Paratracheal nodes** Nodi paratracheales　気管に沿ってある．《入》気管と喉頭．《出》深頸リンパ節へ．B

26 咽頭後リンパ節 **Retropharyngeal nodes** Nodi retropharyngeales　環椎椎弓の前方にある深頸リンパ節．302頁13

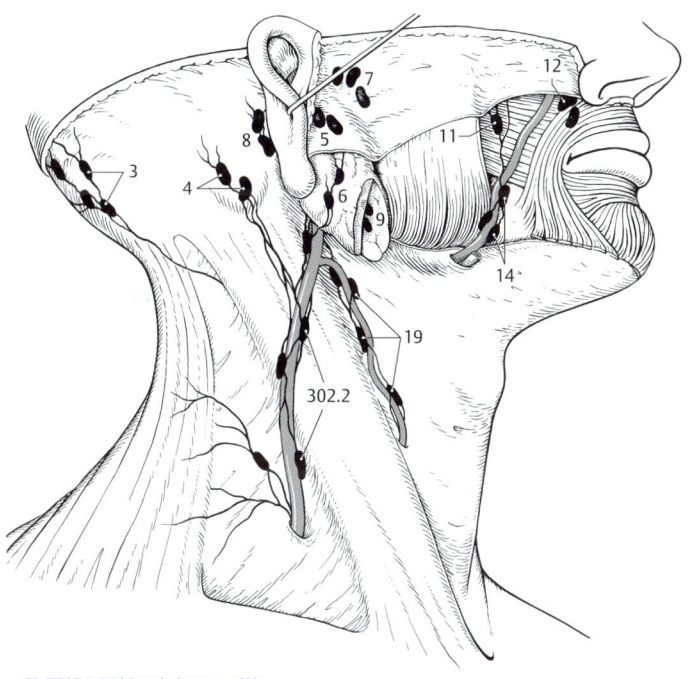

頸部／頭部　301

A 頭部と頸部の表在リンパ節

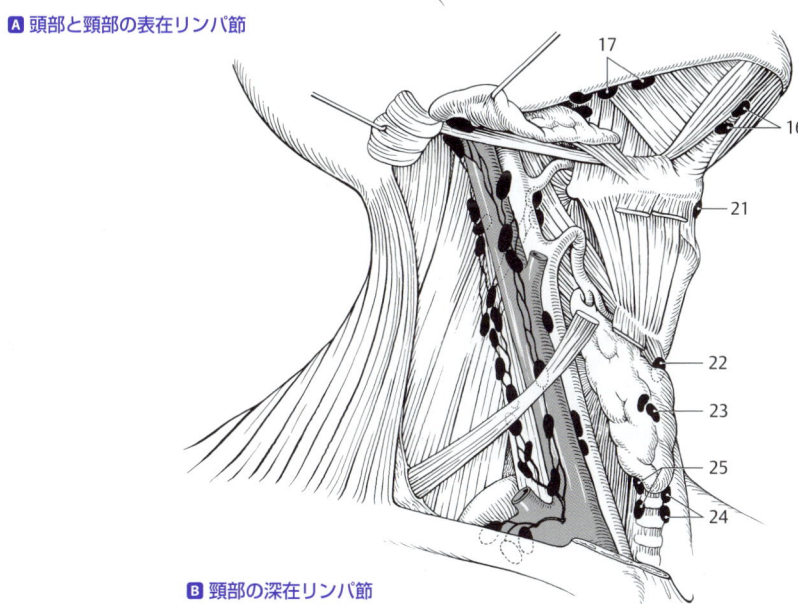

B 頸部の深在リンパ節

14 リンパ系

リンパ系

1 **外側頸リンパ節** Lateral cervical nodes Nodi cervicales laterales；Nodi colli laterales　側頸部にある群で，以下〈2〜10〉に分かれる．

2 **浅リンパ節** Superficial nodes Nodi superficiales　外頸静脈に沿ってある．《入》耳介下部，耳下腺部下部．《出》深頸リンパ節へ．301頁 A

3 **上深リンパ節** Superior deep nodes Nodi profundi superiores　頭部リンパ節のほとんど全てに対して第2の濾過場となっている．また近くから直接流も受ける．《出》頸リンパ本幹へ．

4 **外側リンパ節** Lateral node Nodus lateralis　内頸静脈の外側にある．A

5 **前リンパ節** Anterior node Nodus anterior　内頸静脈の前方にある．A

6 **頸静脈二腹筋リンパ節** Jugulodigastric node Nodus jugulodigastricus　上深リンパ節の最も上方のもの．扁桃，舌，咽頭の炎症に際には手で触れる．A

7 **下深リンパ節** Inferior deep nodes Nodi profundi inferiores　頸部内臓には第2の濾過場で，頭部リンパ節には最終の濾過場となる．直接も受ける．《出》頸リンパ本幹．

8 **頸静脈肩甲舌骨筋リンパ節** Jugulo-omohyoid node Nodus juguloomohyoideus　肩甲舌骨筋と内頸静脈の間に位置する．舌からリンパを受ける．A

9 **外側リンパ節** Lateral node Nodus lateralis　内頸静脈外側に沿ってある．A

10 **前リンパ節** Anterior nodes Nodi anteriores　内頸静脈の前方にある群．A

11 **鎖骨上リンパ節** Supraclavicular nodes Nodi supraclaviculares　鎖骨の上にある群．A

12 **副神経リンパ節** Accessory nodes Nodi accessorii　余分の散在性リンパ節．

13 **咽頭後リンパ節** Retropharyngeal nodes Nodi retropharyngeales　環椎外側塊の高さで，頭長筋の外側縁にある深頸リンパ節．A B，300頁26

14 **上肢のリンパ節** Lymph nodes of upper limb Nodi lymphoidei membri superioris

15 **腋窩リンパ節** Axillary lymph nodes Nodi lymphoidei axillares　腋窩部のリンパ節．

16 **上[腋窩]リンパ節** Apical nodes Nodi apicales　腋窩静脈の内側で，小胸筋上縁から腋窩尖に至るまで広がる．乳房上外側部および残余の腋窩リンパ節の全てからリンパを受ける．《出》左側は鎖骨下リンパ本幹として胸管へ，または鎖骨下静脈へ．右側は直接，または頸リンパ本幹と合一後に静脈へ．C

17 **上腕リンパ節；外側[腋窩]リンパ節** Humeral nodes；Lateral nodes Nodi humerales；Nodi laterales　腋窩動脈に沿ってあり，上腕からのリンパを受ける．C

18 **肩甲下リンパ節；後[腋窩]リンパ節** Subscapular nodes；Posterior nodes Nodi subscapulares；Nodi posteriores　肩甲下動脈に沿ってあり，肩，胸部の背面，項部の下方からのリンパを受ける．C

19 **胸筋リンパ節；前[腋窩]リンパ節** Pectoral nodes；Anterior nodes Nodi pectorales；Nodi anteriores　小胸筋の外側縁に沿ってあり，体幹の前・外側壁から臍までと，乳房の中心部と外側部からリンパを受ける．C

20 **中心[腋窩]リンパ節** Central nodes Nodi centrales　腋窩脂肪の中にある．上腕・肩甲下・胸筋リンパ節からのリンパを受ける．C

21 **胸筋間リンパ節** Interpectoral nodes Nodi interpectorales　大胸筋と小胸筋の間にある小群．《入》乳房．《出》上リンパ節へ．

22 **三角筋胸筋リンパ節** Deltopectoral nodes；Infraclavicular nodes Nodi deltopectorales；Nodi infraclaviculares　鎖胸三角で橈側皮静脈に接してあり，上腕からのリンパを受ける．C

23 **上腕リンパ節** Brachial nodes Nodi brachiales　上腕の血管に沿う少数のリンパ節．

24 **肘リンパ節** Cubital nodes Nodi cubitales　肘窩で上腕動脈に接してある1〜2個のリンパ節．C

25 **[上腕骨]滑車上リンパ節** Supratrochlear nodes Nodi supratrochleares　尺側皮静脈の内側で肘関節上部にある1〜2個のリンパ節．C

26 **浅リンパ節** Superficial nodes Nodi superficiales　浅在リンパ管の途中に介在するリンパ節．

27 **深リンパ節** Deep nodes Nodi profundi　深在リンパ管走行中に介在する少数のリンパ節．

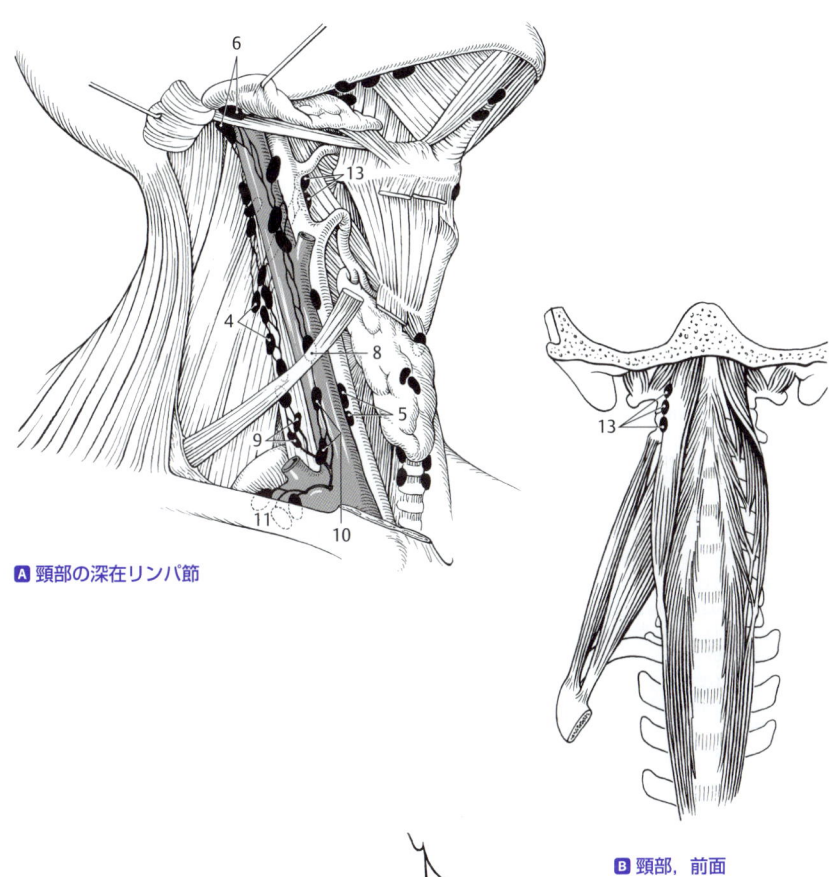

頭部／胸部と上肢　303

A 頸部の深在リンパ節

B 頸部，前面

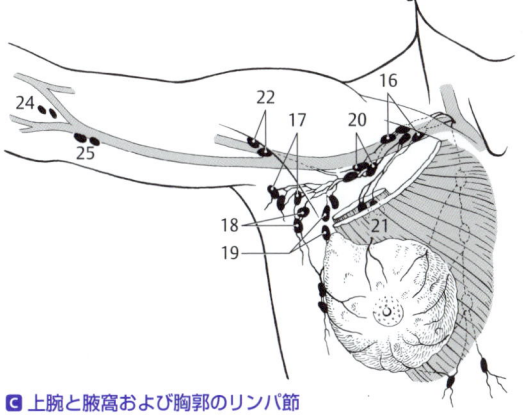

C 上腕と腋窩および胸郭のリンパ節

14 リンパ系

304　リンパ系

1 **胸部のリンパ節** Thoracic lymph nodes　Nodi lymphoidei thoracis

2 **乳腺傍リンパ節** Paramammary nodes　Nodi paramammarii　乳腺の外側縁にあるリンパ節．**A**

3 **胸骨傍リンパ節** Parasternal nodes　Nodi parasternales　内胸動静脈に沿い胸郭内にある．《入》肝臓と横隔膜の外表部，肋間隙，乳房．《出》鎖骨下静脈または内頸静脈に直接入るか，胸管ないし鎖骨下リンパ本幹に入る．**A**

4 **肋間リンパ節** Intercostal nodes　Nodi intercostales　脊柱両側の肋間隙にある小リンパ節．《入》肋間隙と胸膜．**D**

5 **上横隔リンパ節** Superior diaphragmatic nodes　Nodi phrenici superiores　第7肋骨の骨軟骨境界の後方，大動脈による横隔膜貫通部および下大静脈に沿ってある．《入》肝臓と横隔膜．**D**

6 **心膜前リンパ節** Prepericardial nodes　Nodi prepericardiaci　胸骨と心膜の間にある．《入》胸骨と心膜前部．《出》胸骨傍リンパ節へ．**B**

7 **腕頭リンパ節** Brachiocephalic nodes　Nodi brachiocephalici　動脈弓と，腕頭静脈に沿うその枝の前方にある．《入》胸腺，甲状腺，心膜，胸骨傍リンパ節．《出》気管支縦隔リンパ本幹へ．**B**

8 **動脈管索リンパ節**† Node of ligamentum arteriosum　Nodus ligamenti arteriosi　不定．動脈管索に沿う．**B**

9 **奇静脈弓リンパ節**† Node of arch of azygos vein　Nodus arcus venae azygos　不定．奇静脈が上大静脈に入る前に右肺門を回ってつくる弓に沿ってある．**B**

10 **心膜外側リンパ節** Lateral pericardial nodes　Nodi pericardiaci laterales　心膜と縦隔胸膜の間にある．**B**

11 **気管傍リンパ節** Paratracheal nodes　Nodi paratracheales　気管に沿ってある．**C**

12 **気管気管支リンパ節** Tracheobronchial nodes　Nodi tracheobronchiales　肺に入る部分の気管支に沿う．**C**

13 **上気管気管支リンパ節** Superior tracheobronchial nodes　Nodi tracheobronchiales superiores　気管と上方の主気管支にあるリンパ節．**C**

14 **下気管気管支リンパ節** Inferior tracheobronchial nodes　Nodi tracheobronchiales inferiores　気管分岐部の下方にある．**C**

15 **気管支肺リンパ節** Bronchopulmonary nodes　Nodi bronchopulmonales　葉気管支の分岐部にある．**C**

16 **肺内リンパ節** Intrapulmonary nodes　Nodi intrapulmonales　区域気管支が出るところで，肺組織内にある．

17 **食道傍リンパ節** Juxta-oesophageal nodes　Nodi juxtaoesophageales　食道の近傍に位置するが，肺臓に属するリンパ節．**C**

18 **脊椎前リンパ節** Prevertebral nodes　Nodi prevertebrales　食道と脊柱の間にある．《出》他の管の支配を受けていない周辺領域へ．**C D**

胸部と上肢 305

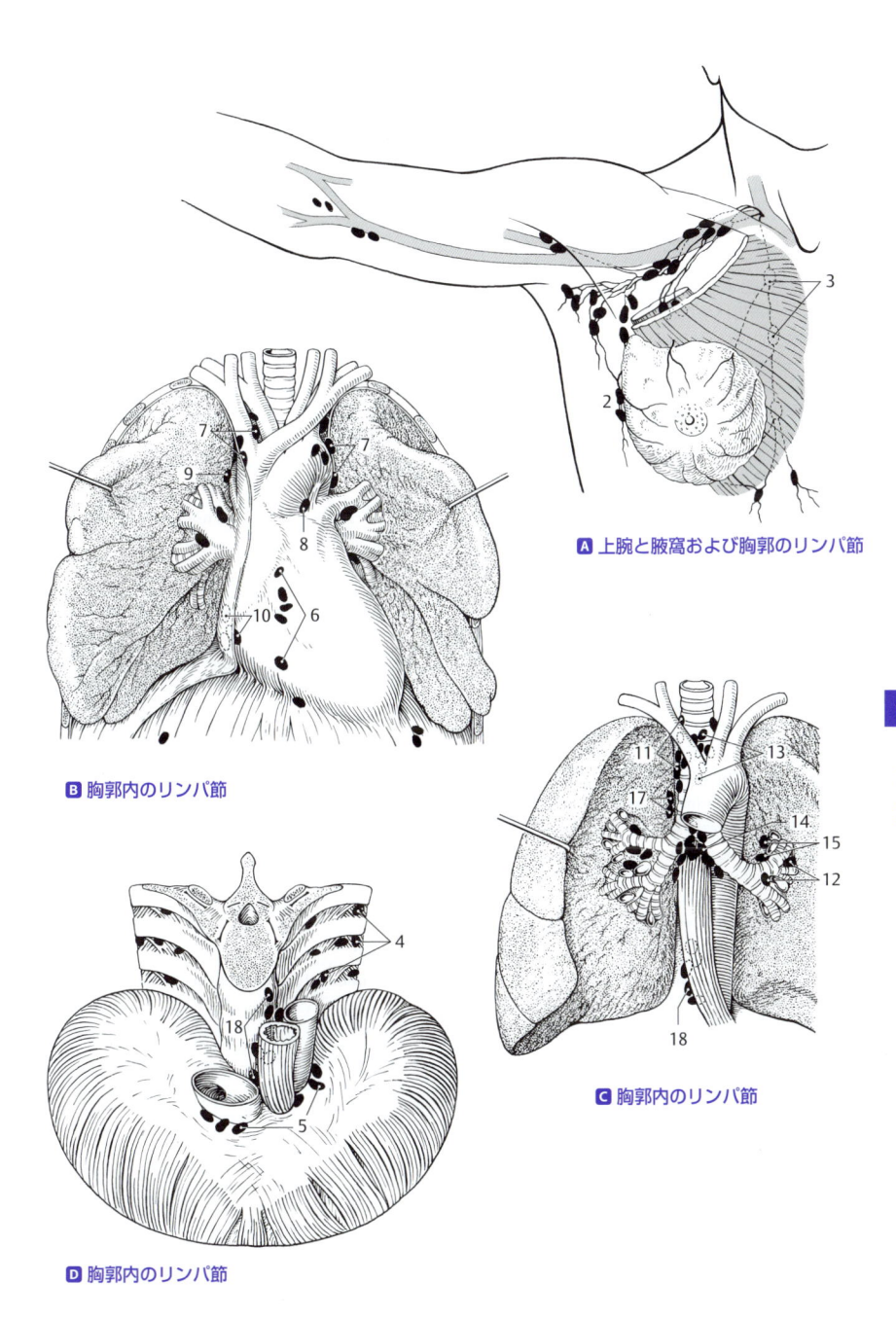

Ⓐ 上腕と腋窩および胸郭のリンパ節

Ⓑ 胸郭内のリンパ節

Ⓒ 胸郭内のリンパ節

Ⓓ 胸郭内のリンパ節

14 リンパ系

リンパ系

1 **腹部のリンパ節 Abdominal lymph nodes** Nodi lymphoidei abdominis

2 **腹-壁側リンパ節　Parietal lymph nodes** Nodi lymphoidei parietales　腹壁内にある．

3 **左腰リンパ節 Left lumbar nodes** Nodi lumbales sinistri　腹大動脈に沿ってある．第1に下方に位置するリンパ節群に対する支配リンパ節となり，第2に副腎，腎臓，尿管，精巣，卵巣，卵管，子宮底，腹壁に対する最初の濾過場となる．《出》主に腰リンパ本幹へ．以下〈4～6〉の3群に区別されることがある．

4 **外側大動脈リンパ節 Lateral aortic nodes** Nodi aortici laterales　大動脈の左側にある．A

5 **大動脈前リンパ節　Pre-aortic nodes** Nodi preaortici　大動脈の前方にある．A

6 **大動脈後リンパ節 Postaortic nodes** Nodi retroaortici；Nodi postaortici　大動脈と脊柱の間にある．A

7 **中間腰リンパ節；大動脈大静脈間リンパ節 Intermediate lumbar nodes** Nodi lumbales intermedii　大動脈と下大静脈の間にある．機能は〈3〉と同様．A

8 **右腰リンパ節 Right lumbar nodes** Nodi lumbales dextri　下大静脈の周囲にあり，〈3〉と類似の機能を右側で果たす．以下〈9～11〉の群に区別されることがある．

9 **外側大静脈リンパ節 Lateral caval nodes** Nodi cavales laterales　下大静脈の右側にある．A

10 **大静脈前リンパ節　Precaval nodes** Nodi precavales　下大静脈の前方にある．A

11 **大静脈後リンパ節　Postcaval nodes** Nodi retrocavales；Nodi postcavales　下大静脈の後方にある．A

12 **下横隔リンパ節 Inferior diaphragmatic nodes** Nodi phrenici inferiores　横隔膜下面で大動脈裂孔の近くにある．AC

13 **下腹壁リンパ節 Inferior epigastric nodes** Nodi epigastrici inferiores　下腹壁動脈に沿う3～4個のリンパ節．B

14 **腹-臓側リンパ節　Visceral lymph nodes** Nodi lymphoidei viscerales　腹部臓器のリンパ節．

15 **腹腔リンパ節 Coeliac nodes** Nodi coeliaci　腹腔動脈の周囲にある．胃，十二指腸，肝臓，胆嚢，膵臓，脾臓に対する第2の濾過場となっている．《出》一部は腸リンパ本幹へ，一部は乳ビ槽に直接入る．AC

16 **右/左胃リンパ節 Right/left gastric nodes** Nodi gastrici dextri/sinistri　胃小弯に沿い，左・右胃動脈の走行に従ってある．《入》胃．《出》腹腔リンパ節へ．A

17 **噴門リンパ輪[†] Nodes around cardia** Anulus lymphaticus cardiae　不定．噴門を取り囲むリンパ性組織の輪．C

18 **右/左胃大網リンパ節 Right/left gastro-omental nodes** Nodi gastroomentales dextri/sinistri　胃大弯にある左・右胃大網動脈の走行に沿ってある．胃・大網のリンパを右では肝リンパ節に，左は脾リンパ節と膵リンパ節へ．C

19 **幽門リンパ節 Pyloric nodes** Nodi pylorici　幽門の周囲にある．《出》肝リンパ節か腹腔リンパ節へ．

20 **幽門上リンパ節[†] Suprapyloric node** Nodus suprapyloricus　幽門の上にある．C

21 **幽門下リンパ節[†] Subpyloric nodes** Nodi subpylorici　幽門の下方にある．C

22 **幽門後リンパ節[†] Retropyloric nodes** Nodi retropylorici　幽門の後方にある．C

23 **膵リンパ節 Pancreatic nodes** Nodi pancreatici　膵臓の上縁，下縁にある．膵臓のリンパを脾リンパ節か，腸間膜リンパ節か，または膵十二指腸リンパ節へ導く．

24 **上膵リンパ節 Superior nodes** Nodi superiores　膵臓の上縁にある群．AC

25 **下膵リンパ節 Inferior nodes** Nodi inferiores　膵臓の下縁に沿う群．AC

26 **脾リンパ節　Splenic nodes** Nodi splenici；Nodi lienales　脾門にある．《出》腹腔リンパ節へ．A

27 **膵十二指腸リンパ節　Pancreaticoduodenal nodes** Nodi pancreaticoduodenales　膵頭と十二指腸の間にある小リンパ節．《入》十二指腸と膵臓．

28 **上膵十二指腸リンパ節 Superior nodes** Nodi superiores　上方に位置する群．《出》肝リンパ節へ．C

29 **下膵十二指腸リンパ節　Inferior nodes** Nodi inferiores　下方に位置する群．《出》腸間膜リンパ節へ．

30 **肝リンパ節 Hepatic nodes** Nodi hepatici　肝門に，一部は肝十二指腸間膜にある．《出》肝臓から，また一部は近傍のリンパ節から腹腔リンパ節へ．

31 **胆嚢リンパ節 Cystic node** Nodus cysticus　胆嚢頸にあり大型．C

32 **網嚢孔リンパ節　Node of anterior border of omental foramen** Nodus foraminalis　網嚢孔にあり大型．C

腹部　307

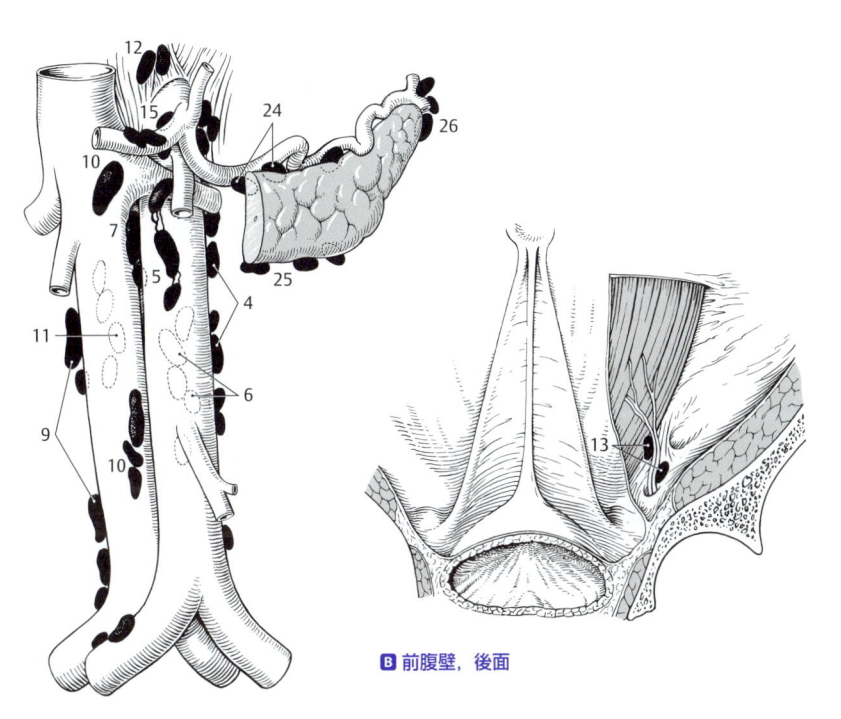

A 腹腔の深在リンパ節

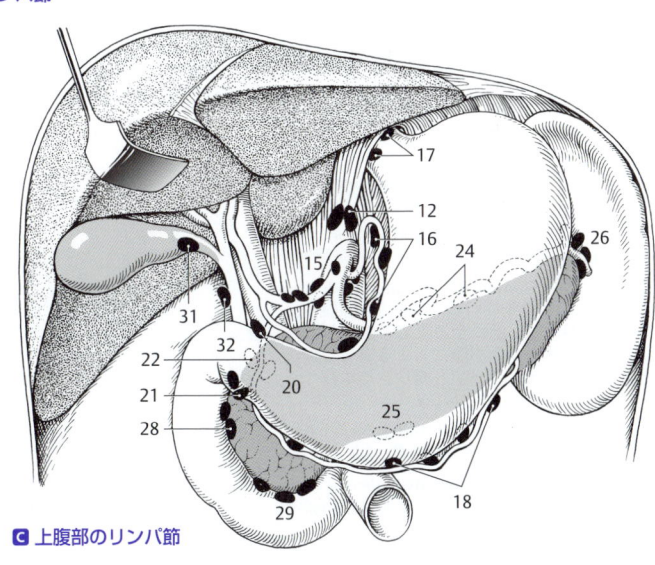

B 前腹壁, 後面

C 上腹部のリンパ節

14 リンパ系

1 上腸間膜動脈リンパ節；上腸間膜リンパ節 **Superior mesenteric nodes** Nodi mesenterici superiores　脂質異常症の阻止に重要で，多数(100〜150個)ある．《出》腹腔リンパ節．

2 小腸傍リンパ節　**Juxta-intestinal mesenteric nodes** Nodi juxtaintestinales　上記〈1〉のうち小腸に沿って密接している群．

3 中心上腸間膜リンパ節；上腸間膜リンパ節　**Central superior mesenteric nodes** Nodi superiores centrales　上腸間膜動脈の幹に沿う群．**A**

4 回結腸リンパ節　**Ileocolic nodes** Nodi ileocolici　回結腸動脈に沿う群．《出》腹腔リンパ節へ．**A**

5 盲腸前リンパ節　**Precaecal nodes** Nodi precaecales　前盲腸動脈に沿う．**A**

6 盲腸後リンパ節　**Retrocaecal nodes** Nodi retrocaecales　後盲腸動脈に沿う．**A**

7 虫垂リンパ節　**Appendicular nodes** Nodi appendiculares　虫垂動脈に沿う．33〜50%では欠ける．**A**

8 結腸間膜リンパ節　**Mesocolic nodes** Nodi mesocolici　結腸の大部分を支配するリンパ節で主に結腸間膜内にある．《出》腹腔リンパ節へ．

9 結腸傍リンパ節　**Paracolic nodes** Nodi paracolici　結腸に沿ってある群．**A**

10 右・中・左結腸リンパ節　**Right/middle/left colic nodes** Nodi colici dextri/medii/sinistri　右，中および左結腸動脈の幹に沿う群．**A**

11 下腸間膜動脈リンパ節；下腸間膜リンパ節　**Inferior mesenteric nodes** Nodi mesenterici inferiores　下腸間膜動脈に沿ってあり，下行結腸，S状結腸，上部直腸のリンパを集める．《出》下腸間膜動脈の高さの大動脈前リンパ節へ．**A**

12 S状結腸リンパ節　**Sigmoid nodes** Nodi sigmoidei　S状結腸動脈に沿い，S状結腸とこれに続く結腸のリンパを集める．**A**

13 上直腸リンパ節　**Superior rectal nodes** Nodi rectales superiores　上直腸動脈に沿い，直腸のリンパを集める．**A**

14 骨盤のリンパ節　**Pelvic lymph nodes** Nodi lymphoidei pelvis

15 骨盤–壁側リンパ節　**Parietal nodes** Nodi lymphoidei parietales　骨盤壁の中にある．

16 総腸骨リンパ節　**Common iliac nodes** Nodi iliaci communes　内腸骨動静脈に沿う群．骨盤臓器，生殖器，骨盤内壁，臍に至るまでの腹壁および腰部と殿部の筋のリンパ節に対する第2の濾過場となる．《出》腰リンパ節と腰リンパ本幹へ．以下〈17〜21〉の亜群に分かれる．

17 内側総腸骨リンパ節　**Medial nodes** Nodi mediales　総腸骨動静脈の内側にある群．**B**

18 中間総腸骨リンパ節　**Intermediate nodes** Nodi intermedii　内側群と外側群の間，総腸骨動静脈の後方にある．**B**

19 外側総腸骨リンパ節　**Lateral nodes** Nodi laterales　総腸骨動静脈の外側にある群．**B**

20 大動脈下リンパ節　**Subaortic nodes** Nodi subaortici　大動脈分岐部の下方で第4腰椎前方にある．**A B**

21 岬角リンパ節　**Promontorial nodes** Nodi promontorii　岬角(仙骨の)の前方にある群．**A B**

22 外腸骨リンパ節　**External iliac nodes** Nodi iliaci externi　外腸骨動静脈に沿ってあり，膀胱と腟の一部に対しては一次の濾過場，鼡径リンパ節に対しては二次の濾過場となる．《出》総腸骨リンパ節へ．以下〈23〜30〉に分かれる．

23 内側外腸骨リンパ節　**Medial nodes** Nodi mediales　外腸骨動静脈の内側にある．**B**

24 中間外腸骨リンパ節　**Intermediate nodes** Nodi intermedii　外腸骨動静脈の後方で，内・外側群の間にある．**B**

25 外側外腸骨リンパ節　**Lateral nodes** Nodi laterales　外腸骨動静脈の外側にある．**B**

26 内側裂孔リンパ節†　**Medial lacunar node** Nodus lacunaris medialis　血管裂孔内の外腸骨動静脈の内側にある．**B**

27 中間裂孔リンパ節†　**Intermediate lacunar node** Nodus lacunaris intermedius　血管裂孔の中間にある．不定．**B**

28 外側裂孔リンパ節†　**Lateral lacunar node** Nodus lacunaris lateralis　血管裂孔の外側にある．不定．

29 腸骨動脈間リンパ節　**Interiliac nodes** Nodi interiliaci　内腸骨動脈と外腸骨動脈の分岐部にある．**B**

30 閉鎖リンパ節　**Obturator nodes** Nodi obturatorii　閉鎖動脈に沿ってある．**B**

309　腹部と骨盤部

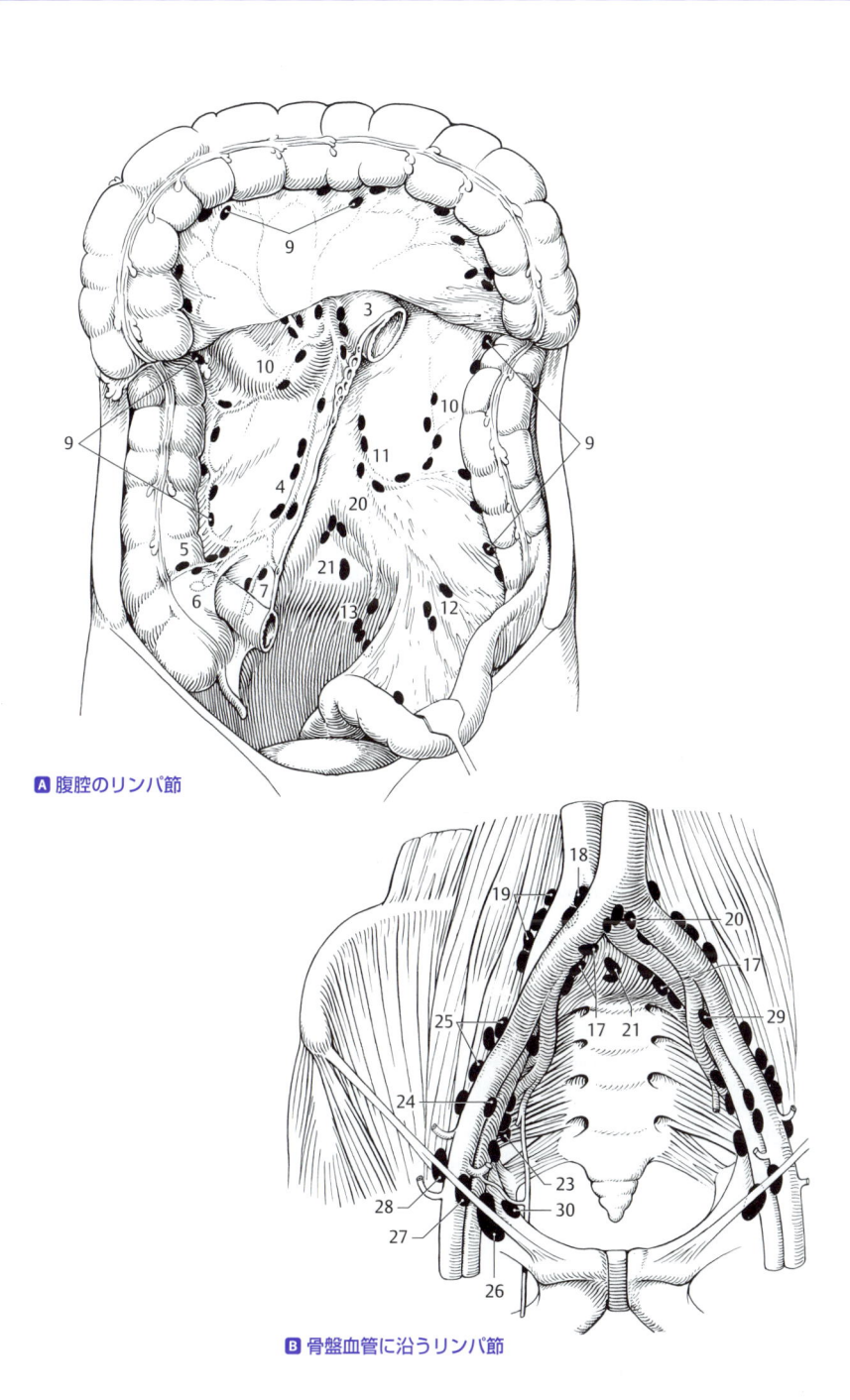

🅐 腹腔のリンパ節

🅑 骨盤血管に沿うリンパ節

14 リンパ系

1 内腸骨リンパ節 Internal iliac nodes Nodi iliaci interni　内腸骨動脈に沿う．《入》骨盤臓器，会陰深部，骨盤内外壁．《出》総腸骨リンパ節へ．

2 大殿リンパ節 Gluteal nodes Nodi gluteales

3 上殿リンパ節 Superior nodes Nodi superiores　上殿動脈に沿ってある．《入》骨盤壁．

4 下殿リンパ節 Inferior nodes Nodi inferiores　下殿動脈に沿ってある．《入》前立腺と尿道近位部．

5 仙骨リンパ節 Sacral nodes Nodi sacrales　仙骨に沿ってある．《入》前立腺と子宮頸．

6 骨盤–臓側リンパ節 Visceral lymph nodes Nodi lymphoidei viscerales

7 膀胱傍リンパ節 Paravesical nodes Nodi paravesicales　膀胱に沿ってある．《入》前立腺の一部と膀胱．

8 膀胱前リンパ節 Prevesical nodes Nodi prevesicales　膀胱と恥骨結合の間にある．

9 膀胱後リンパ節 Postvesical nodes Nodi retrovesicales；Nodi postvesicales　膀胱の後方にある．

10 外側膀胱リンパ節 Lateral vesical nodes Nodi vesicales laterales　正中臍索の下端に沿ってある．

11 子宮傍リンパ節(♀) Para-uterine nodes Nodi parauterini　子宮の横にある．《入》子宮頸．

12 腟傍リンパ節(♀) Paravaginal nodes Nodi paravaginales　腟の横にある．《入》腟の一部．

13 直腸傍リンパ節；肛門直腸リンパ節 Pararectal nodes Nodi pararectales；Nodi anorectales　直腸の外側，筋層上に直接ある．《入》腟の一部と直腸．

14 下肢のリンパ節 Lymph nodes of lower limb Nodi lymphoidei membri inferioris

15 鼠径リンパ節 Inguinal lymph nodes Nodi lymphoidei inguinales

16 浅鼠径リンパ節 Superficial inguinal nodes Nodi inguinales superficiales　皮下脂肪組織の中で大腿筋膜の上にある．《入》肛門，会陰，外陰部，腹壁および下肢表層．《出》外腸骨リンパ節へ．

17 上内側浅鼠径リンパ節 Superomedial nodes Nodi superomediales　鼠径靱帯に沿ってある浅鼠径リンパ節の内側の群．

18 上外側浅鼠径リンパ節 Superolateral nodes Nodi superolaterales　鼠径靱帯の下方にある浅鼠径リンパ節の外側の群．

19 下浅鼠径リンパ節 Inferior nodes Nodi inferiores　大伏在静脈の近位端に垂直線状に並ぶ．下肢の浅層リンパ管を集める．

20 深鼠径リンパ節 Deep inguinal nodes Nodi inguinales profundi　伏在裂孔の高さで大腿筋膜に覆われてあり，その最上方のものは特に大型で大腿管の中にあることがある〔Rosenmüller (ローゼンミュラー) リンパ節〕．下肢の深リンパ管を集める．《出》外腸骨リンパ節へ．

21 近位リンパ節† Proximal node Nodus proximalis〔Rosenmüller (ローゼンミュラー) リンパ節〕通常は鼠径輪の外側部にある．必ずしも非常に大きいわけではない．

22 中間リンパ節† Intermediate node Nodus intermedius　鼠径靱帯下方にある．不定．

23 遠位リンパ節 Distal node Nodus distalis　大伏在静脈と大腿静脈の合一部の下方にある．

24 膝窩リンパ節 Popliteal nodes Nodi poplitei　膝窩内にある．

25 浅膝窩リンパ節 Superficial nodes Nodi superficiales　小伏在静脈の近位端に沿ってある．《入》足外縁と腓腹部．《出》内転筋腱裂孔を通り，前方に向かい深鼠径リンパ節へ．

26 深膝窩リンパ節 Deep nodes Nodi profundi　膝関節包と膝窩動脈の間にあり，下腿背面のリンパを集める．《出》内転筋腱裂孔を通り，前方に向かい深鼠径リンパ節へ．

27 前脛骨リンパ節† Anterior tibial node Nodus tibialis anterior　前脛骨動脈に沿ってある．不定．

28 後脛骨リンパ節† Posterior tibial node Nodus tibialis posterior　後脛骨動脈に沿ってある．不定．

29 腓骨リンパ節† Fibular node；Peroneal node Nodus fibularis　腓骨動脈に沿ってある．不定．

311 腹部と下肢

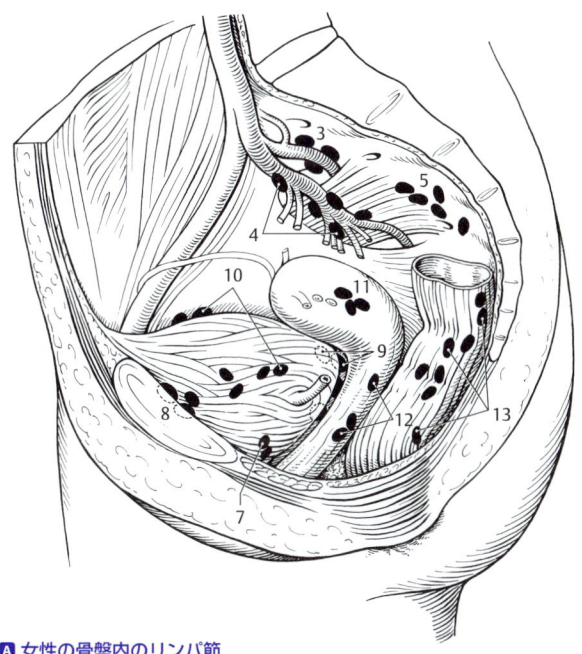

A 女性の骨盤内のリンパ節

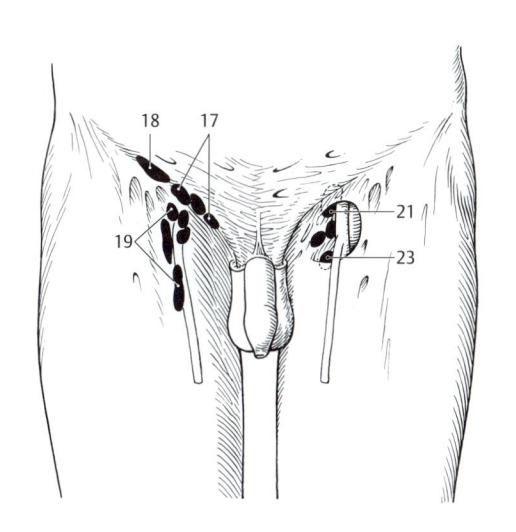

B 鼠径部のリンパ節

C 膝窩のリンパ節

14 リンパ系

リンパ系

1 リンパ本幹とリンパ管 Lymphatic trunks and ducts Trunci et ductus lymphatici

2 [右・左]頸リンパ本幹 Jugular trunk Truncus jugularis　内頸静脈とともに，内頸静脈と鎖骨下静脈がつくる角（静脈角）に行く．Ⓐ

3 [右・左]鎖骨下リンパ本幹 Subclavian trunk Truncus subclavius　上肢から来るもので，鎖骨下静脈に伴って走り，右では右リンパ本幹，左では内頸静脈と鎖骨下静脈がつくる角に入る．Ⓐ

4 腋窩リンパ叢 Axillary lymphatic plexus Plexus lymphaticus axillaris　20～30個の腋窩リンパ節で，網状に結ぶ．Ⓑ

5 [右・左]気管支縦隔リンパ本幹 Bronchomediastinal trunk Truncus bronchomediastinalis　心臓，肺，縦隔のリンパを集める．左は胸管に，右は右リンパ本幹に開くが，直接鎖骨下静脈に開くことも多い．Ⓐ

6 右リンパ本幹；右胸管 Right lymphatic duct；Right thoracic duct Ductus lymphaticus dexter；Ductus thoracicus dexter　左右の頸リンパ本幹，鎖骨下リンパ本幹，気管支縦隔リンパ本幹の合流によってつくられる．欠如することもある．Ⓐ

7 胸管 Thoracic duct Ductus thoracicus　横隔膜の下で乳ビ槽から起こり，胸大動脈の後方を上方に走り左鎖骨下静脈と内頸静脈がつくる角（静脈角 angulus venosus）に開く．以下〈8～11〉の4部に分かれる．

8 胸管弓 Arch of thoracic duct Arcus ductus thoracici　静脈角に開口する前の弓状部．Ⓐ

9 頸部 Cervical part Pars cervicalis；Pars colli　第7頸椎の前を走る短い部分．Ⓐ

10 胸部 Thoracic part Pars thoracica　大動脈裂孔に始まり，第1胸椎上縁で終わる．Ⓐ

11 腹部 Abdominal part Pars abdominalis　第1腰椎の前を走る短い部分．Ⓐ

12 乳ビ槽 Cisterna chyli；Chyle cistern Cisterna chyli　胸管起始部の前の多くは膨大した部．ここに腰リンパ本幹と腸リンパ本幹が開く．Ⓐ

13 [右・左]腰リンパ本幹 Lumbar trunk Truncus lumbalis　下肢，骨盤内臓，尿生殖器および一部の腹壁と腹部内臓のリンパを乳ビ槽に運ぶリンパ本幹．Ⓐ

14 腸リンパ本幹 Intestinal trunks Trunci intestinales　上・下腸間膜動脈の分布領域から，リンパを乳ビ槽に運ぶ．Ⓐ

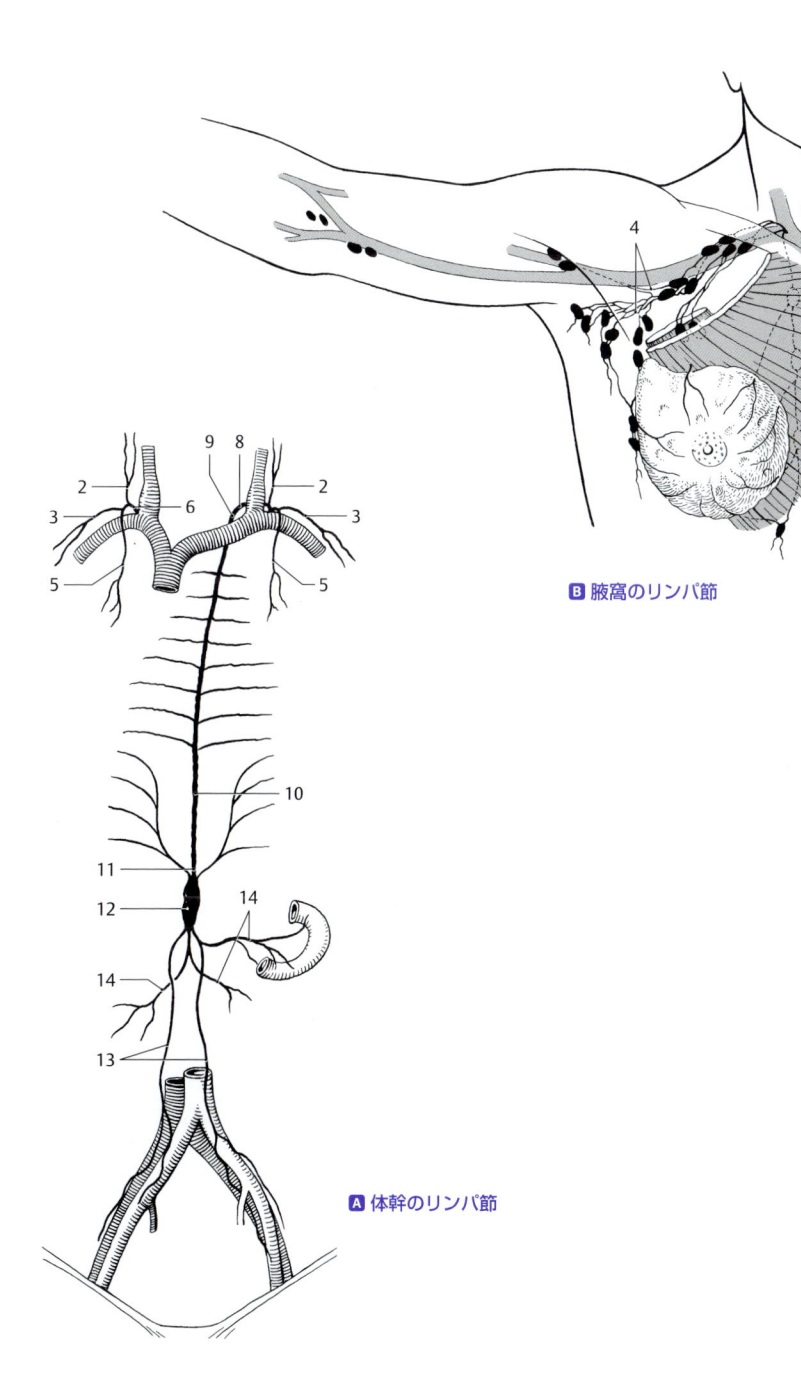

リンパ本幹とリンパ管　313

B 腋窩のリンパ節

A 体幹のリンパ節

14 リンパ系

髄膜

1 **神経系** Nervous system　Systema nervosum
2 **中枢神経系** Central nervous system　Pars centralis；Systema nervosum centrale
3 **髄膜** Meninges　Meninges　脊髄および脳を包む膜．硬膜，クモ膜，および軟膜からなる．
4 **硬膜** Pachymeninx；Dura mater　Pachymeninx；Dura mater　脊髄および脳を包む硬い線維性の強靱な膜．
5 **柔膜；広義の軟膜；クモ膜と軟膜** Leptomeninx；Arachnoid mater and pia mater　Leptomeninx；Arachnoidea mater et pia mater　脊髄および脳を包む軟らかい膜．２つの層からなる：クモ膜と血管が分布する軟膜．
6 **硬膜** Dura mater　Dura mater　脳と脊髄を覆う硬い膜．
7 **脳硬膜** Cranial dura mater　Dura mater cranialis；Dura mater encephali　脳の周囲に保護性の被覆をつくる．成長期には，頭蓋骨の骨膜にしっかりと付着する．脳膜層と骨膜層は硬膜静脈洞で常に分かれる．成長が止まった後は骨膜層はわずかに骨から分離し，鶏冠などの数少ない部位においてのみしっかり付着した状態が維持される．
8 **大脳鎌** Falx cerebri；Cerebral falx　Falx cerebri　硬膜の大脳縦裂中に鎌状に入り込んでいる部分．
9 **小脳テント**　Tentorium cerebelli；Cerebellar tentorium　Tentorium cerebelli　側頭骨岩様部上縁と横静脈洞の間に張る硬膜．小脳の上にあり，後頭葉を支える．
10 **テント切痕** Tentorial notch；Incisura of tentorium　Incisura tentorii　脳幹が通る小脳テントの開口部．
11 **小脳鎌** Falx cerebelli；Cerebellar falx　Falx cerebelli　左右の小脳半球を分ける，小さな鎌状の硬膜のヒダ．
12 **鞍隔膜** Diaphragma sellae；Sellar diaphragm　Diaphragma sellae　下垂体上の床突起間を水平に伸びる小さい硬膜のヒダ．
13 **三叉神経腔** Trigeminal cave；Trigeminal cavity　Cavum trigeminale　三叉神経節を含む骨膜と硬膜の間の腔．
14 **硬膜下腔†** Subdural space　Spatium subdurale　毛細血管層を含む硬膜とクモ膜の間の間隙．自然に発生する腔ではないと考えられる．
15 **硬膜上腔†** Epidural space；Extradural space　Spatium epidurale；Spatium extradurale　脊髄硬膜内にあるが，脳硬膜内には存在しない．
16 **脊髄硬膜** Spinal dura mater　Dura mater spinalis　脊髄の周囲に保護性の被覆をつくる硬い膜．硬膜上腔により脊柱管壁と離れている．, 317頁
17 **硬膜上腔** Epidural space　Spatium epidurale；Spatium peridurale　脊髄硬膜と脊柱管の壁の間にある空間で，脂肪と静脈叢で満たされる．
18 **クモ膜** Arachnoid mater　Arachnoidea mater　硬膜と軟膜の間にある膠原線維性の透明な膜で，上皮細胞で覆われる．

19 **クモ膜下腔** Subarachnoid space；Leptomeningeal space　Spatium subarachnoideum；Spatium leptomeningeum　クモ膜と軟膜の間の腔．クモ膜由来の結合組織と脳脊髄液が存在する．
20 **脳脊髄液** Cerebrospinal fluid　Liquor cerebrospinalis　ほとんど蛋白を含まず，細胞数が 1 mm^3 あたり 2〜6個の液体．主に脈絡叢から分泌される．
21 **脳クモ膜** Cranial arachnoid mater　Arachnoidea mater cranialis；Arachnoidea mater encephali　脳硬膜へ全体が癒着し，軟膜に至る結合組織性線維を有する無血管性の膜．
22 **クモ膜顆粒** Arachnoid granulations　Granulationes arachnoideae　矢状静脈洞および板間静脈中にクモ膜下腔が絨毛状に突出したもの．無血管性．およそ10歳以降大きくなり，脳脊髄液の排出に関与する．
23 **クモ膜小柱** Arachnoid trabeculae　Trabeculae arachnoideae　クモ膜と軟膜の間の結合組織性のつながり．
24 **クモ膜下槽** Subarachnoid cisterns　Cisternae subarachnoideae　クモ膜下腔の脳脊髄液を含む拡張部．
25 **後小脳延髄槽；大槽** Posterior cerebellomedullary cistern；Cisterna magna　Cisterna cerebellomedullaris posterior；Cisterna magna　小脳と延髄の間の脳脊髄液の腔で，その中に第四脳室正中口が開口する．大後頭孔から到達できる．
26 **外側小脳延髄槽** Lateral cerebellomedullary cistern　Cisterna cerebellomedullaris lateralis　延髄周囲で前外方に槽が延長した細い部分．その背側壁によって後小脳延髄槽と分かれる．
27 **大脳外側窩槽** Cistern of lateral cerebral fossa　Cisterna fossae lateralis cerebri　島，側頭葉，前頭葉および頭頂葉の間にある脳脊髄液腔で，外側溝から到達できる．中大脳動脈から出た島動脈を含む．
28 **交叉槽；視交叉槽** Chiasmatic cistern　Cisterna chiasmatica　視交叉を囲む脳脊髄液腔．
29 **脚間槽** Interpeduncular cistern　Cisterna interpeduncularis　交叉槽の後方にある脳脊髄液腔で，側頭葉および大脳脚で側方を境される．動眼神経，脳底動脈の分岐部，上小脳動脈の起始部，および後大脳動脈を含む．
30 **迂回槽** Cisterna ambiens；Ambient cistern　Cisterna ambiens　大脳脚の外側にある槽．後大脳動脈，上小脳動脈，脳底静脈〔Rosenthal（ローゼンタール）静脈〕，および滑車神経を含む．
31 **脳梁周囲槽；脳梁周槽** Pericallosal cistern　Cisterna pericallosa　脳梁に沿って縦に存在する矢状方向の槽．
32 **橋小脳槽** Pontocerebellar cistern　Cisterna pontocerebellaris　橋小脳角にある脳脊髄液腔．第四脳室外側口が開口する．
33 **終板槽** Cistern of lamina terminalis　Cisterna laminae terminalis　終板に沿ってある槽．

髄膜　315

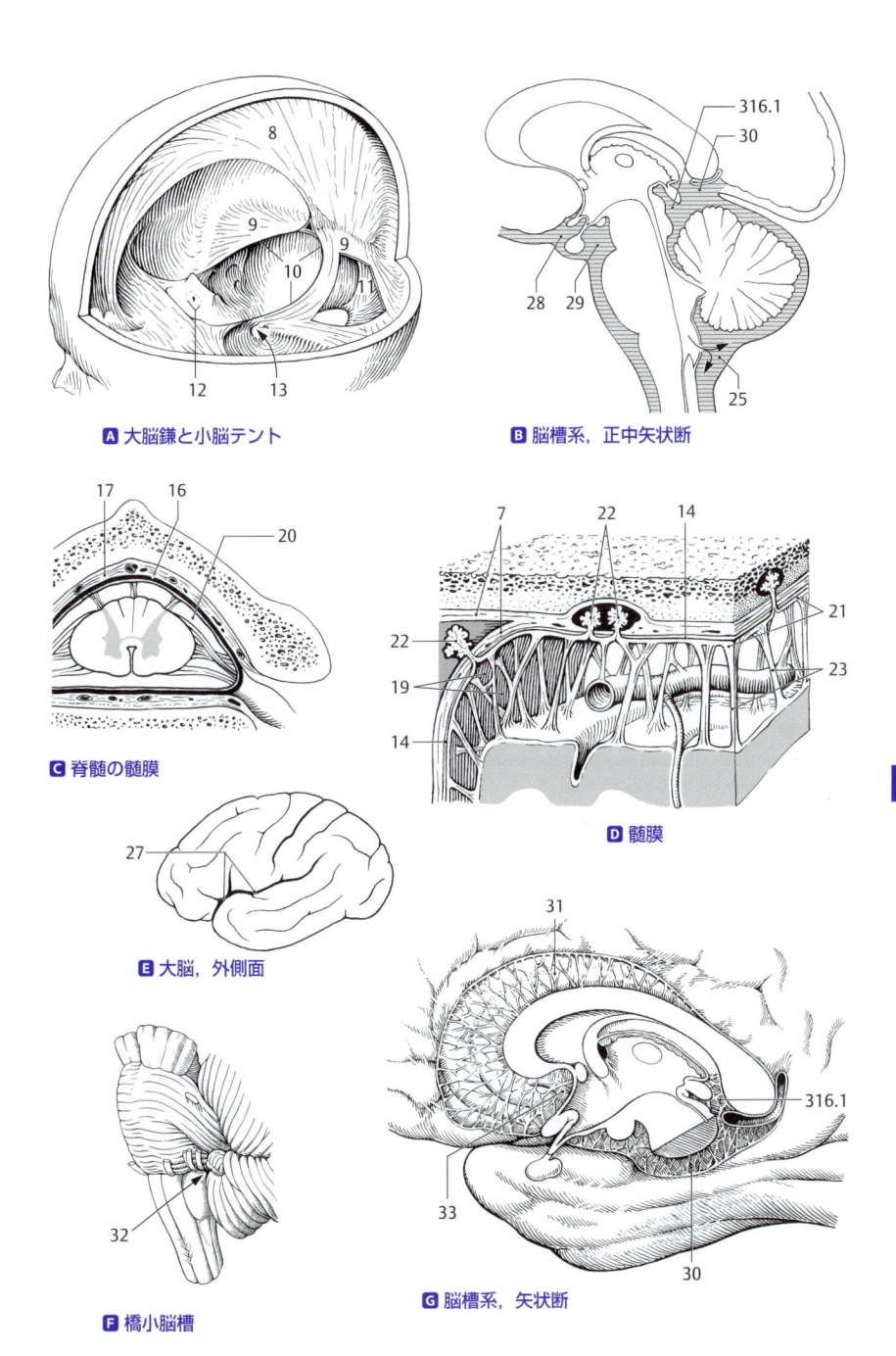

A 大脳鎌と小脳テント

B 脳槽系，正中矢状断

C 脊髄の髄膜

D 髄膜

E 大脳，外側面

F 橋小脳槽

G 脳槽系，矢状断

15
髄
膜

髄膜／脊髄

1 四丘体槽；大大脳静脈槽 **Quadrigeminal cistern；Cistern of great cerebral vein** Cisterna quadrigeminalis；Cisterna venae magnae cerebri 脳梁膨大，中脳蓋板，上髄帆の間に広がる．大大脳静脈，四丘体動脈，および松果体を含む．315頁 B G

2 脊髄クモ膜 **Spinal arachnoid mater** Arachnoidea mater spinalis 脊髄硬膜へ全体が癒着し，軟膜に至る結合組織性線維を伴う無血管性の膜．E

3 腰椎槽 **Lumbar cistern** Cisterna lumbalis クモ膜下腔の下部にある拡張部で，終糸および馬尾を含む．

4 軟膜 **Pia mater** Pia mater 脳および脊髄を包む軟らかい膜．

5 脳軟膜 **Cranial pia mater** Pia mater cranialis；Pia mater encephali 血管を含む軟らかい頭蓋の膜．疎性結合組織性の鞘で，脳表面にあり，溝へ入り込み，頭蓋の血管を覆う．

6 第四脳室脈絡組織 **Tela choroidea of fourth ventricle** Tela choroidea ventriculi quarti 第四脳室蓋の下にある薄い板で，軟膜および上皮からなる．側方では視床ヒモに付着し，第四脳室外側口および正中口には付着しない．B

7 第四脳室脈絡叢 **Choroid plexus of fourth ventricle** Plexus choroideus ventriculi quarti 上衣組織に覆われた花飾り状の1対の血管絨毛塊．外側口で達する．C

8 第三脳室脈絡組織 **Tela choroidea of third ventricle** Tela choroidea ventriculi tertii 左右の視床ヒモ間にある上衣組織に覆われた軟膜の薄い板．C

9 第三脳室脈絡叢 **Choroid plexus of third ventricle** Plexus choroideus ventriculi tertii 血管に富んだ1対の絨毛隆起．第三脳室の薄い屋根から吊り下がり，室間孔を通り側脳室脈絡叢に続く．C

10 側脳室脈絡叢 **Choroid plexus of lateral ventricle** Plexus choroideus ventriculi lateralis 脈絡裂から側脳室中へ入る血管に富む絨毛状房．室間孔から下角にまで達する．C

11 脈絡糸球 **Choroidal enlargement** Glomus choroideus 後角の根もと，側副三角域での脈絡叢の肥厚．

12 脊髄軟膜 **Spinal pia mater** Pia mater spinalis 血管に富む結合組織性の膜で，脊髄表面を密着して覆う．A

13 歯状靱帯 **Denticulate ligament** Lig. denticulatum 前頭面に位置した結合組織の板．脊髄と脊髄硬膜を結合し，脊髄神経の出口では弓状に広がる．A

14 中間頸部中隔 **Intermediate cervical septum** Septum cervicale intermedium 頸髄の高さにある結合組織中隔で，軟膜から後索の薄束および楔状束の間へ入る．A F

15 終糸 **Filum terminale；Terminal filum** Filum terminale 脊髄とその髄膜の末端で，先細りの糸状となっている．D E

16 硬膜部；尾骨靱帯；外終糸 **Dural part；Coccygeal ligament；Filum terminale externum** Pars duralis；〔Filum terminale externum〕 硬膜の糸状の末端で，第2仙椎または第3仙椎から第2尾椎の背面に伸びる．終糸に付着している．E

17 軟膜部；軟膜終糸；内終糸 **Pial part；Pial filament；Filum terminale internum** Pars pialis；〔Filum terminale internum〕 終糸内の軟膜の延長部で，正常なクモ膜下腔を伴い，第2仙椎へ伸びる．腰椎穿刺部位となりうる．E

18 脊髄 **Spinal cord** Medulla spinalis 延髄の下端で，最初の脊髄神経の出るところから，第1または第2腰椎の高さにある終糸のところまで．D

19 表面の形状 **External features** Morphologia externa

20 頸膨大 **Cervical enlargement** Intumescentia cervicalis 第3頸椎より第2胸椎に至る脊髄の膨大．上肢を支配する神経の発達の結果生じる．

21 腰仙膨大；腰膨大 **Lumbosacral enlargement** Intumescentia lumbosacralis 第9または第10胸椎より第1または第2腰椎に達する脊髄の膨大部．下肢への豊富な神経分布の結果生じる．D

22 脊髄円錐 **Conus medullaris；Medullary cone** Conus medullaris 第1または第2腰椎の高さで，先が尖って終わる脊髄円錐の端．終糸へと移行する．D

23 脊髄終糸 **Spinal part of filum terminale** Pars spinalis fili terminalis 脊髄を含む終糸の部分．

24 終室 **Terminal ventricle** Ventriculus terminalis 脊髄円錐の下端における中心管の膨らみ．D

25 前正中裂 **Anterior median fissure；Ventral median fissure** Fissura mediana anterior 脊髄の前面にある深い縦に走る裂け目．F

26 後正中溝 **Posterior median sulcus；Dorsal median sulcus** Sulcus medianus posterior 左右の後索の間にある溝．F

27 後正中中隔 **Posterior median septum；Dorsal median septum** Septum medianum posterius 後正中溝の深部におけるクモ膜下結合組織の肥厚．頸髄部には少なく，胸髄部に目立つ．F

28 前外側溝 **Anterolateral sulcus；Ventrolateral sulcus** Sulcus anterolateralis 時にみられる不明瞭な溝で，ここから前方の神経の細根が出る．F

29 後外側溝 **Posterolateral sulcus；Dorsolateral sulcus** Sulcus posterolateralis 脊髄表面の縦に走る溝で，側索と後索の間の境界を覆う．脊髄神経の後根が入る部位．F

30 後中間溝 **Posterior intermediate sulcus；Dorsal intermediate sulcus** Sulcus intermedius posterior 後正中溝の両側にある縦に走る浅い溝．薄束と楔状束の間の境界を示す．F

31 脊髄索 **Funiculi of spinal cord** Funiculi medullae spinalis 脊髄線維路の3つの索で，脊髄の前角と後角およびそこから出る根線維束によって区画される．F

髄膜／脊髄　317

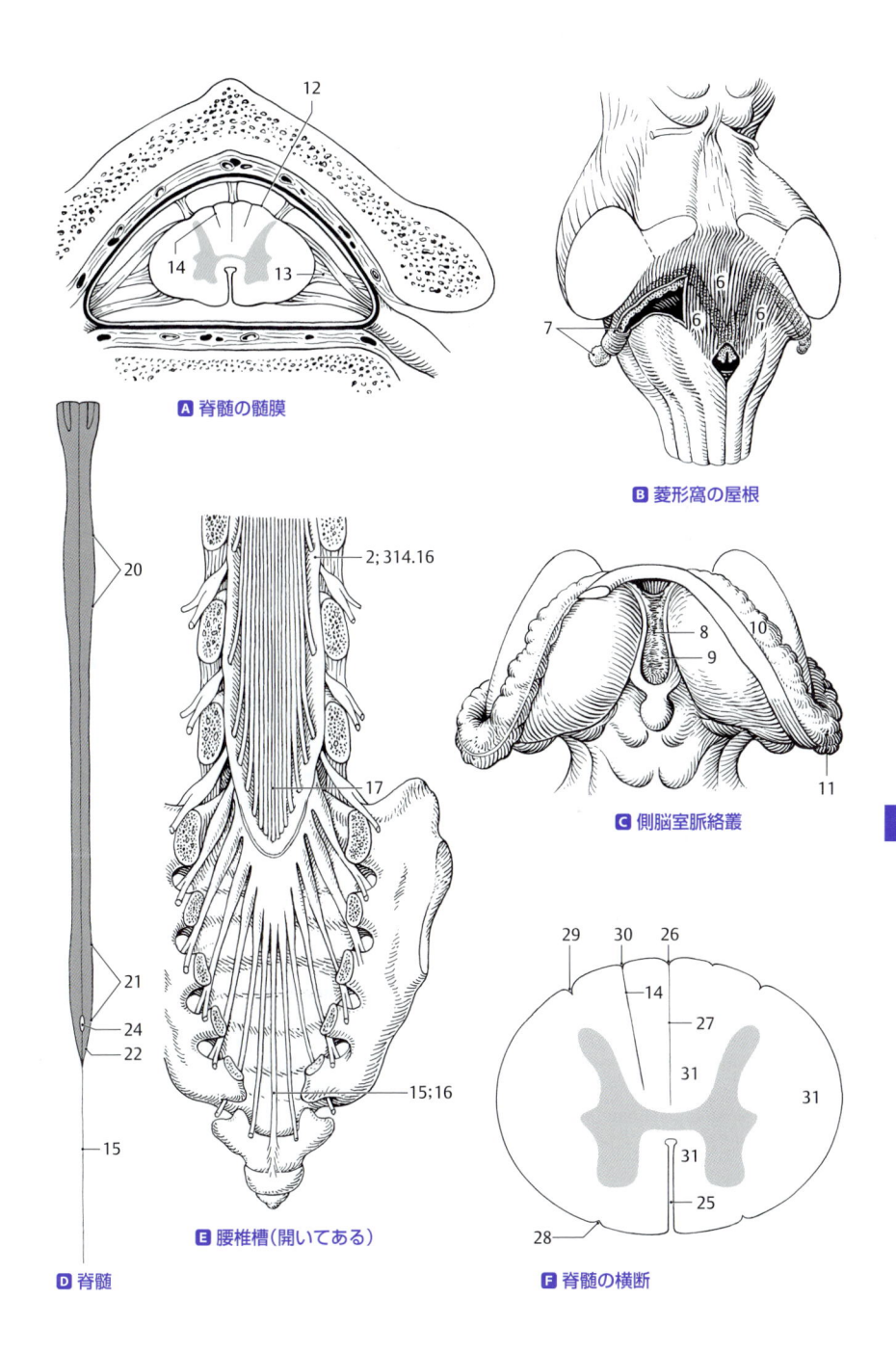

A 脊髄の髄膜

B 菱形窩の屋根

C 側脳室脈絡叢

D 脊髄

E 腰椎槽（開いてある）

F 脊髄の横断

16 髄膜／脊髄

1 脊髄節 〔Spinal segments；segments of spinal cord〕〔Segmenta medullae spinalis〕 ここでいう節とは一定の椎間孔より脊髄神経を送り出す脊髄神経の区分である．取り出した脊髄では境界を決めることはできない．

2 頸髄；頸髄節[第1-第8頸髄節] Cervical part；Cervical segments [1-8] Pars cervicalis；Segmenta cervicalia [1-8] 7個の頸椎に対し8つの頸髄節がある．第1～7頸髄節の神経根はそれぞれの椎体の上方から出るが，第8頸髄節の神経根は第7頸椎の下方から出る．頸髄は環椎から第7頸椎中間まで達する． C

3 胸髄；胸髄節[第1-第12胸髄節] Thoracic part；Thoracic segments [1-12] Pars thoracica；Segmenta thoracica [1-12] 12の胸髄節は第7頸椎の中間から第11胸椎の中央まで達する． C

4 腰髄；腰髄節[第1-第5腰髄節] Lumbar part；Lumbar segments [1-5] Pars lumbalis；Segmenta lumbalia [1-5] 5つの腰髄節は第11胸椎の中央から第1腰椎椎体上縁まで達する． C

5 仙髄；仙髄節[第1-第5仙髄節] Sacral part；Sacral segments [1-5] Pars sacralis；Segmenta sacralia [1-5] 5つの仙髄節はかなり尾側に位置しており，第1腰椎の背側にある． C

6 尾髄；尾髄節[第1-第3尾髄節] Coccygeal part；Coccygeal segments [1-3] Pars coccygea；Segmenta coccygea [1-3] 3つの非常に小さな尾髄節． C

7 内部の構造 Internal features Morphologia interna

8 中心管 Central canal Canalis centralis 胎生期の神経管の遺残．菱形窩の末端から終糸に伸びる（一部は閉塞している）． A D

9 灰白質 Grey substance Substantia grisea 周囲を白質で包まれる．主に多極性の神経細胞でできている．立体的にはH型になった柱である（灰白柱）．断面像は脊髄の部位により異なり，特徴のある灰白柱に相当する"角"を示す． A

10 前角 Anterior horn；Ventral horn Cornu anterius 前柱の横断像． A

11 側角 Lateral horn Cornu laterale 灰白質の側方へ突出した部分で，第8頸椎から第2腰椎まで伸びる． A

12 後角 Posterior horn；Dorsal horn Cornu posterius 後柱の横断像． A

13 白質 White substance Substantia alba 主に有髄神経線維からなる． A

14 中心膠様質 Central gelatinous substance Substantia gelatinosa centralis 中心管の上衣の下にある灰白質の狭い部分． B

15 灰白柱 Grey columns Columnae griseae 3つの棚状に張り出した灰白質．脊髄の高さによって形状と大きさは変化する． B

16 前柱 Anterior column；Ventral column Columna anterior その運動ニューロンは，主に群または核群として配列している． B

17 前角 Anterior horn；Ventral horn Cornu anterius 前柱の横断像． B D

18 脊髄層〔Spinal laminae〕〔Laminae spinales〕 細胞構築学的特徴によって，哺乳類の脊髄灰白質を10の領域に分割したもので，脊髄第IX層およびX層を除き，後方から前方へ連続する層をつくる．脊髄の層によって構造は変化するが，容易に区別できる．これらの分割は人体にも適用できる．321頁 C

19 脊髄第VII-IX層 Spinal laminae VII-IX Laminae spinales VII-IX 前角の層．膨大部では特に厚く，多様な形状をしている．例えば胸髄では単純な配列を示す．第VII層および第VIII層は内在性の脊髄反射と関連のある領域と考えられ，中脳，または延髄脊髄と脊髄固有の連絡によって制御される．第VII層は小脳とも連絡しており，これは姿勢と動作の調節に必要である．その細胞は膨大部内で抑制中心をつくる．第IX層は運動ニューロンで構成される．321頁 C

20 前外側核；腹外側核 Anterolateral nucleus；Ventrolateral nucleus Nucleus anterolateralis 前角の前外側にあり，第4～7頸髄節と第2腰髄節～第1仙髄節にみられる．四肢の筋を支配する． D

21 前核 Anterior nucleus Nucleus anterior 第2腰髄節～第1仙髄節の前外側核とつながっているほぼ内側にある核．その機能はあまりわかっていない．

22 前内側核；腹内側核 Anteromedial nucleus；Ventromedial nucleus Nucleus anteromedialis 前内側にあり，脊髄の全長にわたってみられる．体幹の筋を支配する． D

23 後外側核；背外側核 Posterolateral nucleus；Dorsolateral nucleus Nucleus posterolateralis 第5頸髄節～第1胸髄節および第2腰髄節～第2仙髄節で，前外側核の後方にみられる．四肢の筋を支配する． D

24 後後外側核；後背外側核 Retroposterior lateral nucleus；Retrodorsal lateral nucleus Nucleus retroposterolateralis 第8頸髄節～第1胸髄節および第1～3仙髄節で，後外側核の後方にある．四肢の筋を支配する． D

25 後内側核；背内側核 Posteromedial nucleus；Dorsomedial nucleus Nucleus posteromedialis 交連付近にあり，第1胸髄節～第3腰髄節に存在する．体幹の筋を支配する． D

26 中心核 Central nucleus Nucleus centralis いくつかの頸髄と腰髄にある小細胞群． D

27 副神経核 Nucleus of accessory nerve Nucleus nervi accessorii 第1～6頸髄節の前外側付近にある核．副神経脊髄部の根神経線維を出す． D

28 横隔神経核 Nucleus of phrenic nerve；Phrenic nucleus Nucleus nervi phrenici 第4～7頸髄節の前角の中央部にある． D

脊 髄 319

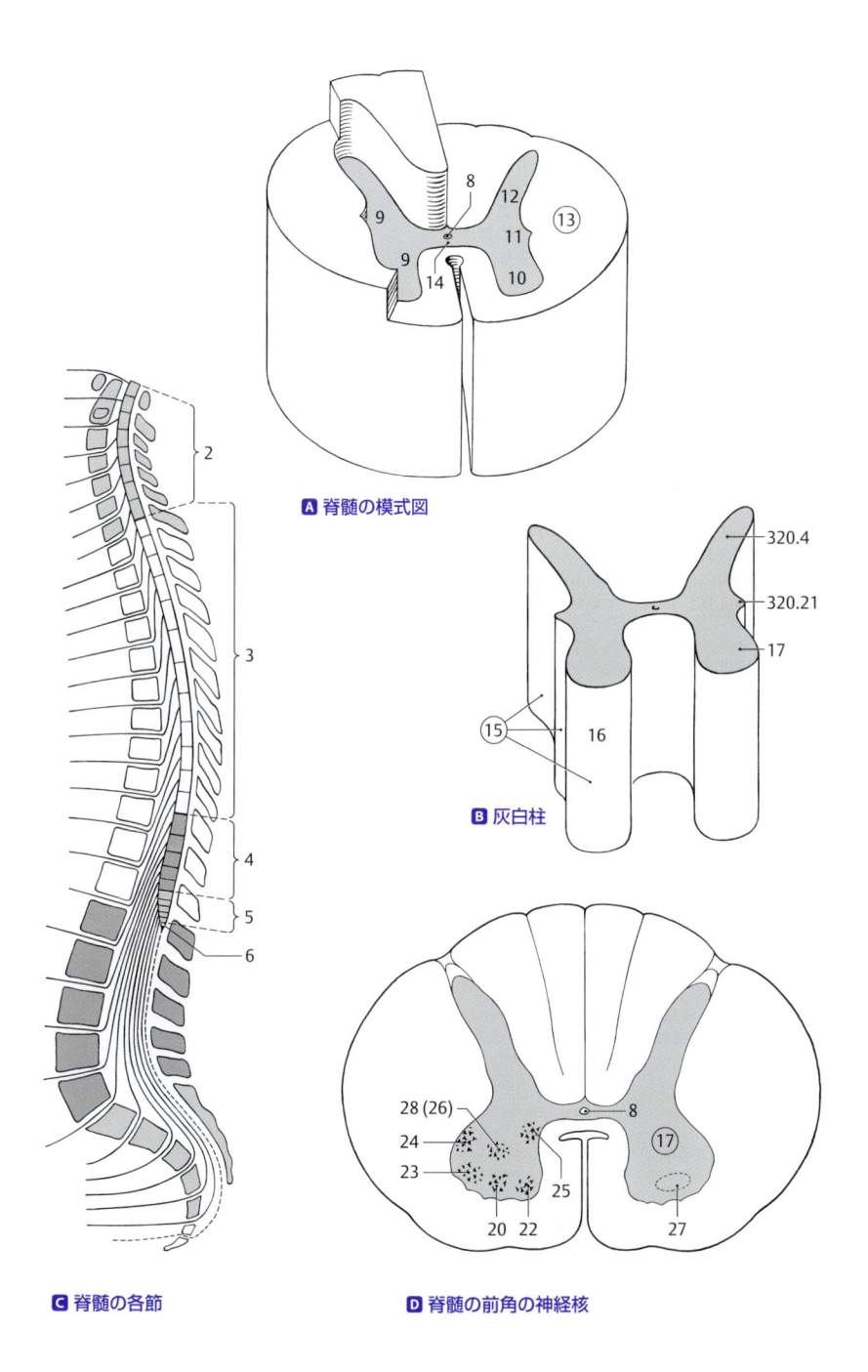

A 脊髄の模式図

B 灰白柱

C 脊髄の各節

D 脊髄の前角の神経核

脊髄

1 **後柱** Posterior column；Dorsal column　Columna posterior Ⓑ

2 **脊髄第 I-IV 層**〔**Spinal laminae I-IV**〕〔Laminae spinales I-IV〕　皮膚の求心性線維の主要な入口としての役割を果たす層．それらの細胞は局所的な閉回路，ならびに上行路および下行路の投射ニューロンを形成し，神経ペプチド系に関与している．Ⓒ

3 **脊髄第 V-VI 層**〔**Spinal laminae V-VI**〕〔Laminae spinales V-VI〕　大部分の固有受容性求心性線維の終末部．これらの層は運動皮質および感覚皮質ならびに皮質下中心由来の下行路の標的であり，おそらくは運動の調節に関与する．Ⓒ

4 **後角** Posterior horn；Dorsal horn　Cornu posterius　後柱の横断面．細胞の形態は層によって異なる．Ⓐ，319 頁Ⓑ

5 **尖；後角尖** Apex　Apex　後角の先端．前方を Lissauer（リッサウアー）路で境される．Ⓐ

6 **辺縁核；脊髄第 I 層** Marginal nucleus；Spinal lamina I　Nucleus marginalis；Lamina spinalis I　後角尖に沿う神経叢の狭い層で，各種の神経細胞を含む．Ⓐ

7 **頭；後角頭** Head　Caput　後角尖によって前方を境される後角部分．脊髄の頸部と胸部では太い．Ⓐ

8 **膠様質；脊髄第 II 層**　**Gelatinous substance；Spinal lamina II**　Substantia gelatinosa；Lamina spinalis II　後角頭の神経組織の主要な部分で，標本でない場合はガラス様外観を呈する．主に各種の神経細胞と無髄神経線維を含む．Ⓐ

9 **頸；後角頸** Neck　Cervix　後角頭によって前方を境される後角の少しくびれた部分．脊髄第 III～V 層を含む．Ⓐ

10 **固有核；脊髄第 III・第 IV 層** Nucleus proprius；Spinal laminae III and IV　Nucleus proprius；Laminae spinales III et IV　脊髄第 II 層と同様の神経細胞の集まりで，有髄線維を主に含む．Ⓐ

11 **脊髄第 V 層** Spinal lamina V　Lamina spinalis V　後角頸と後角底の間の層．外側と内側の成分は各種の形態の細胞からなる．外側部は網様体と明確に区別されない．Ⓒ

12 **底；後角底** Base　Basis　後角の広くなった部分．Ⓐ

13 **脊髄第 VI 層** Spinal lamina VI　Lamina spinalis VI　構造は脊髄第 V 層と似ており，そのためこの 2 つの区別が困難になっている．上部頸髄節および頸膨大と腰膨大の分節内にのみ存在する．Ⓒ

14 **二次内臓灰白質**　**Secondary visceral grey substance**　Substantia visceralis secundaria　中間質中心部の腹側にある小野で，自律神経系神経節細胞を含む．Ⓐ

15 **内基底核**　Internal basilar nucleus　Nucleus basilaris internus　NOTE を参照．

16 **外側頸髄核**　Lateral cervical nucleus　Nucleus cervicalis lateralis　ヒトにおいて，有毛皮膚からの刺激の初期中継点となる．

17 **内側頸髄核**　Medial cervical nucleus　Nucleus cervicalis medialis　中心頸核が Cajal（カハール）間質核へと続いたもの．ヒトでは明確に定義されていない．

18 **側索後核** Posterior nucleus of lateral funiculus　Nucleus posterior funiculi lateralis　NOTE を参照．

19 **中間柱；中間帯**　Intermediate column；Intermediate zone　Columna intermedia　前柱と後柱の間にある灰白質で，中心管を取り囲む．ⒶⒷ

20 **脊髄第 VII 層** Spinal lamina VII　Lamina spinalis VII　中間柱の大部分を取り囲む．Ⓒ

21 **側角** Lateral horn　Cornu laterale　灰白質の側方へ突出した部分．Ⓐ，319 頁Ⓑ

22 **中間外側核；中間質外側核**　Intermediolateral nucleus　Nucleus intermediolateralis　第 1 胸髄節～第 2 腰髄節の側角にある細胞群で，交感神経細胞を含む．Ⓐ

23 **中間質中心部** Central intermediate substance　Substantia intermedia centralis　中心管周囲の灰白質．

24 **胸髄核；背核；背側核** Posterior thoracic nucleus；Dorsal thoracic nucleus　Nucleus thoracicus posterior；Nucleus dorsalis（Stilling-Clarke（スチリング-クラーク）柱）　後角底にある核柱で，通常は第 8 頸髄節～第 3 腰髄節にある．一部は後脊髄小脳路に属する．Ⓐ

25 **中間質外側部** Lateral intermediate substance　Substantia intermedia lateralis；〔Zona intermedia〕　前柱と後柱の間にある灰白質．胸髄では側柱を含む．Ⓐ

26 **中間内側核；中間質内側核** Intermediomedial nucleus　Nucleus intermediomedialis　中心管近傍の核で，交感神経細胞および第 1 胸髄節～第 2 腰髄節では主に介在ニューロンを含む．Ⓐ

27 **仙髄副交感神経核；仙髄副交感核**　Sacral parasympathetic nuclei　Nuclei parasympathici sacrales　第 2～4 仙髄節の副交感神経細胞群．

28 **陰部神経核** Nucleus of pudendal nerve　Nucleus nervi pudendi　〔Onuf（オヌフ）核〕　第 2～3 仙髄節の前角にある．

29 **脊髄網様体**　Spinal reticular formation　Formatio reticularis spinalis　灰白質と白質の網状の混在部．胸髄では側角と後角の間にあり，頸髄では後角と前角の間にある．Ⓐ

30 **前内側核**　Anterior medial nucleus；Ventral medial nucleus　Nucleus medialis anterior　NOTE を参照．

NOTE

内基底核 internal basilar nucleus（320.15），側索後核 posterior nucleus of lateral funiculus（320.18），前内側核 anterior medial nucleus（320.30），赤核核路 rubronuclear tract（350.14）が注釈のない状態で用語集に新たに加えられている．委員会から情報を得ることはできなかった．

脊髄　**321**

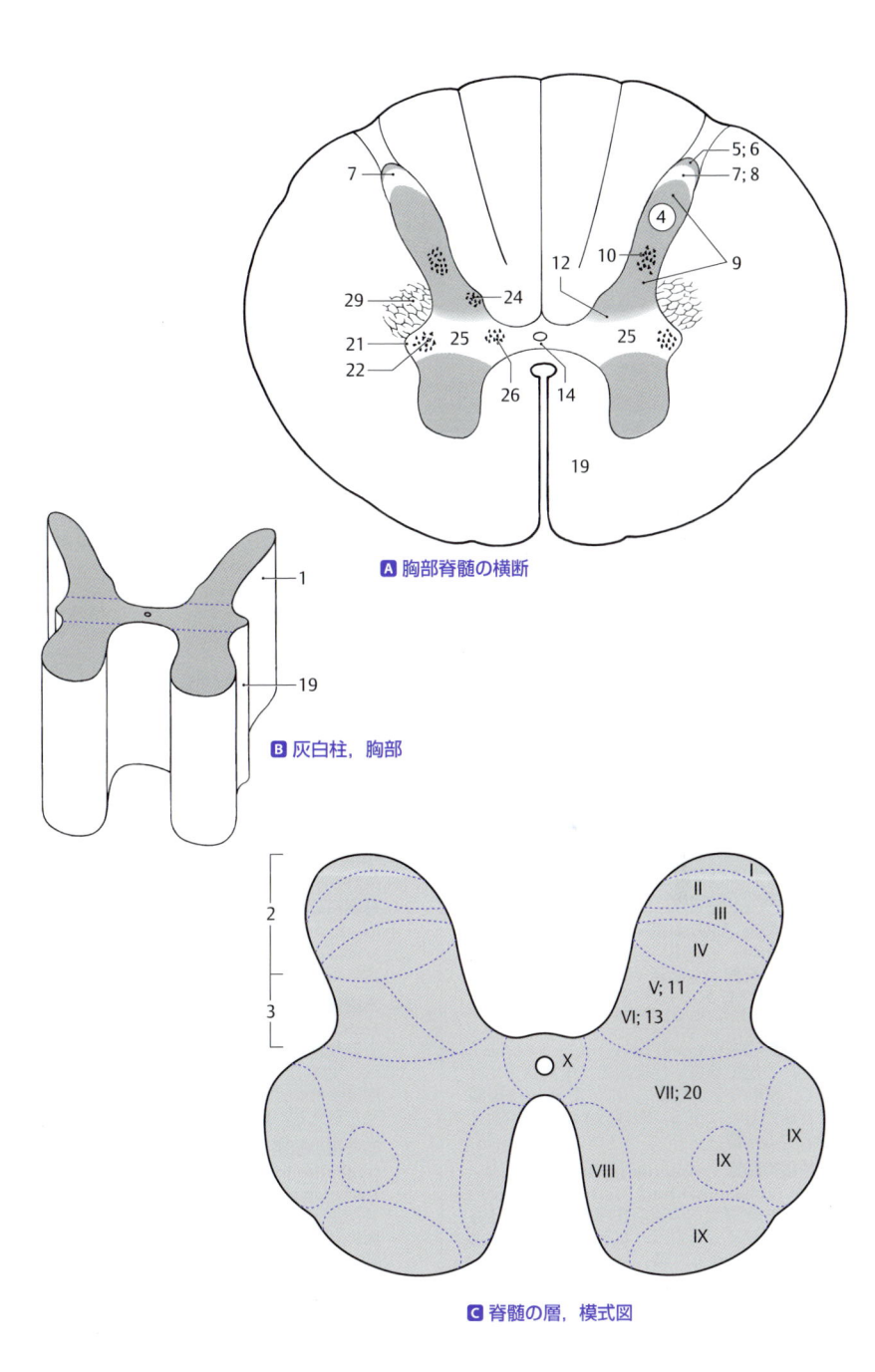

A 胸部脊髄の横断

B 灰白柱，胸部

C 脊髄の層，模式図

脊髄

1 **白質** White substance Substantia alba　主に有髄神経線維からなる．

2 **前索** Anterior funiculus；Ventral funiculus　Funiculus anterior　前正中裂と前神経根細胞・線維の間の白質．A

3 **前索固有束**　Anterior fasciculus proprius；Ventral fasciculus proprius　Fasciculus proprius anterior　前索の固有束．脊髄固有束．連合線維と投射ニューロンの側枝の束からなり，灰白質のすぐ隣にあり，脊髄節の間の調整を行う．A

4 **溝縁束** Sulcomarginal fasciculus Fasciculus sulcomarginalis　前正中裂に沿ってある前索固有束の部分．A

5 **前皮質脊髄路**　Anterior corticospinal tract；Ventral corticospinal tract Tractus corticospinalis anterior；〔Tractus pyramidalis anterior〕　前正中裂側方にある非交叉性錐体路．A C

6 **外側前庭脊髄路；外側前庭神経核脊髄路** Lateral vestibulospinal tract Tractus vestibulospinalis lateralis　Deiters（ダイテルス）核からの遠心性線維を受ける脊髄路で，仙髄に伸び，前角の脊髄第Ⅶ層およびⅧ層に終わる．ヒトにおける機能は明らかではない．B

7 **内側前庭脊髄路；内側前庭神経核脊髄路** Medial vestibulospinal tract Tractus vestibulospinalis medialis　前庭神経内側核に始まる脊髄路で，内側縦束内を通って，髄髄の中間領域に入り，主に脊髄第Ⅷ層に終わる．頸部と上背部の筋緊張に影響を及ぼす．A

8 **網様体脊髄線維**　Reticulospinal fibres　Fibrae reticulospinales　延髄網様体脊髄路から脊髄第Ⅴ～Ⅶ層に至る下行線維．ヒトでは確認されていない．

9 **橋網様体脊髄路；内側網様体脊髄路** Pontoreticulospinal tract；Medial reticulospinal tract　Tractus pontoreticulospinalis　尾側橋網様核および吻側橋網様核の尾側部に始まり，全脊髄の脊髄第Ⅶ層およびⅧ層に至る脊髄路．ヒトでは明確に識別できない．B

10 **間質核脊髄路**　Interstitiospinal tract Tractus interstitiospinalis　Cajal（カハール）間質核から内側縦束内を脊髄の脊髄第Ⅶ層およびⅧ層に走る脊髄路．ヒトにおける機能は明らかでない．B

11 **視蓋脊髄路**　Tectospinal tract Tractus tectospinalis　上丘で起こる遠心性線維で，後被蓋交叉で交叉し，縦束内を走って，大部分が第1～4頸節の脊髄固有系に至る．眼球および頭部の動きを調節する．A

12 **前縫線核脊髄路**　Anterior raphespinal tract；Ventral raphespinal tract Tractus raphespinalis anterior　内側縦束内の遠心性線維で，淡蒼球および不確縫線核で始まり，おそらくは前角および中間外側核に至る．B

13 **オリーブ核脊髄線維；オリーブ脊髄線維** Olivospinal fibres　Fibrae olivospinales　ヒトでは確認されていない．

14 **前脊髄視床路**　Anterior spinothalamic tract；Ventral spinothalamic tract Tractus spinothalamicus anterior　有髄神経線維から起こり，後角から白交連を経て対側の前索へと交叉する．触圧覚を伝える．A B

15 **側索** Lateral funiculus　Funiculus lateralis　前角と後角の間の白質で，神経根線維を含む．A

16 **側索固有束** Lateral fasciculus proprius　Fasciculus proprius lateralis　側索の固有束．その線維は隣接する脊髄節を相互に連結する．A B

17 **室頂核脊髄路** Fastigiospinal tract Tractus fastigiospinalis　ヒトではその存在は明らかでない．

18 **中位核脊髄路** Interpositospinal tract Tractus interpositospinalis　ヒトではその存在は明らかでない．

19 **外側皮質脊髄路** Lateral corticospinal tract　Tractus corticospinalis lateralis；〔Tractus pyramidalis lateralis〕　後角の外側にある側索内の錐体路．大部分は延髄錐体の下方で交叉し，対側に至る．その線維は体性感覚性である．頸髄に終わる最も短い線維は内側にあり，仙髄下部で終わる最も長い線維は最も外側にある．これらは随意運動の信号を伝達し，大部分は脊髄第Ⅷ～Ⅸ層に終わるが，脊髄第Ⅰ～Ⅶ層に終わるものもある．A C

20 **赤核脊髄路**　Rubrospinal tract Tractus rubrospinalis　〔Monakow（モナコフ）束〕　赤核の大細胞部から脊髄に至る交叉線維．ヒトではほとんど発達していない．

21 **延髄網様体脊髄路；外側網様体脊髄路**　Bulboreticulospinal tract；Medullary reticulospinal tract；Lateral reticulospinal tract　Tractus bulboreticulospinalis　巨細胞性網様核に始まる大部分が交叉線維で，側索を通って脊髄第Ⅶ層に至る．ヒトでは明確に区別できない．B

22 **オリーブ核脊髄線維；オリーブ脊髄線維** Olivospinal fibres　Fibrae olivospinales　ヒトでは確認されていない．

23 **脊髄視蓋路**　Spinotectal tract Tractus spinotectalis　起始が不明の上行線維．一部は上丘に走り，一部は中心灰白質と網様体に走る．疼痛線維を含む可能性がある．B, 343頁A

24 **外側脊髄視床路** Lateral spinothalamic tract　Tractus spinothalamicus lateralis　膠様質から起こる無髄神経線維で，前白交連を経て対側の側索へ交叉する．主に痛覚および温度覚を伝え，程度は少ないが外受容性信号および固有受容性信号を伝える．A

25 **前脊髄小脳路；腹側脊髄小脳路** Anterior spinocerebellar tract；Ventral spinocerebellar tract Tractus spinocerebellaris anterior　〔Gowers（ガワーズ）路〕　その線維の一部は後角から交叉して対側に至り，橋の上縁へ上行し，曲がって上小脳脚に至る．下肢運動の協調のため，下半身にある求心性神経からの筋緊張と四肢の位置に関する情報を伝える．A B, 343頁A

16

脊髄 **323**

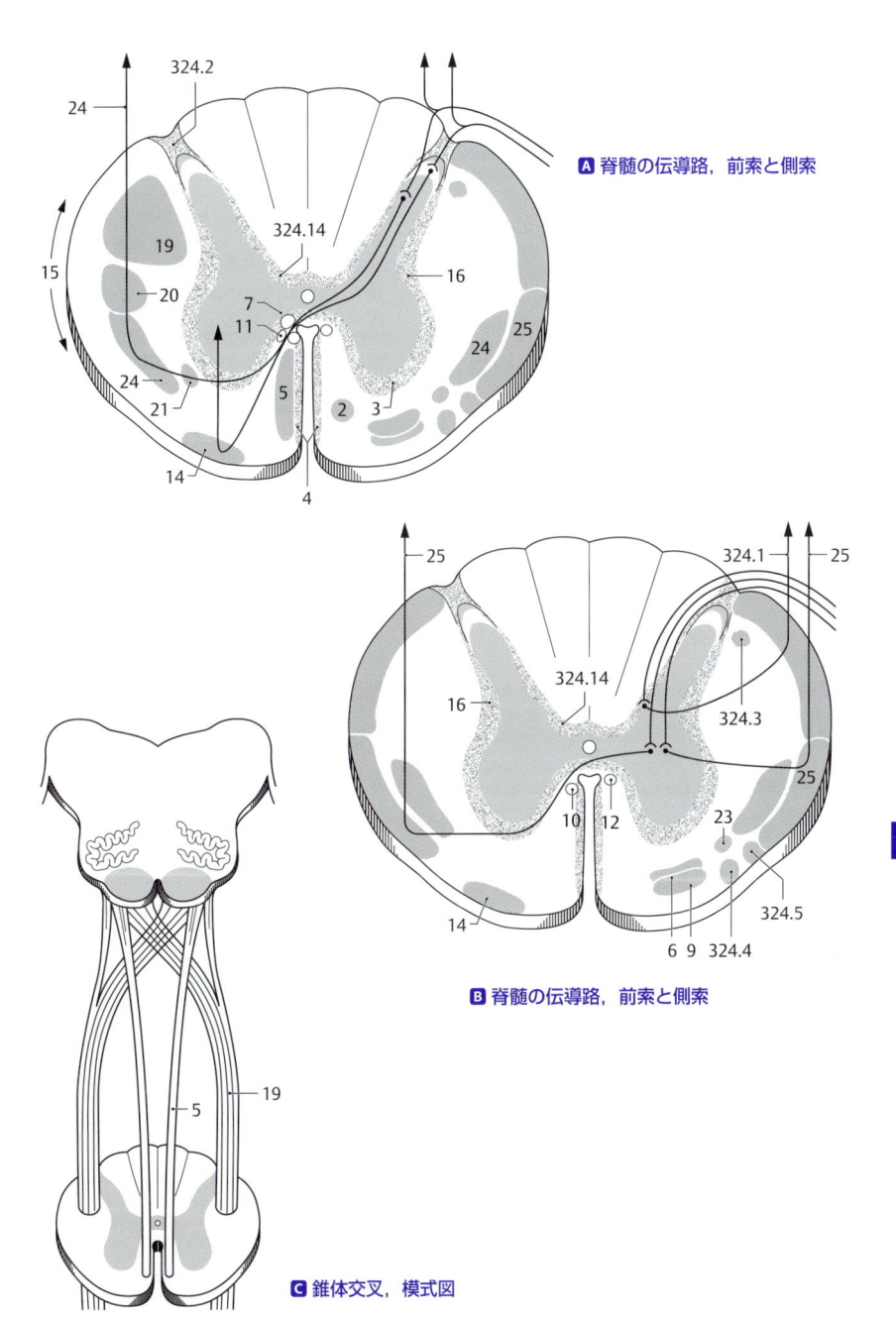

A 脊髄の伝導路，前索と側索

B 脊髄の伝導路，前索と側索

C 錐体交叉，模式図

脊髄

1 **後脊髄小脳路；背側脊髄小脳路 Posterior spinocerebellar tract；Dorsal spinocerebellar tract** Tractus spinocerebellaris posterior 〔Flechsig（フレクシッヒ）路〕 下小脳脚に向かう非交叉線維．機能は前脊髄小脳路と同様である．Ⓐ，323頁Ⓑ

2 **後外側路；背外側路 Posterolateral tract；Dorsolateral tract** Tractus posterolateralis 〔Lissauer（リッサウエル）路〕 後角尖と表面の間にある短い有髄線維と無髄線維から起こる路．外側固有束の一部である．Ⓐ，323頁Ⓐ

3 **側索後部 Posterior part of lateral funiculus** Pars posterior funiculi lateralis 脊髄第Ⅳ層から起こる軸索で，外側頸核に至る．ヒトでは痕跡的．Ⓐ，323頁Ⓑ

4 **脊髄オリーブ核路；脊髄オリーブ路 Spinoolivary tract** Tractus spinoolivaris 〔Helweg（ヘルヴェーク）路〕 後角からオリーブに走る交叉線維で，皮膚および固有受容性の信号を伝える．Ⓐ，323頁Ⓐ

5 **脊髄網様体路 Spinoreticular tract** Tractus spinoreticularis 延髄の脊髄毛帯を離し，網様体に伸びる上行線維．Ⓐ，293頁Ⓑ

6 **青斑核脊髄路 Caeruleospinal tract** Tractus caeruleospinalis 青斑核から出て脊髄に至る．この存在はヒトでは明らかでない．

7 **視床下部脊髄線維 Hypothalamospinal fibres** Fibrae hypothalamospinales 視床下部の室傍核と脊髄の中間外側核の間を通る線維．ヒトではまだ確認されていない．

8 **外側縫線核脊髄路 Lateral raphespinal tract** Tractus raphespinalis lateralis 大縫線核から出て脊髄第Ⅰ層および第Ⅴ層に至る．これらの存在はヒトでは明らかでない．

9 **孤束核脊髄路 Solitariospinal tract** Tractus solitariospinalis 孤束核から脊髄の運動ニューロンに走る線維．これらの存在はヒトでは明らかでない．

10 **脊髄頸髄路 Spinocervical tract** Tractus spinocervicalis 主に頸髄上部の脊髄第Ⅳ層から外側頸髄核に走る上行線維．これらの存在はヒトでは明らかでない．

11 **脊髄前庭路；脊髄前庭神経核路 Spinovestibular tract** Tractus spinovestibularis 大部分が脊髄の尾部で起こる固有受容性の上行線維で，前庭神経外側核および前庭神経内側核に至る．これらの存在はヒトでは明らかでない．

12 **三叉神経脊髄路 Trigeminospinal tract** Tractus trigeminospinalis 三叉神経脊髄路核から起こり，脊髄後角に走る線維．これらの存在はヒトでは明らかでない．

13 **後索 Posterior funiculus；Dorsal funiculus** Funiculus posterior 後角の間の白質で，後外側路〔Lissauer（リッサウアー）路〕を含む．Ⓐ

14 **後索固有束 Posterior fasciculus proprius；Dorsal fasciculus proprius** Fasciculus proprius posterior 後索の固有束．多様な太さの路で，その線維は隣接する脊髄節を相互に連絡する．Ⓐ，323頁ⒶⒷ

15 **中隔縁束 Septomarginal fasciculus** Fasciculus septomarginalis 〔Flechsig（フレクシッヒ）束〕 上行性投射路の下行性軸索側副路で，脊髄後索の線維．後正中中隔に沿って，下部胸髄，腰髄（Flechsig部），および仙髄〔Phillippe-Gombault（フィリープ-ゴンボー）三角〕にある．脊髄円錐の灰白質に終わる．Ⓐ

16 **束間束；半月束；コンマ束 Interfascicular fasciculus** Fasciculus interfascicularis；Fasciculus semilunaris 〔Schultze（シュルツェ）コンマ束〕 上行性投射路の下行性軸索側副路で，脊髄固有の線維．薄束と楔状束の間にある頸髄および上部胸髄の束に分類される．ⒶⒷ

17 **薄束 Gracile fasciculus** Fasciculus gracilis 〔Goll（ゴル）束〕 後索の内側部．後中間溝の内側にあり，下半身（第5胸髄節〜尾髄節）から触覚と深部感覚を伝える線維を含む．Ⓐ，328頁8 333頁Ⓐ

18 **楔状束 Cuneate fasciculus** Fasciculus cuneatus 〔Burdach（ブルダッハ）束〕 後索の外側部．後中間溝の外側にあり，上半身（第1頸髄節〜第4胸髄節）から触覚および深部感覚を伝える線維を含む．ⒶⒷ，328頁9，333頁Ⓐ

19 **楔状束脊髄線維；楔状束脊髄線維 Cuneospinal fibres** Fibrae cuneospinales 楔状束に沿って走る散在性の脊髄固有の線維．333頁Ⓐ

20 **薄束核脊髄線維；薄束脊髄線維 Gracilespinal fibres** Fibrae gracilispinales 薄束に沿って走る散在性の脊髄固有の線維．

21 **脊髄楔状束核線維；脊髄楔状束線維 Spinocuneate fibres** Fibrae spinocuneatae 脊髄後根の神経細胞から楔状束内を走り，楔状束核に至る上行線維．脊髄薄束線維とともに，シナプス後後角線維と呼ばれる．

22 **脊髄薄束核線維；脊髄薄束線維 Spinogracile fibres** Fibrae spinograciles 脊髄後根の神経細胞からの上行線維で，薄束内を薄束核に走る．〈17〉参照．

23 **脊髄中心灰白質の構造 Central cord structures** Structurae centrales medullae spinalis

24 **第Ⅹ脊髄野；脊髄第Ⅹ層 Spinal area X；Spinal lamina X** Area spinalis X；Lamina spinalis X 中心管周囲の領域．Ⓐ

25 **前灰白交連；腹側灰白交連 Anterior grey commissure；Ventral grey commissure** Commissura grisea anterior 中心管の前方にある細い帯状の灰白質．Ⓐ

26 **後灰白交連；背側灰白交連 Posterior grey commissure；Dorsal grey commissure** Commissura grisea posterior 中心管の後方にある細い帯状の灰白質．Ⓐ

27 **前白交連；腹側白交連 Anterior white commissure；Ventral white commissure** Commissura alba anterior 固有束の一部で，脊髄の対側同士をつなぐ交叉線維を含む．Ⓐ

28 **後白交連；背側白交連 Posterior white commissure；Dorsal white commissure** Commissura alba posterior 固有束の一部．323頁Ⓐ

29 **中心管 Central canal** Canalis centralis 胎生期の神経管の遺残．時に閉塞している．Ⓐ

脊髄 **325**

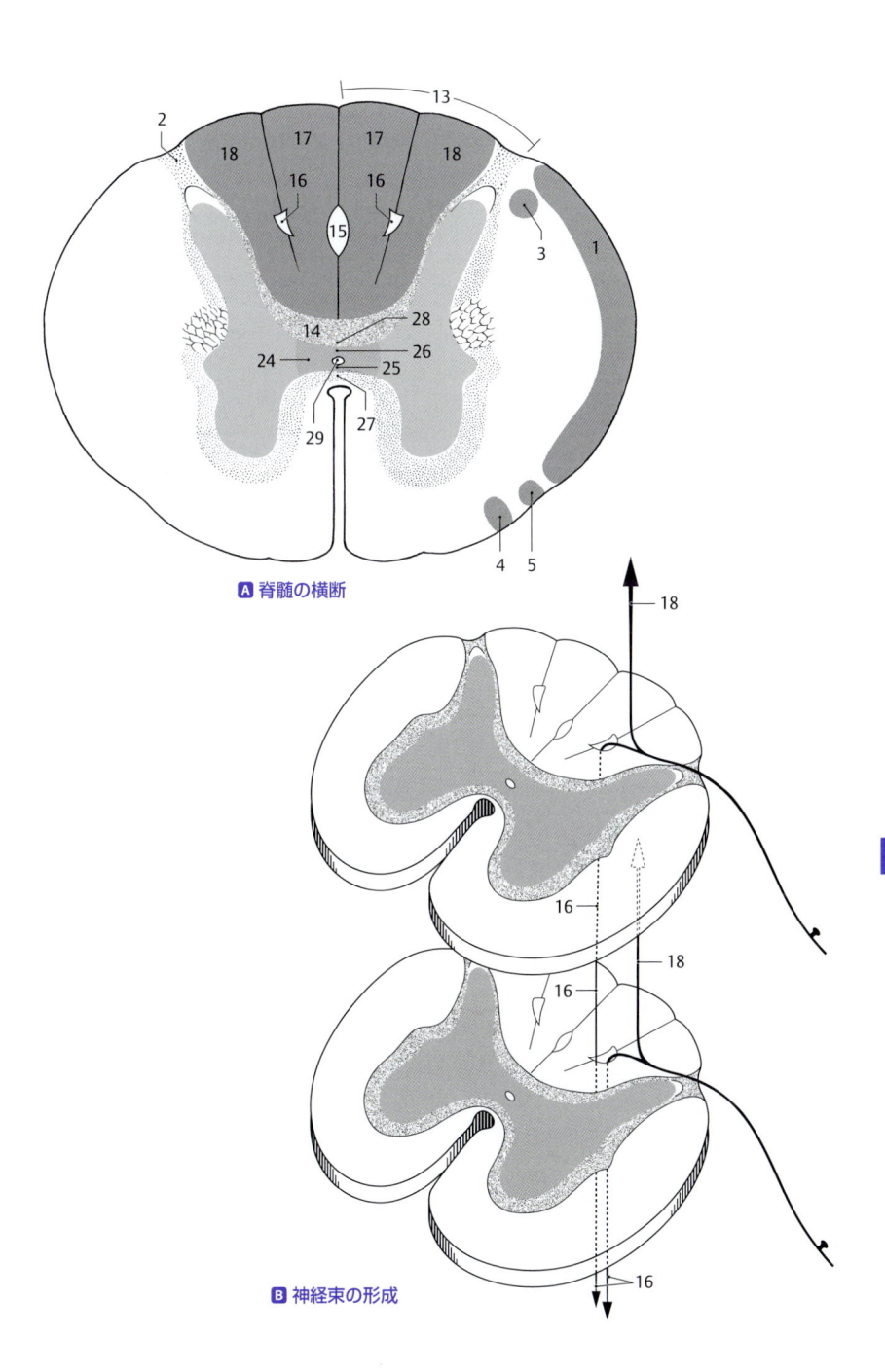

Ⓐ 脊髄の横断

Ⓑ 神経束の形成

16
脊髄

脳

1 脳 Brain Encephalon

2 菱脳 Rhombencephalon；Hindbrain Rhombencephalon 遺伝的，構造的，および機能的単位．体系的には，延髄，橋，および小脳を含む．第四脳室を取り囲む．A

3 髄；延髄；球 Myelencephalon；Medulla oblongata；Bulb Myelencephalon；Medulla oblongata；Bulbus 脊髄の吻側の連続部で，頭側は橋の後縁にある橋延髄溝に終わる．尾側の境界は第1頸髄節の脊髄神経根の上面に沿うとされている．A

4 後脳；橋と小脳 Metencephalon；Pons and cerebellum Metencephalon；Pons et cerebellum 橋および小脳からなる菱脳の部分．A

5 中脳 Mesencephalon；Midbrain Mesencephalon 遺伝的単位をつくらず，菱脳と前脳の間に発達した脳の部分．局所解剖学のこの用語は，被蓋，赤核，中脳蓋板，大脳脚，および黒質も含む．A

6 前脳 Prosencephalon；Forebrain Prosencephalon 間脳および終脳の起源で，どちらも脳神経核を含まない．

7 間脳 Diencephalon Diencephalon 前脳の一部で，視床，視床上部および松果体，視床下部，および淡蒼球で構成される．第三脳室を囲み，上丘の前端から室間孔まで伸びる．A

8 終脳 Telencephalon Telencephalon 2つの半球からなり，それぞれが側脳室を包み，互いにつながっている．

9 脳幹 Brainstem Truncus encephali 菱脳と中脳の解剖学的な総称．臨床上の定義は，大脳基底核，間脳，および嗅脳の一部を含む．

10 髄；延髄；球 Myelencephalon；Medulla oblongata；Bulb Myelencephalon；Medulla oblongata；Bulbus 脊髄の続き．〈3〉参照．

11 表面の形状 External features Morphologia externa

12 前正中裂 Anterior median fissure；Ventral median fissure Fissura mediana anterior 脊髄の前正中裂から続く溝で，錐体交叉で覆われる．C

13 延髄盲孔 Foramen caecum of medulla oblongata Foramen caecum medullae oblongatae 橋の後縁にある窪みで，前正中裂の終端．C

14 延髄錐体 Pyramid Pyramis medullae oblongatae；Pyramis bulbi 前正中裂両側の縦に走る隆起で，錐体路由来の線維からなる．錐体交叉に終わる．C

15 錐体交叉 Decussation of pyramids；Motor decussation Decussatio pyramidum 延髄の下端にある外側皮質脊髄路の交叉．3〜5本の線維束がみられる．C D，331頁 B

16 前外側溝 Anterolateral sulcus；Ventrolateral sulcus Sulcus anterolateralis 錐体の外側にある溝で，オリーブを含む．第1頸椎の基部がすぐ下方にあり，錐体交叉の高さにある．C

17 オリーブ前溝 Pre-olivary groove Sulcus preolivaris 延髄錐体とオリーブの間の窪み．舌下神経根が出る部位．C

18 側索 Lateral funiculus Funiculus lateralis 脊髄の側索の続きで，オリーブまで達する．C

19 オリーブ Inferior olive Oliva 長さ約1.5 cmの豆状の隆起で，下層にある核によって生じる．C, 329頁 A B

20 前外弓状線維 Anterior external arcuate fibres；Ventral external arcuate fibres Fibrae arcuatae externae anteriores 弓状核由来の線維で，オリーブの下端から下小脳脚に至る．橋小脳路の散在性線維．

21 オリーブ後溝 Retro-olivary groove Sulcus retroolivaris オリーブの後方にある溝で，舌咽神経，迷走神経が出る．頸髄への延長部で副神経根が起こる．C

22 オリーブ後野 Retro-olivary area Area retroolivaris オリーブ後溝の後方にある領域．C

23 後外側溝 Posterolateral sulcus；Dorsolateral sulcus Sulcus posterolateralis 楔状束の前方を伸びる溝で，三叉神経結節の前方に終わる．

24 下小脳脚 Inferior cerebellar peduncle Pedunculus cerebellaris inferior 後脊髄小脳路およびオリーブ由来の線維とともに小脳に伸びる．これと中小脳脚の間の明確な境界はない．B

25 索状体 Restiform body Corpus restiforme 下小脳脚と同一ではないが，その一部と考えられる．B

26 三叉神経結節；灰白結節 Trigeminal tubercle Tuberculum trigeminale 延髄の連続部にある三叉神経脊髄路核によって生じる隆起．

27 楔状束 Cuneate fasciculus Fasciculus cuneatus 後索の外側部で，上半身由来の線維を伴う．B

28 楔状束結節 Cuneate tubercle Tuberculum cuneatum 楔状束の終端にある隆起で，楔状束核によって生じる．B D

29 薄束 Gracile fasciculus Fasciculus gracilis 後索の内側部で，下半身由来の線維を伴う．B

30 薄束結節 Gracile tubercle Tuberculum gracile 薄束の終端にある隆起で，薄束核によって生じる．B D

31 後正中溝 Posterior median sulcus；Dorsal median sulcus Sulcus medianus posterior 脊髄の後正中溝の続き．B

32 閂 Obex Obex 横走する髄板で，ここで後正中溝が終わり，中心管が第四脳室へ開く．B

延 髄　327

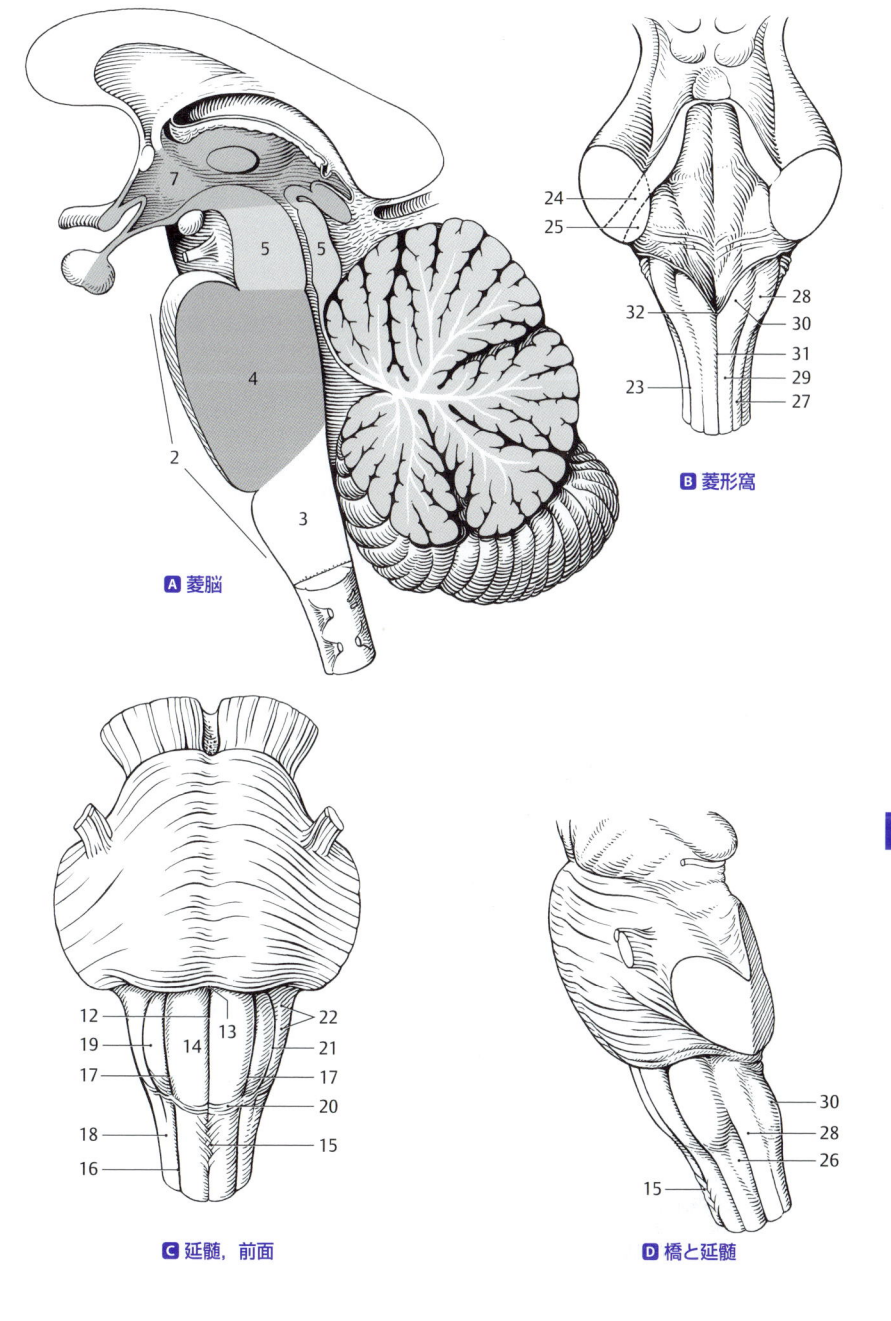

A 菱脳

B 菱形窩

C 延髄, 前面

D 橋と延髄

328 脳

1 **内部の構造** Internal features Morphologia interna

2 **白質** White substance Substantia alba

3 **錐体路** Pyramidal tract Tractus pyramidalis 大脳皮質，特に前頭葉および頭頂葉から起こる．随意運動の興奮性および抑制性インパルスを伝達する．ⒶⒷⒸ, 333頁ⒶⒷ

4 **皮質脊髄線維** Corticospinal fibres Fibrae corticospinales 延髄錐体を形成する線維．約80%は，錐体交叉で交叉して反対側に至り，外側皮質脊髄路となる．残りは交叉せず，前皮質脊髄路となる．ⒶⒷⒸ

5 **延髄の皮質核線維；皮質核線維** Bulbar corticonuclear fibres Fibrae corticonucleares bulbi 脳神経の運動核，副神経脊髄核，舌下神経核，および疑核に終わる線維．それぞれの核の位置で錐体路を離れる．

6 **皮質網様体線維** Corticoreticular fibres Fibrae corticoreticulares 網様核に伸びる線維．ここでは，両側を大細胞性網様核に伸びる．

7 **錐体交叉** Decussation of pyramids；Motor decussation Decussatio pyramidum 錐体が交叉するところ．326頁 15

8 **薄束** Gracile fasciculus Fasciculus gracilis 後索の内側部で，身体の下半分からの線維を含む．Ⓒ, 325頁Ⓐ17

9 **楔状束** Cuneate fasciculus Fasciculus cuneatus 後索の外側部で，身体の上半分からの線維を含む．Ⓒ, 325頁Ⓐ18

10 **内弓状線維** Internal arcuate fibres Fibrae arcuatae internae 内側毛帯の後索の核より起こる線維群．後索由来の二次ニューロンの軸索からなる．ⒷⒸ, 333頁Ⓐ

11 **内側毛帯交叉** Decussation of medial lemniscus；Sensory decussation Decussatio lemnisci medialis オリーブの位置で内弓状線維の大多数が正中で交叉．ⒷⒸ

12 **内側毛帯** Medial lemniscus Lemniscus medialis；〔Tractus bulbothalamicus〕 内側毛帯交叉から脳幹を通って，視床に至る上行線維．全身の皮膚感覚刺激を伝達する．ⒶⒷⒸ, 333頁Ⓐ, 353頁Ⓑ, 355頁Ⓐ

13 **視蓋脊髄路** Tectospinal tract Tractus tectospinalis 上丘と脊髄固有束の間にある．Ⓒ, 331頁Ⓑ

14 **内側縦束** Medial longitudinal fasciculus Fasciculus longitudinalis medialis 異なる高さで出入りする多様な線維束．脳神経の運動核と相互に連絡し，前庭器と眼筋，頸部筋群，および錐体外路系をつなぐ．これによって，嚥下時または発話時に，筋群，例えば咀嚼筋群，舌筋群，および咽頭筋群を，または眼球動作時に眼筋を調節する．Ⓑ, 331頁Ⓑ, 333頁Ⓐ

15 **後縦束；背側縦束** Posterior longitudinal fasciculus；Dorsal longitudinal fasciculus Fasciculus longitudinalis posterior；Fasciculus longitudinalis dorsalis 〔Schütz（シュッツ）束〕視床下部から菱形窩底にある分泌核および運動核に至る遠心性線維の重要路．動眼神経，顔面神経，迷走神経，舌下神経の核，ならびに疑核，孤束核，および唾液核を結ぶ．味覚および嗅覚の刺激や運動信号を伝達する．Ⓑ

16 **三叉神経脊髄路** Spinal tract of trigeminal nerve Tractus spinalis nervi trigemini 三叉神経由来の下行線維で，疼痛および温度の刺激を伝達する．ⒷⒸ, 333頁Ⓐ

17 **オリーブ核外套；オリーブ外套；オリーブ小包** Amiculum of olive Amiculum olivare オリーブを覆う線維の鞘．下オリーブ複合体由来の求心性および遠心性線維からなる．Ⓑ, 333頁Ⓐ

18 **脊髄オリーブ核路；脊髄オリーブ路** Spinoolivary tract Tractus spinoolivaris 脊柱の後角から起こり，交叉して対側のオリーブに至る上行路．そこから，その線維の一部がシナプスを形成し，小脳に投射する．外受容性および固有受容性信号を伝達する．

19 **オリーブ核小脳路；オリーブ小脳路** Olivocerebellar tract Tractus olivocerebellaris オリーブ由来の全ての上行線維は，この路を走って，下小脳脚から対側の小脳に至り，登上線維として終わる．ⒶⒷ

20 **下小脳脚** Inferior cerebellar peduncle Pedunculus cerebellaris inferior；〔Corpus restiforme〕延髄と小脳をつなぐ多様な線維．以下〈21, 22〉の2つの部分に分けられる．Ⓐ

21 **索状体** Restiform body Corpus restiforme 小脳に至る求心性線維の後外側部．Ⓐ

22 **傍索状体；索状傍体** Juxtarestiform body Corpus juxtarestiforme 前庭器と小脳および室頂とをつなぐ内側線維．Ⓐ

23 **孤束** Solitary tract Tractus solitarius 顔面神経，舌咽神経，迷走神経から孤束核に至る遠心性線維束．Ⓑ, 355頁Ⓑ

24 **前外弓状線維** Anterior external arcuate fibres；Ventral external arcuate fibres Fibrae arcuatae externae anteriores 弓状核に起こり，外方にオリーブ周囲に走って，下小脳脚に至る．Ⓑ

25 **後外弓状線維** Posterior external arcuate fibres；Dorsal external arcuate fibres Fibrae arcuatae externae posteriores 非交叉線維で，弓状核の外側部から下小脳脚に至る．第8頸髄節の高さより上では，後脊髄小脳路に取って代わる．この部分では背側核を欠く．

延髄　329

A 延髄の横断

B 延髄の横断

C 延髄の横断

330 脳

1 **延髄縫線 Raphe of medulla oblongata** Raphe medullae oblongatae　内側毛帯交叉にある縫い目状の正中線． Ⓐ

2 **前縫線核脊髄路 Anterior raphespinal tract** Tractus raphespinalis anterior　延髄の内側縦束にある伝導路． Ⓐ

3 **前網様体脊髄路；腹側網様体脊髄路 Anterior reticulospinal tract；Ventral reticulospinal tract** Tractus reticulospinalis anterior　巨細胞性網様核から脊髄の中間質に至る下行線維． Ⓑ

4 **前脊髄小脳路；腹側脊髄小脳路 Anterior spinocerebellar tract；Ventral spinocerebellar tract** Tractus spinocerebellaris anterior　延髄内にある伝導路． ⒶⒷ

5 **視床下部脊髄線維 Hypothalamospinal fibres** Fibrae hypothalamospinales　ヒトでは確認されていない．

6 **間質核脊髄路 Interstitiospinal tract** Tractus interstitiospinalis　延髄の内側縦束内にある伝導路． Ⓐ

7 **外側縫線核脊髄路 Lateral raphespinal tract** Tractus raphespinalis lateralis　ヒトでは確認されていない．

8 **外側延髄網様体脊髄路 Lateral bulboreticulospinal tract** Tractus bulboreticulospinalis lateralis　延髄内にある伝導路． Ⓐ

9 **延髄網様体脊髄線維 Medullary reticulospinal fibres** Fibrae medulloreticulospinales　延髄網様体脊髄路由来の線維で，延髄内で交叉する． Ⓐ

10 **外側前庭脊髄路；外側前庭神経核脊髄路 Lateral vestibulospinal tract** Tractus vestibulospinalis lateralis　延髄内にある伝導路． Ⓑ

11 **後脊髄小脳路；背側脊髄小脳路 Posterior spinocerebellar tract；Dorsal spinocerebellar tract** Tractus spinocerebellaris posterior　延髄内にある． Ⓑ

12 **副楔状束核小脳線維；楔状束核小脳線維 Cuneocerebellar fibres** Fibrae cuneocerebellares　副楔状束核〔Monakow（モナーコフ）路〕から索状体を通って小脳に至る．上肢の筋緊張および上肢の位置に関する情報を伝達する．

13 **赤核延髄路 Rubrobulbar tract** Tractus rubrobulbaris　赤核脊髄路を離れ，網様体に至る線維．これらの存在はヒトでは明らかでない．

14 **赤核オリーブ核路；赤核オリーブ路 Rubro-olivary tract** Tractus rubroolivaris　赤核から起こり，交叉せずに中心被蓋路を経由してオリーブに至り，小脳へ続く．その存在はヒトでは明らかでない．

15 **赤核脊髄路 Rubrospinal tract** Tractus rubrospinalis　延髄内にある伝導路． ⒶⒷ

16 **脊髄毛帯；前外側路；前外側系 Spinal lemniscus；Anterolateral tracts；Anterolateral system** Lemniscus spinalis；Tractus anterolaterales　以下〈17〜24〉の8つの線維群からなる毛帯で，痛覚，温度覚，ならびに触覚および圧覚を主に伝える． ⒶⒷ, 350頁16

17 **脊髄視床線維 Spinothalamic fibres** Fibrae spinothalamicae　前脊髄視床路および外側脊髄視床路が頭側へと続く共通の部分．

18 **脊髄網様体線維 Spinoreticular fibres** Fibrae spinoreticulares　脊髄視床路内を上行し，脊髄毛帯で離れる．

19 **脊髄中脳線維 Spinomesencephalic fibres** Fibrae spinomesencephalicae　ヒトではこれらの線維の全てが確認されているわけではない．前脊髄視床路近くを伴行する線維．中脳で終わり，疼痛刺激の処理に関与する．

20 **脊髄視蓋線維 Spinotectal fibres** Fibrae spinotectales　上丘へ痛覚を伝達する線維．痛みに応答する瞳孔の不随意収縮に関与する．

21 **脊髄中脳中心灰白質線維；脊髄中脳水道周囲灰白質線維 Spinoperiaqueductal fibres** Fibrae spinoperiaqueductales　中脳水道周囲灰白質に至る線維．

22 **脊髄視床下部線維 Spinohypothalamic fibres** Fibrae spinohypothalamicae　中間外側核から視床下部に上行する線維で，縦束後部内を走る．

23 **脊髄延髄線維 Spinobulbar fibres** Fibrae spinobulbares　側索内を薄束核付近の細胞群に走る上行線維．空間内の位置に関する情報を伝達する．これらの存在はヒトでは明らかでない．

24 **脊髄オリーブ核線維 Spino-olivary fibres** Fibrae spinoolivares　頸髄の後角から対側のオリーブに至る上行線維． Ⓑ

25 **脊髄前庭路；脊髄前庭神経核路 Spinovestibular tract** Tractus spinovestibularis　延髄内にある伝導路．

26 **視蓋延髄路 Tectobulbar tract** Tractus tectobulbaris　上丘から脳幹の核に至る遠心性線維で，大部分が網様体，外転神経核，および橋核に走る． Ⓐ

延 髄　331

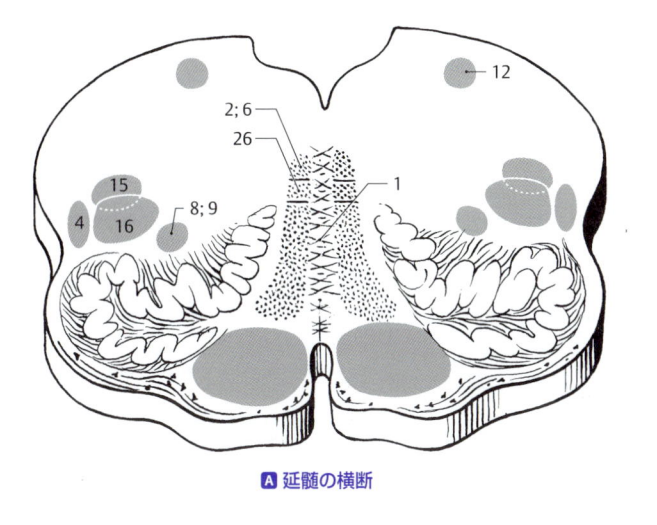

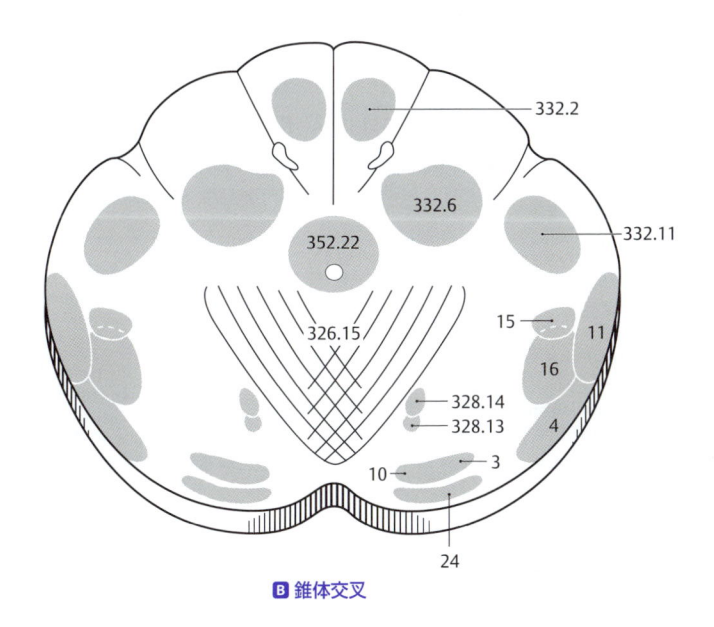

Ⓐ 延髄の横断

Ⓑ 錐体交叉

17
脳

1 灰白質 Grey substance Substantia grisea

2 薄束核 Gracile nucleus Nucleus gracilis　下半身から後索内を走る触覚および固有受容性求心性線維の終末部．細胞の構造が異なる様々な部分に分けられる．A, 329 頁C, 331 頁B

3 中心部；細胞巣領域 Central part；Cell nest region Pars centralis　核の中心部で，多数の細胞を含み，機械受容器〔Meissner（マイスナー）小体，Merkel（メルケル）円板，Ruffini（ルフィーニ）小体〕から求心性線維を受ける．A

4 吻側部；殻領域 Rostral part；Shell region Pars rostralis　前部で，多数の線維を含み，主に筋紡錘および関節から求心性線維を受ける．A

5 吻背側亜核；Z 細胞群 Rostrodorsal subnucleus；Cell group Z Subnucleus rostrodorsalis　薄束核の前方にある細胞の小群で，下肢由来の筋紡錘の求心性線維を受け，対側の視床に投射する．

6 楔状束核 Cuneate nucleus Nucleus cuneatus　上半身由来の触覚および固有受容性の求心性線維の終末部で，後索内を走る．その構造と機能は薄束核と類似する．B, 329 頁C, 331 頁B, 335 頁B, 337 頁A

7 中心部；細胞巣領域 Central part；Cell nest region Pars centralis　〈3〉と類似する．A

8 吻側部；殻領域 Rostral part；Shell region Pars rostralis　〈4〉と類似する．A

9 副楔状束核 Accessory cuneate nucleus Nucleus cuneatus accessorius　楔状束小脳線維の起始．A, 329 頁C

10 副楔状束前核；X 細胞群 Preaccessory cuneate nucleus；Cell group X Nucleus precuneatus accessorius　吻背側核と類似する上肢の細胞群．ヒトにおいてその存在は明らかでない．

11 三叉神経脊髄路核 Spinal nucleus of trigeminal nerve Nucleus spinalis nervi trigemini　頸髄内の長い細胞柱で，吻側を主感覚核によって境され，尾側に伸びて脊髄後角の第 I〜V 層に入る．原始性の求心性細胞の終末部となる．329 頁C, 331 頁B, 337 頁A

12 尾側亜核；尾部；尾側部 Caudal part Pars caudalis　第 I〜V 層を伴い，脊柱の後角と構造上類似する．主に痛覚および温度覚を伝達する．以下〈13〜15〉の部分にさらに分けられる．

13 帯状層；辺縁部 Zonal subnucleus Subnucleus zonalis　脊髄の辺縁核に類似する．A

14 膠様層；膠様質 Gelatinous subnucleus Subnucleus gelatinosus　脊髄の膠様質に類似する．A

15 大細胞層；大細胞部 Magnocellular subnucleus Subnucleus magnocellularis　脊髄の固有核に類似する．A

16 中間亜核；中間部 Interpolar part Pars interpolaris　三叉神経脊髄路核の一部で，尾側亜核に隣接し，細胞構築学的にそれと区別される．三叉神経全体，ならびに顔面神経，舌咽神経，迷走神経および頸神経に由来する触覚の求心性線維の終末部．B

17 吻側部；吻側亜核 Oral subnucleus Subnucleus oralis；〔Pars oralis〕　橋の被蓋に伸びる三叉神経脊髄路核の口側部．その細胞構築は中間亜核と同一であり，機能に関して密接な関連がある．

18 三叉神経後核 Retrotrigeminal nucleus Nucleus retrotrigeminalis　三叉神経脊髄路核の後方にある小細胞群

19 顔面神経後核 Retrofacial nucleus Nucleus retrofacialis　顔面神経核の後方，疑核の前方にある小細胞群．

20 下オリーブ複合体；下オリーブ核群 Inferior olivary complex Complexus olivaris inferior；Nuclei olivares inferiores　オリーブの核複合体．A B

21 主オリーブ核 Principal olivary nucleus Nucleus olivaris principalis　オリーブの主核．厚い壁をもつ，ヒダのある内側に開く嚢のような形で，脊髄および小脳とつながる．

22 背側板 Dorsal lamella Lamella posterior　核の後部．B

23 腹側板 Ventral lamella Lamella anterior　核の前部．B

24 外側板 Lateral lamella Lamella lateralis　核の外側部．B

25 下オリーブ核門 Hilum of inferior olivary nucleus Hilum nuclei olivaris inferioris　主オリーブ核の内側への開口部．

26 後副オリーブ核；背側副オリーブ核 Posterior accessory olivary nucleus；Dorsal accessory olivary nucleus Nucleus olivaris accessorius posterior　オリーブと網様体の間にある副核．B

27 内側副オリーブ核 Medial accessory olivary nucleus Nucleus olivaris accessorius medialis　下オリーブ核門の前方にある副核．B

28 舌下神経核 Nucleus of hypoglossal nerve Nucleus nervi hypoglossi　下菱形窩底にある傍正中核．A B, 335 頁A, 337 頁A, 343 頁

29 後正中傍核；背側正中傍核 Posterior paramedian nucleus；Dorsal paramedian nucleus Nucleus paramedianus posterior　舌下神経核の内側にあり，外転神経核の近傍に伸びる核群．B

30 迷走神経背側核 Posterior nucleus of vagus nerve；Dorsal nucleus of vagus nerve Nucleus posterior nervi vagi；Nucleus dorsalis nervi vagi　舌下神経核の外側にある菱形窩底の核．迷走神経の内臓運動神経線維の起始部．A B, 335 頁A B, 337 頁A, 343 頁

延 髄 333

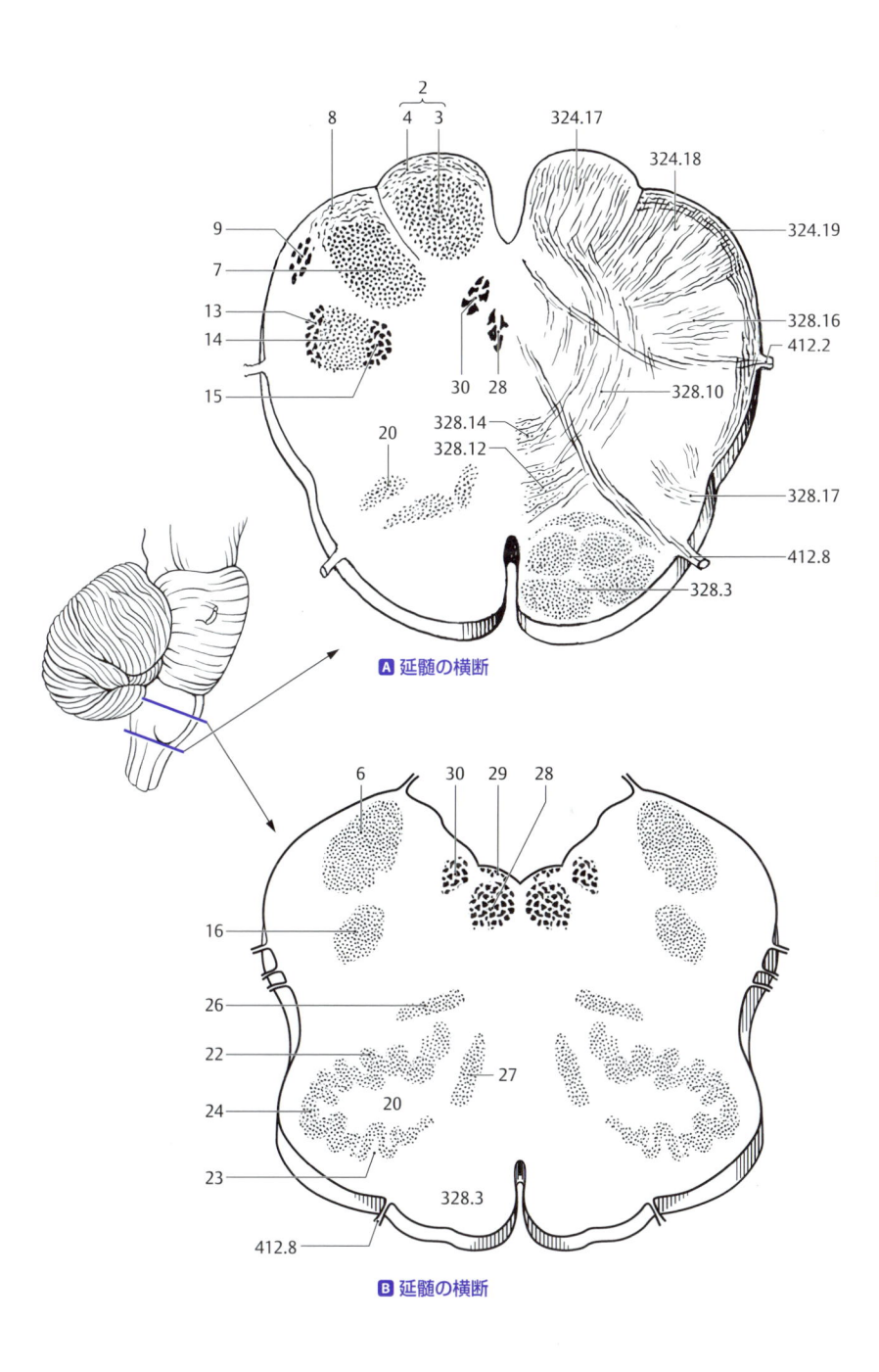

Ⓐ 延髄の横断

Ⓑ 延髄の横断

17
脳

脳

1 **孤束核 Nuclei of solitary tract；Solitary nuclei** Nuclei tractus solitarii　錐体交叉から菱形窩中部に走る細胞柱．機能単位として，核複合体はその終末部が体部位局在性に配列する内臓感覚神経の求心性線維を受ける．顔面神経，舌咽神経，迷走神経由来の味覚線維は前部に終わる．独立した統合中心として，網様体，扁桃，島皮質などとつながっている．以下〈2～12〉の現在の核の区分は，主に異なるアセチルコリンエステラーゼの活性レベルに基づいている．ヒトにおける個々の核の機能は明らかでない．B, 337頁 A

2 **孤束傍核 Parasolitary nucleus** Nucleus parasolitarius　複合体の外側縁にある．酵素活性をもたない．B

3 **交連核 Commissural nucleus** Nucleus commissuralis　孤束交連傍核とともに，錐体交叉で細胞柱の尾側端をつくる．低い酵素活性をもつ．〈8〉参照．

4 **孤束膠様核 Gelatinous solitary nucleus** Nucleus gelatinosus solitarius　脊髄後角の膠様質に似た核．高い酵素活性をもつ．A B

5 **孤束中間核 Intermediate solitary nucleus** Nucleus intermedius solitarius　核複合体の吻側端の形成に寄与し，低い酵素活性をもつ．B

6 **孤束間質核 Interstitial solitary nucleus** Nucleus interstitialis solitarius　孤束のすぐ隣にある核．非常に高いレベルの酵素活性をもつ．B

7 **孤束内側核 Medial solitary nucleus** Nucleus medialis solitarius　閂の高さにある最大の核．低い酵素活性をもつ．B

8 **孤束交連傍核 Paracommissural solitary nucleus** Nucleus paracommissuralis solitarius　高いレベルの酵素活性をもつ核．〈3〉参照．B

9 **後孤束核；背側孤束核 Posterior solitary nucleus；Dorsal solitary nucleus** Nucleus solitarius posterior　高いレベルの酵素活性をもつ核で，均質．

10 **後外側孤束核；背外側孤束核 Posterolateral solitary nucleus；Dorsolateral solitary nucleus** Nucleus solitarius posterolateralis　核複合体の外側縁の形成に寄与する核．多様な酵素活性をもつ領域を含む．

11 **前孤束核；腹側孤束核 Anterior solitary nucleus；Ventral solitary nucleus** Nucleus solitarius anterior　中等度の酵素活性をもつ核．B

12 **前外側孤束核；腹外側孤束核 Anterolateral solitary nucleus；Ventrolateral solitary nucleus** Nucleus solitarius anterolateralis　中等度の酵素活性をもつ核．B

13 **前庭神経核 Vestibular nuclei** Nuclei vestibulares　第四脳室底の外側部にある4つの核で，橋の尾側部に伸びる．複合体をつくる．前庭器からの求心性線維を受け，脊柱，延髄，小脳，および眼筋核とつながる．安静時および運動時の眼球の位置を含む姿勢と頭部の位置の不随意の制御を介する．A

14 **前庭神経下核 Inferior vestibular nucleus** Nucleus vestibularis inferior　前庭神経内側核の下外側にある細胞群で，主に球形嚢斑および卵形嚢由来の下行求心性線維の終止核をつくる．その遠心性線維は内側縦束内を通り脊髄に入る．A, 343頁 B

15 **前庭神経下核の大細胞部；F細胞群 Magnocellular part of inferior vestibular nucleus；Cell group F** Pars magnocellularis nuclei vestibularis inferioris　大細胞で構成される前庭神経下核の部分．

16 **前庭神経内側核 Medial vestibular nucleus** Nucleus vestibularis medialis　〔Schwalbe（シュワルベ）核〕境界溝の外側にある終止核で，膨大部稜，球形嚢斑，卵形嚢由来の求心性線維を受ける．その遠心性線維は両側性に内側縦束内を走り，外眼筋核，Cajal（カハール）間質核に至り，脊髄に入る．A

17 **索状体辺縁核；Y細胞群 Marginal nucleus of restiform body；Cell group Y** Nucleus marginalis corporis restiformis　下小脳脚の細胞群で，前庭器官由来の求心性線維を受ける．

18 **蝸牛神経核 Cochlea nuclei** Nuclei cochleares　下小脳脚付近の外側陥凹底にある聴覚路の核．蝸牛神経線維の終止核となる．A

19 **蝸牛神経後核；蝸牛神経背側核 Posterior cochlear nucleus；Dorsal cochlear nucleus** Nucleus cochlearis posterior　その遠心性投射線維は後聴条をつくり，菱形窩の外側陥凹底の下を正中に走り，さらに深く潜り，台形体に至る．A

20 **蝸牛神経前核；蝸牛神経腹側核 Anterior cochlear nucleus；Ventral cochlear nucleus** Nucleus cochlearis anterior　さらに以下〈21, 22〉の2つの部分に分けられる．A

21 **前部 Anterior part** Pars anterior　大部分が台形体をつくる交叉線維の部分．

22 **後部 Posterior part** Pars posterior

23 **迷走神経交連核 Commissural nucleus of vagus nerve** Nucleus commissuralis nervi vagi　内側毛帯交叉の高さにある中心管上方のニューロンの集まり．孤束由来の線維の終末部．

24 **疑核 Nucleus ambiguus** Nucleus ambiguus　オリーブの後方にある核で，舌咽神経，迷走神経の運動神経線維ならびに副神経の頭側部が起始する．主に孤束核および網様体由来の求心性投射線維を受ける．A, 329頁 C, 337頁 A B, 343頁 B, 345頁 B

25 **疑核後核 Retro-ambiguus nucleus** Nucleus retroambiguus　疑核の前外側端にある細胞柱．尾側に伸びて頸髄の上部に入る．呼吸と循環の調節に関与すると考えられるが，ヒトにおけるその正確な機能は明らかでない．

26 **下唾液核 Inferior salivatory nucleus** Nucleus salivatorius inferior　舌咽神経の副交感神経線維（分泌神経）が起始する核．A

27 **弓状核 Arcuate nucleus** Nucleus arcuatus　錐体面の前方にある細胞群．延髄の前・後外弓状線維および第四脳室髄条を生じさせる．329頁 B

延髄　335

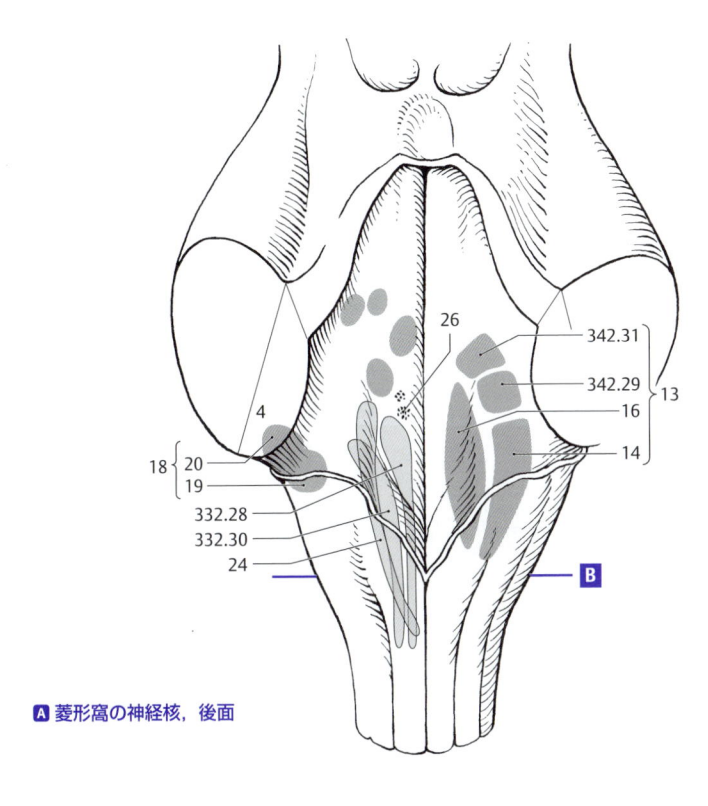

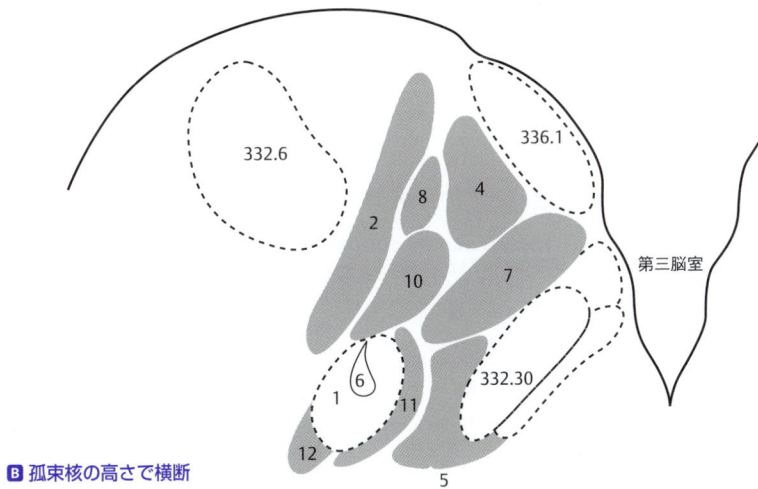

A 菱形窩の神経核，後面

B 孤束核の高さで横断

1 **最後野 Area postrema** Area postrema　脳室周囲器官群を含む，迷走神経三角の尾側にある三角形の領域．成人では萎縮する．335頁 Ⓑ

2 **毛帯内核 Endolemniscal nucleus** Nucleus endolemniscalis　コリンエステラーゼを含む小細胞群で，オリーブの高さで内側毛帯内にある．その機能は不明である．

3 **内側楔状束周囲核；内側楔状束核周囲核 Medial pericuneate nucleus** Nucleus pericuneatus medialis　副楔状束核と孤束の間にある小細胞群．その機能は不明である．Ⓐ

4 **外側楔状束周囲核；外側楔状束核周囲核 Lateral pericuneate nucleus** Nucleus pericuneatus lateralis　副楔状束核の外側にある小細胞群．その機能は不明である．Ⓐ

5 **舌下神経周囲核 Perihypoglossal nuclei** Nuclei perihypoglossales　舌下神経核付近の細胞群からなる核複合体．動眼神経核，前庭神経核，および小脳とつながる．

6 **舌下神経下核 Subhypoglossal nucleus** Nucleus subhypoglossalis　〔Roller（ローラー）核〕　舌下神経核の下にある細胞柱．Ⓐ

7 **介在核 Intercalated nucleus** Nucleus intercalatus　〔Staderini（スタデリーニ）核〕　舌下神経核と迷走神経後核の間にある細胞群．閂から舌下神経核の前端に縦に伸びる．Ⓐ

8 **前位核 Prepositus nucleus** Nucleus prepositus　菱形窩底の中で，介在核の吻側にある核．前庭神経核，Cajal（カハール）間質核，小脳由来の求心性投射線維を受ける．遠心性線維は小脳および眼筋核に走る．急速眼球運動と注視の保持において重要な働きをする．

9 **三叉神経周囲核 Peritrigeminal nucleus** Nucleus peritrigeminalis　機能が不明な細胞群で，主に三叉神経脊髄路核を取り囲み，尾側に伸びてオリーブに至る．Ⓐ

10 **橋延髄核 Pontobulbar nucleus** Nucleus pontobulbaris　下小脳脚の前方にある核．橋部の橋外核と考えられる．

11 **脊髄上核 Supraspinal nucleus** Nucleus supraspinalis　第1頸神経の前角の運動神経細胞で，延髄に投射する．

12 **網様核群；網様核 Reticular nuclei** Nuclei reticulares　橋と延髄の網様体内にある内側の核柱．

13 **巨細胞性網様核 Gigantocellular reticular nucleus** Nucleus gigantocellularis　延髄の前1/3から橋の後半分へ，オリーブまたは三叉神経運動核の下極の深さまで伸びる核．Ⓐ Ⓑ, 345頁 Ⓑ

14 **アルファ部 Pars alpha** Pars alpha；〔Nucleus reticularis pontis caudalis〕　巨細胞性網様核の一部で，橋の尾側部にある．大縫線核上を伸びる．

15 **前巨細胞性網様核 Anterior gigantocellular reticular nucleus；Ventral gigantocellular reticular nucleus** Nucleus gigantocellularis anterior　後副オリーブ核上方の細胞領域で，アセチルコリン活性は低い．Ⓐ

16 **外側巨細胞性傍核；外側巨細胞性網様体傍核 Lateral paragigantocellular reticular nucleus** Nucleus paragigantocellularis lateralis　巨細胞性網様核の前外側に，すぐ隣接する核．Ⓐ

17 **舌下神経束間核 Interfascicular nucleus of hypoglossal nerve** Nucleus interfascicularis nervi hypoglossi　Roller（ローラー）核の下方の細胞柱．Ⓐ

18 **中間網様核 Intermediate reticular nucleus** Nucleus reticularis intermedius　カテコールアミンを含む細胞群で，境界溝のもとの部位に沿って前方に凸に並び，舌咽神経，迷走神経の神経根が出る．Ⓐ

19 **外側網様核；側索核 Lateral reticular nucleus** Nucleus reticularis lateralis　オリーブのほぼ下半に沿って伸びる核．脊髄由来の求心性線維を受ける．その遠心性線維は下小脳脚を通り，小脳に至る．Ⓐ, 329頁 Ⓒ

20 **大細胞部 Magnocellular part** Pars magnocellularis　オリーブに隣接する核の大細胞部．

21 **小細胞部 Parvocellular part** Pars parvocellularis　小細胞からなる核の部分．

22 **三叉神経下部 Subtrigeminal part** Pars subtrigeminalis　三叉神経脊髄路核に隣接する狭い細胞領域．

23 **小細胞性網様核 Parvocellular reticular nucleus** Nucleus reticularis parvocellularis　中間網様核の後方にある核．Ⓐ

24 **後巨細胞性傍核；後巨細胞性網様体傍核 Posterior paragigantocellular reticular nucleus；Dorsal paragigantocellular reticular nucleus** Nucleus paragigantocellularis posterior　巨細胞性網様核上方のアセチルコリンレベルの低い領域．Ⓐ

25 **中心網様核 Central reticular nucleus** Nucleus reticularis centralis　延髄の下部にある細胞領域で，中心管の前外側にある．2つの細胞構築学的に識別可能な領域で構成され，一方が他方の上にある．

26 **背側部 Dorsal part** Pars dorsalis　中心網様核の後部．

27 **腹側部 Ventral part** Pars ventralis　中心網様核の前部．

28 **内側網様核 Medial reticular nucleus** Nucleus reticularis medialis　中間網様核の前方にある内側細胞群．

29 **縫線核；縫線核群 Raphe nuclei** Nuclei raphes　延髄縫線の外側にある網様体内の正中核柱．

30 **不確縫線核 Obscurus raphe nucleus** Nucleus raphes obscurus　内側縦束の内側にある核で，尾側に伸びて第1頸髄節に至る．Ⓐ Ⓑ, 345頁 Ⓑ

31 **淡蒼縫線核 Pallidal raphe nucleus** Nucleus raphes pallidus　延髄錐体の内側にある細胞の小集塊．

32 **大縫線核 Magnus raphe nucleus** Nucleus raphes magnus　菱形窩底に沿ってある内側毛帯上の核．オリーブの極の高さで特に広がっている．Ⓑ

延髄 337

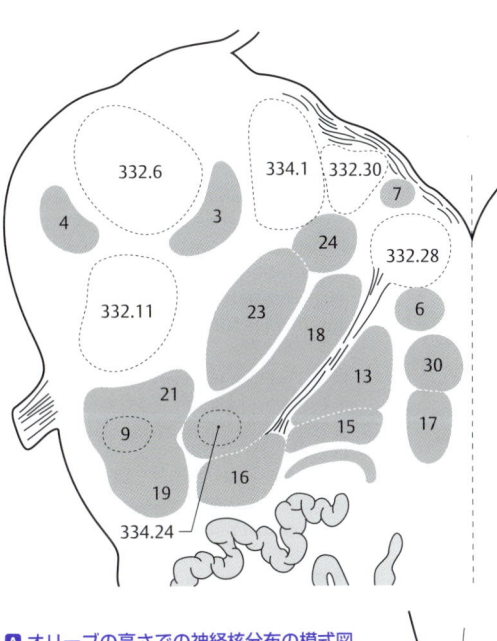

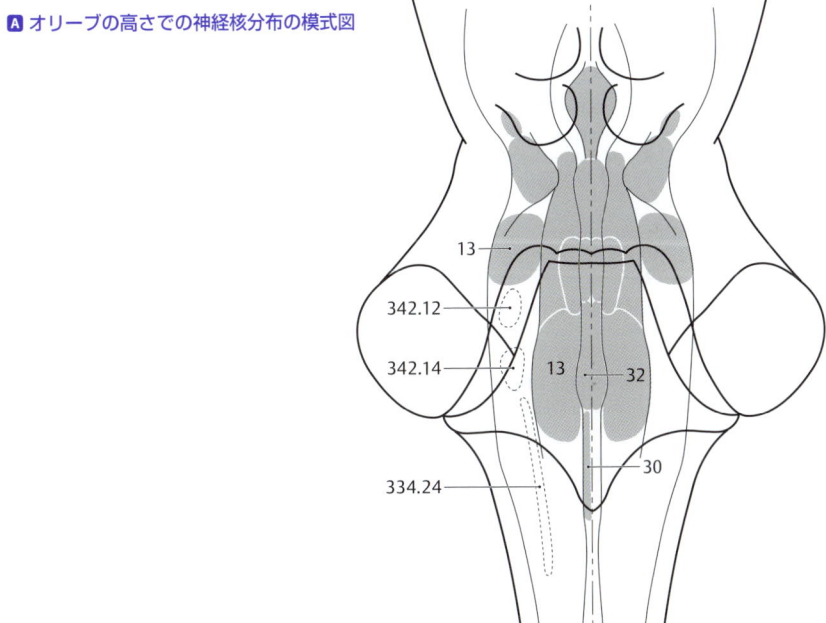

A オリーブの高さでの神経核分布の模式図

B 網様体の神経核

1 橋 **Pons** Pons 脚間窩と錐体の間にある脳部分．第四脳室の前部を囲み，主に大脳由来の下行路からなり，核，シナプスに向かい，交叉して小脳に続く．Ⓐ

2 表面の形状 **External features** Morphologia externa

3 延髄橋溝 **Medullopontine sulcus** Sulcus bulbopontinus 延髄と橋の下端の境界をなす溝．外転神経がこの部分の表面で出る．Ⓐ

4 脳底溝 **Basilar sulcus** Sulcus basilaris 脳底動脈が通る正中溝．左右の錐体路の膨隆によってつくられる．Ⓐ

5 中小脳脚 **Middle cerebellar peduncle** Pedunculus cerebellaris medius 橋の横走線維，主に新小脳路を小脳に伸ばす部分．ⒶⒷ

6 橋小脳三角 **Cerebellopontine angle** Angulus pontocerebellaris 顔面神経，内耳神経が表面で出る部位．橋，延髄，小脳の間にできる臨床上重要な窪み．Ⓐ

7 帆小帯；上髄帆小帯 **Frenulum veli** Frenulum veli 上髄帆と中脳蓋板の間を走る帯．Ⓑ

8 上小脳脚 **Superior cerebellar peduncle** Pedunculus cerebellaris superior Ⓑ

9 上髄帆 **Superior medullary velum** Velum medullare superius 2つの小脳脚の間に広がる白質の層．小舌と融合する．Ⓑ

10 内部の構造 **Internal features** Morphologia interna

11 橋底部 **Basilar part of pons** Pars basilaris pontis 主に皮質橋小脳路由来の線維からなる前部．Ⓒ

12 白質 **White substance** Substantia alba

13 縦橋線維 **Longitudinal pontine fibres** Fibrae pontis longitudinales 橋核に終止する，または延髄または脊髄へと下行する投射路由来の以下〈14〜18〉の縦線維束を含む．

14 皮質脊髄線維 **Corticospinal fibres** Fibrae corticospinales 錐体路内の線維束．橋の下端で融合し，延髄へと続く．Ⓒ

15 橋の皮質核線維；皮質核線維 **Pontine corticonuclear fibres** Fibrae corticonucleares pontis 脳神経の運動核に至る錐体路内の線維．Ⓒ

16 皮質網様体線維 **Corticoreticular fibres** Fibrae corticoreticulares 大脳皮質から網様核に至る線維束．348頁29

17 皮質橋線維 **Corticopontine fibres** Fibrae corticopontinae 皮質橋線維の一次ニューロン由来の線維．前頭葉，後頭葉，頭頂葉，および側頭葉から橋核に走る（二次ニューロン）．

18 視蓋橋線維 **Tectopontine fibres** Fibrae tectopontinae これらの存在はヒトでは明らかでない．

19 横橋線維 **Transverse pontine fibres** Fibrae pontis transversae 交叉性橋線維および橋核由来の線維．Ⓒ

20 橋小脳線維 **Pontocerebellar fibres** Fibrae pontocerebellares 中小脳脚内の上行橋線維群．小脳核への側枝を出した後，皮質へと続く．Ⓒ

21 灰白質 **Grey substance** Substantia grisea

22 橋核 **Pontine nuclei** Nuclei pontis 皮質橋小脳路の二次ニューロン．線維束間に散在する多様な大型細胞からなる．

23 前核；腹側核 **Anterior nucleus；Ventral nucleus** Nucleus anterior 橋の腹側にある細胞の集合．Ⓒ

24 外側核 **Lateral nucleus** Nucleus lateralis 橋の前外側にある細胞の集合．Ⓒ

25 正中核 **Median nucleus** Nucleus medianus 正中線に沿ってある細胞の集合．Ⓒ

26 正中傍核 **Paramedian nucleus** Nucleus paramedianus 正中核の外側にある細胞の集合．Ⓒ

27 脚核；脚周囲核 **Peduncular nucleus；Peripeduncular nucleus** Nucleus peduncularis 赤核の外側の細胞群．

28 後核 **Posterior nucleus；Dorsal nucleus** Nucleus posterior 内側毛帯上方の被蓋内の細胞群．Ⓒ

29 後外側核；背外側核 **Posterolateral nucleus；Dorsolateral nucleus** Nucleus posterior lateralis 内側毛帯の外側の細胞群．Ⓒ

30 後内側核；背内側核 **Posteromedial nucleus；Dorsomedial nucleus** Nucleus posterior medialis 内側毛帯の高さにある縫線沿いの細胞群．Ⓒ

31 橋被蓋網様核 **Reticulotegmental nucleus** Nucleus reticularis tegmenti pontis 内側毛帯の前上方にある識別可能な核．Ⓒ

橋　339

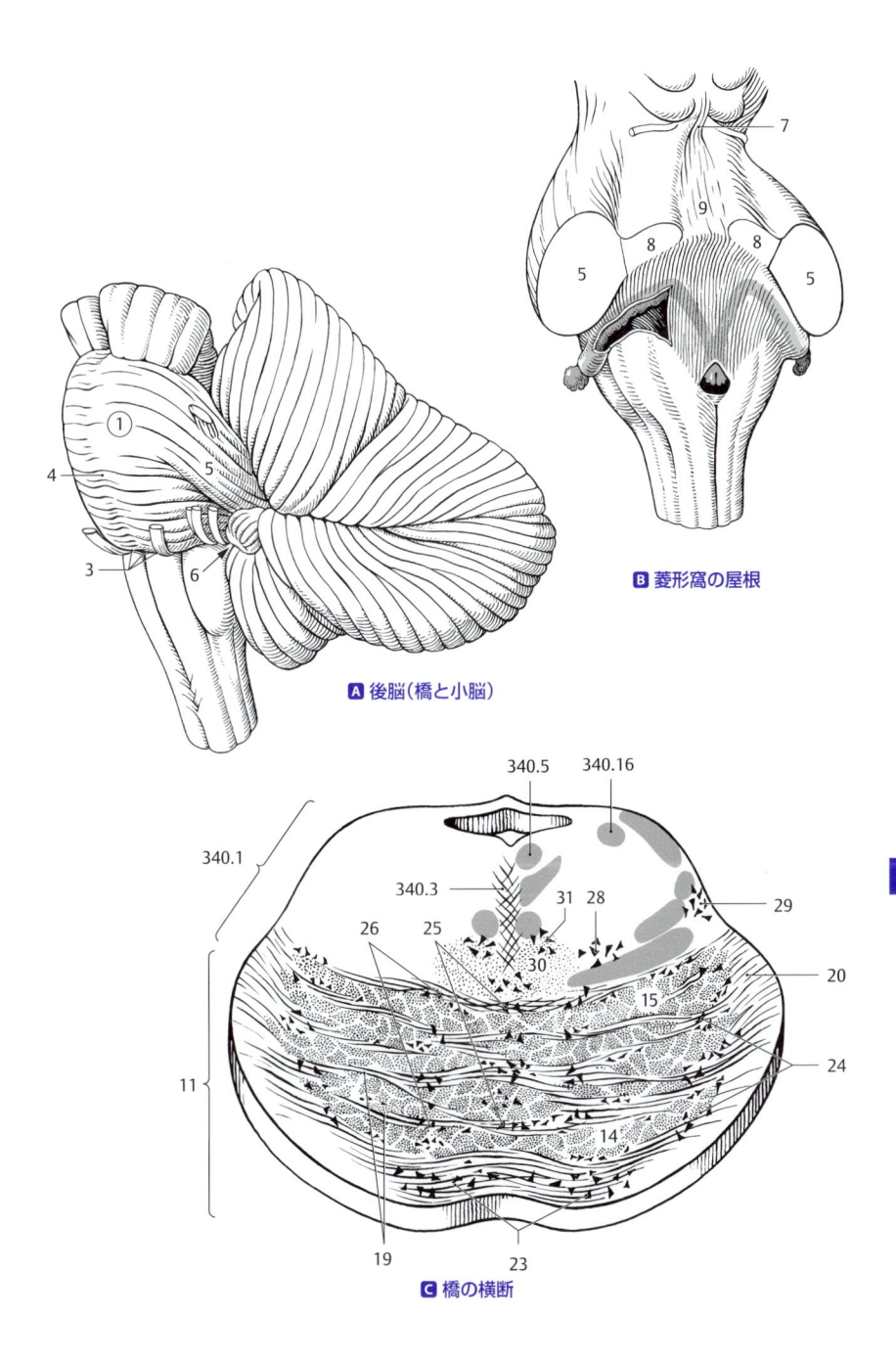

A 後脳（橋と小脳）

B 菱形窩の屋根

C 橋の横断

17
脳

1 **橋被蓋；橋背側部** Tegmentum of pons　Tegmentum pontis　系統発生学的に古い脳幹の部分で，橫橋線維と第四脳室の間にある．**A**, 339頁**C**

2 **白質** White substance　Substantia alba

3 **橋縫線** Raphe of pons　Raphe pontis　三叉神経核由来の線維を含む橋の正中線．**A**, 339頁**C**

4 **内側縦束** Medial longitudinal fasciculus longitudinalis medialis　片側は眼筋と頸部筋群，他側は前庭器官の核間にある連合線維．**A**

5 **後縦束；背側縦束** Posterior longitudinal fasciculus；Dorsal longitudinal fasciculus　Fasciculus longitudinalis posterior；Fasciculus longitudinalis dorsalis〔Schütz（シュッツ）束〕　視床下部から菱形窩底内の核に走る遠心性線維．**A**, 339頁**A**

6 **内側毛帯** Medial lemniscus　Lemniscus medialis　後縦束の核と視床をつなぐ線維．**A**, 343頁**A**, 345頁**A**

7 **視蓋脊髄路** Tectospinal tract　Tractus tectospinalis　上丘と脊髄固有束をつなぐ線維．**A**

8 **視蓋前域オリーブ核線維；視蓋前域オリーブ線維** Pretecto-olivary fibres　Fibrae pretectoolivares　視蓋前域核群とオリーブをつなぐ線維．これらの存在はヒトでは明らかでない．

9 **視蓋オリーブ核線維；視蓋オリーブ線維** Tecto-olivary fibres　Fibrae tectoolivares　蓋とオリーブをつなぐ線維．これらの存在はヒトでは明らかでない．

10 **視蓋網様体線維** Tectoreticular fibres　Fibrae tectoreticulares　蓋と網様体をつなぐ線維．これらの存在はヒトでは明らかでない．

11 **脊髄毛帯；前外側路** Spinal lemniscus；Anterolateral tracts；Anterolateral system　Lemniscus spinalis；Tractus anterolaterales　多様な線維群を表すのに使用される総称．

12 **三叉神経脊髄路** Spinal tract of trigeminal nerve　Tractus spinalis nervi trigemini　疼痛と温度刺激に関する三叉神経由来の下行線維．**B**

13 **三叉神経毛帯；三叉神経核視床路** Trigeminal lemniscus；Trigeminothalamic tract　Lemniscus trigeminalis；Tractus trigeminothalamicus　三叉神経主感覚核および三叉神経脊髄路核由来の遠心性線維で，交叉性および非交叉性に視床に至る．**A**

14 **前三叉神経核視床路；腹側三叉神経視床路** Anterior trigeminothalamic tract；Ventral trigeminothalamic tract　Tractus trigeminothalamicus anterior　三叉神経主感覚核および三叉神経脊髄路核由来の交叉性線維で，視床に至る．主に疼痛の信号を伝達する．

15 **後三叉神経核視床路；背側三叉神経視床路** Posterior trigeminothalamic tract；Dorsal trigeminothalamic tract　Tractus trigeminothalamicus posterior　主感覚核から視床に至る非交叉性線維．

16 **三叉神経中脳路** Mesencephalic tract of trigeminal nerve　Tractus mesencephalicus nervi trigemini　三叉神経中脳路核の線維で，第四脳室底の中脳水道の外側を走る．歯，咀嚼筋，および顎関節からの固有受容性信号を伝達する．**A**, **B**, 339頁**C**

17 **顔面神経膝** Genu of facial nerve　Genu nervi facialis　屈曲する顔面神経線維で，顔面神経丘の下方，外転神経核上にある．**B**

18 **台形体** Trapezoid body　Corpus trapezoideum　2つの蝸牛神経前核由来の交織する交叉線維．聴覚路の一部である．**C**, 343頁**C**

19 **オリーブ蝸牛束；オリーブ核蝸牛束；上オリーブ核蝸牛束** Olivocochlear tract　Tractus olivocochlearis　上オリーブ核からCorti（コルチ）器に至る線維束．

20 **外側毛帯** Lateral lemniscus　Lemniscus lateralis　台形体の上行路．聴覚路の一部．**C**, 343頁**A**

21 **第四脳室髄条** Medullary striae of fourth ventricle　Striae medullares ventriculi quarti　弓状核から小脳に至る有髄神経線維束．

22 **腹側聴条** Anterior acoustic stria；Ventral acoustic stria　Stria cochlearis anterior　蝸牛神経後核由来の線維で，菱形窩底を交叉して対側の外側毛帯に至る．**C**

23 **中間聴条** Intermediate acoustic stria　Stria cochlearis intermedia　蝸牛神経前核から下オリーブ複合体に至る線維．**C**

24 **背側聴条** Posterior acoustic stria；Dorsal acoustic stria　Stria cochlearis posterior　蝸牛神経後核から対側の外側毛帯に至る線維．腹側聴条の前方にある．**C**

25 **前橋網様体脊髄路；腹側橋網様体脊髄路** Anterior pontoreticulospinal tract；Ventral pontoreticulospinal tract　Tractus pontoreticulospinalis anterior　これらの存在はヒトでは明らかでない．

26 **前脊髄小脳路；腹側脊髄小脳路** Anterior spinocerebellar tract；Ventral spinocerebellar tract　Tractus spinocerebellaris anterior〔Gowers（ガワーズ）路〕**A**

27 **橋聴覚交連** Auditory commissure of pons　Commissura cochlearis pontis　台形体内の蝸牛神経前核をつなぐ線維．

28 **中心被蓋路** Central tegmental tract　Tractus tegmentalis centralis　錐体外路運動系の最も重要な下行路．中脳からオリーブに伸びる．橋では，内側縦束の外側でシート状となる．以下〈29～31〉の線維群からなる．**A**, 343頁**A**, 350頁3

29 **赤核オリーブ核線維** Rubro-olivary fibres　Fibrae rubroolivares　赤核の小細胞部からオリーブに至る線維．

30 **輪オリーブ核線維** Anulo-olivary fibres　Fibrae anuloolivares；〔Fibrae pallido-, reticuloolivares〕　終脳，間脳，中脳，および網様体からオリーブに至る線維．

31 **小脳オリーブ核線維** Cerebello-olivary fibres　Fibrae cerebelloolivares　大部分が歯状核由来の交叉性線維で，上小脳脚を通り，オリーブに至る．

橋 341

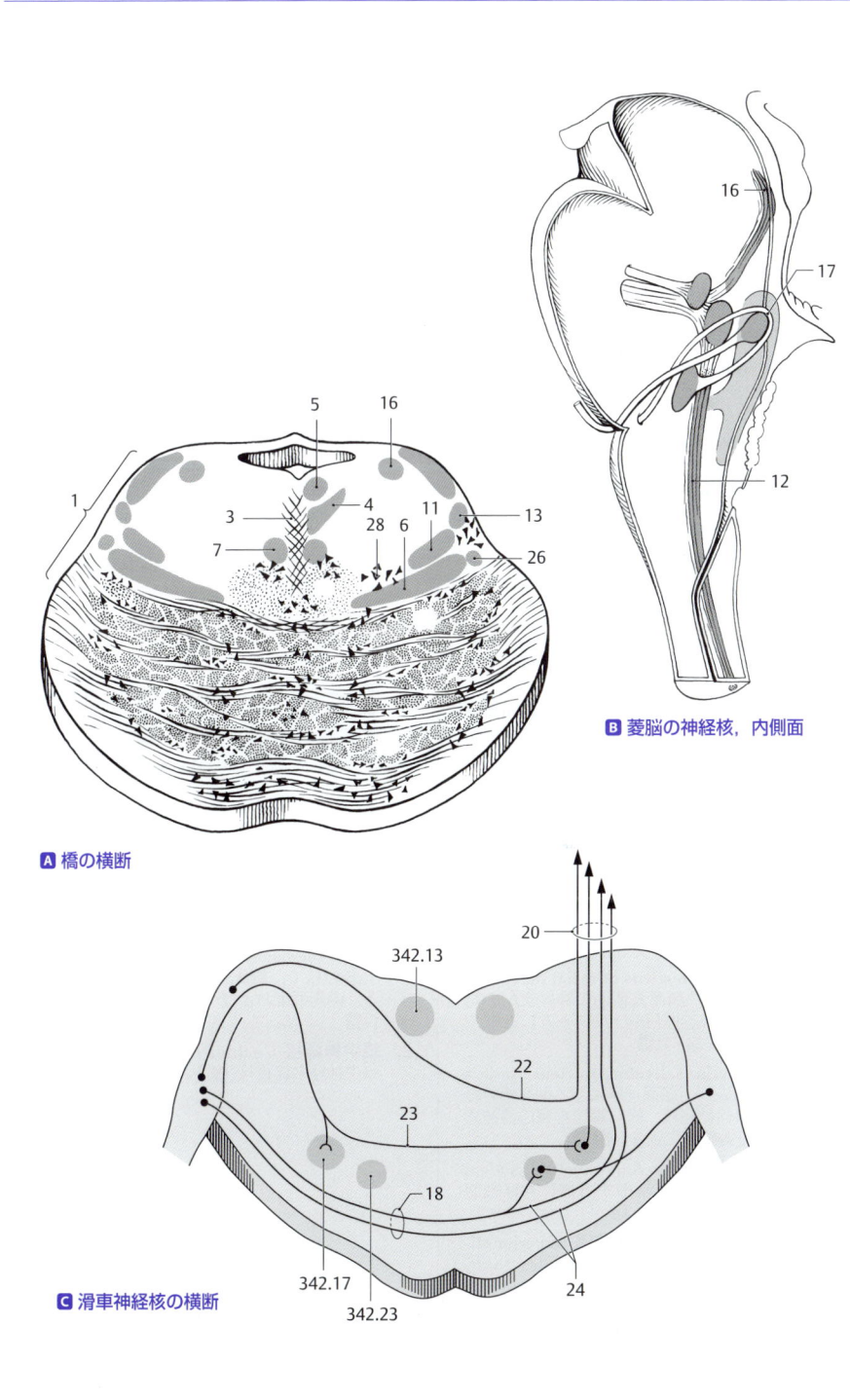

A 橋の横断

B 菱脳の神経核，内側面

C 滑車神経核の横断

17
脳

1 視床下部脊髄路 Hypothalamospinal tract Tractus hypothalamospinalis　その存在はヒトでは明らかでない．

2 間質核脊髄路 Interstitiospinal tract Tractus interstitiospinalis　ヒトではその機能はよくわかっていない．

3 赤核橋路 Rubropontine tract Tractus rubropontinus　橋内の赤核脊髄路の部分．前被蓋交叉〔Forel(フォレル)交叉〕で交叉する．Ⓐ

4 赤核脊髄路 Rubrospinal tract Tractus rubrospinalis　ヒトでは痕跡的である．

5 視蓋延髄路　Tectobulbar tract　Tractus tectobulbaris　橋内伝導路の一部．その線維は橋核および外転神経核に至る．Ⓐ

6 視蓋橋路 Tectopontine tract Tractus tectopontinus　上丘から橋に至る線維で，下丘の下外側部に沿って走る．Ⓐ

7 灰白質 Grey substance Substantia grisea

8 三叉神経主感覚核　Principal sensory nucleus of trigeminal nerve　Nucleus principalis nervi trigemini　運動核の外側にある核で，主に触覚に関して働く．2つの部分に分けられる．Ⓓ

9 後内側核；背内側核 Posteromedial nucleus；Dorsomedial nucleus Nucleus posteromedialis 後三叉神経視床路の起始．

10 前外側核；腹外側核　Anterolateral nucleus；Ventrolateral nucleus　Nucleus anterolateralis 前三叉神経視床路の起始．

11 三叉神経中脳路核 Mesencephalic nucleus of trigeminal nerve Nucleus mesencephalicus nervi trigemini　偽単極ニューロンからなる核で，中脳蓋板下に伸びる．Ⓓ

12 三叉神経運動核 Motor nucleus of trigeminal nerve Nucleus motorius nervi trigemini　咀嚼筋の神経支配のための運動核で，三叉神経の出口の高さ近くにある．ⒷⒹ，337頁Ⓑ，345頁Ⓑ

13 外転神経核 Nucleus of abducens nerve Nucleus nervi abducentis　顔面神経丘の下にある核．ⒷⒹ，341頁Ⓒ

14 顔面神経核　Motor nucleus of facial nerve　Nucleus nervi facialis　顔面表情筋の神経支配のための運動核．外転神経核の外側下方にある．ⒷⒹ，337頁Ⓑ，345頁Ⓑ

15 上唾液核　Superior salivatory nucleus　Nucleus salivatorius superior　顔面神経に至る副交感神経線維を出す自律神経核．節前線維を翼口蓋神経節および顎下神経節に送る．ⒷⒹ

16 涙腺核；涙腺分泌核 Lacrimal nucleus Nucleus lacrimalis　涙液分泌を制御する自律神経細胞で，上唾液核の傍にある．Ⓓ

17 上オリーブ核；上オリーブ複合体　Superior olivary nucleus；Superior olivary complex　Nucleus olivaris superior　台形体の外側にある核複合体．蝸牛神経核からの線維を受け，オリーブ蝸牛束をつくる線維を有毛細胞へ送る．反射中枢として，また聴覚路の中継核として働く．Ⓒ，341頁Ⓒ

18 外側上オリーブ核 Lateral superior olivary nucleus Nucleus olivaris superior lateralis　主要な外側核で，多極細胞からなる．

19 内側上オリーブ核 Medial superior olivary nucleus Nucleus olivaris superior medialis　内側核で，紡錘形細胞からなる．

20 上オリーブ周囲核　Peri-olivary nuclei Nuclei periolivares　オリーブの周囲にあるアセチルコリンエステラーゼ活性のある細胞群．ヒトでは，上オリーブ核に属するかどうかは明らかでない．

21 内側核 Medial nuclei Nuclei mediales

22 外側核 Lateral nuclei Nuclei laterales

23 台形体核群；台形体核　Nuclei of trapezoid body Nuclei corporis trapezoidei 341頁Ⓒ

24 台形体前核；台形体腹側核 Anterior nucleus of trapezoid body；Ventral nucleus of trapezoid body Nucleus anterior corporis trapezoidei　台形体の後外側面にある小核．Ⓒ

25 台形体外側核 Lateral nucleus of trapezoid body Nucleus lateralis corporis trapezoidei　台形体前核の後外側にある核．Ⓒ

26 台形体内側核 Medial nucleus of trapezoid body Nucleus medialis corporis trapezoidei　外転神経の出口に時に存在する核．

27 前庭神経核　Vestibular nuclei Nuclei vestibulares ⒷⒹ

28 前庭神経内側核 Medial vestibular nucleus Nucleus vestibularis medialis 〔Schwalbe(シュワルベ)核〕　中央の前庭神経核．ⒷⒸ

29 前庭神経外側核 Lateral vestibular nucleus Nucleus vestibularis lateralis 〔Deiters(ダイテルス)核〕　菱形窩の外側陥凹の近くの小細胞群で，脊髄前角と連絡する．ⒷⒸ，335頁Ⓐ

30 小細胞部；L 細胞群 Parvocellular part；Cell group L Pars parvocellularis　前庭神経外側核の小細胞部．

31 前庭神経上核 Superior vestibular nucleus Nucleus vestibularis superior　前庭神経外側核の上方の核で，膨大部稜から求心性線維を受ける．内側縦束および小脳と連絡する．ⒷⒸ，335頁Ⓐ

32 蝸牛神経核 Cochlea nuclei Nuclei cochleares 蝸牛神経の終止核(腹側および背側)．ⒷⒸ

橋 343

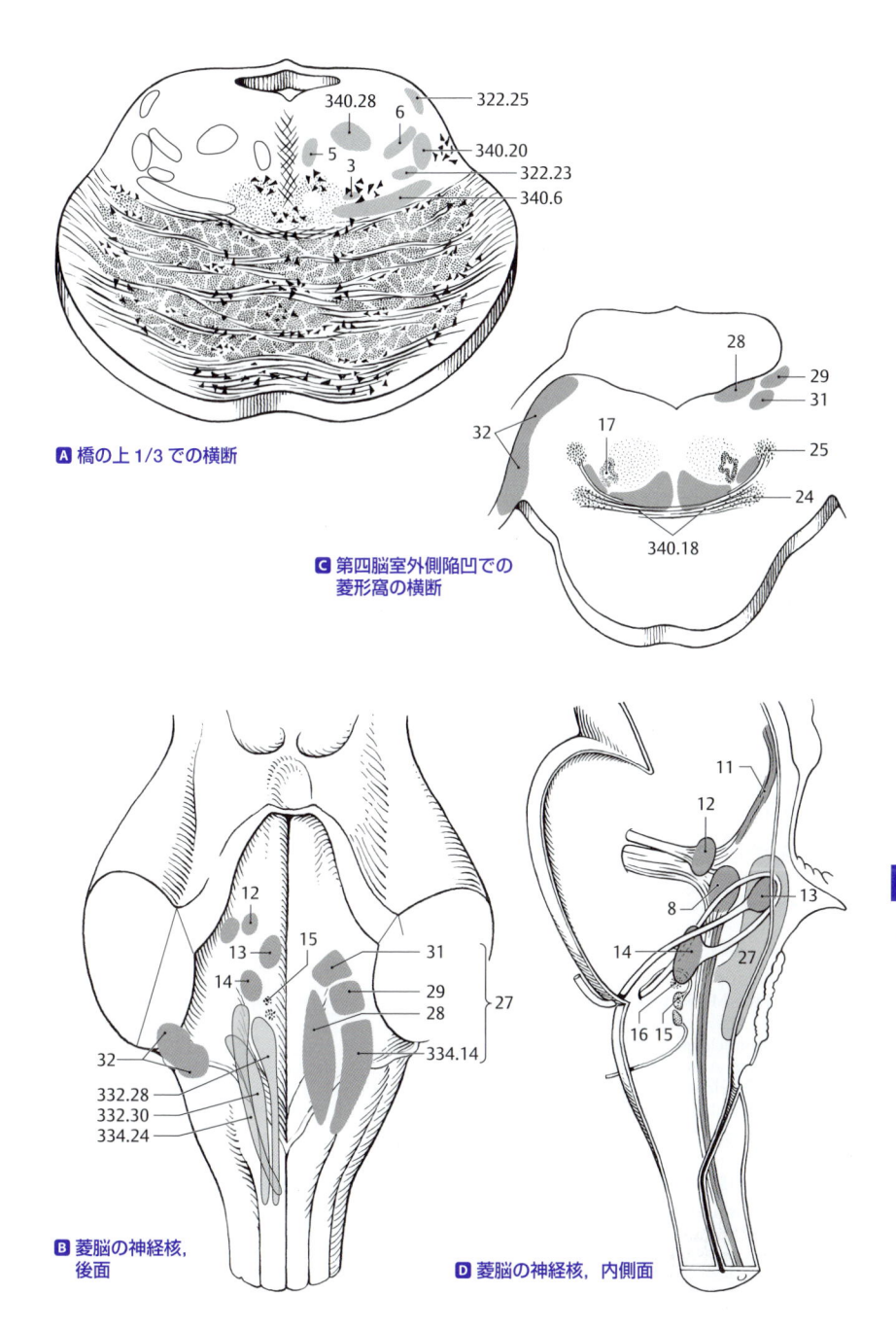

A 橋の上1/3での横断

C 第四脳室外側陥凹での菱形窩の横断

B 菱脳の神経核, 後面

D 菱脳の神経核, 内側面

17
脳

1 **外側毛帯核 Nuclei of lateral lemniscus** Nuclei lemnisci lateralis　外側毛帯中にある核．

2 **外側毛帯後核；外側毛帯背側核 Posterior nucleus of lateral lemniscus；Dorsal nucleus of lateral lemniscus** Nucleus posterior lemnisci lateralis　後外側部の核．Ⓐ

3 **外側毛帯中間核　Intermediate nucleus of lateral lemniscus** Nucleus intermedius lemnisci lateralis　その存在はヒトでは明らかでない．

4 **外側毛帯前核；外側毛帯腹側核 Anterior nucleus of lateral lemniscus；Ventral nucleus of lateral lemniscus** Nucleus anterior lemnisci lateralis　前内側部の核．Ⓐ

5 **前被蓋核；腹側被蓋核 Anterior tegmental nucleus；Ventral tegmental nucleus** Nucleus tegmentalis anterior　第四脳室底の下の縫線付近にある核．Ⓐ

6 **青斑核 Caerulean nucleus** Nucleus caeruleus　暗青色の細長い細胞柱で，第四脳室側壁にある前被蓋核の後外側にある．中枢神経カテコールアミン系の一部．Ⓐ

7 **青斑下核 Subcaerulean nucleus** Nucleus subcaeruleus　青斑核の前方へのびまん性の拡大と考えられる核．Ⓐ

8 **内側縦束間質核　Interstitial nuclei of medial longitudinal fasciculus** Nuclei interstitiales fasciculi longitudinalis medialis　内側縦束沿いにある小細胞群．

9 **結合腕傍核 Parabrachial nuclei** Nuclei parabrachiales　橋の吻側部にある核複合体で，上小脳脚の前内側および後外側にある．これらはとりわけ，孤束核，三叉神経核，脊髄，および視床，ならびに視床下部および辺縁系の間のシナプス伝達部位として働く．

10 **結合腕傍核下核 Subparabrachial nucleus** Nucleus subparabrachialis　〔Kölliker-Fuse(ケリカー-布施)核〕　その存在はヒトでは明らかでない．

11 **外側結合腕傍核 Lateral parabrachial nucleus** Nucleus parabrachialis lateralis　上小脳脚の後外側にある核．ⒶⒷ

12 **外側部 Lateral part，Lateral subnucleus** Pars lateralis，**内側部 Medial part，Medial subnucleus** Pars medialis，**後部 Posterior part，Dorsal part，Posterior subnucleus，Dorsal subnucleus** Pars posterior，**前部 Anterior part，Ventral part，Anterior subnucleus，Ventral subnucleus** Pars anterior　これらはヒトでは確認されていない．

13 **内側結合腕傍核 Medial parabrachial nucleus** Nucleus parabrachialis medialis　上小脳脚の前内側にある核．ⒶⒷ

14 **内側部 Medial part，Medial subnucleus** Pars medialis，**外側部 Lateral part，Lateral subnucleus** Pars lateralis　これらはヒトでは確認されていない．

15 **後被蓋核；背側被蓋核 Posterior tegmental nucleus；Dorsal tegmental nucleus** Nucleus tegmentalis posterior　〔Gudden(グッデン)核〕橋と中脳の境界にある正中線付近の中脳水道周囲灰白質内の細胞群．Ⓐ

16 **毛帯上核 Supralemniscal nucleus** Nucleus supralemniscalis　橋被蓋網様核の外側にある細胞群．

17 **網様核群；網様核　Reticular nuclei** Nuclei reticulares　橋および延髄の網様体の内側にある核柱．

18 **尾側橋網様核；下橋網様核 Caudal pontine reticular nucleus** Nucleus reticularis pontis caudalis　巨細胞性網様核および吻側橋網様核の間の内側にある核柱．Ⓑ

19 **吻側橋網様核；上橋網様核 Oral pontine reticular nucleus** Nucleus reticularis pontis rostralis　菱形窩底の前部の結合腕傍核の内側，尾側橋網様核の前方にある核柱．Ⓑ

20 **橋被蓋網様核 Reticulotegmental nucleus** Nucleus reticularis tegmenti pontis　〔Bechterew(ベヒテレフ)核〕　内側への橋縫線核と外側への尾側橋網様核の間にある細胞柱．Ⓑ

21 **毛帯傍核 Paralemniscal nucleus** Nucleus paralemniscalis　下丘の中心核の外側にある細胞群．

22 **正中傍網様核 Paramedian reticular nucleus** Nucleus reticularis paramedianus　オリーブの中間部の高さで，舌下神経核の前方にある細胞群．

23 **縫線核；縫線核群 Raphe nuclei** Nuclei raphes　橋および延髄の網様体の正中にある核柱．

24 **大縫線核　Magnus raphe nucleus** Nucleus raphes magnus　巨細胞性網様核の内側にある細胞柱．Ⓑ

25 **橋縫線核 Pontine raphe nucleus** Nucleus raphes pontis　大縫線核の前方にある正中の細胞柱．Ⓑ

26 **正中縫線核；上中心核 Median raphe nucleus；Superior central nucleus** Nucleus raphes medianus　菱形窩の前部にある正中の細胞柱で，中脳に伸びる．Ⓑ

27 **後縫線核；背側縫線核 Posterior raphe nucleus；Dorsal raphe nucleus** Nucleus raphes posterior　菱形窩の前端から上丘の後方に伸びる細胞柱．Ⓑ

橋 **345**

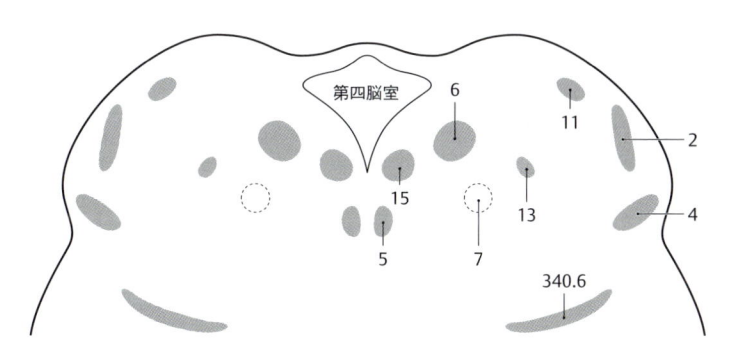

A 橋，滑車神経交叉下で横断

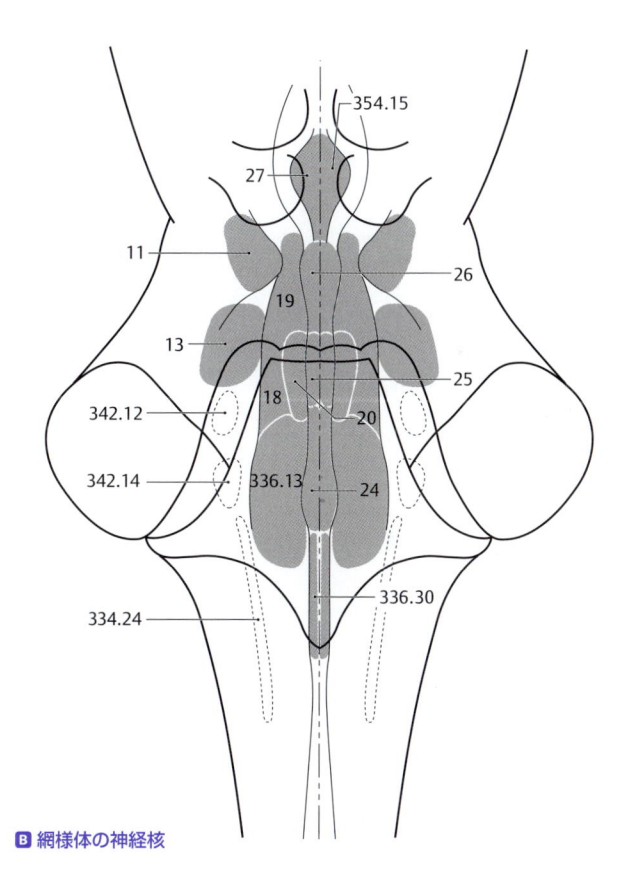

B 網様体の神経核

17
脳

1 **第四脳室** **Fourth ventricle** Ventriculus quartus 胎児期の神経管が菱脳部で拡大したもの.

2 **菱形窩；第四脳室底** **Rhomboid fossa；Floor of fourth ventricle** Fossa rhomboidea Ⓐ

3 **正中溝** **Median sulcus** Sulcus medianus 菱形窩の正中を通る溝. Ⓐ

4 **内側隆起** **Medial eminence** Eminentia medialis 正中溝と境界溝の間にある細い隆起で，脳神経核によって生じる. Ⓐ

5 **顔面神経丘** **Facial colliculus** Colliculus facialis 第四脳室髄条の上方にある丘．顔面神経膝および外転神経核によって生じる. Ⓐ

6 **青斑** **Locus caeruleus** Locus caeruleus 青みがかった色をした細胞群で，第四脳室の側壁中で細長く伸びる. Ⓐ

7 **第四脳室髄条** **Medullary striae of fourth ventricle** Striae medullares ventriculi quarti 弓状核から小脳に伸びる有髄神経線維束. Ⓐ

8 **舌下神経三角** **Hypoglossal trigone；Trigone of hypoglossal nerve** Trigonum nervi hypoglossi 舌下神経核の上の三角形の隆起．迷走神経三角の上方，正中溝と境界溝の間にある. Ⓐ

9 **迷走神経三角；灰白翼** **Vagal trigone；Trigone of vagus nerve** Trigonum nervi vagi；Trigonum vagale 迷走神経背側核上の三角形の隆起．舌下神経三角の下方にある. Ⓐ

10 **前庭神経野** **Vestibular area** Area vestibularis 境界溝の側方，第四脳室外側陥凹の始まるところ．前庭神経核の表面にあたる. Ⓐ

11 **分離索** **Funiculus separans** Funiculus separans 迷走神経三角と最後野との間の上衣の細長い部分. Ⓐ

12 **灰白ヒモ；第四脳室ヒモ** **Grey line；Taenia cinerea** Taenia cinerea 菱形窩の屋根の下部に沿う線. ⒶⒷ

13 **第四脳室蓋** **Roof of fourth ventricle** Tegmen ventriculi quarti

14 **室頂** **Fastigium** Fastigium 第四脳室蓋の横走する頂点. Ⓐ

15 **脈絡叢** **Choroid plexus** Plexus choroideus 第四脳室蓋の１対の血管に富んだ絨毛隆起．はじめ矢状方向に走り，室頂付近で第四脳室外側口の方向へ曲がる. Ⓑ

16 **脈絡組織** **Choroid membrane** Tela choroidea 脈絡叢を有する脈絡ヒモと下髄帆との間に広がる軟膜. Ⓑ

17 **第四脳室外側陥凹** **Lateral recess** Recessus lateralis 第四脳室の外側の袋状突出. ⒶⒷ

18 **第四脳室外側口** **Lateral aperture** Apertura lateralis 〔Luschka(ルシュカ)孔〕 第四脳室外側陥凹の末端にある脳脊髄液を排出するための開口. Ⓑ

19 **上髄帆** **Superior medullary velum** Velum medullare superius 左右の上小脳脚間に広がる白質の層．小脳小舌と融合する. Ⓑ

20 **上髄帆小帯** **Frenulum of superior medullary velum** Frenulum veli medullaris superioris 上髄帆と蓋板の間の帯状の連結. Ⓑ

21 **下髄帆** **Inferior medullary velum** Velum medullare inferius 菱形窩の屋根の下半部の上側部分にある白質の層で，片葉脚から虫部小節に至る. Ⓑ

22 **第四脳室正中口** **Median aperture** Apertura mediana 〔Magendie(マジャンディー)孔〕 脳脊髄液を排出するための閂の直上にある不対の開口. Ⓑ

23 **最後野** **Area postrema** Area postrema 迷走神経三角の尾側にある三角形の領域．その微細な構造は脳弓下器官のそれに類似する. Ⓐ

24 **閂** **Obex** Obex 菱形窩の屋根の下端にある小さな横帯. Ⓑ

25 **境界溝** **Sulcus limitans** Sulcus limitans 内側隆起の側方にある浅い溝. Ⓐ

26 **上窩** **Superior fovea** Fovea superior 顔面神経丘の外側を走る溝. Ⓐ

27 **下窩** **Inferior fovea** Fovea inferior 迷走神経三角の先端にある小窩. Ⓐ

橋 347

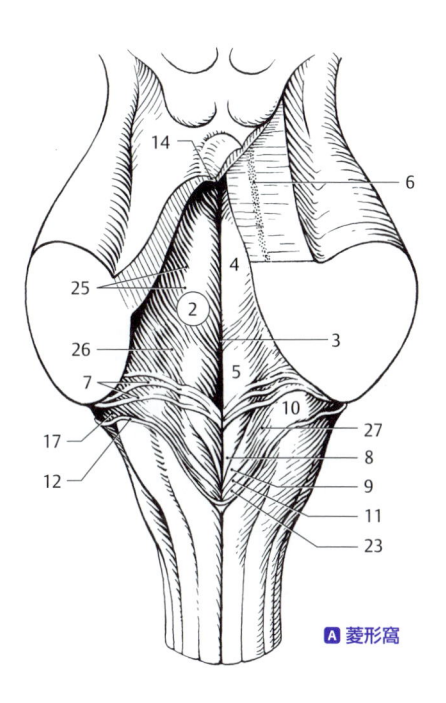

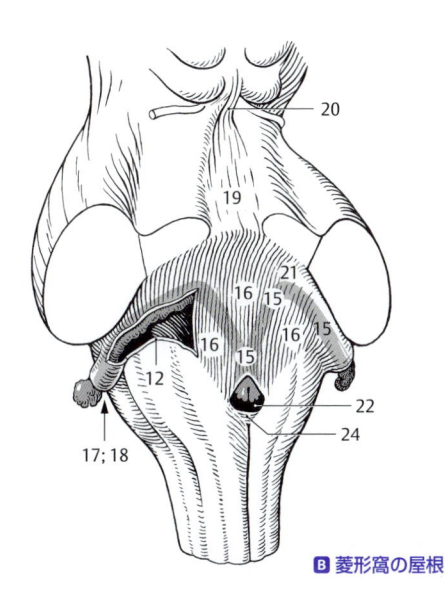

A 菱形窩

B 菱形窩の屋根

1 中脳 Mesencephalon；Midbrain Mesencephalon 菱脳と前脳の間にある脳の一部．橋の上縁から蓋板の上縁に伸びる．

2 表面の形状 External features Morphologia externa

3 脚間窩 Interpeduncular fossa Fossa interpeduncularis 大脳脚の間の窪み．B

4 後有孔質 Posterior perforated substance Substantia perforata posterior 血管が通る孔のあいた脚間窩の底．B

5 動眼神経溝 Oculomotor sulcus Sulcus nervi oculomotorii 大脳脚の内側面にある溝で，動眼神経線維が出る．B

6 [広義の]大脳脚 Cerebral peduncle Pedunculus cerebri 狭義の大脳脚と中脳水道まで伸びる中脳被蓋を含む脳の部分．B

7 [狭義の]大脳脚 Cerebral crus Crus cerebri 中脳被蓋の底部に接している大脳脚の部分．錐体路で橋と脊髄を結ぶ．B, 353頁AB, 355頁A

8 中脳外側溝 Lateral groove Sulcus lateralis mesencephali 大脳脚と中脳被蓋の間の溝．B

9 中脳被蓋 Tegmentum of midbrain Tegmentum mesencephali 中脳外側溝と中脳水道を通る面の間の部分．B

10 外側毛帯三角 Trigone of lateral lemniscus Trigonum lemnisci lateralis 蓋板，上小脳脚，および大脳脚の間の外側にある三角領域．A

11 上小脳脚 Superior cerebellar peduncle Pedunculus cerebellaris superior 主に歯状核由来の線維を赤核および視床へ通す部分．A

12 蓋板；四丘体板 Tectal plate；Quadrigeminal plate Lamina tecti；Lamina quadrigemina A

13 下丘腕 Brachium of inferior colliculus Brachium colliculi inferioris 下丘と内側膝状体をつなぐ腕．A

14 上丘腕 Brachium of superior colliculus Brachium colliculi superioris 上丘と外側膝状体をつなぐ腕．A

15 下丘 Inferior colliculus Colliculus inferior 聴覚路と連絡する．A, 351頁B, 353頁B

16 上丘 Superior colliculus Colliculus superior 視覚路と連絡する．A, 351頁A, 353頁A

17 内部の構造 Internal features Morphologia interna

18 [広義の]大脳脚 Cerebral peduncle Pedunculus cerebri 〈6〉参照．

19 大脳脚底；脚底 Base of peduncle Basis pedunculi 大脳脚に類似する．C

20 [狭義の]大脳脚 Cerebral crus Crus cerebri 〈7〉参照．C

21 錐体路 Pyramidal tract Tractus pyramidalis

22 皮質脊髄線維 Corticospinal fibres Fibrae corticospinales 錐体路内を脊髄に走る神経線維．C

23 皮質核線維 Corticonuclear fibres Fibrae corticonucleares 錐体路内を脳神経核に至る神経線維．C

24 皮質橋線維 Corticopontine fibres Fibrae corticopontinae 橋核の二次ニューロンに至る神経線維．

25 前頭橋線維；前頭葉橋線維 Frontopontine fibres Fibrae frontopontinae 大脳脚の内側部にある前頭葉由来の線維．C

26 後頭橋線維；後頭葉橋線維 Occipitopontine fibres Fibrae occipitopontinae 後頭葉由来の線維．

27 頭頂橋線維；頭頂葉橋線維 Parietopontine fibres Fibrae parietopontinae 頭頂葉由来の線維で，大脳脚の外側部にある．C

28 側頭橋線維；側頭葉橋線維 Temporopontine fibres Fibrae temporopontinae 側頭葉由来の線維で，大脳脚の外側部にある．C

29 皮質網様体線維 Corticoreticular fibres Fibrae corticoreticulares 大脳由来の線維で，網様体の核に至る．338頁16

30 黒質 Substantia nigra Substantia nigra 大脳脚にある黒い核．色素の多い細胞のため裸眼でもそれと知られていた．中脳全体から間脳に至る．C, 351頁A, 353頁AB, 355頁A

31 緻密部 Compact part Pars compacta 大脳脚に接する密に色素の多い部分．

32 外側部 Lateral part Pars lateralis 内側膝状体および上丘の前部の位置で吻側にのみ存在する部分．

33 網様部 Reticular part Pars reticularis 大脳脚に接する部分．その疎性に結合する細胞は大脳脚の線維間に不規則に散在する．C

34 赤核後部 Retrorubral part Pars retrorubralis 鉄を含む細胞による部分で，赤核に広がる．

中脳 349

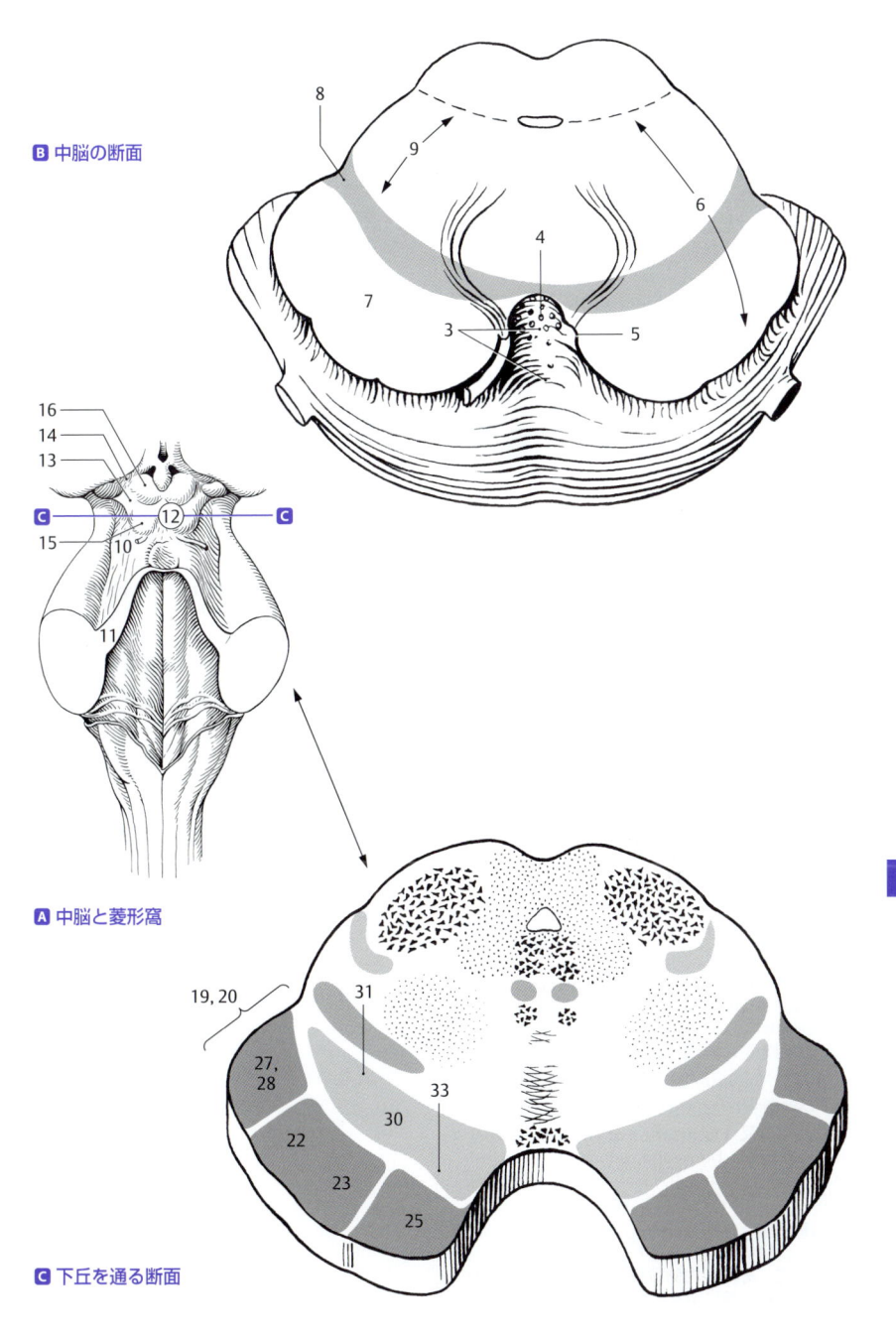

B 中脳の断面

A 中脳と菱形窩

C 下丘を通る断面

17
脳

1 **中脳被蓋** Tegmentum of midbrain Tegmentum mesencephali 第四脳室の灰白質の続きで，中脳水道を囲む中脳水道周囲灰白質からなる．348頁9

2 **白質** White substance Substantia alba

3 **中心被蓋路** Central tegmental tract Tractus tegmentalis centralis ＡＢ，340頁28

4 **赤核オリーブ核線維；赤核オリーブ線維** Rubro-olivary fibres Fibrae rubroolivares 赤核とオリーブをつなぐ線維．

5 **小脳オリーブ核線維；小脳オリーブ線維** Cerebello-olivary fibres Fibrae cerebelloolivares 歯状核とオリーブをつなぐ線維．

6 **中脳の皮質核線維** Mesencephalic corticonuclear fibres Fibrae corticonucleares mesencephali 大脳皮質から中脳の脳神経核に至る線維．Ａ

7 **外側毛帯** Lateral lemniscus Lemniscus lateralis 下丘に至る聴覚路．Ｂ

8 **外側視蓋延髄路** Lateral tectobulbar tract Tractus tectobulbaris lateralis 上丘から網様体の核に至る非交叉性線維．Ａ

9 **内側毛帯** Medial lemniscus Lemniscus medialis ＡＢ

10 **三叉神経毛帯** Trigeminal lemniscus Lemniscus trigeminalis 顔面を神経支配する感覚神経線維．ＡＢ

11 **内側縦束** Medial longitudinal fasciculus Fasciculus longitudinalis medialis ＡＢ，355頁Ａ

12 **三叉神経中脳路** Mesencephalic tract of trigeminal nerve Tractus mesencephalicus nervi trigemini 中脳内にある伝導路の部分．Ａ

13 **後縦束；背側縦束** Posterior longitudinal fasciculus；Dorsal longitudinal fasciculus Fasciculus longitudinalis posterior；Fasciculus longitudinalis dorsalis Ａ

14 **赤核核路** Rubronuclear tract Tractus rubronuclearis NOTE（320頁）を参照．

15 **赤核脊髄路** Rubrospinal tract Tractus rubrospinalis 〔Monakow（モナコフ）束〕 ヒトでは痕跡的な構造．ＡＢ

16 **脊髄毛帯；前外側路** Spinal lemniscus；Anterolateral tracts；Anterolateral system Lemniscus spinalis；Tractus anterolaterales 毛帯の中脳部で，内側毛帯に隣接する．Ｂ，330頁16

17 **上小脳脚** Superior cerebellar peduncle Pedunculus cerebellaris superior

18 **上小脳脚交叉** Decussation of superior cerebellar peduncles Decussatio pedunculorum cerebellarium superiorum 下丘の下方，内側縦束の腹側にある上小脳脚の交叉．Ｂ

19 **視蓋延髄路** Tectobulbar tract Tractus tectobulbaris 背側被蓋交叉を通り，反対側に走る神経線維路で，その後内側縦束の前方を走り，橋核および眼筋の核に至る．Ａ

20 **視蓋橋路** Tectopontine tract Tractus tectopontinus 上丘から橋に走る神経線維路，下丘の下外側部にある．Ｂ

21 **視蓋脊髄路** Tectospinal tract Tractus tectospinalis はじめ視蓋延髄路と同じ走路をたどるが，その後脊髄の前索を下行する神経線維路．ＡＢ

22 **視蓋前域オリーブ核線維；視蓋前域オリーブ線維** Pretecto-olivary fibres Fibrae pretectoolivares 上丘前方の核群を下オリーブ核複合体とつなぐ線維．その存在はヒトでは明らかでない．

23 **視蓋オリーブ核線維；視蓋オリーブ線維** Tecto-olivary fibres Fibrae tectoolivares その存在はヒトでは明らかでない．

24 **被蓋交叉** Tegmental decussations Decussationes tegmentales 中脳内での伝導路の交叉

25 **背側被蓋交叉；後被蓋交叉** Posterior tegmental decussation；Dorsal tegmental decussation Decussatio tegmentalis posterior 〔Meynert（マイネルト）交叉〕 視蓋脊髄路と視蓋延髄路の交叉．上丘由来の線維．Ａ

26 **腹側被蓋交叉；前被蓋交叉** Anterior tegmental decussation；Ventral tegmental decussation Decussatio tegmentalis anterior 〔Forel（フォレル）交叉〕 赤核脊髄路の交叉．赤核の大細胞部由来の線維．Ａ

27 **皮質中脳線維** Corticomesencephalic fibres Fibrae corticomesencephalicae 大脳皮質から中脳の構造，例えば黒質，中脳被蓋，中脳蓋に至る線維．Ｂ

中脳 351

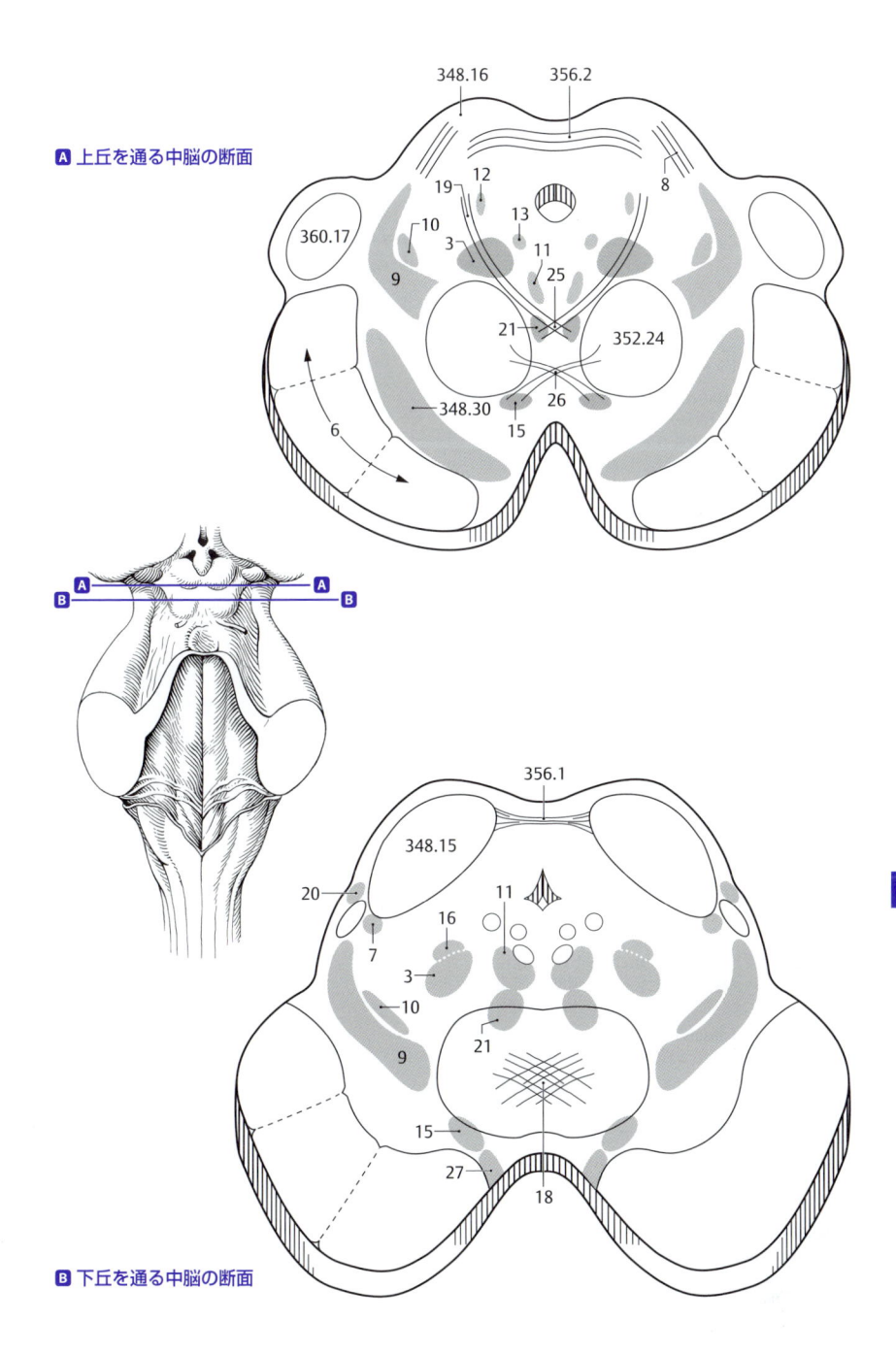

A 上丘を通る中脳の断面

B 下丘を通る中脳の断面

1 灰白質 Grey substance Substantia grisea

2 動眼神経核 Nucleus of oculomotor nerve Nucleus nervi oculomotorii　中脳水道の前方，上丘の高さにある核．Ⓐ

3 動眼神経副核 Accessory nuclei of oculomotor nerve　Nuclei accessorii nervi oculomotorii　動眼神経核のすぐ内側にあるほとんどが副交感神経性の核．Ⓐ

4 自律神経核 Visceral nuclei；Autonomic nuclei Nuclei viscerales；Nuclei autonomici　動眼神経の副交感神経核で，毛様体筋および瞳孔括約筋に分布する．

5 前内側核；腹内側核 Anterior medial nucleus；Ventral medial nucleus　Nucleus anteromedialis

6 背側核；後核　Posterior nucleus；Dorsal nucleus　Nucleus dorsalis

7 間質核 Interstitial nucleus Nucleus interstitialis〔Cajal（カハール）間質核〕　動眼神経核の外側にある核で，内側縦束によって隔てられる核．淡蒼球，前庭神経核，および上丘からの線維を受ける．Ⓐ

8 中心交連前核 Central precommissural nucleus Nucleus precommissuralis centralis　後交連の後方にある細胞群．

9 後交連核 Nucleus of posterior commissure Nucleus commissurae posterioris〔Darkschewitsch（ダルクシェーヴィチ）核〕　後交連の中の細胞群．

10 腹側部 Ventral subdivision Pars ventralis　前方にある細胞．

11 間質部　Interstitial subdivision　Pars interstitialis　分散した細胞．

12 背側部 Dorsal subdivision Pars dorsalis　後方にある細胞．

13 脚間核 Interpeduncular nucleus Nucleus interpeduncularis　脚間窩の上の細胞群．Ⓑ

14 副視索核群；副視索核 Accessory nuclei of optic tract　Nuclei accessorii tractus optici　視神経線維を含む副視覚系で，以下〈15～17〉の3つの核に投射する．

15 後核；背側核　Posterior nucleus；Dorsal nucleus　Nucleus posterior　上丘の吻側部の前方にある核．

16 外側核 Lateral nucleus Nucleus lateralis　内側膝状体の前内側にある核．

17 内側核 Medial nucleus Nucleus medialis　黒質付近，中脳の中央底部にある核．

18 後外側被蓋核；背外側被蓋核 Lateroposterior tegmental nucleus；Laterodorsal tegmental nucleus　Nucleus tegmentalis posterolateralis　三叉神経中脳路核の前方にある細胞群．Ⓐ

19 三叉神経中脳路核　Mesencephalic nucleus of trigeminal nerve　Nucleus mesencephalicus nervi trigemini　三叉神経の感覚核で，中脳蓋板の下方まで伸びる．Ⓐ

20 滑車神経核 Nucleus of trochlear nerve Nucleus nervi trochlearis　内側縦束の上方の中心灰白質にある核．Ⓑ

21 二丘傍核 Parabigeminal nucleus Nucleus parabigeminalis　下丘の高さで外側毛帯の外側にある散在性の細胞．

22 中心灰白質；中脳水道周囲灰白質　Periaqueductal grey substance；Central grey substance Substantia grisea centralis　中脳水道を囲む灰白質．Ⓑ，331頁Ⓑ

23 脚周囲核 Peripeduncular nucleus Nucleus peripeduncularis　黒質の外側にある細胞群．Ⓐ

24 赤核　Red nucleus　Nucleus ruber　中心被蓋路の主核．中脳水道周囲灰白質と黒質の間にある鉄を含有する核で，上丘から間脳に伸びる．2つ，おそらくはそれ以上の要素で構成される．Ⓐ，351頁Ⓐ，355頁Ⓐ

25 大細胞部　Magnocellular part　Pars magnocellularis　大細胞を含む部分．ヒトでは痕跡的．

26 小細胞部 Parvocellular part Pars parvocellularis 赤核の主要な構成部分．

27 後内側部；背内側部 Posteromedial part；Dorsomedial part　Pars posteromedialis；Pars dorsomedialis　時に個別の核とみなされる部分．細胞構成上は小細胞部に属する．

中脳 353

A 上丘を通る中脳の断面

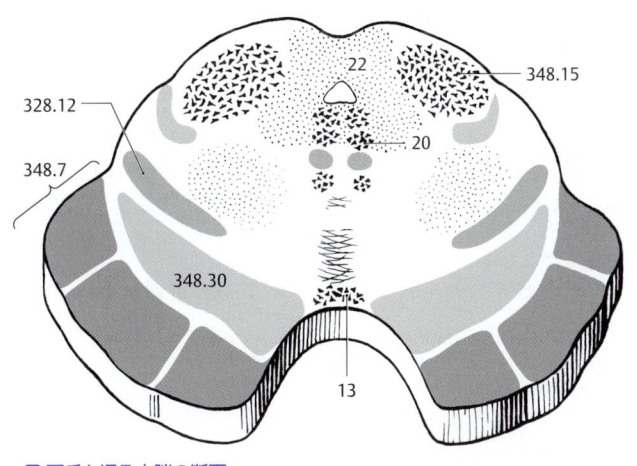

B 下丘を通る中脳の断面

17 脳

1 **外被核** Sagulum nucleus Nucleus saguli；Sagulum 外側毛帯の外側，下丘の高さにある核． Ⓐ

2 **結合腕下核** Subbrachial nucleus Nucleus subbrachialis 内側毛帯の外側，動眼神経核の高さにある細胞群．

3 **前被蓋核；腹側被蓋核** Anterior tegmental nuclei；Ventral tegmental nuclei Nuclei tegmentales anteriores 以下〈4～6〉の3つの核の総称．

4 **束間核** Interfascicular nucleus Nucleus interfascicularis 滑車神経核の高さで，内側縦束にある小細胞群．

5 **色素含有性結合腕傍核** Parabrachial pigmented nucleus Nucleus pigmentosus parabrachialis 上小脳脚と黒質傍核の間にある核． Ⓐ

6 **黒質傍核** Paranigral nucleus Nucleus paranigralis 脚間核の後外側にある核． Ⓐ

7 **網様核** Reticular nuclei Nuclei reticulares 網様体の核．

8 **楔状核** Cuneiform nucleus Nucleus cuneiformis 上丘の下外側にある細胞群． Ⓐ

9 **楔状下核** Subcuneiform nucleus Nucleus subcuneiformis 楔状核の前方にある細胞群． Ⓐ

10 **脚橋被蓋核** Pedunculopontine tegmental nucleus Nucleus tegmentalis pedunculopontinus 内側毛帯，内側縦束，および上小脳脚の間にある2つの核．

11 **緻密部** Compact part；Compact subnucleus Pars compacta 多数の細胞を含む核の部分で，内側縦束の外側にある． Ⓐ

12 **消散部** Dissipated part；Dissipated subnucleus Pars dissipata わずかな細胞を含む核の部分で，内側毛帯の内側にある． Ⓐ

13 **脚傍核** Parapeduncular nucleus Nucleus parapeduncularis 黒質の前方にある脚間窩上方の小細胞群．

14 **縫線核；縫線核群** Raphe nuclei Nuclei raphes

15 **後縫線核；背側縫線核** Posterior raphe nucleus；Dorsal raphe nucleus Nucleus raphes posterior 菱形窩の吻側部から上丘に伸びる核．345頁 Ⓑ

16 **線状核〔Linear nucleus〕**〔Nucleus linearis〕 上小脳脚交叉の近く背腹方向の内側の核柱．

17 **下線状核** Inferior linear nucleus Nucleus linearis inferioris 核柱の下部． Ⓐ

18 **尾側線状核；中間線状核** Intermediate linear nucleus Nucleus linearis intermedius 核柱の中間部． Ⓐ

19 **吻側線状核；上線状核** Superior linear nucleus Nucleus linearis superior 核柱の上部． Ⓐ

20 **中脳水道** Aqueduct of midbrain；Cerebral aqueduct Aqueductus mesencephali；Aqueductus cerebri〔Sylvius（シルヴィウス）水道〕 第三脳室および第四脳室の間の中脳内の狭い管． Ⓒ

21 **中脳水道口** Opening of aqueduct of midbrain；Opening of cerebral aqueduct Apertura aqueductus mesencephali；Apertura aqueductus cerebri 第三脳室に開く中脳水道の漏斗の形をした開口で，間脳の後交連の下方にある． Ⓒ

22 **中脳蓋** Tectum of midbrain Tectum mesencephali 中脳被蓋の上にある中脳の部分． Ⓒ

23 **蓋板；四丘体板** Tectal plate；Quadrigeminal plate Lamina tecti；Lamina quadrigemina Ⓒ

24 **下丘** Inferior colliculus Colliculus inferior その細胞構築学的構成は様々である． Ⓑ

25 **下丘核** Nuclei of inferior colliculus Nuclei colliculi inferioris 聴覚反射に関する中継核，および統合中心として働く核．

26 **中心核** Central nucleus Nucleus centralis 外側毛帯によってつくられる聴覚路内のシナプス部位． Ⓐ

27 **外核；外側核** External nucleus Nucleus externus；Nucleus lateralis 聴覚反射中枢に関与すると考えられる核． Ⓐ

28 **中心周囲核** Pericentral nucleus Nucleus pericentralis 聴覚皮質由来の求心性線維を受ける核． Ⓐ

29 **上丘** Superior colliculus Colliculus superior 反射性の衝動性眼球運動および瞳孔反射の統合部位として機能する層状の構造． Ⓑ

30 **帯状層；第Ⅰ層** Zonal layer；Layer I Stratum zonale；Lamina I 主に神経膠線維からなる最浅層．

31 **浅灰白層；第Ⅱ層** Superficial grey layer；Layer II Stratum griseum superficiale；Lamina II 豊富な神経膠線維を含む層．

32 **視神経層；第Ⅲ層** Optic layer；Layer III Stratum opticum；Lamina III わずかな紡錘形ニューロンおよび三角形のニューロンを含む層．

33 **中間灰白層；第Ⅳ層** Intermediate grey layer；Layer IV Stratum griseum intermedium；Lamina IV 第Ⅲ層に類似するが，豊富な細胞を含む層．

34 **中間白層；毛帯層；第Ⅴ層** Intermediate white layer；Layer V Stratum medullare intermedium；Lamina V 第Ⅳ層に類似するが，より大型の細胞を含む層．

35 **深灰白層；第Ⅵ層** Deep grey layer；Layer VI Stratum griseum profundum；Lamina VI 散在性の，丸みを帯びた，多極ニューロンによって特徴づけられる層で，高い Nissl（ニッスル）物質レベルを示す．

36 **深白層；第Ⅶ層** Deep white layer；Layer VII Stratum medullare profundum；Lamina VII 多形の小細胞および中細胞からなる豊富な細胞を含む層．

中脳　355

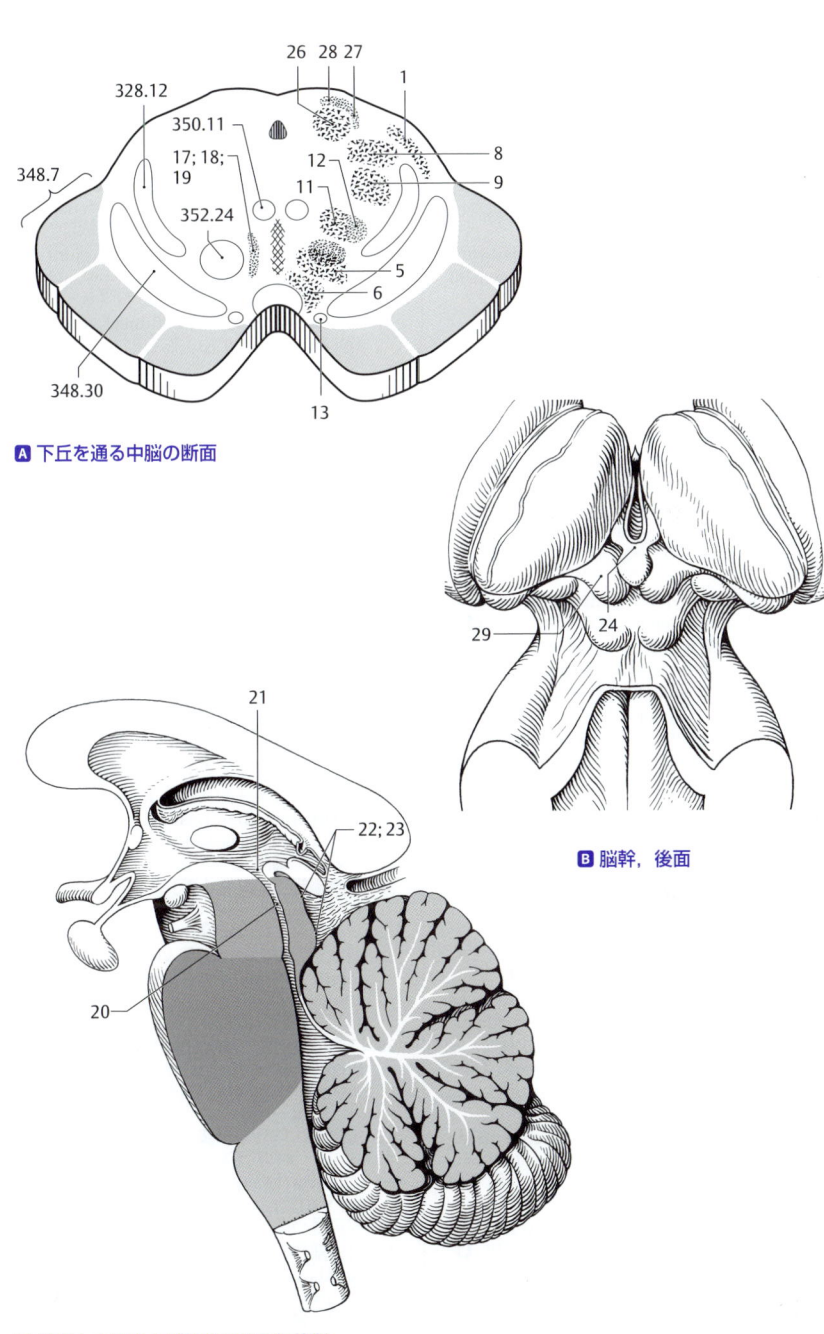

A 下丘を通る中脳の断面

B 脳幹，後面

C 菱脳と中脳および間脳を通る矢状断

17
脳

1 **下丘交連 Commissure of inferior colliculus** Commissura colliculi inferioris　左右の下丘をつなぐ線維路．外側毛帯の神経線維もここを通り反対側に至る．351頁 Ⓑ

2 **上丘交連 Commissure of superior colliculus** Commissura colliculi superioris　左右の上丘をつなぐ線維路．351頁 Ⓐ

3 **滑車神経交叉 Decussation of trochlear nerve fibres** Decussatio fibrarum nervorum trochlearium　白質内での滑車神経線維の交叉．

4 **小脳 Cerebellum** Cerebellum　菱形窩の上方にある脳の部分．

5 **表面の形状 External features** Morphologia externa

6 **小脳体 Body of cerebellum** Corpus cerebelli　片葉小節葉を除く小脳全体．

7 **小脳前葉 Anterior lobe of cerebellum** Lobus cerebelli anterior　第1裂の前方の部分． Ⓑ Ⓓ

8 **小脳小舌；第Ⅰ小葉 Lingula [Ⅰ]** Lingula cerebelli [Ⅰ]　古小脳に属する小脳虫部の不対部分で，上髄中心と融合する． Ⓒ Ⓓ

9 **中心小葉前裂；小舌後裂 Precentral fissure；Post-lingual fissure** Fissura precentralis；Fissura postlingualis　小脳小舌と小脳中心小葉の間の裂． Ⓐ

10 **小脳中心小葉；中心小葉[第Ⅱ・Ⅲ小葉] Central lobule[Ⅱ and Ⅲ]** Lobulus centralis[Ⅱ et Ⅲ]　中心小葉翼と連続する小葉．前部と後部からなる． Ⓐ Ⓒ Ⓓ

11 **前部；腹側部[第Ⅱ小葉] Anterior part；Ventral part[Ⅱ]** Pars anterior；Pars ventralis[Ⅱ] Ⓐ

12 **後部；背側部[第Ⅲ小葉] Posterior part；Dorsal part[Ⅲ]** Pars posterior；Pars dorsalis[Ⅲ] Ⓐ

13 **中心小葉翼[第Ⅱ・Ⅲ半球小葉] Wing of central lobule** Ala lobuli centralis　中心小葉を小脳半球につなぐ，中心小葉の外側への突出． Ⓑ Ⓒ Ⓓ

14 **下部；腹側部[第Ⅱ半球小葉] Inferior part；Ventral part[H Ⅱ]** Pars inferior；Pars ventralis[H Ⅱ]

15 **上部；背側部[第Ⅲ半球小葉] Superior part；Dorsal part[H Ⅲ]** Pars superior；Pars dorsalis[H Ⅲ]

16 **山頂前裂；中心後裂 Preculminate fissure；Post-central fissure** Fissura preculminalis；Fissura postcentralis　山頂の前方にある裂． Ⓐ Ⓓ

17 **山頂[第Ⅳ・Ⅴ小葉] Culmen[Ⅳ and Ⅴ]** Culmen[Ⅳ et Ⅴ]　小脳虫部の頂点． Ⓐ Ⓑ Ⓒ Ⓓ

18 **前部；腹側部[第Ⅳ小葉] Anterior part；Ventral part[Ⅳ]** Pars anterior；Pars ventralis[Ⅳ] Ⓐ

19 **山頂内裂 Intraculminate fissure** Fissura intraculminalis　山頂を分ける裂． Ⓐ

20 **後部；背側部[第Ⅴ小葉] Posterior part；Dorsal part[Ⅴ]** Pars posterior；Pars dorsalis[Ⅴ]　山頂の後部． Ⓐ

21 **前四角小葉[第Ⅳ・Ⅴ半球小葉] Anterior quadrangular lobule[H Ⅳ and Ⅴ]** Lobulus quadrangularis anterior[H Ⅳ et H Ⅴ]　山腹と外側で連続する部分． Ⓒ Ⓓ

22 **前部；腹側部[第Ⅳ半球小葉] Anterior part；Ventral part[H Ⅳ]** Pars anterior；Pars ventralis[H Ⅳ] Ⓑ

23 **後部；背側部[第Ⅴ半球小葉] Posterior part；Dorsal part[H Ⅴ]** Pars posterior；Pars dorsalis[H Ⅴ]

24 **第Ⅰ裂；山腹後裂 Primary fissure；Preclival fissure** Fissura prima；Fissura preclivalis　前四角小葉と単小葉の間にある窪み． Ⓐ Ⓑ Ⓓ

25 **小脳後葉 Posterior lobe of cerebellum** Lobus cerebelli posterior　第1裂と後外側裂の間にある小脳の部分． Ⓓ

26 **単小葉[第Ⅵ半球小葉と第Ⅵ小葉] Simple lobule[H Ⅵ and Ⅵ]** Lobulus simplex[H Ⅵ et Ⅵ]　前四角小葉および上半月小葉の間にある小脳の部分．小脳虫部の一部を含む． Ⓐ Ⓑ Ⓒ Ⓓ

27 **山腹[第Ⅵ小葉] Declive[Ⅵ]** Declive[Ⅵ]　山頂から後方に行く小脳虫部の部分． Ⓐ Ⓑ Ⓓ

28 **後四角小葉[第Ⅵ半球小葉] Posterior quadrangular lobule[H Ⅵ]** Lobulus quadrangularis posterior[H Ⅵ]　単小葉の小脳部． Ⓑ Ⓓ

29 **上後裂；山腹後裂 Posterior superior fissure；Post-clival fissure** Fissura postclivalis posterior；Fissura postclivalis　山腹の後方の窪み． Ⓐ Ⓓ

30 **虫部葉[第ⅦA小葉] Folium of vermis[ⅦA]** Folium vermis[ⅦA]　左右の上半月小葉をつなぐ狭い帯部． Ⓑ Ⓓ

31 **半月小葉；係蹄状小葉[第ⅦA半球小葉] Semilunar lobules；Ansiform lobule[H ⅦA]** Lobuli semilunares；Lobulus ansiformis[H ⅦA]　水平裂の前後方向にある小葉．

32 **上半月小葉；係蹄状小葉第一脚[第ⅦA半球小葉] Superior semilunar lobule；First crus of ansiform lobule[H ⅦA]** Lobulus semilunaris superior；Crus primum lobuli ansiformis[H ⅦA]　水平裂の前方にある小葉． Ⓑ Ⓒ Ⓓ

33 **水平裂；脚間裂 Horizontal fissure；Intercrural fissure** Fissura horizontalis；Fissura intercruralis　上半月小葉と下半月小葉の間にある深い裂． Ⓐ Ⓑ Ⓒ Ⓓ

34 **下半月小葉；係蹄状小葉第二脚[第ⅦA半球小葉] Inferior semilunar lobule；Second crus of ansiform lobule[H ⅦA]** Lobulus semilunaris inferior；Crus secundum lobuli ansiformis[H ⅦA]　水平裂の後方にある小葉． Ⓑ Ⓒ Ⓓ

35 **薄月状裂；係蹄正中傍裂 Lunogracile fissure；Ansoparamedian fissure** Fissura lunogracilis；Fissura ansoparamedianis　第ⅦA半球小葉の後方の裂． Ⓓ

36 **虫部隆起[第ⅦB小葉] Tuber[ⅦB]** Tuber[ⅦB]　左右の下半月小葉の間の正中のつながり． Ⓐ Ⓑ Ⓒ Ⓓ

37 **薄小葉；正中傍小葉[第ⅦB半球小葉] Gracile lobule；Paramedian lobule[H ⅦB]** Lobulus gracilis；Lobulus paramedianus[H ⅦB]　二腹小葉前裂の前方にある小葉．

38 **二腹小葉前裂；錐体前裂 Prebiventral fissure；Prepyramidal fissure** Fissura prebiventralis；Fissura prepyramidalis　虫部隆起と虫部錐体の間の裂． Ⓓ

39 **虫部錐体[第Ⅷ小葉] Pyramis[Ⅷ]** Pyramis[Ⅷ]　錐体前裂の後方にある小葉． Ⓐ Ⓒ Ⓓ

40 **二腹小葉[第Ⅷ半球小葉] Biventral lobule[H Ⅷ]** Lobulus biventer[H Ⅷ]　薄小葉と小脳扁桃の間の小葉． Ⓒ

41 **外側部[第ⅧA半球小葉] Lateral part；Pars copularis[H ⅧA]** Pars lateralis lobuli biventralis；Pars copularis lobuli paramediani[H ⅧA]　二腹小葉の前部． Ⓐ Ⓓ

42 **二腹小葉内裂；前下裂 Intrabiventral fissure；Anterior inferior fissure** Fissura intrabiventra-

小脳 357

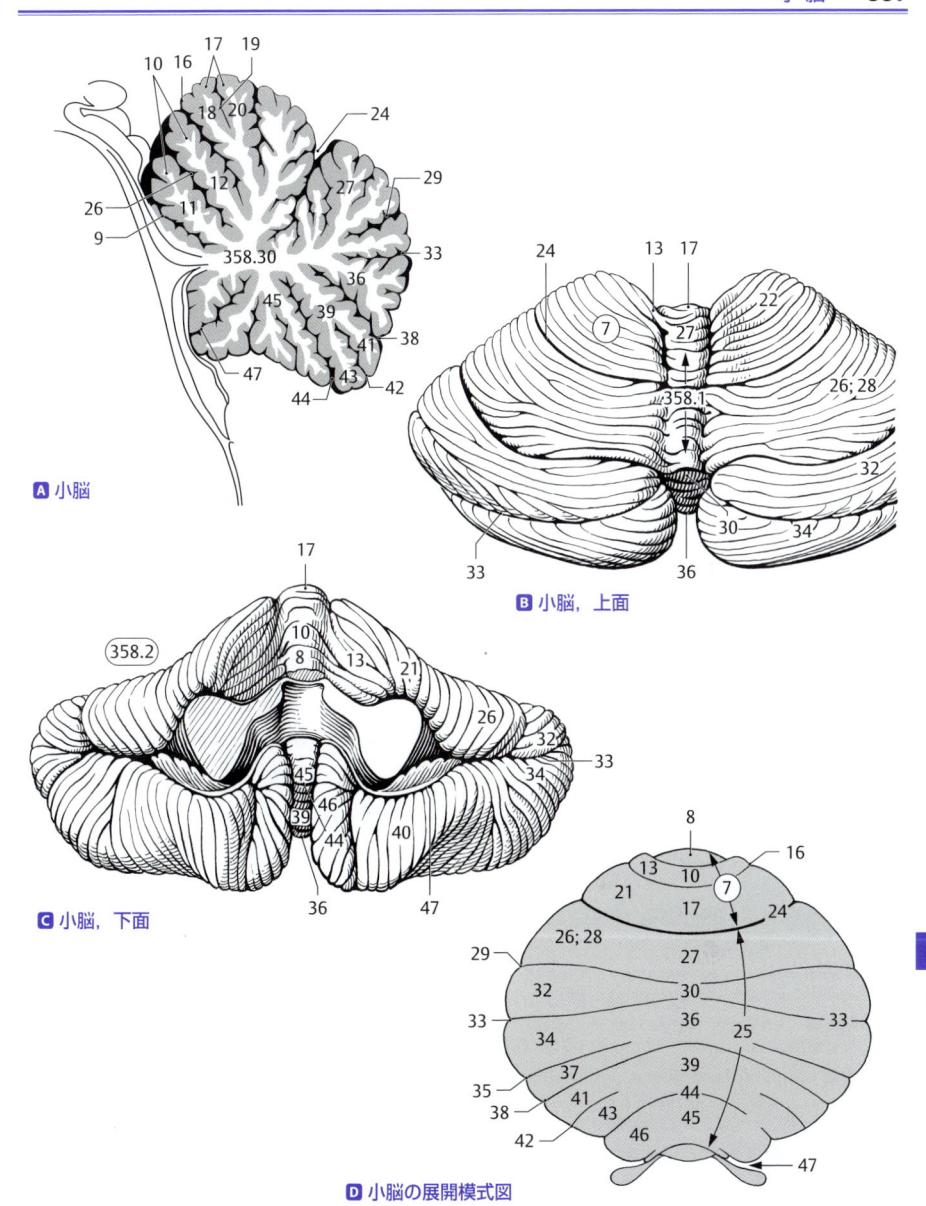

A 小脳

B 小脳, 上面

C 小脳, 下面

D 小脳の展開模式図

lis；Fissura anterior inferior　二腹小葉を外側で細分する裂．**A D**

43　**二腹小葉内側部；背側傍片葉[第ⅧB半球小葉] Medial part；Dorsal paraflocccularis[H Ⅷ B]** Pars medialis lobuli biventralis；Lobulus paraflocccularis dorsalis[H Ⅷ B]　二腹小葉の後部．**A D**

44　**第二裂；錐体後裂　Secondary fissure；Postpyramidal fissure** Fissura secunda；Fissura postpyramidalis　二腹小葉と虫部錐体，ならびに小脳扁桃と虫部垂の間の裂．**A C D**

45　**虫部垂[第Ⅸ小葉] Uvula[Ⅸ]** Uvula[Ⅸ]　小脳扁桃の間にある小脳虫部の部分．**A C D**

46　**小脳扁桃；腹側傍片葉[第Ⅸ半球小葉] Tonsil of cerebellum；Ventral paraflocculus[H Ⅸ]** Tonsilla cerebelli；Paraflocculus ventralis[H Ⅸ]　小脳半球の豆状の小さい部分．**C D**

47　**後外側裂　Posterolateral fissure** Fissura posterolateralis　虫部小節と片葉の上方にある裂．**A C D**

17

脳

1 小脳虫部［第 I-X 小葉］ **Vermis of cerebellum [I-X]** Vermis cerebelli［I-X］ 胎生期の小脳板の中間部．357 頁 B

2 小脳半球［第 II-X 半球小葉］ **Hemisphere of cerebellum [H II-H X]** Hemispherium cerebelli［H II-H X］ 357 頁 C

3 片葉小節葉 **Flocculonodular lobe** Lobus flocculonodularis 後外側裂の下方にある葉．

4 小節；虫部小節［第 X 小葉］ **Nodule [X]** Nodulus［X］ 小脳虫部の内側の隆起．片葉脚によって片葉とつながっている． D

5 片葉脚 **Peduncle of flocculus** Pedunculus flocculi 小節との結合索．一部は下髄帆に移行する． D

6 片葉［第 X 半球小葉］ **Flocculus [H X]** Flocculus［H X］ 下小脳脚と二腹小葉の間にある動物の足の形をした小脳の部分． D

7 前庭小脳 **Vestibulocerebellum** Vestibulocerebellum 前庭神経核の一部と考えられる小脳の部分．

8 脊髄小脳 **Spinocerebellum** Spinocerebellum 脊髄から直接投射を受ける小脳の部分．

9 橋小脳 **Pontocerebellum** Pontocerebellum 橋底部の核から直接投射を受ける小脳の部分．

10 原小脳；原始小脳 **Archicerebellum** Archicerebellum 系統発生学的に最も古い小脳の部分で，小脳小舌と片葉小節葉を含む． A

11 古小脳；旧小脳 **Paleocerebellum** Paleocerebellum 小脳の古い部分で，小脳中心小葉，山頂，虫部錐体，虫部垂，中心小葉翼，および前四角小葉を含む． A

12 新小脳 **Neocerebellum** Neocerebellum 進化論的に最も新しい小脳の部分．山腹，虫部葉，虫部隆起，単小葉，下半月小葉，薄小葉，および小脳扁桃を含む． A

13 内部の構造 **Internal features** Morphologia interna

14 小脳活樹 **Arbor vitae** Arbor vitae 断面標本で，生命の樹を思わせる髄質の分枝像． C

15 小脳皮質 **Cerebellar cortex** Cortex cerebelli 主に神経細胞からなる．厚さ約1 mmの皮質． B C

16 顆粒層 **Granular layer** Stratum granulosum 質の境界にある層で，原形質がほとんどない密に並んだ多極ニューロンが特徴． B

17 プルキンエ細胞層 **Purkinje cell layer** Stratum purkinjense B

18 分子層 **Molecular layer** Stratum moleculare 皮質層で，神経細胞をほとんど含まず，樹状突起および軸索に富む． B

19 小脳核 **Cerebellar nuclei** Nuclei cerebelli

20 歯状核；小脳外側核；外側核 **Dentate nucleus; Nucleus lateralis cerebelli** Nucleus dentatus；Nucleus lateralis cerebelli 最大の小脳の核．折りたたんだ袋状で，小脳白質にある． C

21 歯状核門 **Hilum of dentate nucleus** Hilum nuclei dentati 歯状核の開口部．上小脳脚中最大の線維束が起こる． C

22 栓状核；前中位核 **Anterior interpositus nucleus; Emboliform nucleus** Nucleus interpositus anterior；Nucleus emboliformis 歯状核門のすぐ前方にある小脳の核． C

23 球状核；後中位核 **Posterior interpositus nucleus; Globose nucleus** Nucleus interpositus posterior；Nucleus globosus 歯状核の内側にある核． C

24 室頂核；小脳内側核；内側核 **Fastigial nucleus; Nucleus medialis cerebelli** Nucleus fastigii；Nucleus medialis cerebelli 内側にある核． C

25 小脳脚 **Cerebellar peduncles** Pedunculi cerebellares 小脳から行き来する神経線維を含む小脳の部分． E

26 下小脳脚 **Inferior cerebellar peduncle** Pedunculus cerebellaris inferior 索状体を含む部分． D E

27 中小脳脚 **Middle cerebellar peduncle** Pedunculus cerebellaris medius 上小脳脚から明確に区別できない． D E

28 上小脳脚 **Superior cerebellar peduncle** Pedunculus cerebellaris superior 中小脳脚から明確に区別できない． D E

29 小脳白質 **White substance of cerebellum** Corpus medullare cerebelli C

30 小脳交連 **Cerebellar commissure** Commissura cerebelli 左右の小脳半球をつなぐ線維束． C, 357 頁 B

31 小脳鉤状束 **Uncinate fasciculus of cerebellum** Fasciculus uncinatus cerebelli 室頂核に始まり，前庭神経核，橋と延髄の網様体の核に走り，間脳へ上行する遠心性線維．その存在はヒトでは明らかでない．

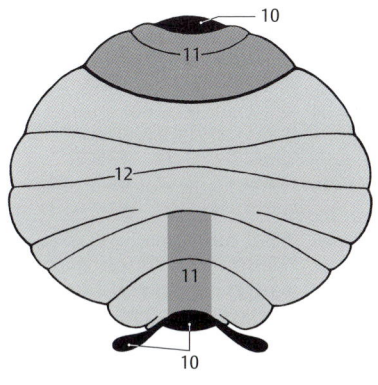

小 脳　359

A 小脳の展開模式図

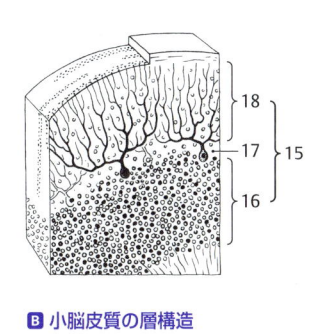

B 小脳皮質の層構造

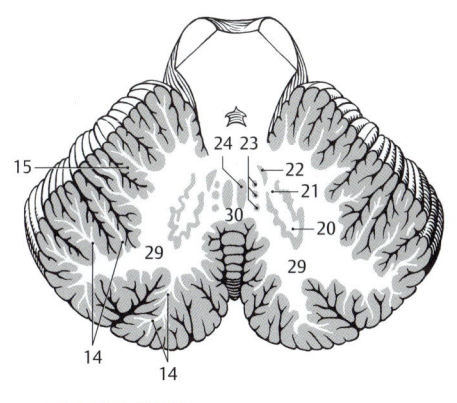

C 小脳の水平断

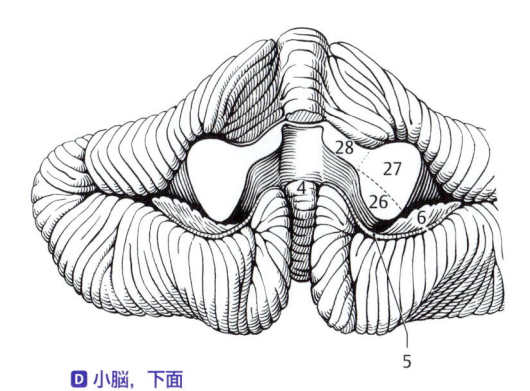

D 小脳，下面

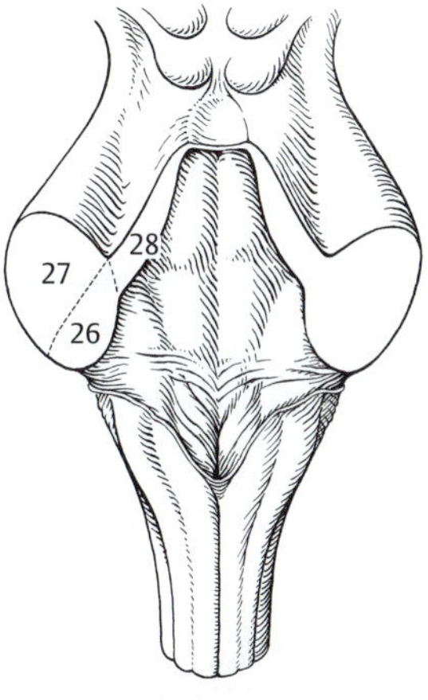

E 小脳脚

17

脳

脳

1 **間脳 Diencephalon** Diencephalon　室間孔から上丘の上縁にある仮想の境界に伸びる脳の部分．第三脳室の大部分を囲む．

2 **表面の形状 External features** Morphologia externa

3 **視床上部 Epithalamus** Epithalamus　間脳の背側部にある手綱および松果体を含む部分．

4 **手綱 Habenula** Habenula　松果体，脳幹，および嗅覚中枢の間のシナプス部位．A B

5 **手綱溝 Habenular sulcus** Sulcus habenularis　手綱三角と視床枕の間の浅い溝．A

6 **手綱三角 Habenular trigone** Trigonum habenulare　視床との接合部における手綱の拡張部．2つの核の部位．A B

7 **松果体 Pineal gland** Glandula pinealis　A B C

8 **視床；背側視床 Thalamus；Dorsal thalamus** Thalamus；〔Thalamus dorsalis〕　室間孔から中脳蓋板に伸びる部分．内側では第三脳室と，外側では内包および大脳基底核と接する．個体発生期に視床から生じる核の集合からなる．

9 **前結節；視床前結節 Anterior thalamic tubercle** Tuberculum anterius thalami　視床前端の小結節．視床髄条の付着部位．A

10 **視床間橋；中間質 Interthalamic adhesion；Massa intermedia** Adhesio interthalamica　左右視床間の癒着．70〜85％にみられる．B

11 **視床枕 Pulvinar** Pulvinar thalami　後方へ突出している視床の一部．

12 **視床ヒモ Taenia thalami** Taenia thalami　視床髄条の上端．第三脳室脈絡叢の付着部位．A

13 **視床髄条 Stria medullaris of thalamus** Stria medullaris thalami　視床の背側面および内側面の間を視床前結節から手綱に走る白色線維束．B

14 **腹側視床 Subthalamus；Ventral thalamus** Subthalamus；〔Thalamus ventralis〕　個体発生期に中脳被蓋，大脳基底核，および視床下部から起こる部分で，錐体外路運動系の一部と考えられる．視床下溝の底側にある．

15 **視床後部 Metathalamus** Metathalamus　視床によってつくられる膝状体．視床枕の下外方にある．A C

16 **外側膝状体 Lateral geniculate body** Corpus geniculatum laterale　上丘および視覚皮質と連絡する視索の部分．A C

17 **内側膝状体 Medial geniculate body** Corpus geniculatum mediale　下丘と連絡する聴覚路の部分．A C，351 頁A

18 **視床下部 Hypothalamus** Hypothalamus　間脳の底部および下壁．B

19 **乳頭体 Mammillary body** Corpus mammillare　間脳底部にある有対の半球状の隆起で，視床および中脳を結ぶ．B

20 **神経下垂体；下垂体後葉 Neurohypophysis** Neurohypophysis　下垂体の後葉で，間脳底の反転によってつくられる．B

21 **漏斗 Infundibulum** Infundibulum　下垂体の茎．B

22 **神経部 Pars nervosa** Pars nervosa　神経下垂体をつくる無髄線維束．

23 **視神経交叉；視交叉 Optic chiasm；Optic chiasma** Chiasma opticum　視索と視神経の間の内側視神経線維の交叉．B C，387 頁B

24 **視索 Optic tract** Tractus opticus　視交叉と外側膝状体の間の視覚路の部分で，脳底部の表面にて視認できる．C，387 頁D

25 **外側根 Lateral root** Radix lateralis　その線維は外側膝状体に至る．C

26 **内側根 Medial root** Radix medialis　その線維は外側膝状体の下を通り上丘に至る．C

27 **視索前野；視索前域 Preoptic area** Area preoptica　終板の後方の領域．B

28 **灰白隆起 Tuber cinereum** Tuber cinereum　漏斗の後壁にある灰白質．B

29 **正中隆起 Median eminence** Eminentia mediana　灰白隆起が正中隆起したもの．B

17

間脳 361

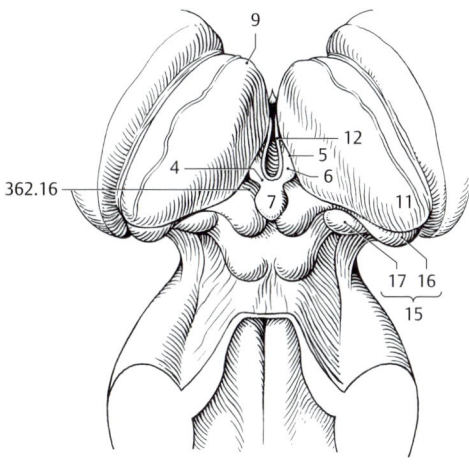

A 脳幹，後面

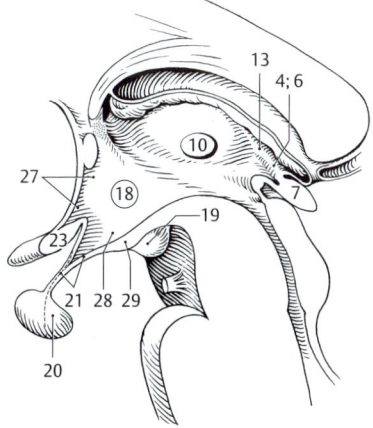

B 脳幹，矢状断

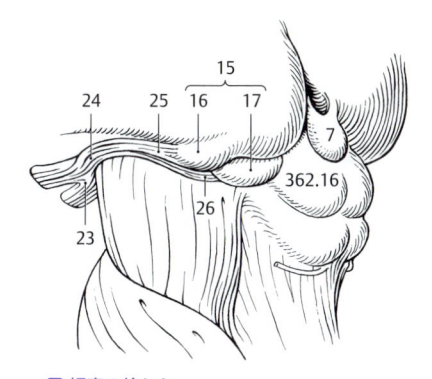

C 視索の終わり

1 　第三脳室 Third ventricle Ventriculus tertius　脳室系のうちの間脳部．終板から中脳水道の始まりまで．Ⓐ

2 　室間孔 Interventricular foramen Foramen interventriculare　脳弓の下方で側脳室と第三脳室の連絡孔．Ⓐ

3 　脳弓下器官 Subfornical organ Organum subfornicale　室間孔の近くの第三脳室蓋にある器官．Ⓐ

4 　松果体上陥凹 Suprapineal recess Recessus suprapinealis　松果体と第三脳室蓋との間の陥凹．Ⓐ

5 　手綱交連 Habenular commissure Commissura habenularum　手綱からの線維で，正中線を横切り，松果陥凹の上方で交叉する．Ⓐ

6 　松果体陥凹 Pineal recess Recessus pinealis　第三脳室の袋状外方突出で，部分的に松果体に伸びる．Ⓐ

7 　後交連 Posterior commissure Commissura posterior；Commissura epithalamica　松果体陥凹と中脳水道口の間にある交連．周囲の領域からの線維の交叉部位．Ⓐ

8 　漏斗陥凹 Infundibular recess Recessus infundibuli；Recessus infundibularis　第三脳室の陥凹で，漏斗につながる．Ⓐ

9 　視索上陥凹 Supra-optic recess Recessus supraopticus　視交叉上方の第三脳室の陥凹．Ⓐ

10　視床下溝 Hypothalamic sulcus Sulcus hypothalamicus　室間孔から中脳水道口に至る溝．視床の背側部と腹側部を分ける．Ⓐ

11　内部の構造 Internal features Morphologia interna

12　視床上部 Epithalamus Epithalamus

13　手綱脚間核路；手綱脚間路；反屈束 Habenulo-interpeduncular tract；Fasciculus retroflexus Tractus habenulointerpeduncularis；Fasciculus retroflexus　手綱核と脚間核をつなぐ神経路．

14　外側手綱核 Lateral habenular nucleus Nucleus habenularis lateralis　手綱三角にある外側核．

15　内側手綱核 Medial habenular nucleus Nucleus habenularis medialis　手綱三角にある内側核．

16　視蓋前域；視蓋前野 Pretectal area Area pretectalis　上丘の上縁の前から後交連に伸びる領域．眼球の運動性と視覚反射の制御に関するシナプス部位．361 頁ⒶⒸ

17　視蓋前核群 Pretectal nuclei Nuclei pretectales　視蓋前域にある核の細区分．ヒトでは確認されていない．

18　交連下器官 Subcommissural organ Organum subcommissurale　上衣細胞からなり，中脳水道の起始部で中脳蓋の前方にある．Ⓐ

19　視床 Thalamus Thalamus　第三脳室の外側壁にある卵形の核の集まり．外側は大脳基底核および内包に接する．大部分の感覚路の標的領域．大脳皮質，小脳，淡蒼球，線条体，および視床下部とつながる．Ⓐ

20　視床の灰白質 Grey substance of thalamus Substantia grisea thalami

21　視床前核群；視床前核 Anterior nuclei of thalamus Nuclei anteriores thalami　内側髄板と外側髄板の間で視床の先端の矢状面にある以下〈22～24〉の 3 つの核．主に乳頭体からの求心性線維を受け，帯状回および辺縁系と連絡する．Ⓑ，365 頁Ⓐ，367 頁Ⓐ

22　背側前核；前背側核 Anterodorsal nucleus Nucleus anterodorsalis　前上側にある細い核．Ⓒ，367 頁Ⓑ

23　内側前核；前内側核 Anteromedial nucleus Nucleus anteromedialis　腹側前核の下方にある小細胞群．Ⓒ，365 頁Ⓑ

24　腹側前核 Anteroventral nucleus Nucleus anteroventralis　視床前核のうち最大で最も背側にある．Ⓒ，365 頁Ⓑ，367 頁Ⓑ

25　視床背側核群；視床背側核　Dorsal nuclei of thalamus Nuclei dorsales thalami　視床前核と同様に 2 つの髄板の間にあり，視床前核に隣接する核．上丘および視蓋前域から求心性投射線維を受け，頭頂葉，後頭葉，および側頭葉の皮質と相互に連絡している．

26　背外側核；背側外側核 Lateral dorsal nucleus Nucleus dorsalis lateralis　視床背側核の前上方の部分で，視床前核に隣接している．Ⓑ，365 頁ⒶⒸⒹ，367 頁Ⓐ

27　後外側核 Lateral posterior nucleus Nucleus lateralis posterior　背外側核と視床枕核の間の部分．ⒷⒹ，365 頁Ⓐ，367 頁Ⓐ

28　視床枕核；視床枕核群 Pulvinar nuclei Nuclei pulvinares　視床の突出した後部．Ⓑ，365 頁Ⓐ，367 頁Ⓐ

29　前視床枕核 Anterior pulvinar nucleus Nucleus pulvinaris anterior　識別が困難で，その連絡の大部分が不明な核群．Ⓓ，365 頁Ⓓ

30　下視床枕核；視床枕下部 Inferior pulvinar nucleus Nucleus pulvinaris inferior　最も底側に位置する核で，視床の腹側基底核群の下を吻側に走り，内側に視床髄板内核まで伸びる．視覚路のシナプス部位．Ⓓ

31　外側視床枕核；視床枕外側部 Lateral pulvinar nucleus Nucleus pulvinaris lateralis　外側髄板の内側，外側膝状体の上方にある核．視覚路のシナプス部位．Ⓓ

32　内側視床枕核；視床枕内側部 Medial pulvinar nucleus Nucleus pulvinaris medialis　視床内核群の尾側に隣接する核．前頭前皮質，頭頂葉皮質，および帯状皮質と連絡し，上丘からの求心性投射線維を受ける．Ⓓ

間脳 363

A 脳幹, 矢状断

B 視床核の模式図
（個別核と集合）

C 前頭断

D 前頭断

17
脳

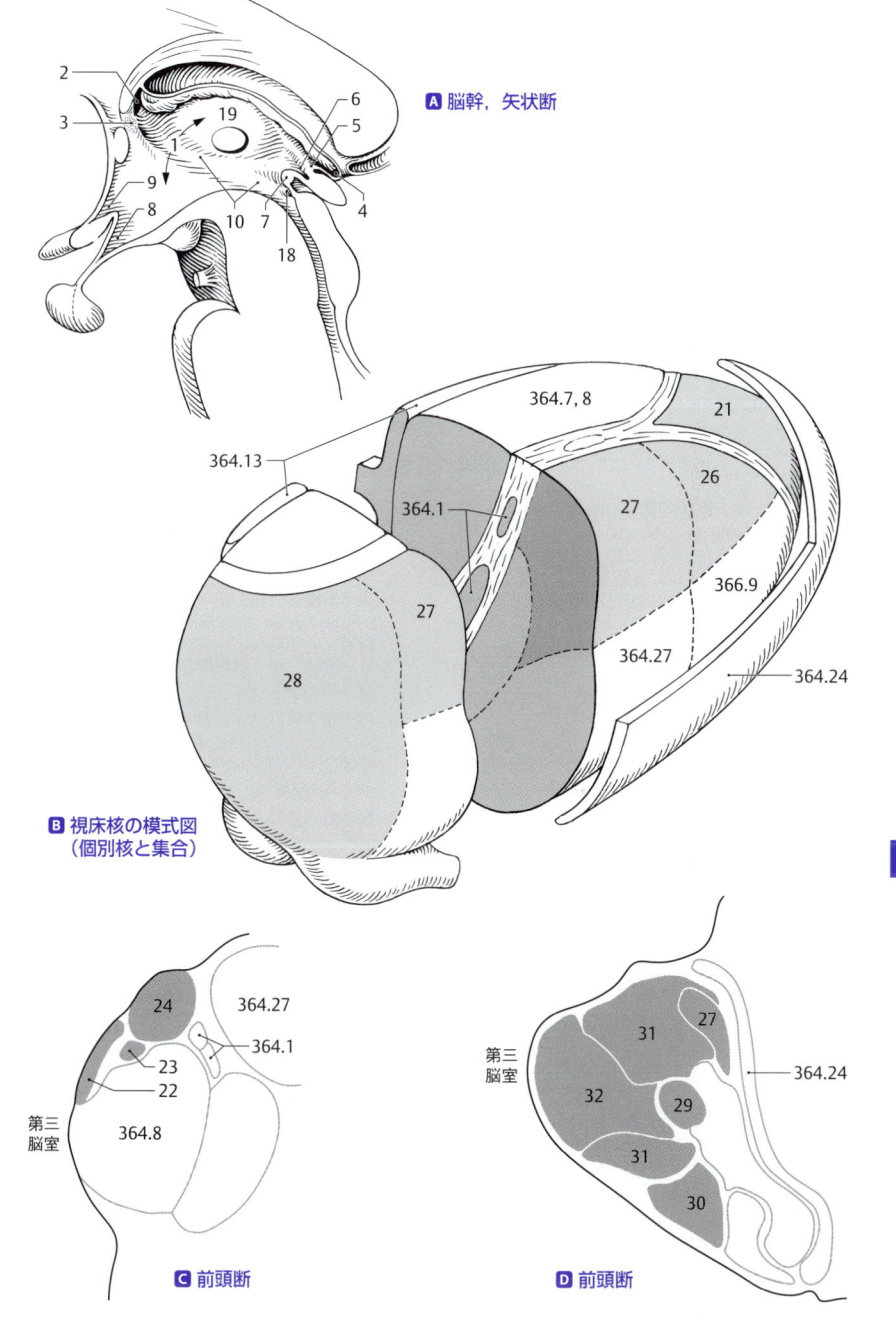

1 **視床髄板内核；髄板内核 Intralaminar nuclei of thalamus** Nuclei intralaminares thalami　内側髄板内にある2つの隣接する核群で，視床の前極から後交連に伸びる．皮質および線条体に投射線維を出す．　ⒶⒸⒹ，363頁ⒷⒸ，367頁Ⓐ

2 **内側中心核 Central medial nucleus** Nucleus centralis medialis　内側髄板の下内側端にある核．主に眼窩前頭皮質および前頭前皮質に投射線維を出す．　Ⓐ

3 **外側中心核 Central lateral nucleus** Nucleus centralis lateralis　主に正中中心核の背側にある核．主に頭頂葉皮質および側頭葉皮質に投射線維を出す．　Ⓐ

4 **中心傍核 Paracentral nucleus** Nucleus paracentralis　正中中心核の外側にある核．主に後頭領域および前頭前皮質に投射線維を出す．

5 **正中中心核；中心正中核 Centromedian nucleus** Nucleus centromedianus　視床髄板内核の最大のもの．主に運動野および線条体に投射線維を出す．　ⒶⒷⒸ，367頁Ⓐ

6 **束傍核 Parafascicular nucleus** Nucleus parafascicularis　正中中心核の内側にある核．運動野および線条体に投射線維を出す．　Ⓒ

7 **視床内側核群；視床内側核 Medial nuclei of thalamus** Nuclei mediales thalami　主に背内側核からなる核群．他の視床領域および皮質下の構造，ならびに扁桃体，大脳基底核，および中脳の網様体から求心性線維を受ける．　Ⓐ，363頁Ⓑ，367頁Ⓐ

8 **背内側核；背側内側核 Medial dorsal nucleus；Dorsomedial nucleus** Nucleus mediodorsalis　ヒトで特に大きい核．外側，腹側，および吻側を内側髄板で，内側を視床正中核群で境される．主に前頭前皮質に投射線維を出す．細胞構築および酵素組織化学的組成に応じて細分される．　ⒶⒸⒹ，363頁ⒷⒸ，367頁ⒶⒷ

9 **小細胞部；外側部 Lateral nucleus；Parvocellular nucleus** Pars parvocellularis lateralis　小細胞からなる外側部．

10 **大細胞部；内側部 Medial nucleus；Magnocellular nucleus** Pars magnocellularis medialis　大細胞からなる内側部．

11 **髄板傍部 Paralaminar part；Pars laminaris** Pars paralaminaris　多形性の腹側部．

12 **内側腹側核；内腹側核 Medial ventral nucleus** Nucleus medioventralis　内側中心核の前方にある細胞群で，高いアセチルコリンエステラーゼ活性がある．

13 **視床正中核群 Median nuclei of thalamus** Nuclei mediani thalami　脳室の上衣直下にある視床核周囲の核の集まり．室間孔から後交連に伸びる．　Ⓐ，363頁Ⓑ，367頁Ⓐ

14 **ヒモ傍核 Parataenial nucleus** Nucleus parataenialis　背内前核の下方，視床室傍核の上方にある核．　Ⓑ

15 **視床室傍核群；視床室傍核 Paraventricular nuclei of thalamus** Nuclei paraventriculares thalami　ヒモ傍核の下方，および視床間橋の前方，上方，後方にある核群．　Ⓑ

16 **前室傍核 Anterior paraventricular nucleus** Nucleus paraventricularis anterior　視床間橋の前方にある核群．

17 **後室傍核 Posterior paraventricular nucleus** Nucleus paraventricularis posterior　視床間橋の後方にある核群．

18 **結合核 Nucleus reuniens** Nucleus reuniens　視床間橋の腹側にある核．

19 **菱形核 Rhomboid nucleus** Nucleus commissuralis rhomboidalis　第三脳室の上衣の下にある核．しばしば視床間橋の一部を形成する．

20 **視床後核群 Posterior nuclear complex of thalamus** Nuclei posteriores thalami　背内側核および前視床枕核の下，内側膝状体背側核の外側にある核複合体．　Ⓐ，367頁Ⓐ

21 **境界核 Nucleus limitans** Nucleus limitans　前内側核．　Ⓓ

22 **後核；視床後核 Posterior nucleus** Nucleus posterior　前視床枕核の下にある核．　Ⓓ

23 **膝状体上核；膝上核 Suprageniculate nucleus** Nucleus suprageniculatus　後核の前下方にある核．　Ⓓ

24 **視床網様核；網様核 Reticular nucleus of thalamus** Nucleus reticularis thalami　疎性結合の細胞層．外側髄板と内包の間で視床の外側面にある"網様"層．　ⒶⒷⒸⒹ，363頁ⒷⒹ，367頁Ⓐ Ⓑ，369頁Ⓒ

25 **視床腹側核群 Ventral nuclei of thalamus** Nuclei ventrales thalami　不確帯の上方で，間脳の尾側半分を占める核で，網様核の内側にある．369頁Ⓒ

26 **腹側基底核群 Ventrobasal complex** Nuclei ventrobasales　以下〈27〜29〉の2つの核の総称．

27 **後外側腹側核 Ventral posterolateral nucleus** Nucleus ventralis posterolateralis　核群の外側部で，内側毛帯および脊髄視床路を受け，中心後回に投射線維を出す．　ⒶⒸⒹ，363頁ⒷⒸ，367頁Ⓐ

28 **後内側腹側核 Ventral posteromedial nucleus** Nucleus ventralis posteromedialis　後外側腹側核と正中中心核の間の核．三叉神経毛帯から線維を受ける．　ⒶⒸ

29 **小細胞部 Parvocellular part** Pars parvocellularis　小細胞を含む核の部分．

間脳　365

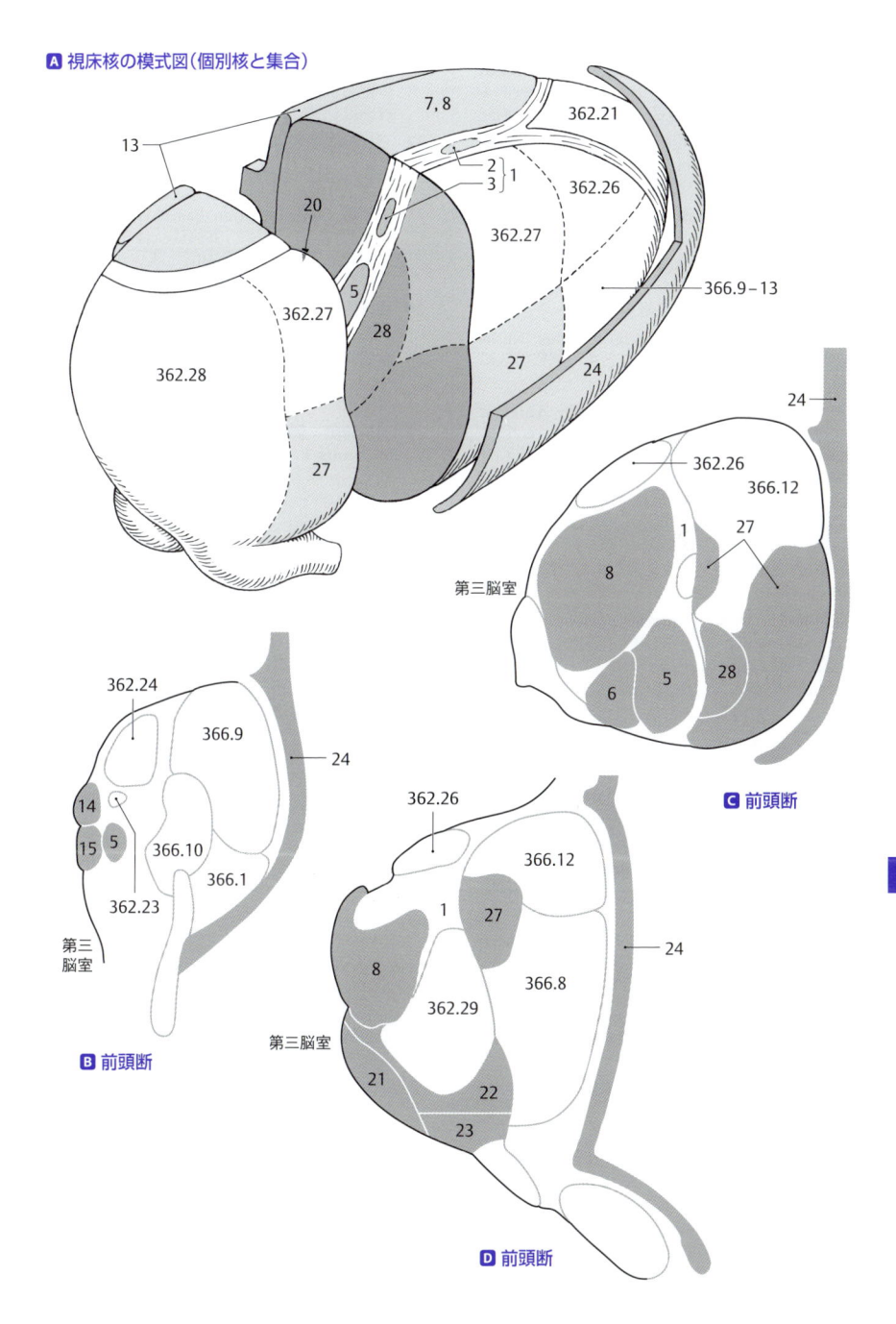

A 視床核の模式図（個別核と集合）

B 前頭断

C 前頭断

D 前頭断

1 内側腹側核群 **Ventral medial complex** Nuclei ventrales mediales　外側腹側核群の下にある核群. **B**, 365 頁**B**

2 基底内側腹側核；内側腹側核群基底核　**Basal ventral medial nucleus**　Nucleus basalis ventralis medialis　核群の下部で，味覚の線維を受ける.

3 主内側腹側核；内側腹側核群主核　**Principal ventral medial nucleus**　Nucleus principalis ventralis medialis　核群の主要部.

4 内側下核 **Submedial nucleus** Nucleus submedialis　核群の吻側部.

5 下後腹側核 **Ventral posterior inferior nucleus** Nucleus ventralis posterior inferior　視床腹側核群の副核. 前庭神経核と連絡する.

6 外側腹側核群　**Ventral lateral complex**　Nuclei ventrales laterales　視床網様核と背内側核の間にある. **B**

7 外側腹側核の吻側部；外側腹側前核 **Anterior ventrolateral nucleus** Nucleus anterior ventrolateralis　前部および外側部. 淡蒼球由来の求心性線維を受け，運動前皮質に投射線維を出す. **B**

8 外側腹側核の尾側部；外側腹側後核 **Posterior ventrolateral nucleus** Nucleus posterior ventrolateralis　後部および内側部. 小脳から求心性線維を受け，運動皮質と相互に連絡する. **B**, 365 頁**D**

9 前腹側核　**Ventral anterior nucleus**　Nucleus ventralis anterior　視床腹側核群の前核. **B**, 363 頁**B**, 365 頁**B**

10 大細胞部 **Magnocellular division** Pars magnocellularis　大細胞を含む部分. 365 頁**B**

11 主部 **Principal division** Pars principalis　前腹側核の主要部. 365 頁**B**

12 中間腹側核 **Ventral intermediate nucleus** Nucleus ventralis intermedius　外側腹側核群の一部. 365 頁**B C D**

13 内後腹側核 **Ventral posterior internal nucleus** Nucleus ventralis posterior internus　視床腹側核群の副核. 365 頁**B**

14 小細胞性後腹側核 **Ventral posterior parvocellular nucleus** Nucleus ventroposterior parvocellularis　ヒトでは腹側基底核群に位置する細胞の集まり.

15 視床の白質 **White substance of thalamus** Substantia alba thalami

16 外側髄板 **External medullary lamina** Lamina medullaris lateralis　視床網様核と外側腹側核群の間にある白質層. **B**

17 内側髄板 **Internal medullary lamina** Lamina medullaris medialis　前核を取り囲む Y 字の形をした白質層で，内側部と外側部を分ける. **B**

18 聴放線 **Acoustic radiation** Radiatio acustica　内側膝状体から横側頭回に至る聴覚路の部分. 内包後脚の後頭部を通る. **A**

19 外側毛帯 **Lateral lemniscus** Lemniscus lateralis　内側膝状体中へ入る聴覚路. **A**

20 内側毛帯 **Medial lemniscus** Lemniscus medialis　脊髄および脳幹から後外側腹側核へ続く後索の線維. **A**

21 脊髄毛帯 **Spinal lemniscus** Lemniscus spinalis　体幹および四肢から後外側腹側核に走る感覚神経線維（主に痛覚線維）. **A**

22 三叉神経毛帯 **Trigeminal lemniscus** Lemniscus trigeminalis　三叉神経感覚核から後内側腹側核に至る線維. **A**

23 視放線 **Optic radiation** Radiatio optica 〔Gratiolet（グラチオレ）放線〕　外側膝状体を出る視覚路の部分. 内包後脚の後頭部を通って側脳室の後角周囲を走り，視覚皮質に至る. **A**

24 視床内線維 **Intrathalamic fibres** Fibrae intrathalamicae　視床核間を連絡する線維.

25 室周線維 **Periventricular fibres** Fibrae periventriculares　第三脳室の上衣の下，視床正中核群と視床下部の間を走り，後縦束に入る線維.

26 前視床脚；前視床放線　**Anterior radiation of thalamus**　Radiatio anterior thalami　内包前脚を経て，前頭葉に至る線維による前方放線. **C**

27 上視床脚；中心視床放線　**Central thalamic radiation**　Radiatio centralis thalami　内包後脚を経て，中心前回および中心後回，ならびに近隣の皮質野に至る線維による中心放線. **C**

28 後視床脚；後視床放線 **Posterior thalamic radiation** Radiatio posterior thalami　内包後脚の後頭部を経て，後頭葉に至る線維による後方放線. **C**

29 下視床脚；下視床放線 **Inferior thalamic radiation** Radiatio inferior thalami　内包後脚を経て，側頭葉および島に至る線維による下方放線. **C**

間 脳 **367**

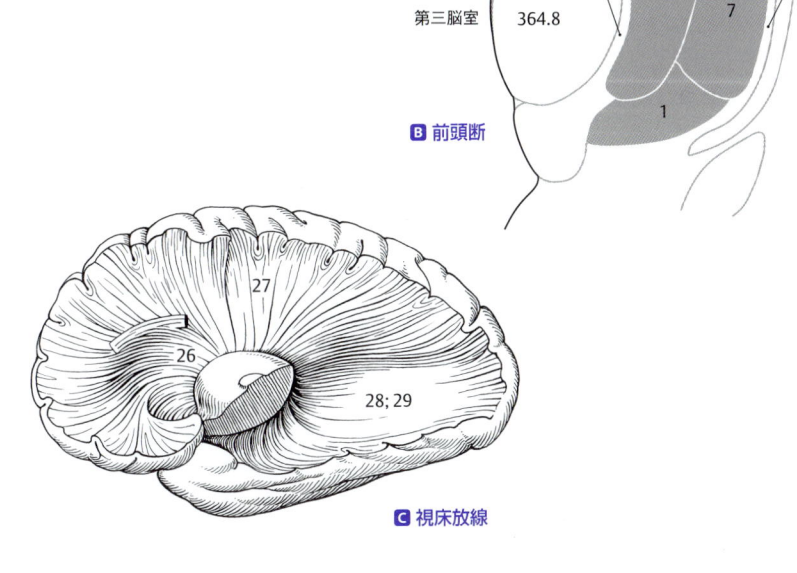

A 視床核の模式図（個別核と集合）

B 前頭断

第三脳室

C 視床放線

1 レンズ核ワナ **Ansa lenticularis** Ansa lenticularis　レンズ核から内包前縁周囲を走り，視床腹側核群に至る線維束．

2 レンズ核束；H2 野 **Lenticular fasciculus** Fasciculus lenticularis　レンズ核から内包を経て走る線維束で，Forel（フォレル）野 H2 をつくり，視床腹側核群へ続く．

3 視床束；H0 野 **Thalamic fasciculus** Fasciculus thalamicus　レンズ核ワナおよびレンズ核束からなる線維束で，Forel（フォレル）の H1 野をつくり，視床に入る．

4 脚ワナ **Ansa peduncularis** Ansa peduncularis　レンズ核と扁桃体の間を通る視床と前障由来の線維．

5 視床下束 **Subthalamic fasciculus** Fasciculus subthalamicus　淡蒼球から視床下核に至る線維束．

6 下丘腕 **Brachium of inferior colliculus** Brachium colliculi inferioris　下丘と内側膝状体の間の外部から視認できる連結部．

7 上丘腕 **Brachium of superior colliculus** Brachium colliculi superioris　上丘と外側膝状体の間の外部から視認できる連結部．視覚路と錐体外路系の連絡部位．

8 腹側視床 **Subthalamus** Subthalamus　視床下溝の底側，視床下部の外側にある．錐体外路運動系のシナプス部位．

9 視床下核 **Subthalamic nucleus** Nucleus subthalamicus　〔Luys（ルイ）体〕内包下端と不確帯との間にある核．淡蒼球と相互に連絡している．

10 不確帯周囲野核群；H, H1, H2 野核〔群〕**Nuclei of perizonal fields [H, H1, H2]** Nuclei campi perizonalis [H, H1, H2]　〔Forel 野〕H 束に対応する H 野（Forel 野）中に散在する核群．

11 内側野核；H 野核 **Nucleus of medial field [H]** Nucleus campi medialis [H]　不確帯の内側，赤核の前方にある Forel（フォレル）野．

12 背側野核；H1 野核 **Nucleus of dorsal field [H1]** Nucleus campi dorsalis [H1]　視床と不確帯の間にある野．

13 腹側野核；H2 野核 **Nucleus of ventral field [H2]** Nucleus campi ventralis [H2]　不確帯と視床下核の間にある野．

14 不確帯 **Zona incerta** Zona incerta　神経細胞が介在する線維束で，視床網様核の尾側および内側を走る．錐体外路運動系内のシナプス部位と考えられる．

15 視床後部 **Metathalamus** Metathalamus　視床枕の下で視床に付着している核複合体．

16 外側膝状体背側核 **Dorsal lateral geniculate nucleus** Nucleus dorsalis corporis geniculati lateralis　外側膝状体の背側核．視索の上端にあり，そこから交叉性および非交叉性の視神経線維を受ける．6 つの層で構成される．

17 顆粒細胞層；塵細胞層 **Koniocellular layer** Stratum koniocellulare　黄斑から線維を受ける，全ての層にある楔状の領域．

18 大細胞層；大細胞部層 **Magnocellular layers** Strata magnocellularia　第 1 層および第 2 層で，大細胞を含む．

19 小細胞層；小細胞部層 **Parvocellular layers** Strata parvocellularia　第 3〜6 層で，小細胞を含む．

20 外側膝状体腹側核；膝状体前核 **Ventral lateral geniculate nucleus；Pregeniculate nucleus** Nucleus ventralis corporis geniculati lateralis；Nucleus pregeniculatus　背側核の吻側，背側，内側に位置する．その機能はよくわかっていない．

21 膝状体間葉；膝状体間小葉 **Intergeniculate leaf** Folium intergeniculatum　2 つの膝状体を分ける層．視床網様核および視床枕由来の物質を含む．

22 内側膝状体核 **Medial geniculate nuclei** Nuclei corporis geniculati medialis　視床枕のすぐ隣，外側膝状体背側核の背内側にある核群．聴覚路および聴覚皮質の全ての線維のシナプス部位．

23 腹側主核；内側膝状体腹側核；腹側主核 **Ventral principal nucleus** Nucleus ventralis　小細胞からなる核．下丘由来で，下丘腕を通る皮質下求心性線維を受ける．投射線維を聴覚皮質の後部に出す．

24 背側核；内側膝状体背側核 **Dorsal nucleus** Nucleus dorsalis　腹側核に類似する核で，投射線維を聴覚皮質の前部に出す．

25 大細胞性内側核；内側膝状体大細胞性内側核 **Medial magnocellular nucleus** Nucleus medialis magnocellularis　大細胞からなる部分で，識別性感覚および原始性感覚を伝える皮質下求心性線維，ならびに上丘および下丘由来の線維を受ける．皮質の求心性線維は中心後回および頭頂皮質から来る．投射線維を側頭皮質に出す．

間脳 369

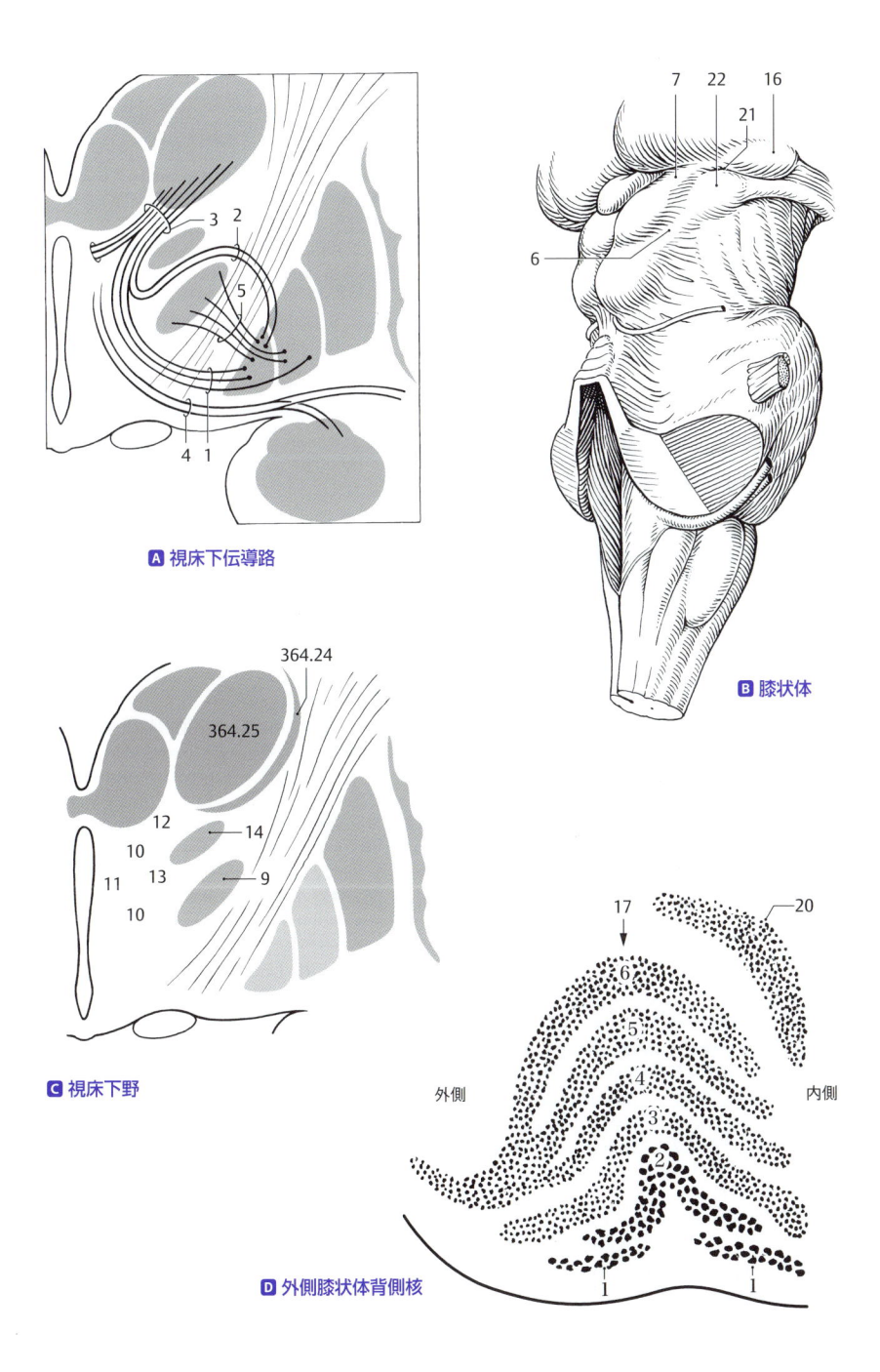

A 視床下伝導路

B 膝状体

C 視床下野

D 外側膝状体背側核

17
脳

1 **視床下部 Hypothalamus** Hypothalamus 間脳の底部．第三脳室の床および視床下溝より先では第三脳室の側壁からなる．終板から乳頭体のすぐ後方へ伸び，脳の底部において視認できる．多かれ少なかれ組織学的に区別されうる個々の領域で構成される．自律性の調節中枢として機能し，ホルモンや遠心性線維を出す．

2 **視床下部前野** **Anterior hypothalamic area；Anterior hypothalamic region** Area hypothalamica rostralis

3 **視床下部前核 Anterior hypothalamic nucleus** Nucleus anterior hypothalami 視索前域内側核の後方にある核．大脳皮質，中脳，視床下部核の間の中継部位として機能する．Ⓐ

4 **腹側脳室周囲核** **Anterior periventricular nucleus** Nucleus periventricularis ventralis 脳室周囲帯の前方領域にある核．

5 **前視床下部間質核 Interstitial nuclei of anterior hypothalamus** Nuclei interstitiales hypothalami anteriores 散在性の小細胞群．

6 **視索前域外側核 Lateral preoptic nucleus** Nucleus preopticus lateralis 視床下部の外側帯の近くにある細胞群．ⒶⒸ

7 **視索前域内側核 Medial preoptic nucleus** Nucleus preopticus medialis 前交連の下の終板上にある核．扁桃体，中隔核，および視床下部核と相互に連絡している．ⒶⒸ

8 **視索前域正中核 Median preoptic nucleus** Nucleus preopticus medianus 視索前域内側核の内側にある核で，脳弓下器官および終板と連絡する．Ⓒ

9 **脳室周囲視索前域核 Periventricular preoptic nucleus** Nucleus preopticus periventricularis 脳室周囲帯の吻側への延長．Ⓒ

10 **室傍核；視床下部室傍核** **Paraventricular nucleus** Nucleus paraventricularis hypothalami 脳弓柱の高さで視床下部前核の内側にある核．その神経分泌物質（例えばバソプレシン，オキシトシン）は下垂体後葉に輸送され，その神経ペプチド分泌細胞は視索上核の細胞と連絡している．ⒶⒸ

11 **視交叉上核 Suprachiasmatic nucleus** Nucleus suprachiasmaticus 視索前域内側核の内側で，視交叉の上の脳室周囲帯にある核．視神経系由来の求心性線維を受け，中枢性の神経内分泌リズムの同期に関与すると考えられる．Ⓒ

12 **視索上核 Supra-optic nucleus** Nucleus supraopticus 以下〈13〜15〉の3つの部分からなる核で，視床下部下垂体路によって神経下垂体へ輸送される神経分泌物質（例えばバソプレシン，オキシトシン）を含む．

13 **背外側部 Dorsolateral part** Pars dorsolateralis 視索の背外側にある，より大型の大細胞部．Ⓐ

14 **背内側部 Dorsomedial part** Pars dorsomedialis 視索の上にある部分．Ⓐ

15 **腹内側部 Ventromedial part** Pars ventromedialis 視索の内側にある部分．その投射線維は灰白隆起に入る．Ⓐ

16 **視床下部背側野；視床下部背側域 Dorsal hypothalamic area；Dorsal hypothalamic region** Area hypothalamica dorsalis 頭蓋頂に最も近い視床下部の領域．

17 **背内側核；視床下部背内側核 Dorsomedial nucleus** Nucleus dorsomedialis 腹内側核の上方にあり，視床下部背側野に投射する核．

18 **脚内核 Endopeduncular nucleus** Nucleus endopeduncularis 視索の上方にある核．ヒトでは淡蒼球の一部と考えられている．

19 **レンズ核ワナ核 Nucleus of ansa lenticularis** Nucleus ansae lenticularis レンズ核ワナ内にある核群．

20 **視床下部中間野；視床下部中間域 Intermediate hypothalamic area；Intermediate hypothalamic region** Area hypothalamica intermedia 視床下部前野と視床下部背側野の間の部分．

21 **背側核；視床下部背側核** **Dorsal nucleus** Nucleus dorsalis hypothalami 背内側核の上方にある核群．Ⓑ

22 **背内側核；視床下部背側核 Dorsomedial nucleus** Nucleus dorsomedialis 腹内側核よりも頭蓋頂に近い核．下垂体前葉の調節ホルモンの制御に関与する．網様体を介して脊髄の運動ニューロンの活性に影響を与える．ⒶⒷⒸ

23 **弓状核；半月核；漏斗核 Arcuate nucleus；Infundibular nucleus** Nucleus arcuatus；Nucleus semilunaris；Nucleus infundibularis 漏斗のほぼ先端にある核．とりわけ，視床下部下垂体路の起始核である．ⒶⒷⒸ

24 **脳室周囲核；視床下部脳室周囲核 Periventricular nucleus** Nucleus periventricularis 脳室周囲帯の核で，視床下部中間野にある．調節ホルモンを産生する．Ⓒ

25 **後脳室周囲核 Posterior periventricular nucleus** Nucleus periventricularis posterior 第三脳室の後部の上衣の下にある細胞群．ⒷⒸ

26 **交叉後野 Retrochiasmatic area；Retrochiasmatic region** Area retrochiasmatica 視交叉の後方にある領域．

27 **外側隆起核 Lateral tuberal nuclei** Nuclei tuberales laterales 漏斗の後壁内にある核群．Ⓐ

28 **腹内側核；視床下部腹内側核** **Ventromedial nucleus of hypothalamus** Nucleus ventromedialis hypothalami 背内側核の下方，漏斗入口の上方にある核．下垂体前葉の調節ホルモンの制御に関与する．ⒶⒷⒸ

間 脳 **371**

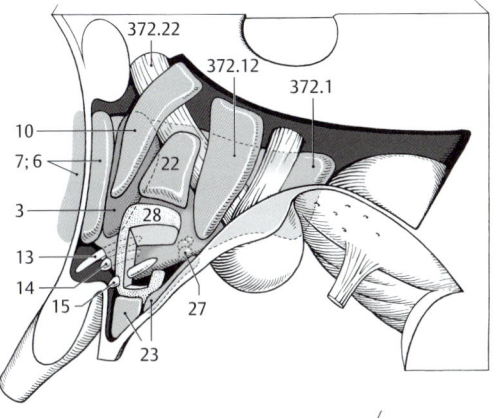

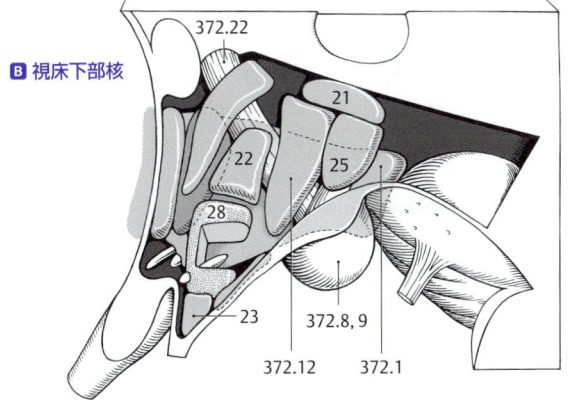

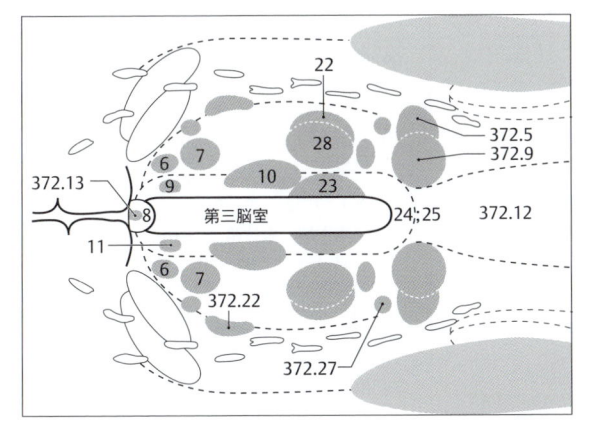

A 視床下部核

B 視床下部核

C 視床下部核の水平断，模式図

1 視床下部外側野 Lateral hypothalamic area Area hypothalamica lateralis 脳弓と乳頭視床束によって視床下部中間野から分離される領域. Ⓐ, 371頁ⒶⒷ

2 視索前野；視床前域 Preoptic area Area preoptica 視索前域核を含む領域. Ⓐ

3 外側隆起核 Lateral tuberal nuclei Nuclei tuberales laterales 視床下部中間野から視床下部外側野に投射する核. Ⓐ

4 脳弓周囲核 Perifornical nucleus Nucleus perifornicalis 脳弓周囲の核の細長い領域. Ⓐ

5 隆起乳頭体核 Tuberomammillary nucleus Nucleus tuberomammillaris 外側隆起核の後上方にある核群. ⒶⒷ, 371頁Ⓒ

6 視床下部後野；視床下部後域 Posterior hypothalamic area；Posterior hypothalamic region Area hypothalamica posterior

7 背側乳頭体前核 Dorsal premammillary nucleus Nucleus premammillaris dorsalis 真の乳頭体の前方にある細胞群. ヒトでは確認されていない.

8 乳頭体外側核 Lateral nucleus of mammillary body Nucleus mammillaris lateralis 乳頭体内側核の外側にある細胞群. ⒶⒸ, 371頁Ⓑ

9 乳頭体内側核 Medial nucleus of mammillary body Nucleus mammillaris medialis 乳頭体の主要部を形成し，その内部に隆起をつくる核. 辺縁系の一部である. ⒶⒷⒸ, 371頁ⒷⒸ

10 乳頭体上核 Supramammillary nucleus Nucleus supramammillaris 乳頭体内側核の上方にある細胞群. その存在はヒトでは明らかでない.

11 腹側乳頭体前核 Ventral premammillary nucleus Nucleus premammillaris ventralis 背吻側の細胞群. ヒトでは確認されていない.

12 視床下部後核 Posterior nucleus of hypothalamus Nucleus posterior hypothalami その領域は尾側で背内側核に続く. ⒷⒸ, 371頁ⒶⒷ

13 終板血管器官；終板脈管器官 Vascular organ of lamina terminalis Organum vasculosum laminae terminalis ヒトでは痕跡的である. 毛細管ワナの領域で，第三脳室の終板内で隆起をつくる. Ⓑ, 371頁Ⓒ

14 視床下部帯 Zones of hypothalamus Zonae hypothalamicae 視床下部の灰白質を半貝殻の形をした3つの層に分けたもので，第三脳室から側脳室へ並んでいる.

15 脳室周囲帯；脳室周囲域 Periventricular zone Zona periventricularis 脳室に隣接する核の狭い領域. Ⓑ

16 内側帯；内層 Medial zone Zona medialis 脳室周囲帯に続く領域で，後方で中脳水道周囲灰白質と連続する. Ⓑ

17 外側帯；外層 Lateral zone Zona lateralis 脳弓および乳頭視床束によって内側帯から分離されている領域. 外側を内包で境される. Ⓑ

18 視床下部の白質 White substance of hypothalamus Substantia alba hypothalami

19 後縦束；背側縦束 Posterior longitudinal fasciculus；Dorsal longitudinal fasciculus Fasciculus longitudinalis posterior；Fasciculus longitudinalis dorsalis〔Schütz（シュッツ）束〕脳室周囲線維の大部分が下方へ伸びたもの．視床下部と脳幹の核との連絡を行う. Ⓒ

20 背側視交叉上交連 Dorsal supra-optic commissure Commissura supraoptica dorsalis〔Ganser（ガンゼル）交連；Meynert（マイネルト）交連〕視交叉の直上における橋および中脳由来の線維の交叉.

21 分界条線維 Fibres of stria terminalis Fibrae striae terminalis 扁桃体由来の線維で，分界条とともに視床下部の腹内側核および視索前域核に至る. Ⓒ

22 脳弓 Fornix Fornix 海馬体由来の線維路で，主に乳頭体に向かうが，視床下部および視床内側核群へも走る. ⒶⒷⒸ, 371頁ⒶⒷ

23 視床下部下垂体路 Hypothalamohypophysial tract Tractus hypothalamohypophysialis 下垂体漏斗内の線維束で，下垂体後葉の毛細管に走る. 以下〈24, 25〉の2つの部分からなる. Ⓒ

24 室傍核下垂体線維 Paraventricular fibres Fibrae paraventriculohypophysiales 室傍核由来の線維. Ⓒ

25 視索上核下垂体線維 Supra-optic fibres Fibrae supraopticohypophysiales 視索上核由来の線維.

26 乳頭被蓋束；乳頭体被蓋束 Mammillotegmental fasciculus Fasciculus mammillotegmentalis〔Gudden（グッデン）束〕解離できる線維束で，乳頭体と中脳の被蓋核の間を走る．乳頭視床束と共通の起始部を分かち合う. Ⓒ

27 乳頭視床束；乳頭体視床束 Mammillothalamic fasciculus Fasciculus mammillothalamicus 乳頭被蓋束とともに起こった後で，視床前核群に走る. ⒶⒷⒸ, 371頁Ⓒ

28 内側前脳束 Medial forebrain bundle Fasciculus medialis telencephali 視床下部の核と嗅覚中枢および中脳の網様体とつなぐ線維.

29 室傍核下垂体路 Paraventriculohypophysial tract Tractus paraventriculohypophysialis〈24〉参照.

30 室周線維 Periventricular fibres Fibrae periventriculares 介在性のニューロンを伴う線維の層で，第三脳室の上衣の下にある．視床を視床下部とつなぎ，縦束内を後方に続く. Ⓒ

31 視索上核下垂体路 Supra-opticohypophysial tract Tractus supraopticohypophysialis〈25〉参照.

32 腹側視交叉上交連 Ventral supra-optic commissure Commissura supraoptica ventralis〔Gudden（グッデン）交連〕橋および中脳由来の線維の交叉で，一部は視交叉内にある.

33 網膜視床下部路 Retinohypothalamic tract Tractus retinohypothalamicus 視索上核に至る視床の線維.

間脳 **373**

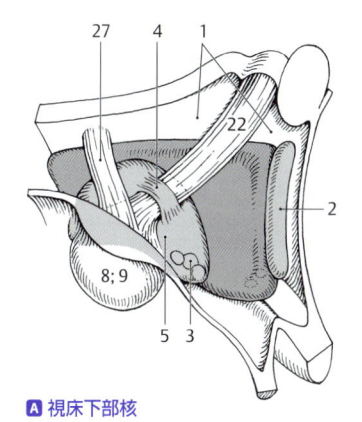

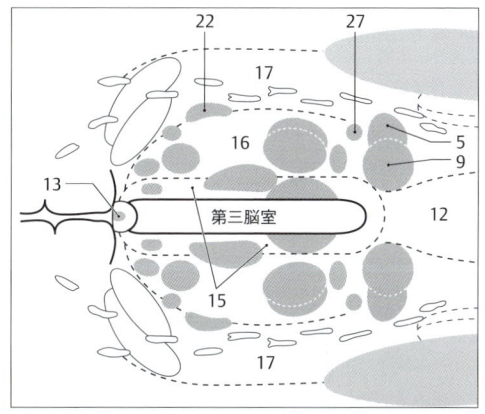

A 視床下部核

B 視床下部核とその領域の水平断, 模式図

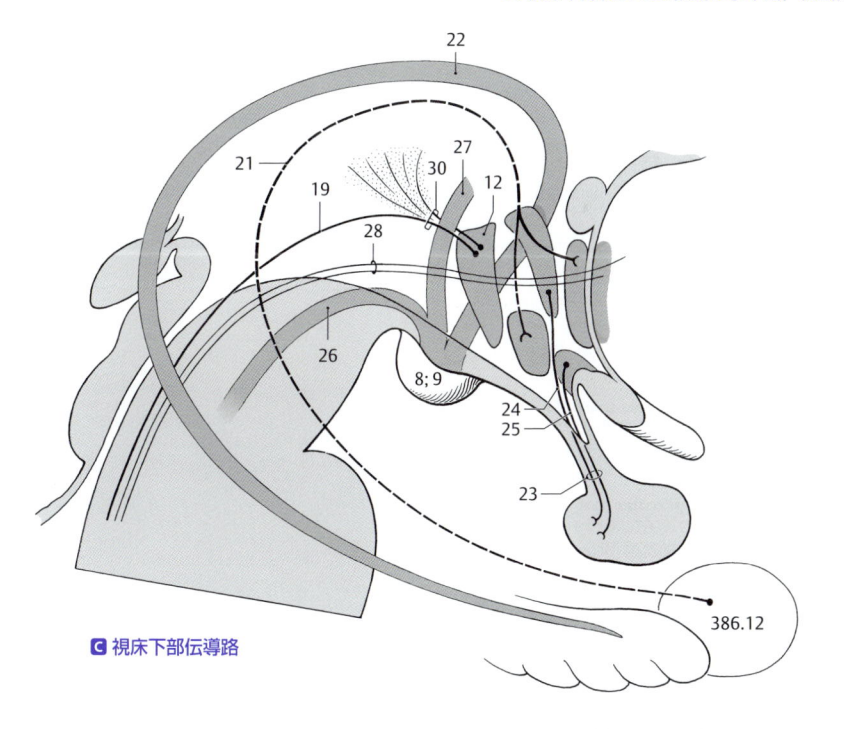

第三脳室

C 視床下部伝導路

17

脳

#	日本語	英語	Latin

1. 終脳；大脳 Telencephalon；Cerebrum Telencephalon；Cerebrum 前脳由来の脳．有対の部分（半球，皮質，大脳基底核，一次嗅覚野）ならびに不対の部分（終板，脳梁，前交連）からなる．

2. 大脳半球 Cerebral hemisphere Hemispherium cerebri

3. 大脳上外側面 Superolateral face of cerebral hemisphere Facies superolateralis hemispherii cerebri

4. 葉間溝 Interlobar sulci Sulci interlobares 大脳葉を分ける溝．

5. 中心溝 Central sulcus Sulcus centralis 中心前回および中心後回の間の溝．前頭葉の後方境界をつくる．ⒶⒷ

6. 外側溝 Lateral sulcus Sulcus lateralis 〔Sylvius（シルヴィウス）裂〕前頭葉と頭頂葉（上方）および側頭葉（下方）の間を走る溝．ⒶⒷ

7. 後枝 Posterior ramus R. posterior 外側溝の縁上回へ終わる長い枝．ⒶⒷ

8. 上行枝 Ascending ramus R. ascendens 前頭葉中にある外側溝を上行する短い枝．ⒶⒷ

9. 前枝 Anterior ramus R. anterior 外側溝の前へ向かう外側溝の短い枝．ⒶⒷ

10. 頭頂後頭溝 Parieto-occipital sulcus Sulcus parietooccipitalis 内側面上の葉間溝の終末部．Ⓐ Ⓑ

11. 後頭前切痕 Preoccipital notch Incisura preoccipitalis 後頭葉と側頭葉の間の境界をつくる下外側縁内の切痕．側頭骨岩様部の上縁が頭蓋の外側壁に移行する骨性頭蓋上の部位に対応する．ⒶⒷ

12. 前頭葉 Frontal lobe Lobus frontalis 前頭極から中心溝に伸びる部分．Ⓑ

13. 前頭極 Frontal pole Polus frontalis 前頭葉の前端．Ⓑ

14. 前頭弁蓋 Frontal operculum Operculum frontale 島を覆う前頭葉の部分．Ⓒ

15. 下前頭回 Inferior frontal gyrus Gyrus frontalis inferior Ⓑ

16. 眼窩部 Orbital part Pars orbitalis 外側溝の前枝の下で，下前頭回の部分．Ⓑ

17. 三角部 Triangular part Pars triangularis 外側溝の上行枝と前枝の間の下前頭回の部分．運動性言語中枢であるBroca（ブローカ）野の中心領域．Ⓑ

18. 弁蓋部；前頭弁蓋 Opercular part Pars opercularis 外側溝上行枝の後方にあり，島を覆う，下前頭回の部分．その前部はBroca野の一部である．Ⓑ

19. 下前頭溝 Inferior frontal sulcus Sulcus frontalis inferior 中前頭回および下前頭回の間にある溝．ⒶⒷ

20. 中前頭回 Middle frontal gyrus Gyrus frontalis medius Ⓑ

21. 中心前回 Precentral gyrus Gyrus precentralis 中心溝の前方にある前頭葉の運動野．Ⓑ

22. 中心前溝 Precentral sulcus Sulcus precentralis 中心前回の前方にある溝．ⒶⒷ，377頁Ⓓ

23. 上前頭回 Superior frontal gyrus Gyrus frontalis superior Ⓑ

24. 上前頭溝 Superior frontal sulcus Sulcus frontalis superior 上前頭回の下にある溝．ⒶⒷ

25. 頭頂葉 Parietal lobe Lobus parietalis 前方を中心溝で，後方を頭頂後頭溝で境される脳葉．Ⓑ

26. 角回 Angular gyrus Gyrus angularis 上側頭溝の後端を弓状に囲む脳回．Ⓑ

27. 下頭頂小葉 Inferior parietal lobule Lobulus parietalis inferior 頭頂間溝の前内側にある頭頂葉の部分．Ⓑ

28. 頭頂弁蓋 Parietal operculum Operculum parietale 外側溝の後枝の上方にある下頭頂小葉の部分．島を覆う．Ⓒ

29. 頭頂内溝；頭頂間溝 Intraparietal sulcus Sulcus intraparietalis 時にある下頭頂小葉および上頭頂小葉の間の溝．ⒶⒷ

30. 中心後回 Postcentral gyrus Gyrus postcentralis 中心溝と中心後溝の間の主に感覚性の回．Ⓑ

31. 中心後溝 Postcentral sulcus Sulcus postcentralis 中心後回の後方境界．ⒶⒷ，377頁Ⓓ

32. 上頭頂小葉 Superior parietal lobule Lobulus parietalis superior 頭頂内溝の背外側にある頭頂葉の部分．Ⓑ

33. 縁上回 Supramarginal gyrus Gyrus supramarginalis 外側溝の後枝の後端を弓状に囲む回．Ⓑ

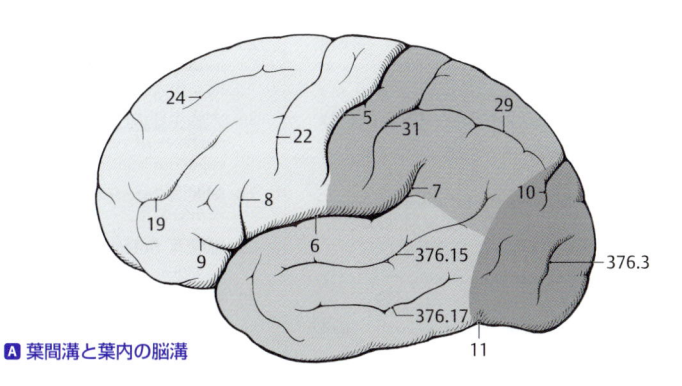

終脳　375

A 葉間溝と葉内の脳溝

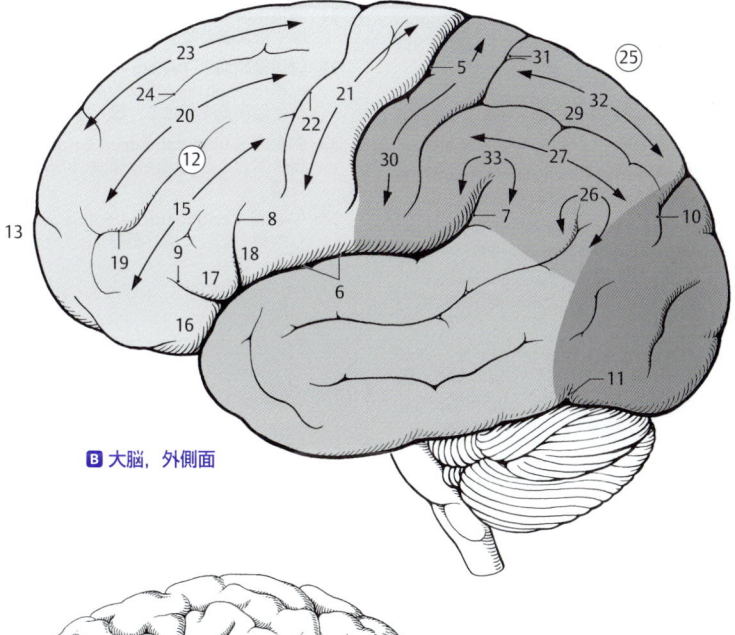

B 大脳，外側面

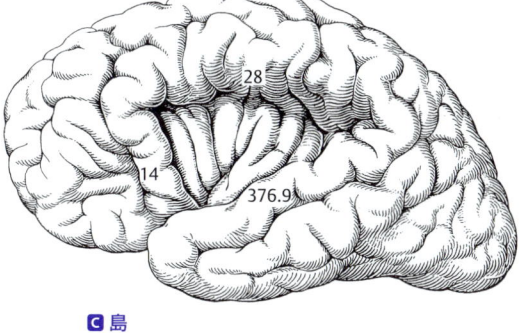

C 島

17
脳

1	後頭葉 Occipital lobe Lobus occipitalis 横後頭溝，頭頂後頭溝，および後頭前切痕によって部分的に境される脳葉．**A**，378頁 21	24	島輪状溝 Circular sulcus of insula Sulcus circularis insulae 島の境界をなす溝．島限で途切れる．**B**
2	後頭極 Occipital pole Polus occipitalis 後頭葉の後端．**A**	25	島限 Limen insulae；Insular threshold Limen insulae 前有孔質とのその接合部にある島の末端．中大脳動脈で覆われる．**B**
3	月状溝 Lunate sulcus Sulcus lunatus 時にある視覚皮質の前方境界をつくる溝．**A**，375頁**A**	26	大脳半球の内側面と下面 Medial and inferior surfaces of cerebral hemisphere Facies medialis et inferior hemispherii cerebri；〔Rinencephalon〕
4	後頭前切痕 Preoccipital notch Incisura preoccipitalis 下外側縁の陥凹．**A**	27	葉間溝 Interlobar sulci Sulci interlobares 脳葉を分ける溝．
5	横後頭溝 Transverse occipital sulcus Sulcus occipitalis transversus 後頭葉の頭頂間溝の続き．**A**	28	脳梁溝 Sulcus of corpus callosum Sulcus corporis callosi 脳梁と帯状回の間の溝．**D**
6	側頭葉 Temporal lobe Lobus temporalis 上方を外側溝で境される脳葉．**A**，381頁**B**	29	帯状溝 Cingulate sulcus Sulcus cinguli 帯状回と中前頭回の間の前上方にある溝．**D**
7	側頭極 Temporal pole Polus temporalis 側頭葉の前端．**A**	30	縁枝；縁溝；辺縁部 Marginal branch；Marginal sulcus Ramus marginalis；Sulcus marginalis 帯状回の上行終末枝．**D**
8	上側頭回 Superior temporal gyrus Gyrus temporalis superior **A C**	31	頭頂下溝 Subparietal sulcus Sulcus subparietalis 帯状溝の続きの終末部．**D**
9	側頭弁蓋 Temporal operculum Operculum temporale 島を覆う上側頭回の部分．**A**，375頁**C**	32	頭頂後頭溝 Parieto-occipital sulcus Sulcus parietooccipitalis 楔部の前方の深い溝で，後頭葉と頭頂葉を分ける．**D**
10	横側頭回 Transverse temporal gyri Gyri temporales transversi 〔Heschl(ヘシュル)横回〕 外側溝の後枝の底にある横回(2-4個)．聴覚領．**C**	33	側副溝 Collateral sulcus Sulcus collateralis 海馬傍回および内側後頭側頭回の間の溝．**D**，379頁**B**
11	前横側頭回 Anterior transverse temporal gyrus Gyrus temporalis transversus anterior	34	中心溝 Central sulcus Sulcus centralis 外側から内側へと続く溝．**A D**
12	後横側頭回 Posterior transverse temporal gyrus Gyrus temporalis transversus posterior		
13	側頭平面 Temporal plane Planum temporale 頭頂葉を部分的に取り除いた後の側頭葉の面．外側溝の底に対応する．		
14	横側頭溝 Transverse temporal sulcus Sulcus temporalis transversus 横側頭回の間の横溝．**C**		
15	上側頭溝 Superior temporal sulcus Sulcus temporalis superior 中側頭回と上側頭回の間の溝．**A**，375頁**A**		
16	中側頭回 Middle temporal gyrus Gyrus temporalis medius **A C**		
17	下側頭溝 Inferior temporal sulcus Sulcus temporalis inferior 中側頭回と下側頭回の間の溝．**A**，375頁**A**		
18	下側頭回 Inferior temporal gyrus Gyrus temporalis inferior **A**		
19	島；島葉 Insula；Insular lobe Insula；Lobus insularis 大脳外側窩の奥深くにある大脳皮質の部分で，元は露出しているが，個体発生時に覆われる．**B**		
20	島回 Insular gyri Gyri insulae 387頁**D**		
21	島長回 Long gyrus of insula Gyrus longus insulae 長い，下方の島回．**B**		
22	島短回 Short gyri of insula Gyri breves insulae 短い，上方の島回．**B**		
23	島中心溝 Central sulcus of insula Sulcus centralis insulae 島短回と島長回の間の溝．**B**		

終脳　377

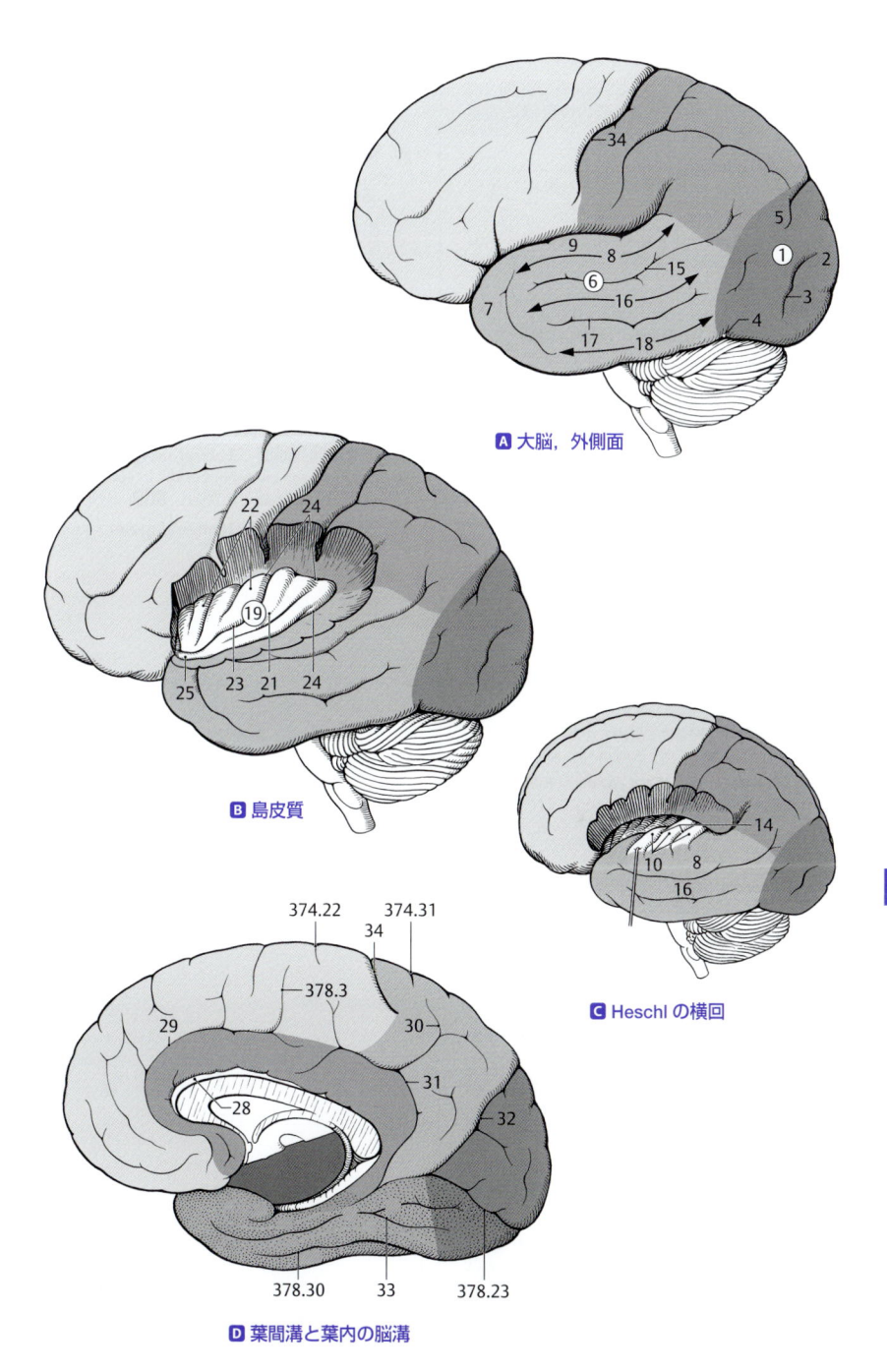

A 大脳，外側面

B 島皮質

C Heschl の横回

D 葉間溝と葉内の脳溝

378 脳

1 **前頭葉** Frontal lobe Lobus frontalis　前頭極から中心溝までの脳葉．

2 **内側前頭回** Medial frontal gyrus Gyrus frontalis medialis　帯状溝の上方にある前頭葉の回．Ⓐ

3 **中心傍溝** Paracentral sulcus Sulcus paracentralis　帯状溝の上行枝．中心前溝付近の皮質縁に到達する．Ⓐ, 377頁Ⓓ

4 **中心傍小葉** Paracentral lobule Lobulus paracentralis　中心前回と中心後回の間の鈎状の連結部．Ⓐ

5 **前中心傍回** Anterior paracentral gyrus Gyrus paracentralis anterior　前頭葉に属する中心傍小葉の部分．Ⓐ

6 **梁下野** Subcallosal area；Subcallosal gyrus　Area subcallosa　脳梁膝下方の領域．ⒶⒸ

7 **終板傍回** Paraterminal gyrus Gyrus paraterminalis　脳梁吻の下方，終板の前方にある回．Ⓒ

8 **嗅傍野** Paraolfactory area Area paraolfactoria　脳梁吻および終板の前方にある領域．Ⓐ

9 **嗅傍回** Paraolfactory gyri Gyri paraolfactorii　嗅傍野内の多様な数の脳回．Ⓒ

10 **嗅傍溝** Paraolfactory sulci Sulci paraolfactorii　嗅傍回の間にある溝．Ⓒ

11 **眼窩回** Orbital gyri Gyri orbitales　直回の外側にある脳回．Ⓑ

12 **眼窩溝** Orbital sulci Sulci orbitales　眼窩回の間にある溝．Ⓑ

13 **直回** Straight gyrus Gyrus rectus　眼窩の内側縁の上方にある真直ぐな回．Ⓑ

14 **嗅溝** Olfactory sulcus Sulcus olfactorius　前頭葉の下面にある溝で，嗅索を含む．Ⓑ

15 **外側嗅回** Lateral olfactory gyrus Gyrus olfactorius lateralis　嗅条の続き．Ⓑ

16 **内側嗅回** Medial olfactory gyrus Gyrus olfactorius medialis　嗅条の続き．Ⓑ

17

17 **頭頂葉** Parietal lobe Lobus parietalis　中心溝と，後方では頭頂後頭溝によって境される脳葉．

18 **中心傍小葉** Paracentral lobule Lobulus paracentralis　中心前回と中心後回の間ある鈎状の連結部．Ⓐ

19 **後中心傍回** Posterior paracentral gyrus Gyrus paracentralis posterior　頭頂葉に属する中心傍小葉の部分．Ⓐ

20 **楔前部** Precuneus Precuneus　頭頂後頭溝，頭頂下溝，および辺縁溝の間の領域．Ⓐ

21 **後頭葉** Occipital lobe Lobus occipitalis　376頁1．

22 **楔部** Cuneus Cuneus　頭頂後頭溝と鳥距溝の間にある領域．Ⓐ

23 **鳥距溝** Calcarine sulcus Sulcus calcarinus　一次視覚領で楔部の下にある深い溝．Ⓐ, 377頁Ⓓ

24 **舌状回** Lingual gyrus Gyrus lingualis　海馬傍回の後頭葉への続き．Ⓑ

25 **外側後頭側頭回** Lateral occipitotemporal gyrus Gyrus occipitotemporalis lateralis　外側を後頭側頭溝に接する回．下外側縁で下側頭回に移行する．ⒶⒷ

26 **内側後頭側頭回** Medial occipitotemporal gyrus Gyrus occipitotemporalis medialis　側副溝と後頭側頭溝の間の底側にある回．ⒶⒷ

27 **後頭側頭溝** Occipitotemporal sulcus Sulcus occipitotemporalis　外側後頭側頭回と内側後頭側頭回の間にある大脳下面の溝．Ⓐ

28 **側頭葉** Temporal lobe Lobus temporalis　外側面は上方を外側溝によって境される．海馬傍回および鈎は最上の正中部と考えられる．

29 **内側後頭側頭回** Medial occipitotemporal gyrus Gyrus occipitotemporalis medialis　後頭葉から側頭葉に延長した部分．ⒶⒷ

30 **後頭側頭溝** Occipitotemporal sulcus Sulcus occipitotemporalis　後頭葉から側頭葉に延長した部分．Ⓑ, 377頁Ⓓ

31 **外側後頭側頭回** Lateral occipitotemporal gyrus Gyrus occipitotemporalis lateralis　後頭葉から側頭葉に延長した部分．ⒶⒷ

32 **下側頭回** Inferior temporal gyrus Gyrus temporalis inferior　Ⓑ

終脳 379

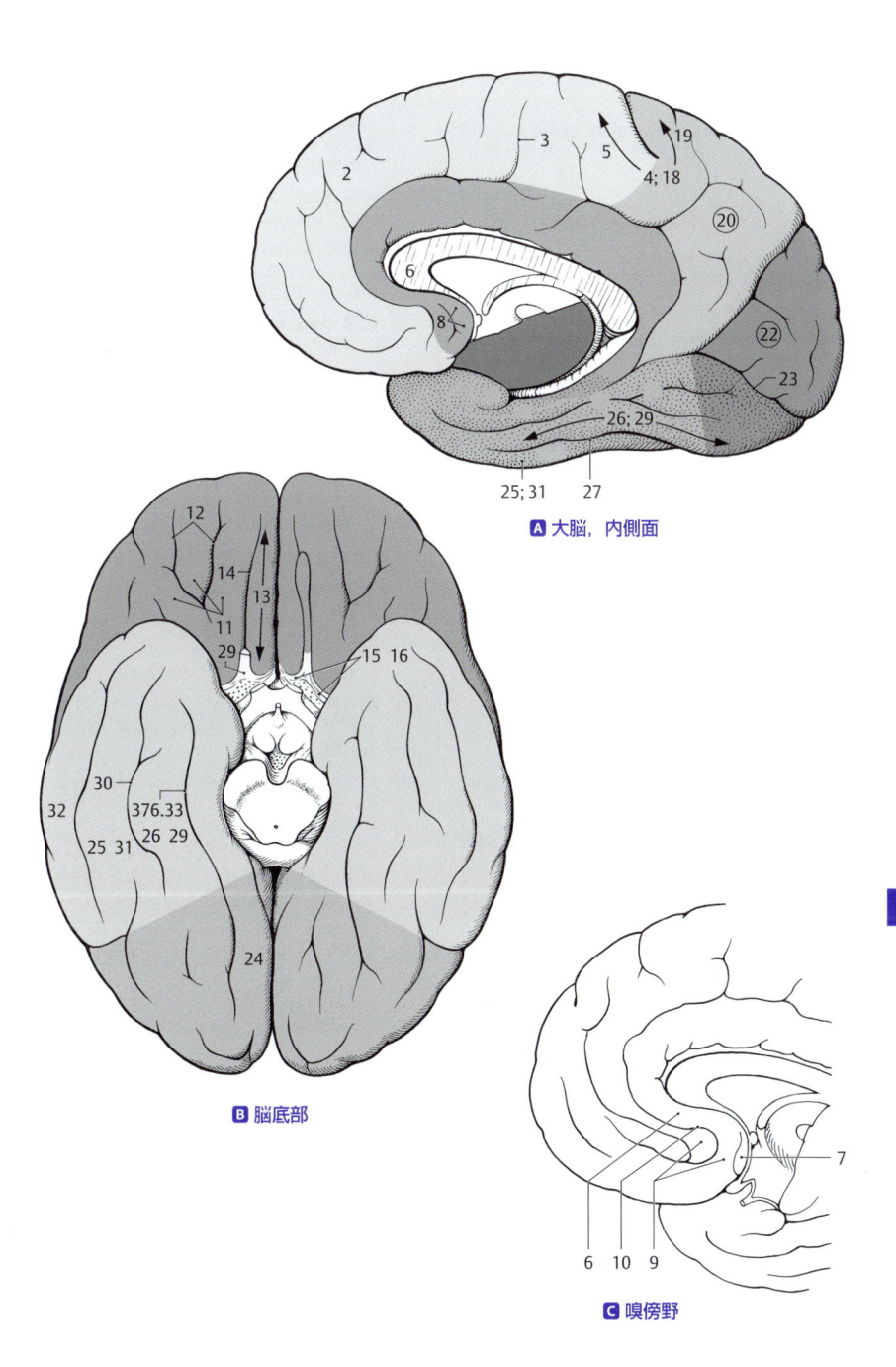

A 大脳，内側面

B 脳底部

C 嗅傍野

1 辺縁葉 **Limbic lobe** Lobus limbicus　その他の脳葉構造によって形成される機能単位.

2 帯状回 **Cingulate gyrus** Gyrus cinguli　脳梁と平行かつ，その上方を走る回．辺縁系に属する．Ⓐ Ⓑ

3 帯状回峡 **Isthmus of cingulate gyrus** Isthmus gyri cinguli　脳梁膨大の後下方で帯状回が狭くなり海馬傍回に移行するところ．Ⓑ

4 小帯回 **Fasciolar gyrus** Gyrus fasciolaris　歯状回の後方への続きで，脳梁膨大を横切る．Ⓑ

5 海馬傍回 **Parahippocampal gyrus** Gyrus parahippocampalis　海馬溝の下方にある脳回．Ⓑ

6 鉤 **Uncus** Uncus　海馬傍回の鉤状の前端．Ⓑ

7 海馬溝 **Hippocampal sulcus** Sulcus hippocampalis　海馬傍回と歯状回の間にある溝．前端は鉤と接する．Ⓑ

8 歯状回 **Dentate gyrus** Gyrus dentatus　多数の窪みのために鋸歯状外観を呈する灰白質の弓状回．小帯回の下方へ続き，鉤の内側面に伸び，海馬と海馬傍回の間にある．Ⓑ，385頁Ⓒ

9 海馬采歯状回溝；采歯状回溝 **Fimbriodentate sulcus** Sulcus fimbriodentatus　歯状回と海馬采の間にある溝．Ⓑ

10 海馬采 **Fimbria of hippocampus** Fimbria hippocampi　海馬から出る線維束で，脳弓として乳頭体へ続く．Ⓐ Ⓑ

11 嗅脳溝 **Rhinal sulcus** Sulcus rhinalis　側副溝の多様な続きで，鉤の外側を走る．Ⓑ

12 脳梁 **Corpus callosum** Corpus callosum　大脳縦裂の底部で，左右大脳半球間の強大な横線維連結．Ⓐ Ⓒ Ⓓ

13 脳梁吻 **Rostrum** Rostrum　脳梁の前端で，終板で下方に向かい先細りする．Ⓐ Ⓒ

14 脳梁膝 **Genu** Genu　脳梁吻の前上方にある脳梁の膝．Ⓐ Ⓒ

15 脳梁幹 **Trunk；Body** Truncus　脳梁膨大と脳梁膝の間の部分．Ⓐ Ⓒ

16 脳梁膨大 **Splenium** Splenium　膨隆し，露出した脳梁の後端．Ⓐ Ⓑ Ⓒ

17 灰白層；脳梁灰白層 **Indusium griseum** Indusium griseum　脳梁上の薄い灰白質層．Ⓒ

18 外側縦条 **Lateral longitudinal stria** Stria longitudinalis lateralis　帯状回の側方で，脳梁上に1対ある縦条．海馬から遠心性線維を受ける．Ⓒ Ⓓ

19 内側縦条 **Medial longitudinal stria** Stria longitudinalis medialis　脳梁上の内側にある縦条．海馬から遠心性線維を受ける．Ⓒ Ⓓ

20 脳梁放線 **Radiation of corpus callosum** Radiatio corporis callosi　脳梁から大脳皮質へ放射する線維．Ⓓ Ⓔ

21 小鉗子 **Minor forceps；Frontal forceps** Forceps minor；Forceps frontalis　U字形をして脳梁膝を通り，左右の前頭葉の連絡を行う脳梁放線の部分．Ⓔ

22 大鉗子 **Major forceps；Occipital forceps** Forceps major；Forceps occipitalis　脳梁膨大を通ってU字形に走る脳梁放線の部分で，後頭葉後部の連絡を行う．Ⓔ

23 壁板 **Tapetum** Tapetum　脳梁から起こる弓状の線維層で，下側方に伸びる．側脳室の下角および後角の外側壁，ならびに後角付近では側脳室の屋根をつくる．Ⓓ

24 終板 **Lamina terminalis** Lamina terminalis　第三脳室の前方境界をつくる薄い板．Ⓐ Ⓒ

25 前交連 **Anterior commissure** Commissura anterior　左右の大脳半球の前部の間にある横線維．終板の後方にある．Ⓐ

26 前部 **Anterior part** Pars anterior　対側の前嗅核をつなぐ．

27 後部 **Posterior part** Pars posterior　下側頭回と中側頭回をつなぐ．

28 脳弓 **Fornix** Fornix　乳頭体と海馬の間をつなぐ両方向に走る線維の弓状束．Ⓒ

29 脳弓柱 **Column** Columna　脳弓の前部で，一部は第三脳室の側壁中にある．Ⓒ，387頁Ⓓ

30 交連前線維；交連前脳弓線維 **Precommissural fibres** Fibrae precommissurales　前交連の吻側にある線維．透明中隔および視床下部の前部に至るが，乳頭体までは達しない．

31 交連後線維；交連後脳弓線維 **Postcommissural fibres** Fibrae postcommissurales　前交連の尾側にある線維．ほとんどは乳頭体に至る．

32 脳弓体 **Body** Corpus　脳梁の下にある不対の中間部分で，左右の脳弓脚の合一により生じる．Ⓒ，387頁Ⓓ

33 脳弓脚 **Crus** Crus　海馬采から起こる脳弓の後脚．視床枕を囲み，対側の脳弓脚と合し，脳弓体に至る．Ⓑ Ⓒ

34 脳弓交連；海馬交連 **Commissure** Commissura　脳梁の後部の下で脳弓脚をつなぐ三角形の線維板．交叉する海馬采由来の線維を含む．Ⓒ

35 脳弓ヒモ **Taenia** Taenia fornicis　脳弓の薄い外側縁で，側脳室脈絡叢の付着部位．Ⓒ

終 脳　381

A 大脳，内側面

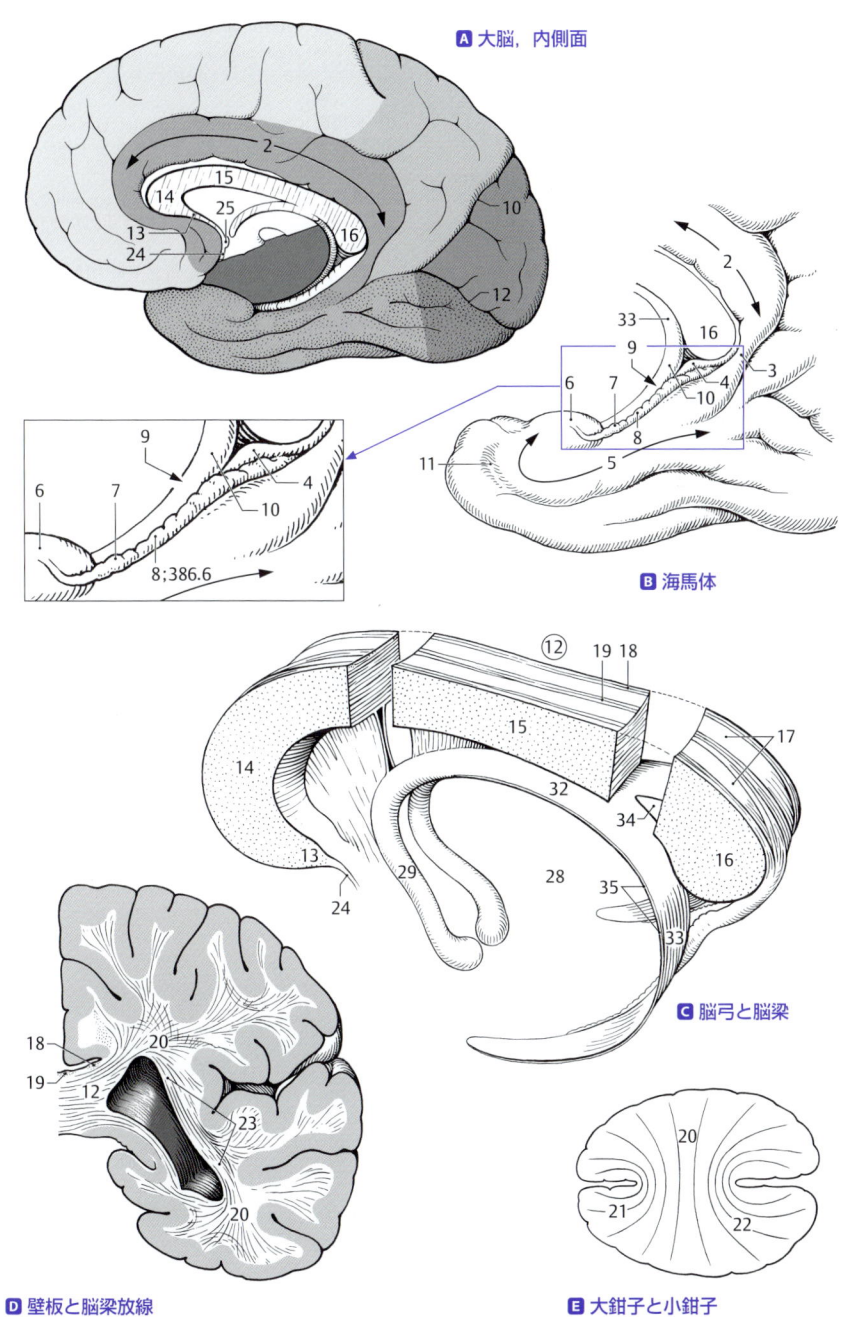

B 海馬体

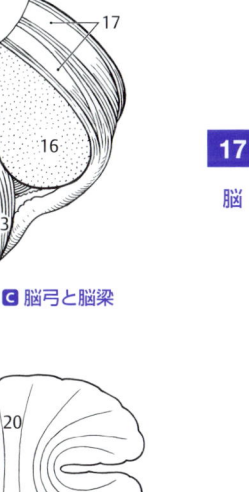

C 脳弓と脳梁

D 壁板と脳梁放線

E 大鉗子と小鉗子

1 透明中隔 **Septum pellucidum** Septum pellucidum　不規則な切り込み状間隙を有する脳梁と脳弓の間に張る薄い二重の線維層．側脳室の前角を互いに隔てる．**BF**

2 透明中隔腔 **Cave** Cavum　透明中隔板間にある多様な大きさの閉鎖された腔．**BF**

3 透明中隔板 **Lamina** Lamina　透明中隔をつくる1対の板．透明中隔腔の外側壁をつくる．**BF**

4 交連前中隔核 **Precommissural septal nucleus** Nucleus septalis precommissuralis　終板の前方にある前頭葉の内側面にある領域．

5 中隔核と関連構造　**Septal nuclei and related structures**　Nuclei septales et structurae pertinentes　ヒトでは完全には確認されていない．核は，透明中隔内の位置によって今のところ3群に分けられる．

6 背側中隔核 **Dorsal septal nucleus** Nucleus septalis dorsalis　脳梁のほぼ直下，正中線の外側にある核．**F**

7 外側中隔核 **Lateral septal nucleus** Nucleus septalis lateralis　背側中隔核の下で上下に配列している核．**F**

8 内側中隔核 **Medial septal nucleus** Nucleus septalis medialis　背側中隔核と外側中隔核の内側にある核．**F**

9 中隔海馬采核 **Septofimbrial nucleus** Nucleus septofimbrialis　背側中隔核と脳梁の間にある小細胞群．**F**

10 脳弓下器官 **Subfornical organ** Organum subfornicale　左右の脳弓の間，室間孔の傍にある器官．**D**

11 三角核 **Triangular nucleus** Nucleus triangularis　脳弓下器官の前方にある小細胞群．

12 側脳室 **Lateral ventricle** Ventriculus lateralis　1対の脳室で，室間孔を介して第三脳室と連絡している．**AF**

13 前角；前頭角 **Frontal horn；Anterior horn** Cornu frontale；Cornu anterius　室間孔より前方にあり，内側は透明中隔，外側は尾状核頭，上方は脳梁幹，前方と下方は脳梁膝または脳梁吻で境される．**A**

14 室間孔 **Interventricular foramen** Foramen interventriculare　側脳室と第三脳室の連絡口．脳弓膝の後下方にある．**D**

15 中心部 **Central part；Body** Pars centralis　側脳室の中間部で，視床の上方，脳梁の下方にある．脈絡叢の一部を含む．**A**

16 分界条 **Stria terminalis** Stria terminalis　扁桃体からの遠心性線維からなる縦束．視床と尾状核の間の角で，上視床線条体静脈が伴行する．**C**，387頁**C**

17 付着板 **Lamina affixa** Lamina affixa　分界条と脈絡ヒモの間の側脳室底．**C**

18 脈絡ヒモ **Choroid line** Taenia choroidea　側脳室の脈絡叢を視床へ付着する線条．脈絡叢を取り除くと輪郭線としてみえる．**C**

19 脈絡裂 **Choroidal fissure** Fissura choroidea　視床と脳弓の間の間隙．ここを通って脈絡叢が側脳室へ出る．下角では海馬采と分界条の間にある．**C**

20 脈絡叢 **Choroid plexus** Plexus choroideus　血管に富む絨毛状花冠で，室間孔から下角へ入る．後角には存在しない．**C**

21 側副三角 **Collateral trigone** Trigonum collaterale　後角の境で側副隆起の始まる広がった部分．**E**

22 房 **Atrium** Atrium　後角と下角の接合部にある側脳室の広がった部分．

23 側副隆起 **Collateral eminence** Eminentia collateralis　下角の外側の弓部にある隆起で，側副溝によって生じる．**E**

24 脈絡糸球 **Choroid enlargement** Glomus choroideum　房の脈絡叢の肥厚部．**C**

25 後角球；後頭角球 **Bulb of occipital horn** Bulbus cornus posterioris　後角内側面の隆起．脳梁膨大中にある線維によって生じる．**E**

26 鳥距 **Calcarine spur** Calcar avis　後角内側面の隆起．鳥距溝によって生じる．**E**

27 後角；後頭角 **Occipital horn；Posterior horn** Cornu occipitale；Cornu posterius　後頭葉の中に達する．**A**

28 下角；側頭角 **Temporal horn；Inferior horn** Cornu temporale；Cornu inferius　海馬の外側にある．脈絡叢を含む．**A**

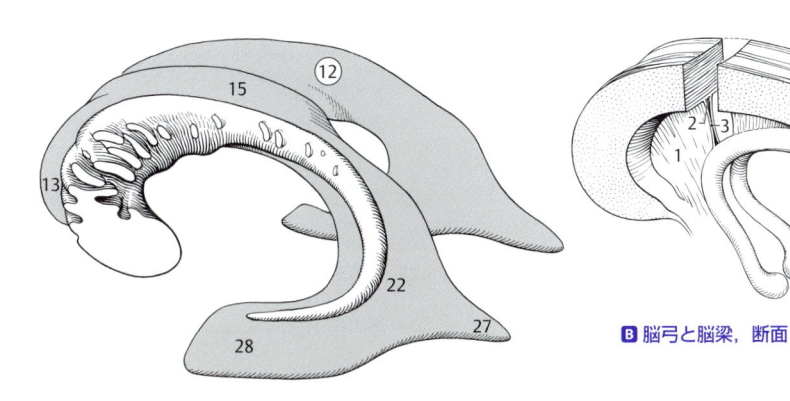

終脳　383

A 左右の側脳室と左の尾状核

B 脳弓と脳梁，断面

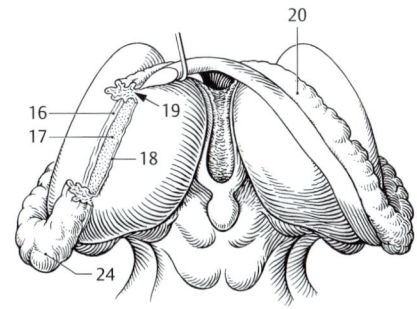

C 視床と脳弓

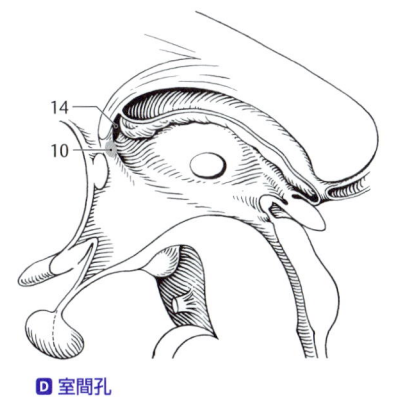

D 室間孔

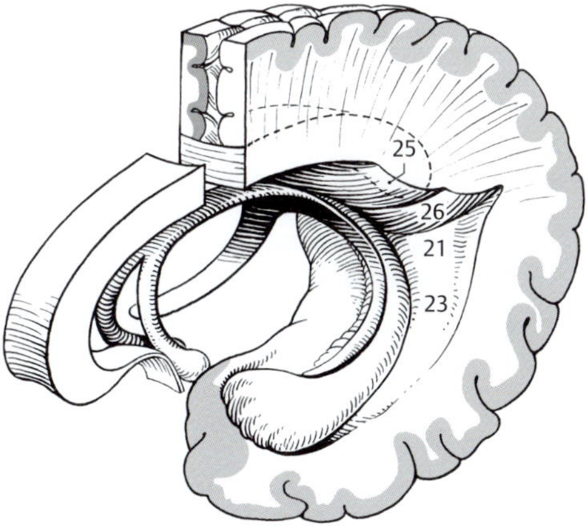

E 左の海馬

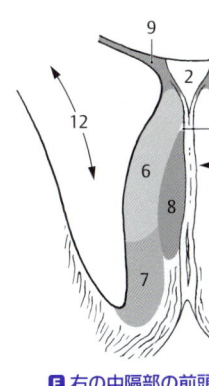

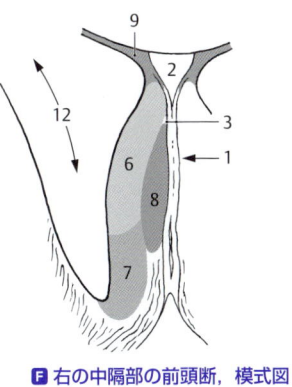

F 右の中隔部の前頭断，模式図

17
脳

1 **大脳皮質 Cerebral cortex** Cortex cerebri 大部分は6層の細胞層からなる．1.5～4.5 mmの厚さがある．

2 **原皮質；原始皮質 Archicortex** Archicortex 系統発生的に古い大脳皮質の部分．海馬および歯状回からなる3層構築をとる．大部分の辺縁系はここにある．

3 **旧皮質；古皮質 Paleocortex** Paleocortex 大脳皮質の最も古い部分で，一次的に嗅覚と関連する脳の領野を含む．嗅脳はヒトでは退化している．この部分の皮質の主な起源は梨状葉である．

4 **新皮質 Neocortex** Neocortex 大脳皮質の大部分を占める6層部分．

5 **不等皮質 Allocortex** Allocortex 細胞構築的および髄鞘構築的観点から主に3層の原皮質および旧皮質に分けられる部分．

6 **中間皮質 Mesocortex** Mesocortex 不等皮質と等皮質の間の細胞構築学的移行部．

7 **等皮質 Isocortex** Isocortex 新皮質に対応する部分．

8 **等皮質の層構造 Layers of isocortex** Strata isocorticis

9 **分子層[第Ⅰ層] Molecular layer[Layer I]** Lamina molecularis[Lamina I] わずかな紡錘形ニューロンと神経線維網を含む層．

10 **外顆粒層[第Ⅱ層] External granular layer [Layer II]** Lamina granularis externa[Lamina II] 多数の小型顆粒細胞と神経線維網を含む層．

11 **外錐体層[第Ⅲ層] External pyramidal layer [Layer III]** Lamina pyramidalis externa[Lamina III] 中型の錐体細胞を含むが，長い突起は出さない層．

12 **内顆粒層[第Ⅳ層] Internal granular layer [Layer IV]** Lamina granularis interna[Lamina IV] 主に密に詰まった小型顆粒細胞で構成される層．主に視床皮質線維からの刺激を受ける．

13 **内錐体層[第Ⅴ層] Internal pyramidal layer [Layer V]** Lamina pyramidalis interna[Lamina V] 大型錐体細胞を含む層．4野および6野のこの層からは皮質脊髄路が出る．

14 **多形層；多形細胞層[第Ⅵ層] Multiform layer [Layer VI]** Lamina multiformis[Lamina VI] 多数の小型細胞の層で，形も多様．明瞭な境界をもたず白質へと移行する．

15 **分子層線条 Stria of molecular layer** Stria laminae molecularis 第Ⅰ層内の接線線維網．

16 **外顆粒層線条 Stria of external granular layer** Stria laminae granularis externae 第Ⅱ層内の放線上の線維網．

17 **内顆粒層線条 Stria of internal granular layer** Stria laminae granularis internae 第Ⅳ層に認められる外Baillarger（バイヤルジェ）線条．求心性線維の分岐によって生じる．

18 **後頭線条 Occipital stripe；Occipital line** Stria occipitalis 〔Gennari（ジェンナリ）線条〕 細胞をほとんど含まず，巨大な星状ニューロンを含む帯状領域．

19 **内錐体層線条 Stria of internal pyramidal layer** Stria laminae pyramidalis internae 第Ⅴ層の内Baillarger（バイヤルジェ）線条．錐体細胞の軸索側枝によってつくられる．

20 **接線線維；接線神経線維 Tangential fibres** Neurofibrae tangentiales 皮質表面と平行に走る線維群．

21 **海馬 Hippocampus** Hippocampus 側脳室下角の底にある三日月状の細長い隆起．原皮質の主要部をつくる．

22 **海馬台傍野；傍海馬台 Parasubiculum** Parasubiculum 海馬傍回の直前にある海馬台の部分．

23 **海馬足 Pes** Pes hippocampi 動物の足の形をした海馬の前端．

24 **海馬指 Hippocampal digitations** Digitationes hippocampi 海馬足の鈎爪状の投射線維．

25 **海馬台前野；前海馬台 Presubiculum** Presubiculum 海馬台への移行領域．

26 **海馬台；海馬支脚 Subiculum** Subiculum 海馬傍回とAmmon（アンモン）角の間の移行部．

27 **アンモン角；固有海馬 Hippocampus proper；Ammon's horn** Hippocampus proprius；Cornu ammonis

28 **アンモン角第1領域；CA1領域 Region I；CA1** Regio I hippocampi proprii；Regio I cornus ammonis；CA1 海馬台に隣接する領域．ヒトで特によく発達している．小型錐体細胞の2層からなる．

29 **アンモン角第2領域；CA2領域 Region II；CA2** Regio II hippocampi proprii；Regio II cornus ammonis；CA2 アンモン角第1領域(CA1)に隣接する領域で，やはり錐体細胞の2層からなる．深層は緩く結合している．

30 **アンモン角第3領域；CA3領域 Region III；CA3** Regio III hippocampi proprii；Regio III cornus ammonis；CA3 均一に錐体細胞が層配列している．

31 **アンモン角第4領域；CA4領域 Region IV；CA4** Regio IV hippocampi proprii；Regio IV cornus ammonis；CA4 明らかな層をなさず，その内部では錐体細胞が不規則に配列している領域．

32 **海馬采 Fimbria** Fimbria hippocampi 海馬白板から起こる線維束で，海馬の上内側にある．脳弓脚を介して脳弓とつながる．

33 **海馬白板 Alveus** Alveus hippocampi 脳室付近のアンモン角の上にある線維層．錐体細胞の軸索からなる．

終脳　385

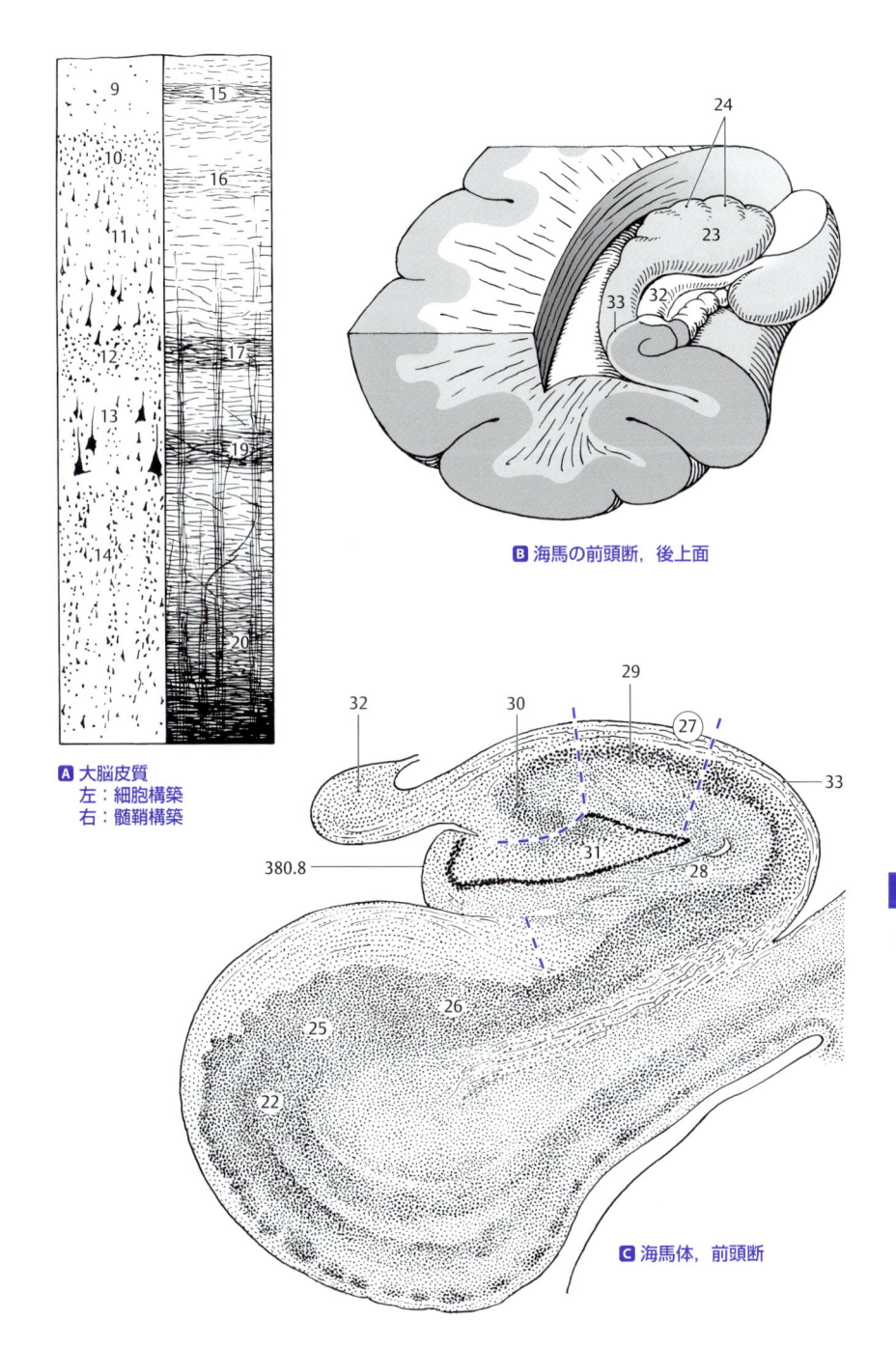

🅐 **大脳皮質**
　左：細胞構築
　右：髄鞘構築

🅑 海馬の前頭断，後上面

🅒 海馬体，前頭断

17
脳

1 海馬の層構造 Layers of hippocampus；Layers of Ammon's horn Strata hippocampi；Strata cornus ammonis

2 分子層と網状層 Lacunar-molecular layer Stratum moleculare et substratum lacunosum 錐体細胞の先端樹状突起の層．A

3 上行層；上昇層 Oriens layer Stratum oriens 錐体細胞の基底樹状突起の層．A

4 錐体細胞層 Pyramidal layer Stratum pyramidale 錐体細胞の細胞体と，かご細胞の層．A

5 放線層；放線状層 Radiate layer Stratum radiatum 先端樹状突起の側枝の層．A

6 歯状回 Dentate gyrus Gyrus dentatus 海馬溝と海馬采歯状回溝の間の回．吻側は鈎とつながり，尾側は小帯回とつながる．新皮質由来の線維がここを通ってアンモン角に至る．381頁 B

7 歯状回の層構造 Layers of dentate gyrus Strata gyri dentati

8 分子層 Molecular layer Stratum moleculare 少数のニューロンを含む表層．顆粒層の顆粒細胞の樹状突起が分岐する．

9 顆粒層 Granular layer Stratum granulare 密に充満した顆粒細胞とわずかな細胞質を含む狭い線．

10 多形層 Multiform layer Stratum multiforme 主に顆粒層のニューロンの集合からなる層．

11 前脳基底部；大脳基底部 Basal forebrain Pars basalis telencephali 基底構造に対する局所解剖学的な総称．

12 扁桃体 Amygdaloid body；Amygdaloid complex Corpus amygdaloideum 大脳皮質と連絡する核で，側脳室下角の前方の側頭葉の背内側極にある．部分的に嗅索に属し，部分的に自律神経系機能を有し，部分的に情動の状態に影響を与える．C D，373頁 C

13 扁桃体前障野 Amygdaloclaustral area Area amygdaloclaustralis 核群と前障の間の領域．D

14 扁桃体海馬野 Amygdalohippocampal area Area amygdalohippocampalis 核群と海馬傍回の間の領域．D

15 扁桃体嗅皮質移行野 Amygdalopiriform transition area Area transitionis amygdalopiriformis 核群と側頭葉の間の領域．D

16 前扁桃野 Anterior amygdaloid area Area amygdaloidea anterior 中心核の前方にあり，前有孔質の方を向く領域．外側嗅条の入口で，Broca（ブローカ）対角帯の起始部．C

17 扁桃体外側基底核 Basolateral amygdaloid nucleus Nucleus amygdalae basalis lateralis 大型細胞からなる基底核．C

18 扁桃体内側基底核 Basomedial amygdaloid nucleus Nucleus amygdalae basalis medialis 小型細胞からなる基底核．C

19 扁桃体中心核 Central amygdaloid nucleus Nucleus amygdalae centralis C

20 扁桃体皮質核 Cortical amygdaloid nucleus Nucleus amygdalae corticalis 表層に位置する核．C

21 扁桃体間質核 Interstitial amygdaloid nucleus Nucleus amygdalae interstitialis 扁桃体皮質核と扁桃体外側核の間の多様な核．これら2つの核と融合する場合がある．

22 扁桃体外側核 Lateral amygdaloid nucleus Nucleus amygdalae lateralis C

23 扁桃体内側核 Medial amygdaloid nucleus Nucleus amygdalae medialis C

24 外側嗅索核 Nucleus of lateral olfactory tract Nucleus tractus olfactorii lateralis 外側嗅索内の細胞群．

25 扁桃体周囲皮質；扁桃周囲皮質 Periamygdaloid cortex Cortex periamygdaloideus 旧皮質に属する鈎の前方の回．

26 前嗅核 Anterior olfactory nucleus Nucleus olfactorius anterior 嗅索に沿って散在するニューロン群．それらの軸索は嗅索に投射する．B

27 基底質；[狭義の]前脳基底部 Basal substance Substantia basalis 以下〈28〜30〉の3つの領域を含む．

28 基底核 Basal nucleus Nucleus basalis 〔Meynert（マイネルト）基底核〕 無名質の部分．D

29 分界条床核 Bed nucleus of stria terminalis Nucleus striae terminalis 分界条の隣にある狭い核．中隔部のすぐ外側にある．

30 レンズ核下拡大扁桃体；扁桃体レンズ核下部 Sublenticular extended amygdala Pars sublenticularis amygdalae 扁桃体中心核および扁桃体内側核を含む部分．D

終 脳 387

🅐 海馬の層構造

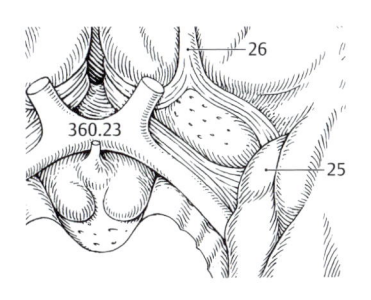

🅑 頭蓋底，断面

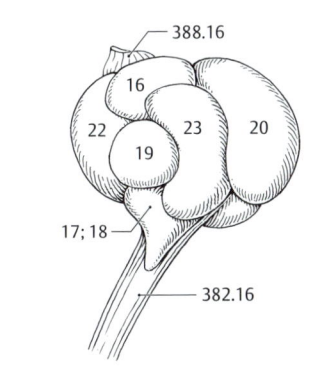

🅒 扁桃体，右方からみたところ

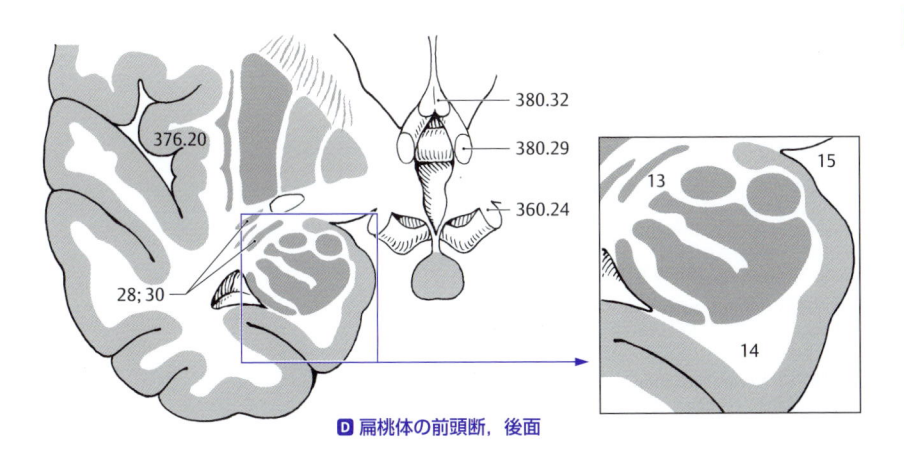

🅓 扁桃体の前頭断，後面

1 前障 **Claustrum** Claustrum　レンズ核と島皮質の間の灰白質の層．**B**, 391頁**A**

2 対角帯 **Diagonal band** Stria diagonalis　〔Broca（ブローカ）対角帯〕　有髄線維束で，通常は前有孔質の後方境界をつくる．扁桃体から終板傍回に伸びる．**A**

3 水平脚 **Horizontal limb** Crus horizontale　脳底にある脚．**A****B**

4 垂直脚 **Vertical limb** Crus verticale　終板傍回に至る上行脚．**A****B**

5 対角帯核 **Nucleus of diagonal band** Nucleus striae diagonalis　淡蒼球の尾側にある細胞群．

6 無名質 **Innominate substance** Substantia innominata　レンズ核と扁桃体の間にある灰白質の島．**B**, 391頁**C**

7 脚束 **Fasciculus peduncularis** Fasciculus peduncularis　前障と視床をつなぐ線維の集まり．扁桃体由来の線維を含む．391頁**D**

8 嗅島 **Olfactory islets** Insulae olfactoriae　胎生期の上皮領域が遺残物として残ったもの．

9 嗅球 **Olfactory bulb** Bulbus olfactorius　嗅索の起始部にある球状の膨大部．篩骨篩板上にあり，不等皮質の一部である．嗅索の中継点としての役割を果たす．**A**

10 嗅脚 **Olfactory peduncle** Pedunculus olfactorius　嗅索の終わりにある痕跡化した皮質構造．

11 嗅索 **Olfactory tract** Tractus olfactorius　嗅溝内を嗅球から後方に走る細長い線維束．**A**

12 嗅三角 **Olfactory trigone** Trigonum olfactorium　嗅索の終わりにある三角形の幅広い部分．**A**

13 嗅結節 **Olfactory tubercle** Tuberculum olfactorium　前有孔質の前部にある隆起．線条体および淡蒼球の部分からなる．**A**, 391頁**C**

14 嗅条 **Olfactory striae** Striae olfactoriae　嗅三角で嗅索が2つの線維束に分かれたもの．

15 内側嗅条 **Medial stria** Stria olfactoria medialis　嗅三角周囲を内側に伸びて終板傍回に至る線維束．**A****B**

16 外側嗅条 **Lateral stria** Stria olfactoria lateralis　嗅三角の前方にある線維束で，外側に伸びて島に至り，その後，後方に伸びて扁桃体周囲皮質に至る．**A****B**, 387頁**C**

17 前有孔質 **Anterior perforated substance** Substantia perforata anterior；Substantia perforata rostralis　嗅条の間にある孔のあいた領域で，大脳の血管の通過により生じる．灰白隆起の灰白質および終板傍回に移行する．**A**

18 腹側淡蒼球 **Ventral pallidum** Pallidum ventrale　無名質，嗅結節，および淡蒼球の部分によってつくられる構造．

19 腹側線条体 **Ventral striatum** Striatum ventrale；Corpus striatum ventrale　主に側坐核および嗅結節の一部からなる構造．

20 側坐核 **Nucleus accumbens** Nucleus accumbens　腹側線条体内の細胞の領域で，尾状核と被殻をつなぐ．**B**, 391頁**C**

21 外側部；中心部 **Lateral part；Core region** Pars lateralis

22 内側部；周辺部 **Medial part；Shell region** Pars medialis

23 脚ワナ **Peduncular loop** Ansa peduncularis　扁桃体と外側視床下部の間にある正中前方の連結．

24 中隔部；中隔野 **Septal area** Area septalis　中隔核を含む透明中隔の部分．**B**

終脳 389

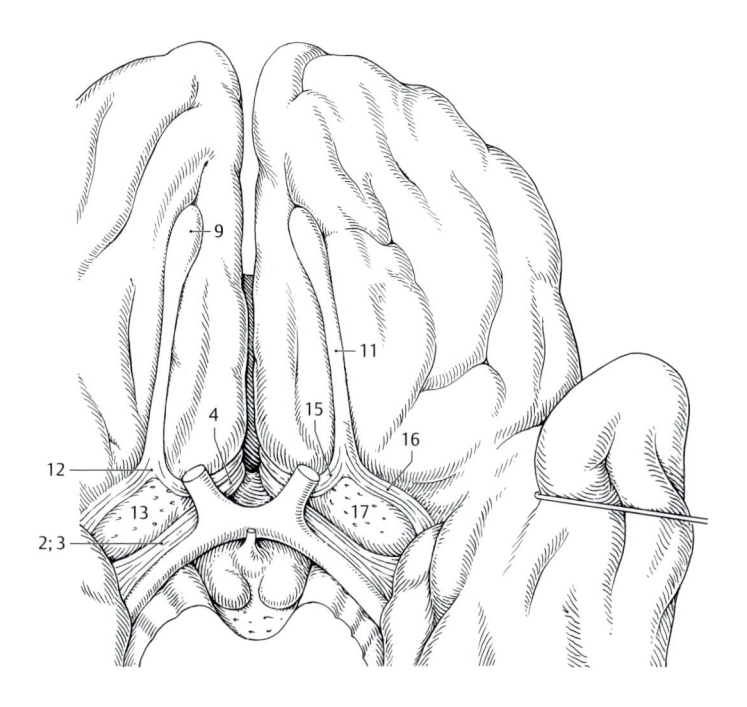

A 脳底

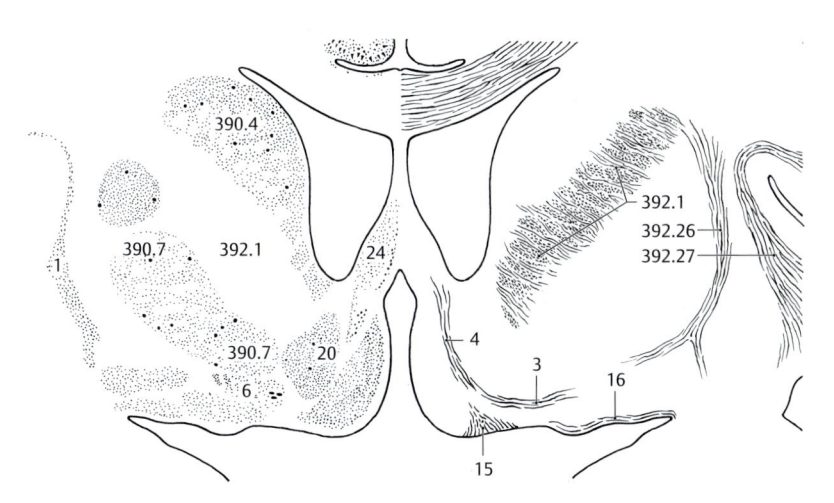

B 中隔部の核と伝導路，前頭断

17
脳

1 **大脳基底核と関連構造** Basal nuclei and related structures Nuclei basales et structurae pertinentes

2 **尾状核** Caudate nucleus Nucleus caudatus 細長い視床を囲む核で，終脳の神経丘より生じる．

3 **尾状核頭** Head Caput 前方にある．側脳室前角の側壁をなす． **B**

4 **尾状核体** Body Corpus 視床の上にある尾状核の中間部． **AB**，389頁**B**

5 **尾状核尾** Tail Cauda 後下方に細くなっていく核の部分． **ABC**

6 **レンズ核** Lentiform nucleus；Lenticular nucleus Nucleus lentiformis；〔Nucleus lenticularis〕 終脳および間脳から起こる核．

7 **被殻** Putamen Putamen レンズ核の外側部．終脳から発生した部分． **ABC**，389頁**B**，393頁**B**

8 **外側髄板；外髄板** Lateral medullary lamina；External medullary lamina Lamina medullaris lateralis；Lamina medullaris externa 淡蒼球と被殻の間の白質層． **A**

9 **淡蒼球外節** Globus pallidus lateral segment；Globus pallidus external segment Globus pallidus lateralis 外側髄板と内側髄板の間にある淡蒼球の間脳部分． **A**

10 **内側髄板；内髄板** Medial medullary lamina；Internal medullary lamina Lamina medullaris medialis；Lamina medullaris interna 淡蒼球外節と淡蒼球内節の間の白質の層． **A**

11 **淡蒼球内節** Globus pallidus medial segment；Globus pallidus internal segment Globus pallidus medialis 内側髄板の内側にある淡蒼球の部分．ヒトでは以下〈12〜14〉の部分にさらに分けられる． **A**

12 **外側部** Lateral part Pars lateralis 副髄板の外側にある部分．

13 **副髄板** Accessory medullary lamina Lamina medullaris accessoria 淡蒼球内節を細分する白質の層．

14 **内側部** Medial part Pars medialis 副髄板の内側にある部分．

15 **［広義の］線条体** Corpus striatum Corpus striatum 現在は被殻，尾状核，淡蒼球，および神経束からなると考えられる．

16 **線条体** Striatum Striatum もとは終脳の細胞の塊で，発生期に内包によって分離される．ここから起こる細胞群は被殻と尾状核からなり，接続したままである(その形から線条体)．錐体外路運動系の中心中継点となる． **BC**

17 **背側線条体；新線条体** Dorsal striatum；Neostriatum Striatum dorsale 線条体と同一もしくはその大部分．

18 **腹側線条体** Ventral striatum Striatum ventrale；Corpus striatum ventrale 基本的に側坐核，被殻と尾状核の間の細胞間橋，および嗅結節の一部からなる部分．

19 **淡蒼球；古線条体** Pallidum；Paleostriatum Pallidum 間脳で起こり，内包によって本来の部位から引き離された構造で，その部位の大部分が腹側視床を生じさせる． **C**

20 **背側淡蒼球** Dorsal pallidum Pallidum dorsale 淡蒼球の主要部分と黒質を含む部分．

21 **腹側淡蒼球** Ventral pallidum Pallidum ventrale 淡蒼球の小さな腹側部．無名質と嗅結節の部分． **C**

22 **レンズ核ワナ** Ansa lenticularis Ansa lenticularis 淡蒼球と視床をつなぐ線維．淡蒼球の腹側から出る． **D**

23 **レンズ核束；H2野** Lenticular fasciculus Fasciculus lenticularis 淡蒼球と視床をつなぐ線維．淡蒼球の背側から出る． **D**

24 **視床下核束** Subthalamic fasciculus Fasciculus subthalamicus 淡蒼球と視床下核をつなぐ線維． **D**

25 **視床束；H1野** Thalamic fasciculus Fasciculus thalamicus レンズ核ワナとレンズ核束の合流． **D**

終脳 391

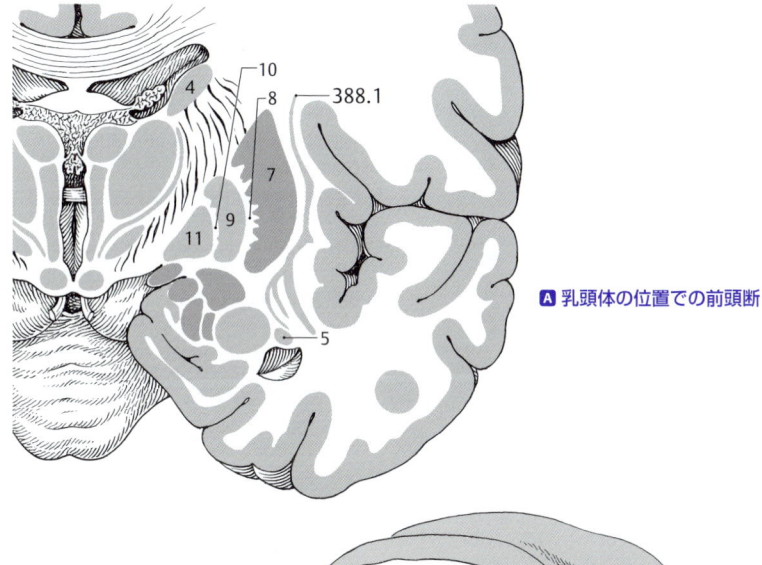

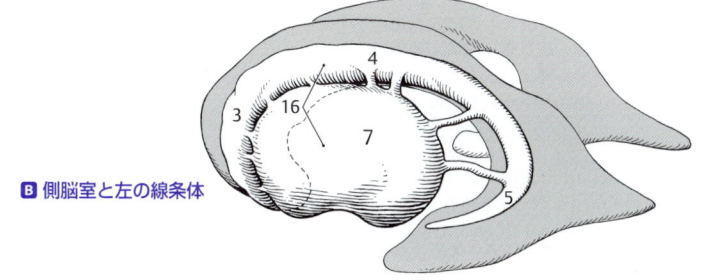

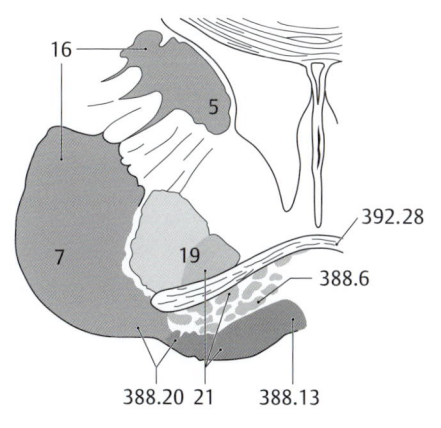

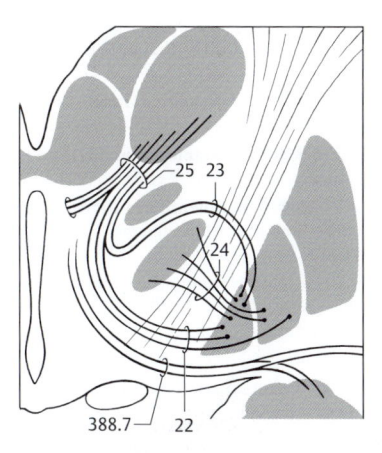

A 乳頭体の位置での前頭断

B 側脳室と左の線条体

C 線条体，前頭断

D 視床下伝導路

17
脳

1 **内包 Internal capsule** Capsula interna　レンズ核の内側，視床および尾状核の内側にある神経線維束． B C，389 頁 B

2 **尾状核レンズ核灰白間橋；内包横断灰白間橋 Caudolenticular grey bridges；Transcapsular grey bridges** Pontes grisei caudatolenticulares　被殻と尾状核の間の細胞間橋． B

3 **前脚；内包前脚 Anterior limb** Crus anterius　レンズ核と尾状核頭の間にある内包の前方部分． A B

4 **前視床放線 Anterior thalamic radiation** Radiatio thalami anterior　視床ならびに前頭葉および帯状回の間の相互の連絡．

5 **前頭橋線維 Frontopontine fibres** Tractus frontopontinus　前頭葉から橋核に至る線維． C

6 **膝；内包膝 Genu of internal capsule** Genu capsulae internae　内包の前脚と後脚の間にある部分．脳室系の外側壁の一部をなす． A B C

7 **皮質核線維 Corticonuclear fibres** Fibrae corticonucleares　運動性および感覚性脳神経核に至る線維． C

8 **後脚；内包後脚 Posterior limb** Crus posterius　レンズ核ならびに視床および尾状核体の間にある部分． A B

9 **中心視床放線 Central thalamic radiation** Radiatio thalami centralis　視床から中心前回および中心後回ならびに近隣の皮質野に放散する線維による上方の視床放線． C

10 **皮質網様体線維 Corticoreticular fibres** Fibrae corticoreticulares　中心溝周囲の領域から網様体に至る線維． C

11 **皮質赤核線維 Corticorubral fibres** Fibrae corticorubrales　前頭葉から赤核に至る線維． C

12 **皮質脊髄線維 Corticospinal fibres** Fibrae corticospinales　錐体路の脊髄部分で，体部位局在性．体の最下方由来の線維は最も外側にある． C

13 **皮質視床線維 Corticothalamic fibres** Fibrae corticothalamicae　視床に至る視床放線の部分． C

14 **頭頂橋線維 Parietopontine fibres** Fibrae parietopontinae　頭頂葉から橋核に至る線維．

15 **視床頭頂線維 Thalamoparietal fibres** Fibrae thalamoparietales　頭頂葉皮質への視床放線． C

16 **レンズ核後部 Retrolentiform limb；Retrolenticular limb** Pars retrolentiformis　レンズ核から後頭部に向かう内包の部分． B C

17 **後頭橋線維 Occipitopontine fibres** Fibrae occipitopontinae　後頭葉から橋核に至る線維． C

18 **後頭視蓋線維 Occipitotectal fibres** Fibrae occipitotectales　後頭葉と蓋をつなぐ線維．

19 **視放線　Optic radiation；Geniculocalcarine fibres** Radiatio optica；Fibrae geniculocalcarinae　〔Gratiolet（グラチオレ）放線〕　外側膝状体から後頭葉の有線野に至る． A B C

20 **後視床放線 Posterior thalamic radiation** Radiatio thalamica posterior　 C

21 **レンズ核下部 Sublentiform limb；Sublenticular limb** Pars sublentiformis　レンズ核後部の下にある内包の部分． B C

22 **聴放線 Acoustic radiation；Geniculotemporal fibres** Radiatio acustica；Fibrae geniculotemporales　内側膝状体から横側頭回〔Heschl（ヘシュル）横回〕への聴覚伝導路の部分． A B C

23 **皮質視蓋線維 Corticotectal fibres** Fibrae corticotectales　大脳皮質を蓋とつなぐ線維． C

24 **側頭橋線維 Temporopontine fibres** Fibrae temporopontinae　側頭葉から橋核に走る線維． C

25 **放線冠 Corona radiata** Corona radiata　内包の上行線維および下行線維の扇状配列．

26 **外包 External capsule** Capsula externa　前障とレンズ核の間にある白質． A C，389 頁 B

27 **最外包 Extreme capsule** Capsula extrema　島皮質と前障の間にある白質． A C，389 頁 B

28 **前交連 Anterior commissure** Commissura anterior　脳弓柱の前方にある交連．第三脳室の前壁に容易に認められる． D，391 頁 C

29 **前部 Anterior part** Pars anterior　系統発生学的に嗅脳に属する部分．嗅脚に伸びる． D

30 **後部 Posterior part** Pars posterior　左右の側頭葉をつなぐ部分． D

終 脳 393

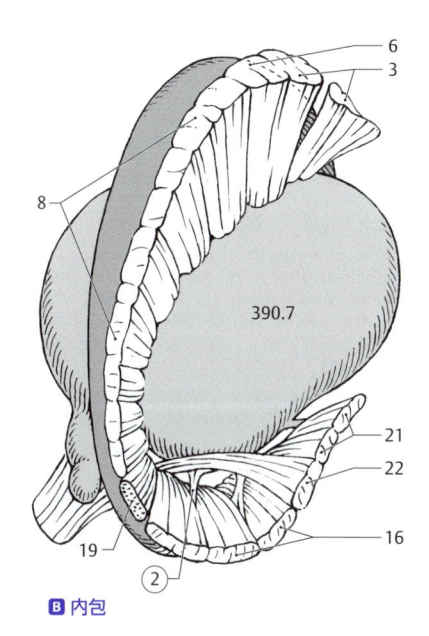

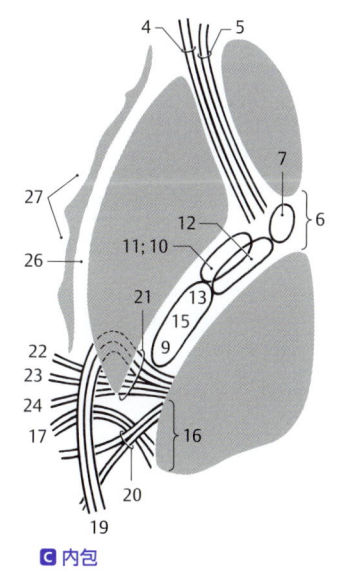

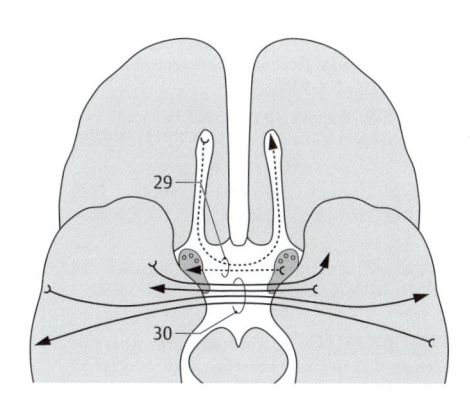

A 大脳および第三脳室を通る水平断

B 内包

C 内包

D 前交連

17
脳

1 **終脳内の連合線維** Association fibres of telencephalon Fibrae associationis telencephali　皮質野をつなぐ線維.

2 **弓状線維；大脳弓状線維** Arcuate fibres Fibrae arcuatae cerebri　隣接する回をつなぐ弓状の線維. C

3 **帯状束** Cingulum Cingulum　帯状回の白質内の線維束. 脳梁周囲の脳回をたどり，脳梁膨大を通り，前方へ向かい鈎に至る. B

4 **下縦束** Inferior longitudinal fasciculus Fasciculus longitudinalis inferior　後頭葉と側頭葉の間に広がる線維束. A B

5 **上縦束** Superior longitudinal fasciculus；Arcuate fasciculus Fasciculus longitudinalis superior；Fasciculus arcuatus　後頭葉と前頭葉の間を走る連合線維で，頭頂葉と側頭葉に枝を出す. 被殻の外背側にあり，連合線維のうち最大の束である. A

6 **長連合線維** Long association fibres Fibrae associationis longae　様々な脳葉をつなぐ線維.

7 **短連合線維** Short association fibres Fibrae associationis breves　単一の脳葉内の領域，例えばすぐ隣接する皮質野をつなぐ線維で，U字形の線維.

8 **鈎状束** Uncinate fasciculus Fasciculus uncinatus　前頭葉の下面を側頭葉の前部とつなぐ線維. A

9 **下後頭前頭束** Inferior occipitofrontal fasciculus Fasciculus occipitofrontalis inferior　最外包を介して後頭葉と前頭葉をつなぐ線維. A

10 **上後頭前頭束；梁下束** Superior occipitofrontal fasciculus；Subcallosal fasciculus Fasciculus occipitofrontalis superior；Fasciculus subcallosus　前頭葉を側頭葉および後頭葉とつなぐ線維. 尾状核の外背側にある. A

11 **垂直後頭束** Vertical occipital fasciculi Fasciculi occipitales verticales　後頭葉の前部内にある垂直な連合線維. A

12 **外側線維** Lateral fibres Fibrae laterales　後頭葉を介して，側頭葉後部を頭頂葉後部とつなぐ線維.

13 **尾側線維** Caudal fibres Fibrae caudales　側頭葉と後頭葉をつなぐ線維.

14 **水平後頭束** Transverse occipital fasciculi Fasciculi occipitales horizontales　1つの半球の内側壁と外側壁をつなぐ線維.

15 **楔部線維** Cuneus fibres Fibrae cuneatae　鳥距溝の上端を後頭葉の上外側皮質とつなぐ線維. B

16 **舌状回線維** Lingual fibres Fibrae linguales　鳥距溝の下端を後頭葉の下外側部とつなぐ線維. B

17 **終脳交連線維[群]** Commissural fibres of telencephalon Fibrae commissurales telencephali　大脳半球をつなぐ連合線維.

18 **脳梁線維** Corpus callosum fibres Fibrae corporis callosi　左右の半球の白質の幅広い連結. B

19 **海馬交連** Hippocampal commissure Commissura hippocampi　脳弓脚を介して対側の海馬をつなぎ，脳梁の後部の下を走る線維.

20 **前交連** Anterior commissure Commissura anterior　左右の半球の間の前方の横の連結部. 終板のすぐ後方にあり，第三脳室の前部に認めることができる. B

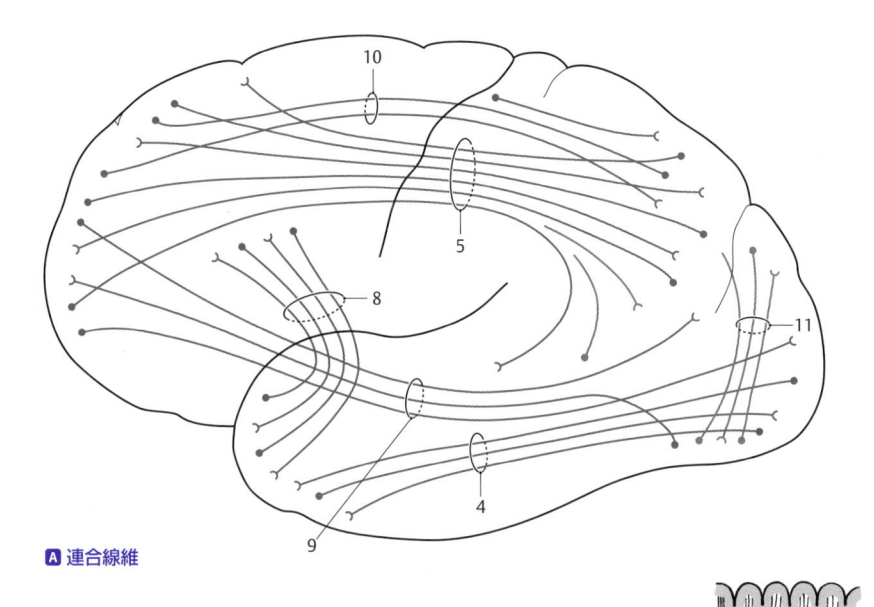

終脳　395

A 連合線維

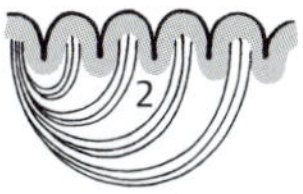

C 弓状線維

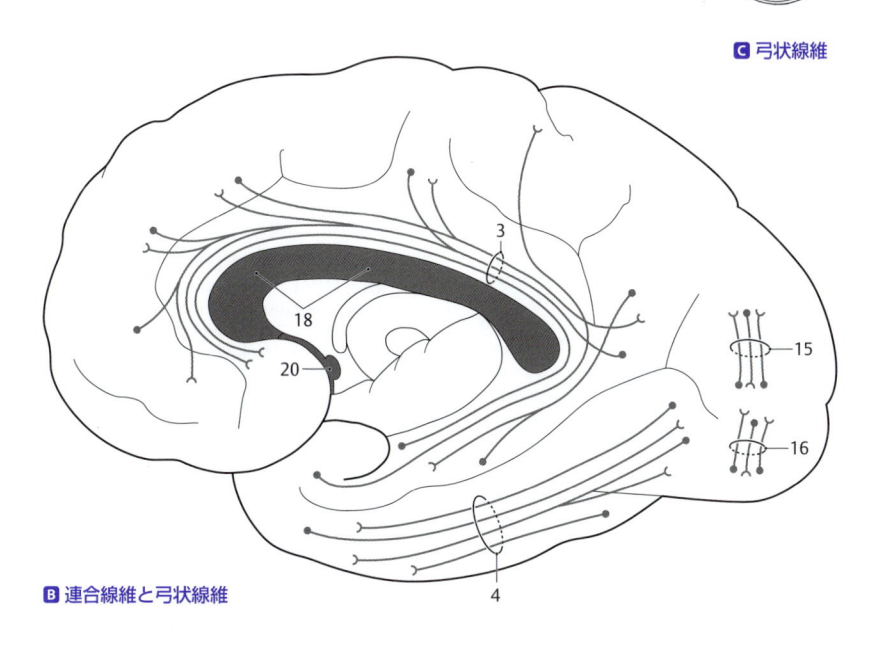

B 連合線維と弓状線維

脳

1 化学的性質で特徴づけられる細胞群 Chemically-defined cell groups　Aggregationes cellularum chemergicarum　人体におけるこれらの存在および正確な部位に関して今のところ意見は一致していない．

2 アミン作動性細胞群 Aminergic cells　Cellulae aminergicae

3 延髄ノルアドレナリン作動性細胞群［A1, A2］ Noradrenergic cells in medulla；Norepinephric cells in medulla［A1, A2］　Cellulae noradrenergicae medullae oblongatae［A1, A2］　錐体交叉と橋の縁の間にある細胞群．

4 外側毛帯核ノルアドレナリン作動性細胞群［A7］ Noradrenergic cells in nucleus of lateral lemniscus；Norepinephric cells in nucleus of lateral lemniscus［A7］　Cellulae noradrenergicae nuclei lemnisci lateralis［A7］　青斑の前外側にある細胞．

5 青斑核ノルアドレナリン作動性細胞群［A6］ Noradrenergic cells in locus caeruleus；Norepinephric cells in locus caeruleus［A6］　Cellulae noradrenergicae loci caerulei［A6］　青斑の中心部にある細胞．ノルアドレナリン作動性の主核．その上行および下行線維は脳に広く分散している．

6 橋後外側部ノルアドレナリン作動性細胞群［A5］ Noradrenergic cells in caudolateral pons；Norepinephric cells in caudolateral pons［A5］　Cellulae noradrenergicae caudalis lateralis［A5］　顔面神経核および上オリーブ核付近にある細胞．

7 網様体アミン作動性細胞群［A8］ Aminergic cells in reticular formation；Retrobulbar nucleus［A8］　Cellulae aminergicae formationis reticularis；Nucleus retrobulbaris［A8］　中脳の網様体にある細胞．

8 ドーパミン作動性細胞群 Dopaminergic cells　Cellulae dopaminergicae　ドーパミンを含む細胞で，A9由来の同種の細胞とともに，中脳線条体系または黒質線条体系をつくる．

9 ノルアドレナリン作動性細胞群 Noradrenergic cells；Norepinephric cells　Cellulae noradrenergicae　ノルエピネフリン（ノルアドレナリン）を含む細胞．

10 黒質緻密部アミン作動性細胞群［A9］ Aminergic cells in compact part of substantia nigra［A9］　Cellulae aminergicae partis compactae substantiae nigrae［A9］　黒質の緻密部にある中脳内の細胞．

11 ドーパミン作動性細胞群 Dopaminergic cells　Cellulae dopaminergicae　ドーパミンを含む細胞で，A8由来の同種のものとともに，中脳線条体系または黒質線条体系をつくる．

12 ノルアドレナリン作動性細胞群 Noradrenergic cells；Norepinephric cells　Cellulae noradrenergicae　ノルエピネフリン（ノルアドレナリン）を含む細胞．

13 腹側被蓋野アミン作動性細胞群［A10］ Aminergic cells in ventral tegmental area［A10］　Cellulae aminergicae areae tegmentalis ventralis［A10］　中脳被蓋内にある細胞．

14 ドーパミン作動性細胞群 Dopaminergic cells　Cellulae dopaminergicae　ドーパミンを含む細胞で，中脳辺縁皮質系または中脳辺縁系をつくる細胞．

15 ノルアドレナリン作動性細胞群 Noradrenergic cells；Norepinephric cells　Cellulae noradrenergicae　ノルエピネフリン（ノルアドレナリン）を含む細胞．

16 視床下部後部ドーパミン作動性細胞群［A11］ Dopaminergic cells in posterior hypothalamus［A11］　Cellulae dopaminergicae areae hypothalamicae posterioris［A11］　視床下部の後方の間脳内にある細胞．

17 弓状核ドーパミン作動性細胞群［A12］ Dopaminergic cells in arcuate nucleus［A12］　Cellulae dopaminergicae nuclei arcuati［A12］　間脳の弓状核内の細胞．隆起漏斗系をつくる．

18 不確帯ドーパミン作動性細胞群［A13］ Dopaminergic cells in zona incerta［A13］　Cellulae dopaminergicae zona incerta［A13］　腹側視床内の細胞．

19 視床下部内側部・前部ドーパミン作動性細胞群［A14］ Dopaminergic cells in medial zone and anterior area of hypothalamus［A14］　Cellulae dopaminergicae zonae medialis et areae anterioris hypothalamicae［A14］　視床下部内の細胞．

20 嗅球ドーパミン作動性細胞群［A15］ Dopaminergic cells in olfactory bulb［A15］　Cellulae dopaminergicae bulbi olfactorii［A15］　終脳の嗅球にある細胞．

21 淡蒼縫線核セロトニン作動性細胞群［B1］ Serotoninergic cells in pallidal raphe nucleus［B1］　Cellulae serotoninergicae nuclei raphes pallidi［B1］　延髄内，錐体路の背側にある細胞．

22 不確縫線核セロトニン作動性細胞群［B2］ Serotoninergic cells in obscurus raphe nucleus［B2］　Cellulae serotoninergicae nuclei raphes obscuri［B2］

23 大縫線核セロトニン作動性細胞群［B3］ Serotoninergic cells in magnus raphe nucleus［B3］　Cellulae serotoninergicae nuclei raphes magni［B3］　大縫線核の細胞で，延髄の網様体付近にある．

24 前庭神経内側核・位位核隣接セロトニン作動性細胞群［B4］ Serotoninergic cells adjacent to medial vestibular nucleus and prepositus nucleus［B4］　Cellulae serotoninergicae vicinae nuclei vestibularis medialis et nuclei prepositi［B4］　延髄の前庭神経内側核の位置にある細胞群．

25 橋縫線核セロトニン作動性細胞群［B5］ Serotoninergic cells in pontine raphe nucleus［B5］　Cellulae serotoninergicae nuclei raphes pontis［B5］　橋の吻側部にある細胞．

26 正中縫線核セロトニン作動性細胞群［B6］ Serotoninergic cells in median raphe nucleus［B6］　Cellulae serotoninergicae nuclei raphes mediani［B6］　橋の吻側部にある細胞．

27 背側縫線核セロトニン作動性細胞群［B7］ Serotoninergic cells in dorsal raphe nucleus［B7］　Cellulae serotoninergicae nuclei raphes dorsalis［B7］

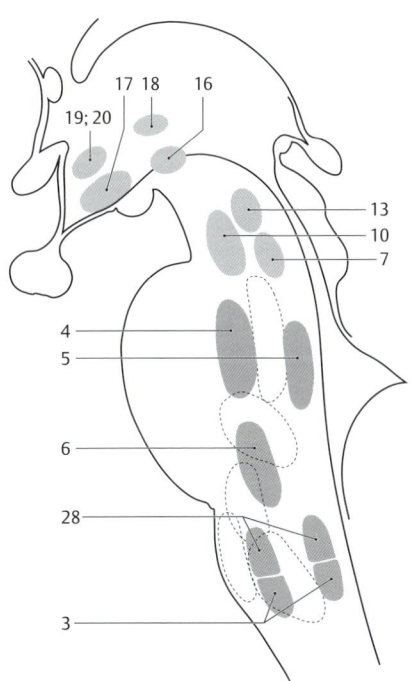

A 化学的に分類された細胞群の矢状断模式図

B 化学的に分類された細胞群の矢状断模式図

28 **最後野・前網様核アドレナリン作動性細胞群 [C1, C2]** Adrenergic cells in area postrema and anterior reticular nucleus；Epinephric cells in area postrema and anterior reticular nucleus [C1, C2] Cellulae adrenergicae areae postremae et nuclei reticularis anterioris [C1, C2] 背側および腹外側の延髄内にある細胞. **A**

29 **コリン作動性細胞群；アセチルコリン作動性細胞群** Cholinergic cells Cellulae cholinergicae アセチルコリンを含む細胞.

30 **内側中隔核コリン作動性細胞群 [Ch1]** Cholinergic cells of medial septal nuclei [Ch1] Cellulae cholinergicae nuclei septi medialis [Ch1] 内側中隔核内の終脳の底部にある細胞. Ch3 とともに海馬体に投射する.

31 **淡蒼球・側坐核・対角回コリン作動性細胞群 [Ch2]** Cholinergic cells of globus pallidus, accumbens nucleus and diagonal gyrus [Ch2] Cellulae cholinergicae globi pallidi, nuclei accumbentis et gyri diagonalis [Ch2] 終脳内の細胞.

32 **淡蒼球・側坐核・対角帯コリン作動性細胞群 [Ch3]** Cholinergic cells of globus pallidus, accumbens nucleus and diagonal band [Ch3] Cellulae cholinergicae globi pallidi, nuclei accumbentis et striae diagonalis [Ch3] 対角帯の核群内の細胞. Ch1 とともに海馬体に投射する.

33 **無名質・基底核・扁桃体・嗅結節コリン作動性細胞群 [Ch4]** Cholinergic cells of substantia innominata, basal nucleus, amygdaloid body and olfactory tubercle [Ch4] Cellulae cholinergicae substantiae innominatae, nuclei basalis, corporis amygdaloidei et tuberculi olfactorii [Ch4] 新皮質を支配する終脳の細胞.

34 **背側被蓋野コリン作動性細胞群 [Ch5, Ch6, Ch8]** Cholinergic cells of dorsal tegmental area [Ch5, Ch6, Ch8] Cellulae cholinergicae areae tegmentalis dorsalis [Ch5, Ch6, Ch8] 上行性の網様体賦活系をつくる細胞.

35 **視床上部コリン作動性細胞群 [Ch7]** Cholinergic cells of epithalamus [Ch7] Cellulae cholinergicae epithalamicae [Ch7] 内側手綱核内の細胞.

1 **末梢神経系** Peripheral nervous system　Pars peripherica；Systema nervosum periphericum　全ての末梢神経路を構成する神経系の部位．中枢神経系との境界は脳および脊髄の表面である．

2 **脳神経** Cranial nerves　Nn. craniales　滑車神経を除き，これらの 12 対の神経は脳の底部で起こり，頭蓋底から頭蓋を出る．分布域：頭部，頸部，さらには迷走神経を介して胸腔および腹腔．

3 **終神経[脳神経 0]** Terminal nerve[0]　N. terminalis[0]　発生期のヒトにおいてのみ認められる神経．嗅部と前有孔質の間の嗅神経に沿って存在する．微細な機能は不明．おそらくは自律神経．B

4 **終神経節** Terminal ganglion　Ganglion terminale　終神経に沿って散在する神経節細胞群．

5 **嗅神経[脳神経 I]** Olfactory nerve[I]　N. olfactorius[I]　嗅神経線維の集まり．これらは篩骨篩板から嗅球に入る．シナプス部位．A

6 **嗅神経糸** Olfactory nerves　Fila olfactoria　およそ 20 の嗅細胞から起こる無髄軸索の小さい線維束．A

7 **視神経[脳神経 II]** Optic nerve[II]　N. opticus[II]　眼球の後極の内側で起こり，視交叉に伸びる神経．C D

8 **動眼神経[脳神経 III]** Oculomotor nerve[III]　N. oculomotorius[III]　運動神経線維および副交感神経線維を含む線維で，動眼神経溝を出て，上眼窩裂から眼窩へ入る．C D

9 **上枝** Superior branch　R. superior　上直筋および上眼瞼挙筋を支配する枝．C

10 **下枝** Inferior branch　R. inferior　内側直筋，下直筋，および下斜筋に分布する枝．C

11 **毛様体神経節への枝；毛様体神経節副交感根** Branch of ciliary ganglion；Parasympathetic root of ciliary ganglion；Oculomotor root of ciliary ganglion　Ramus ad ganglion ciliare；Radix parasympathica ganglii ciliaris；Radix oculomotoria ganglii ciliaris　毛様体神経節に至る節前副交感神経線維を含む動眼神経の枝．C

12 **滑車神経[脳神経 IV]** Trochlear nerve[IV]　N. trochlearis[IV]　中脳蓋板の背側，尾側を出る神経．上斜筋に分布する．C

13 **三叉神経[脳神経 V]** Trigeminal nerve[V]　N. trigeminus[V]　第 1 咽頭弓を支配する神経．橋から外側に出る 2 つの群の線維からなり，咀嚼筋群を支配し，顔面の感覚に関する感覚情報を支配する．C D

14 **感覚根** Sensory root　Radix sensoria；[Portio major]　橋から尾側に出て，三叉神経節に伸びる神経の感覚部．D

15 **三叉神経節；半月神経節** Trigeminal ganglion　Ganglion trigeminale　[Gasser（ガッセル）神経節]　半月状の三叉神経の脊髄神経節と相同のもので，側頭骨岩様部の前内側面にある破裂孔上方のクモ膜下腔内の嚢（三叉神経腔）に収まっている．D

16 **運動根** Motor root　Radix motoria；[Portio minor]　三叉神経から頭蓋頂の方へ起こり，三叉神経節の下を走る神経根で，咀嚼筋群を支配する．D

17 **眼神経[三叉神経第 1 枝]** Ophthalmic nerve；Ophthalmic division[Va；V₁]　N. ophthalmicus[Va；V₁]　上眼窩裂を通る．D

18 **テント枝** Tentorial nerve　R. meningeus recurrens；R. tentorius　小脳テントおよび大脳鎌に分布する反回枝．D

19 **涙腺神経** Lacrimal nerve　N. lacrimalis　上眼窩裂外側を通り，涙腺，結膜および上眼瞼側方部に分布する．D

20 **頬骨神経との交通枝** Communicating branch with zygomatic nerve　R. communicans cum nervo zygomatico　頬骨神経との結合．涙腺に至る翼口蓋神経節からの自律性線維を含む．D

21 **前頭神経** Frontal nerve　N. frontalis　上眼窩裂を通り，上眼瞼挙筋の上を走り，額に分布する．D，401 頁 A

22 **眼窩上神経** Supra-orbital nerve　N. supraorbitalis　前頭神経の太い枝で，結膜，上眼瞼，前頭洞および前額の皮膚に分布する．D

23 **外側枝** Lateral branch　R. lateralis　眼窩上切痕を通り外側方に至る枝．D

24 **内側枝** Medial branch　R. medialis　前頭切痕を通り内側方に至る枝．D

25 **滑車上神経** Supratrochlear nerve　N. supratrochlearis　細い内側枝．内眼角より上下方向に分かれる．D

脳神経 399

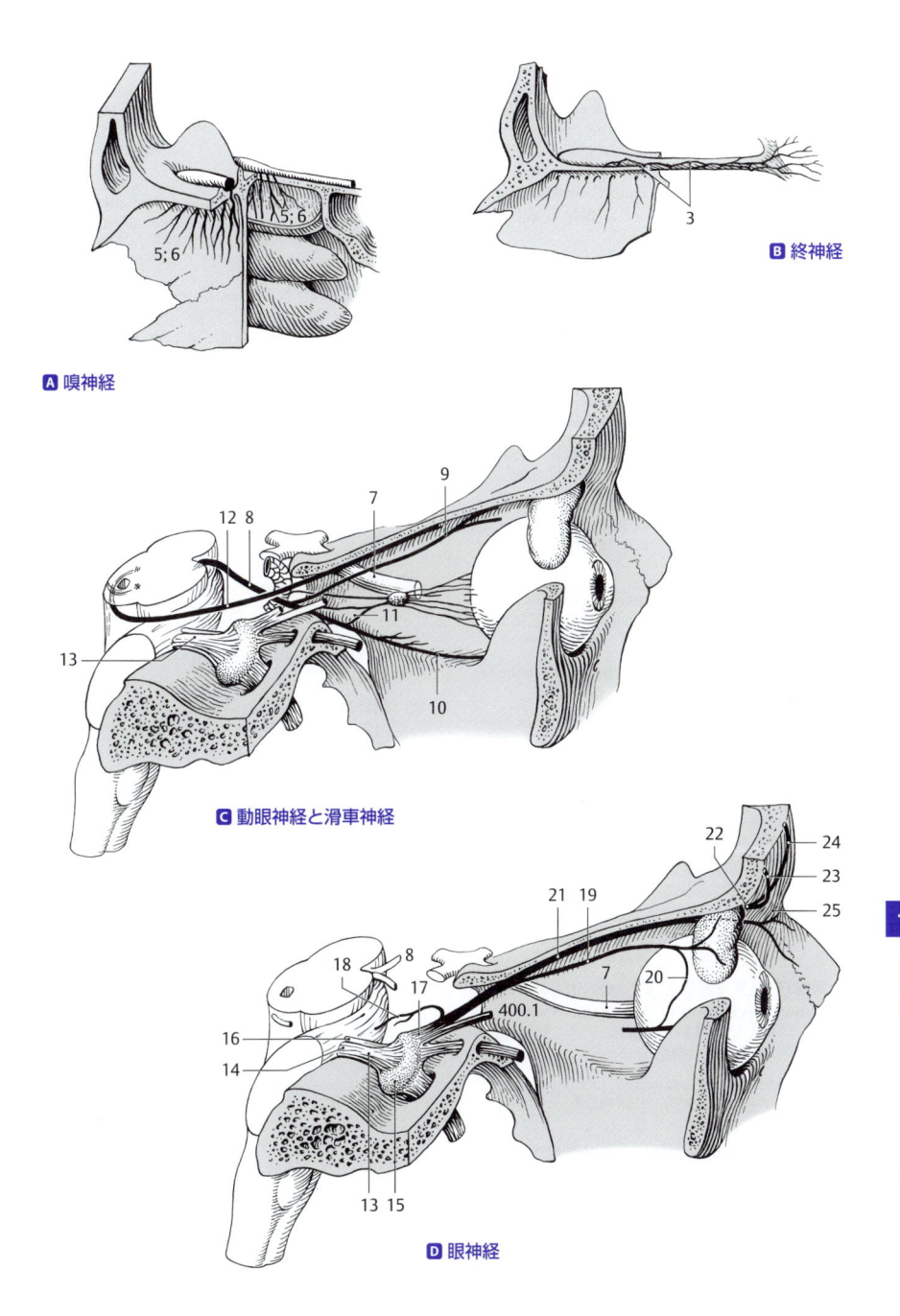

A 嗅神経

B 終神経

C 動眼神経と滑車神経

D 眼神経

18 脳神経

1 鼻毛様体神経 Nasociliary nerve N. nasociliaris 眼神経の最も太い内側枝．はじめは上直筋の下に，ついで上斜筋と内側直筋の間に位置する． A，399頁 D

2 毛様体神経節との交通枝；毛様体神経節の感覚根；毛様体神経節の鼻毛様体根 Communicating branch with ciliary ganglion；Sensory root of ciliary ganglion；Nasociliary root of ciliary ganglion R. communicans cum ganglio ciliari；Radix sensoria ganglii ciliaris；Radix nasociliaris ganglii ciliaris 毛様体神経節を通り，眼から鼻毛様体神経に走る感覚線維． A

3 長毛様体神経 Long ciliary nerves Nn. ciliares longi 瞳孔散大筋への交感性線維と虹彩，毛様体および角膜からの求心性線維を含む2本の神経． A

4 後篩骨神経 Posterior ethmoidal nerve N. ethmoidalis posterior 眼窩の後端で起こり，後篩骨孔を通り，蝶形骨洞および後篩骨洞の粘膜に分布する神経． A

5 前硬膜枝 Anterior meningeal branch R. meningeus anterior 前頭蓋窩の前部に分布する枝．

6 前篩骨神経 Anterior ethmoidal nerve N. ethmoidalis anterior 前篩骨孔を経て頭蓋腔へ入る神経．硬膜外を走り，さらに篩骨篩板を経て鼻腔に至る． A B D

7 内鼻枝 Internal nasal branches Rr. nasales interni 鼻甲介および鼻中隔前部の前方の鼻粘膜に分布する枝． B

8 外側鼻枝 Lateral nasal branches Rr. nasales laterales 鼻腔の外側壁に分布する枝． B

9 内側鼻枝 Medial nasal branches Rr. nasales mediales 鼻中隔に分布する枝． C

10 外鼻枝 External nasal nerve R. nasalis externus 鼻尖および鼻翼の皮膚に分布する枝．鼻骨の篩骨神経溝を通って走る． B

11 滑車下神経 Infratrochlear nerve N. infratrochlearis 上斜筋の筋スリングの下を走り，内眼角に至る神経．涙嚢，涙丘，および周囲の皮膚に分布する． A

12 眼瞼枝 Palpebral branches Rr. palpebrales 下眼瞼と上眼瞼の内側部に分布する枝． A

13 上顎神経［三叉神経第2枝］ Maxillary nerve；Maxillary division［Vb；V2］ N. maxillaris［Vb；V2］ 正円孔を通り翼口蓋窩に至り，眼窩裂を通り，眼窩へ入る． A C

14 硬膜枝 Meningeal branch R. meningeus 正円孔の前方で起こる枝で，中硬膜動脈の前頭枝領域の硬膜に至る． A

15 翼口蓋神経節への神経節枝；翼口蓋神経節の感覚根 Ganglionic branches to pterygopalatine ganglion；Sensory root of pterygopalatine ganglion Rr. ganglionares ad ganglion pterygopalatinum；Radix sensoria ganglii pterygopalatini 副交感神経線維を有する翼口蓋神経節から起こる通常は2本の枝で，涙腺および鼻と口蓋の小さな腺に分布する．眼窩の骨膜由来の感覚神経も含む． A

16 眼窩枝 Orbital branches Rr. orbitales 2～3本の細い枝で，下眼窩裂から眼窩に入り，眼窩壁を貫いて，後篩骨洞および蝶形骨洞に至る． B C

17 外側上後鼻枝 Posterior superior lateral nasal branches Rr. nasales posteriores superiores laterales 最大10本の細い枝で，蝶口蓋孔から上鼻甲介および中鼻甲介ならびに後篩骨洞に至る． B

18 内側上後鼻枝 Posterior superior medial nasal branches Rr. nasales posteriores superiores mediales 2～3本の枝で，蝶口蓋孔から鼻中隔の上部に走る． C

19 鼻口蓋神経 Nasopalatine nerve N. nasopalatinus 鼻中隔の粘膜と骨膜の間を走る神経で，切歯管を通り，口蓋粘膜の前部と上顎の切歯の歯肉に至る． C

20 咽頭枝 Pharyngeal nerve N. pharyngeus 咽頭粘膜に分布する細い枝． B

21 大口蓋神経 Greater palatine nerve N. palatinus major 大口蓋管を経て，大口蓋孔から出て，硬口蓋粘膜および腺に分布する． B

22 下後鼻枝 Posterior inferior nasal nerves Rr. nasales posteriores inferiores 中鼻道および下鼻道と下鼻甲介に分布する． B

23 小口蓋神経 Lesser palatine nerves Nn. palatini minores 狭い小口蓋管を通る神経．小口蓋孔から出て軟口蓋に分布する． B

24 扁桃枝 Tonsillar branches Rr. tonsillares 口蓋扁桃に分布する枝．

25 頬骨神経 Zygomatic nerve N. zygomaticus 翼口蓋窩内で分枝する神経．下眼窩裂から眼窩側壁に至り，涙腺神経と交通する． A

26 頬骨側頭枝 Zygomaticotemporal branch R. zygomaticotemporalis 頬骨側頭孔から側頭皮膚に至る枝． A

27 頬骨顔面枝 Zygomaticofacial branch R. zygomaticofacialis 頬骨の上方で頬骨顔面孔を通る枝． A

脳神経 401

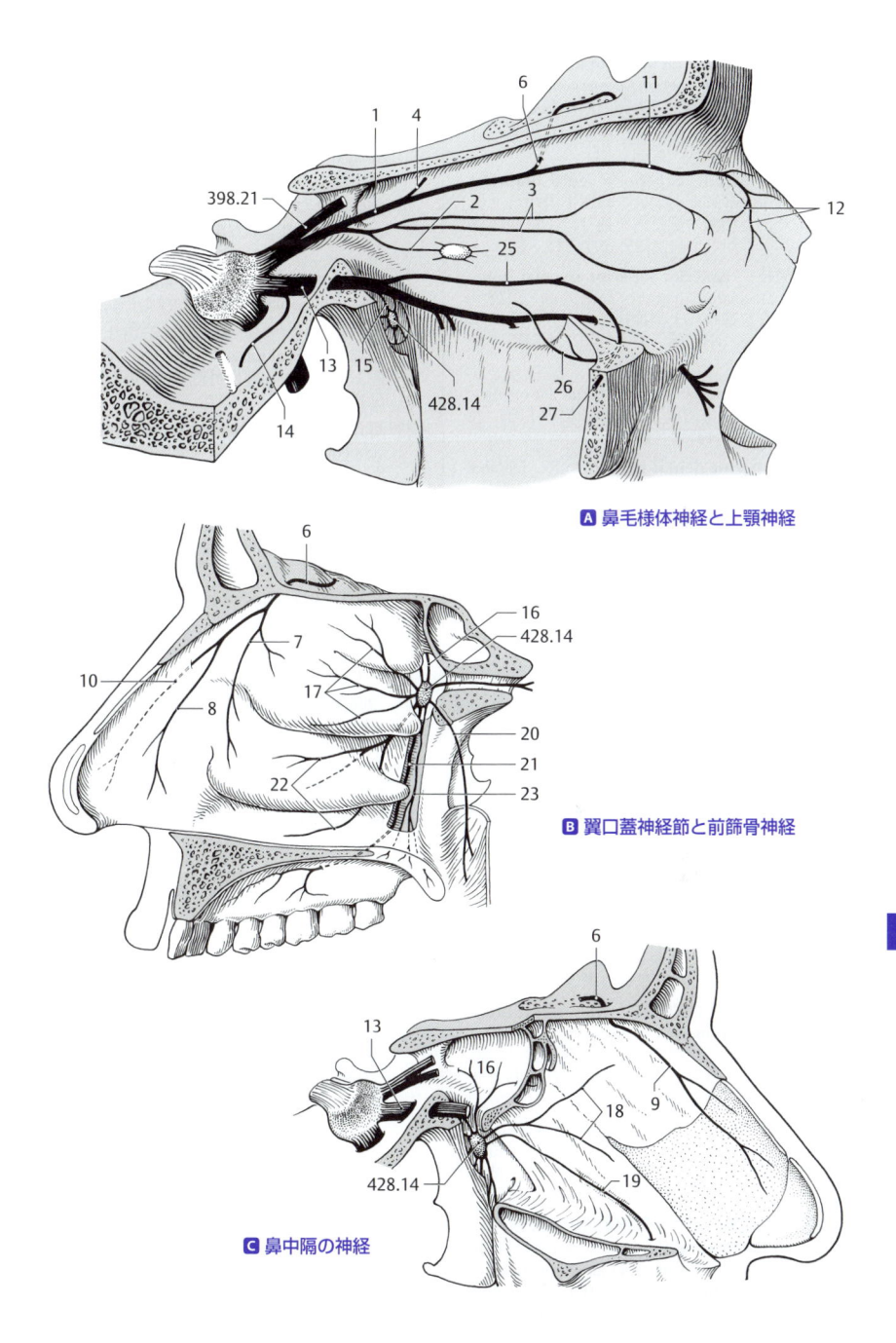

A 鼻毛様体神経と上顎神経

B 翼口蓋神経節と前篩骨神経

C 鼻中隔の神経

18
脳神経

1 上歯槽神経 Superior alveolar nerves Nn. alveolares superiores 以下〈2〜4〉の3本の枝を出す神経幹.

2 後上歯槽枝 Posterior superior alveolar branches Rr. alveolares superiores posteriores 2〜3本の枝で，歯槽孔を経て，上顎内面に至る．上顎洞，大臼歯およびその頬側の歯肉に分布する. Ⓒ

3 中上歯槽枝 Middle superior alveolar branch R. alveolaris superior medius 眼窩下溝から上顎骨に入り，上顎洞の側壁内を通り，上歯神経叢に至り，そこから小臼歯に分布する枝.

4 前上歯槽枝 Anterior superior alveolar branches Rr. alveolares superiores anteriores 眼窩下管の分岐管を通り，上歯神経叢に至り，そこから犬歯，切歯，小臼歯，および第1大臼歯に至る枝. Ⓒ

5 上歯神経叢 Superior dental plexus Plexus dentalis superior 上歯槽枝のつくる歯根の上方，上顎骨の中にある神経叢. Ⓒ

6 上歯枝 Superior dental branches Rr. dentales superiores それぞれの歯根に至る枝. Ⓒ

7 上歯肉枝 Superior gingival branches Rr. gingivales superiores 歯肉への枝. Ⓒ

8 眼窩下神経 Infra-orbital nerve N. infraorbitalis 下眼窩裂を通り，眼窩下溝および眼窩下管，さらに眼窩下孔を経て，下眼瞼，鼻，上口唇および頬に分布する. Ⓒ

9 下眼瞼枝 Inferior palpebral branches Rr. palpebrales inferiores 眼窩下孔を横切った後に出る枝で，下眼瞼に分布する.

10 外鼻枝 External nasal branches Rr. nasales externi 鼻翼の外側面に至る枝.

11 内鼻枝 Internal nasal branches Rr. nasales interni 鼻前庭の皮膚に分布する枝. Ⓒ

12 上唇枝 Superior labial branches Rr. labiales superiores 上唇の皮膚および粘膜に分布する枝. Ⓒ

13 下顎神経［三叉神経第3枝］ Mandibular nerve；Mandibular division［Vc；V₃］ N. mandibularis［Vc；V₃］ 卵円孔から側頭下窩に入る．感覚線維および咀嚼筋の運動線維を含む.

14 硬膜枝；下顎神経の硬膜枝 Meningeal branch；Nervus spinosus R. meningeus；N. spinosus 棘孔を通って走る神経で，中硬膜動脈の2つの枝に伴行する．硬膜，蝶形骨洞の一部，および乳突蜂巣に分布する. Ⓐ

15 内側翼突筋神経 Nerve to medial pterygoid N. pterygoideus medialis 内側翼突筋に分布する運動枝．口蓋帆張筋および鼓膜張筋に至る小枝. Ⓐ

16 耳神経節への神経節枝；耳神経節の感覚根 Branches to otic ganglion；Sensory root of otic ganglion Rr. ganglionares ad ganglion oticum；Radix sensoria ganglii otici 硬膜枝と交通する感覚枝．内側翼突筋神経から分枝する. Ⓑ

17 口蓋帆張筋神経 Nerve to tensor veli palatini N. musculi tensoris veli palatini 口蓋帆張筋に分布する枝．時に内側翼突筋神経から起こる. Ⓑ

18 鼓膜張筋神経 Nerve to tensor tympani N. musculi tensoris tympani 鼓膜張筋に分布する枝で，時に内側翼突筋にも分布する. Ⓑ

19 咬筋神経 Masseteric nerve N. massetericus 外側翼突筋上方を下顎切痕から咬筋に走る運動枝. Ⓐ

20 深側頭神経 Deep temporal nerves Nn. temporales profundi 下方から側頭筋に至る運動枝. Ⓐ

21 外側翼突筋神経 Nerve to lateral pterygoid N. pterygoideus lateralis 外側翼突筋に分布する運動枝．多くの場合，頬神経とともに起こる. Ⓐ

22 頬神経 Buccal nerve N. buccalis 頬の皮膚と粘膜および第1大臼歯付近の頬側歯肉に分布する感覚枝. Ⓐ

23 耳介側頭神経 Auriculotemporal nerve N. auriculotemporalis 通常は中硬膜動脈を囲む神経．顎関節に小枝を送り，耳と浅側頭動脈の間を上行し，側頭の皮膚に至る. Ⓐ

24 外耳道神経 Nerve to external acoustic meatus N. meatus acustici externi 外耳道の皮膚に分布する通常は2本の小枝. Ⓐ

25 鼓膜枝 Branches to tympanic membrane Rr. membranae tympani 鼓膜に分布する小枝. Ⓐ

26 耳下腺枝 Parotid branches Rr. parotidei 耳下腺に分布する小枝. Ⓐ

27 顔面神経との交通枝 Communicating branches with facial nerve Rr. communicantes cum nervo faciale 顔面神経と交通する枝．耳神経節由来の副交感神経線維を顔面神経を介して耳下腺へ送る.

28 前耳介神経 Anterior auricular nerves Nn. auriculares anteriores 耳介の前面に分布する枝. Ⓐ

29 浅側頭枝 Superficial temporal branches Rr. temporales superficiales 耳の前方および上方の側頭の皮膚に分布する枝. Ⓐ

脳神経　**403**

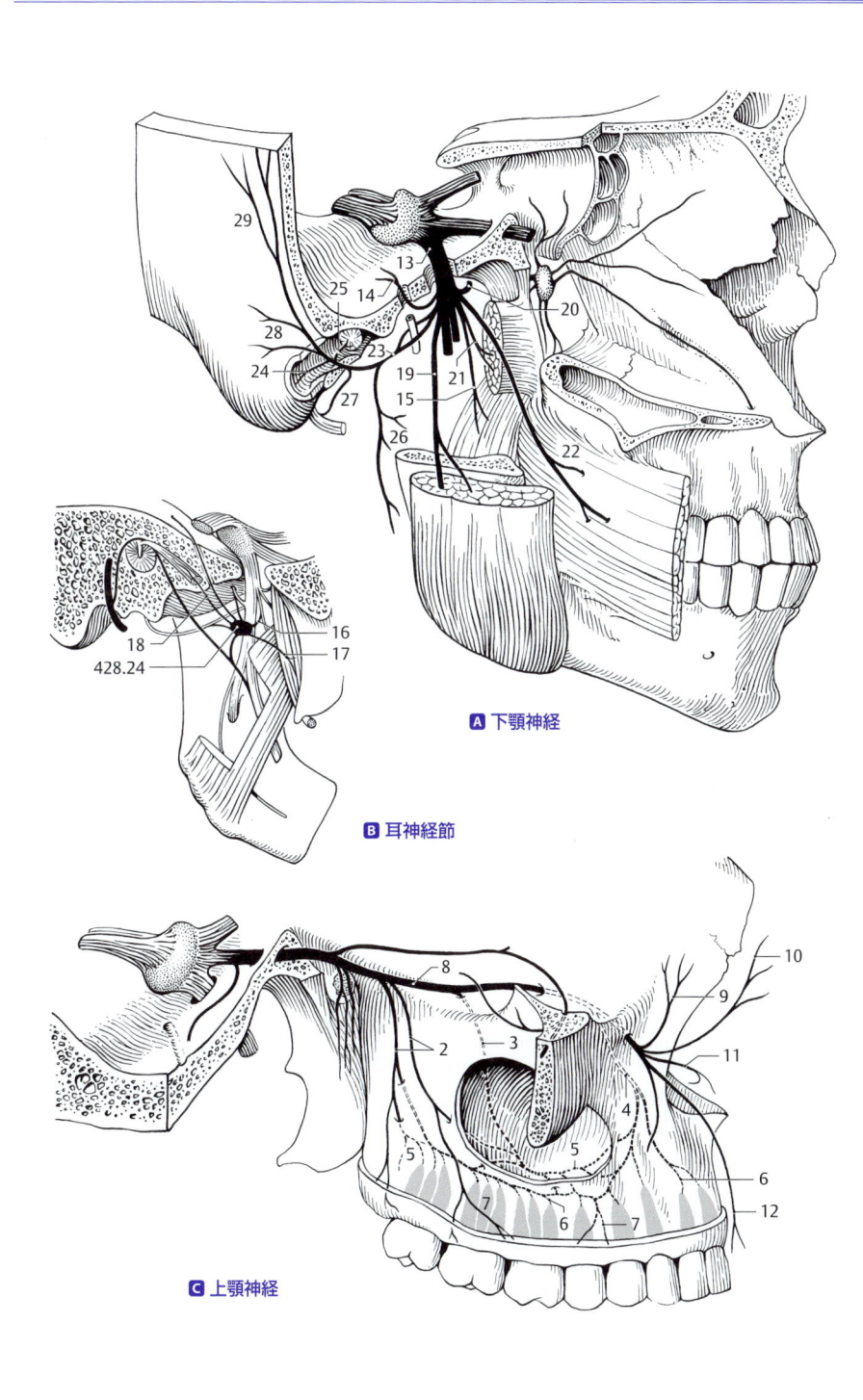

A 下顎神経

B 耳神経節

C 上顎神経

18

脳神経

1 舌神経 **Lingual nerve** N. lingualis　下顎神経の枝で，外側翼突筋と内側翼突筋の間を弓状に前方に走り，口腔底に入り，そこで智歯の隣で，粘膜直下に位置する．ⒶⒷⒸ

2 口峡枝 **Branches to isthmus of fauces** Rr. isthmi faucium　口峡峡部および扁桃に分布する枝．Ⓐ

3 舌下神経との交通枝 **Communicating branches with hypoglossal nerve** Rr. communicantes cum nervo hypoglosso　舌骨舌筋上の舌下神経と交通する枝．Ⓐ

4 鼓索神経 **Chorda tympani** Chorda tympani　顎下神経節に至る副交感神経線維束と舌の前2/3の味蕾由来の感覚線維束．反回神経として，鼓室を横断し，ツチ骨およびキヌタ骨の間を走り，錐体鼓室裂〔Glaser（グラーザー）裂〕または蝶錐体裂を通り，舌神経に合流する．Ⓐ

5 舌下部神経 **Sublingual nerve** N. sublingualis　舌下腺の外側を走り，口腔底の粘膜および下顎前歯の歯肉に入る枝．Ⓐ

6 舌枝 **Lingual branches** Rr. linguales　舌の粘膜の前2/3に至る多数の枝で，感覚線維および味覚線維を含む．Ⓐ

7 顎下神経節への神経節枝；顎下神経節感覚根 **Ganglionic branches to submandibular ganglion；Sensory root of submandibular ganglion** Rr. ganglionares ad ganglion submandibulare；Radix sensoria ganglii submandibularis　Ⓐ

8 舌下神経節への神経節枝；舌下神経節感覚根 **Ganglionic branches to sublingual ganglion；Sensory root of sublingual ganglion** Rr. ganglionares ad ganglion sublinguale；Radix sensoria ganglii sublingualis　時にみられる舌下神経節に至る枝．

9 下歯槽神経 **Inferior alveolar nerve** N. alveolaris inferior　最も太い下顎神経の枝で，感覚および運動神経線維を含む．舌神経のおよそ1 cm後方で下顎孔から下顎管に入る．ⒶⒷⒸ

10 顎舌骨筋神経 **Nerve to mylohyoid** N. mylohyoideus　顎舌骨筋神経溝を横切り，顎舌骨筋の下を走る運動神経．顎舌骨筋および顎二腹筋の前腹に分布する．ⒶⒷⒸ

11 下歯神経叢 **Inferior dental plexus** Plexus dentalis inferior　下顎管内にある神経叢．Ⓑ

12 下歯枝 **Inferior dental branches** Rr. dentales inferiores　下顎骨の歯に分布する枝．Ⓑ

13 下歯肉枝 **Inferior gingival branches** Rr. gingivales inferiores　下顎歯の頬側歯肉に分布する枝（第1大臼歯を除く）．Ⓑ

14 オトガイ神経 **Mental nerve** N. mentalis　第2小臼歯の下方でオトガイ孔から出る感覚枝．Ⓑ

15 オトガイ枝 **Mental branches** Rr. mentales　顎に分布する枝．Ⓑ

16 下唇枝 **Labial branches** Rr. labiales　下唇に分布する枝．Ⓑ

17 歯肉枝 **Gingival branches** Rr. gingivales　切歯の歯肉に分布する枝．Ⓑ

18 外転神経［脳神経Ⅵ］ **Abducent nerve；Abducens nerve[Ⅵ]** N. abducens[Ⅵ]　橋と延髄の間の角部で脳から出る脳神経．斜台の半分の高さで硬膜を貫通し，海綿静脈洞内を外側に走り，上眼窩裂から眼窩へ入り，ここで外側直筋に分布する．Ⓓ

脳神経 405

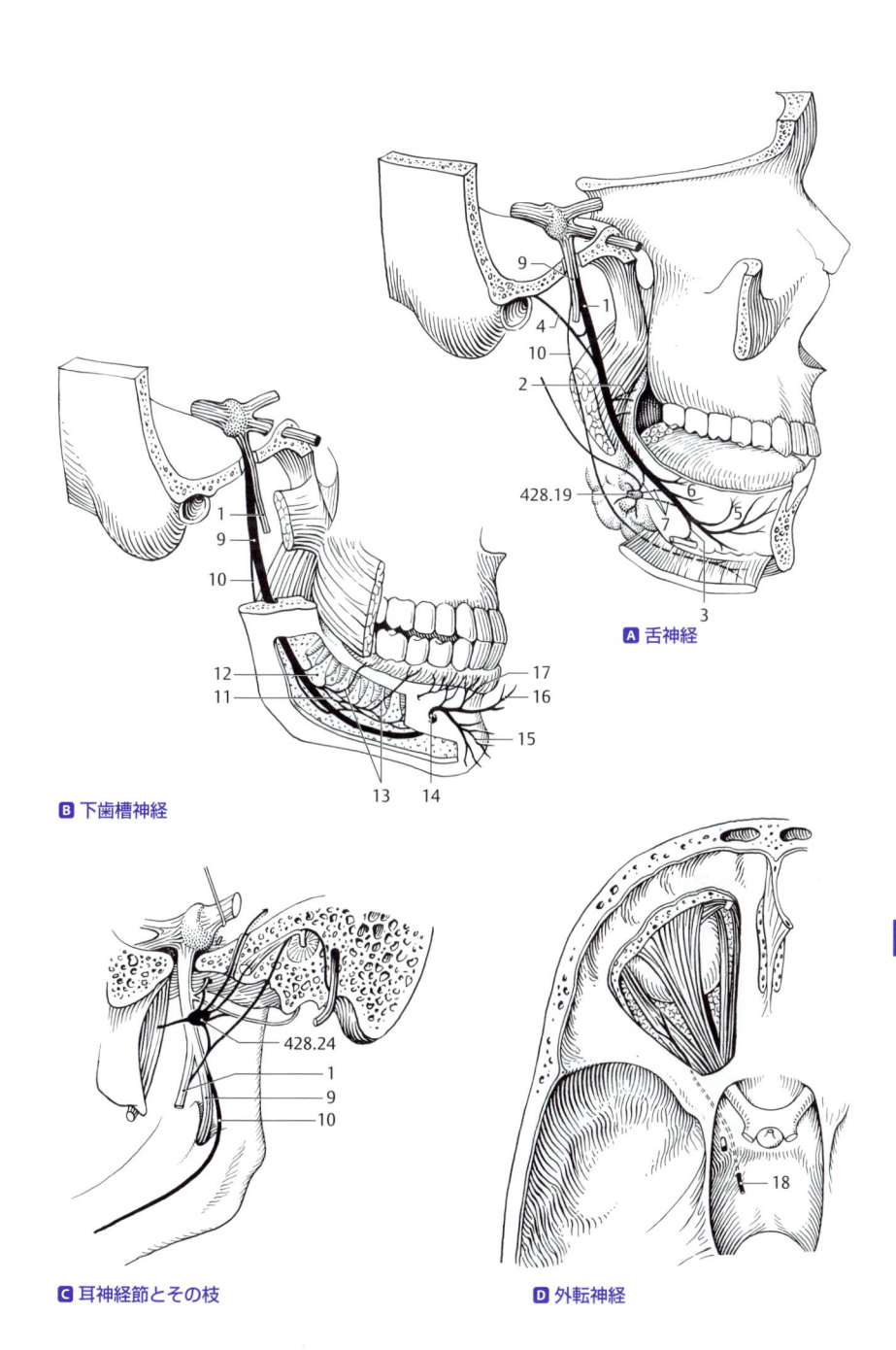

A 舌神経

B 下歯槽神経

C 耳神経節とその枝

D 外転神経

18
脳神経

1 **顔面神経[脳神経VII]** Facial nerve[VII] N. facialis[VII] 第2咽頭弓から起こる神経．橋とオリーブの間の橋小脳角部で脳から出て，内耳神経とともに側頭骨岩様部に走り，茎乳突孔を通って出る．顔面表情筋に分布する．ⒶⒷⒸⒹ

2 **顔面神経膝** Geniculum Geniculum 側頭骨岩様部の前壁のすぐ下にある顔面神経の曲がりで，ここで顔面神経が前外方から後外方に方向を変える．Ⓐ

3 **アブミ骨筋神経** Nerve to stapedius N. stapedius アブミ骨筋に分布する枝．Ⓐ

4 **後耳介神経** Posterior auricular nerve N. auricularis posterior 茎乳突孔下方で出る枝．乳様突起と外耳道の間を上方に走り，後耳介筋および後頭筋に分布する．Ⓑ

5 **後頭枝** Occipital branch R. occipitalis 後頭筋に分布する枝．Ⓑ

6 **耳介枝** Auricular branch R. auricularis 耳介筋に至る枝．Ⓑ

7 **二腹筋枝** Digastric branch R. digastricus 顎二腹筋の後腹に分布する枝．ⒶⒷ

8 **茎突舌骨筋枝** Stylohyoid branch R. stylohyoideus 茎突舌骨筋に分布する枝で，時に舌枝とともに起こる．Ⓐ

9 **舌咽神経との交通枝** Communicating branch with glossopharyngeal nerve R. communicans cum nervo glossopharyngeo Ⓐ

10 **耳下腺神経叢** Parotid plexus Plexus intraparotideus 耳下腺の両葉間の結合組織性空隙にある顔面神経の神経叢．Ⓑ

11 **側頭枝** Temporal branches Rr. temporales 頬骨弓上を上行して，眼瞼裂および耳の上方の表情筋に分布する枝．Ⓑ

12 **頬骨枝** Zygomatic branches Rr. zygomatici 眼輪筋の外側部および眼瞼裂と口裂の間の表情筋に分布する枝．Ⓐ

13 **頬筋枝** Buccal branches Rr. buccales 頬筋および口周囲の表情筋に分布する枝．Ⓑ

14 **舌枝†** Lingual branch R. lingualis 時にみられる舌に分布する感覚枝．

15 **下顎縁枝** Marginal mandibular branch R. marginalis mandibularis 下顎縁の上方を走り，口裂の下方の表情筋に分布する枝．Ⓑ

16 **頸枝** Cervical branch R. colli；R. cervicalis 広頸筋に分布する運動枝．頸横神経と吻合する．Ⓑ

17 **中間神経** Intermediate nerve N. intermedius 顔面神経の非運動部．顔面神経と内耳神経の間の脳幹から出て，自律神経線維および味覚線維を送る．様々な吻合を経て，側頭骨岩様部内の顔面神経と合流する．Ⓓ

18 **膝神経節** Geniculate ganglion Ganglion geniculi；Ganglion geniculatum 側頭骨岩様部内の顔面神経膝にあり，脊髄神経節と相同のもの．鼓索神経をつくる偽単極神経節細胞を含む．Ⓐ

19 **鼓索神経** Chorda tympani；Parasympathetic root of submandibular ganglion Chorda tympani；Radix parasympathica ganglii submandibularis 鼓索神経の副交感神経線維で，顎下神経節に至る．Ⓒ

20 **大錐体神経；翼口蓋神経節の副交感神経根** Greater petrosal nerve；Parasympathetic root of pterygopalatine ganglion N. petrosus major；Radix parasympathica ganglii pterygopalatini；Radix intermedia ganglii pterygopalatini 副交感神経線維束として膝神経節で顔面神経を離れる神経．錐体突起の前面に到達し，破裂孔を通り，深錐体神経とともに翼突管内を走り，翼口蓋神経節に至る．ⒶⒸ

21 **交感神経根；深錐体神経** Sympathetic root；Deep petrosal nerve Radix sympathica；N. petrosus profundus 内頸動脈神経叢由来の交感神経線維．大錐体神経と合流して翼突管神経となる．Ⓒ

22 **翼突管神経；顔面神経根** Nerve of pterygoid canal N. canalis pterygoidei 翼状突起の基部にある翼突管内の神経．副交感神経線維と交感神経線維を含み，翼口蓋神経節に走る．Ⓒ

23 **顎下神経節の交感神経根** Sympathetic root of submandibular ganglion Radix sympathica ganglii submandibularis 内頸動脈神経叢由来の交感神経線維．顔面動脈を越え，顎下神経節に走り，シナプスは形成しない．Ⓒ

24 **鼓室神経叢との交通枝** Communicating branch with tympanic plexus R. communicans cum plexu tympanico Ⓐ

25 **迷走神経との交通枝** Communicating branch with vagus nerve R. communicans cum nervo vago 茎乳突孔のすぐ下にある交通枝．

脳神経　407

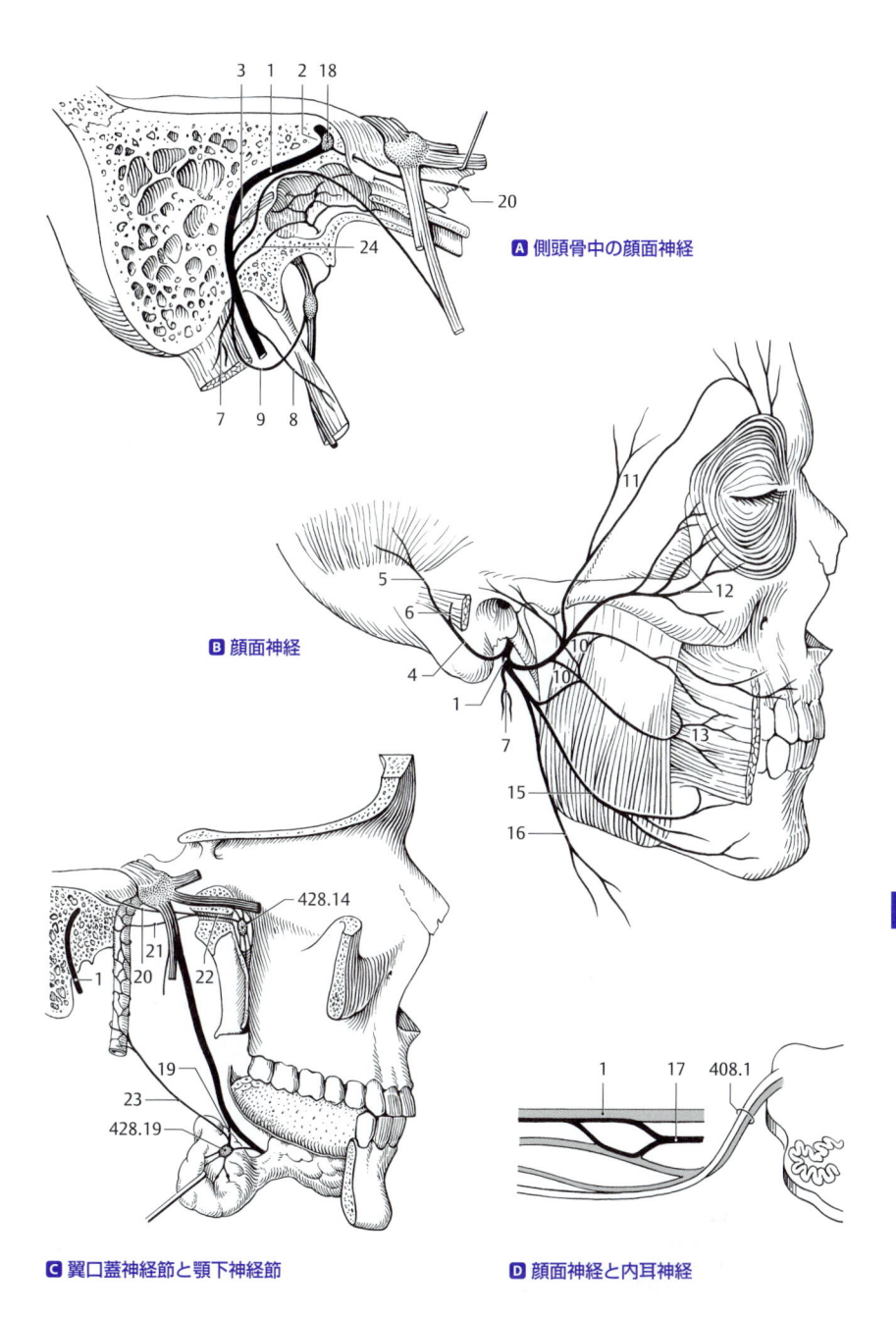

A 側頭骨中の顔面神経

B 顔面神経

C 翼口蓋神経節と顎下神経節

D 顔面神経と内耳神経

1 内耳神経；前庭蝸牛神経[脳神経 VIII] Vestibulocochlear nerve [VIII] N. vestibulocochlearis [VIII] 内耳道を通って感覚線維を送る神経．顔面神経の下で内耳孔を出て，橋小脳三角で菱脳に入る．A, 407 頁 D

2 前庭神経 Vestibular nerve N. vestibularis 前庭神経核に走る前庭器の線維の集まり．内耳神経の上部．A

3 前庭神経節 Vestibular ganglion Ganglion vestibulare 内耳道底にある前庭神経の神経節．双極細胞からなる．A

4 蝸牛交通枝 Cochlear communicating branch R. communicans cochlearis 蝸牛神経と交通する枝．

5 上部 Superior part Pars superior A

6 卵形嚢膨大部神経 Utriculo-ampullary nerve N. utriculoampullaris 卵形嚢斑，前骨半規管および外側骨半規管の膨大部稜由来の線維．A

7 卵形嚢神経 Utricular nerve N. utricularis 卵形嚢斑への枝．A

8 前膨大部神経 Anterior ampullary nerve N. ampullaris anterior 前骨半規管の膨大部稜への枝．A

9 外側膨大部神経 Lateral ampullary nerve N. ampullaris lateralis 外側骨半規管の膨大部稜への枝．A

10 下部 Inferior part Pars inferior A

11 後膨大部神経 Posterior ampullary nerve N. ampullaris posterior 後骨半規管の膨大部稜への枝．A

12 球形嚢神経 Saccular nerve N. saccularis 球形嚢斑への枝．A

13 蝸牛神経 Cochlear nerve N. cochlearis 蝸牛から蝸牛神経節に至る線維の集まり．A

14 蝸牛神経節；ラセン神経節 Cochlear ganglion；Spiral ganglion Ganglion cochleare；Ganglion spirale cochleae 蝸牛軸の骨ラセン板の底部に沿って存在するラセン状の神経節細胞群．A

18 15 舌咽神経[脳神経 IX] Glossopharyngeal nerve [IX] N. glossopharyngeus [IX] 第 3 咽頭弓から起こる神経．オリーブ後溝を通り，延髄を出て，頚静脈孔を走り，茎突咽頭筋の後を斜めに下行する．咽頭収縮筋および茎突咽頭筋を支配する運動神経線維，咽頭粘膜，扁桃，および舌の後 1/3 (味覚線維)を支配する感覚線維，鼓室神経および小錐体神経を介して耳神経節に至る副交感神経線維を分布する．B

16 上神経節 Superior ganglion Ganglion superius 上部の小さな感覚神経節で，頚静脈孔内または頚静脈孔の上方にある．BC

17 下神経節 Inferior ganglion Ganglion inferius 下部の大型の感覚神経節で，頚静脈孔下方にある．BC

18 鼓室神経 Tympanic nerve N. tympanicus 下神経節を離れて，頚静脈孔と頚動脈管の間で鼓室神経小管から鼓室に至る第1枝．C

19 鼓室膨大；鼓室神経節 Tympanic enlargement；Tympanic ganglion Intumescentia tympanica；Ganglion tympanicum 鼓室神経の走行中，不規則に散在する神経節細胞．C

20 鼓室神経叢 Tympanic plexus Plexus tympanicus 鼓室岬角上方の粘膜内にある神経叢．鼓室神経，内頚動脈神経叢，および顔面神経の鼓室神経叢との交通枝からなる．C

21 耳管枝 Tubal branch R. tubarius 耳管に分布する枝．C

22 頚鼓神経 Caroticotympanic nerves Nn. caroticotympanici 内頚動脈神経叢から起こる鼓室神経叢の交感神経部分．C

23 迷走神経耳介枝との交通枝 Communicating branch with auricular branch of vagus nerve R. communicans cum ramo auriculare nervi vagi 下神経節から迷走神経耳介枝に至る小枝．B

24 咽頭枝 Pharyngeal branches Rr. pharyngei 咽頭神経叢に至る 3～4 本の枝．B

25 茎突咽頭筋枝 Stylopharyngeal branch R. musculi stylopharyngei 茎突咽頭筋に分布する枝．B

26 頚動脈洞枝 Carotid branch R. sinus carotici 頚動脈洞および頚動脈小体に分布する枝．交感神経幹および迷走神経と交通する．B

27 扁桃枝 Tonsillar branches Rr. tonsillares 口蓋扁桃および周囲領域の粘膜に分布する枝．B

28 舌枝 Lingual branches Rr. linguales 有郭乳頭を含む舌の後 1/3 に分布する味覚線維で，鼓索神経を介して舌神経による分布も受ける．B

29 小錐体神経；耳神経節の副交感神経根 Lesser petrosal nerve；Parasympathetic root of otic ganglion N. petrosus minor；Radix parasympathica ganglii otici 舌咽神経からの副交感神経線維を含む神経．鼓室神経叢から起こり，側頭骨岩様部の前壁を貫通し，蝶錐体裂を通って，中頭蓋窩から出る．その線維は耳神経節内でシナプスを形成する．CD

30 硬膜枝との交通枝；下顎神経の硬膜枝との交通枝 Communicating branch with meningeal branch R. communicans cum ramo meningeo 下顎神経の硬膜枝と交通する枝．D

31 耳介側頭神経との交通枝 Communicating branch with auriculotemporal nerve R. communicans cum nervo auriculotemporali 耳下腺に分布する節後性副交感神経線維を含む枝．D

32 鼓索神経との交通枝 Communicating branch with chorda tympani R. communicans cum chorda tympani 鼓索神経と交通する感覚枝．D

脳神経 **409**

A 内耳神経，模式図

B 舌咽神経

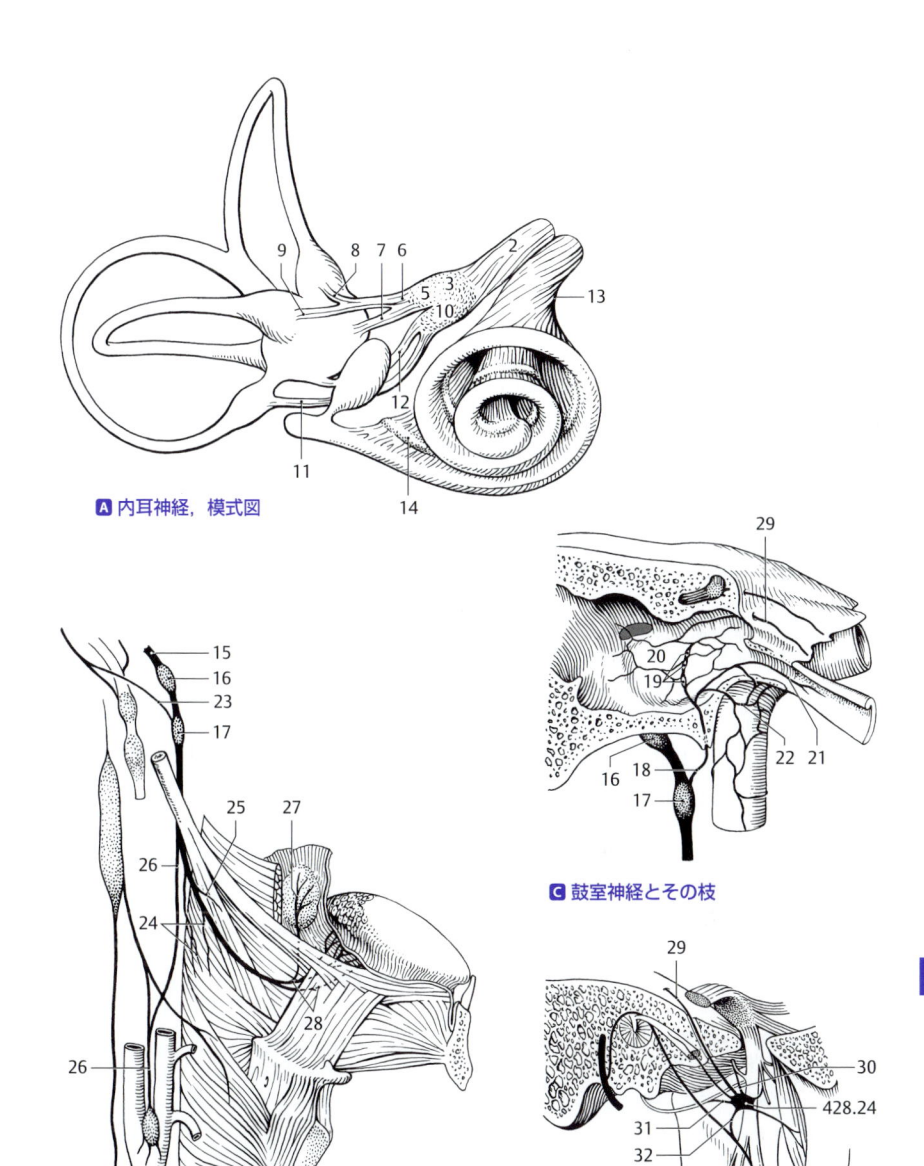

C 鼓室神経とその枝

D 耳神経節

18
脳神経

1 **迷走神経[脳神経 X]** Vagus nerve [X] N. vagus [X] 第4および第5咽頭弓から起こる神経．後外側溝以下で舌咽神経とともに延髄から出て，頸静脈孔を通る．その分布域は胸腔および腹腔に広がる．

2 **上神経節** Superior ganglion Ganglion superius 頸静脈孔内にある上部の小感覚神経節．

3 **硬膜枝** Meningeal branch R. meningeus 上神経節から横静脈洞および後頭静脈洞付近の後頭蓋窩の硬膜に至る反回枝．

4 **耳介枝** Auricular branch R. auricularis 上神経節から乳突小管に走り，鼓室乳突裂から耳介の後面および外耳道の下に至る枝．

5 **下神経節** Inferior ganglion Ganglion inferius 下部の紡錘形の大型神経節．

6 **舌咽神経との交通枝** Communicating branch with glossopharyngeal nerve R. communicans cum nervo glossopharyngeo

7 **咽頭枝** Pharyngeal branch R. pharyngeus 咽頭神経叢へと放射状に伸びる枝．

8 **咽頭神経叢** Pharyngeal plexus Plexus pharyngeus 中咽頭収縮筋の下にある神経叢．舌咽神経および迷走神経，ならびに交感神経幹の頸部からなる．

9 **上喉頭神経** Superior laryngeal nerve N. laryngeus superior 下神経節から起こり，内頸動脈の内側を下行して喉頭に分布する神経．

10 **外枝** External branch R. externus 下咽頭収縮筋に至る枝を出す．舌骨下筋で覆われた状態で輪状甲状筋に至る．

11 **内枝** Internal branch R. internus 上喉頭動脈とともに甲状舌骨膜を貫通する枝．梨状陥凹の粘膜下に伸びて，喉頭蓋谷，喉頭蓋，および声門裂付近の喉頭の粘膜に分布する．

12 **反回神経（下喉頭神経）との交通枝** Communicating branch with recurrent laryngeal nerve R. communicans cum nervo laryngeo recurrente

13 **上頸心臓枝** Superior cervical cardiac branches Rr. cardiaci cervicales superiores 心臓神経叢の深部に至る枝．時に非常に高い位置で左右の迷走神経から分枝する．

14 **下頸心臓枝** Inferior cervical cardiac branches Rr. cardiaci cervicales inferiores 右側では心臓神経叢の深部へ，左側では迷走神経に伴って心臓神経叢の浅部に至る枝．

15 **反回神経** Recurrent laryngeal nerve N. laryngeus recurrens 迷走神経の枝で，右側では鎖骨下動脈周囲を伸び，左側では大動脈弓周囲を伸びる．気管と食道の間の溝を走って喉頭に至る．その終末部は下咽頭収縮筋を通過し，おおよそ声門裂までの粘膜と，輪状甲状筋以外の全ての喉頭筋群に分布する．上喉頭神経の内枝と交通する．

16 **気管枝** Tracheal branches Rr. tracheales 気管に至る枝．

17 **食道枝** Oesophageal branches Rr. oesophagei 食道に至る枝．

18 **咽頭枝** Pharyngeal branches Rr. pharyngei 下咽頭収縮筋に至る枝．

19 **胸心臓枝** Thoracic cardiac branches Rr. cardiaci thoracici 胸郭上口に至る心臓枝．

20 **気管支枝** Bronchial branches Rr. bronchiales 反回神経の下方で分枝し肺門に至る枝．

21 **肺神経叢** Pulmonary plexus Plexus pulmonalis 肺門の前後にある神経叢で，気管支，血管，および臓側胸膜に分布する．

22 **食道神経叢** Oesophageal plexus Plexus oesophageus 食道周囲の神経叢．上方では左右の迷走神経からつくられ，また左反回神経も加わる．

23 **前迷走神経幹** Anterior vagal trunk Truncus vagalis anterior 食道神経叢から起こる前方の小さな神経叢で，左右の迷走神経からの線維を有する．

24 **前胃枝** Anterior gastric branches Rr. gastrici anteriores 胃の前面に分布する枝．

25 **前小弯神経** Anterior nerve of lesser curvature N. curvaturae minoris anterior 胃小弯の前面に沿って走る枝．

26 **肝枝** Hepatic branches Rr. hepatici 肝門に至る枝．

27 **幽門枝** Pyloric branch R. pyloricus 幽門に至る枝．

28 **後迷走神経幹** Posterior vagal trunk Truncus vagalis posterior 食道神経叢から起こる後面の大きい神経叢で，左右の迷走神経からなる．

29 **後胃枝** Posterior gastric branches Rr. gastrici posteriores 胃の後壁に分布する枝．

30 **後小弯神経** Posterior nerve of lesser curvature N. curvaturae minoris posterior 胃の小弯の後面に沿って走る枝．

31 **腹腔枝** Coeliac branches Rr. coeliaci 腹腔神経叢に至る枝．

32 **腎枝** Renal branches Rr. renales 腎神経叢に至る枝．

33 **下喉頭神経** 〔Inferior laryngeal nerve〕〔N. laryngeus inferior〕 反回神経の終枝．

脳神経 411

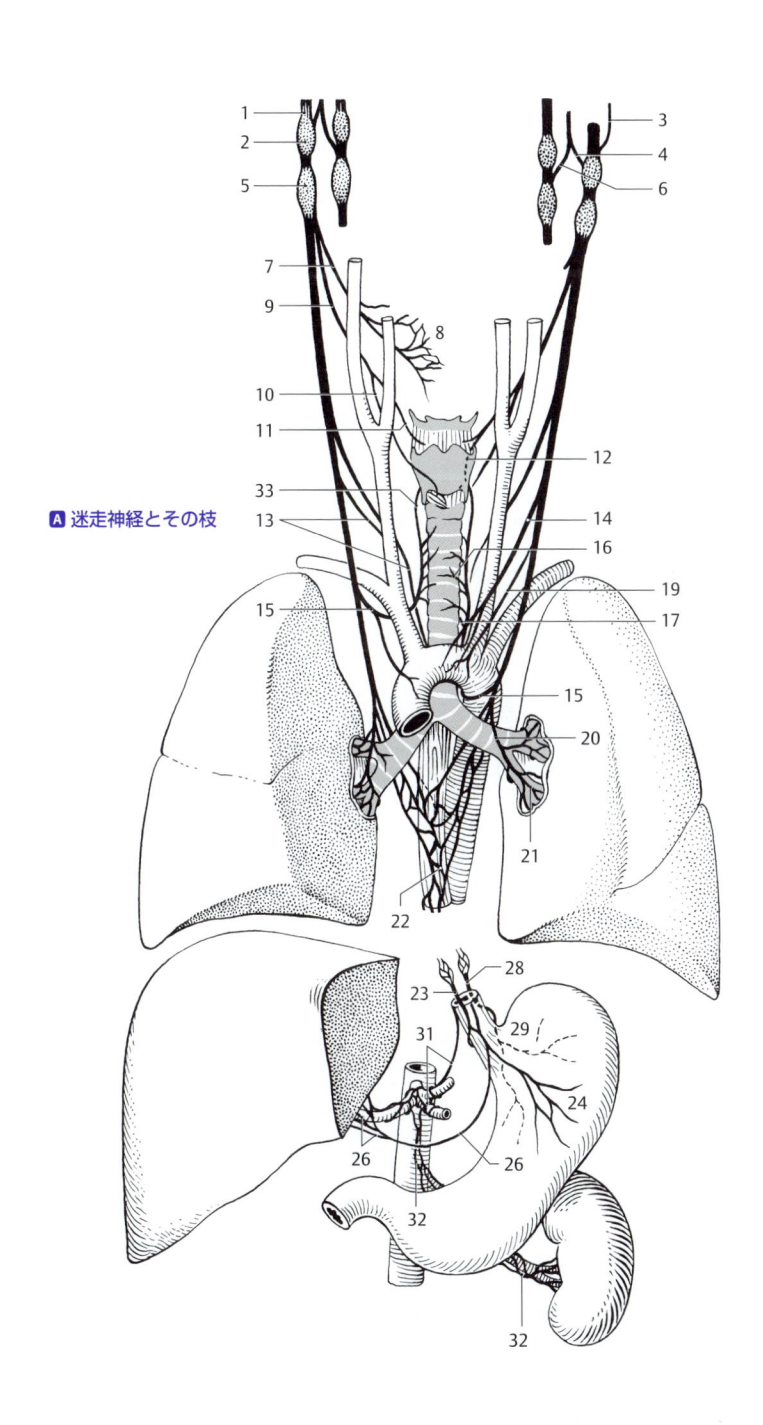

A 迷走神経とその枝

1 **副神経[脳神経 XI]** Accessory nerve[XI] N. accessorius[XI] 2つの根は頭蓋内で癒合し，舌咽神経，迷走神経とともに頸静脈孔を出る．Ⓐ

2 **延髄根** Cranial root；Vagal part Radix cranialis；Pars vagalis 疑核からの線維で，頸静脈孔内で副神経と分かれ，迷走神経と合流する．Ⓐ，333頁Ⓐ

3 **脊髄根** Spinal root；Spinal part Radix spinalis；Pars spinalis 第1～6頸椎の高さで前角底部より出る線維．脊柱管のクモ膜下腔を上方に走り，頭蓋へ入り，延髄根と合流する．Ⓐ

4 **副神経幹** Trunk of accessory nerve Truncus nervi accessorii 延髄根と脊髄根が合した後の部分．Ⓐ

5 **内枝** Internal branch R. internus 迷走神経へ流入する線維束．癒合した頭側の延髄根の一部からなる．Ⓐ

6 **外枝** External branch R. externus 癒合した脊髄根の線維．胸鎖乳突筋および僧帽筋を支配する．Ⓐ

7 **筋枝** Muscular branches Rr. musculares 胸鎖乳突筋および僧帽筋に至る枝．Ⓐ

8 **舌下神経[脳神経 XII]** Hypoglossal nerve[XII] N. hypoglossus[XII] 舌の運動神経．延髄とオリーブの間から多数の神経根線維が出る．舌下神経管を通り，内頸動静脈を弓なりに前方に向かい，口腔底後縁で舌に達する．Ⓒ，333頁ⒶⒷ

9 **舌筋枝** Lingual branches Rr. linguales 舌骨舌筋の外側で始まる枝．茎突舌筋，舌骨舌筋，オトガイ舌筋および内舌筋に分布する．Ⓒ

10 **脊髄神経** Spinal nerves Nn. spinales 脊髄の神経．両方の根の合流部で，椎間孔の後の分岐部の間の神経の部分（脊髄神経幹）．Ⓑ

11 **頸神経[C1-C8]** Cervical nerves[C1-C8] Nn. cervicales[C1-C8] 頸椎から出る8本の脊髄神経．Ⓒ

12 **後枝** Posterior rami；Dorsal rami Rr. posteriores；Rr. dorsales 脊髄神経の後枝で，頸部筋群ならびに頸部および後頭の皮膚に分布する枝を伴う．Ⓑ

13 **内側枝** Medial branch R. medialis 椎骨の近くの短い固有背筋群に分布する枝．上部胸椎まで，脊柱に沿う手掌大の領域に分布する．Ⓑ

14 **外側枝** Lateral branch R. lateralis 肋骨の近くにある概して長い固有背筋群に分布する枝．それほどではないが，頸部では皮膚に分布する．Ⓑ

15 **後皮枝** Posterior cutaneous branch R. cutaneus posterior 皮膚を支配する枝で，通常は第6胸神経以降．

16 **後頭下神経** Suboccipital nerve N. suboccipitalis 第1頸神経の後枝．椎骨動脈と環椎の後弓の間を出て，短い項筋群に分布する．Ⓓ

17 **大後頭神経** Greater occipital nerve N. occipitalis major 第2頸神経の後枝．軸椎と下頭斜筋の間を出て，僧帽筋を通過し，項筋群および頂部までの後頭の皮膚に分布する．Ⓓ

18 **第三後頭神経** Third occipital nerve N. occipitalis tertius 第3頸神経の後枝．正中線付近の項部の皮膚に分布する．Ⓓ

19 **後頭神経叢** Posterior cervical plexus Plexus cervicalis posterior 頸神経の後枝と節間交通枝からなる神経叢．

20 **前枝** Anterior rami；Ventral rami Rr. anteriores；Rr. ventrales 頸神経の前枝．頸神経叢および腕神経叢をつくる．Ⓑ

21 **頸神経叢** Cervical plexus Plexus cervicalis 最初の4本の頸神経の前枝からつくられる神経叢．頸の皮膚と筋に分布する．

22 **頸神経ワナ** Ansa cervicalis Ansa cervicalis 第1～3頸神経からつくられる神経のワナ．舌骨下筋に枝を分布する．Ⓒ

23 **上根** Superior root；Superior limb Radix superior 短い距離を舌下神経上にあり，その後，内頸静脈の内側に沿って下行し，下根に至る根．Ⓒ

24 **下根** Inferior root；Inferior limb Radix inferior 胸鎖乳突筋の深部，内頸静脈の浅部に斜めに下行する根．上根と吻合する．Ⓒ

25 **甲状舌骨筋枝** Thyrohyoid branch R. thyrohyoideus 甲状舌骨筋に分布する枝．Ⓒ

26 **オトガイ舌骨筋枝**〔Geniohyoid branch〕〔R. geniohyoideus〕 オトガイ舌骨筋に分布する枝．Ⓒ

27 **小後頭神経** Lesser occipital nerve N. occipitalis minor 頸神経叢の最上部の皮膚．胸鎖乳突筋の後端に沿って上行し，後頭で大後頭神経の外側交通枝として枝分かれする．Ⓓ

28 **大耳介神経** Great auricular nerve N. auricularis magnus 胸鎖乳突筋の正中線付近を垂直に上行し，耳に至る神経．Ⓓ

29 **後枝** Posterior branch R. posterior 耳介の後面と近隣領域の皮膚に分布する枝．Ⓓ

30 **前枝** Anterior branch R. anterior 耳介前面で下顎角までの皮膚に分布する枝．Ⓓ

脳神経／頸神経　413

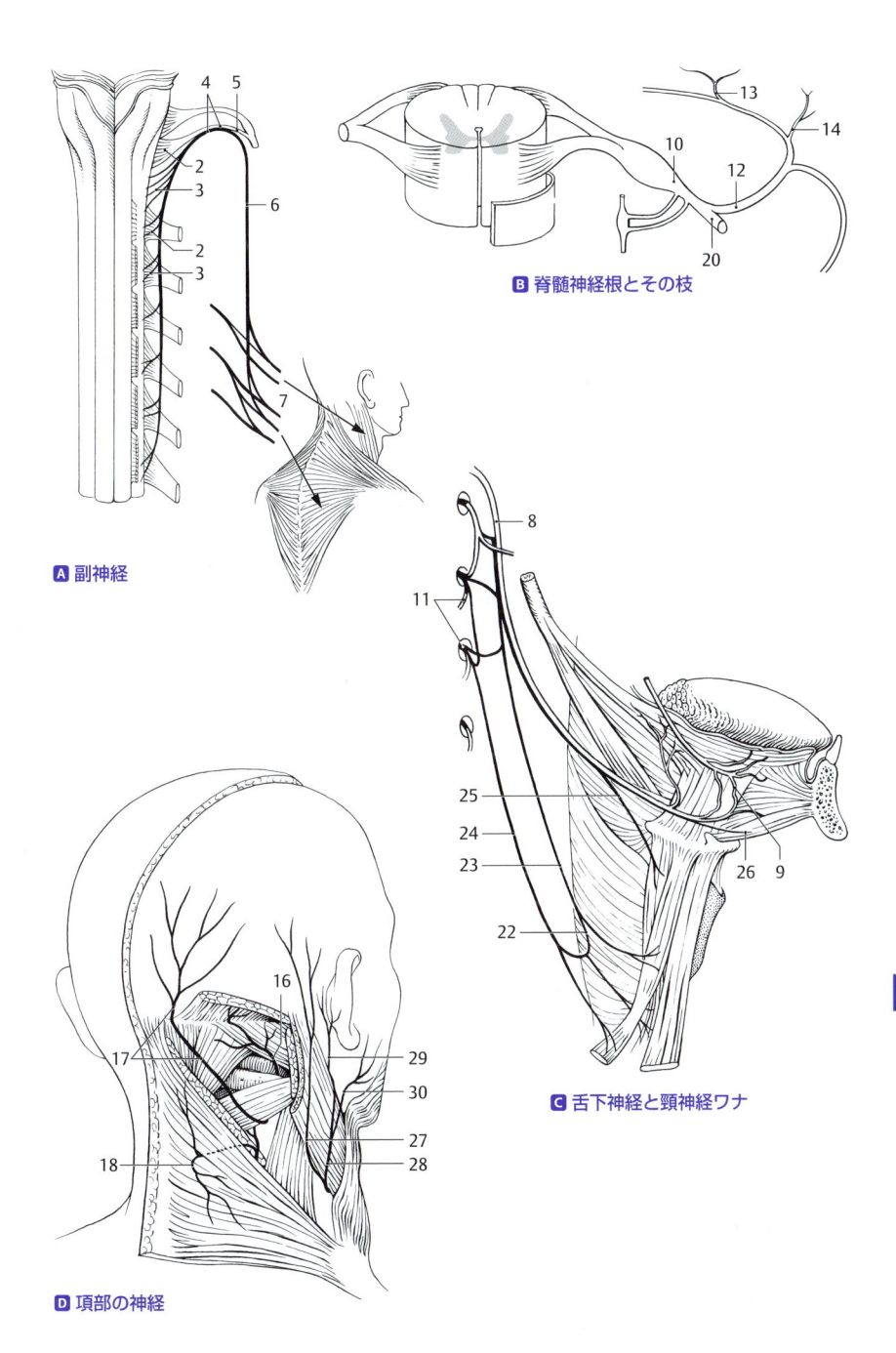

A 副神経

B 脊髄神経根とその枝

C 舌下神経と頸神経ワナ

D 項部の神経

1 **頸横神経 Transverse cervical nerve** N. transversus colli；N. transversus cervicalis 胸鎖乳突筋の中央後方にある神経点の第3頸神経．第3頸椎から起こり，広頸筋の下を前方に走り，皮膚に至る．広頸筋に分布する顔面神経の頸枝から運動神経線維を受ける．Ⓑ

2 **上枝 Superior branches** Rr. superiores 舌骨上部に至る上行枝．Ⓑ

3 **下枝 Inferior branches** Rr. inferiores 舌骨下部に至る下行枝．Ⓑ

4 **鎖骨上神経 Supraclavicular nerves** Nn. supraclaviculares 第3頸神経および第4頸神経からの皮枝で，扇状に肩および鎖骨領域に広がる．Ⓑ

5 **内側鎖骨上神経 Medial supraclavicular nerves** Nn. supraclaviculares mediales 鎖骨の内側1/3上を走る神経で，頸部および胸骨角に至る胸部の皮膚，さらに胸鎖関節部の皮膚に分布する．Ⓑ

6 **中間鎖骨上神経 Intermediate supraclavicular nerves** Nn. supraclaviculares intermedii 広頸筋の下，鎖骨の中央1/3を越え，第4肋骨までの皮膚に分布する．Ⓑ

7 **外側鎖骨上神経 Lateral supraclavicular nerves** Nn. supraclaviculares laterales 肩峰，三角筋，および肩鎖関節の皮膚に分布する背方の神経群．Ⓑ

8 **横隔神経 Phrenic nerve** N. phrenicus 第3頸神経および第5頸神経の副枝を伴い，第4頸神経から起こる神経．前斜角筋上にあり，肺門の前方を走り，横隔膜に至り，一部の線維は腹膜へ達する．ⒶⒸ

9 **心膜枝 Pericardial branch** R. pericardiacus 心膜の前面に至る細い枝．Ⓐ

10 **横隔腹枝 Phrenico-abdominal branches** Rr. phrenicoabdominales 右側では大静脈孔を通り，左側では心臓の左端で横隔膜からさらに前方に走り，腹膜に至る．腹膜から胆嚢および膵臓まで分布する．Ⓐ

11 **副横隔神経† Accessory phrenic nerves** Nn. phrenici accessorii 鎖骨下筋神経を介する第5頸神経および第6頸神経に由来する横隔神経の共通の副根．ⒶⒸ

12 **腕神経叢 Brachial plexus** Plexus brachialis 第5頸神経～第1胸神経の前枝がつくる神経叢で，上腕と部分的に上肢帯にも分布する．前斜角筋と中斜角筋の間を走って上腕骨頭に至る．鎖骨上部と鎖骨下部に分けられる．Ⓒ

13 **根 Roots** Radices

14 **神経幹 Trunks** Trunci 腕神経叢の3本の一次束で，通常は1本または2本の脊髄神経の前枝から起こる．鎖骨の上方にある．

15 **上神経幹 Superior trunk；Upper trunk** Truncus superior 第5頸神経および第6頸神経から起こる腕神経叢の上方の一次束．通常は斜角筋間隙の外側で起こる．Ⓒ

16 **中神経幹 Middle trunk** Truncus medius 第7頸神経から起こる腕神経叢の中間部の一次束．Ⓒ

17 **下神経幹 Inferior trunk；Lower trunk** Truncus inferior 第8頸神経および第1胸神経から起こる腕神経叢の下方の一次束．鎖骨下動脈後方の斜角筋間隙内にある．Ⓒ

18 **前部；前枝 Anterior divisions** Divisiones anteriores 屈筋群に分布する3本の神経幹の前枝．

19 **後部；後枝 Posterior divisions** Divisiones posteriores 後神経束をつくり，伸筋群に分布する3本の神経幹の後枝．

20 **神経束 Cords** Fasciculi 腕神経叢の二次束で3本に分かれる．

21 **鎖骨上部 Supraclavicular part** Pars supraclavicularis 鎖骨の上端のところまで伸びる腕神経叢の部分．その枝は上肢帯の筋群に直接分布する．

22 **肩甲背神経 Dorsal scapular nerve** N. dorsalis scapulae 第5頸神経から直接起こり，中斜角筋を貫く神経．肩甲挙筋と大小菱形筋の深部を走り，これらに分布する．Ⓒ

23 **長胸神経 Long thoracic nerve** N. thoracicus longus 第5～7頸神経から起こり，中斜角筋を貫き，前鋸筋の上へ出て，この筋を支配する．Ⓒ

24 **鎖骨下筋神経 Subclavian nerve** N. subclavius 上神経幹から起こる細い神経で，鎖骨下筋を支配する．第4頸神経および第5頸神経からの線維を含む．多くの場合，横隔神経に枝を出す．Ⓒ

25 **肩甲上神経 Suprascapular nerve** N. suprascapularis 第5頸神経および第6頸神経から起こる神経で，腕神経叢を経て，肩甲切痕に至り，その後上肩甲横靱帯の深部を走り，棘上筋および棘下筋に至る．Ⓒ

26 **肩甲下神経 Subscapular nerves** Nn. subscapulares 腕神経叢，鎖骨上部，または後神経束から起こる2～3本の枝．肩甲下筋および大円筋に分布する．419頁Ⓓ

27 **胸背神経 Thoracodorsal nerve** N. thoracodorsalis 第6～8頸神経から起こる最も長い肩甲下神経．肩甲骨の外側縁に沿って走り，広背筋に分布する．419頁Ⓓ

28 **内側胸筋神経 Medial pectoral nerve** N. pectoralis medialis 第8頸神経および第1胸神経の枝で，大胸筋および小胸筋に分布する．下神経幹または内側神経束から起こる．Ⓒ

29 **外側胸筋神経 Lateral pectoral nerve** N. pectoralis lateralis 第5～7頸神経から起こる枝で，大および小胸筋に分布する．上神経幹および中神経幹から，または外側神経束から起こる．Ⓒ

30 **筋枝 Muscular branches** Rr. musculares 筋に分布する様々な枝．

頸神経 415

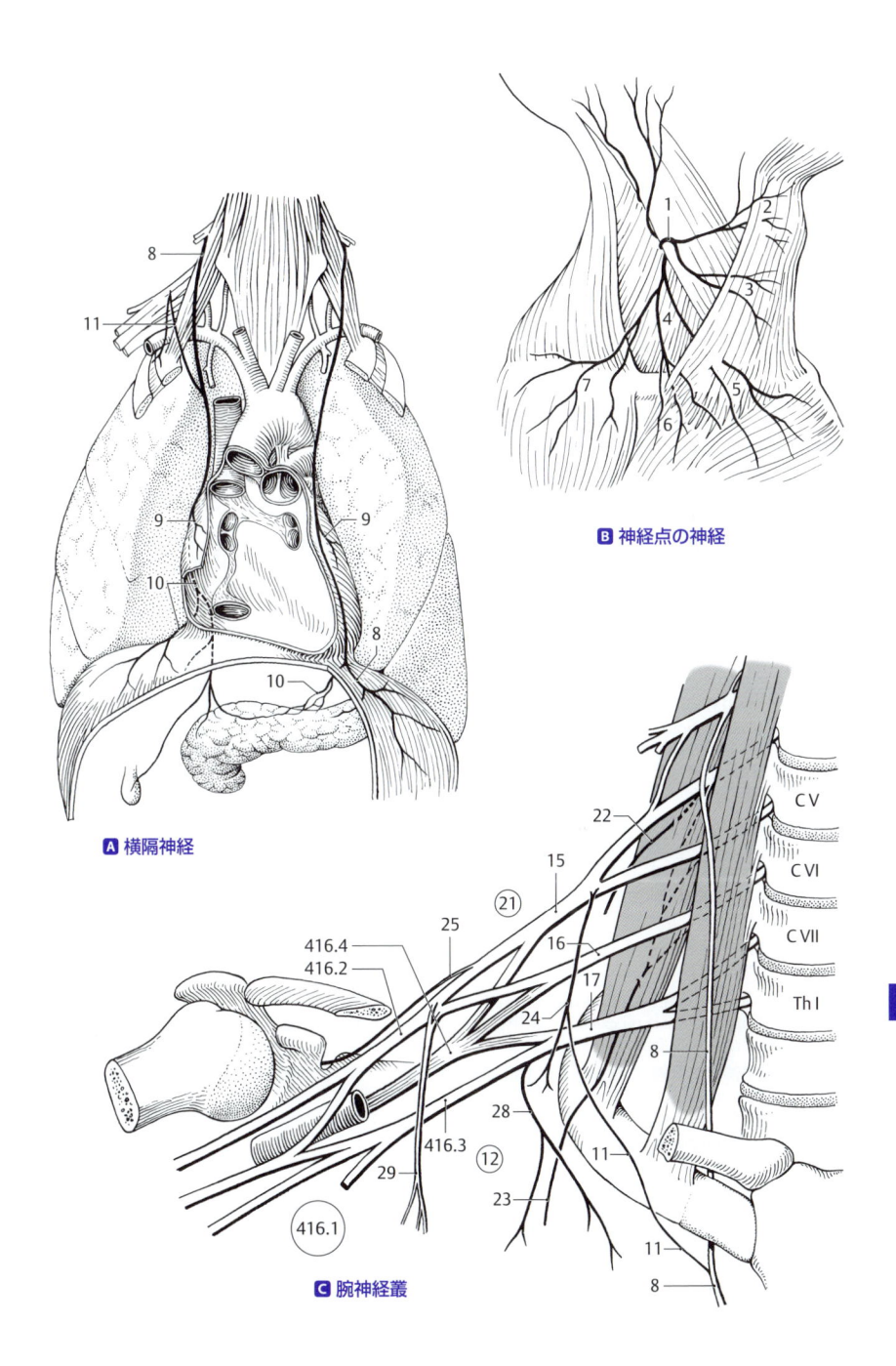

Ⓐ 横隔神経

Ⓑ 神経点の神経

Ⓒ 腕神経叢

19 脊髄神経

1 鎖骨下部 Infraclavicular part Pars infraclavicularis 腕神経叢の下部．鎖骨上縁で始まり，それぞれの神経へと分枝して終わる．415頁C

2 外側神経束 Lateral cord Fasciculus lateralis 上神経幹と中神経幹の前枝で，第5～7頸神経から起こる．腋窩動脈の外側にある．415頁C

3 内側神経束 Medial cord Fasciculus medialis 下神経幹の前枝で，第8頸神経，第1胸神経から起こる．腋窩動脈の内側にある．415頁C

4 後神経束 Posterior cord Fasciculus posterior 3本の神経幹の後枝で，第5頸神経～第1胸神経から起こる．腋窩動脈の後方にある．415頁C

5 筋皮神経 Musculocutaneous nerve N. musculocutaneus 外側神経束から起こり，烏口腕筋を貫き，烏口腕筋，上腕二頭筋および上腕筋を支配し，外側前腕皮神経として終わる．A

6 筋枝 Muscular branches Rr. musculares 烏口腕筋，上腕二頭筋，および上腕筋に至る枝．A

7 外側前腕皮神経 Lateral cutaneous nerve of forearm；Lateral antebrachial cutaneous nerve N. cutaneus antebrachii lateralis 筋皮神経の終枝．肘関節部で上腕筋膜を貫き，前腕外側面の皮膚に分布する．A

8 内側上腕皮神経 Medial cutaneous nerve of arm；Medial brachial cutaneous nerve N. cutaneus brachii medialis 内側神経束から起こり，肋間上腕神経と合流し，上腕内側の皮膚に分布する．A

9 内側前腕皮神経 Medial cutaneous nerve of forearm；Medial antebrachial cutaneous nerve N. cutaneus antebrachii medialis 内側神経束から起こり，上腕のほぼ中部で筋膜を貫き，尺側皮静脈に伴行する．上腕の遠位部および前腕の皮膚屈側面に分布する．A

10 前枝 Anterior branch R. anterior 内側前腕皮神経の前枝．前腕の屈側に分布する．A

11 後枝 Posterior branch R. posterior 内側前腕皮神経の後枝．前腕の伸側の上2/3に分布する．A B

12 正中神経 Median nerve N. medianus 内側神経束および外側神経束から起こる．A

13 内側根；正中神経内側根 Medial root of median nerve Radix medialis nervi mediani 正中神経の内側神経束から起こる部分．A

14 外側根；正中神経外側根 Lateral root of median nerve Radix lateralis nervi mediani 正中神経の外側神経束から起こる部分．A

15 前骨間神経；前前腕骨間神経 Anterior interosseous nerve N. interosseus antebrachii anterior 肘関節部にて正中神経の背側から起こり，骨間膜上を走る．橈骨手根関節，手根間関節，長母指屈筋，深指屈筋（橈側部），および方形回内筋を支配する．A

16 筋枝 Muscular branches Rr. musculares 円回内筋，橈側手根屈筋，長掌筋，および浅指屈筋に至る筋枝．A

17 掌枝 Palmar branch R. palmaris 前腕の遠位側1/3で起こり，掌外側部の皮膚に分布する．A

18 尺骨神経との交通枝 Communicating branch with ulnar nerve R. communicans cum nervo ulnari A

19 総掌側指神経 Common palmar digital nerves Nn. digitales palmares communes 第1～4指の間の間隙に走り，枝分かれする神経．A

20 固有掌側指神経 Proper palmar digital nerves Nn. digitales palmares proprii 総掌側指神経の終枝．橈側の3本半の掌側指の皮膚と，2本半の橈側末節骨の背側面の皮膚に分布する．A

21 尺骨神経 Ulnar nerve N. ulnaris 内側神経束から起こり，はじめ内側二頭筋溝内を走り，内側上腕筋間中隔を貫き，尺骨神経溝を経て，尺側手根屈筋を貫通する．C

22 筋枝；尺骨神経の筋枝 Muscular branches Rr. musculares 尺側手根屈筋および深指屈筋の尺側部に至る枝．C

23 手背枝 Dorsal branch R. dorsalis 前腕の遠位および中間位1/3の間で，尺側手根屈筋の下で手背に向かう皮枝．B C

24 背側指神経 Dorsal digital nerves Nn. digitales dorsales 小指，環指，および中指の尺側面に至る個々の枝．分布域は橈骨神経によって収縮する．B

25 掌枝 Palmar branch R. palmaris 前腕の遠位側1/3で起こり，深筋膜を貫き，および手掌の尺側の皮膚に分布する．C

26 浅枝 Superficial branch R. superficialis 手掌腱膜の下にある枝で，分枝して総掌側指神経になり，短掌筋へ細い枝を送る．C

27 総掌側指神経 Common palmar digital nerves Nn. digitales palmares communes ほとんどは1本の枝で，環指と小指の間の間隙を走る．C

28 固有掌側指神経 Proper palmar digital nerves Nn. digitales palmares proprii 小指および環指の尺側の皮膚に至る皮神経．そこで，尺側1指の中節骨および末節骨の背側を支配する．C

29 深枝 Deep branch R. profundus 尺骨神経の深枝．有鈎骨鈎で曲がり，小指球の筋，骨間筋，尺側の2本の虫様筋，母指内転筋および短母指屈筋の深頭を支配する．C

上肢の神経　417

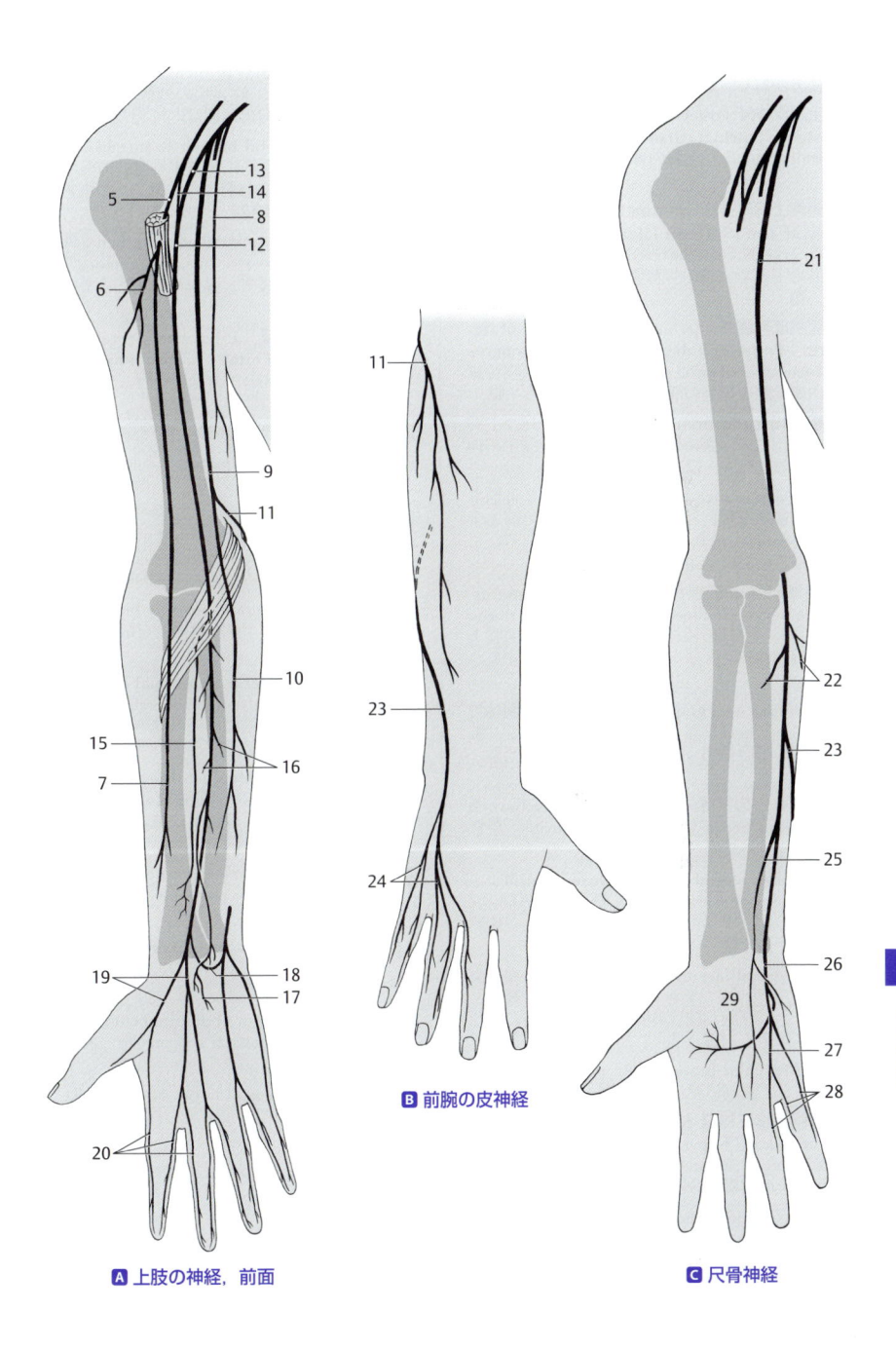

A 上肢の神経，前面

B 前腕の皮神経

C 尺骨神経

1 **橈骨神経** **Radial nerve** N. radialis　後神経束から起こる神経（通常は第5頸神経～第1胸神経由来）で，橈骨神経溝を通り，上腕骨の後方をラセン状に走り，上腕筋と腕橈骨筋，さらに橈側手根屈筋の間を外側に走る．肘関節部で深枝と浅枝に分かれる．**ⒶⒷⒸ**

2 **後上腕皮神経** **Posterior cutaneous nerve of arm；Posterior brachial cutaneous nerve** N. cutaneus brachii posterior　上腕の伸側にある細い皮枝．**Ⓐ**

3 **下外側上腕皮神経** **Inferior lateral cutaneous nerve of arm；Inferior lateral brachial cutaneous nerve** N. cutaneus brachii lateralis inferior　三角筋の下方で上腕の外背側面に分布する第2皮枝．**Ⓐ**

4 **後前腕皮神経** **Posterior cutaneous nerve of forearm；Posterior antebrachial cutaneous nerve** N. cutaneus antebrachii posterior　外側前腕皮神経と内側前腕皮神経の間の皮枝に分布する．**Ⓑ**

5 **筋枝** **Muscular branches** Rr. musculares　上腕三頭筋，肘筋，腕橈骨筋，および長橈側手根伸筋に至る運動枝．**Ⓐ**

6 **深枝** **Deep branch** R. profundus　前腕の伸筋群に分布する深枝．回外筋を通過し，回外筋と全ての伸筋群（長橈側手根伸筋を除く），ならびに長母指外転筋に分布する．**ⒶⒷ**

7 **後骨間神経；後前腕骨間神経** **Posterior interosseous nerve** N. interosseus antebrachii posterior　橈骨神経の深枝の終枝．伸筋群の下，骨間膜上の前腕の遠位1/3にあり，手根関節に達する．**Ⓐ**

8 **浅枝** **Superficial branch** R. superficialis　腕橈骨筋に沿って橈骨動脈とともに走る浅皮枝で，腕橈骨筋の下を横切って手背および手指に至る．**ⒶⒷ**

9 **尺骨神経との交通枝** **Communicating branch with ulnar nerve** R. communicans ulnaris　手背上で尺骨神経の後枝と交通する枝．**Ⓐ**

10 **背側指神経** **Dorsal digital branches** Nn. digitales dorsales　橈骨神経の浅枝の終枝で，外側の2本半，時に3本半の指の尺側および橈側の伸側に分布する．**Ⓐ**

11 **腋窩神経** **Axillary nerve** N. axillaris　後神経束（第5～6頸神経）から起こる．後上腕回旋動脈とともに，外側腋窩隙（四角隙）から小円筋および三角筋に至る．**Ⓓ**

12 **筋枝** **Muscular branches** Rr. musculares　小円筋および三角筋に至る線維．**Ⓓ**

13 **上外側上腕皮神経** **Superior lateral cutaneous nerve of arm；Superior lateral brachial cutaneous nerve** N. cutaneus brachii lateralis superior　三角筋上の皮膚に分布する枝．**Ⓓ**

14 **胸神経[T1-T12]** **Thoracic nerves[T1-T12]** Nn. thoracici[T1-T12]　それぞれ第1～12胸椎の下方から出る12本の胸部脊髄神経．**Ⓒ**

15 **後枝** **Posterior rami；Dorsal rami** Rr. posteriores；Rr. dorsales　固有背筋群を通る背側の枝．筋群へ枝を送った後で，外側および内側の皮枝に分かれる．**Ⓒ**

16 **内側皮枝** **Medial branch** R. medialis　第1～6胸神経の枝で，棘突起の外側の皮膚に分布する．第7～12胸神経は通常皮枝をもたない．**Ⓒ**

17 **外側皮枝** **Lateral branch** R. lateralis　主に胸最長筋および腸肋筋に分布する運動神経．第1～6胸神経は時に皮枝を出す．第7～12胸神経は非常に発達した皮枝をもつ．**Ⓒ**

18 **後皮枝** **Posterior cutaneous branch；Posterior cutaneous nerve** R. cutaneus posterior　外側皮枝由来の下行枝で，腸骨稜の高さまでの背部の皮膚に走る．

19 **前枝；肋間神経** **Intercostal nerves；Anterior rami；Ventral rami** Nn. intercostales；Rr. anteriores；Rr. ventrales　血管に伴行して肋間隙に至る神経．**Ⓒ**

20 **筋枝** **Muscular branches** Rr. musculares

21 **側副枝** **Collateral branch** R. collateralis　肋間隙の前尾側にある前枝の枝で，時に副皮枝としても存在する．

22 **胸外側皮枝** **Lateral pectoral cutaneous branch** R. cutaneus lateralis pectoralis　前鋸筋の小束の間の腋窩中線にある枝で，外側胸壁に至る．**Ⓒ**

23 **外側乳腺枝** **Lateral mammary branches** Rr. mammarii laterales　胸外側皮枝を離れて乳房部に至る枝．**Ⓒ**

24 **腹外側皮枝** **Lateral abdominal cutaneous branch** R. cutaneus lateralis abdominalis　外側腹壁の前方で，前鋸筋の小束の間の腋窩中線を走る枝．

25 **肋間上腕神経** **Intercostobrachial nerves** Nn. intercostobrachiales　外側皮枝のうち第2～3胸神経から起こる枝．線維束は腋窩を通り，内側上腕皮神経に至る．**Ⓒ**

26 **胸前皮枝** **Anterior pectoral cutaneous branch** R. cutaneus anterior pectoralis　前内側に出る皮枝．**Ⓒ**

27 **内側乳腺枝** **Medial mammary branches** Rr. mammarii mediales　胸前皮枝の枝で，乳房部に走る．

28 **腹前皮枝** **Anterior abdominal cutaneous branch** R. cutaneus anterior abdominalis　前腹壁に至る皮枝．

29 **肋下神経** **Subcostal nerve** N. subcostalis　第12肋骨下にある第12胸神経の前枝．

上肢と胸壁の神経　419

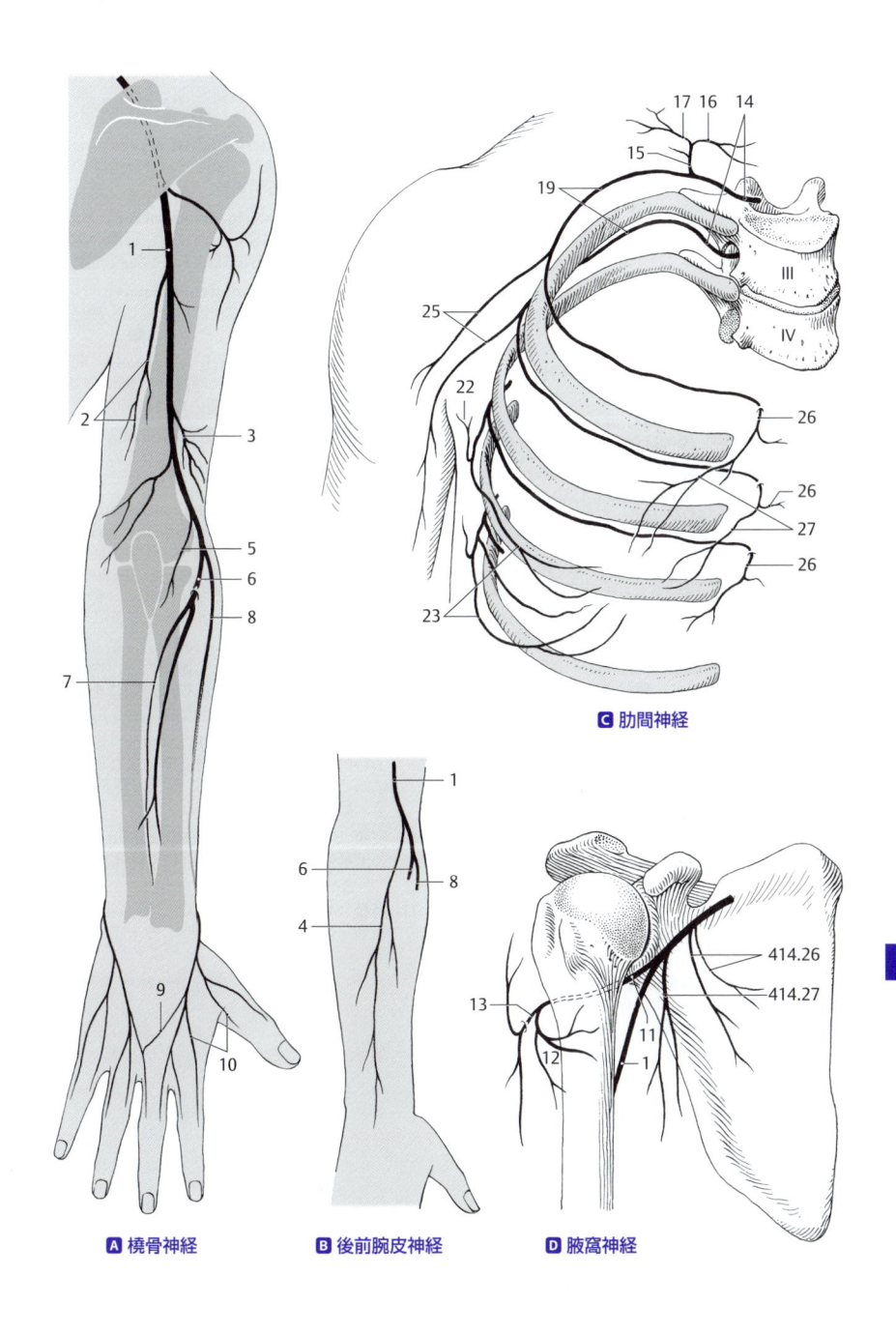

A 橈骨神経

B 後前腕皮神経

C 肋間神経

D 腋窩神経

脊髄神経

1 **腰神経[L1-L5]** Lumbar nerves [L1-L5] Nn. lumbales [L1-L5] 腰椎から出る5本の腰部脊髄神経．

2 **後枝** Posterior rami；Dorsal rami Rr. posteriores；Rr. dorsales 固有背筋およびその上の皮膚に至る．C

3 **内側枝** Medial branch R. medialis 腰部の内側にある細い運動枝．

4 **外側枝** Lateral branch R. lateralis ほとんどは感覚枝．C

5 **後皮枝** Posterior cutaneous branch；Posterior cutaneous nerve R. cutaneus posterior 太い，下行する外側枝．

6 **上殿皮神経** Superior clunial nerves Nn. clunium superiores 第1〜3腰神経の後枝から起こる神経で，大転子までの皮膚に分布する．B

7 **後神経叢** Posterior plexus Plexus posterior 相互に連絡する後枝．

8 **前枝** Anterior rami；Ventral rami Rr. anteriores；Rr. ventrales 腰神経叢をつくる．C

9 **仙骨神経・尾骨神経[S1-S5, Co]** Sacral nerves and coccygeal nerve [S1-S5, Co] Nn. sacrales et n. coccygeus [S1-S5, Co] 5本の仙骨脊髄神経，および1本の尾骨脊髄神経．

10 **後枝** Posterior rami；Dorsal rami Rr. posteriores；Rr. dorsales 後仙骨孔から出る枝．AB

11 **内側枝** Medial branch R. medialis 多裂筋ならびに仙骨および尾骨上の皮膚に至る枝．AB

12 **外側枝** Lateral branch R. lateralis 第1〜3仙骨神経から出る感覚枝で，尾骨上の皮膚に分布する．AB

13 **後皮枝** Posterior cutaneous branch；Posterior cutaneous nerve R. cutaneus posterior 外側枝の太い枝．

14 **中殿皮神経** Medial clunial nerves Nn. clunium medii 第1〜3仙骨神経の外側枝から起こる感覚神経．大殿筋を貫き，殿部の上内側部の皮膚を支配する．B

15 **前枝** Anterior rami；Ventral rami Rr. anteriores；Rr. ventrales 仙骨神経の前枝で，仙骨神経叢をつくる．AC

16 **腰仙骨神経叢** Lumbosacral plexus Plexus lumbosacralis 腰仙骨神経幹を介する腰神経叢と仙骨神経叢の間の交通．C

17 **腰神経叢** Lumbar plexus Plexus lumbalis 第1〜3腰神経の前枝ならびに第12胸神経および第4腰神経の一部から起こる神経叢．その神経は主に下腹壁および下肢の前面に沿ってある．

18 **腸骨下腹神経** Iliohypogastric nerve；Iliopubic nerve N. iliohypogastricus；N. iliopubicus 第1腰神経および第12胸神経からの感覚および運動神経線維を含み，腹筋群に分布する．大腰筋を横切り，腹横筋および内腹斜筋の間を走り，これを上前腸骨棘の内側で貫く．C

19 **外側皮枝** Lateral cutaneous branch R. cutaneus lateralis 殿部外側まで達することがある枝．C

20 **前皮枝** Anterior cutaneous branch R. cutaneus anterior 浅鼡径輪のすぐ上を外腹斜筋の腱膜を貫き，ここの皮膚に分布する．C

21 **腸骨鼡径神経** Ilio-inguinal nerve N. ilioinguinalis 第1腰神経から起こり，腰筋の外側縁で出る．腎臓と腰方形筋の間，その後，腹横筋と内腹斜筋の間を走り，鼡径管を通って走る．C

22 **前陰唇神経** Anterior labial nerves Nn. labiales anteriores 大陰唇，恥丘，および近隣の大腿の皮膚に分布する感覚枝．C

23 **前陰嚢神経** Anterior scrotal nerves Nn. scrotales anteriores 陰嚢前部の皮膚，近隣の大腿の皮膚および恥骨結合に分布する感覚枝．C

24 **陰部大腿神経** Genitofemoral nerve N. genitofemoralis 第1〜2腰神経から起こる神経で，大腰筋を貫き，その筋上にある．C

25 **陰部枝** Genital branch R. genitalis 鼡径管を通って走る枝で，精巣挙筋，陰嚢の皮膚（大陰唇），および近隣の大腿の皮膚に分布する．C

26 **大腿枝** Femoral branch R. femoralis 血管裂孔を通り，伏在裂孔を経て，その上の皮膚に分布する枝．

27 **外側大腿皮神経** Lateral cutaneous nerve of thigh；Lateral femoral cutaneous nerve N. cutaneus femoris lateralis 第2〜3腰神経から起こり，腰筋の外側縁から出る．筋裂孔の外側部を通り，縫工筋の深部または浅部のいずれかで腸骨筋膜の下を走り，大腿の外側皮膚に至る．C

28 **閉鎖神経** Obturator nerve N. obturatorius 第2〜4腰神経から起こり，腰筋の下，内腸骨動脈の後方，尿管の外側を走り，閉鎖管を通り，内転筋群および大腿の内側皮膚に至る．C

29 **前枝** Anterior branch R. anterior 短内転筋および外閉鎖筋の上，長内転筋および恥骨筋の下にある枝．これらの筋ならびに薄筋に分布する．C

30 **皮枝** Cutaneous branch R. cutaneus 長内転筋と薄筋の間を出る多様な終枝で，大腿の遠位2/3の皮膚に分布する．C

31 **筋枝** Muscular branches Rr. musculares 大内転筋を除く大腿の内転筋群に分布する枝．

腹壁と下肢の神経　　421

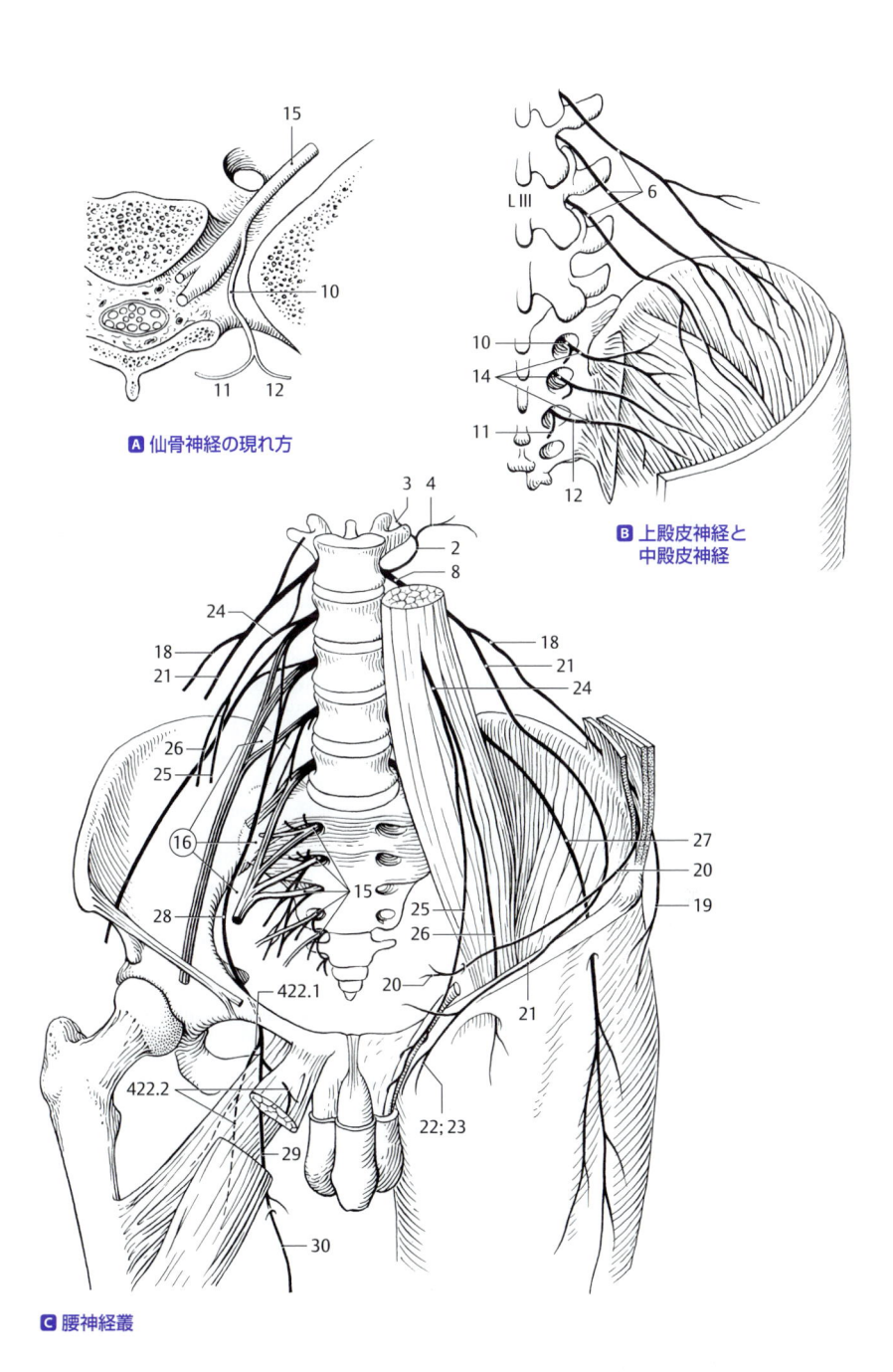

A 仙骨神経の現れ方

B 上殿皮神経と中殿皮神経

C 腰神経叢

19
脊髄神経

1 後枝 Posterior branch R. posterior 外閉鎖筋を貫く枝で，この筋と大内転筋および短内転筋に分布する．膝関節に感覚枝を送る．421頁 C

2 筋枝 Muscular branches Rr. musculares 上記の筋群に分布する枝．421頁 C

3 関節枝 Articular branch R. articularis 膝関節の後壁に伸びる感覚枝．

4 副閉鎖神経 Accessory obturator nerve N. obturatorius accessorius 時に第3腰神経および第4腰神経から起こる副神経で，恥骨筋および股関節に分布する．

5 大腿神経 Femoral nerve N. femoralis 腰神経叢の最も太い枝で，第2～4腰神経から起こる．腰筋の外側縁で出て，これと腸骨筋の間の筋裂孔を走る．鼡径靱帯下方で枝分かれする．A B，121頁 F

6 筋枝 Muscular branches Rr. musculares 縫工筋，恥骨筋および大腿四頭筋に至る枝．A

7 前皮枝 Anterior cutaneous branches Rr. cutanei anteriores 膝蓋骨のところまで，大腿の前面の遠位3/4に分布する皮枝．A

8 伏在神経 Saphenous nerve N. saphenus 最も長い大腿神経の感覚枝．大腿三角で始まり，広筋内転筋板の下を走り，これを貫通し，さらに縫工筋と薄筋の間を走り，皮膚の下に至り，大伏在静脈とともに足の内側面に至る．A，425頁 B

9 膝蓋下枝 Infrapatellar branch R. infrapatellaris 縫工筋を貫き，膝蓋骨下部の皮膚に至る枝．A

10 内側下腿皮枝 Medial cutaneous nerve of leg；Medial crural cutaneous nerve Rr. cutanei cruris mediales 伏在神経の枝で，下腿および足の皮膚に伸びる．425頁 B

11 腰仙骨神経幹 Lumbosacral trunk Truncus lumbosacralis 第5腰神経および第4腰神経の一部から起こる腰神経叢との交通．A

12 仙骨神経叢 Sacral plexus Plexus sacralis 第5腰神経～第3仙骨神経および第4腰神経および第4仙骨神経の一部から起こる神経叢．梨状筋膜の深部で梨状筋の前面にあり，下腿の後面に神経を送る．A

13 内閉鎖筋神経 Nerve to obturator internus N. musculi obturatorii interni 第5腰神経～第2仙骨神経から起こる神経で，大坐骨孔から坐骨肛門窩に入り，そこから内閉鎖筋へと走る．

14 梨状筋神経 Nerve to piriformis N. musculi piriformis 第1～2仙骨神経から起こる神経で，梨状筋の前面に至る．

15 大腿方形筋神経 Nerve to quadratus femoris N. musculi quadrati femoris 第4腰神経～第1仙骨神経から起こる神経で，大坐骨孔を通り，非常に深い進路をたどって大腿方形筋および股関節に至る．

16 上殿神経 Superior gluteal nerve N. gluteus superior 第4腰神経～第1仙骨神経から起こる神経で，梨状筋の頭側で大坐骨孔を通り，中殿筋と小殿筋の間を走り，大腿筋膜張筋に至り，これと上述の筋に分布する．B

17 下殿神経 Inferior gluteal nerve N. gluteus inferior 第5腰神経～第2仙骨神経から起こる神経で，梨状筋下孔を通り，大殿筋に分布する．B

18 後大腿皮神経 Posterior cutaneous nerve of thigh；Posterior femoral cutaneous nerve N. cutaneus femoris posterior 第1～3仙骨神経から起こる神経で，梨状筋の遠位で大坐骨孔を通り，大腿ならびに下腿近位部の後面の皮膚に分布する．B

19 下殿皮神経 Inferior clunial nerves Nn. clunium inferiores 大殿筋の下縁に沿って上行する皮枝．B

20 会陰枝 Perineal branches Rr. perineales 大殿筋の下縁で分岐し，坐骨結節下方を内側へ走り，陰嚢（大陰唇）に至る枝で，上行枝を尾骨まで送る．B

21 貫通皮神経 Perforating cutaneous nerve N. cutaneus perforans 後大腿皮神経の枝で，肛門の皮膚に分布する．B

22 陰部神経 Pudendal nerve N. pudendus 第2～4仙骨神経から起こる神経．梨状筋の遠位で大坐骨孔を通り，坐骨肛門窩に入る．C

23 下肛門神経；下直腸神経 Inferior anal nerves；Inferior rectal nerves Nn. anales inferiores；Nn. rectales inferiores 第3～4仙骨神経から起こり，外肛門括約筋および肛門の皮膚に分布する．C

24 会陰神経 Perineal nerves Nn. perineales 以下〈25, 27, 28〉の会陰に至る神経の総称．

25 後陰嚢/陰唇神経 Posterior labial/scrotal nerves Nn. scrotales/labiales posteriores 後方から陰嚢（大陰唇）に至る枝．C

26 筋枝 Muscular branches Rr. musculares 会陰筋に分布する枝．

27 陰茎背神経 Dorsal nerve of penis N. dorsalis penis 陰茎背にある1対の神経で，その下面にも枝を出す．C，197頁 B

28 陰核背神経 Dorsal nerve of clitoris N. dorsalis clitoridis 陰茎背神経に相同する細い神経．C

29 尾骨神経 Coccygeal nerve N. coccygeus 最後の脊髄神経．尾骨と仙骨の間を出て，第4～5仙骨神経と交通する．C

30 尾骨神経叢 Coccygeal plexus Plexus coccygeus 第5仙骨神経，第4仙骨神経の一部，および尾骨神経から起こる神経叢．尾骨の皮膚に分布する．C

31 肛門尾骨神経；肛尾神経 Anococcygeal nerve N. anococcygeus 尾骨神経叢由来の複数の細い神経で，肛門尾骨靱帯を貫通し，その上の皮膚に分布する．C

骨盤壁と下肢の神経　423

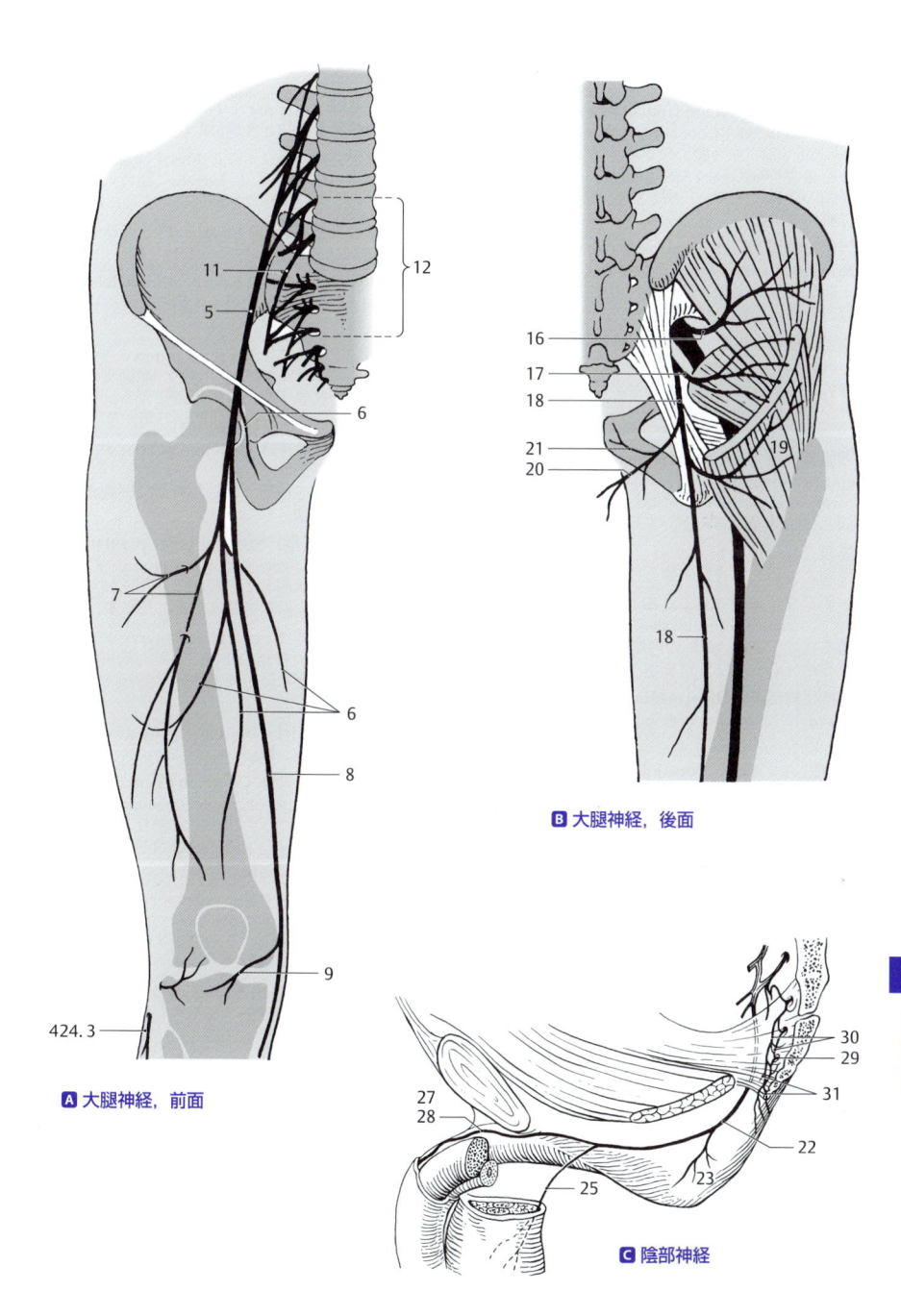

A 大腿神経，前面

B 大腿神経，後面

C 陰部神経

19 脊髄神経

脊髄神経

1 **坐骨神経** Sciatic nerve N. ischiadicus 人体内で一番太い神経で，第4腰神経〜第3仙骨神経から起こる．梨状筋の遠位で大坐骨孔を通り，骨盤を離れ，坐骨結節の外側を下行し，大殿筋および大腿二頭筋長頭の深部に走る．A

2 **総腓骨神経** Common fibular nerve；Common peroneal nerve N. fibularis communis；N. peroneus communis 第4腰神経〜第2仙骨神経から起こる坐骨神経の枝．大腿二頭筋腱に伴行して腓骨筋の後方に至り，皮膚と腓骨の間を斜め前方に横切る．A

3 **外側腓腹皮神経** Lateral sural cutaneous nerve N. cutaneus surae lateralis 膝窩で起こる神経で，下腿の外側および下腿の後面の上2/3の皮膚に分布する．AB，423頁A

4 **腓側交通枝；腓腹交通枝** Sural communicating branch R. communicans fibularis；R. communicans peroneus 腓腹筋の外側頭の上，筋膜の深部を走る枝．内側腓腹皮神経と合流して腓腹神経をつくる．C

5 **浅腓骨神経** Superficial fibular nerve；Superficial peroneal nerve N. fibularis superficialis；N. peroneus superficialis 総腓骨神経の終枝．腓骨筋と長趾伸筋の間を下行する．AB

6 **筋枝** Muscular branches Rr. musculares 長腓骨筋および短腓骨筋に至る枝．

7 **内側足背皮神経** Medial dorsal cutaneous nerve N. cutaneus dorsalis medialis 伸筋支帯上を走る枝で，足背，母趾の内側，第2〜3趾の隣接する半分の皮膚に分布する．B

8 **中間足背皮神経** Intermediate dorsal cutaneous nerve N. cutaneus dorsalis intermedius 浅腓骨神経の外側枝で，足背の中部にある．B

9 **背側趾（指）神経** Dorsal digital nerves of foot Nn. digitales dorsales pedis 末節骨を除く足趾に分布する枝．

10 **深腓骨神経** Deep fibular nerve；Deep peroneal nerve N. fibularis profundus；N. peroneus profundus 長腓骨筋の深部，その後，前脛骨筋の外側を走り，足背に至る神経．AB

11 **筋枝** Muscular branches Rr. musculares 前脛骨筋，長母趾伸筋，短母趾伸筋，長趾伸筋および短趾伸筋に至る枝．B

12 **背側趾（指）神経** Dorsal digital nerves of foot Nn. digitales dorsales pedis 母趾と第2趾の隣接面に至る感覚枝．B

13 **脛骨神経** Tibial nerve N. tibialis 第4腰神経〜第3仙骨神経から起こる坐骨神経の第2終枝．膝窩を通り，ヒラメ筋の腱弓の深部を走り，内果周囲を後脛骨動脈に伴行し，足底に至る．A

14 **筋枝** Muscular branches Rr. musculares 腓腹筋，足底筋，ヒラメ筋，および下腿の深部屈筋群に至る枝．A

15 **下腿骨間神経** Interosseous nerve of leg；Crural interosseous nerve N. interosseus cruris 前脛骨動脈に伴行する神経で，脛骨および脛腓関節への神経線維を含む．A

16 **内側腓腹皮神経** Medial sural cutaneous nerve N. cutaneus surae medialis 膝窩内で脛骨神経から出る神経で，小伏在静脈の外側で筋膜下を下行し，腓側交通枝と合流して腓腹神経となる．AC

17 **腓腹神経** Sural nerve N. suralis 内側腓腹皮神経が腓側交通枝と合流した後に続く部分．C

18 **外側足背皮神経** Lateral dorsal cutaneous nerve N. cutaneus dorsalis lateralis 足背の外側部に至る枝．中間足背皮神経と吻合する．C

19 **外側踵骨枝** Lateral calcaneal branches Rr. calcanei laterales 踵に至る外側枝．C

20 **内側踵骨枝** Medial calcaneal branches Rr. calcanei mediales 踵に至る内側枝で，脛骨神経から直接起こる．C

21 **内側足底神経** Medial plantar nerve N. plantaris medialis 脛骨神経の太い終枝．屈筋支帯および母趾外転筋の下を走り，足底に至る．皮膚，母趾外転筋，および短趾屈筋に分布する．A

22 **総底側趾（指）神経** Common plantar digital nerves Nn. digitales plantares communes 第1〜4趾間間隙に至る神経．枝分かれして固有底側指神経となる．A

23 **固有底側趾（指）神経** Proper plantar digital nerves Nn. digitales plantares proprii 内側3本半の足趾の腓側および脛側の屈側面に至る皮神経．その背面を含む末節骨に分布する．A

24 **外側足底神経** Lateral plantar nerve N. plantaris lateralis 脛骨神経の終枝．短趾屈筋下方を外側足底動脈とともに走り，第5中足骨の底に至る．A

25 **浅枝** Superficial branch R. superficialis 主に感覚性の浅枝．A

26 **総底側趾（指）神経** Common plantar digital nerves Nn. digitales plantares communes 2本の枝で，そのうちの1つは小趾に走り，短小趾屈筋に至る枝を出す．もう1つは第5趾と第4趾の間の間隙に至る．A

27 **固有底側趾（指）神経** Proper plantar digital nerves Nn. digitales plantares proprii 小趾の腓側面および脛側面，ならびに第4趾の腓側面に分布する神経．A

28 **深枝** Deep branch R. profundus 深足底動脈弓に伴行して，骨間筋，母趾内転筋，および3本の外側虫様筋に至る．A

下肢の神経　425

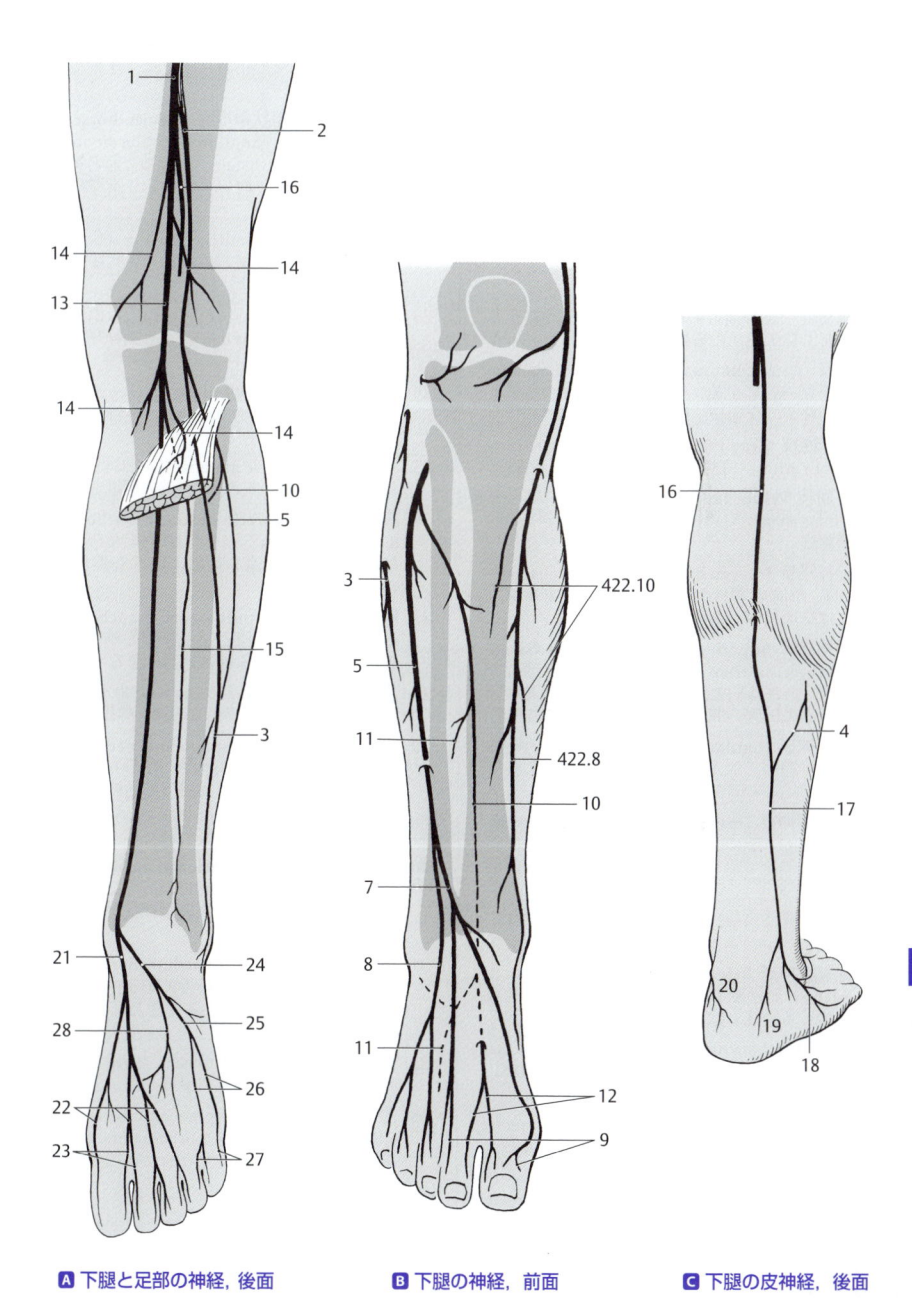

A 下腿と足部の神経，後面　　B 下腿の神経，前面　　C 下腿の皮神経，後面

/ 自律神経系

1 **自律神経系** Autonomic division；Autonomic part of peripheral nervous system　Divisio autonomica；Pars autonomica systematis nervosi peripherici

2 **交感神経** Sympathetic part　Pars sympathica

3 **交感神経幹** Sympathetic trunk　Truncus sympathicus　神経線維によって連結し，脊柱の左右両側にある一連の神経節で，頭蓋底から尾骨に伸びる． Ⓑ

4 **幹神経節；交感神経幹神経節** Ganglion of sympathetic trunk　Ganglion trunci sympathici　大部分が多極性の神経節細胞の集まり．節前有髄線維は神経節でシナプスを形成し，節後性無髄線維として出る． Ⓑ

5 **節間枝** Interganglionic branches　Rr. interganglionares　交感神経幹の神経節を相互に連絡する白色および灰白色の線維． Ⓑ

6 **交通枝** Rami communicantes　Rr. communicantes　脊髄神経に至る，および脊髄神経から来る交感神経幹の交通枝． Ⓑ

7 **灰白交通枝** Grey ramus communicans　R. communicans griseus　脊髄神経に戻る節後無髄線維．

8 **白交通枝** White ramus communicans　R. communicans albus　交感神経幹の神経節に至る節前有髄線維．

9 **中間神経節** Intermediate ganglia　Ganglia intermedia　位置のずれた神経節細胞の集まりで，例えば交通枝内のもの． Ⓑ

10 **上頸神経節** Superior cervical ganglion　Ganglion cervicale superius　交感神経幹の最上部の神経節で，長さは約2.5 cmである．頭長筋および顎二腹筋の後腹の間，頭蓋底の直下にある． Ⓐ

11 **頸静脈神経** Jugular nerve　N. jugularis　舌咽神経の下神経節，迷走神経の上神経節に至る枝． Ⓐ

12 **内頸動脈神経** Internal carotid nerve　N. caroticus internus　その節後線維が頸動脈管内で内頸動脈神経叢をつくり，そこからその線維が頭部に走る． Ⓐ

13 **松果体神経** Pineal nerve　N. pinealis　松果体に至る枝．

14 **外頸動脈神経** External carotid nerve　Nn. carotici externi　総頸動脈および外頸動脈周囲に神経叢をつくる神経． Ⓐ

15 **喉頭咽頭枝** Laryngopharyngeal branches　Rr. laryngopharyngei　咽頭神経叢に至る節後線維． Ⓒ

16 **上頸心臓神経** Superior cervical cardiac nerve　N. cardiacus cervicalis superior　大動脈弓にある心臓神経叢に至る線維． Ⓒ

17 **中頸神経節** Middle cervical ganglion　Ganglion cervicale medium　第6頸椎の高さにある交感神経幹の多くは非常に小さい頸神経節で，下甲状腺動脈の前方か後方のいずれかにある． ⒸⒹ

18 **椎骨動脈神経節** Vertebral ganglion　Ganglion vertebrale　第6頸椎の横突孔の高さにある神経節． Ⓒ

19 **中頸心臓神経** Middle cervical cardiac nerve　N. cardiacus cervicalis medius　中頸神経節から心臓神経叢の深部に至る枝． Ⓒ

20 **下頸神経節†** Inferior cervical ganglion　Ganglion cervicale inferioris　通常は独立して存在しない神経節．多くの場合，第1胸神経節とつながる．

21 **頸胸神経節；星状神経節** Cervicothoracic ganglion；Stellate ganglion　Ganglion cervicothoracicum；Ganglion stellatum　下頸神経節と第1胸神経節との融合で，約75%では第2胸神経節とも融合する． ⒸⒹ

22 **鎖骨下ワナ** Ansa subclavia　Ansa subclavia　鎖骨下動脈の前方と後方にある，交感神経幹由来の線維からなるワナ． Ⓒ

23 **下頸心臓神経** Inferior cervical cardiac nerve　N. cardiacus cervicalis inferior　心臓神経叢の深部に至る枝． Ⓒ

24 **椎骨動脈神経** Vertebral nerve　N. vertebralis　椎骨動脈の後方に走る神経で，椎骨動脈神経叢をつくる．

25 **胸神経節** Thoracic ganglia　Ganglia thoracica　11〜12個ある胸部交感神経幹の肥厚部． ⒸⒹ

26 **胸心臓神経** Thoracic cardiac branches　Rr. cardiaci thoracici　第2〜4(5)胸神経節から心臓神経叢に至る線維．遠心性および求心性成分を含む． ⒸⒹ

27 **胸肺枝** Thoracic pulmonary branches　Rr. pulmonales thoracici　第2〜4胸神経節からの遠心性線維で，肺門にある肺神経叢に至る．

28 **食道枝** Oesophageal branches　Rr. oesophageales　第2〜5胸神経節由来の遠心性線維．

29 **大内臓神経** Greater splanchnic nerve　N. splanchnicus major　交感神経幹の第5〜9(10)神経節から腹腔神経節に至る神経．節前線維および節後線維を含み，上部腹部臓器からの痛覚を伝達する． Ⓓ

30 **内臓神経神経節** Thoracic splanchnic ganglion　Ganglion thoracicum splanchnicum　第9胸椎の高さにある副神経節で，大内臓神経と交通する． Ⓓ

31 **小内臓神経** Lesser splanchnic nerve　N. splanchnicus minor　交感神経幹の第9〜11神経節から起こる神経で，大内臓神経と同様にふるまう． Ⓓ

32 **腎枝** Renal branch　R. renalis　時にある小内臓神経の枝で，腎神経叢に至る． Ⓓ

33 **最下内臓神経** Least splanchnic nerve；Lowest splanchnic nerve　N. splanchnicus imus　第12胸神経節から腎神経叢に至る様々な枝． Ⓓ

交感神経　427

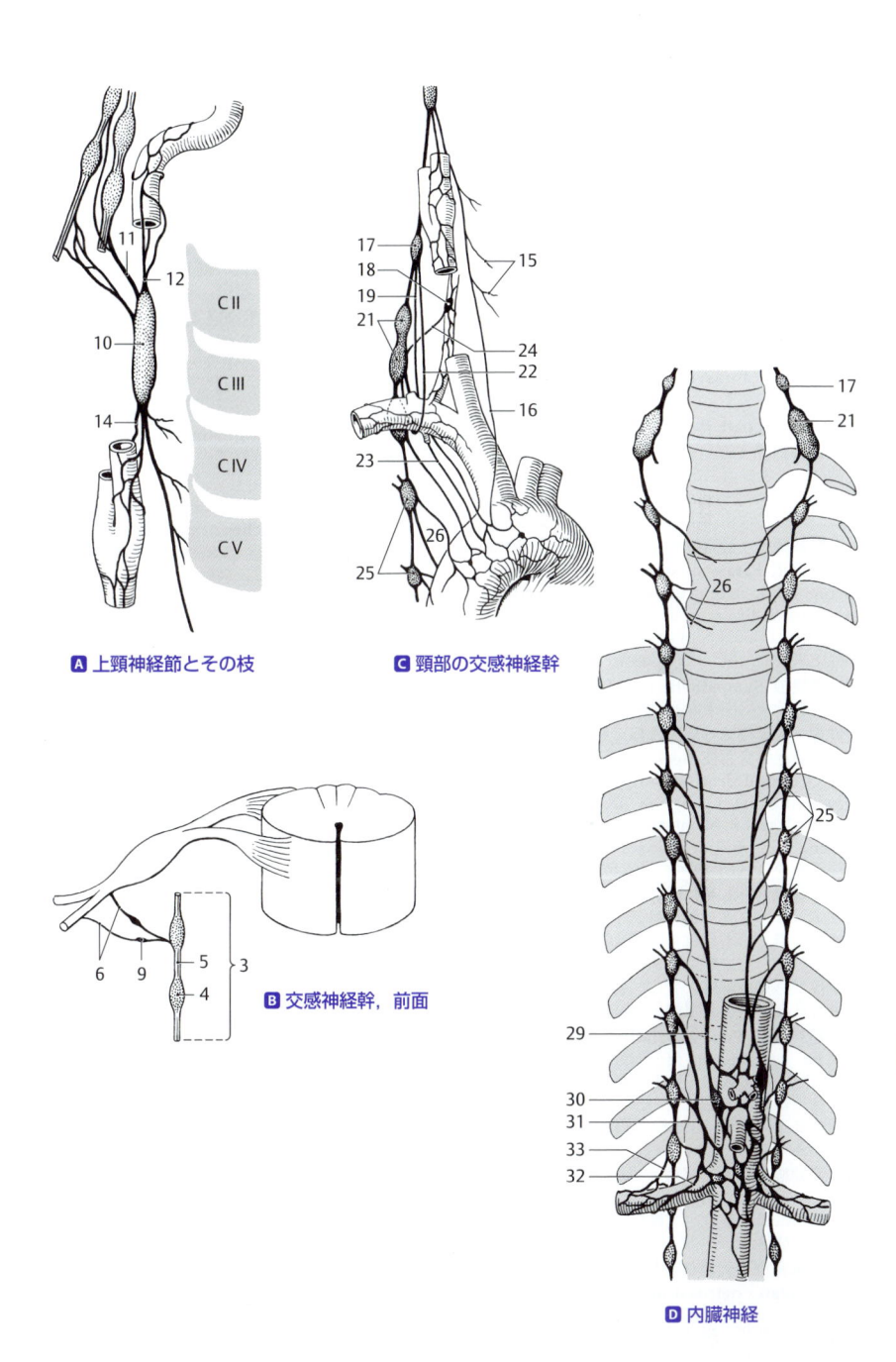

A 上頸神経節とその枝

C 頸部の交感神経幹

B 交感神経幹，前面

D 内臓神経

20 自律神経系

自律神経系

1 **腰神経節** Lumbar ganglia Ganglia lumbalia 多くは4個ある腰部脊柱の交感神経節. Ⓒ

2 **腰内臓神経** Lumbar splanchnic nerves Nn. splanchnici lumbales 腰部交感神経幹から起こる通常は4個の神経で, 第5腰椎上に神経叢をつくる. Ⓒ

3 **仙骨神経節** Sacral ganglia Ganglia sacralia 脊柱の下部付近の4個の神経節で, 前仙骨孔の内側にある. Ⓒ

4 **仙骨内臓神経** Sacral splanchnic nerves Nn. splanchnici sacrales 第2～4仙骨神経節から起こる2本または3本の細い神経. Ⓒ

5 **不対神経節** Ganglion impar Ganglion impar 交感神経幹の最後の不対の神経節で, 尾骨の前方にある. Ⓒ

6 **交感神経傍神経節** Sympathetic paraganglia Paraganglia sympathica

7 **副交感神経** Parasympathetic part Pars parasympathica

8 **頭部** Cranial part Pars cranialis

9 **毛様体神経節** Ciliary ganglion Ganglion ciliare 視神経の後外側面にある神経節で, 眼筋に至る節後性副交感神経線維の細胞を含む. 縮瞳させたり, 近方視のために毛様体筋を収縮させる. ⒶⒷ

10 **副交感神経根；動眼神経根；毛様体神経節への動眼神経根** Parasympathetic root；Oculomotor root；Branch of oculomotor nerve to ciliary ganglion Radix parasympathica；Radix oculomotoria；R. n. oculomotorii ad ganglion ciliare 動眼神経由来の節前副交感神経線維. Ⓐ

11 **交感神経根** Sympathetic root Radix sympathica 内頸動脈神経叢由来の節後交感神経線維. Ⓐ

12 **感覚根；鼻毛様体神経根；鼻毛様体神経根と毛様体神経節との交通枝** Sensory root；Nasociliary root；Communicating branch of nasociliary nerve with ciliary ganglion Radix sensoria；Radix nasociliaris；R. communicans n. nasociliaris cum ganglio ciliare 短毛様体神経を介して眼を離れ, 神経節を通り, 鼻毛様体神経に至る感覚線維. Ⓐ

13 **短毛様体神経** Short ciliary nerves Nn. ciliares breves 最大20ある短い神経で, 視神経の周囲で強膜を貫く. 毛様体神経節の節後副交感神経線維ならびに眼に情報を伝える交感神経根の節後交感神経線維を含む. 鼻毛様体根の感覚線維を含み, 信号を眼から外に伝える. Ⓐ

14 **翼口蓋神経節** Pterygopalatine ganglion Ganglion pterygopalatinum 4～5mm大の神経節で, 翼口蓋窩の中の蝶口蓋孔の外側にある. 節後副交感神経線維の細胞を含み, 涙腺および小さな鼻腺および口蓋腺に至る. ⒶⒷ, 401頁ⒶⒷⒸ, 407頁Ⓒ

15 **翼突管神経；顔面神経根** Nerve of pterygoid canal N. canalis pterygoidei 翼状突起の根部で, 翼突管内にある神経. 大錐体神経および深錐体神経からなる.

16 **副交感神経根；大錐体神経** Parasympathetic root；Greater petrosal nerve Radix parasympathica；Radix intermedia；N. petrosus major 中間神経の一部で, 節前副交感神経線維とともに膝神経節内で顔面神経を離れる. 翼口蓋神経節内でシナプスを形成する. Ⓐ

17 **交感神経根；深錐体神経** Sympathetic root；Deep petrosal nerve Radix sympathica；N. petrosus profundus 内頸動脈神経叢由来の節後交感神経線維で, 神経節を通る. Ⓐ

18 **翼口蓋神経節の感覚根；上顎神経の神経節枝** Sensory root；Ganglionic branches of maxillary nerve Radix sensoria ganglii pterygopalatini；Rr. ganglionares n. maxillaris 上顎神経由来の感覚線維で, 神経節を通る. Ⓐ

19 **顎下神経節** Submandibular ganglion Ganglion submandibulare 多様な形状をとる神経節で, 舌神経に沿って, 通常は顎下腺の上方にある. 節後副交感神経線維の細胞を含み, 顎下腺および舌下腺に至る. ⒶⒷ, 405頁Ⓐ, 407頁Ⓒ

20 **副交感神経根；鼓索神経** Parasympathetic root；Chorda tympani Radix parasympathica；Chorda tympani 中間神経由来の節前副交感神経線維を出し, 茎乳突孔の前で顔面神経を離れる. 神経節内でシナプスを形成する. Ⓐ

21 **交感神経根** Sympathetic root Radix sympathica 顔面神経の血管神経叢由来の節後交感神経線維で, 神経節を通る.

22 **感覚根；下顎神経の神経節枝** Sensory root；Ganglionic branches of mandibular nerve Radix sensoria；Rr. ganglionares n. mandibularis 舌神経の感覚線維で, 神経節を通る.

23 **舌下神経節** Sublingual ganglion Ganglion sublinguale 時にある顎下神経節と同様の成分をもつ神経節.

24 **耳神経節** Otic ganglion Ganglion oticum 様々な形状をとる扁平な神経節. 下顎神経の内側, 卵円孔の直下にあり, 耳下腺に至る節後副交感神経線維の細胞を含む. ⒶⒷ, 403頁Ⓑ, 405頁Ⓒ, 409頁Ⓓ

25 **副交感神経根；小錐体神経** Parasympathetic root；Lesser petrosal nerve Radix parasympathica；N. petrosus minor 鼓室神経由来の節前副交感神経線維で, 耳神経節に走り, そこでシナプスを形成する. Ⓑ

26 **交感神経根** Sympathetic root Radix sympathica 中硬膜動脈の血管神経叢上方の節後線維で, 神経節を通る.

27 **感覚根；下顎神経の神経節枝** Sensory root；Ganglionic branches of mandibular nerve Radix sensoria；Rr. ganglionares n. mandibularis 舌神経の感覚線維で, 神経節を通る.

28 **骨盤部** Pelvic part Pars pelvica 仙骨部.

29 **骨盤神経節** Pelvic ganglia Ganglia pelvica 下下腹神経叢内の自律神経節で, ここで節前線維がシナプスを形成し, 節後線維として出て, 骨盤器官および生殖器に至る. 433頁Ⓓ

30 **副交感神経根；骨盤内臓神経** Parasympathetic root；Pelvic splanchnic nerves Radix parasympathica；Nn. splanchnici pelvici；〔Nervi erigentes〕第2～4仙骨神経節由来の節前副交感神経線維. 神経節内でシナプスを形成する. Ⓒ

31 **交感神経根** Sympathetic root Radix sympathica 血管神経叢に沿って存在する節後交感神経線維.

32 **感覚根** Sensory root Radix sensoria 骨盤部からの感覚線維.

交感神経／副交感神経　429

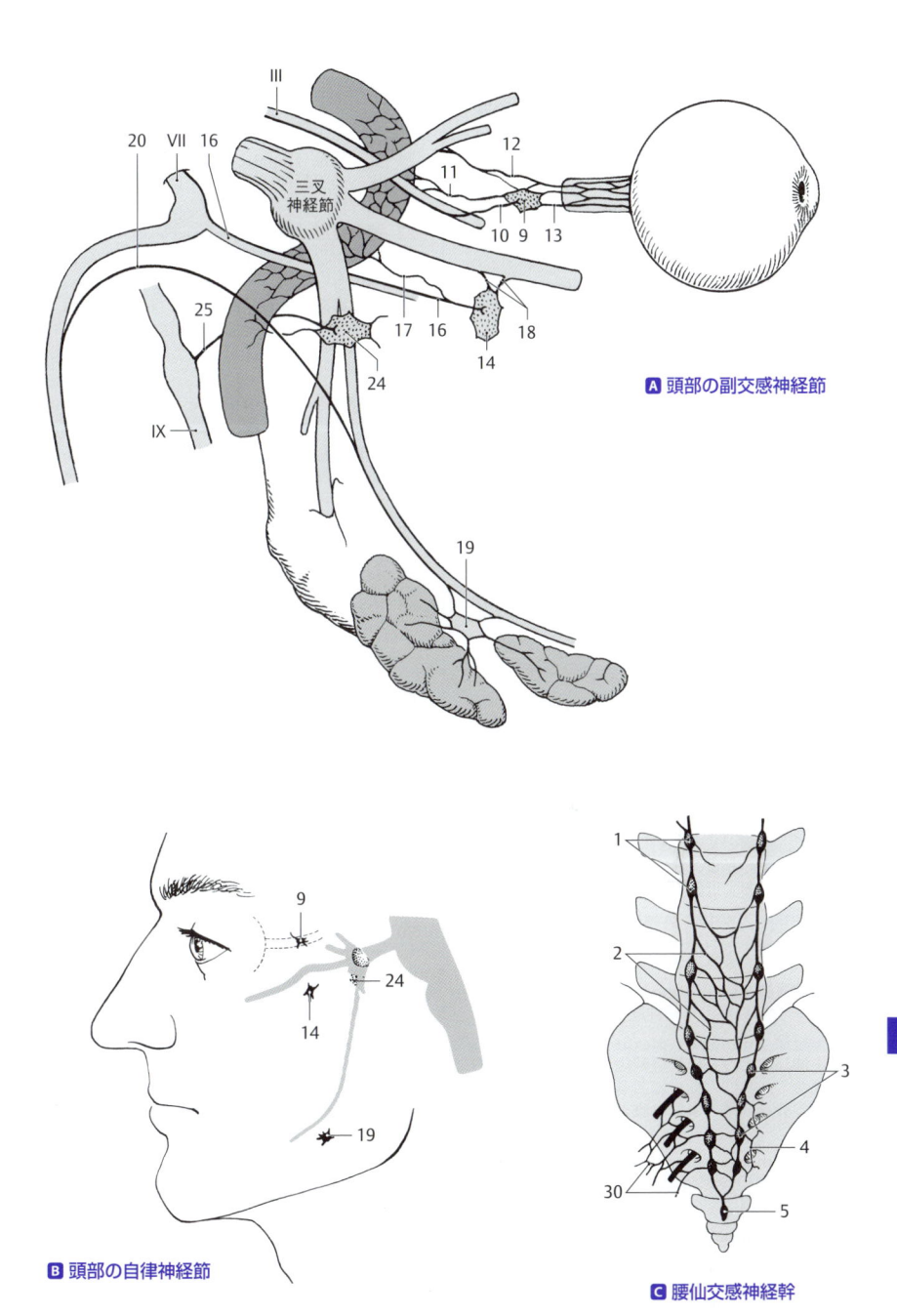

A 頭部の副交感神経節

B 頭部の自律神経節

C 腰仙交感神経幹

自律神経系

1 **内臓神経叢と内臓神経節；末梢自律神経叢と末梢自律神経節** Peripheral autonomic plexuses and ganglia　Plexus viscerales et ganglia visceralia　神経節が介在する自律神経叢で，主に血管に沿って存在する．

2 **頭頸部** Craniocervical part　Pars craniocervicalis

3 **総頸動脈神経叢** Common carotid plexus　Plexus caroticus communis　総頸動脈に伴行する交感神経叢．B

4 **内頸動脈神経叢** Internal carotid plexus　Plexus caroticus internus　内頸動脈に至る神経叢の続き．ここから脳神経に線維を送る．

5 **海綿静脈洞神経叢** Cavernous plexus　Plexus cavernosus　海綿静脈洞に至る内頸動脈に伴行する神経叢．

6 **外頸動脈神経叢** External carotid plexus　Plexus caroticus externus　総頸動脈神経叢由来の神経叢で，外頸動脈に伴行し，その形成を助ける．

7 **鎖骨下動脈神経叢** Subclavian plexus　Plexus subclavius　その線維は下頸神経節で交感神経幹を離れ，血管壁に沿って走る．

8 **上腕自律神経叢** Brachial autonomic plexus　Plexus autonomicus brachialis　上腕動脈の隣にある神経叢．

9 **椎骨動脈神経叢** Vertebral plexus　Plexus vertebralis　その入口で椎骨神経節由来の線維を受けた後，頸動脈神経叢から脊柱管に伸びる神経叢．B

10 **胸部** Thoracic part　Pars thoracica

11 **胸大動脈神経叢** Thoracic aortic plexus　Plexus aorticus thoracicus　最初の5つの胸神経節および内臓神経由来の線維をもつ大動脈周囲の自律神経叢．迷走神経の求心性線維も含む．B

12 **心臓神経叢** Cardiac plexus　Plexus cardiacus　交感神経線維および迷走神経線維からなる自律神経叢で，心臓の底部，特に大動脈弓周囲，ならびに肺動脈の基部，さらに冠状動静脈に沿う部位，大動脈および気管分岐部の間にある．B

13 **心臓神経節** Cardiac ganglia　Ganglia cardiaca　主に動脈管索の右側にある神経節細胞の小集団で，肉眼的に確認できる．B

14 **食道神経叢** Oesophageal plexus　Plexus oesophageus　食道周囲の自律神経叢．

15 **肺神経叢** Pulmonary plexus　Plexus pulmonalis　迷走神経および交感神経幹由来の線維からなる神経叢で，肺門の前後にある．正中線を越えて対側の肺神経叢および心臓神経叢と交通する．B

16 **肺枝** Pulmonary branches　Rr. pulmonales　主に肺神経叢の後部に至る第3〜4胸交感神経節由来の枝．B

17 **腹部** Abdominal part　Pars abdominalis

18 **腹大動脈神経叢** Abdominal aortic plexus　Plexus aorticus abdominalis　大動脈の前方・両側にある神経叢．腹腔神経叢から大動脈分岐部に伸び，2つの上腰神経節からの線維を受け，上下腹神経叢として尾側に続く．

19 **横隔神経節** Phrenic ganglia　Ganglia phrenica　下横隔動脈に伴行する神経叢内の神経節細胞の小集塊．A

20 **腹腔神経叢** Coeliac plexus　Plexus coeliacus　腹腔動脈周囲の神経叢で，近隣の神経叢と交通する．大・小内臓神経および迷走神経から線維を受ける．A C

21 **肝神経叢** Hepatic plexus　Plexus hepaticus　肝臓への腹腔神経叢の続きで，迷走神経および横隔神経由来の線維を含む．A C

22 **脾神経叢** Splenic plexus　Plexus splenicus；Plexus lienalis　脾動脈に沿って脾臓に至る腹腔神経叢由来の枝からなる神経叢．A C

23 **胃神経叢** Gastric plexuses　Plexus gastrici　胃に分布する自律神経叢．前部および後部は迷走神経からなる．左は左胃動脈に沿う腹腔神経叢の続きとなる．C

24 **膵神経叢** Pancreatic plexus　Plexus pancreaticus　腹腔神経叢の続きで，膵臓の血管に至る．C

25 **副腎神経叢** Suprarenal plexus　Plexus suprarenalis　副腎の血管に沿う腹腔神経叢の続きで，副腎髄質に至る節前線維を含む．A

26 **腹腔神経節** Coeliac ganglia　Ganglia coeliaca　腹腔神経叢と交通し，腹腔動脈付近の大動脈の右側と左側にある神経節細胞の集まり．

27 **大動脈腎動脈神経節** Aorticorenal ganglia　Ganglia aorticorenalia　腎動脈が出るところにある神経節細胞の集まりで，小内臓神経を受ける．時に腹腔神経節と融合する．A

28 **上腸間膜動脈神経叢** Superior mesenteric plexus　Plexus mesentericus superior　上腸間膜動脈とその枝に伴行する神経叢．腹腔神経叢由来の交感神経線維および迷走神経由来の副交感神経線維を含む．A

29 **上腸間膜動脈神経節** Superior mesenteric ganglion　Ganglion mesentericum superius　上腸間膜動脈とその枝の近傍の大動脈の左右にある神経節細胞群．多くの場合近隣の神経節と融合する．A

30 **腸間膜動脈間神経叢** Intermesenteric plexus　Plexus intermesentericus　上腸間膜動脈叢と下腸間膜動脈神経叢の間にある神経叢．A

内臓神経叢と神経節　　431

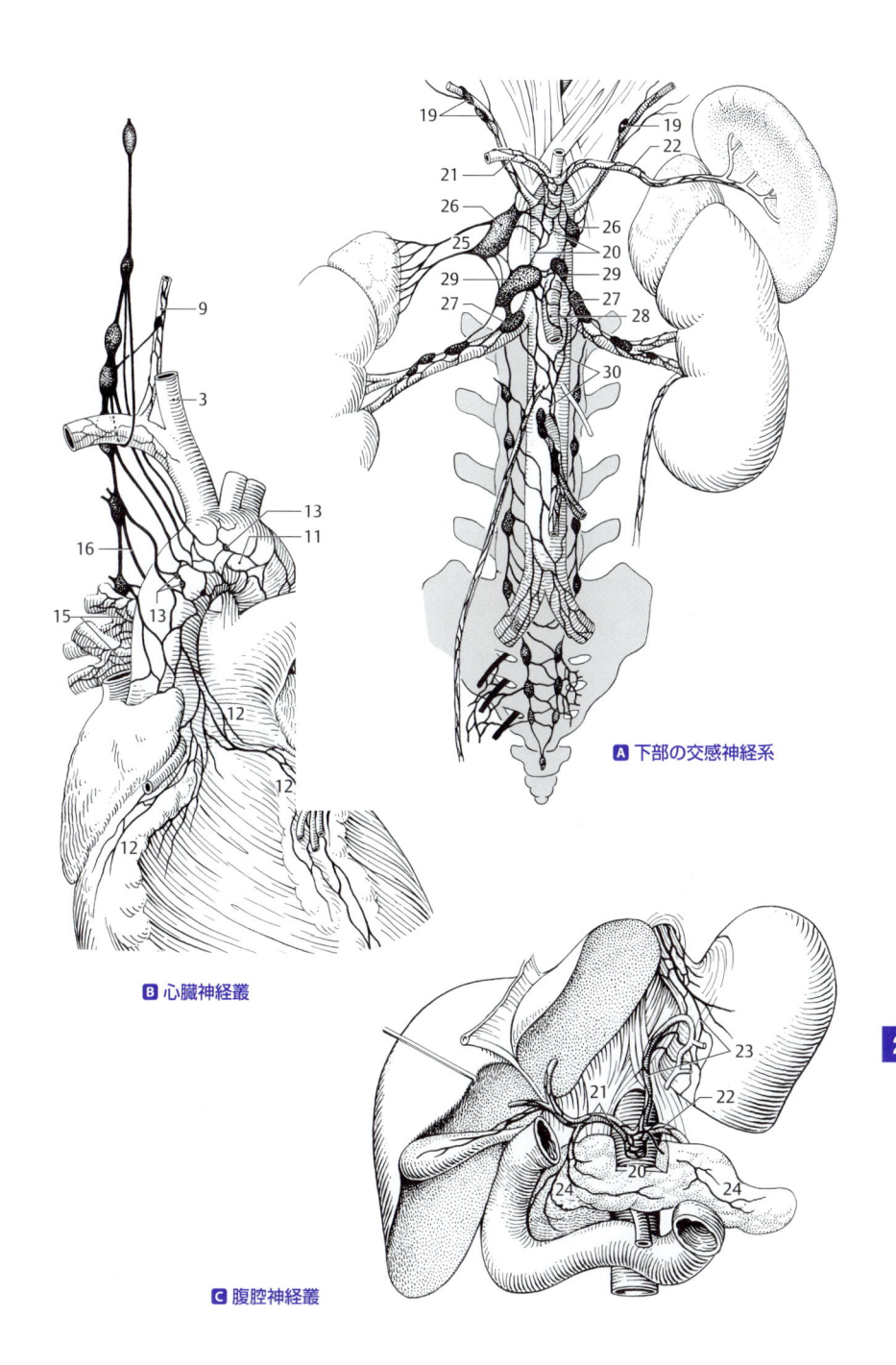

🅐 下部の交感神経系

🅑 心臓神経叢

🅒 腹腔神経叢

20 自律神経系

1 **腎神経叢** Renal plexus Plexus renalis　腎動脈に伴行する神経叢．迷走神経由来の線維も含む．A

2 **腎神経節** Renal ganglia Ganglia renalia　腎神経叢内に散在する神経節細胞群で，顕微鏡下で確認できる．A

3 **尿管神経叢** Ureteric plexus Plexus uretericus　尿管に近接する神経叢で，腎神経叢，腹大動脈神経叢，および大動脈腎動脈神経節由来の線維を含む．A

4 **精巣動脈神経叢** Testicular plexus Plexus testicularis　精巣まで精巣動脈に伴行する神経叢．腎神経叢および腹大動脈神経叢由来の線維を受ける．A

5 **卵巣動脈神経叢** Ovarian plexus Plexus ovaricus　卵巣動脈に近接する自律神経叢．腹大動脈神経叢および腎神経叢由来の線維を受ける．A

6 **下腸間膜動脈神経叢** Inferior mesenteric plexus Plexus mesentericus inferior　下腸間膜動脈とその枝に沿った腹大動脈神経叢の続き．B

7 **下腸間膜動脈神経節** Inferior mesenteric ganglion Ganglion mesentericum inferius　下腸間膜動脈神経叢内にある全ての神経節細胞．A

8 **上直腸動脈神経叢** Superior rectal plexus Plexus rectalis superior　上直腸動脈および直腸への下腸間膜動脈神経叢の続き．下下腹神経叢からの副交感神経線維も受ける．B

9 **腸管神経叢** Enteric plexus Plexus entericus　腸管の壁内にある自律神経叢の総称．

10 **漿膜下神経叢** Subserous plexus Plexus subserosus　漿膜のすぐ下にある小自律神経叢．C

11 **筋層間神経叢** Myenteric plexus Plexus myentericus　〔Auerbach（アウエルバッハ）神経叢〕縦筋層と輪筋層の間にある多数の神経節細胞を含む神経叢．蠕動を調節する．C

12 **粘膜下神経叢** Submucous plexus Plexus submucosus　〔Meissner（マイスナー）神経叢〕粘膜下組織内の多数の神経節細胞を含む神経叢．粘膜筋板と絨毛を調節する．C

13 **腸骨動脈神経叢** Iliac plexus Plexus iliacus　腹大動脈神経叢の続きで，内・外腸骨動脈に至る．B D

14 **大腿動脈神経叢** Femoral plexus Plexus femoralis　腸骨動脈神経叢の続きで，大腿動脈に至る．D

15 **骨盤部** Pelvic part Pars pelvica

16 **上下腹神経叢；仙骨前神経** Superior hypogastric plexus；Presacral nerve Plexus hypogastricus superior；N. presacralis　腹大動脈神経叢と下下腹神経叢の間の神経叢様の交通で，大部分が第5腰椎の前方にある．交感神経性の腰神経節由来の枝を含む．B D

17 **下腹神経** Hypogastric nerve N. hypogastricus　骨盤内臓器に走る上下腹神経叢の左右の枝．下下腹神経叢と交通する．B D

18 **下下腹神経叢；骨盤神経叢** Inferior hypogastric plexus；Pelvic plexus Plexus hypogastricus inferior；Plexus pelvicus　交感神経線維および副交感神経線維からなる神経叢．直腸の左右，前方にある．B

19 **中直腸動脈神経叢** Middle rectal plexus Plexus rectalis medius　下下腹神経叢の続きで，直腸壁に至る．D

20 **下直腸動脈神経叢** Inferior rectal plexus Plexus rectalis inferior　下直腸動脈に伴行する自律神経叢で，直腸の両側に至る．D

21 **上肛門神経** Superior anal nerves Nn. anales superiores　肛門に至る枝．D

22 **子宮腟神経叢** Uterovaginal plexus Plexus uterovaginalis　子宮傍組織内にある神経叢で，多数の神経節が介在する．子宮，腟，卵管，および卵巣に枝を出す．直腸子宮ヒダ内で下下腹神経叢と交通する．B

23 **腟神経** Vaginal nerves Nn. vaginales　腟の子宮腟神経叢由来の枝．B

24 **前立腺神経叢** Prostatic plexus Plexus prostaticus　下下腹神経叢からの枝で，前立腺の外側面に至る．B

25 **精管神経叢** Deferential plexus；Plexus of ductus deferens Plexus deferentialis　膀胱神経叢からの枝で，精嚢および精管に至る．D

26 **膀胱神経叢** Vesical plexus Plexus vesicalis　副交感神経線維を含む膀胱の両側にある神経叢．膀胱の排尿機構を調節する．D

27 **陰茎海綿体神経** Cavernous nerves of penis Nn. cavernosi penis　前立腺神経叢からの枝で，陰茎海綿体に至る．D

28 **陰核海綿体神経** Cavernous nerves of clitoris Nn. cavernosi clitoridis　女性における陰茎海綿体神経に対応する神経．D

内臓神経叢と神経節 433

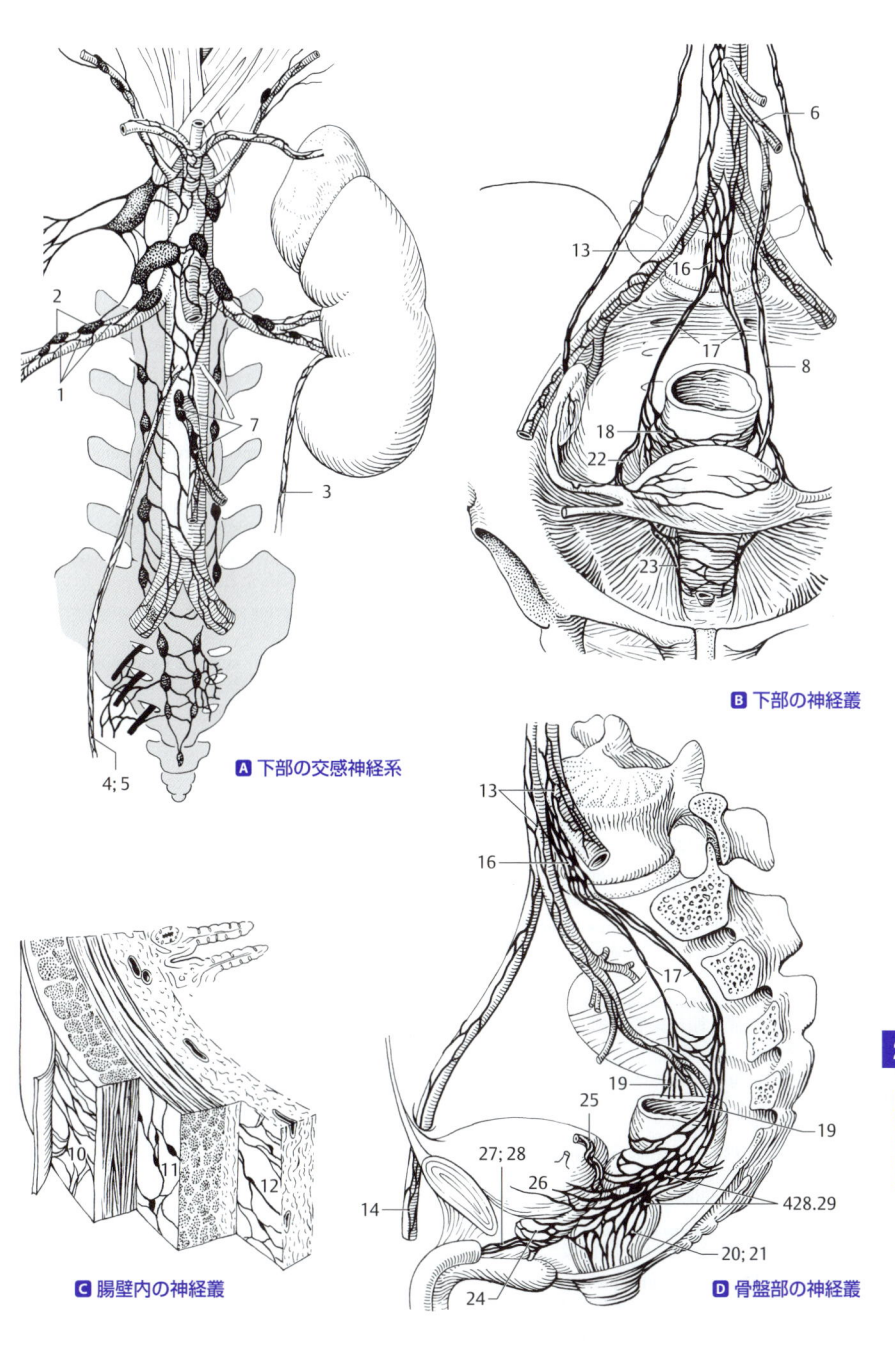

A 下部の交感神経系

B 下部の神経叢

C 腸壁内の神経叢

D 骨盤部の神経叢

20 自律神経系

434 感覚器

1 **感覚器** Sense organs Organa sensuum 狭義の視覚，聴覚，嗅覚，および味覚の器官．

2 **嗅覚器** Olfactory organ Organum olfactorium；Organum olfactus

3 **鼻粘膜嗅部** Olfactory part of nasal mucosa；Olfactory area Pars olfactoria tunicae mucosae nasi；〔Regio olfactoria〕 嗅細胞で内側を覆う硬貨大の領域で，篩板の下方，鼻中隔の上部，それに上鼻道の外側壁にある． A

4 **嗅腺** Olfactory glands Glandulae olfactoriae 枝分かれした小さな管状腺．これらの浄化腺の分泌物は臭気物質を結合すると考えられている． A B

5 **眼および関連する構造** Eye and related structures Oculus et structurae pertinentes

6 **眼球** Eyeball Bulbus oculi

7 **前極** Anterior pole Polus anterior 角膜頂によって定められる． F

8 **後極** Posterior pole Polus posterior 前極の対側，視神経の出口の外側にある． F

9 **赤道** Equator Equator 前極と後極から等距離に眼球を取り巻く最大周． F

10 **経線** Meridians Meridiani 前極と後極の間を結ぶ赤道に垂直な仮想上の半円． F

11 **外眼球軸** External axis of eyeball Axis bulbi externus 前極と後極をつなぐ仮想線． D

12 **内眼球軸** Internal axis of eyeball Axis bulbi internus 角膜の後面から網膜の内面までの距離で，前極と後極を結ぶ仮想線に沿って測定する（外眼球軸）． D

13 **視軸** Optic axis Axis opticus 角膜と水晶体の中点を通る仮想線．中心窩と視神経乳頭の間で，網膜を通る． D

14 **眼球前区** Anterior segment Segmentum anterius 角膜および水晶体を含む眼の部分．

15 **後区** Posterior segment Segmentum posterius 水晶体および毛様小帯の後方の眼の部分．

16 **眼球線維膜；眼球外膜** Fibrous layer of eyeball Tunica fibrosa bulbi 角膜と強膜からなる眼球壁． D

17 **強膜** Sclera Sclera もつれあった膠原線維からなる眼球の膜．眼球結膜を通して青白くみえる． C D E，437頁 A

18 **強膜溝** Sulcus sclerae Sulcus sclerae 角膜と強膜の間の浅い溝．角膜が強く弯曲するため生じる． D E F

19 **小柱網；櫛状靱帯** Trabecular tissue Reticulum trabeculare；〔Lig. pectinatum〕 角膜と虹彩の間の角にある結合組織性梁構造．

20 **角膜強膜部** Corneoscleral part Pars corneoscleralis 強膜に付着している小柱網の部分． E

21 **虹彩部；ブドウ膜部** Uveal part Pars uvealis 虹彩に付着している小柱網の部分． E

22 **強膜距** Scleral spur Calcar sclerae 強膜静脈洞に向かって開口する楔状輪状隆起．静脈洞の後部を囲む． E

23 **強膜静脈洞** Scleral venous sinus Sinus venosus sclerae 〔Schlemm（シュレム）管〕 小柱網の内面に接する円形の管．管は遮断もしくは二重になることがあり，眼球前房からの眼房水を集める． E

24 **強膜上板** Episcleral layer Lamina episcleralis 強膜外面と眼球鞘との間の軟らかい組織．

25 **強膜固有質** Substantia propria Substantia propria sclerae 少量の弾性線維の混じった，交織膠原線維性結合線維からなる． C E

26 **強膜褐色板** Suprachoroid lamina Lamina fusca sclerae 強膜とその内側に続く脈絡膜との間の疎性結合組織の層．混在する色素含有細胞で黄褐色の外観を示す． C

27 **強膜篩板** Lamina cribrosa of sclera Lamina cribrosa sclerae 視神経が強膜を貫く部分． C

28 **角膜** Cornea Cornea 眼球前部(1/6)の透明部で，前に凸，後に凹をなす部分．中央0.9mm，辺縁で1.2mmの厚さがある． E

29 **結膜輪** Conjunctival ring Anulus conjunctivae 結膜上皮から角膜上皮への移行部． E

30 **角膜縁** Corneoscleral junction；Corneal limbus Limbus corneae 角膜の強膜への移行縁． E

31 **角膜頂** Corneal vertex Vertex corneae 角膜前面の最も突出したところ． D

32 **前面** Anterior surface Facies anterior 空気に接する角膜の前面． E

33 **後面** Posterior surface Facies posterior 前眼房に接する角膜の後面． E

鼻部／眼部 **435**

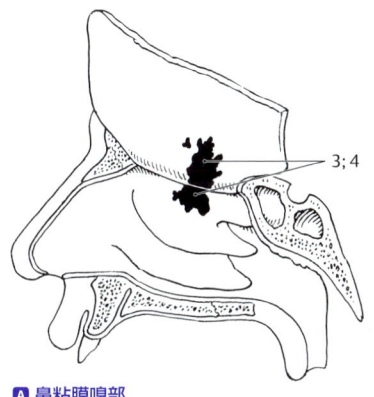

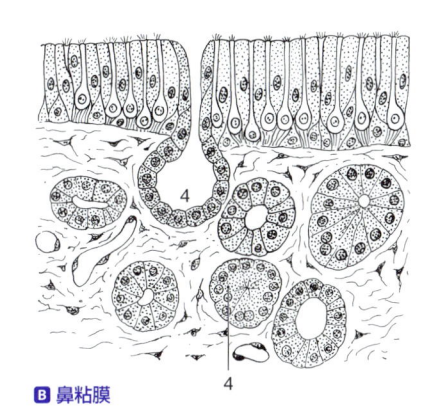

A 鼻粘膜嗅部

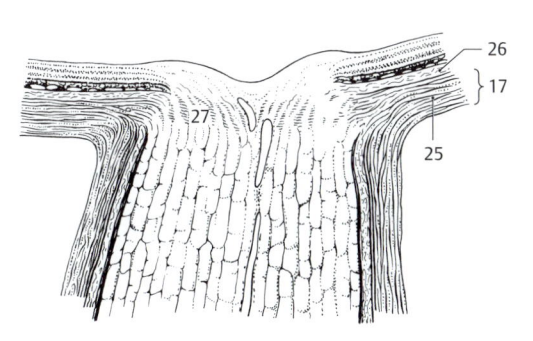

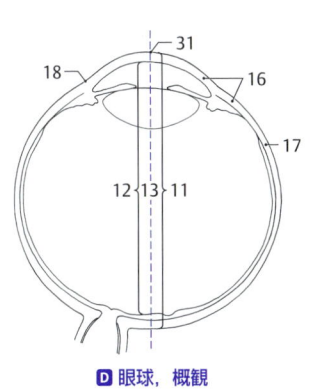

B 鼻粘膜

C 視神経出口と眼の膜

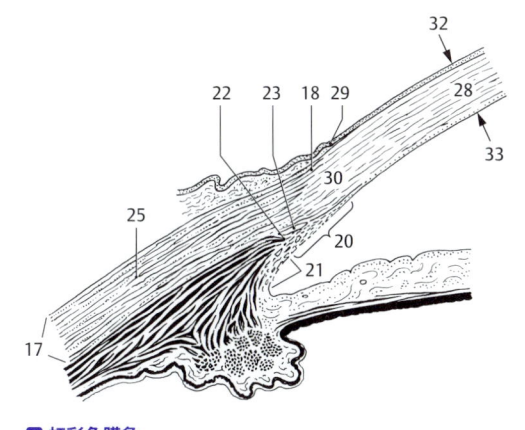

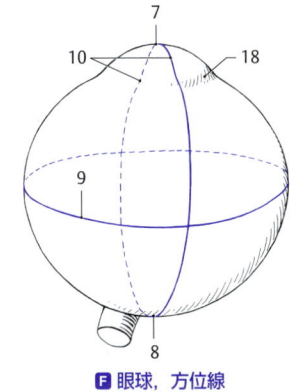

D 眼球，概観

E 虹彩角膜角

F 眼球，方位線

21 感覚器

1 角膜上皮；前角膜上皮 **Corneal epithelium** Epithelium anterius　角膜前面の約5層からなる扁平上皮．表面は特に滑らか．Ⓑ Ⓓ

2 前境界板 **Anterior limiting lamina** Lamina limitans anterior 〔Bowman(ボーマン)膜〕厚さ約10～20 μm ある角膜上皮直下の膜．後方は角膜固有質へ移行する．Ⓑ

3 角膜固有質 **Substantia propria** Substantia propria　層状に配列する結合組織およびムコ多糖類を有する基質からなる無血管性の角膜主要部．線維の膨張状態および液体含有量は角膜の透明度に影響する．Ⓑ Ⓓ

4 後境界板 **Posterior limiting lamina** Lamina limitans posterior 〔Descemet(デスメ)膜〕角膜内皮の基底膜．辺縁では強膜および虹彩へ放散する線維に分かれる．この線維の間隙を通り眼房水は強膜静脈洞中へ達する．Ⓑ Ⓓ

5 角膜内皮；後角膜上皮 **Endothelium of anterior chamber** Epithelium posterius　角膜の後面を覆う単層扁平上皮．Ⓑ Ⓓ

6 眼球血管膜；ブドウ膜；眼球中膜 **Vascular layer of eyeball** Tunica vasculosa bulbi　脈絡膜，毛様体，および虹彩からなる．

7 脈絡膜 **Choroid** Choroidea　網膜と強膜の間にある部分．Ⓐ

8 脈絡上板 **Suprachoroid lamina** Lamina suprachoroidea　強膜直下の血管に乏しく，色素を含む層．線維は部分的に内皮で覆われる．Ⓐ

9 脈絡外隙 **Perichoroidal space** Spatium perichoroideum　脈絡上板中にある間隙系で，一部はリンパ路に属する．この中を毛様体神経，長および短後毛様体動脈および渦静脈が通る．Ⓐ

10 血管板 **Vascular lamina** Lamina vasculosa　短後毛様体動脈の分岐する層．Ⓐ

11 脈絡毛細管板 **Capillary lamina** Lamina choroidocapillaris　密な毛細血管網を有する層で，無色素性の結合組織からなる．鋸状縁まで達する．この板は血管板とはしばしば特殊な結合組織層で区切られる．Ⓐ

12 基底膜 **Basal lamina** Lamina basalis 〔Bruch(ブルッフ)膜〕厚さ約2～4 μm の均質な層で，網膜の色素上皮と脈絡毛細管板の間にある．Ⓐ

13 脈絡膜血管 **Choroid blood vessels** Vasa sanguinea choroideae　ブドウ膜に含まれる全ての血管．

14 毛様体 **Ciliary body** Corpus ciliare　鋸状縁と虹彩根部の間にある肥厚部で，毛様体筋および毛様体突起をもつ．Ⓒ

15 毛様体冠 **Corona ciliaris** Corona ciliaris　毛様体突起の占める輪状の帯．Ⓒ

16 毛様体突起 **Ciliary processes** Processus ciliares　放射状に配列し，毛細血管に富むヒダ．70～80本あり，幅 0.1～0.2 mm, 高さ 1 mm, 長さ 2～3 mm である．この上皮が眼房水を産出する．Ⓒ

17 毛様体ヒダ **Ciliary plicae** Plicae ciliares　毛様体冠にある丈の低いヒダ．一部は毛様体突起間にもある．Ⓒ

18 毛様体輪 **Orbiculus ciliaris** Orbiculus ciliaris　毛様体冠と鋸状縁の間にある輪状帯．毛様体ヒダがある．Ⓒ

19 毛様体筋 **Ciliary muscle** M. ciliaris　毛様体中の平滑筋．脈絡膜を前方に引き，それにより小帯線維を緩める．その結果，レンズは強く曲がった本来の形をとり，近くを見ることができる．Ⓓ

20 経線状線維 **Meridional fibres** Fibrae meridionales 〔Brücke(ブリュッケ)筋〕経線方向に走る大型の線維群で，大部分は強膜輪から起こり，脈絡膜に沿って強膜に至る．Ⓓ

21 縦走線維 **Longitudinal fibres** Fibrae longitudinales　角膜強膜部から起こる線維で，経線に向かい経線状線維の経路をたどる．Ⓓ

22 放線状線維 **Radial fibres** Fibrae radiales　毛様体筋の中間部で，内側から外側へ横切る線維を伴う．Ⓓ

23 輪状線維 **Circular fibres** Fibrae circulares 〔Müller(ミュラー)筋〕内側の輪筋層．

24 基底板 **Basal lamina** Lamina basalis　脈絡膜の基底膜の続き．色素上皮に接する．Ⓓ

眼部 437

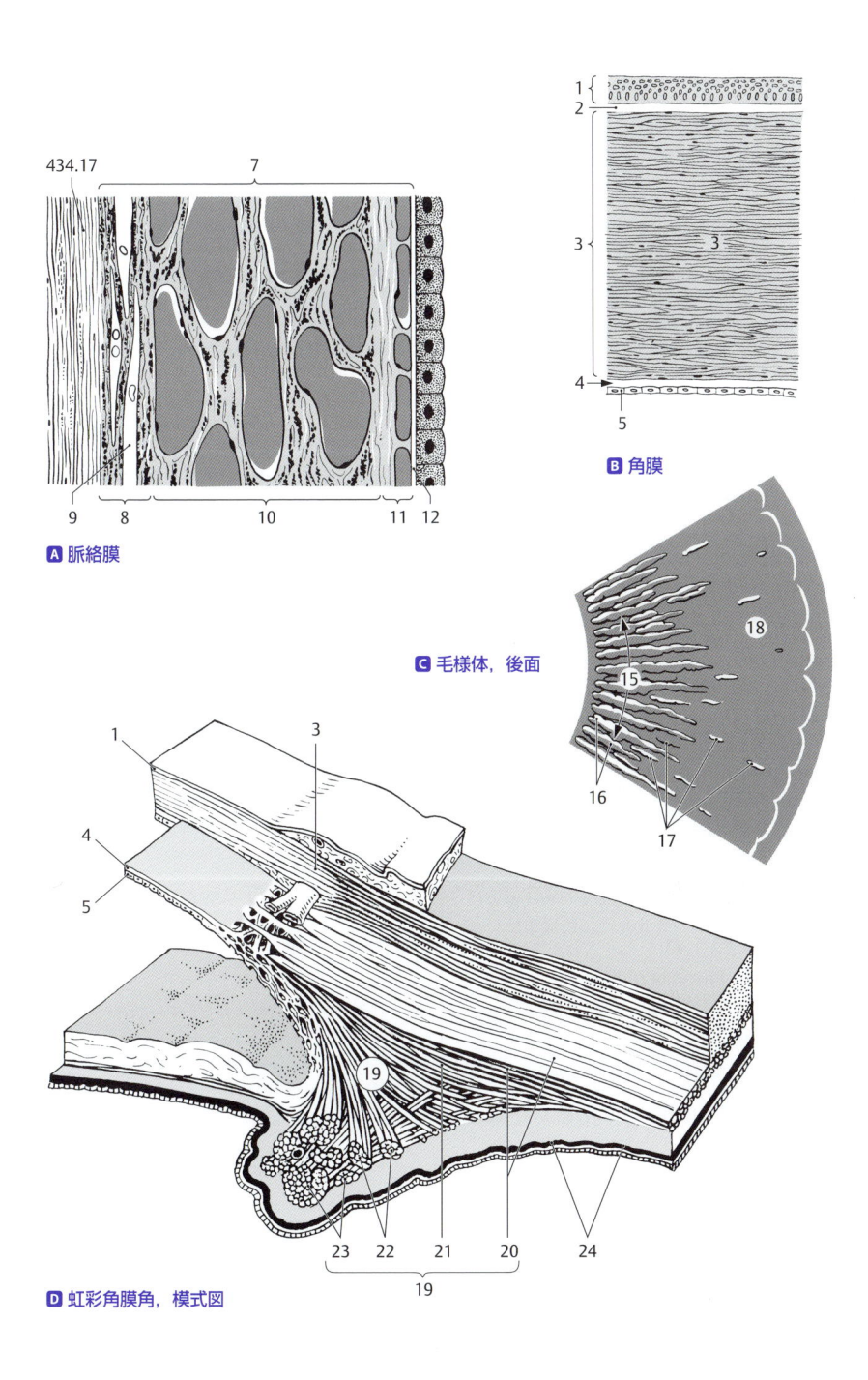

A 脈絡膜

B 角膜

C 毛様体，後面

D 虹彩角膜角，模式図

1 虹彩 **Iris** Iris　前頭面に位置し，色に個人差のある円板．中央に開口部（瞳孔）があり，直径は約10～12 mm．前眼房の後境界で，その縁は毛様体へ移行する．Ⓐ

2 瞳孔縁 **Pupillary margin** Margo pupillaris　虹彩の瞳孔を囲む縁．ⒶⒷ

3 毛様体縁 **Ciliary margin** Margo ciliaris　虹彩の外縁．毛様体および虹彩角膜角に固定される．Ⓑ

4 前面 **Anterior surface** Facies anterior　前眼房に向く面．Ⓑ

5 後面 **Posterior surface** Facies posterior　後眼房に向く面．ⒶⒷ

6 大虹彩輪 **Outer border of iris** Anulus iridis major　虹彩の毛様体部．外側の幅広い部分で，小虹彩輪とは区別される．Ⓐ

7 小虹彩輪 **Inner border of iris** Anulus iridis minor　虹彩の瞳孔部．狭い繊細な構造で，大虹彩輪とは区別される．Ⓐ

8 虹彩ヒダ **Folds of iris** Plicae iridis　虹彩前面の瞳孔縁周囲にあるヒダ．瞳孔縁に浅い鋸歯状構造をつくる．Ⓐ

9 瞳孔 **Pupil** Pupilla　瞳孔縁に囲まれた孔．入射光の強さおよび見るものまでの距離に応じて，その径を変えることができる．

10 瞳孔括約筋 **Sphincter pupillae** M. sphincter pupillae　ラセン状に走る筋線維からなる網．その長軸は，散大した瞳孔では瞳孔縁とほぼ平行になる．《神》動眼神経中の副交感性線維．Ⓑ

11 瞳孔散大筋 **Dilator pupillae** M. dilatator pupillae　放射状に走る薄い平滑筋線維層．《神》頸動脈神経叢からの交感神経．

12 虹彩支質 **Stroma of iris** Stroma iridis　血管に富む基質で，色素をもつ結合組織細胞が混じる．前および後部は線維が多く，中間部は少ない．ⒶⒷ

13 [虹彩]色素上皮 **Pigmented epithelium** Epithelium pigmentosum　虹彩の後面を二重に覆う．後眼房に面するこの部は非常に色素顆粒が多く，核がみえない．Ⓐ

14 虹彩角膜角隙 **Spaces of iridocorneal angle** Spatia anguli iridocornealis　〔Fontana（フォンタナ）腔〕小柱網の線維間の間隙．ここを通り眼房水が強膜静脈洞へ入る．Ⓐ

15 大虹彩動脈輪 **Major circulus arteriosus of iris** Circulus arteriosus iridis major　輪状の血管系で，長および短後毛様体動脈間の吻合による．放射状に枝が出る．Ⓐ

16 小虹彩動脈輪 **Minor circulus arteriosus of iris** Circulus arteriosus iridis minor　輪状血管系で，大虹彩動脈輪の車軸状枝の吻合により，瞳孔縁近くにできる．Ⓐ

17 瞳孔膜† **Pupillary membrane** Membrana pupillaris　胎生期に存在する水晶体周囲の血管鞘の前面部で，瞳孔後方にある瞳孔縁と癒合し，瞳孔縁から血管を受ける．

18 眼球内膜 **Inner layer of eyeball** Tunica interna bulbi　網膜および色素上皮からなる内膜．

19 網膜 **Retina** Retina　大部分は光を感じる（視部）．眼杯の両葉から生じる眼球内膜のうち内側の部分．

20 網膜盲部 **Nonvisual retina** Pars caeca retinae　光受容部がない網膜の部分．

21 網膜毛様体部 **Ciliary part of retina** Pars ciliaris retinae　毛様体後面に載っている網膜の非光受容部．単層の立方上皮と色素上皮層からなる．Ⓑ

22 網膜虹彩部 **Iridial part of retina** Pars iridica retinae　虹彩後面に載っている網膜の非光受容部．2層の有色素立方上皮からなる．Ⓑ

23 鋸状縁 **Ora serrata** Ora serrata　網膜の光受容部と非光受容部との間の鋸歯状の境．ⒷⒸ

24 網膜視部 **Optic part of retina** Pars optica retinae　光刺激によりインパルスを発する部分．鋸状縁より後方にある．Ⓑ

25 色素[上皮]層 **Pigmented layer** Stratum pigmentosum　眼杯の外層に由来する部．Ⓑ

26 神経層 **Neural layer** Stratum nervosum　色素上皮層のすぐ内方にある真の網膜．次頁に記載の層を含む．Ⓑ

眼部 439

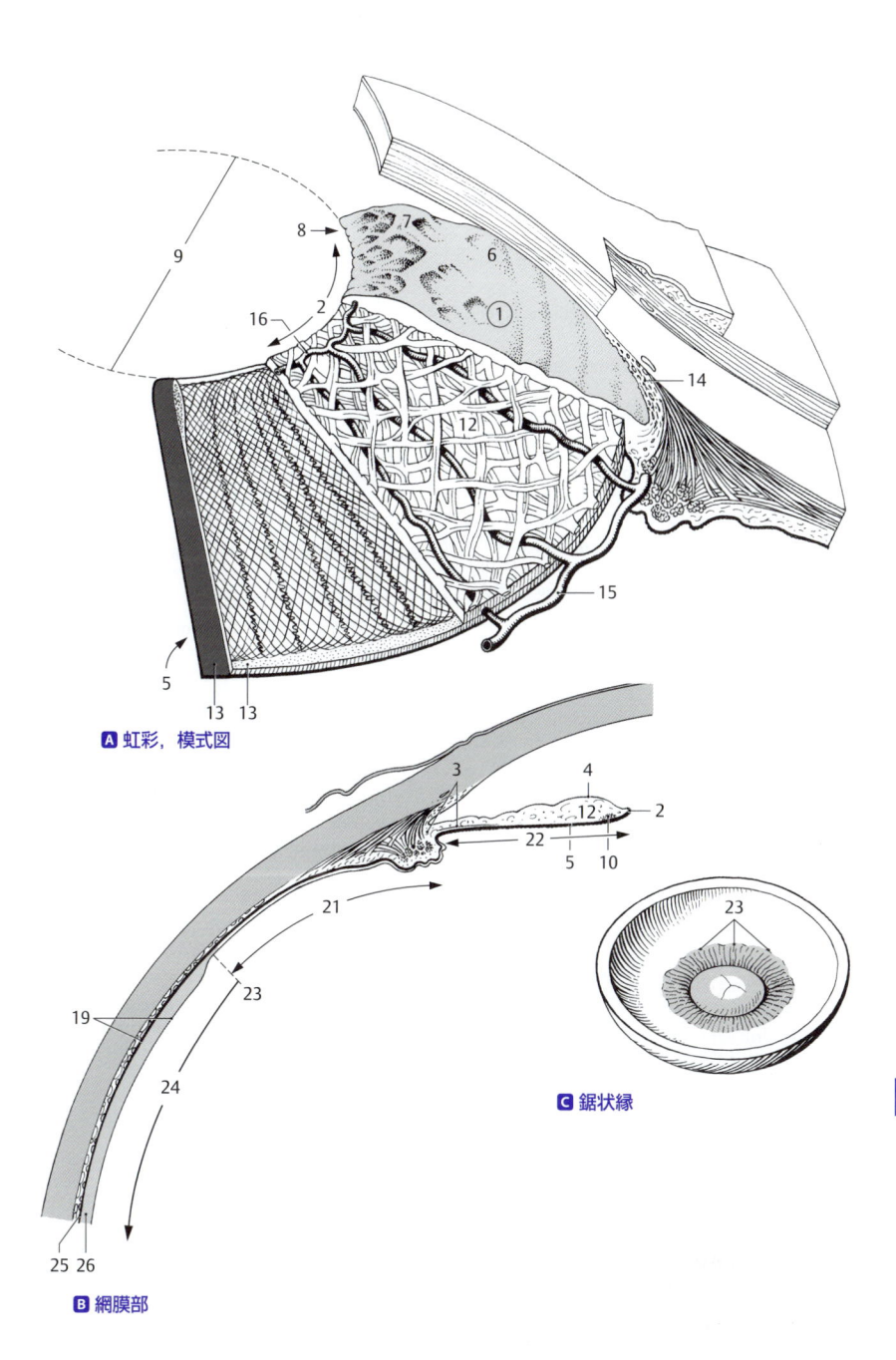

A 虹彩，模式図

B 網膜部

C 鋸状縁

21 感覚器

1 視細胞層　Layer of inner and outer segments　Stratum segmentorum externorum et internorum；〔Stratum neuroepitheliale〕　杆体と錐体の層．Ⓐ

2 外境界層；外境界膜　Outer limiting layer　Stratum limitans externum　Ⓐ

3 外顆粒層　Outer nuclear layer　Stratum nucleare externum　Ⓐ

4 外網状層　Outer plexiform layer　Stratum plexiforme externum　Ⓐ

5 双極細胞層；内顆粒層　Inner nuclear layer　Stratum nucleare internum　Ⓐ

6 内網状層　Inner plexiform layer　Stratum plexiforme internum　Ⓐ

7 視神経細胞層；神経節細胞層　Ganglionic layer　Stratum ganglionicum　Ⓐ

8 神経線維層　Layer of nerve fibres　Stratum neurofibrarum　Ⓐ

9 内境界層；内境界膜　Inner limiting layer　Stratum limitans internum　Ⓐ

10 視神経円板；視神経乳頭　Optic disc　Discus nervi optici　眼底における視神経の始まり．黄斑の約3～4 mm 内側，直径約1.6 mm．Ⓑ

11 円板陥凹；乳頭陥凹　Depression of optic disc；Physiological cup　Excavatio disci　視神経円板中央の窪み．網膜中心動脈および静脈の主幹がある．Ⓑ

12 黄斑　Macula　Macula lutea　横に卵円形の黄色く色素沈着した部分で，後極近くにある．直径約2～4 mm．Ⓑ

13 中心窩　Fovea centralis　Fovea centralis　黄斑中の窪み．網膜上層部の減少により生じる．最も分解能のよいところ．直径約1～2 mm．ⒶⒷ

14 中心小窩　Foveola　Foveola　中心窩中最も薄いところ．網膜成分のうちほとんど錐体細胞のみで構成される．直径約0.2～0.4 mm．この中に2,500個の錐体細胞がある．Ⓐ

15 視神経　Optic nerve　N. opticus　網膜に始まり，視交叉まで達する神経線維束．組織学的，発生学的には，脳の膨出であり，眼球後部まで脳硬膜に相応するもので包まれる．軸索は Schwann（シュワン）鞘をもたない．有髄線維は希突起膠細胞の髄鞘による．Ⓓ

16 頭蓋内部　Intracranial part　Pars intracranialis　視神経管と視交叉の間．Ⓒ

17 管内部；視神経管部　Part in canal　Pars canalis　視神経管内の部分．一部は管壁と癒合．Ⓒ

18 眼窩部　Orbital part　Pars orbitalis　眼窩内で軽く蛇行している長さ約3 cm の部分．Ⓒ

19 眼球内部　Intra-ocular part　Pars intraocularis　眼球壁中にある部分．

20 篩板後部　Postlaminar part　Pars postlaminaris　強膜篩板の後方の部分で，視神経外鞘（硬膜鞘）が強膜へ移行する部位の近くにある．

21 篩板内部　Intralaminar part　Pars intralaminaris　強膜篩板中の部分．Ⓓ

22 篩板前部　Prelaminar part　Pars prelaminaris　強膜篩板と網膜視神経線維層の間．Ⓓ

23 視神経外鞘　Outer sheath　Vagina externa　眼球に至るまでの視神経に伴う硬膜鞘．Ⓓ

24 視神経内鞘　Inner sheath　Vagina interna　軟膜およびクモ膜の被覆で，視神経の眼球に至るまでを取り囲む．Ⓓ

25 鞘間隙　Subarachnoid space；Leptomeningeal space　Spatium intervaginale subarachnoidale；Spatium leptomeningeum　視神経に伴うクモ膜下腔およびクモ膜と硬膜の間にある毛細血管開隙．Ⓓ

26 網膜血管　Retinal blood vessels　Vasa sanguinea retinae　網膜中心動静脈の網膜内にある枝．

27 網膜中心動脈，眼球内部　Central retinal artery, intra-ocular part　A. centralis retinae, pars intra-ocularis　眼球に分布する部分．

28 網膜中心静脈，眼球内部　Central retinal vein, intra-ocular part　V. centralis retinae, pars intra-ocularis　眼球からの血液を集める部分．

29 視神経血管輪　Vascular circle of optic nerve　Circulus vasculosus nervi optici　視神経周囲にあり強膜を貫通する血管輪．

30 上外側動脈/静脈　Superior temporal retinal arteriole/venule　Arteriola/Venula temporalis retinae superior　上外側の枝．Ⓑ

31 下外側動脈/静脈　Inferior temporal retinal arteriole/venule　Arteriola/Venula temporalis retinae inferior　下外側の枝．Ⓑ

32 上内側動脈/静脈　Superior nasal retinal arteriole/venule　Arteriola/Venula nasalis retinae superior　上内側の枝．Ⓑ

33 下内側動脈/静脈　Inferior nasal retinal arteriole/venule　Arteriola/Venula nasalis retinae inferior　下内側の枝．Ⓑ

34 上黄斑動脈/静脈　Superior macular arteriole/venule　Arteriola/Venula macularis superior　黄斑の上部の枝．ⒷⒹ

35 下黄斑動脈/静脈　Inferior macular arteriole/venule　Arteriola/Venula macularis inferior　黄斑の下部の枝．Ⓑ

36 中黄斑動脈/静脈　Middle macular arteriole/venule　Arteriola/Venula macularis medialis　視神経円板のすぐ内側の網膜部に至る小枝．Ⓑ

眼部 441

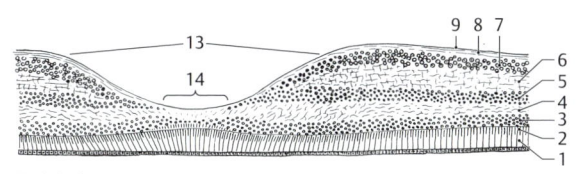

A 中心窩

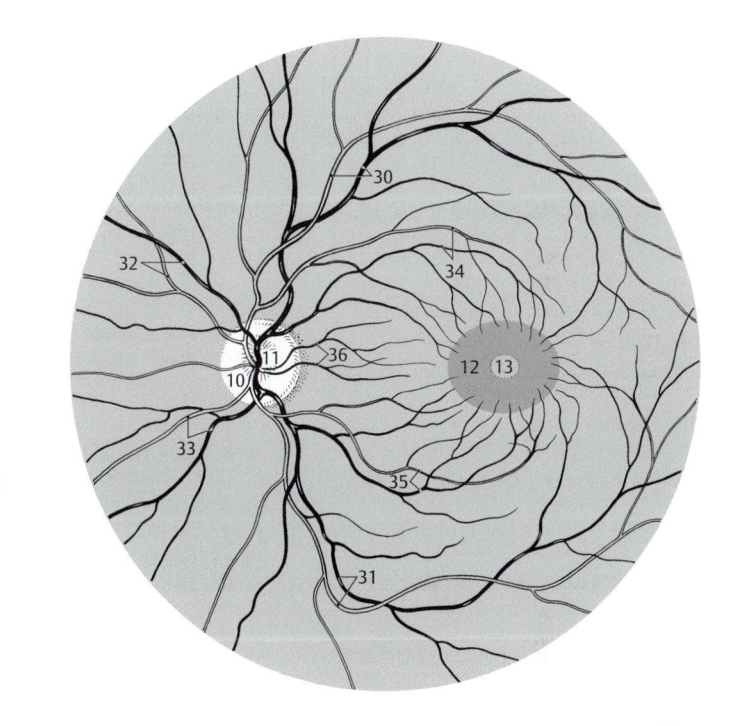

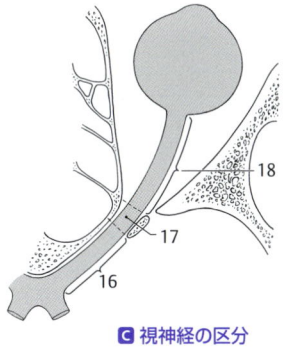

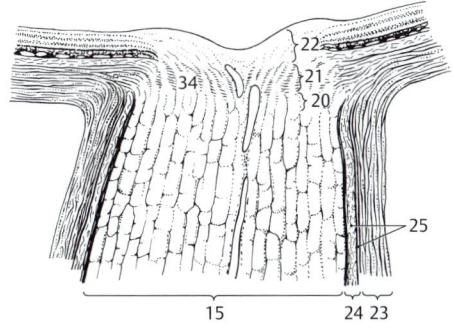

B 眼底

C 視神経の区分

D 視神経出口とその鞘

1 **水晶体 Lens** Lens　瞳孔と硝子体の間で毛様体小帯に付着する．9〜10 mm の直径で，厚さ約 4 mm．B C D

2 **水晶体質 Lens substance** Substantia lentis　水晶体上皮下にあり，水晶体核および皮質からなる水晶体をつくる物質．その屈折率は約 1.44〜1.55． C

3 **水晶体皮質 Cortex of lens** Cortex lentis　高い含水量のため，軟らかい外層部．明確な境目なしに核へ移行する． C

4 **水晶体核 Nucleus of lens** Nucleus lentis　水分に乏しく，固い部分（高齢者で特に）． C

5 **水晶体線維 Lens fibres** Fibrae lentis　水晶体上皮に相当する線維．無細胞性の水晶体質を形成し，直径 2.5〜12 μm，長さ 10 mm に達する． C

6 **水晶体上皮 Lens epithelium** Epithelium lentis　水晶体前面にある上皮で，水晶体赤道にまで達する．発生学的には水晶体包の前壁上皮に由来する． C

7 **水晶体包；水晶体被膜 Capsule of lens** Capsula lentis　透明な 15 μm までの厚さの被膜．上皮も含めて水晶体全面を覆う．前極では後極よりも厚い．小帯線維に付着する． C

8 **前極 Anterior pole** Polus anterior D

9 **後極 Posterior pole** Polus posterior D

10 **前面 Anterior surface** Facies anterior　曲率半径 8.3〜10 mm の緩やかな面． C

11 **後面 Posterior surface** Facies posterior　曲率半径約 6.5 mm の強く曲がった面． C

12 **水晶体軸 Axis** Axis　水晶体の前・後極を結ぶ線． D

13 **水晶体赤道 Equator** Equator　水晶体の外周． C

14 **水晶体放線 Radii** Radii　3 本に分かれた星状の縫合線．若年者にみられる． D

15 **毛様体小帯 Ciliary zonule** Zonula ciliaris　赤道を取り囲む懸垂装置とその間の間隙の総称．種々の長さの放射状線維系とその間の間隙からなる． C

16 **小帯線維 Zonular fibres** Fibrae zonulares　赤道および前・後面に付着する懸垂線維．遠位側では毛様体の基底板と網膜の毛様体部に付着する． C

17 **小帯隙 Zonular spaces** Spatia zonularia　小帯線維間の眼房水の通る間隙． C

18 **眼房 Chambers of eyeball** Camerae bulbi　眼球内の空間．

19 **眼房水 Aqueous humor** Humor aquosus　毛様体突起によって産生される液体．毛様帯小帯の間隙から水晶体の前面へ，そこから虹彩と水晶体の間を流れ，瞳孔から前房に入る．総量 0.2〜0.3 cm³．性状は明澄で，98% は水分，1.4% が塩化ナトリウム，蛋白および糖分は痕跡程度．屈折率は 1.336．

20 **前眼房 Anterior chamber** Camera anterior　虹彩の前面から角膜後面まで達し，後眼房とは瞳孔で交通する． A

21 **虹彩角膜角 Iridocorneal angle** Angulus iridocornealis　虹彩と角膜の間の角部．小柱網を含む，その間隙を通って眼房水は強膜静脈洞へ入る． A

22 **後眼房 Posterior chamber** Camera posterior　虹彩および毛様体より硝子体の前面までの空間． A

23 **硝子体眼房　Postremal chamber；Vitreous chamber** Camera postrema；Camera vitrea　硝子体が充満している腔． A

24 **小帯後隙 Retrozonular space** Spatium retrozonulare　小帯線維の後方の陥凹部． C

25 **硝子体 Vitreous body** Corpus vitreum　約 98% は水分であり，蛋白および塩化ナトリウムを痕跡程度含む以外に，表面ほど濃い微細線維を含んでいる．そのゼリー状の固さは，ヒアルロン酸濃度が高いことによる． A

26 **硝子体動脈[†] Hyaloid artery** A. hyaloidea　眼動脈の枝で，胎生期のみ存在し，水晶体の血管鞘に至る．根元は後に視神経に近い網膜中心動脈となる． B

27 **硝子体管 Hyaloid canal** Canalis hyaloideus　コルク栓抜き状の形をし，下へ弓なりに曲がった管．壁は線維の肥厚によりできる．硝子体動脈の遺残を示し，視神経円板よりレンズ後面まで達する． B

28 **硝子体窩 Hyaloid fossa** Fossa hyaloidea　水晶体が入る硝子体の前面にある窪み． A

29 **硝子体膜 Vitreous membrane** Membrana vitrea　硝子体の表面での線維の肥厚． A

30 **硝子体支質 Vitreous stroma** Stroma vitreum　硝子体中の線維網．表面では濃密となり，硝子体膜となる．

31 **硝子体液 Vitreous humor** Humor vitreus　ムコ多糖を含んだ液で，硝子体支質間に存在する．

眼部　443

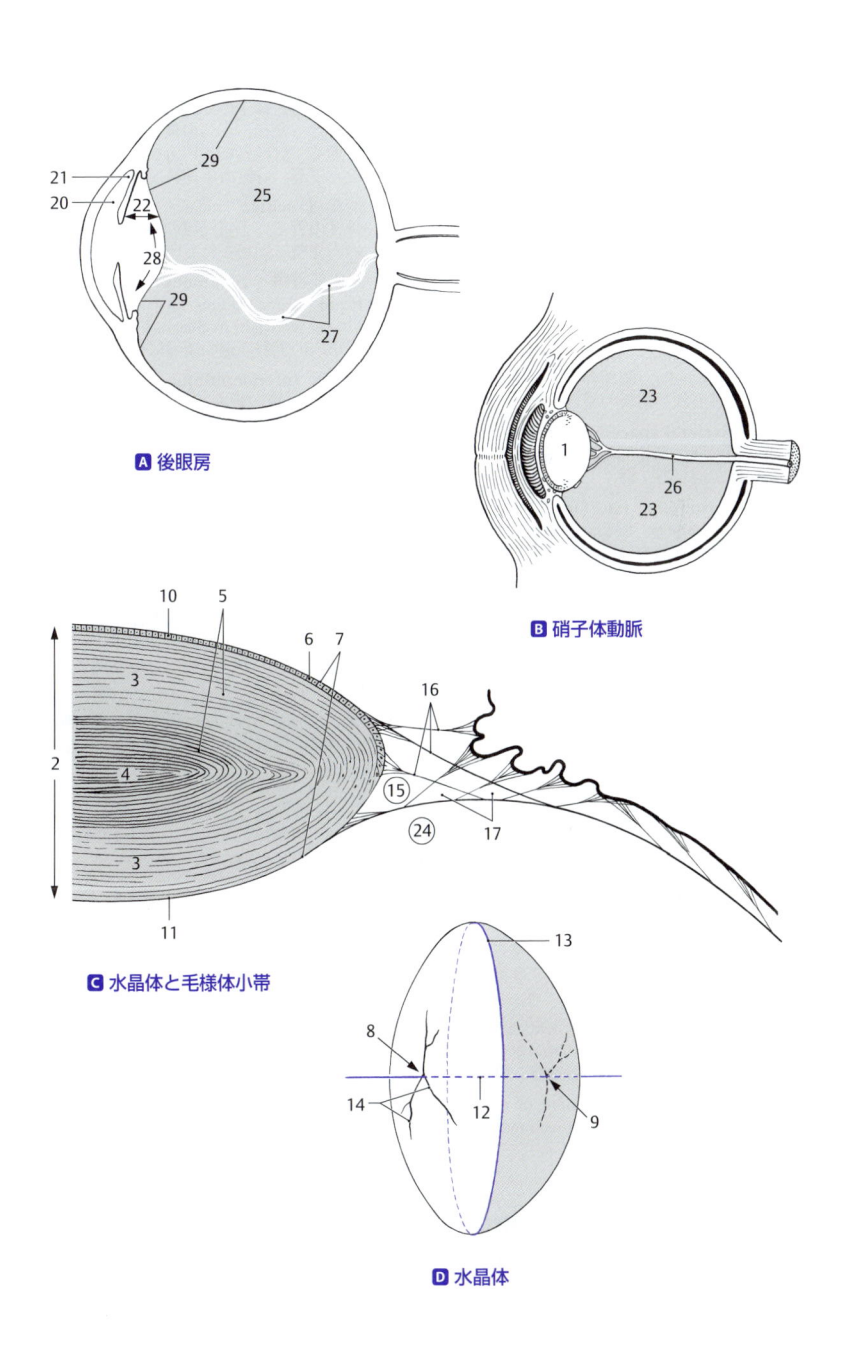

A 後眼房

B 硝子体動脈

C 水晶体と毛様体小帯

D 水晶体

21 感覚器

444　感覚器

1　**副眼器** **Accessory visual structures** Structurae oculi accessoriae

2　**眼窩骨膜** **Periorbita** Periorbita　軟らかい骨膜性の被覆で，眼窩の出口と入口では骨と癒着している．前方は骨膜に，後方は硬膜に移行する．A

3　**眼窩隔膜** **Orbital septum** Septum orbitale　一部は腱性の強い結合組織板．眼窩縁から眼輪筋の下を通り，瞼板の外側縁に至る．眼窩の前方の区切りをつくる．A

4　**眼球鞘** **Fascial sheath of eyeball** Vagina bulbi〔Tenon(テノン)囊〕　眼球と眼窩の間の結合組織性の滑囊．後方は視神経のところで強膜と癒合し，前方は結膜下で終わる．強膜とは大部分強膜外隙で隔てられる．A C

5　**眼球提靱帯** **Suspensory ligament of eyeball** Lig. suspensorium bulbi　眼球の下の外側直筋制動靱帯と内側直筋制動靱帯の続き．C

6　**強膜外隙** **Episcleral space** Spatium episclerale　眼球と眼球鞘の間にある間隙で，長い軟らかい結合組織線維が混じる．A

7　**眼窩脂肪体** **Retrobulbar fat**；**Orbital fat body** Corpus adiposum orbitae　眼筋，眼球および視神経の間隙を満たす．前方は眼窩隔膜でさえぎられる．A E

8　**眼筋筋膜** **Muscular fascia** Fasciae musculares　6本の眼筋の腱および筋腹を覆う眼球鞘の囊．A

9　**外眼筋；眼筋** **Extra-ocular muscles；Extrinsic muscles of eyeball** Mm. externi bulbi oculi B E

10　**眼窩筋** **Orbitalis；Orbital muscle** M. orbitalis　下眼窩裂上にかかる薄い平滑筋．D

11　**上直筋** **Superior rectus** M. rectus superior　《起》総腱輪．《停》赤道の前，角膜縁の後方7〜8 mm のところで斜線をなして終わる．《作》眼球上極の挙上および内方に回すこと．《神》動眼神経．B D E

12　**下直筋** **Inferior rectus** M. rectus inferior　《起》総腱輪．《停》角膜縁より6 mmほど離れたところに斜線をなす．《作》眼球上極を素早く下に下げることと外に回すこと．《神》動眼神経．B D E

13　**内側直筋** **Medial rectus** M. rectus medialis　《起》総腱輪．《停》角膜縁より約5.5 mm離れたところ．《作》前極の内転．《神》動眼神経．B C D

14　**内側直筋制動靱帯〔Check ligament of medial rectus muscle〕**〔Lacertus musculi recti medialis〕　涙骨に伸びる筋膜板．C

15　**外側直筋** **Lateral rectus** M. rectus lateralis　《起》総腱輪および小翼．《停》角膜縁の後方5.5 mm．《作》角膜の極の外転．《神》外転神経．B C D E

16　**外側直筋制動靱帯 Check ligament of lateral rectus muscle** Lacertus musculi recti lateralis　頰骨に伸びる筋膜板．C D

17　**総腱輪** **Common tendinous ring；Common anular tendon** Anulus tendineus communis　直筋群の起始腱の輪．視神経管および上眼窩裂の内側部を囲む．D

18　**上斜筋** **Superior oblique** M. obliquus superior　《起》蝶形骨体上の総腱輪の内側．《停》鈎状の走路をとった後，赤道の後方へ斜めに，腱は滑車を通る．《作》外転，内方への回転，および視線を下げる．《神》滑車神経．B D

19　**滑車** **Trochlea** Trochlea　短い曲がった線維軟骨性の管で，上斜筋腱の滑車として働く．眼窩の内側壁に固定されている．B

20　**上斜筋腱鞘** **Tendinous sheath of superior oblique** Vagina tendinis musculi obliqui superioris；〔Bursa synovialis trochlearis〕　腱鞘に似た管で，滑車内の上斜筋腱の誘導に役立つ．B

21　**下斜筋** **Inferior oblique** M. obliquus inferior　《起》鼻涙管の近くの外側．《停》赤道の後方．《作》素早く挙上すること，外転，および外方へ回転すること．《神》動眼神経．E

22　**上眼瞼挙筋** **Levator palpebrae superioris** M. levator palpebrae superioris　《起》視神経管の上，および視神経の硬膜．停止腱は前方へ向かって広がり，以下〈23, 24〉の上下枝に分かれる．《神》動眼神経．A B D E

23　**浅板** **Superficial layer** Lamina superficialis　上眼瞼挙筋の上の板．瞼板と輪筋の間を通り，上眼瞼の皮膚に近い結合組織中に終わる．この板は幅広いので，外側では眼窩壁まで達する．A

24　**深板** **Deep layer** Lamina profunda　瞼板の上縁と前面に付着する．A

眼部 445

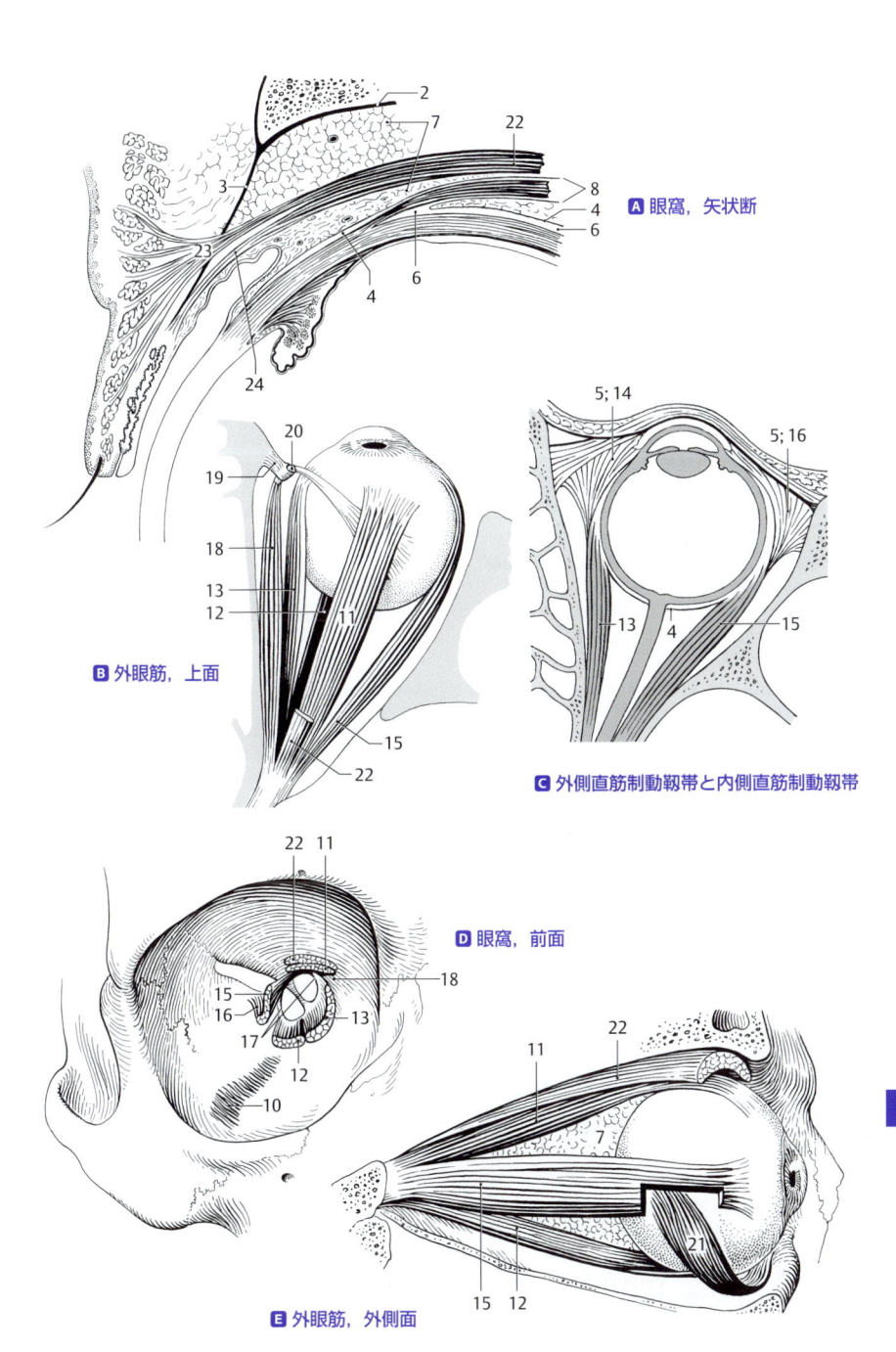

A 眼窩，矢状断

C 外側直筋制動靱帯と内側直筋制動靱帯

B 外眼筋，上面

D 眼窩，前面

E 外眼筋，外側面

21 感覚器

感覚器

1 眉 Eyebrow Supercilium　太く，ブラシのような毛をもつ．A

2 眼瞼；まぶた Eyelids Palpebrae E

3 上眼瞼 Superior eyelid；Upper eyelid Palpebra superior　幅の広い上部の眼瞼．A

4 下眼瞼 Inferior eyelid；Lower eyelid Palpebra inferior　幅の狭い下部の眼瞼．A

5 眼瞼前面 Anterior surface of eyelid Facies anterior palpebrae　皮膚の外層で覆われている前面．E

6 瞼鼻ヒダ Palpebronasal fold；Medial canthic fold Plica palpebronasalis；〔Epicanthus〕　蒙古ヒダ．外側鼻壁へ上眼瞼の覆いが続いたもの．内眼角を隠す．C

7 眼瞼後面 Posterior surface of eyelid Facies posterior palpebrae　杯細胞の混在する結膜上皮で覆われる．E

8 眼瞼裂 Palpebral fissure Rima palpebrarum　上眼瞼と下眼瞼の間．A E

9 外側眼瞼交連 Lateral palpebral commissure Commissura lateralis palpebrarum　外眼角部での上眼瞼の下限瞼への移行．A

10 内側眼瞼交連 Medial palpebral commissure Commissura medialis palpebrarum　内眼角部での上眼瞼の下限瞼への移行．A

11 外眼角；めじり Lateral angle of eye Angulus oculi lateralis　眼裂の外側端でもある．A

12 内眼角；めがしら Medial angle of eye Angulus oculi medialis　眼裂の内側端でもある．円く弯出し涙湖をつくる．A F

13 前眼瞼縁 Anterior palpebral margin Limbus anterior palpebrae　眼瞼皮膚に向く眼瞼縁．E

14 後眼瞼縁 Posterior palpebral margin Limbus posterior palpebrae　結膜に向く眼瞼の内縁．E

15 睫毛；まつげ Eyelash Cilia　前眼瞼縁の近くにあり，3～4列生える．E F

16 上瞼板 Superior tarsus Tarsus superior　高さが約10 mmあり，皿状に曲がっている．硬い縒れた膠原線維性の結合組織からなる．瞼板腺を含む．B E

17 下瞼板 Inferior tarsus Tarsus inferior　高さが約5 mmあり，皿状に曲がっている．硬い縒れた膠原線維性の結合組織からなる．瞼板腺を含む．B E

18 内側眼瞼靱帯 Medial palpebral ligament Lig. palpebrale mediale　内側眼瞼交連と内側眼窩壁との間の結合組織性結合．涙嚢窩の直前にある．B D

19 外側眼瞼縫線〔Lateral palpebral raphe〕〔Raphe palpebralis lateralis〕　外側眼瞼靱帯上の軟かい帯．眼輪筋により補強される．D

20 外側眼瞼靱帯 Lateral palpebral ligament Lig. palpebrale laterale　眼窩隔膜前方にある靱帯で，外側眼瞼交連を外側眼窩壁に結ぶ．B

21 瞼板腺 Tarsal glands Glandulae tarsales〔Meibom(マイボーム)腺〕　上・下眼瞼中にある長く伸びたホロクリン腺．後眼瞼縁近くに開口する．皮脂状の分泌物を出し，眼瞼縁に脂を塗る．E

22 睫毛腺 Ciliary glands Glandulae ciliares〔Moll(モル)腺〕　眼瞼縁にあるアポクリン腺．睫毛の毛包または眼瞼縁へ開口する．E

23 脂腺 Sebaceous glands Glandulae sebaceae〔Zeis(ツァイス)腺〕　小さい皮脂腺で，睫毛の毛包に開口する．E

24 上瞼板筋 Superior tarsal muscle M. tarsalis superior　上眼瞼挙筋と上瞼板の筋腱移行部の間にある平滑筋．E

25 下瞼板筋 Inferior tarsal muscle M. tarsalis inferior　下結膜円蓋と下瞼板の間にある平滑筋．E

26 結膜 Conjunctiva Tunica conjunctiva　眼瞼内側面を覆う部分では，杯細胞を有する2層または重層の円柱上皮および血管と細胞に富んだ固有層からなり，結膜円蓋および眼球結膜では，重層の扁平上皮となって角膜縁まで続く．E

27 結膜半月ヒダ Plica semilunaris Plica semilunaris　内眼角にあるヒダで，上結膜円蓋と下結膜円蓋をつなぐ．F

28 涙丘 Lacrimal caruncle Caruncula lacrimalis　内眼角にある粘膜の肥厚部で，重層扁平上皮または円柱上皮を有する．F

眼 部 447

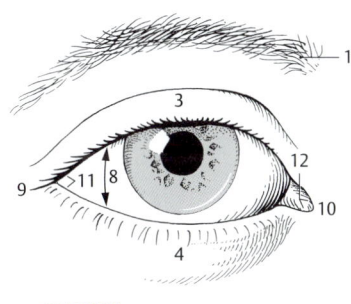

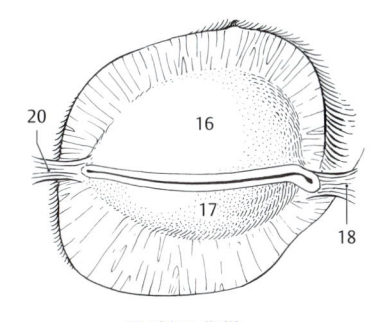

A 眼瞼裂

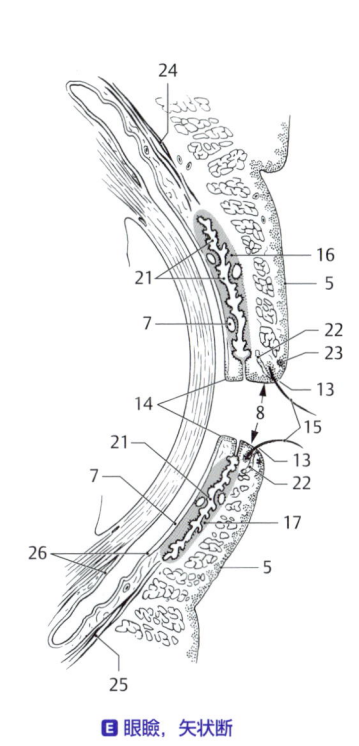

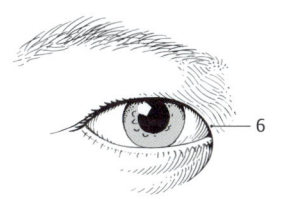

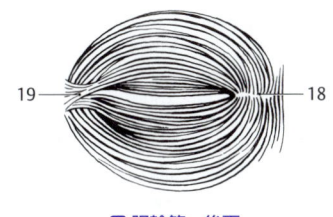

B 瞼板と靱帯

C 瞼鼻ヒダ

D 眼輪筋，後面

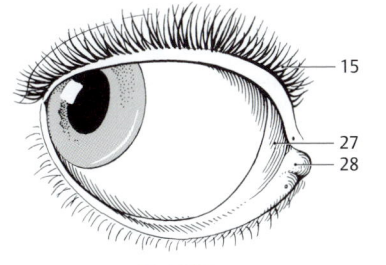

E 眼瞼，矢状断

F 内眼角

1 眼球結膜 **Bulbar conjunctiva** Tunica conjunctiva bulbi　眼球を覆う結膜の部分．杯細胞の乏しい非角化重層扁平上皮と，疎性で細胞に乏しい弾性線維を含む固有層からなる．**A**

2 眼瞼結膜 **Palpebral conjunctiva** Tunica conjunctiva palpebrarum　眼瞼後面を覆う結膜．杯細胞をもつ2層または重層の円柱上皮で覆われ，血管に富む疎性の固有層を伴う．**A**

3 上結膜円蓋 **Superior conjunctival fornix** Fornix conjunctivae superior　眼球結膜が上眼瞼の上後方で，眼瞼結膜へと折り返るところ．**A**

4 下結膜円蓋 **Inferior conjunctival fornix** Fornix conjunctivae inferior　眼球結膜が下眼瞼の後方で，眼瞼結膜へと折り返るところ．**A**

5 結膜嚢 **Conjunctival sac** Saccus conjunctivalis　眼瞼結膜と眼球結膜の間の間隙．上結膜円蓋と下結膜円蓋で終わる．**A**

6 結膜腺 **Conjunctival glands** Glandulae conjunctivales　内眼角における濾胞状のリンパ球の集合．**A**

7 涙器 **Lacrimal apparatus** Apparatus lacrimalis　角膜および結膜の湿りを保持する役目がある．**C**

8 涙腺 **Lacrimal gland** Glandula lacrimalis　外眼角の上方にある．上眼瞼挙筋の腱で以下〈9, 10〉の上部および下部に分かれる．排出管は上結膜円蓋の外側に開く．**B**

9 眼窩部 **Orbital part** Pars orbitalis　上眼瞼挙筋の腱の上にある涙腺の大きい部分．**B**

10 眼瞼部 **Palpebral part** Pars palpebralis　上眼瞼挙筋の腱の下にある涙腺の小さい部分．**B**

11 排出管 **Excretory ducts** Ductuli excretorii　6〜14本ある排出管．上結膜円蓋に開く．**B**

12 副涙腺[†] **Accessory lacrimal glands** Glandulae lacrimales accessoriae　付加的に散在する涙腺．特に上結膜円蓋近くに多い．**A**

13 涙河 **Lacrimal pathway** Rivus lacrimalis　閉じた眼瞼縁と眼球の間の溝．

14 涙湖 **Lacus lacrimalis；Lacrimal lake** Lacus lacrimalis　内眼角における涙丘周囲の腔．**B C**

15 涙乳頭 **Lacrimal papilla** Papilla lacrimalis　上および下眼瞼の内縁の内側にある小さな円錐状の高まり．先端に涙点がある．**C**

16 涙点 **Lacrimal punctum** Punctum lacrimale　涙乳頭上にある涙排出系の始まりの部分．**C**

17 涙小管 **Lacrimal canaliculus** Canaliculus lacrimalis　それぞれの涙点から涙嚢に至る1 cm程度の管．**C**

18 涙小管膨大 **Ampulla of lacrimal canaliculus** Ampulla canaliculi lacrimalis　涙小管の曲がり部分にあり，わずかに膨大している．**C**

19 涙嚢 **Lacrimal sac** Saccus lacrimalis　涙腺窩中にあり，長さ約1.5 cm幅約0.5 cm．下は直接鼻涙管へ移行する．**C**

20 涙嚢円蓋 **Fornix of lacrimal sac** Fornix sacci lacrimalis　涙嚢の上方の円天井様の腔．**C**

21 鼻涙管 **Nasolacrimal duct** Ductus nasolacrimalis　涙嚢から直接に始まり，1.2〜2.4 cmの長さで，鼻涙管中を通り，下鼻道に開く．その扁平になった管腔はところどころに線毛をもった2層もしくは重層の円柱上皮により覆われる．**C**

22 鼻涙管ヒダ **Lacrimal fold** Plica lacrimalis　鼻涙管開口部の粘膜のヒダで，外鼻孔から3〜3.5 cm後方，下鼻道にある．**C**

眼 部 449

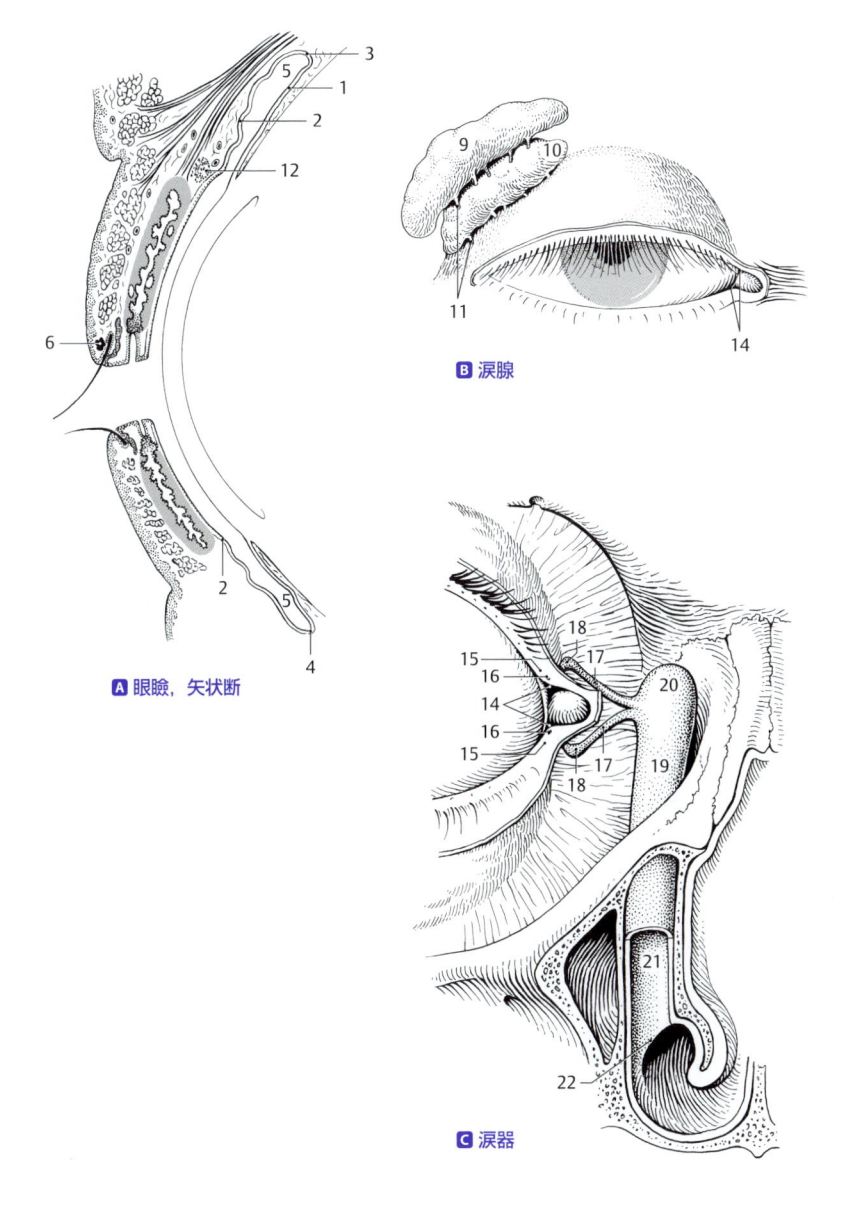

A 眼瞼，矢状断

B 涙腺

C 涙器

1 **耳** Ear Auris

2 **外耳** External ear Auris externa 耳の外側部で，耳介，外耳道，および鼓膜からなる．

3 **耳介** Auricle；Pinna Auricula ⒶⒷ

4 **耳垂** Lobule of auricle；Lobe of ear Lobulus auriculae 耳介の下端で，軟骨をもたない．ⒶⒷ

5 **耳介軟骨** Auricular cartilage Cartilago auriculae 耳介の基本構造で，弾性軟骨からなる．ⒸⒹ

6 **耳輪** Helix Helix 耳介の弓形をなす外側縁．ⒶⒷⒸ

7 **耳輪脚** Crus of helix Crus helicis 耳甲介にある耳輪の始まり．ⒶⒷⒸ

8 **耳輪棘** Spine of helix Spina helicis 耳輪脚から前方に突き出た小さい結節．Ⓒ

9 **耳輪尾** Tail of helix Cauda helicis 耳輪の後下端で，対珠とは溝で隔てられる耳介軟骨．Ⓒ

10 **対輪** Antihelix Antihelix 耳輪尾の前方にある弓状の隆起．ⒶⒷⒸ

11 **三角窩** Triangular fossa Fossa triangularis 2本の対輪脚に囲まれる前上方の陥凹．ⒶⒸ

12 **対輪脚** Crura of antihelix Crura antihelicis 対輪が上部で分れた2本の脚．三角窩を囲む．ⒶⒸ

13 **舟状窩** Scapha Scapha 耳輪と対輪の間にある溝．ⒶⒸ

14 **耳甲介** Concha of auricle Concha auriculae 耳介の峡部で，対輪，対珠および耳珠に囲まれる．Ⓐ

15 **耳甲介舟** Cymba conchae Cymba conchae 耳甲介の裂け目状の部分で，耳輪脚および対輪脚の間にある．Ⓐ

16 **耳甲介腔** Cavity of concha Cavitas chonchae；Cavum conchae 耳甲介の主部で，耳輪脚の下方，耳珠の後方にある．Ⓐ

17 **対珠** Antitragus Antitragus 対輪の続きの小隆起．耳珠からは珠間切痕で区分される．ⒶⒸ

18 **耳珠** Tragus Tragus 外耳孔前方にある平面状の突起．Ⓐ

19 **前切痕** Anterior notch Incisura anterior 耳珠（珠上結節）と耳輪脚の間の切痕．Ⓐ

20 **珠間切痕** Intertragic incisure；Intertragic notch Incisura intertragica 耳珠と対珠の間の切痕．ⒶⒸ

21 **耳介結節**† Auricular tubercle Tuberculum auriculare 〔Darwin（ダーウィン）結節〕耳介の後上方内縁に時にみられる結節．Ⓐ

22 **耳介尖**† Apex of auricle；Tip of ear Apex auriculae 耳介外縁の後上外方への張り出し．時にみられる．Ⓑ

23 **後耳介溝** Posterior auricular groove Sulcus posterior auriculae 対珠と対輪の間にある浅い溝．Ⓐ

24 **珠上結節**† Supratragic tubercle Tuberculum supratragicum 耳珠の上端に時にみられる小結節．Ⓐ

25 **耳軟骨峡** Isthmus of cartilaginous auricle Isthmus cartilaginis auricularis 外耳道軟骨および耳珠板の耳介軟骨への狭い移行部．Ⓓ

26 **分界切痕** Terminal notch of auricle Incisura terminalis auricularis 耳珠板を耳介軟骨から分ける深い切痕．Ⓓ

27 **対珠耳輪裂** Fissura antitragohelicina Fissura antitragohelicina 下方では対珠と耳輪の間，上方では対珠と耳輪の間の深い分界溝．Ⓓ

28 **横対輪溝**〔Sulcus antihelicis transversus〕〔Sulcus antihelicis transversus〕三角窩隆起と甲介隆起の間にあり後内側からみえる溝．Ⓓ

29 **耳輪脚溝** Groove of crus of helix Sulcus cruris helicis 耳介軟骨後面の浅い溝で，前表面の耳輪脚に対応する．Ⓓ

30 **対輪窩** Fossa antihelica；Antihelical fossa Fossa antihelica 耳介軟骨後面の窪みで，前面の対輪に対応する．Ⓓ

31 **甲介隆起** Eminentia conchae Eminentia conchae 耳介軟骨後面の隆起で，耳甲介腔に対応する．Ⓓ

32 **舟状窩隆起** Eminentia scaphae Eminentia scaphae 耳介軟骨後面の弓状隆起で，前面の舟状窩に対応する．Ⓓ

33 **三角窩隆起** Eminentia fossae triangularis Eminentia fossae triangularis 耳介軟骨後面の隆起で，三角窩に対応する．Ⓓ

耳部 451

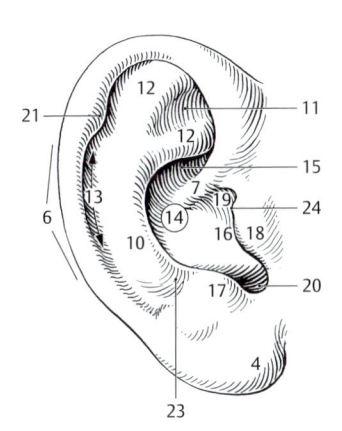

A 耳介

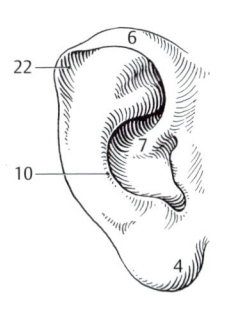

B 耳介と隆起部

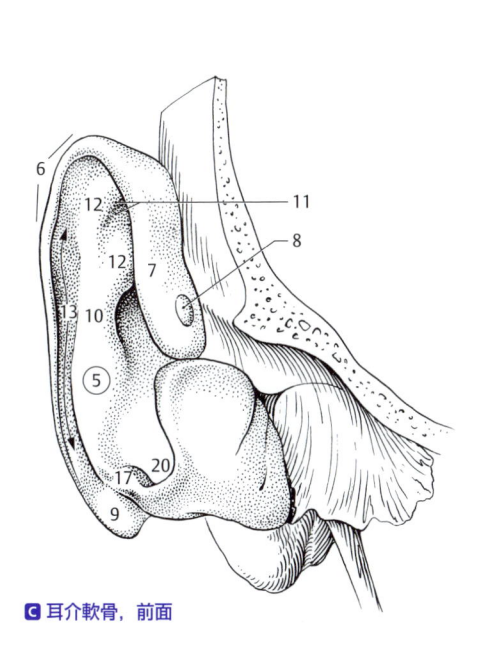

C 耳介軟骨，前面

D 耳介軟骨，内側面

21 感覚器

1 耳介靱帯 Ligaments of auricle Ligg. auriculares 耳介軟骨を側頭骨に結びつける．

2 前耳介靱帯 Anterior ligament of auricle Lig. auriculare anterius 頬骨弓の根元から耳輪棘に至る靱帯．**A**

3 上耳介靱帯 Superior ligament of auricle Lig. auriculare superius 骨性の外耳道の上縁から耳輪棘に至る靱帯．**A**

4 後耳介靱帯 Posterior ligament of auricle Lig. auriculare posterius 甲介隆起から乳様突起に至る靱帯．**B**

5 耳介筋 Auricular muscles Mm. auriculares

6 大耳輪筋 Helicis major M. helicis major 耳輪棘から耳輪に上行する筋．**A**

7 小耳輪筋 Helicis minor M. helicis minor 耳輪脚上にある筋．**A**

8 耳珠筋 Tragicus M. tragicus 耳珠板上にある垂直方向の筋．**A**

9 分界切痕筋† Muscle of terminal notch M. incisurae terminalis 時にある耳珠筋の部分で，耳介の分界切痕に伸びる．

10 耳介錐体筋 Pyramidal muscle of auricle M. pyramidalis auriculae 耳珠筋の耳輪棘に至る分枝として時にみられる筋．**A**

11 対珠筋 Antitragicus M. antitragicus 対珠上にある筋．一部は耳輪尾に至る．**A**

12 耳介横筋 Transverse muscle of auricle M. transversus auriculae 耳介軟骨背面で舟状窩隆起と甲介隆起の間に張る筋．**B**

13 耳介斜筋 Oblique muscle of auricle M. obliquus auriculae 甲介隆起と三角窩隆起の間に張る筋．**B**

14 外耳道 External acoustic meatus Meatus acusticus externus Ｓ字状に曲がり，一部は軟骨性，一部は骨性である．長さ約 2.4 cm，直径約 6 mm である．**D**

15 外耳孔 External acoustic pore；External acoustic aperture Porus acusticus externus 耳道の外部への開口．

16 鼓膜切痕 Tympanic notch Incisura tympanica 大鼓室棘と小鼓室棘の間の陥凹．新生児では，鼓室輪の閉鎖されていない上端からつくられる．

17 軟骨性外耳道 Cartilaginous external acoustic meatus Meatus acusticus externus cartilagineus 外耳道の外側 1/3 の軟骨性部分．**D**

18 外耳道軟骨 Cartilage of acoustic meatus Cartilago meatus acustici 耳介軟骨と関連があり，上方と後方に開いた溝をなす．**C**

19 外耳道軟骨切痕 Notch in cartilage of acoustic meatus Incisura cartilaginis meatus acustici ２本のほとんど前方を向いた切痕．結合組織が上を覆う．**C**

20 耳珠板 Tragal lamina Lamina tragi 外耳道軟骨の外側部．外耳道孔の前方にある．**C**

21 鼓膜 Tympanic membrane Membrana tympanica 外耳道の終わりにある斜めに張った膜．直径 9〜11 mm．**E F**

22 弛緩部 Pars flaccida Pars flaccida〔Shrapnell（シュラップネル）膜〕 前ツチ骨ヒダと後ツチ骨ヒダの上方部．**E F**

23 緊張部 Pars tensa Pars tensa 鼓室輪に張った鼓膜の広い部分．**E F**

24 前ツチ骨ヒダ Anterior malleolar fold Plica mallearis anterior 窪んだ下縁をもつ鼓膜の内面にあるヒダで，ツチ骨柄の根部から前方に伸びる．**F**

25 後ツチ骨ヒダ Posterior malleolar fold Plica mallearis posterior 窪んだ下縁をもつ鼓膜の内面にあるヒダで，ツチ骨柄の根部から後方に曲線を描く．**F**

26 ツチ骨隆起 Malleolar prominence Prominentia mallearis 鼓膜外側の隆起．ツチ骨の外側突起による．**E**

27 ツチ骨条 Malleolar stria Stria mallearis 鼓膜外側面の明るい線条．鼓膜と癒着したツチ骨柄が膜を透過して可視となることによる．**E**

28 鼓膜臍 Umbo of tympanic membrane Umbo membranae tympanicae ツチ骨柄の先端にある．ここで鼓膜は内方へ引かれる．**E**

29 線維軟骨輪 Fibrocartilaginous ring Anulus fibrocartilagineus 鼓膜溝中にある鼓膜の接着組織．**G**

耳部 453

A 耳介軟骨，外側面

B 耳介軟骨，内側面

C 耳介軟骨，前面

D 外耳道

E 右の鼓膜，外面

F 右の鼓室の外側壁

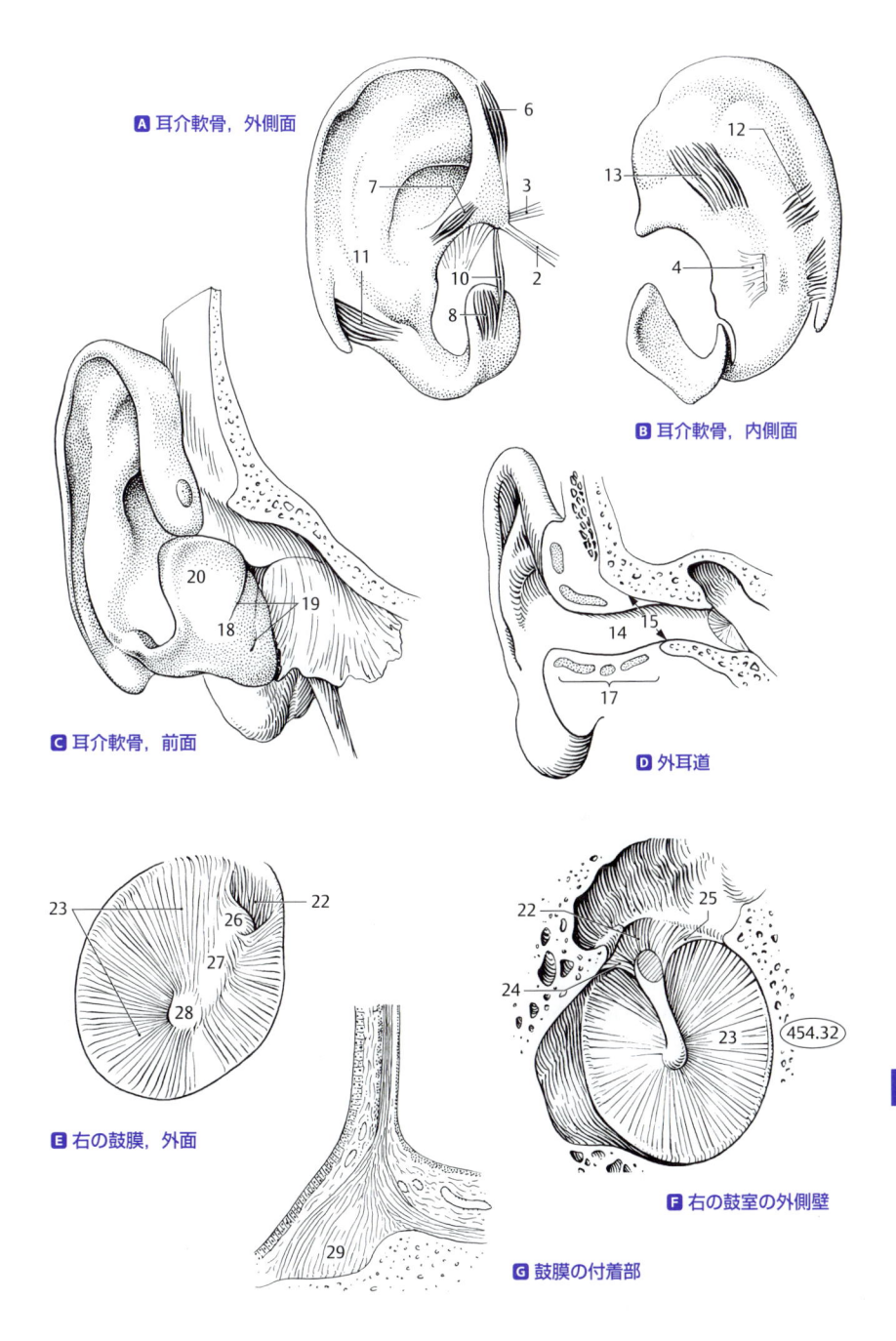

G 鼓膜の付着部

感覚器

1 **中耳** Middle ear　Auris media　鼓室，耳管，および乳突蜂巣からなる．

2 **鼓室** Tympanic cavity　Cavitas tympani　鼓膜の内側にあり，斜めに位置する腔．耳小骨を入れ，上後方へは空気を含んだ乳突蜂巣と，前上方へは耳管を介し鼻咽頭腔と交通する．**AB**

3 **室蓋壁** Tegmental wall；Tegmental roof　Paries tegmentalis　鼓室の薄い屋根．側頭骨岩様部の弓状隆起の外側にある．**A**

4 **鼓室上陥凹** Epitympanic recess　Recessus epitympanicus　鼓膜上縁の上に，上外側へ向けてできた弓状陥凹．**A**

5 **頂部** Cupular part　Pars cupularis　鼓室上陥凹の上部．

6 **頸静脈壁** Jugular wall；Floor　Paries jugularis　頸静脈窩に対する鼓室の下壁．**A**

7 **茎突隆起** Styloid prominence　Prominentia styloidea　茎状突起によりつくられる鼓室底の隆起．**A**

8 **迷路壁** Labyrinthine wall；Medial wall　Paries labyrinthicus　鼓室の内側壁．

9 **前庭窓** Oval window　Fenestra vestibuli　アブミ骨底で閉じられる．**A**

10 **前庭窓小窩** Fossa of oval window　Fossula fenestrae vestibuli　鼓室内側壁中で，ツチ骨とキヌタ骨の間にある小窩．**A**

11 **岬角** Promontory　Promontorium　蝸牛の基底回転によりできる隆起．**A**

12 **岬角溝** Groove of promontory　Sulcus promontorii　岬角上で，鼓室神経叢により生じる二分の溝．**A**

13 **岬角支脚** Subiculum of promontory　Subiculum promontorii　岬角および蝸牛窓の後方にある骨稜．**A**

14 **鼓室洞** Sinus tympani　Sinus tympani　岬角および蝸牛窓の後方にある深い洞．**B**

15 **蝸牛窓** Round window　Fenestra cochleae　鼓室階の終わりにあり，第2鼓膜により閉ざされる．**B**

16 **蝸牛窓小窩** Fossa of round window　Fossula fenestrae cochleae　蝸牛窓に続く陥凹．**B**

17 **蝸牛窓稜** Crest of round window　Crista fenestrae cochleae　第2鼓膜の付着する蝸牛窓の骨性の稜．**B**

18 **サジ状突起** Processus cochleariformis　Processus cochleariformis　岬角の上方の鼓膜張筋半管の中にある匙状の骨突起．結合組織性のワナとともに鼓膜張筋の支点の役目をする．

19 **第二鼓膜** Secondary tympanic membrane　Membrana tympanica secundaria　蝸牛窓に張った膜．鼓室階と鼓室との間の隔壁．

20 **乳突壁；後壁** Mastoid wall；Posterior wall　Paries mastoideus　乳様突起に相対する鼓室の壁．

21 **乳突洞口** Aditus to mastoid antrum　Aditus ad antrum mastoideum　鼓室から乳突洞への入口．**B**

22 **外側半規管隆起** Prominence of lateral semicircular canal　Prominentia canalis semicircularis lateralis　外側骨半規管により生じる顔面神経管隆起上方の隆起．**B**

23 **顔面神経管隆起** Prominence of facial canal　Prominentia canalis facialis　前庭窓と外側半規管隆起の間で顔面神経管により生じる隆起．**B**

24 **錐体隆起** Pyramidal eminence　Eminentia pyramidalis　前庭窓の高さにある先端に孔のあいた隆起．アブミ骨筋を有し，先端の開口部から腱が出る．**B**

25 **キヌタ骨窩** Fossa for incus　Fossa incudis　乳突洞口にある小窩．後キヌタ骨靱帯がある．**B**

26 **後洞** Posterior sinus　Sinus posterior　キヌタ骨窩と錐体隆起の間にある小窩．**B**

27 **鼓索神経小管鼓室口** Tympanic aperture of canaliculus for chorda tympani　Apertura tympanica canaliculi chordae tympani　錐体隆起の高さで鼓膜後縁にある．**B**

28 **乳突洞** Mastoid antrum　Antrum mastoideum　後方上部で鼓室に続く腔．ここから乳突蜂巣が下方へ続く．**B**

29 **乳突蜂巣** Mastoid cells　Cellulae mastoideae　鼓室と同様，扁平または立方上皮で覆われる．**B**

30 **鼓室蜂巣** Tympanic cells　Cellulae tympanicae　鼓室底にある蜂巣状の窪み．**B**

31 **頸動脈壁** Carotid wall　Paries caroticus　一部は頸動脈管により，一部は耳管の開口により構成される前壁．**B**

32 **鼓膜壁** Membranous wall；Lateral wall　Paries membranaceus　大部分が鼓膜により構成される鼓室の外側壁．453頁**F**

455 耳部

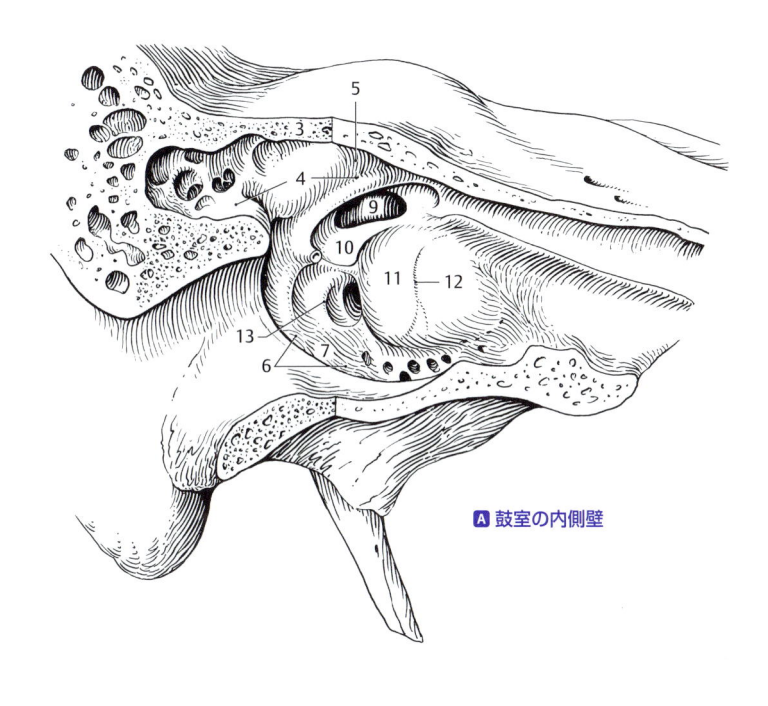

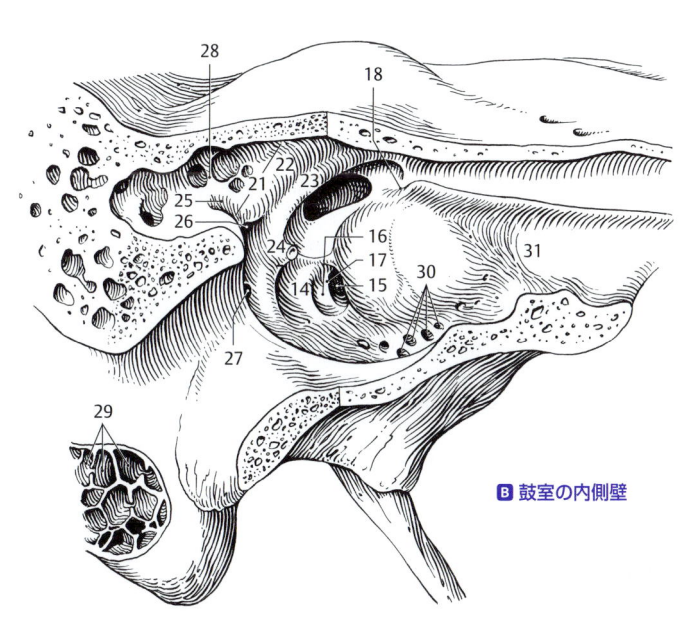

A 鼓室の内側壁

B 鼓室の内側壁

1 **耳小骨** Auditory ossicles Ossicula auditus；Ossicula auditoria　ツチ骨，キヌタ骨およびアブミ骨．鼓膜から内耳へと梃子の原理で音を伝える．**A**

2 **アブミ骨** Stapes Stapes　アブミの形状をした小骨で，その底部は前庭窓に付着する．**A**

3 **アブミ骨頭** Head of stapes Caput stapedis　豆状突起を介してキヌタ骨長脚と接する．**A B**

4 **前脚** Anterior limb Crus anterius　ほぼ真直ぐなアブミ骨の前脚．**A B**

5 **後脚** Posterior limb Crus posterius　アブミ骨のやや弓なりの脚．**A B**

6 **アブミ骨底** Base of stapes；Footplate Basis stapedis　前庭窓に嵌合．**A B**

7 **キヌタ骨** Incus Incus　アブミ骨とツチ骨の間にある耳小骨．**A D**

8 **キヌタ骨体** Body of incus Corpus incudis　鞍状の関節を介してツチ骨と接する．**A**

9 **長脚** Long limb Crus longum　ツチ骨柄の後方でほぼ垂直に下方へ伸び，先端には豆状突起がある．**A**

10 **豆状突起** Lenticular process Processus lenticularis　キヌタ骨長脚の先にある小さな骨片．アブミ骨と関節する．**A**

11 **短脚** Short limb Crus breve　水平に後方に伸び，靱帯でキヌタ骨窩に付着する．**A**

12 **ツチ骨** Malleus Malleus　鼓膜とキヌタ骨の間にある小骨．**A C**

13 **ツチ骨柄** Handle of malleus Manubrium mallei　外側突起に至る外側面で鼓膜に付着する．**A**

14 **ツチ骨頭** Head of malleus Caput mallei　キヌタ骨との関節面をなす．**A**

15 **ツチ骨頸** Neck of malleus Collum mallei　ツチ骨頭とツチ骨柄の間の部分．**A**

16 **外側突起** Lateral process Processus lateralis　ツチ骨柄の末端にある短い外側突起．鼓膜内のツチ骨隆起をつくる．**A**

17 **前突起** Anterior process Processus anterior　細長い突起．新生児ではこの突起は錐体鼓室裂まで達するが，成人では退化する．**A**

18 **耳小骨関節** Articulations of auditory ossicles Articulationes ossiculorum auditus；Articulationes ossiculorum auditoriorum　耳小骨間の関節は真の関節でなく靱帯結合である．

19 **キヌタ-ツチ関節** Incudomallear joint Articulatio incudomallearis　時に関節間隙を示す．**A**

20 **キヌタ-アブミ関節** Incudostapedial joint Articulatio incudostapedialis　豆状突起とアブミ骨との間の関節．**A**

21 **鼓室アブミ骨結合** Tympanostapedial syndesmosis Syndesmosis tympanostapedialis　アブミ骨底の前庭窓への結合組織性の結合．後方より前方で幅広い．**B**

22 **耳小骨靱帯** Ligaments of auditory ossicles Ligg. ossiculorum auditus；Ligg. ossiculorum auditoriorum

23 **前ツチ骨靱帯** Anterior ligament of malleus Lig. mallei anterius　ツチ骨の前突起から起こり，前ツチ骨ヒダ中を錐体鼓室裂まで達する．**D**

24 **上ツチ骨靱帯** Superior ligament of malleus Lig. mallei superius　ツチ骨頭から鼓室上陥凹に至る靱帯．**C D**

25 **外側ツチ骨靱帯** Lateral ligament of malleus Lig. mallei laterale　ツチ骨頸を鼓膜切痕の上端とつなぐ．**C**

26 **上キヌタ骨靱帯** Superior ligament of incus Lig. incudis superius　上ツチ骨靱帯とほとんど平行し，鼓室上陥凹の屋根にキヌタ骨体をつなぐ．**C D**

27 **後キヌタ骨靱帯** Posterior ligament of incus Lig. incudis posterius　キヌタ骨短脚を鼓室外側壁につなぐ．**C D**

28 **アブミ骨膜** Stapedial membrane Membrana stapedialis　アブミ骨の脚と底の間に張る薄い膜．**B**

29 **アブミ骨輪状靱帯** Anular ligament of stapes Lig. anulare stapediale　アブミ骨底と前庭窓縁の間の靱帯．後方より前方で幅広い．**B**

耳 部 457

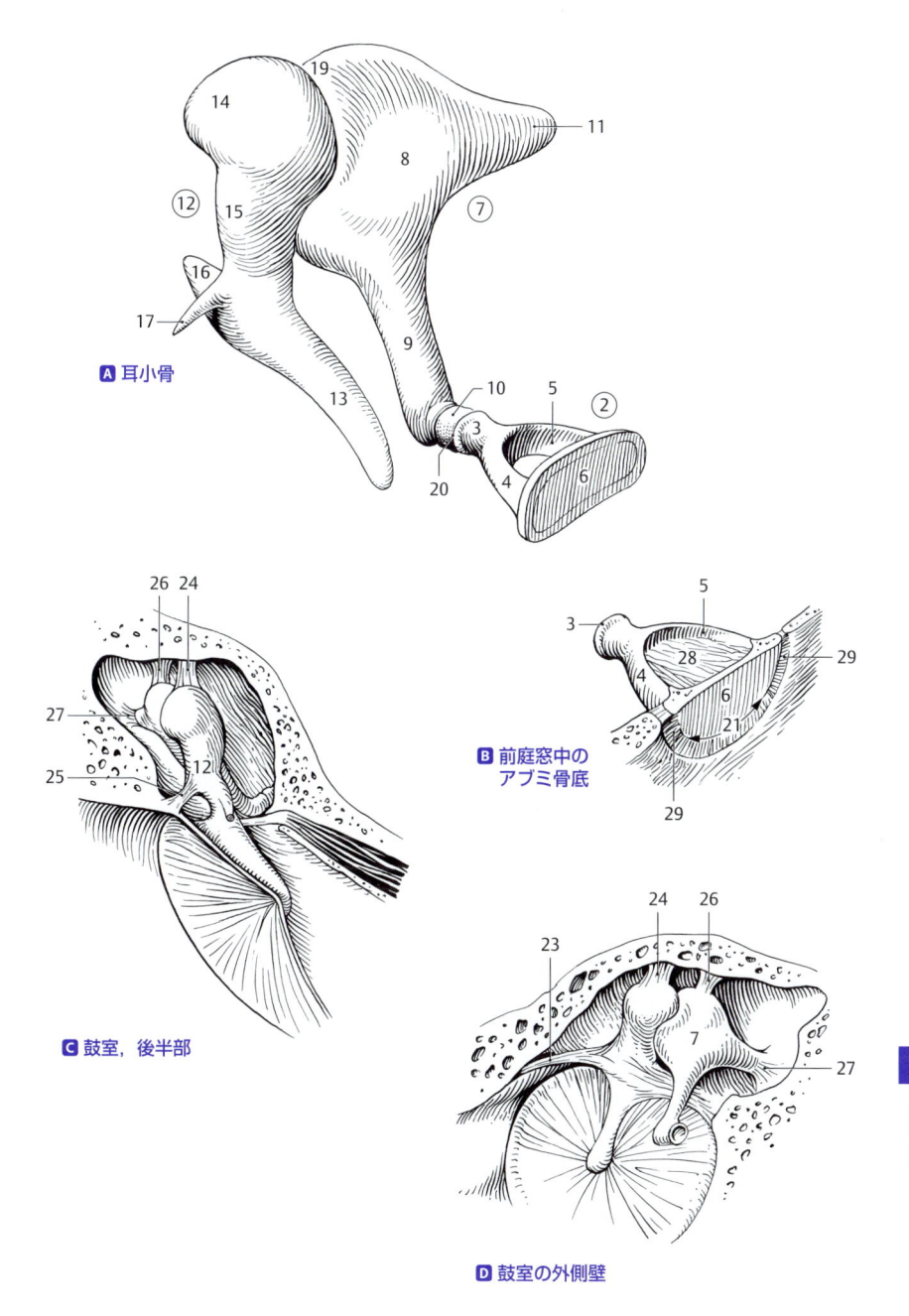

A 耳小骨

B 前庭窓中のアブミ骨底

C 鼓室，後半部

D 鼓室の外側壁

21 感覚器

感覚器

1 **耳小骨筋 Muscles of auditory ossicles** Mm. ossiculorum auditus；Mm. ossiculorum auditoriorum 耳小骨に付着する以下〈2, 3〉の2つの筋．94頁4

2 **鼓膜張筋 Tensor tympani** M. tensor tympani 耳管上方の鼓膜張筋半管の中にある．腱は匙状突起でほぼ直角に外側へ曲がり，ツチ骨柄の底部に付着する．《神》下顎神経．Ⓐ

3 **アブミ骨筋 Stapedius** M. stapedius 鼓室後壁の管中で起こり，錐体隆起の先端から現れ，アブミ骨頭へ停止する．アブミ骨に付着することにより，振動の減弱を行う．《神》顔面神経から出るアブミ骨筋神経．Ⓑ

4 **鼓室粘膜 Mucosa of tympanic cavity** Tunica mucosa cavitatis tympanicae 鼓室の薄い粘膜の被覆．単層の扁平または立方上皮と薄い血管に富んだ固有層からなる．

5 **後ツチ骨ヒダ Posterior fold of malleus** Plica mallearis posterior ツチ骨柄の底部より鼓室輪の後上部に至るヒダ．鼓索神経の後部を含む．Ⓓ

6 **前ツチ骨ヒダ Anterior fold of malleus** Plica mallearis anterior ツチ骨柄の底部より鼓室輪の前上部に至る．鼓索神経の前部，外側突起の前部および前ツチ骨靱帯を含む．Ⓓ

7 **鼓索ヒダ Fold of chorda tympani** Plica chordae tympani 鼓索神経により生じるヒダで，ツチ骨頸上で，前および後ツチ骨ヒダの間にある．Ⓓ

8 **鼓膜陥凹 Recesses of tympanic membrane** Recessus membranae tympanicae 鼓室内の粘膜の嚢．

9 **前鼓膜陥凹 Anterior recess** Recessus anterior 前ツチ骨ヒダと鼓膜の間にある陥凹．Ⓓ

10 **上鼓膜陥凹 Superior recess** Recessus superior〔Prussak（プルサック）腔〕 外側は鼓膜の弛緩部，内側はツチ骨頭およびツチ骨頸，さらにキヌタ骨体により境される．Ⓓ

11 **後鼓膜陥凹 Posterior recess** Recessus posterior 後ツチ骨ヒダと鼓膜の間の陥凹．Ⓓ

12 **キヌタ骨ヒダ Fold of incus** Plica incudialis 鼓室上陥凹の屋根からキヌタ骨頭，またはキヌタ骨短脚から鼓室外壁へのヒダ．Ⓓ

13 **アブミ骨ヒダ Fold of stapes** Plica stapedialis 鼓室後壁よりアブミ骨に至るヒダ．アブミ骨筋およびアブミ骨を包む．Ⓑ

14 **耳管 Pharyngotympanic tube；Auditory tube** Tuba auditiva；Tuba auditoria 長さ4cmほど．一部は軟骨性，一部は骨性である．中耳と鼻腔間の連絡管で，鼓室の通気のためにある．ⒶⒸ

15 **耳管鼓室口 Tympanic opening** Ostium tympanicum tubae auditivae；Ostium tympanicum tubae auditoriae 耳管の鼓室前壁への開口部．鼓室底よりやや上方にある．Ⓐ

16 **耳管骨部 Bony part** Pars ossea 外側，後方，上方にある耳管の骨性部．耳管全長の約1/3にあたる．鼓膜張筋半管の下にあり，頸動脈管と棘孔の間に入口がある．Ⓐ

17 **耳管峡 Isthmus** Isthmus tubae auditivae；Isthmus tubae auditoriae 骨部と軟骨部の間にある．Ⓐ

18 **耳管蜂巣 Tubal air cells** Cellulae pneumaticae 耳管骨部の壁にある蜂巣．Ⓐ

19 **耳管軟骨部 Cartilaginous part** Pars cartilaginea 長さ約2.5cmで，内側前方部にある．Ⓐ

20 **耳管軟骨 Cartilage of tube** Cartilago tubae auditivae；Cartilago tubae auditoriae 横断面では鈎状の軟骨．外側後方へ低くなり，両軟骨板のなす角の部分のみ弾性軟骨からなる．Ⓐ

21 **内側板 Medial lamina** Lamina medialis 幅の広い内側に面する板．Ⓒ

22 **外側板 Lateral lamina** Lamina lateralis 丈の低い，前外側に面する板．Ⓒ

23 **膜性板 Membranous lamina** Lamina membranacea 耳管軟骨部の膜性部．ⒶⒸ

24 **粘膜 Mucosa；Mucous membrane** Tunica mucosa 単層の線毛上皮を有する．Ⓒ

25 **耳管腺 Tubal glands** Glandulae tubariae 耳管の特に軟骨部にある粘液腺．Ⓒ

26 **耳管咽頭口 Pharyngeal opening** Ostium pharyngeum tubae auditivae；Ostium pharyngeum tubae auditoriae 挙筋隆起の上方で，後咽頭壁より1cm前方の下鼻道へ開く漏斗状の開口部．Ⓐ

耳 部 459

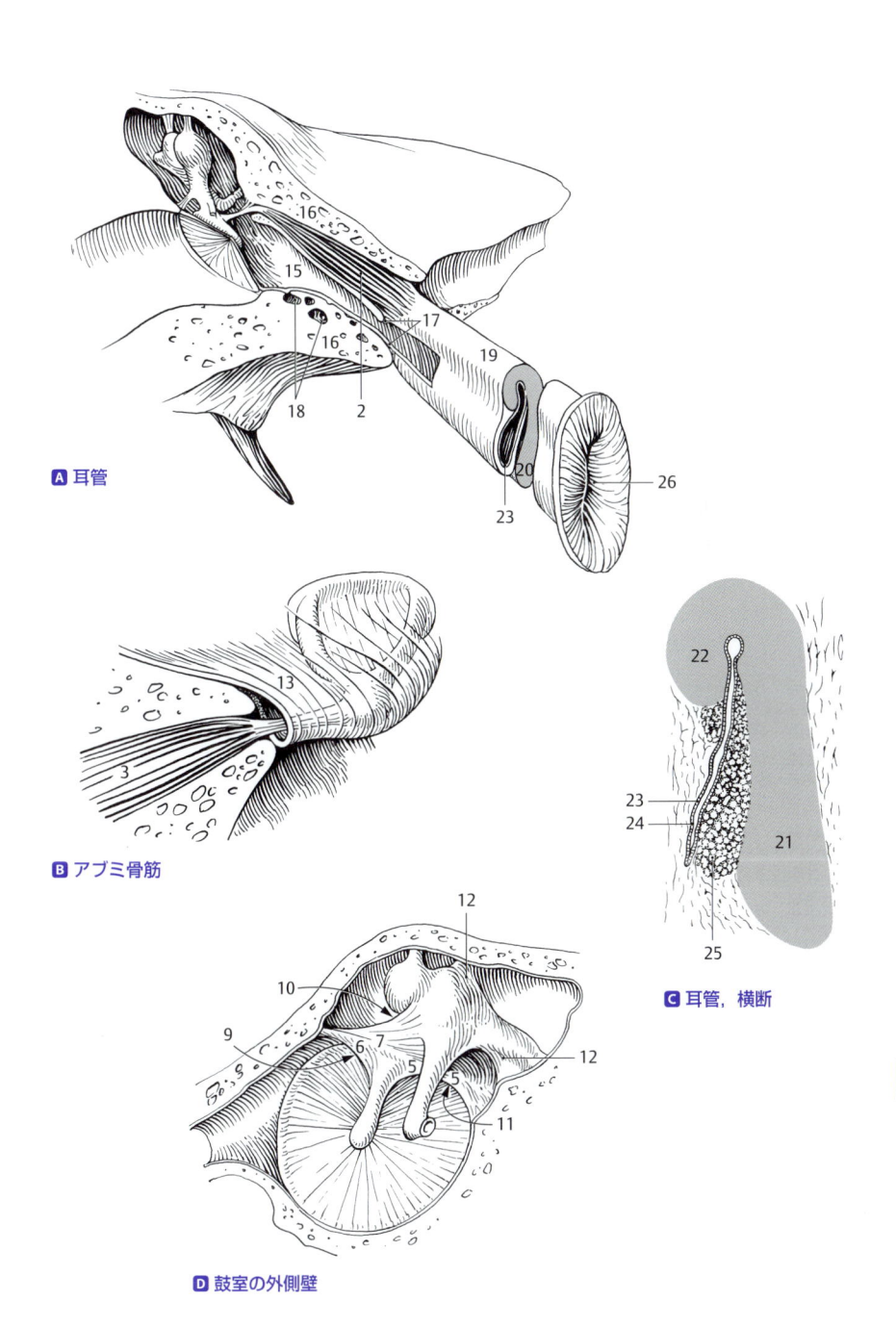

A 耳管

B アブミ骨筋

C 耳管，横断

D 鼓室の外側壁

21 感覚器

感覚器

1. 内耳　Internal ear　Auris interna　側頭骨岩様部内に収まっている前庭蝸牛器官の部分．

2. 平衡聴覚器　Vestibulocochlear organ　Organum vestibulocochleare　側頭骨中に収められた感覚器で，音，頭位および体位変換を感知する．

3. 骨迷路　Bony labyrinth　Labyrinthus osseus　膜迷路を包む骨性の覆い．**A** **B**

4. 前庭　Vestibule　Vestibulum　骨迷路の一部．卵形嚢および球形嚢を含む．

5. 卵形嚢陥凹　Elliptical recess；Utricular recess　Recessus ellipticus；Recessus utricularis　前庭内側壁中の細長い窪み．後骨膨大部と骨総脚の間にある卵形嚢の部分をいれる．**B**

6. 前庭小管内口　Internal opening of vestibular canaliculus　Apertura interna canaliculi vestibuli　卵形嚢陥凹内の小管の起始部．

7. 前庭稜　Vestibular crest　Crista vestibuli　球形嚢陥凹と卵形嚢陥凹の間の稜．

8. 前庭錐体　Pyramid of vestibule　Pyramis vestibuli　前庭稜の上部の幅広い部分．**B**

9. 球形嚢陥凹　Spherical recess；Saccular recess　Recessus sphericus；Recessus saccularis　前庭内側壁にある円形の窪み．球形嚢が入る．**B**

10. 蝸牛陥凹　Cochlear recess　Recessus cochlearis　球形嚢陥凹の下および前方にある窪み．蝸牛管の下端を納める．**A**

11. 篩状斑　Maculae cribrosae　Maculae cribrosae　内耳神経の貫通する有孔部．

12. 上篩状斑　Macula cribrosa superior　Macula cribrosa superior　卵形嚢膨大部神経の線維が通る有孔部．**A**

13. 中篩状斑　Macula cribrosa media　Macula cribrosa media　蝸牛管底部近くで球形嚢神経の線維が通る有孔部．**A**

14. 下篩状斑　Macula cribrosa inferior　Macula cribrosa inferior　後骨膨大部の壁にある有孔部で，後膨大部神経が通る．**A**

15. 骨半規管　Semicircular canals　Canales semicirculares　剖出可能な骨壁に囲まれた半規管腔．外リンパ腔および内リンパ腔を含む．**A**

16. 前骨半規管　Anterior semicircular canal　Canalis semicircularis anterior　後骨半規管と共通の脚を有し，側頭骨岩様部の軸に垂直に近く位置する．**C**

17. 前骨膨大部　Anterior bony ampulla　Ampulla ossea anterior　前骨半規管の膨大部．外側骨膨大部の前方すぐ近くにある．**C**

18. 後骨半規管　Posterior semicircular canal　Canalis semicircularis posterior　最も下方に位置する骨半規管．側頭骨岩様部の軸に平行に位置する．**C**

19. 後骨膨大部　Posterior bony ampulla　Ampulla ossea posterior　外側骨半規管のつくる面の下後方にある．**C**

20. 骨総脚　Common bony limb　Crus osseum commune　前および後骨半規管の脚の合一により生じた脚．**C**

21. 骨膨大部脚　Ampullary bony limbs　Crura ossea ampullaria　骨半規管の脚で，膜迷路の膨大部をいれる部分に一致して膨隆している．**C**

22. 外側骨半規管　Lateral semicircular canal　Canalis semicircularis lateralis　水平に位置し，鼓室内側壁へ隆起をつくることもある．**C**

23. 外側骨膨大部　Lateral bony ampulla　Ampulla ossea lateralis　前骨膨大部の前方すぐ横にある．**C**

24. 骨単脚　Simple bony limb　Crus osseum simplex　外側骨半規管が単独で前庭へ開口する脚．**C**

25. 蝸牛　Cochlea　Cochlea　ヒトでは2.5～2.75回転ある．底では幅8～9 mm，全体で4～5 mmの高さがある．

26. 蝸牛頂　Cochlear cupula　Cupula cochleae　頭蓋中で前下外側方を向く．**C**

耳部 461

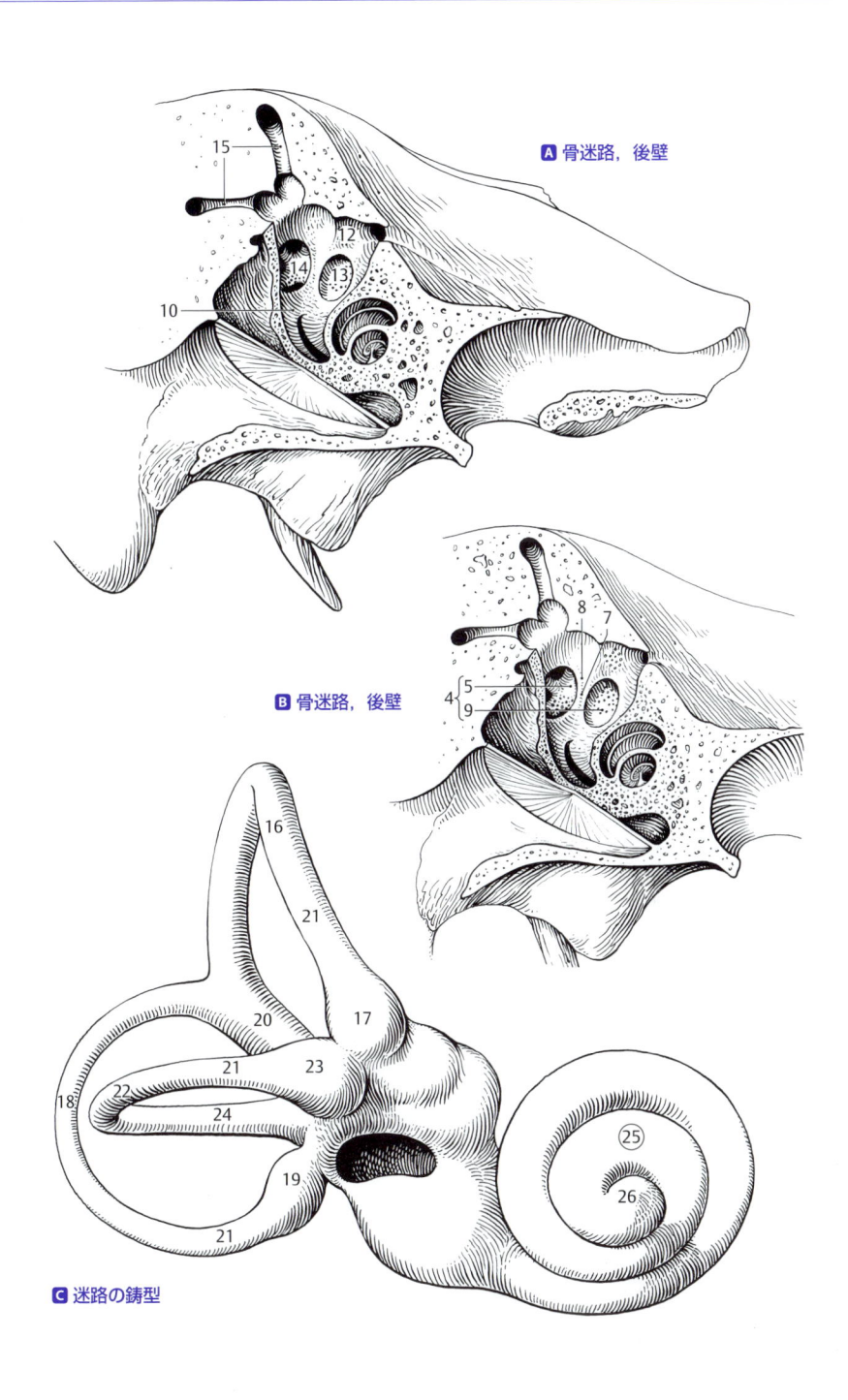

A 骨迷路，後壁

B 骨迷路，後壁

C 迷路の鋳型

21 感覚器

#	日本語	Latin	説明
1	蝸牛底	Base of cochlea	Basis cochleae　およそ内耳道の方向を向く．Ⓐ
2	蝸牛ラセン管	Spiral canal of cochlea	Canalis spiralis cochleae　一方は骨ラセン板および基底板により，他方は蝸牛管の前庭階壁により3本の管に分かれる．
3	骨ラセン板	Osseous spiral lamina	Lamina spiralis ossea　2枚のラセン状板からなる骨性板で，蝸牛軸から起こり，蝸牛ラセン管へ突出する．前庭階と鼓室階の間で蝸牛管により補強され，完全な隔壁になる．Ⓑ
4	前庭板	Vestibular lamella	Lamella vestibularis　前庭階の内下方にある骨板．Ⓑ
5	鼓室板	Tympanic lamella	Lamella tympanica　鼓室階の内下方にある骨板．Ⓑ
6	神経孔	Foramina nervosa	Foramina nervosa　ラセン神経節に至るコルチ器由来の神経線維が通るための開口．467頁Ⓑ
7	ラセン板鉤	Hamulus of spiral lamina	Hamulus laminae spiralis　蝸牛頂における骨ラセン板の鉤状の自由端．Ⓑ
8	第二ラセン板	Secondary spiral lamina	Lamina spiralis secundaria　基底回転の下半分にある骨性板．蝸牛ラセン管の外側壁から起こり，骨ラセン板に向かい合う位置にある．両者の間に下部基底板が張る．Ⓑ
9	蝸牛小管内口	Internal opening of cochlear canaliculus	Apertura interna canaliculi cochleae　鼓室階の中にある蝸牛小管の開口．
10	蝸牛中隔	Cochlear septum	Septum cochleae　蝸牛ラセン管の骨性の屋根または底．ⒶⒷ
11	蝸牛軸	Modiolus	Modiolus cochleae　円錐状の蝸牛軸．蝸牛ラセン神経をいれるため中空であり，蝸牛管の内側壁をなす．Ⓐ
12	蝸牛軸底	Base of modiolus	Basis modioli　底部にある蝸牛軸の起始部．Ⓐ
13	蝸牛軸板	Lamina of modiolus	Lamina modioli　骨ラセン板の垂直に立った終端．Ⓐ
14	蝸牛軸ラセン管	Spiral canal of modiolus	Canalis spiralis modioli　骨ラセン板の底に近い蝸牛軸壁中にある小管．ラセン神経節を含む．Ⓐ
15	蝸牛軸縦管	Longitudinal canals of modiolus	Canales longitudinales modioli　ラセン神経節から出る蝸牛神経の軸索を納める骨性の小管．Ⓐ
16	前庭階	Scala vestibuli	Scala vestibuli　骨ラセン板および蝸牛管の上にあり，蝸牛頂まで達する外リンパ腔．Ⓐ
17	蝸牛孔	Helicotrema	Helicotrema　蝸牛頂にある開口で，前庭階と鼓室階をつなぐ．骨ラセン板および蝸牛管が蝸牛頂の前で終わるために生じる．ⒶⒷ
18	鼓室階	Scala tympani	Scala tympani　外リンパ腔で，骨ラセン板と基底板の下にある．Ⓐ
19	内耳道	Internal acoustic meatus	Meatus acusticus internus　側頭骨岩様部の後壁から始まり．長さは最大1cmで，内耳神経，顔面神経，迷路動静脈をいれる．
20	内耳孔	Internal acoustic opening	Porus acusticus internus　内耳道の入口で，頸静脈孔上方の側頭骨岩様部の後壁にある．Ⓒ
21	内耳道底	Fundus of internal acoustic meatus	Fundus meatus acustici interni　内耳道の下壁で，複数の領域に区分される．
22	横稜	Transverse crest	Crista transversa　内耳道底を上部と下部に分ける稜．Ⓒ
23	顔面神経野	Facial area	Area nervi facialis　顔面神経管とともに始まる領域．Ⓒ
24	垂直稜	Vertical crest	Crista verticalis　顔面神経野と上前庭野の間にある骨性の稜．Ⓒ
25	上前庭野	Superior vestibular area	Area vestibularis superior　顔面神経管の外側にある部分で，卵形嚢膨大部神経が通る．Ⓒ
26	下前庭野	Inferior vestibular area	Area vestibularis inferior　ラセン孔列の外側の部分で，球形嚢神経が通る．Ⓒ
27	単孔	Foramen singulare	Foramen singulare　下前庭野の後方にある孔で，後膨大部神経が通る．Ⓒ
28	蝸牛野	Cochlear area	Area cochlearis；Area cochleae　ラセン孔列のある横稜下の広い部分．Ⓒ
29	ラセン孔列	Tractus spiralis foraminosus	Tractus spiralis foraminosus　蝸牛ラセン管に一致する有孔領域．蝸牛神経に至るラセン神経節からの線維が通る．Ⓒ
30	外リンパ隙	Perilymphatic space	Spatium perilymphaticum　部分的に結合組織線維が通過する外リンパ腔．前庭階および鼓室階も含む．465頁Ⓑ
31	外リンパ	Perilymph	Perilympha　膜迷路と骨迷路の間にある液体．
32	前庭水管	Vestibular aqueduct	Aqueductus vestibuli　内リンパ隙と内リンパ嚢をつなぐ通路．
33	蝸牛水管	Cochlear aqueduct	Aqueductus cochleae　外リンパ隙をクモ膜下腔とつなぐ通路．467頁Ⓐ，469頁Ⓑ

耳部 463

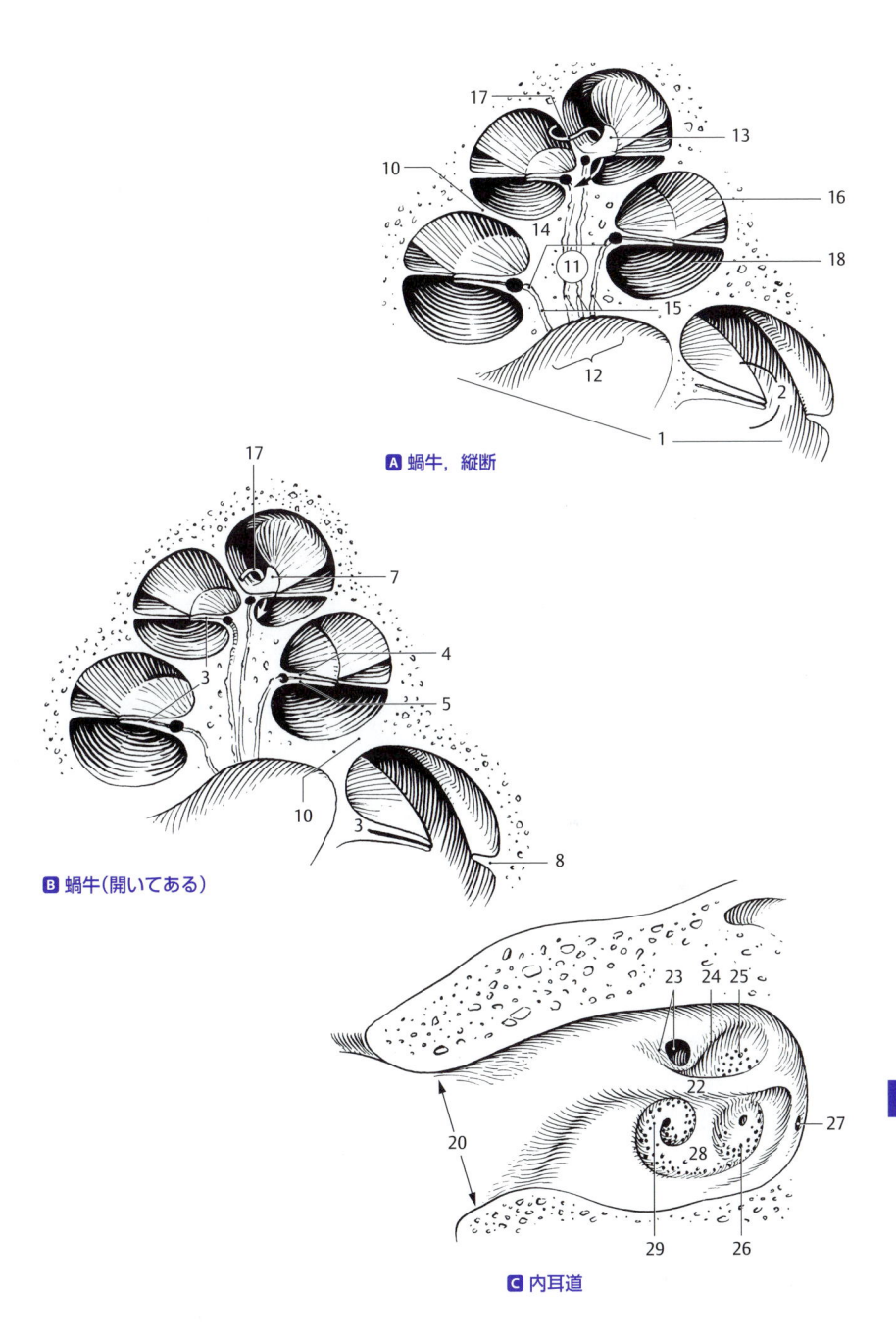

A 蝸牛，縦断

B 蝸牛（開いてある）

C 内耳道

1 膜迷路 **Membranous labyrinth** Labyrinthus membranaceus 感覚上皮をもつ小管および膨大部を有する複雑な系で，骨迷路中に結合組織で付着する．🅐🅑

2 内リンパ隙 **Endolymphatic space** Spatium endolymphaticum 膜迷路内の腔．

3 内リンパ **Endolymph** Endolympha 膜迷路内の液体．

4 前庭迷路 **Vestibular labyrinth** Labyrinthus vestibularis 骨半規管を含むが，蝸牛を含まない迷路．

5 卵形嚢 **Utricle** Utriculus 3本の骨半規管の根元にある嚢．直径 2.5〜3.5 mm．🅐🅑

6 卵形嚢陥凹 **Utricular recess** Recessus utricularis；Recessus utriculi 卵形嚢の中の間隙．

7 球形嚢 **Saccule** Sacculus 感覚野のある 2〜3 mm 程度の小嚢．🅐🅑

8 半規管 **Semicircular ducts** Ductus semicirculares 骨半規管中に3本の互いに垂直な弧を描く．おのおのが円周の 2/3 に相当する長さ．

9 前半規管 **Anterior semicircular duct** Ductus semicircularis anterior 垂直に位置し，側頭骨岩様部の軸にほぼ直角である管．🅑

10 前[膜]膨大部 **Anterior membranous ampulla** Ampulla membranacea anterior 前半規管の膜膨大部．外側膜膨大部の前方近くにある．🅑

11 後半規管 **Posterior semicircular duct** Ductus semicircularis posterior 側頭骨岩様部の長軸と平行な面に対し垂直に位置する管．🅑

12 後[膜]膨大部 **Posterior membranous ampulla** Ampulla membranacea posterior 後半規管の膜膨大部．他の2つの膨大部とは離れている．🅑

13 総脚 **Common membranous limb** Crus membranaceum commune 前半規管と後半規管の共通の卵形嚢への開口．🅑

14 膨大部脚 **Ampullary membranous limbs** Crura membranacea ampullaria 半規管の部分で，膨大部と卵形嚢の間にある．🅑

15 外側半規管 **Lateral semicircular duct** Ductus semicircularis lateralis 水平に走る管で，最も外側にあり，鼓室の内側壁を隆起させることもある．🅑

16 外側[膜]膨大部 **Lateral membranous ampulla** Ampulla membranacea lateralis 前膜膨大部のすぐ近くにある．🅑

17 単脚 **Simple membranous limb** Crus membranaceum simplex 外側半規管の後脚．単独で卵形嚢へ開く．

18 連嚢管 **Utriculosaccular duct** Ductus utriculosaccularis Y 字形の連絡管で，内リンパ管を卵形嚢および球形嚢とつなぐ．🅑

19 卵形嚢管 **Utricular duct** Ductus utricularis 卵形嚢と連嚢管の間の連絡管．🅑

20 球形嚢管 **Saccular duct** Ductus saccularis 球形嚢と連嚢管の間の連絡管．🅑

21 内リンパ管 **Endolymphatic duct** Ductus endolymphaticus 球形嚢から起こる内リンパ小管．骨性の前庭水管を通り，内リンパ嚢に終わる．🅑

22 内リンパ嚢 **Endolymphatic sac** Saccus endolymphaticus 内リンパ管の盲頭で，2層の硬膜の間で側頭骨岩様部の後壁にある．🅑

23 結合管 **Ductus reuniens** Ductus reuniens 球形嚢と蝸牛管をつなぐ細い管．🅐🅑

24 平衡斑 **Maculae** Maculae 身体の体位の認知に関する感覚野．

25 卵形嚢斑 **Macula of utricle** Macula utriculi 卵形嚢底部に水平に位置する感覚野．大きさ約 2.3〜3 mm．🅐🅑🅓

26 球形嚢斑 **Macula of saccule** Macula sacculi 球形嚢内側面にあり，垂直方向で弓状をなす感覚野．幅約 1.5 mm．🅐🅔

27 平衡砂膜 **Otolithic membrane** Membrana statoconiorum ゼラチン状の基質およびそれに埋れる平衡砂を含む膜で，平衡斑を覆う．感覚細胞のブラシ状突起がこれを貫く．🅓🅔

28 平衡砂 **Otolith** Statoconium 大きさ 15 μm までの石灰の塊．感覚毛とともにゼラチン状物質中に埋れている．

29 平衡斑条 **Striola** Striola 平衡砂膜の細い陥凹（卵形嚢斑）または隆起（球形嚢斑）で，平衡砂の減少または増加により生じる．これらの細長い部分には数が増加したⅠ型有毛細胞を含む．🅓🅔

30 膨大部稜 **Ampullary crest** Crista ampullaris 膨大部の腔に突出する三日月状の隆起．感覚上皮で覆われ，神経線維および結合組織からなる．🅒

31 膨大部溝 **Ampullary groove** Sulcus ampullaris 膨大部稜下方の溝で，膨大部稜へ入る膨大部神経の枝がある．🅒

32 [膨大部]頂 **Ampullary cupula** Cupula ampullaris 膨大部稜の上皮を覆い，その上壁に伸びるゼラチン状の物質．有毛感覚細胞がその内部にある．🅒

33 感覚上皮 〔**Neuroepithelium**〕〔Neuroepithelium〕支持細胞と感覚細胞からなる平衡斑の単層円柱感覚上皮．感覚細胞の 20〜25 μm 長のブラシ状の突起が平衡砂膜中に伸びる．🅓🅔

耳部 465

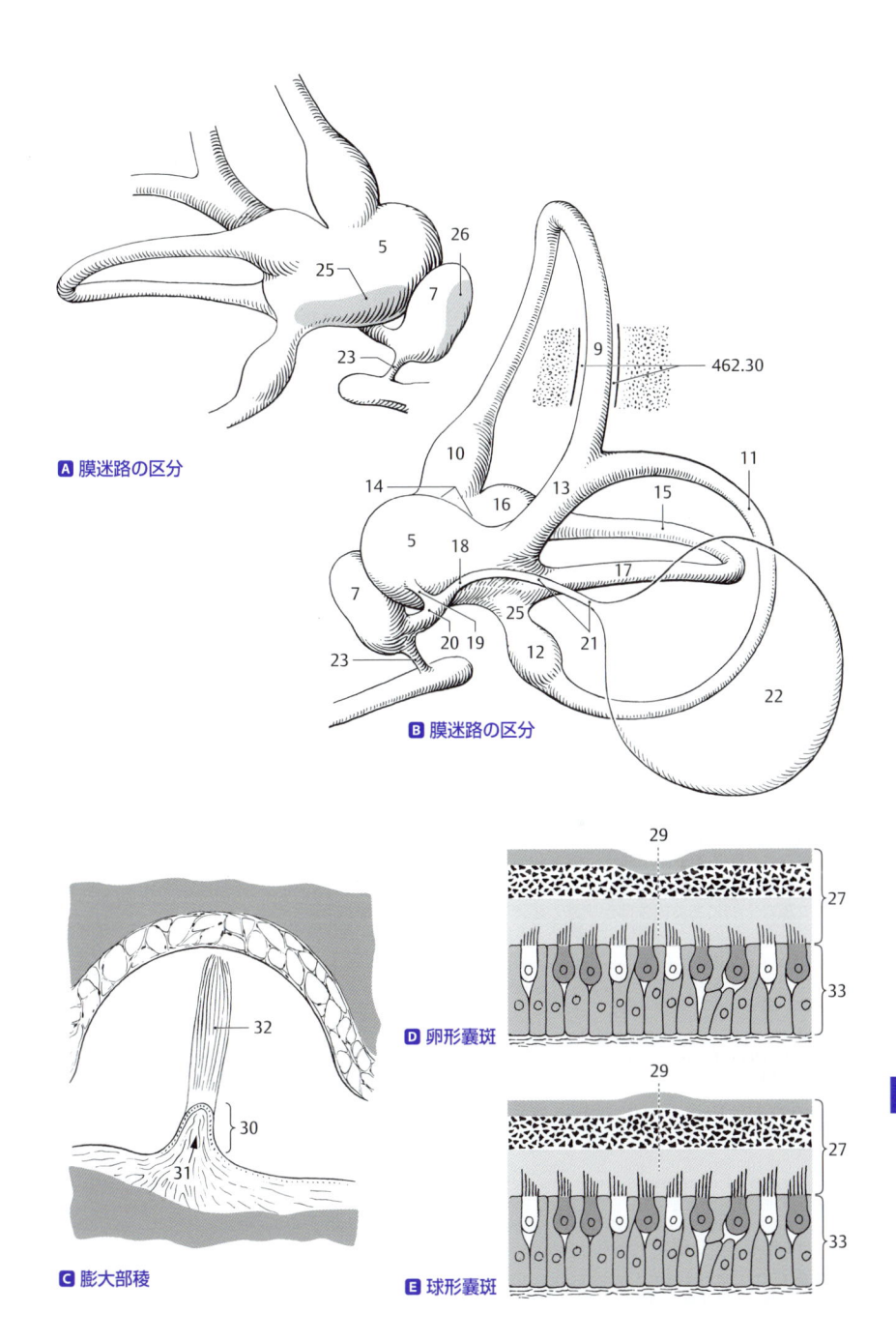

A 膜迷路の区分

B 膜迷路の区分

C 膨大部稜

D 卵形嚢斑

E 球形嚢斑

21 感覚器

1 蝸牛迷路 **Cochlear labyrinth** Labyrinthus cochlearis　骨性蝸牛の内容物.

2 中央階 **Scala media** Scala media

3 蝸牛管 **Cochlear duct** Ductus cochlearis　ヒトでは2.5〜2.75回転し、蝸牛頂に伸びる内リンパ管. 断面は三角形であり、聴覚の感覚上皮を有する. Ⓐ Ⓒ Ⓓ

4 前庭階壁；前庭膜 **Vestibular surface；Vestibular membrane** Paries vestibularis；Membrana vestibularis〔Reissner(ライスネル)膜〕蝸牛管の上壁、厚さ約3μm. Ⓒ Ⓓ

5 外壁 **External surface** Paries externus　蝸牛管の外側壁. Ⓒ Ⓓ

6 血管条 **Stria vascularis** Stria vascularis　ラセン隆起上方にある幅広い血管に富んだ線条. 特殊な上皮細胞を有し、内リンパを分泌すると考えられる.

7 ラセン隆起 **Spiral prominence** Prominentia spiralis　外ラセン溝上方にある稜. 結合組織と血管からなる. Ⓒ Ⓓ

8 隆起血管 **Vas prominens** Vas prominens　ラセン隆起中を走る血管. Ⓒ Ⓓ

9 ラセン靱帯 **Spiral ligament** Lig. spirale　蝸牛管の骨性壁にある結合組織の層. Ⓒ

10 鼓室階壁；ラセン膜 **Tympanic surface；Spiral membrane** Paries tympanicus；Membrana spiralis　鼓室階上方にある蝸牛管の下壁. Ⓒ

11 基底稜 **Basal crest；Spiral crest** Crista basilaris；Crista spiralis　ラセン靱帯からの線維の内側への延長. 基底板の付着部位. Ⓒ Ⓓ

12 基底板 **Basal lamina** Lamina basilaris　蝸牛管と鼓室階の間にある結合組織の板. 骨ラセン板の鼓室唇と基底稜の間に広がり、Corti(コルチ)器を支える. Ⓒ Ⓓ

13 ラセン血管 **Vas spirale** Vas spirale　基底板の中でトンネルの下を通る小血管. Ⓓ

14 ラセン板縁 **Spiral limbus** Limbus spiralis　骨ラセン板の上層にある終末部が肥厚し変化した部分. 外面には内ラセン溝による溝がある. Ⓒ

15 前庭唇 **Vestibular lip** Labium limbi vestibulare　ラセン板縁の上方への短い張り出し. 蓋膜の付着部位. Ⓒ

16 鼓室唇 **Tympanic lip** Labium limbi tympanicum　ラセン板縁の下方の長い張り出し. 基底板上にある. Ⓑ Ⓒ

17 聴歯 **Acoustic teeth** Dentes acustici　前庭唇の表面にある突出する細胞列. 蓋膜が付着する部位.

18 蓋膜 **Tectorial membrane** Membrana tectoria　線維性の膜で、前庭唇の付着部位では薄い. Corti(コルチ)器を覆い、外有毛細胞列上で自由端として終わる. Ⓑ Ⓒ

19 頂盲端 **Cupular caecum** Caecum cupulare　蝸牛頂内の蝸牛管の盲端. Ⓐ

20 前庭盲端 **Vestibular caecum** Caecum vestibulare　前庭に面した蝸牛管の盲端. Ⓐ

21 ラセン器 **Spiral organ** Organum spirale〔Corti(コルチ)器〕基底板上にあり、音波を神経インパルスに変換する感覚野. Ⓑ

22 網状膜 **Reticular membrane** Membrana reticularis　Corti(コルチ)器の被膜. 柱細胞の頭板およびDeiters(ダイテルス)細胞によりできた膜. この膜の間隙を通って有毛細胞の不動毛が出る. Ⓑ

23 内ラセン溝 **Inner spiral sulcus** Sulcus spiralis internus　前庭唇と鼓室唇の間にある溝. Ⓑ Ⓒ

24 外ラセン溝 **Outer spiral sulcus** Sulcus spiralis externus　ラセン隆起とCorti(コルチ)器の間の蝸牛管の外側壁にある溝. Ⓒ

25 ラセン神経節 **Spiral ganglion** Ganglion spirale cochleae　蝸牛軸ラセン管内の双極神経節細胞の集まり. それらの末梢性の神経線維は有毛細胞から起こり、中心線維は蝸牛神経をつくる.

耳部 **467**

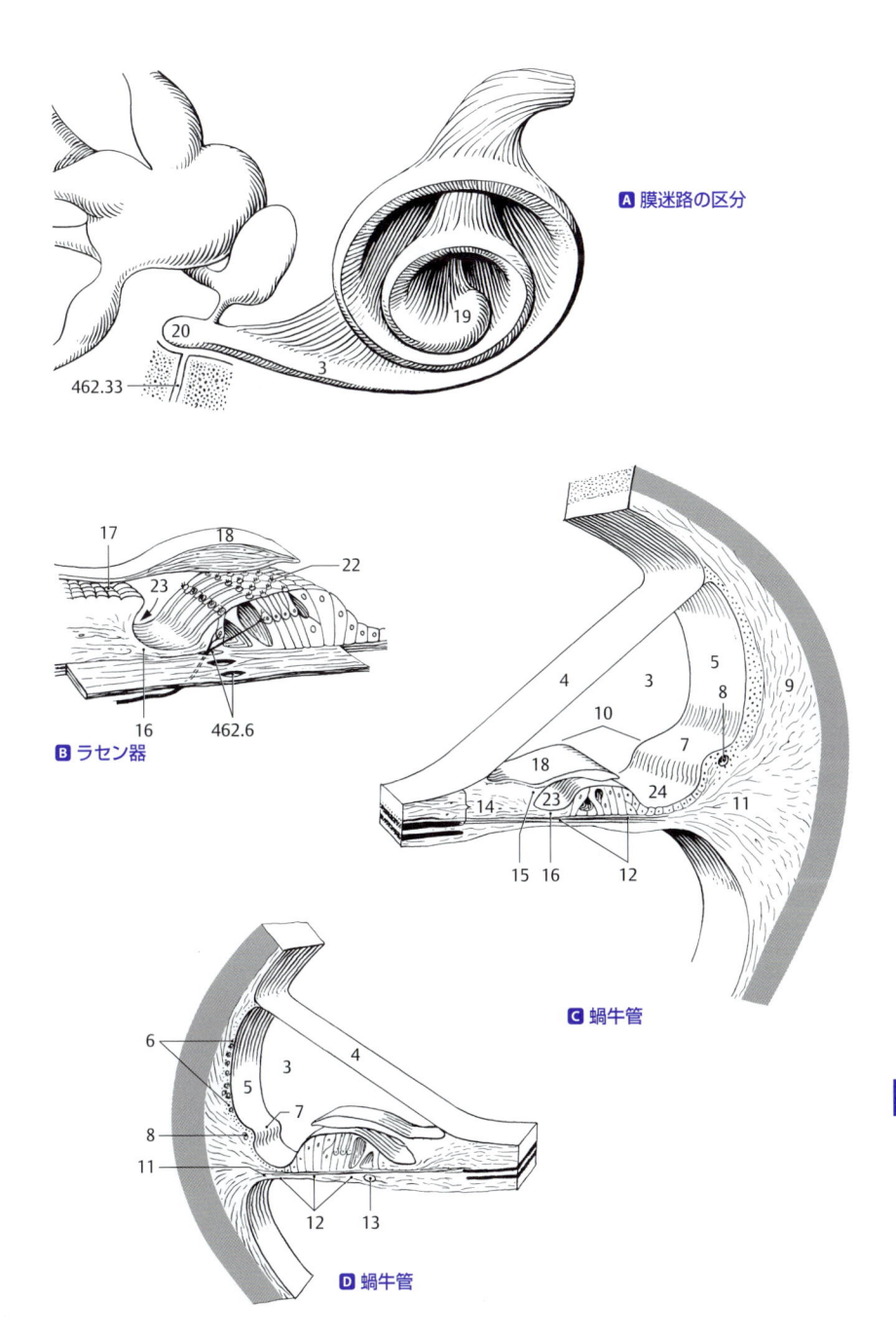

A 膜迷路の区分

B ラセン器

C 蝸牛管

D 蝸牛管

21 感覚器

1 内耳血管 **Vessels of internal ear** Vasa sanguinea auris internae

2 迷路動脈 **Labyrinthine arteries** A. labyrinthi 通常は前下小脳動脈の枝で主要な動脈．内耳神経に伴行して内耳道から側頭骨岩様部に入り，ここで分岐して内耳に分布する．Ⓐ

3 前前庭動脈；前庭動脈 **Anterior vestibular artery** A. vestibularis anterior；A. vestibuli　前庭，卵形嚢斑，球形嚢斑の一部，ならびに卵形嚢，膨大部，および前骨半規管と外側骨半規管の一部に分布する動脈．Ⓐ

4 総蝸牛動脈 **Common cochlear artery** A. cochlearis communis　蝸牛に分布する迷路動脈の枝．Ⓐ

5 前庭蝸牛動脈 **Vestibulocochlear artery** A. vestibulocochlearis　骨ラセン板の底部で以下〈6，7〉の2本の枝に分かれる動脈．Ⓐ

6 後前庭枝 **Posterior vestibular branch** R. vestibularis posterior　前庭，球形嚢，および卵形嚢の一部，ならびに球形嚢斑，後骨半規管の一部，および全ての骨半規管の骨総脚に分布する枝．Ⓐ

7 蝸牛枝 **Cochlear branch** R. cochlearis　骨ラセン板の底部に沿って走り，蝸牛の基底回転の中間1/3で固有蝸牛動脈と吻合する枝．Ⓐ

8 固有蝸牛動脈 **Proper cochlear artery** A. cochlearis propria　鼓室階と中央階への枝を出す動脈で，ラセン神経節と平行に走る．Ⓐ

9 蝸牛軸ラセン動脈 **Spiral modiolar artery** A. spiralis modioli　前庭階に分布する枝．Ⓐ

10 前庭水管静脈 **Vein of vestibular aqueduct** V. aqueductus vestibuli　内リンパ管の伴行静脈．半規管から出て下錐体静脈洞に開く．Ⓐ

11 半規管静脈 **Veins of semicircular ducts** Vv. ductuum semicircularium　個々の半規管から出る静脈．

12 蝸牛水管静脈 **Vein of cochlear aqueduct** V. aqueductus cochleae　外リンパ管の伴行静脈．蝸牛から出る主要な静脈．Ⓐ

13 総蝸牛軸静脈 **Common modiolar vein** V. modioli communis　蝸牛の基底回転における前庭階の静脈と鼓室階の静脈の合流．Ⓐ

14 前庭階静脈 **Vein of scala vestibuli** V. scalae vestibuli　前庭階から出る主な静脈．Ⓐ

15 鼓室階静脈 **Vein of scala tympani** V. scalae tympani　鼓室階と蝸牛管の壁から出る静脈．Ⓐ

16 前庭蝸牛静脈 **Vestibulocochlear vein** V. vestibulocochlearis　以下〈17〜19〉の3つの静脈の合流により起こる静脈．Ⓐ

17 前前庭静脈 **Anterior vestibular vein** V. vestibularis anterior　卵形嚢，および前膨大部および外側膨大部から出る静脈．Ⓐ

18 後前庭静脈 **Posterior vestibular vein** V. vestibularis posterior　球形嚢および後膨大部を流れる静脈．Ⓐ

19 蝸牛窓静脈 **Vein of cochlear window** V. fenestrae cochleae　第2鼓膜と周囲の領域から出る静脈．Ⓐ

20 迷路静脈 **Labyrinthine veins** Vv. labyrinthi　下方の静脈洞に開く静脈で，内耳道の神経と硬膜から出る．Ⓐ

21 味覚器 **Gustatory organ** Organum gustatorium；Organum gustus　味蕾を含む器官．

22 味蕾 **Taste bud** Caliculus gustatorius；Gemma gustatoria　上皮と同じ高さで，支持細胞および化学受容器としての小茎を表面にもつ味細胞からなる．味蕾の分布：有郭乳頭および葉状乳頭の上皮中に集合し，舌の外方部に散在する．Ⓑ

23 味孔 **Taste pore** Porus gustatorius　味蕾の頂上で上皮がない部分．味細胞の小茎が突出する．Ⓑ

耳部 469

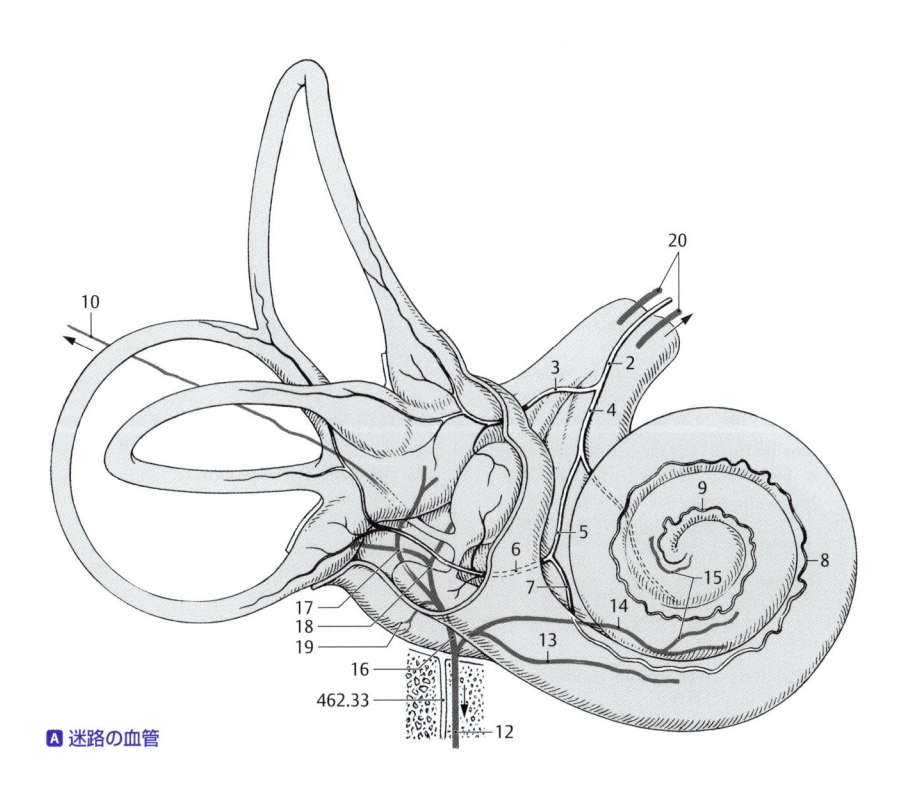

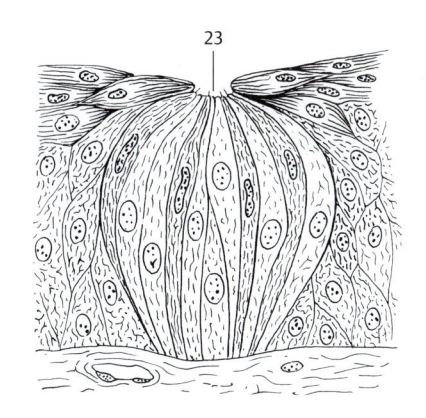

A 迷路の血管

B 味蕾

皮膚と付属器

1. **外皮** Integument Integumentum commune　3つの層（表皮，真皮，および皮下組織）からなる外側の皮膚．成人の体表約 1.8 m^2 を覆っている．
2. **皮膚** Skin Cutis　表皮と真皮の総称．
3. **皮膚小溝** Skin sulci Sulci cutis　皮膚内の様々な大きさの溝で，例えば鼻唇溝，関節部の皮膚の溝，有毛皮膚の小溝，および無毛皮膚の稜間の溝がある．A
4. **皮膚小稜**　Dermal ridges；Papillary ridges Cristae cutis　手掌および足底の無毛皮膚の下層にある結合組織乳頭による稜．A
5. **皮膚支帯** Skin ligaments Retinacula cutis　皮膚と下層を付着させる結合組織性線維．A
6. **尾骨支帯**　Retinaculum caudale　Retinaculum caudale　尾骨窩と尾骨の間にある結合組織．脊索の発生学的遺残．C
7. **触覚小球** Tactile elevations Toruli tactiles　皮下脂肪層の厚い皮膚．例えば指節，母指球および小指球などの部分の皮膚．B
8. **割線** Tension lines；Cleavage lines Lineae distractiones　真皮内の膠原線維の走行を示す線．
9. **表皮** Epidermis Epidermis　体を覆う皮膚の外層で，厚さ 30 μm から 4 mm またはそれ以上．角化した重層扁平上皮層．A
10. **真皮** Dermis；Corium Dermis；Corium　緊密にからみあった膠原線維および弾性線維からなる狭い層で，神経および血管に富むが脂肪組織はない．A
11. **乳頭層** Papillary layer Stratum papillare　多数の細胞と線維を含む真皮の上層．その結合組織乳頭は表皮にはまり込んでいる．A
12. **乳頭；真皮乳頭** Papillae　Papillae　表皮中に突出した結合組織性突起．列（無毛皮膚）をなすこともあり，分枝し，またその形と配列に非常に変化がある．A E
13. **網状層** Reticular layer Stratum reticulare　乳頭層の直下にある真皮の層で，細胞をほとんど含まない．緊密にからみあった強い膠原線維束からなり，皮膚の力学特性を決定する．A
14. **毛** Hairs Pili　種々の形態の毛の総称．
15. **生毛** Downy hair；Primary hair Lanugo　全身を覆う毛．特に新生児で明らか．通常は無髄である．
16. **頭毛** Hairs of head Capilli
17. **眉毛** Eyebrows Supercilia
18. **睫毛** Eyelashes Cilia
19. **鬚毛** Beard Barba
20. **耳毛** Hairs of tragus Tragi
21. **鼻毛** Hairs of vestibule of nose Vibrissae
22. **腋毛** Axillary hairs Hirci
23. **陰毛** Pubic hairs Pubes
24. **毛包** Hair follicle Folliculus pili　結合組織性および上皮性の毛根の鞘．E

25. **立毛筋** Arrector muscle of hair M. arrector pili　毛包の中部より真皮の乳頭層に至る平滑筋束．睫毛，眉毛，鼻毛，耳毛，鬚毛には欠如する．毛を立てること（鳥肌）．皮脂腺の圧迫および排出も行う．交感神経幹から来る交感神経支配．E
26. **毛流** Hair streams Flumina pilorum　毛の成長の方向．
27. **毛渦** Hair whorls Vortices pilorum D
28. **毛十字** Hair crosses Cruces pilorum　2方向からの毛流が合わさり，新たに以前の方向とは垂直な2方向に流れる場所．D
29. **皮膚腺** Skin glands Glandulae cutis　皮膚と緊密な関係にある腺で，皮膚の上皮より生じる．
30. **汗腺** Sweat gland Glandula sudorifera　通常は小型のエクリン汗腺であるが，特定の領域（肛門，生殖器，腋窩）では，大型のアポクリン腺として存在する．E
31. **脂腺** Sebaceous gland Glandula sebacea　全分泌（ホロクリン）皮脂腺．毛包に開口する．E
32. **神経終末** Nerve terminals Terminationes nervorum　終末器官としてまたは自由神経終末として存在する．A
33. **尾骨窩**† Coccygeal foveola Foveola coccygea 尾骨支帯により生じる尾骨上の窩．C

皮膚 471

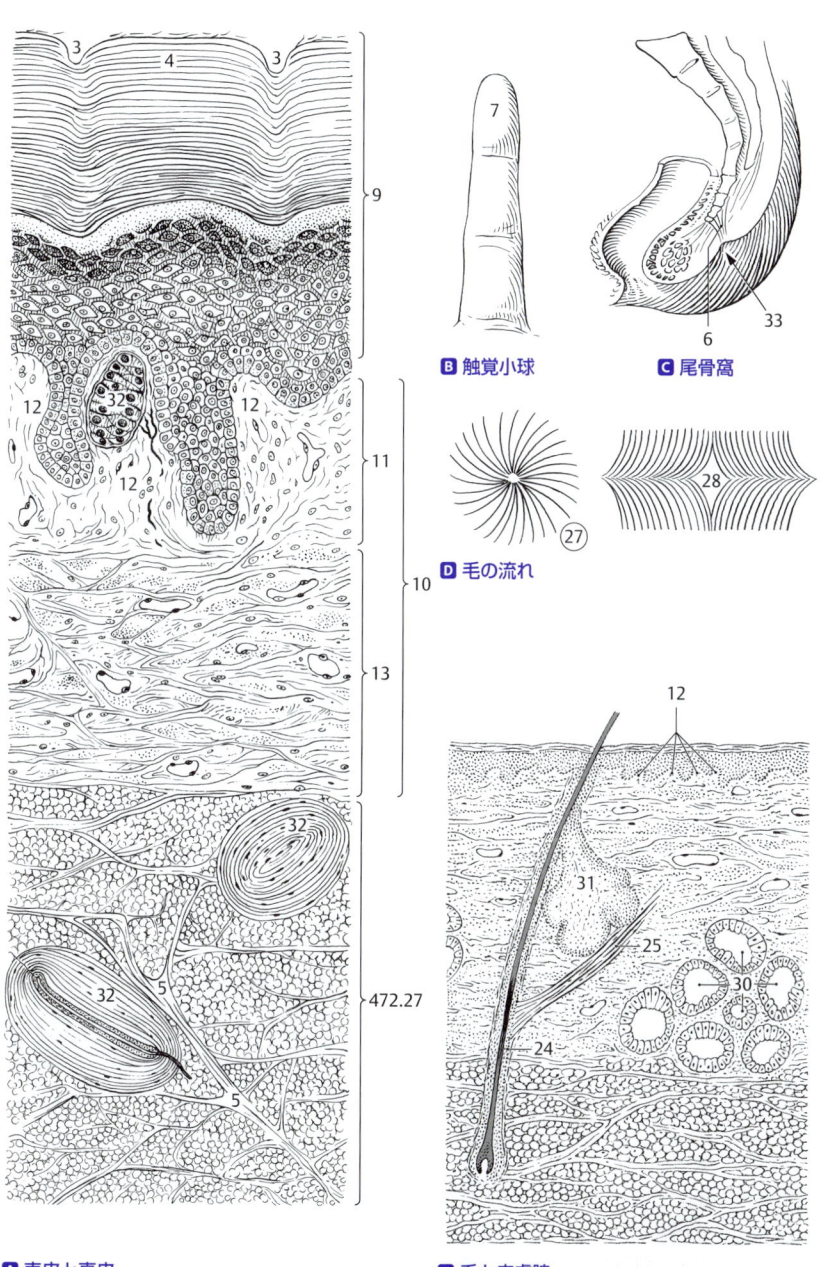

B 触覚小球
C 尾骨窩
D 毛の流れ
A 表皮と真皮
E 毛と皮膚腺

22 皮膚と付属器

皮膚と付属器

1 **爪 Nail** Unguis　指爪または足趾爪．**A B C**

2 **爪床 Nail matrix** Matrix unguis　爪根および半月部分の爪床上皮．半月では爪になる物質がつくられる．**A D**

3 **爪床小稜〔Ridge of nail matrix〕**〔Cristae matricis unguis〕　爪床中で長軸に走る稜．**D**

4 **爪床小溝〔Nail groove〕**〔Sulcus matricis unguis〕　爪の外側縁が差し込まれる溝．

5 **爪郭 Nail wall** Vallum unguis　爪を外側および根方向から囲む皮膚のヒダ．**A B**

6 **爪体 Body of nail** Corpus unguis　**A B D**

7 **半月 Lunule** Lunula　爪郭後部にある白色がかった半月状の部分．その前縁は爪形成組織の前縁に相当する．**B**

8 **潜入縁 Hidden border** Margo occultus　爪郭内に隠れている爪の近位側の後縁．**A**

9 **外側縁 Lateral border** Margo lateralis　爪郭の下にある爪の外側縁．**C**

10 **自由縁 Free border** Margo liber　前方の自由端で，爪の脱落縁または切断縁である．**C**

11 **痕跡爪皮 Perionyx** Perionyx　上爪皮の突出端で，爪半月の近位端を覆う．**A**

12 **上爪皮 Eponychium** Eponychium　爪根上にある上皮で，後壁でわずかに前方に出ている．**A**

13 **下爪皮 Hyponychium** Hyponychium　爪の下にある爪床の上皮で，半月と爪根の後部は爪床をつくる．

14 **乳房；ちぶさ Breast** Mamma　腺組織，結合組織線維，および脂肪からなる女性の乳房．

15 **乳房間溝 Intermammary cleft** Sulcus intermammarius　左右の乳房の間の窪み．

16 **副乳；副乳房† Accessory breast** Mamma accessoria　発生学的な乳頭間線に沿ってみられる余分の乳房．**F**

17 **乳頭；ちくび Nipple** Papilla mammaria　乳管の開口部があり，平滑筋に富む．**E**

18 **乳房体 Body of breast** Corpus mammae　乳腺と周囲の脂肪組織．

19 **乳腺 Mammary gland** Glandula mammaria　女性乳房の腺組織．**E**

20 **外側突起；腋窩突起 Axillary process；Axillary tail** Processus axillaris；Processus lateralis　腋窩へ向く腺の突起．

21 **乳腺葉 Lobes of mammary gland** Lobi glandulae mammariae　15〜20個ある円錐形の腺葉．**E**

22 **乳腺小葉 Lobules of mammary gland** Lobuli glandulae mammariae　乳腺葉が結合組織で細分されたもの．**E**

23 **乳管 Lactiferous duct** Ductus lactiferi　乳腺葉にある15〜20本の導管で，直径1.7〜2.3 mm．乳頭へ開口する．**E**

24 **乳管洞 Lactiferous sinus** Sinus lactiferi　乳管にある紡錘形の膨大部で，直径5〜7 mm（授乳期は最大8 mm）．乳頭に開口する直前部にある．**E**

25 **乳輪 Areola** Areola mammae　乳頭周囲にある円形の色素沈着のある部分．乳輪腺による小隆起がある．**E**

26 **乳輪腺 Areolar glands** Glandulae areolares　乳輪部にある10〜15のアポクリン腺．

27 **乳輪結節 Areolar tubercles** Tubercula areolae　乳輪内に不規則に散在する隆起で，脂腺と小乳腺によって生じる．471頁**A**

28 **乳房提靱帯 Suspensory ligaments of breast；Suspensory retinaculum of breast** Ligg. suspensoria mammaria；Retinaculum cutis mammae　乳房の皮膚より起こり，薄い可動性組織を介して大胸筋筋膜に至る結合組織束．**E**

29 **皮下組織 Subcutaneous tissue** Tela subcutanea；Hypodermis　**G**

30 **脂肪層 Fatty layer** Panniculus adiposus　**G**

31 **筋層 Muscle layer** Stratum musculorum　局所の筋線維．皮筋．

32 **線維層 Fibrous layer** Stratum fibrosum　脂肪層の結合組織性構造．**G**

33 **膜様層 Membranous layer** Stratum membranosum　脂肪層の下の線維層由来の線維が膜状に集まったもので，例えば筋の被覆筋膜．**G**

34 **疎性結合組織 Loose connective tissue** Textus connectivus laxus

皮膚／皮下組織　473

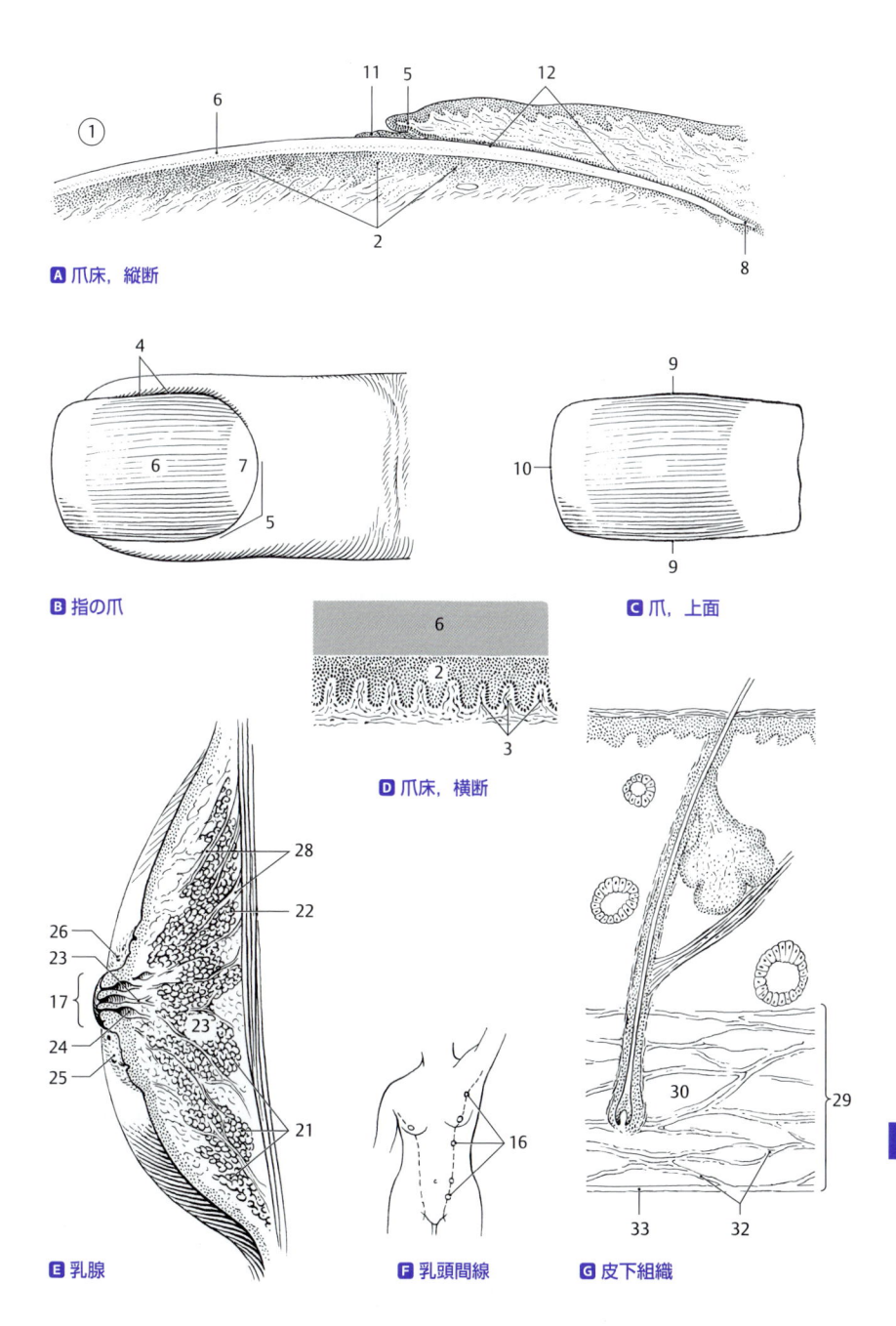

A 爪床，縦断

B 指の爪

C 爪，上面

D 爪床，横断

E 乳腺

F 乳頭間線

G 皮下組織

22 皮膚と付属器

参考文献

1. Benninghoff, A., K. Goerttler: Lehrbuch der Anatomie des Menschen, 7. Aufl. Urban & Schwarzenberg, München 1964
2. Benninghoff, A.: Anatomie, 15. Aufl. Urban & Schwarzenberg, München 1994
3. Braus, H., C. Elze: Anatomie des Menschen, 2. Aufl. Springer, Berlin 1960–1965
4. Bucher, O., H. Wartenberg: Cytologie, Histologie und mikroskopische Anatomie des Menschen, 12. Aufl. Huber, Bern 1997
5. Carpenter, B. M.: Human Neuroanatomy, 7th ed. Williams & Wilkins, Baltimore 1976
6. Clara, M.: Das Nervensystem des Menschen, 3. Aufl. Barth, Leipzig 1959
7. Compact Lehrbuch Anatomie in 4 Bönden. Herausgegeben von W. Graumann u. D. Sasse, Bd. 2 Bewegungsapparat, Schattauer, Stuttgart 2003
8. Corning, H. K.: Lehrbuch der Topographischen Anatomie, 20. und 21. Aufl. Bergmann, München 1942
9. Couinaud, C.: Le foie. Etudes anatomiques et chirurgicales. Masson, Paris 1957
10. Crosby, E. C., Tr. Humphrey, E. W. Lauer: Correlative Anatomy of the Nervous System. Macmillan, New York 1962
11. Cunningham, D. J.: Textbook of Anatomy, 11th ed. Oxford University Press, London 1972
12. Dauber, W.: Anatomische Grundlagen der Funktionsdiagnostik. In Siebert, G. K.: Atlas der zahnärztlichen Funktionsdiagnostik, 3. Aufl. Hanser Verlag, München 1996: 20–39
13. Duus, Peter: Neurologisch-topische Diagnostik. Thieme, Stuttgart 1976; 6. Aufl. 1995
14. Duvernoy, H. M.: Human Brainstem Vessels. Springer, Berlin 1978
15. Duvernoy, H. M.: The Superficial Veins of the Human Brain. Springer, Berlin 1975
16. Fasel, J.: The exit of the chorda tympani nerve through the external surface of the base of the skull. Acta Anat. 126(1986) 205–207
17. Frick, H., H. Leonhardt, D. Starck: Taschenlehrbuch der gesamten Anatomie, Bd. I: Allgemeine Anatomie. Spezielle Anatomie II., 2. Aufl. Thieme, Stuttgart 1980; 4. Aufl. 1992
18. Gray's Anatomy, 36th ed. Churchill Livingstone, Edinburgh 1980. 38th ed. 1995
19. Hafferl, A.: Lehrbuch der topographischen Anatomie, 2. Aufl. Springer, Berlin 1957
20. Haines, D. E.: Neuroanatomy. An Atlas of Structures, Sections and Systems. Urban & Schwarzenberg, München 1987
21. Hamilton, W. J.: Textbook of Human Anatomy. Macmillan, London 1958
22. Heimer, L.: The Human Brain and Spinal Cord, 2nd ed. Springer, New York 1995
23. Henle, J.: Handbuch der Systematischen Anatomie des Menschen, Vieweg und Sohn, Braunschweig 1868–1871
24. Kahle, W., H. Leonhardt, W. Platzer: Taschenatlas der Anatomie, 3 Bde. 6. Aufl. Thieme, Stuttgart 1976–1991
25. Kaplan, H. A., D. H. Ford: The Brain Vascular System. Elsevier, Amsterdam 1966
26. Krayenbühl, H., M. G. Yasargil: Zerebrale Angiographie für Klinik und Praxis, 3. Aufl. Thieme, Stuttgart 1979
27. Kubik, S.: Klinische Anatomie, Bd. III, 2. Aufl. Thieme, Stuttgart 1969
28. Lang, J.: Klinische Anatomie des Kopfes, Neurokranium, Orbita, Kraniozervikaler Übergang, Springer, Berlin 1981
29. Lazorthes, G.: Le systeme nerveux central, 2me ed. Masson, Paris 1973
30. Lierse, W.: Becken. In v. Lanz Wachsmuth: Praktische Anatomie, Bd. II/8 a, Springer, Berlin 1984
31. MacNalty, A. S.: Butterworths Medical Dictionary. Butterworths, London 1965
32. Morris, J., J. Parsons, Schaeffer: Human Anatomy, 12th ed. Blakiston, Philadelphia 1966
33. Mühlreiter, E.: Anatomie des menschlichen Gebisses, 5. Aufl. Felix, Leipzig 1928
34. Mumenthaler, M., H. Schliack: Läsionen peripherer Nerven. Thieme, Stuttgart 1965; 6. Aufl. 1993
35. Netter, F. H.: The Ciba Collection of Medical Illustrations. Ciba, New York 1983–1997
36. Neubert, K.: Die Basilarmembran des Menschen und ihr Verankerungssystem. Z. Anat. Entwickl.–Gesch. 114 (1949/50) 539–588
37. Nieuwenhuys R., J. Voogd, Chr. van Huijzen: The Human Central Nervous System, 3rd ed. Springer, Berlin 1988
38. Oelrich, T. M.: The striated urogenital sphincter muscle in the female. Anat. Rec. 205(1983)
39. Olszewski, J., D. Baxter: Cytoarchitecture of the Human Brain Stem, Karger, Basel 1982
40. Paturet, G.: Anatomie Humaine, Bde. I, II, III. Masson, Paris 1958
41. Paxinos, G. ed.: The Human Nervous System. Academic Press, New York 1990
42. Paxinos, G., X.-F. Huang: Atlas of the Human Brain Stem. Academic Press, New York 1995
43. Peele, T. L.: The Neuroanatomic Basis for Clinical Neurology. McGraw-Hill, New York 1977
44. Pernkopf, E.: Topographische Anatomie des Menschen. Urban & Schwarzenberg, München 1960
45. Pernkopf, E.: Atlas der topographischen und abgewandten Anatomie des Menschen. 3. Aufl. Urban & Schwarzenberg, München 1994
46. Platzer, W.: Atlas der topographischen Anatomie. Thieme, Stuttgart 1982
47. Platzer, W.; Fritsch, H. u. Kühnel, H.; Kahle, W. u. Frotscher M.: Taschenatlas der Anatomie in 3 Bänden, Thieme, Stuttgart 1999–2001
48. Poirier, P., A. Charpy: D'anatomie humaine, 3me ed. Masson, Paris 1920
49. Prometheus, Lernatlas der Anatomie. Schünke, M., Schulte, E., Schumacher, U., Hrsg. Thieme, Stuttgart 2004
50. Rauber, A., F. Kopsch: Anatomie des Menschen, in 4 Bdn.. Thieme, Stuttgart 1987–1997
51. Rauber, A., F. Kopsch: Lehrbuch und Atlas der Anatomie des Menschen, 19. Aufl. Thieme, Stuttgart 1955
52. Rohen, J. W.: Topographische Anatomie, Schattauer, Stuttgart 1966; 9. Aufl. 1992
53. Schultze, O.: Atlas und kurzgefaßtes Lehrbuch der topographischen und angewandten Anatomie, 4. Aufl. von W. Lubosch, J. F. Lehmanns Verlag, München 1935
54. Schumacher, G. H., H. Schmidt, H. Börnig; W. Richter: Anatomie und Biochemie der Zähne, 4. Aufl. G. Fischer, Stuttgart 1990
55. Sicher, H.: Oral Anatomy, 4th ed. Mosby, Saint Louis 1965

56 Sieglbauer, F.: Lehrbuch der normalen Anatomie des Menschen, 8. Aufl. Urban & Schwarzenberg, München 1958
57 Sobotta J., H. Becher: Atlas der Anatomie des Menschen, 16. Aufl. Urban & Schwarzenberg, München 1962
58 Sobotta, J., H. Becher: Atlas der Anatomie des Menschen in 2 Bdn., Urban & Schwarzenberg, München 1993
59 Sobotta, J.: Atlas der Anatomie des Menschen, Band 1 und 2, Herausgegeben von R. Putz u. R. Pabst, 21. Aufl. Urban & Fischer 2000
60 Spalteholz, W., R. Spanner: Handatlas der Anatomie des Menschen, 16. Aufl. Scheltema & Holkema, Amsterdam 1961
61 Stephens, R. B., D. L. Stillwell: Arteries and Veins of the Human Brain. Thomas, Springfield/Ill. 1969
62 Steriade, M., E. G. Jones, D. A. McCormick: Thalamus, Vol. I+II. Elsevier, Oxford 1997
63 Tandler, J.: Lehrbuch der Systematischen Anatomie. Vogel, Leipzig 1926
64 Testut, L.: D'anatomie humaine, 4me ed. Paris 1900
65 Tillmann, B.: Farbatlas der Anatomie, Zahnmedizin–Humanmedizin, Thieme, Stuttgart 1997
66 Toldt, C., F. Hochstetter: Anatomischer Atlas, 23. Aufl. Urban & Schwarzenberg, Wien 1961; 27. Aufl. Urban & Schwarzenberg, München 1979
67 Töndury, G.: fAnatomie der Lungegefäße Ergebn. ges. Tuberk.–u. Lung.–Forsch. 14(1958)61–100
68 Töndury, G.: Angewandte und topographische Anatomie, 3. Aufl. Thieme, Stuttgart 1965; 5. Aufl. 1981
69 Truex, R. C., M. B. Carpenter: Strong and Elwyn's Human Neuroanatomy, 5th ed. Williams & Wilkins, Baltimore 1964
70 van Damme, J.–P. J.: Behavioral Anatomy of the Abdominal Arteries. Surg Clin North Am 73(1993) 699–725
71 Viamonte jr. M., Ruttimann: Atlas of Lymphography, Thieme, Stuttgart 1980
72 Villiger, E., E. Ludwig: Gehirn und Rückenmark, 11.–13. Aufl. Engelmann, Leipzig 1940
73 von Hayek, H.: Die menschliche Lunge, 2. Aufl. Springer, Berlin 1970
74 von Lüdinghausen, M.: The Venous Drainage of the Human Myocardium. Advances in anatomy, embryology and cell biology, Vol. 168, Springer-Verlag, Berlin 2003
75 Waldeyer, A., A. Mayet: Anatomie des Menschen, 16. Aufl. DeGruyter, Berlin 1993
76 Wolf-Heidegger, G.: Atlas der systematischen Anatomie, Karger, Basel 1957
77 Wolf-Heideggers Atlas der Anatomie des Menschen, 5. Aufl. Herausgegeben von Petra Köpf-Maier, Karger, Basel 2000

日本語索引

- 索引語は片仮名，平仮名，漢字（1字目の読み）の順に配列し，読みが同じ漢字は画数の少ない順で配列している．
- 索引語の後の最初の数字は頁数を示し，ピリオドの後の数字はその頁の見出し語の番号を示す（例：242.24 は 242 頁の 24 番目を示す）．複数頁にある場合は；で区切っている．
- アルファベットで始まる索引語は「アルファベット」として冒頭にまとめている．
- 「右-」，「-左」で始まる索引語はそれぞれ「う」，「さ」の項目にまとめている．
- 冒頭の ― はそのすぐ上の索引語と同じであることを示している．
- 《　》は索引語の補足のために付している．

アルファベット

A1 区《前大脳動脈の》 242.24
A2 区 244.6
CA1 領域《アンモン角の》 384.28
CA2 領域 384.29
CA3 領域 384.30
CA4 領域 384.31
F 細胞群《前庭神経下核の》 334.15
H0 野《フォレル野の》 368.3
H1 野 390.25
H2 野 368.2
H3 野 390.23
H，H1，H2 野核［群］ 368.10
H 野核 368.11
H1 野核 368.12
H2 野核 368.13
L 細胞群《前庭神経外側核の》 342.30
M1 区《中大脳動脈の》 244.21
M2 区 246.3；246.5； 246.11
P1 区《後大脳動脈の》 248.3
P2 区 248.8
P3 区 248.14
P4 区 248.18
S 状結節 152.7
S 状結腸間陥凹 212.17
S 状結腸間膜 210.20
S 状結腸静脈 294.17
S 状結腸動脈 262.20
S 状結腸リンパ節 308.12
S 状静脈洞 280.14
S 状洞溝 26.33；30.19； 34.26
X 細胞群《延髄の》 332.10
Y 細胞群 334.17
Z 細胞群 332.5

あ

アキレス腱 124.18
― の滑液包 132.11
アステリオン 20.21
アセチルコリン作動性細胞群 397.29
アブミ骨 456.2
アブミ骨筋 458.3
アブミ骨神経 406.3
アブミ骨枝《後耳介動脈の》 234.127
アブミ骨底 456.6
アブミ骨頭 456.3
アブミ骨ヒダ 458.13
アブミ骨膜 456.28
アブミ骨輪状靱帯 456.29
アミン作動性細胞群 396.2
アルファ部《巨細胞性網様核の》 336.14
アンモン角 384.27
― 第 1 領域 384.28
― 第 2 領域 384.29
― 第 3 領域 384.30
― 第 4 領域 384.31
あしくび 2.43
あしのうら 2.46
あしのこう 2.47
あしのゆび 2.48；12.14
「足-」⇒「そく-」の項
足 2.42
― の下伸筋支帯 120.14
― の外側縁 12.5
― の関節 90.1
― の屈筋支帯 120.13
― の骨 70.1
― の舟状骨 72.7
― の上伸筋支帯 120.12
― の虫様筋 126.14
― の内側縁 12.6
― の背側骨間筋 126.15
「頭-」⇒「とう-」の項
頭
― と頸の筋膜 16.18
― と頸のリンパ節 300.2
鞍隔膜 314.12
鞍関節 15.20
鞍結節 28.7
鞍背 28.10

い

イニオン 20.18
胃 146.18
胃圧痕《肝臓の》 156.8
胃円蓋 146.27
胃横隔間膜 210.29
胃結腸間膜 210.32
胃枝
― 《右胃大網動脈の》 260.20
― 《左胃大網動脈の》 260.34
胃十二指腸動脈 260.13
胃小窩 148.14
胃小区 148.12
胃神経叢 430.23
胃底ヒダ 212.8
胃腺 148.15
胃体 146.29
胃体管 146.30
胃底 146.28

胃粘膜ヒダ 148.10
胃脾間膜 210.30
胃面《脾臓の》 298.20
異常結節《歯の》 138.1
一次骨化点 14.21
一次性リンパ性器官 298.2
一次弯曲 46.21
咽頭 142.25
咽頭円蓋 142.28
咽頭下垂体 142.29
咽頭陥凹 144.8
咽頭筋層 144.22
咽頭腔 142.26
咽頭結節 26.7
［咽頭］口部 144.10
咽頭後壁 144.40
咽頭後リンパ節 300.26； 302.13
［咽頭］喉頭部 144.14
咽頭枝
― 《下甲状腺動脈の》 252.18
― 《下行口蓋動脈の》 238.10
― 《上行咽頭動脈の》 232.21
― 《舌咽神経の》 408.24
― 《反回神経の》 410.18
― 《鼻口蓋神経の》 400.20
― 《迷走神経の》 410.7
― 《翼突管動脈の》 238.6
咽頭周囲隙 144.39
咽頭静脈 276.27
咽頭静脈叢 276.26
咽頭食道狭窄 144.17
咽頭神経叢 410.8
咽頭洞 144.21
咽頭側隙 144.41
咽頭側壁 144.18
咽頭頭底板 144.18
咽頭嚢 144.1
［咽頭］鼻部 142.27
咽頭扁桃 142.30
咽頭縫線 144.23
咽頭リンパ小節 142.31
陰核 206.8
陰核海綿体 206.12
陰核海綿体神経 432.28
陰核海綿体中隔 206.13
陰核亀頭 206.11
陰核脚 206.9
陰核筋膜 206.14
陰核深静脈 292.3
陰核深動脈 266.23
陰核体 206.10
陰核提靱帯 110.14；

206.15
陰核背神経 422.28
陰核背動脈 266.24
陰核包皮 204.33
陰核ワナ鞍帯 110.19； 206.16
陰茎 196.4
陰茎海綿体 196.17
陰茎海綿体小柱 196.23
陰茎海綿体神経 432.27
陰茎海綿体洞 196.25
陰茎海綿体白膜 196.20
陰茎貫通動脈 266.25
陰茎亀頭 196.10
陰茎脚 196.7
陰茎根 196.5
陰茎深中隔 292.2
陰茎深動脈 266.21
陰茎体 196.6
陰茎中隔 196.22
陰茎提靱帯 110.15
陰茎背 196.8
陰茎背神経 422.27
陰茎背動脈 266.22
陰茎皮下層 196.30
陰茎縫線 196.16
陰茎ワナ靱帯 110.20
陰唇小帯 204.30
陰嚢 198.33
陰嚢中隔 198.36
陰嚢部《精管の》 192.8
陰嚢縫線 198.34
陰部枝《陰部大腿神経の》 420.25
陰部神経 422.22
陰部神経核 320.28
陰部神経管 216.3
陰部大腿溝 208.26
陰部大腿神経 420.24
陰毛 470.23
陰門 204.25
陰裂 204.31

う

うなじ 6.39
うわくちびる 134.8
右 4.7
右胃静脈 292.28
右胃大網静脈 294.4
右胃大網動脈 260.19
右胃大網リンパ節 306.18
右胃動脈 260.25
右胃リンパ節 306.16
［右］陰核海綿体 206.12
右冠《心臓の》 222.20
右縁枝《右冠状動脈の》 230.11
右下肺静脈 272.17
右下葉気管支 174.13

右外側区～横舌筋　477

右外側区《肝臓の》 158.17
右外側後区域《肝臓の》 158.19
右外側前区域《肝臓の》 158.18
右肝管 160.2
右肝静脈 290.5
右肝部 158.13
右冠状動脈 230.6
[右]気管支縦隔リンパ本幹 312.5
右脚
　—《横隔膜の》 106.26
　—《房室束の》 224.17
右胸管 312.6
[右]頸リンパ本幹 312.2
右結腸曲 152.3
右結腸曲動脈 262.14
右結腸静脈 294.9
右結腸動脈 262.13
右結腸リンパ節 308.10
右後側壁枝《右冠状動脈の》 230.16
[右]鎖骨下リンパ本幹 312.3
右三角間膜《肝臓の》 210.42
[右]子宮縁 202.5
[右]子宮角 202.4
右枝
　—《固有肝動脈の》 260.3
　—《門脈の》 292.14
右主気管支 174.3
右上肺静脈 272.4
右上葉気管支 174.6
右上肋間静脈 286.19
右心耳 224.22
右心室 222.26；226.1
右心室静脈 274.28
右心房 222.31；224.21
右心房動脈 274.27
右腎上体静脈 290.14
右精巣静脈 290.15
右線維三角《心臓の》 224.6
右線維輪《心臓の》 224.7
右中葉気管支 174.10
右内側区《肝臓の》 158.14
右内側後区域《肝臓の》 158.16
右内側前区域《肝臓の》 158.15
右肺 176.2
　—,下葉 178.9
　—,上葉 178.2
　—,中葉 178.6
　—の水平裂 176.22
　—の中葉 176.19
右肺静脈 272.3
右肺動脈 268.6
[右]肺面《心臓の》 222.19
右半月弁
　—《大動脈弁の》 226.33
　—《肺動脈弁の》 226.10
右板《甲状軟骨の》 166.21
右尾状葉胆管《肝臓の》 160.8
右部《肝臓の横隔面の》 154.23
右副腎静脈 290.14
右辺縁静脈 274.24
右房室口 222.34
右房室弁 226.2
右門裂 158.4
右葉
　—《肝臓の》 156.15
　—《甲状腺の》 220.12
　—《前立腺の》 194.10
右葉リンパ節 306.8
[右]腰リンパ本幹 312.13
右卵巣静脈 290.17
右リンパ本幹 312.6
[右]鎖頭静脈 274.32
羽状筋 16.2
迂回槽 314.30
烏口肩峰靱帯 80.22
烏口鎖骨靱帯 80.22
烏口鎖骨靱帯粗面 54.34
烏口上腕靱帯 82.8
烏口突起 54.25
烏口腕筋 112.17
　—の滑液包 128.11
臼状関節 15.23
運動根《三叉神経の》 398.16
運動神経 19.14

え

エナメル質 138.41
会陰 208.1
会陰横靱帯 208.19
会陰曲 154.2
会陰部 208.3
会陰腱中心 208.7
会陰枝《後大腿皮神経の》 422.20
会陰神経 422.24
会陰体 208.7
会陰動脈 266.15
会陰皮下筋 208.12
会陰皮下嚢 208.11
[会陰]縫線 208.2
会陰膜 208.18
永久歯 136.14
栄養管 14.19
栄養孔 14.18
栄養動脈 17.35
栄養枝 17.5
鋭[角]縁枝《右冠状動脈の》 230.11
腋窩 2.23；8.10
腋窩筋膜 116.15
腋窩静脈 288.5
腋窩神経 418.11
腋窩嚢 4.55
腋窩提靱帯 116.16
腋窩動脈 254.9
腋窩突起《乳腺の》 472.18
腋窩部 8.9
腋窩リンパ節 302.15
腋窩リンパ叢 312.4
腋毛 470.22
円回内筋 112.25
円錐枝
　—《右冠状動脈の》 230.11
　—《左冠状動脈の》
154.23
円錐靱帯 80.31
円錐靱帯結節 54.35
円筒関節 15.16
円板陥凹《視神経円板の》 440.11
延髄 326.3；326.10
　—の皮質核線維 328.5
延髄橋溝 338.3
延髄根《副神経の》 412.2
延髄静脈 284.22
延髄錐体《延髄の》 326.14
延髄ノルアドレナリン作動性細胞群[A1，A2] 396.3
延髄縫線 330.1
延髄盲孔 326.13
延髄網様体脊髄線維 330.9
延髄網様体脊髄路 322.21
遠位 4.37
遠位横弓 12.11
遠位外側線条体枝《前外側中心動脈の》 244.24
遠位曲尿細管 182.26
遠位直尿細管 182.25
遠位内側線条体枝動脈 244.7
遠位部
　—《下垂体の》 220.6
　—《前立腺の》 194.5
　—《男性尿道の》 198.8
遠位リンパ節《深鼠径リンパ節の》 310.23
遠心頬側咬頭 138.10
遠心口蓋側咬頭 138.11
遠心咬頭 138.13
遠心根 138.27
遠心小窩 136.39
遠心性[神経]線維 19.11
遠心舌側咬頭 138.12
遠心面《歯の》 138.21
縁結節 44.8
縁溝《帯状溝の》 376.30
縁枝《帯状溝の》 376.30
縁取縫合 14.33
縁上回 374.33
縁洞 280.10
縁部《口輪筋の》 94.30

お

オトガイ(頤) 2.13
オトガイ横筋 96.2
オトガイ(頤)下三角 6.33
オトガイ下静脈 278.17
オトガイ下動脈 234.9
オトガイ下リンパ節 300.16
オトガイ筋 96.12
オトガイ結節 44.17
オトガイ孔 44.19
オトガイ枝《オトガイ神経の》 404.15
オトガイ神経 404.14
オトガイ(頤)唇溝 6.26
オトガイ舌筋 140.27
オトガイ舌骨筋 98.23
オトガイ舌骨筋枝《頸神経ワナの》 412.26
オトガイ動脈 236.15
オトガイ(頤)部 6.27
オトガイ隆起 44.16
オピスチオン 26.5
オリーブ 326.19
オリーブ[核]蝸牛束 340.19
オリーブ[核]外套 328.17
オリーブ[核]小脳路 328.19
オリーブ[核]脊髄線維 322.13；322.22
オリーブ後溝 326.21
オリーブ後野 326.22
オリーブ小脳路 328.19
オリーブ小包 328.17
オリーブ前溝 326.17
おやしらず 136.23
おやゆび(第一指) 10.27
黄色骨髄 14.16
黄色靱帯 76.27
黄体 200.17
黄斑 440.12
横 4.27；4.28
横延髄静脈 284.25
横隔下陥凹 212.25
横隔胸膜筋膜 180.22
横隔結腸間膜 210.38
横隔縦郭洞 180.17
横隔食道膜 106.35
横隔神経 414.8
横隔神経核 318.28
横隔神経節 430.19
横隔脾間膜 210.33
横隔脾ヒダ 210.33
横隔腹枝《横隔神経の》 414.10
横隔膜 106.24
横隔膜狭窄《食道の》 146.5
横隔膜筋膜 108.3
横隔膜部《壁側胸膜の》 180.10
横隔膜腹腔動脈部《十二指腸提筋の》 150.12
横隔面
　—《肝臓の》 154.19
　—《心臓の》 222.18
　—《肺の》 176.10
　—《脾の》 298.17
横橋静脈 284.20
横橋線維 338.19
横筋筋膜 110.6
横径《骨盤の》 64.24
横口蓋ヒダ 134.25
横口蓋縫合 74.40
横行結腸 152.4
横行頸間膜 210.17
横行部
　—《十二指腸の》 150.7
　—《僧帽筋の》 100.14
横後頭溝 376.5
横枝《外側大腿回旋動脈の》 268.14
横小管《卵巣上体の》 204.20
横上腕靱帯 82.10
横静脈洞 280.8
横靱帯《脊柱の》 76.33
横舌筋 140.34

横線《仙骨の》 50.27
横束《足底腱膜の》 120.19
横足根関節 90.16
横側頭回 376.10
横側頭溝 376.14
横対輪溝 450.28
横断面 6.1
横頭
　—《母指内転筋の》 116.8
　—《母趾(指)内転筋の》 126.7
横洞溝 26.32
横突間筋 104.5
横突間靱帯 76.28
横突起《椎骨の》 48.14
横突棘筋 104.13
横突孔《頸椎の》 48.21
横突部《椎骨動脈の》 250.4
横突肋骨窩 48.29
横披裂筋 170.22
横部
　—《腸骨大腿靱帯の》 86.26
　—《鼻筋の》 94.16
　—《門脈の左枝の》 292.18
横膀胱ヒダ 214.10
横稜
　—《内耳道の》 462.22
　—《歯の》 136.33

か
かたさき 54.11
下 4.19
下咽頭収縮筋 144.33
下縁
　—《肝臓の》 156.13
　—《膵体の》 162.12
　—《大脳半球の》 18.32
　—《肺の》 176.14
　—《脾臓の》 298.25
下オトガイ棘 44.23
下オリーブ核群 332.20
下オリーブ核門 332.25
下オリーブ複合体 332.20
下黄斑動脈/静脈 440.35
下横隔静脈 290.2
下横隔動脈 258.25
下横隔リンパ節 306.12
下下垂体動脈 238.26
下下腹神経叢 432.18
下窩《境界溝の》 346.27
下回盲陥凹 212.20
下外側縁《大脳半球の》 18.32
下外側小葉《前立腺の》 194.12
下外側上腕皮神経 418.3
下外側動脈/静脈《網膜の》 440.31
下外側面 194.9
下角
　—《肩甲骨の》 54.18
　—《甲状軟骨の》 166.28
　—《側脳室の》 382.28
　—《伏在裂孔の鎌状縁の》 118.15

下角輪状筋 170.15
下角輪状靱帯 168.8
下顎縁枝[三叉神経(顔面神経の)] 406.15
下顎窩 34.20
下顎角 46.2
下顎管 46.7
下顎頭 46.14
下顎結合 44.15
下顎孔 46.5
下顎後窩 6.21
下顎後静脈 278.18
下顎骨 44.12
下顎枝 46.1
下顎小舌 46.6
下顎神経[三叉神経第3枝] 402.13
　— の硬膜枝 402.14
　— の硬膜枝との交通枝《舌咽神経》 408.30
　— の神経節枝 428.22; 428.27
下顎切痕 46.11
下顎体 44.13
下顎底 44.14
下顎頭 46.13
下顎リンパ節 300.14
下顎隆起 44.25
下括約筋《総胆管の》 160.25
下滑膜 76.16
下陥凹《網嚢》 212.6
下関節突起《椎骨の》 48.17
下関節面
　—《環椎の》 50.4
　—《脛骨の》 68.14
　—《椎骨の》 48.18
下眼窩裂 24.10
下眼瞼 446.4
下眼[瞼]溝 6.17
下眼瞼枝《眼窩下神経の》 402.9
下眼瞼静脈 278.11
下眼瞼動脈弓 240.24
下眼溝 6.17
下眼静脈 286.16
下気管気管支リンパ節 304.14
下脚《伏在裂孔の鎌状縁の》 118.18
下丘 348.15; 354.24
下丘核 354.25
下丘交連 356.1
下丘腕 348.13; 368.6
下橋網様核 344.18
下区《腎臓の》 184.5
下区動脈《腎臓の》 262.30
下頸心臓枝《迷走神経の》 410.14
下頸心臓神経 426.23
下頸神経節 426.20
下結膜円蓋 448.4
下肩甲横靱帯 80.24
下腱下包《大腿二頭筋の》 132.2
下瞼板 446.17
下瞼板筋 446.25
下鼓室動脈 232.22

下甲状結節 166.25
下甲状切痕 166.23
下甲状腺静脈 274.33
下甲状腺動脈 252.15
下行結腸 152.6
下行結腸間膜 210.19
下行肩甲動脈 252.29
　—《頸横動脈深枝の旧名》 252.30
下行口蓋動脈 238.7
下行枝
　—《右肺の後上葉動脈の》 228.14
　—《右肺の前上葉動脈の》 228.11
　—《外側大腿回旋動脈の》 268.13
　—《左肺の後上葉動脈の》 228.34
　—《左肺の前上葉動脈の》 228.31
　—《浅頸動脈の》 252.28
　—《内側大腿回旋動脈の》 268.9
下行膝動脈 268.1
下行大動脈 258.1
下行部
　—《十二指腸の》 150.5
　—《僧帽筋の》 100.13
　—《腸骨大腿靱帯の》 86.27
下肛門神経 422.23
下鋸筋 100.21
下後小葉《前立腺の》 194.11
下後腸骨棘 62.25
下後頭前頭束 394.9
下後鼻枝《大口蓋神経の》 400.22
下後腹側核《視床の》 366.5
下喉頭静脈 274.35
下喉頭神経 410.33
　— との交通枝《上喉頭神経の》 410.12
下喉頭動脈 252.16
下項線 26.25
下骨盤隔膜筋膜 216.26
下根《頸神経ワナの》 412.24
下矢状静脈洞 280.17
下肢 2.33
　—《頸神経の》 414.3
　—《動眼神経の》 398.10
　—《閉鎖動脈の》 264.25
　— の滑液包 130.6
　— の筋 118.1
　— の腱鞘 132.12
　— の静脈 296.1
　— の深静脈 296.24
　— の浅静脈 296.2
　— の動脈 266.26
　— の部位 10.34
　— のリンパ節 310.14
下肢骨 62.1
下肢帯 2.34; 62.2
　— の靱帯結合 86.3
　— の連結 86.2

下視床脚 366.29
下視床線条体静脈 282.30
下視床枕核 362.30
下視床放線 366.29
下歯枝《下歯神経叢の》 404.12
下歯神経叢 404.11
下歯槽神経 404.9
下歯槽動脈 236.12
下歯肉枝《下歯神経叢の》 404.13
下歯列弓 136.16
下篩状斑 460.11
下斜筋 444.21
下尺側側副動脈 254.33
下終末枝《中大脳動脈の》 246.5
下十二指腸陥凹 212.13
下十二指腸曲 150.6
下十二指腸ヒダ 212.12
下縦隔 180.25
下縦舌筋 140.33
下縦束 394.4
下小脳脚 326.24; 328.20; 358.26
下小脳静脈 284.34
下上皮小体 220.22
下伸筋支帯《足の》 120.14
下神経幹《腕神経叢の》 414.17
下神経節
　—《舌咽神経の》 408.17
　—《迷走神経の》 410.5
下唇《回腸口の》 150.35
下唇(したくちびる) 134.11
下唇下制筋 96.8
下唇枝《オトガイ神経の》 404.12
下唇小帯 134.13
下唇静脈 278.13
下唇動脈 234.11
下深リンパ節 302.7
下腎杯《腎臓の》 184.30
下垂体 220.2
下垂体窩 28.9
下垂体後葉 360.20
下垂体門核 282.9
下膵十二指腸動脈 262.2
下膵十二指腸リンパ節 306.29
下膵動脈 260.29
下膵リンパ節 306.25
下錐体静脈洞 280.19
下錐体洞溝 32.18
下髄帆 346.21
下精巣上体間膜 190.17
下舌区(S5)《左肺の》 178.19
下舌枝
　—(B5)《左肺の》 174.23
　—(V5)《左肺の肺静脈の》 274.3
下舌動脈(A5) 228.36
下浅巣径リンパ節 310.19
下線状核 354.17
下前区《腎臓の》 184.4
下前区動脈《腎臓の》 262.29

下前腸骨棘～外境界層　479

下前腸骨棘　62.23
下前庭野《内耳道の》462.26
下前頭回　374.15
下前頭溝　374.19
下双子筋　122.14
下爪гиб　472.11
下側頭回　376.18；378.32
下側頭溝　376.17
下側頭線《頭頂骨の》34.32
下唾液核　334.26
下腿　2.40
　— の外側区画　118.10
　— の屈筋区画　118.7
　— の後区画　118.7
　— の伸筋区画　118.6
　— の前区画　118.6
　— の腓骨区画　118.10
下腿筋膜　120.8
下腿骨間神経　424.15
下腿骨間膜　88.23
下腿三頭筋　124.13
下腿部　10.47
下大静脈　290.1
下大静脈口　224.30
下大静脈弁　224.35
下大静脈弁腱　224.9
下大脳静脈　282.21
下端
　—《腎臓の》　182.10
　—《精巣の》　190.7
下恥骨鞘帯　86.9
下虫部静脈　284.32
下腸間膜静脈　294.15
下腸間膜動脈　262.17
下腸間膜動脈神経節　432.17
下腸間膜動脈神経叢　432.6
下腸間膜［動脈］リンパ節　308.11
下直筋　444.12
下直腸静脈　292.4
下直腸神経　422.23
下直腸動脈　266.14
下直腸動脈神経叢　432.20
下直腸尿道筋　152.31
下椎切痕　48.10
下殿筋線　62.30
下殿静脈　290.23
下殿神経　422.17
下殿動脈　264.26
下殿皮神経　422.19
下殿リンパ節　310.4
下頭　96.20
下頭斜筋　98.16
下頭頂小葉　374.27
下橈尺関節　82.20
下内側枝《大脳半球の》18.31
下内側動脈/静脈《網膜の》440.33
下尿生殖隔膜筋膜　208.18
下室神経　282.32
下肺底静脈（V9, 10）
　—《右肺の》　272.26
　—《左肺の》　274.13
下半小葉《小脳の》

356.34
下皮質枝《中大脳動脈の》246.5
下腓骨筋支帯　120.16
下鼻甲介　38.19；164.32
下鼻道　24.17；166.4
下部
　—《小脳の中心小葉翼の》356.14
　—《前庭神経節の》408.10
下副甲状腺　220.22
下副腎動脈　262.25
下腹《肩甲舌骨筋の》98.28
下腹神経　432.17
下腹壁静脈　292.10
下腹壁動脈　266.28
下腹壁リンパ節　306.13
下吻合静脈　282.20
下壁《眼窩の》　24.2
下膀胱動脈　266.1
下脈絡叢静脈　282.33
下迷細管《精巣上体の》190.39
下面
　—《心臓の》　222.18
　—《舌の》　140.7
　—《大脳半球の》　376.26
下軛突起　48.17
下葉
　—《右肺の》　178.9
　—《左肺の》　178.20
　—《肺の》　176.20
下葉動脈
　—《右肺の》　228.18
　—《左肺の》　228.38
下腰三角　100.24
下肋骨窩　48.28
下肋部　8.12
仮肋［8-12］　52.4
渦状層　286.6
窩　2.49；14.11
窩間鞘帯　110.7
蝸牛　460.25
蝸牛陥凹　460.10
蝸牛管　466.3
蝸牛孔　462.17
蝸牛交通枝《前庭神経節の》408.4
蝸牛枝《前庭蝸牛神経の》468.7
蝸牛軸　462.11
蝸牛軸縦管　462.15
蝸牛軸底　462.12
蝸牛軸橋板　462.13
蝸牛軸ラセン管　462.14
蝸牛軸ラセン動脈　468.9
蝸牛小管　32.22
蝸牛小管外口　32.23
蝸牛小管内口　462.9
蝸牛神経　408.13
蝸牛神経核　334.18；342.32
蝸牛神経後枝　334.19
蝸牛神経節　408.14
蝸牛神経前核　334.20
蝸牛神経背側核　334.19

蝸牛神経腹側核　334.20
蝸牛水管　462.33
蝸牛水管静脈　276.24；468.12
蝸牛窓　454.15
蝸牛窓小窩　454.16
蝸牛窓稜　468.19
蝸牛窓稜　454.17
蝸牛中隔　462.10
蝸牛頂　460.26
蝸牛底　462.1
蝸牛迷路　466.1
蝸牛野　462.28
蝸牛ラセン管　462.2
顆　14.6
顆窩　26.16
顆間窩　66.29
顆間線　66.30
顆間隆起　66.38
顆管　26.14
顆上突起《上腕骨の》56.18
顆状関節　15.21
顆導出静脈　282.4
顆粒細胞層《外側膝状体背側核の》368.17
顆粒層
　—《歯状回の》　386.9
　—《小脳皮質の》　358.16
鵞足　122.31
鵞足包　132.1
介在核　336.7
灰白結節　326.26
灰白交通枝　426.7
灰白質　17.54
　—《延髄の》　332.1
　—《橋底部の》　338.21
　—《橋被蓋の》　342.7
　—《視床の》　362.20
　—《脊髄の》　318.9
　—《中脳被蓋の》　352.1
灰白層《脳梁の》　380.17
灰白柱《脊髄の》　318.15
灰白ヒモ　346.12
灰白翼　346.9
灰白隆起　360.28
灰白隆起動脈《前脈絡叢動脈の》242.17
灰白隆起動脈　246.24
回外　15.33
回外筋　16.12；114.21
回外筋稜　58.34
回結腸静脈　294.7
回結腸唇　150.34
回結腸動脈　262.7
回結腸リンパ節　308.4
回旋枝《脳底動脈の》250.24
回旋　16.8；104.23
回旋枝《左冠状動脈の》230.22
回腸　150.19
回腸憩室　150.21
回腸口　150.32
回腸枝《回結腸動脈の》262.12
回腸終末部　150.20
回腸静脈　294.3

回腸動脈　262.6
回腸乳頭　150.31
回内　15.32
回内筋　16.11
回内筋粗面　58.11
回盲唇　150.35
回盲静脈　150.31
回盲ヒダ　212.21
回盲弁小帯　150.33
怪網　17.14
海馬　384.21
　— の層構造　386.1
海馬交連　380.34；394.19
海馬溝　380.7
海馬采　380.10；384.32
海馬采歯状回溝　380.9
海馬支脚　384.26
海馬枝《後脈絡叢動脈の》242.14
海馬指　384.24
海馬足　384.23
海馬台　384.38
海馬台前野　384.25
海馬白板　384.33
海馬傍回　380.5
海綿質　12.25
海綿静脈洞　280.22
海綿静脈洞《内頸動脈の海綿部の》238.25
海綿静脈洞前　430.5
海綿静脈洞間《内頸動脈の》238.21
海綿層
　—《女性尿道の》206.29
　—《腟の》　204.17
海綿体静脈　196.28
海綿体核　198.23
海綿体叢《内頸動脈の》238.21
開存部《臍動脈の》　264.29
解剖学的直径《骨盤の》64.26
解剖学的内子宮口　202.9
解剖頸《上腕骨の》　56.4
外　4.31
外陰部《女性の》　204.25
外陰部静脈　296.4
外果　68.28
外果窩　68.30
外果関節面　68.29
外果後部　10.53
外果溝　68.31
外果枝《腓骨動脈の》270.17
外果動脈網　268.31
外果皮下包　132.7
外果底《距骨の》　70.15
外顆粒層
　—《網膜の》　440.3
　—［第Ⅱ層］《等皮質の》384.10
外顆粒層線条《等皮質の》384.16
外核《小脳小節の》　354.27
外眼角　446.11
外眼球軸　434.21
外眼筋　94.3；444.9
外境界層《網膜の》　440.2

日本語索引

外境界膜《網膜の》 440.2
外頚静脈 280.1
外頚動脈 232.10
外頚動脈神経 426.14
外頚動脈神経叢 430.6
外結合線 64.31
外口蓋静脈 278.16
外肛門括約筋 154.13；208.5；218.13
外肛門括約筋浅部付着 218.20
外後頭隆起 26.21
外後頭稜 26.22
外子宮口 202.15
外枝
 ー《上喉頭神経の》 410.1
 ー《副神経の》 412.6
外耳 450.2
外耳孔 34.3；452.15
外耳道 34.4；452.14
外耳道神経 402.24
外耳道軟骨 452.18
外耳道軟骨切痕 452.19
外終糸 316.16
外縦筋層《排尿筋の》 188.4
外唇《腸骨稜の》 62.18
外錐体層〔第Ⅲ層〕《等皮質》 384.11
外髄板《レンズ核の》 390.8
外生殖器
 ー《女性の》 204.24
 ー《男性の》 196.3
外精筋膜 192.2
外旋 15.27
外層
 ー《視床下部の》 372.17
 ー《腎髄質の》 182.29
外側 4.11
外側〔腋窩〕リンパ節 302.17
外側延髄枝《椎骨動脈の》 250.18
外側延髄網様体脊髄路 330.8
外側縁
 ー《足の》 12.5
 ー《眼窩の》 22.30
 ー《肩甲骨の》 54.15
 ー《上腕骨の》 56.19
 ー《腎臓の》 182.3
 ー《前腕骨の》 10.15
 ー《爪の》 472.9
外側下〔右〕曲《直腸の》 152.23
外側下膝動脈 268.22
外側顆
 ー《脛骨の》 66.34
 ー《大腿骨の》 66.25
外側顆間結節《脛骨の》 66.40
外側顆上線《大腿骨の》 66.21
外側顆上稜《上腕骨の》 56.19
外側塊《環椎の》 50.2
外側外腸骨リンパ節

308.25
外側角《肩甲骨の》 54.19
外側核
 ー《橋の》 338.24
 ー《小脳核の》 358.20
 ー《上オリーブ周囲核の》 342.22
 ー《副視索核群の》 352.16
外〔側〕核《下丘の》 354.27
外側環軸関節 78.14
外側環椎後頭靱帯 76.23
外側眼窩前頭回《中大脳動脈の》 246.12
外側眼瞼交連 446.9
外側眼瞼靱帯 446.20
外側眼瞼動脈 240.7
外側眼瞼縫線 446.19
外側脚
 ー《浅鼠径輪の》 108.19
 ー《大鼻翼軟骨の》 164.11
外側弓状靱帯 106.30
外側嗅回 378.15
外側嗅核 386.24
外側嗅条 388.16
外側巨細胞性〔網様体〕傍核 336.16
外側距踵靱帯 90.13
外側胸動脈 414.29
外側胸筋節 8.6
外側胸静脈 288.11
外側胸動脈 254.18
外側橋静脈 284.21
外側曲《直腸の》 152.20
外側区画《下腿の》 118.10
外側区画動脈《固有肝動脈の》 260.11
外側頚三角部 6.36
外側頚髄核 320.16
外側頚リンパ節 302.1
外側結合腕傍核 344.11
外側結節《距骨の》 70.21
外側楔状雲 72.11
外側楔状束〔核〕周囲核 336.4
外側腱下包《腓腹筋の》 132.4
外側広筋 122.21
外側甲状舌骨靱帯 166.34
外側後頭回 378.25；378.31
外側後頭動脈 248.14
外側後鼻枝《蝶口蓋動脈の》 238.12
外側後脈絡叢枝《後大脳動脈の》 248.12
外側溝 374.6
外側骨半規管 460.22
外側骨膨大部 460.23
外側根
 ー《視索の》 360.25
 ー《正中神経の》 416.14
外側鎖骨上神経 414.7
外側臍ヒダ 214.6
外側枝
 ー《灰白隆起動脈の》 246.26
 ー《眼窩上神経の》

398.23
 ー《頚神経の後枝の》 412.14
 ー《左肝管の》 160.6
 ー《左冠状動脈の》 230.20
 ー《上小脳動脈の》 250.29
 ー《仙骨・尾骨神経の後枝の》 420.12
 ー《脳底動脈の》 250.24
 ー《門脈左枝の臍部動脈部の》 292.21
 ー《腰神経の後枝の》 420.4
 ー《肋間動脈の》 258.19
 ー(V4)《右肺の中葉静脈の》 272.15
外側視蓋延髄路 350.8
外側視床枕核 362.31
外側膝蓋支帯 88.17
外側膝状体 360.16
外側膝状体核《前脈絡叢動脈の》 242.8
外側膝状体背側核 368.16
外側膝状体腹側核 368.20
外側手根側副靱帯 82.30
外側縦条 380.18
外側縦足弓 12.8
外側小脳延髄槽 314.26
外側踵骨枝《腓腹神経の》 424.18
外側上〔右〕曲《直腸の》 152.21
外側上オリーブ核 342.18
外側上顆
 ー《上腕骨の》 56.30
 ー《大腿骨の》 66.26
外側上後鼻枝《上顎神経の》 400.17
外側上膝動脈 268.18
外側上小脳動脈 250.29
外側上腕筋間中隔 116.20
外側神経束《腕神経叢の》 416.2
外側唇《粗線の》 66.15
外側靱帯《顎関節の》 76.13
外側髄板《視床の》 366.16
外〔側〕髄板《レンズ核の》 390.8
外側脊髄視床路 322.24
外側舌骨蓋ヒダ 144.13
外側仙骨枝《正中仙骨動脈の》 258.33
外側仙骨静脈 290.25
外側仙骨動脈 264.14
外側仙骨稜 50.34
外側仙尾靱帯 78.22
外側腺枝《上甲状腺動脈の》 232.18
外側線維《垂直後束の》 394.12
外側前庭〔神経核〕脊髄路 322.6；330.10
外側前底動脈 246.12
外側前鼻枝《前篩骨動脈の》 240.22
外側前腕皮神経 416.7

214.7
外側総腸骨リンパ節 308.19
外側足縁静脈 296.22
外側足根動脈 270.2
外側足底神経 424.24
外側足底動脈 270.24
外側足背皮神経 424.18
外側〔側脳室〕房静脈 284.8
外側側副靱帯
 ー《距腿関節の》 90.8
 ー《膝関節の》 88.11
 ー《肘関節の》 82.16
外側手網核 362.14
外側帯《視床下部の》 372.17
外側大静脈リンパ節 306.9
外側大腿回旋静脈 296.28
外側大腿回旋動脈 268.11
外側大腿筋間中隔 118.13
外側大腿皮神経 420.27
外側大動脈リンパ節 306.4
外側中隔核 382.7
外側中間〔左〕曲《直腸の》 152.22
外側中心核《視床の》 364.3
外側中脳静脈 284.16
外側中葉区(S4)《右肺の》 178.7
外側中葉枝(B4)《右肺の》 174.11
外側中葉動脈(A4)《右肺の》 228.17
外側直筋 494.15
外側直筋制動靱帯 444.16
外側直接静脈《側脳室の》 284.10
外側直腸靱帯 152.34
外側ツチ骨靱帯 456.25
外側頭
 ー《上腕三頭筋の》 112.21
 ー《短母趾(指)屈筋の》 126.4
 ー《腓腹筋の》 124.15
外側頭直筋 98.12
外側突起
 ー《ツチ骨の》 456.16
 ー《乳頭の》 472.18
 ー《鼻中隔軟骨の》 164.15
外側二頭筋溝 10.5
外側乳腺枝
 ー《外側胸動脈の》 254.19
 ー《肋間神経の》 418.23
 ー《肋間動脈の》 258.20
外側肺底区(S9)
 ー《右肺の》 178.13
 ー《左肺の》 178.24
外側肺底枝(B9)
 ー《右肺の》 174.17
 ー《左肺の》 174.28
外側肺底動脈(A9)
 ー《右肺の》 228.22

外側肺底動脈(A9)〜間脳　481

—《左肺の》 228.42
外側半規管 464.15
外側半規管隆起 454.22
外側半月 88.2
外側板
— 《耳管軟骨の》 458.22
— 《主オリーブ核の》 332.24
— 《蝶形骨の》 30.2
外側皮枝
— 《胸神経の後枝の》 418.17
— 《腸骨下腹神経の》 420.19
— 《肋間動脈の背枝の》 258.11
外側皮質脊髄路 322.19
外側腓腹皮神経 424.3
外側鼻枝《前篩骨神経の》 400.8
外側部
— 《後頭骨の》 26.8
— 《黒質の》 348.32
— 《視床の背内側核の》 364.9
— 《仙骨の》 50.23
— 《前腕の伸筋区画の》 110.30
— 《側坐核の》 388.21
— 《淡蒼球の》 390.12
— 《腟の》 204.5
— [第VIII A 半球小葉] 356.41
外側腹側核[群]《視床の》 366.6
— の尾側部 366.8
— の吻側部 366.7
外側腹側核《視床の》 366.8
外側腹側前核《視床の》 366.7
外側壁《眼窩の》 24.3
外側縫線核脊髄路 324.6; 330.7
外側房静脈 284.8
外側膀胱リンパ節 310.10
外側膨大部神経 408.9
外側[膜]膨大部 464.16
外側面
— 《頬骨の》 44.2
— 《脛骨の》 68.6
— 《精巣の》 190.8
— 《橈骨の》 58.10
— 《腓骨の》 68.21
— 《卵巣の》 200.5
外側毛帯 340.20; 350.7; 366.19
外側毛帯核 344.1
外側毛帯核ノルアドレナリン作動性細胞群[A7] 396.4
外側毛帯後核 344.2
外側毛帯三角 348.10
外側毛帯前核 344.4
外側毛帯中間核 344.3
外側毛帯背側核 344.2
外側毛帯腹側核 344.4
外側網様核 336.19
外側網様体脊髄路 322.21

外側翼突筋 96.18
外側翼突筋神経 402.21
外側リンパ節
— 《腋窩リンパ節の》 302.17
— 《外側頸リンパ節の下深リンパ節の》 302.22
— 《外側頸リンパ節の上深リンパ節の》 302.4
外側隆起核 370.27; 372.3
外側輪状披裂筋 170.16
外側裂孔 280.16
外側裂孔リンパ節 308.28
外側肋横突靱帯 80.9
外側肋骨枝《内胸動脈の》 252.10
外帯《腎髄質の》 182.30
外腸骨動脈 292.9
外腸骨静脈 266.27
外腸骨リンパ節 308.22
外転 15.25
外転筋 16.6
外転神経[脳神経VI] 404.18
外転神経核 342.13
外頭蓋底 22.10
外尿道括約筋 198.18; 206.24; 208.22
外尿道口 198.32; 206.23
外板《頭蓋冠の》 20.34
外皮 470.1
外被核 354.1
外鼻孔 164.19
外鼻筋
— 《眼窩下神経の》 402.10
— 《前篩骨神経の》 400.10
外鼻静脈 278.10
外腹斜筋 108.12
外閉鎖筋 124.1
外壁《蝸牛管の》 466.5
外包 392.26
外膜
— 《血管壁の》 17.18
— 《食道の》 146.9
— 《腎盤の》 184.33
— 《精管の》 192.14
— 《精嚢の》 192.20
— 《尿管の》 186.5
外面
— 《前頭骨の》 36.3
— 《頭蓋骨の》 34.30
外網状層《網膜の》 440.4
外ラセン溝 466.24
外リンパ 462.31
外リンパ隙 462.30
外肋間筋 106.13
外肋間膜 78.25; 106.14
蓋板 348.12; 354.23
蓋膜
— 《蝸牛管の》 466.18
— 《正中環軸関節の》 78.13
「顔-」⇒「がん-」の項
顔 2.8
— の部位 6.14
角回 374.26
角回枝《中大脳動脈の》

246.10
角切痕《胃の》 146.23
角膜 434.28
角膜縁 434.30
角膜強膜部 434.20
角膜固有質 436.3
角膜上皮 436.1
角膜頂 434.31
角膜内皮 436.5
核周部 17.50
殻領域
— 《楔状束核の》 332.8
— 《薄束核の》 332.4
隔膜部《男性尿道の》 198.19
額 20.10
顎咽頭部《上咽頭収縮筋の》 144.28
顎下三角 6.30
顎下神経節 428.19
— の交感神経根 406.23
— への神経根 404.7
顎下神経節感覚根 404.7
顎下腺 136.5
顎下腺窩 44.27
顎下腺管 136.6
顎下リンパ節 300.17
顎関節 76.11
顎関節静脈 278.29
顎静脈 278.22
顎舌骨筋 98.22
顎舌骨筋枝《下歯槽動脈の》 236.16
顎舌骨筋神経 404.10
顎舌骨筋神経溝 46.8
顎舌骨筋線 44.24
顎動脈 236.9
顎二腹筋 98.18
「肩-」⇒「けん-」の項
括約筋 16.14
括約筋間溝 154.12
割線 470.8
滑液 15.5
滑液鞘 16.46
— 《指の》 116.30; 130.5
— 《趾(指)の》 126.22
滑液包 16.36
— 《アキレス腱の》 132.11
— 《烏口腕筋の》 128.11
— 《下肢の》 130.6
— 《頸の》 128.1
— 《口蓋帆張筋の》 128.2
— 《踵骨腱の》 132.11
— 《上肢の》 128.6
— 《半膜様筋の》 132.6
— 《梨状筋の》 130.11
滑車上斜筋の》 444.19
滑車下神経 400.11
滑車角 36.25
滑車棘 36.24
滑車上静脈 278.7
滑車上神経 398.25
滑車上リンパ節《上腕骨の》 302.25
滑車神経[脳神経IV] 398.12

滑車神経核 352.20
滑車神経交叉 356.3
滑車切痕《尺骨の》 58.26
滑膜 15.2
滑膜絨毛 15.4
滑膜性の連結 14.42
滑膜層 15.2; 16.45
滑膜ヒダ 15.3
鎌状縁《伏在裂孔の》 118.16
鎌状間膜《肝臓の》 210.41
鎌状突起 86.15
汗腺 470.30
肝胃間膜 210.25
肝索 156.4
肝索切痕 156.14
肝索裂 156.3
肝横隔間膜 210.23
肝下陥凹 212.26
[肝]鎌状間膜 210.41
[肝]冠状間膜 210.40
肝間膜 210.39
肝区域：葉, 部, 区域 158.1
肝結腸間膜 210.27
肝後部 158.11
肝枝《前迷走神経幹の》 410.26
肝十二指腸間膜 210.26
肝小葉 158.24
肝静脈 290.4
肝食道間膜 210.24
肝神経叢 430.21
肝腎陥凹[肝下陥凹の] 212.27
肝腎間膜 210.44
肝膵ヒダ 212.9
肝臓 154.18
肝門 156.5
肝門脈 292.13
肝リンパ節 306.30
冠状 4.5
冠状間膜《肝臓の》 210.40
冠状静脈口 224.29
冠状静脈洞 274.15
冠状静脈弁 224.36
冠状縫合 74.8
冠状面 4.60
冠部歯髄 138.37
貫通枝
— 《深掌動脈弓の》 256.15
— 《総骨間動脈の》 256.26
— 《底側中足動脈の》 270.27
— 《内胸動脈の》 252.8
— 《腓骨動脈の》 270.15
貫通静脈 296.29
貫通動脈《外側大腿回旋動脈の》 268.15
貫通皮神経 422.21
間質核 352.7
間質核脊髄路 322.10; 330.6; 342.2
間脚部《後交連核の》 352.11
間脳 326.7; 360.1

日本語索引

間膜縁《卵巣の》 200.7
間膜ヒモ 152.14
寛骨 62.3
寛骨臼 62.4
寛骨臼縁 62.5
寛骨臼横靱帯 86.31
寛骨臼窩 62.6
寛骨臼枝
　—《内側大腿回旋動脈の》268.10
　—《閉鎖動脈の》264.18
寛骨臼上溝 62.14
寛骨臼切痕 62.7
寛骨部 2.36；10.38
幹神経節《交感神経の》426.4
感覚器 434.1
感覚根
　—《顎下神経節の》428.22
　—《骨盤神経節の》428.32
　—《三叉神経の》398.14
　—《耳神経節の》402.16；428.27
　—《毛様体神経節の》400.2；428.12
　—《翼口蓋神経節の》400.15；428.18
感覚上皮 464.33
感覚神経 19.15
感覚性神経節《脳神経の》18.39
感覚性脊髄神経節 18.38
感覚性脊髄神経節 18.37
管内部《視神経の》440.17
関節
　—《足の》 90.1
　—《狭義の》 14.42
　—《胸郭の》 80.1
　—《自由下肢の》 86.22
　—《自由上肢の》 82.5
　—《上肢帯の》 80.25
　—《脊柱の》 78.6
　—《手の》 82.23
　—《頭蓋の》 76.10
関節円板 15.6
　—《下橈尺関節の》82.21
　—《顎関節の》 76.12
　—《胸鎖関節の》 80.33
　—《肩鎖関節の》 80.28
関節下結節《肩関節の》54.22
関節窩 14.45
　—《肩関節の》 54.21
　—《橈骨頭の》 58.3
関節外靱帯 15.11
関節陥凹 15.12
関節冠状面
　—《尺骨の》 58.36
　—《橈骨頭の》 58.4
関節腔 14.44
関節孔 14.23；74.1
関節血管網 17.15
関節結節《側頭骨の》34.22
関節枝 19.18

　—《下行膝動脈の》268.3
　—《閉鎖神経の後枝の》422.3
関節上結節《肩関節の》54.3
関節上腕靱帯 82.9
関節唇 14.47
　—《肩関節の》 82.7
　—《股関節の》 86.30
関節頭 14.46
関節突起 46.12
関節内肋鎖靱帯 80.13
関節内靱帯 15.9
関節内肋骨頭靱帯 80.5
関節半月 15.7
関節包 14.48
関節[包]外靱帯 15.11
関節[包]内靱帯 15.10
関節[包]内靱帯 15.9
関節面 14.13；14.43
　—《膝蓋骨の》 68.35
　—《側頭骨の下顎窩の》34.21
　—《披裂軟骨の》 168.12
環椎[C1] 50.1
環椎横靱帯 78.12
環椎後頭関節 76.19
環椎十字靱帯 78.10
環椎《椎骨動脈の》250.9
含気骨 12.36
岩様部
　—《側頭骨の》 30.15
　—《内頸動脈の》 238.18
岩様部枝《中硬膜動脈の》236.23
眼 2.9
　および関連する構造 434.5
眼窩 22.24；22.25
　—の静脈 286.1
眼窩縁 22.27
眼窩下縁 22.29
　—《上顎骨の》 40.6
眼窩下管 40.4
眼窩下筋 96.6
眼窩下孔 40.8
眼窩下溝 40.5
眼窩下神経 402.8
眼窩下動脈 238.1
眼窩下部 6.18
眼窩下縫合 40.12
眼窩回 378.11
眼窩隔膜 444.3
眼窩筋 444.10
眼窩口 22.26
眼窩溝 378.12
眼窩骨膜 444.2
眼窩枝
　—《上顎神経の》 400.16
　—《中硬膜動脈の》236.20
眼窩脂肪体 444.7
眼窩上縁 22.28；36.8
眼窩上孔 36.9
眼窩上静脈 278.8
眼窩上神経 398.22
眼窩上切痕 36.9

眼窩上動脈 240.15
眼窩静脈 282.23
眼窩突起《口蓋骨の》42.25
眼窩板《篩骨の》 38.11
眼窩部 6.16
　—《下前頭回の》 374.16
　—《眼輪筋の》 94.23
　—《視神経の》 440.18
　—《前頭骨の》 36.22
　—《涙腺の》 448.9
眼窩面
　—《頬骨の》 44.4
　—《上顎骨の》 40.3
　—《前頭骨の》 36.23
　—《蝶形骨の》 28.30
眼窩隆起 44.7
眼角筋 96.7
眼角静脈 278.6
眼角動脈 234.15
眼球 434.6
眼球外部
　—《網膜中心静脈の》286.11
　—《網膜中心動脈の》240.3
眼球外膜 434.16
眼球血管膜 436.6
眼球結膜 448.1
眼球鞘 444.4
眼球線維膜 434.16
眼球前区 434.14
眼球中膜 436.6
眼球提靱帯 444.5
眼球内部
　—《視神経の》 440.19
　—《網膜中心静脈の》286.12；440.28
　—《網膜中心動脈の》240.4；440.27
眼球内膜 438.18
眼球脈絡膜静脈 286.6
眼筋 94.3；444.9
眼筋筋膜 444.8
眼瞼 446.2
眼瞼下滑 6.17
眼瞼結膜 448.2
眼瞼後面 446.7
眼瞼枝《滑車下神経の》400.12
眼瞼静脈 286.14
眼瞼前面 446.5
眼瞼部
　—《眼輪筋の》 94.20
　—《涙腺の》 448.10
眼瞼裂 446.8
眼神経［三叉神経第1枝］398.17
眼動脈 238.30；240.1
眼房 442.18
眼房水 442.19
眼輪筋 94.19
顔面横静脈 278.21
顔面横動脈 236.3
顔面頭 94.7
顔面静脈 278.5
顔面神経［脳神経Ⅶ］406.1
　—との交通枝《耳介側頭

神経の》 402.27
顔面神経核 342.14
顔面神経核後核 332.19
顔面神経管 30.22
顔面神経管膝 30.23
顔面神経管隆起 454.23
顔面神経丘 346.5
顔面神経根 406.22；428.15
顔面神経膝 340.17；406.2
顔面神経野《内耳道の》462.23
顔面頭蓋 20.5
顔面動脈 234.6
顔面リンパ節 300.10
閂 326.32；346.24

き

キヌター–アブミ関節 456.20
キヌター–ツチ関節 456.19
キヌタ骨 456.7
キヌタ骨窩 454.25
キヌタ骨体 456.8
キヌタ骨ヒダ 458.12
気管 172.17
気管カリナ 172.25
気管気管支リンパ節 304.12
気管支 174.1
気管支枝
　—《内胸動脈の》 252.4
　—《迷走神経の》 410.20
気管支樹 174.2
気管支縦隔リンパ本幹 312.5
気管支静脈 276.5；286.23
気管支心膜間膜 222.5
気管支腺 174.34
気管支動脈 258.3
気管支肺リンパ節 304.15
気管枝
　—《下甲状腺動脈の》252.20
　—《内胸動脈の》 252.5
　—《反回神経の》 410.16
気管静脈 276.6
気管食道筋 146.12
気管腺 172.27
気管前葉《頸筋膜の》100.7
気管前リンパ節 300.24
気管大動脈狭窄《食道の》146.4
気管軟骨 172.20
気管分岐部 172.24
気管傍リンパ節 300.25；304.11
気管竜骨 172.25
奇静脈 286.17
奇静脈弓 286.18
奇静脈弓リンパ節 304.9
起始 15.40；15.41
起始腱 17.57
基靱帯 202.31
基節骨
　—《足の》 72.23
　—《手の》 60.22

基底核～頬骨神経　483

基底核《大脳の》　386.28
基底質《大脳の》　386.27
基底内側腹側核《視床の》
　　366.2
基底板
　─《毛様体の》　436.24
　─《ラセン膜の》　466.12
基底膜《脈絡膜の》　436.12
基底稜《蝸牛管の》　466.11
亀頭冠　196.11
亀頭頚　196.13
亀頭中隔　196.12
器官固有の筋膜
　─《臓側骨盤筋膜の》
　　216.6
　─《腹部の臓側筋膜の》
　　108.34
　─《腹部の壁側筋膜の》
　　110.1
　─《壁側骨盤筋膜の》
　　216.12
偽腱索　224.5
疑核　334.24
疑核後核　334.25
脚橋被蓋核《橋の》　338.27
脚間窩　348.3
脚間核　352.13
脚間静脈　284.12
脚間線維《浅鼠径輪の》
　　108.20
脚間槽　314.29
脚間裂《小脳の》　356.33
脚橋被蓋核　354.10
脚周囲核《中脳の》　352.23
脚〔周囲〕核《橋の》　338.27
脚束　388.7
脚底　348.19
脚内核　370.18
脚傍核　354.13
脚ワナ　368.4；388.23
弓《輪状軟骨の》　168.2
弓下窩　32.14
弓状線《伏在裂孔の》
　　118.16
弓状核
　─《延髄の》　334.27
　─《視床下部の》　370.23
弓状核ドーパミン作動性細
　　胞群［A12］　396.17
弓状膝窩靱帯　88.12
弓状静脈《腎臓の》　184.22
弓状線
　─《腸骨の》　62.16
　─《腹直筋鞘の》　108.10
弓状線維《終脳の》　394.2
弓状動脈
　─《腎臓の》　184.9
　─《足背動脈の》　270.4
弓状隆起　32.3
弓状縁《披裂軟骨の》
　　168.16
旧小脳　358.11
旧皮質　384.3
臼後窩　44.35
臼後三角　44.34
臼歯結節　138.3
臼歯腺　134.37
臼状関節　15.23
臼傍結節　138.2

臼傍咬頭　138.2
求心性〔神経〕線維　19.10
球　326.3；326.10
球海綿体筋　208.16
球関節　15.22
球形嚢　464.7
球形嚢陥凹　460.9
球形嚢管　464.20
球形嚢神経　408.12
球形嚢斑　464.26
球状核　358.23
球部《十二指腸の》　150.3
嗅回静脈　282.31
嗅覚器　434.2
嗅脚　388.10
嗅球　388.9
嗅球ドーパミン作動性細胞
　　群［A15］　396.20
嗅結節　388.13
嗅溝
　─《前頭葉の》　378.14
　─《鼻腔の》　164.28
嗅索　388.11
嗅三角　388.12
嗅条　388.14
嗅神経〔脳神経Ⅰ〕　398.5
嗅神経糸　398.6
嗅腺　434.4
嗅島　388.8
嗅脳　380.11
嗅部《鼻腔の》　164.36
嗅傍回　378.9
嗅傍溝　378.10
嗅野　378.8
巨細胞性網様核　336.13
挙筋隆起　144.6
挙筋節　108.22
挙筋筋動脈　266.32
距骨　70.3
距骨下関節　90.12
距骨外側突起　70.16
距骨滑車　70.13
距骨頚　70.9
距骨後突起　70.18
距骨洞　70.11
距骨体　70.12
距骨頭　70.4
距舟靱帯　90.28
距踵関節　90.17
距腿関節　90.2
鋸状縁《網膜の》　438.23
鋸状結合　14.34
峡部《前立腺の》　194.16
狭　14.36
胸　2.17
胸横筋　106.19
胸鎖突間筋　104.7
胸回旋筋　104.24
胸外側皮枝《肋間神経の》
　　418.22
胸郭　2.16；52.1；52.36
　─の関節　80.1
　─の靱帯結合　78.24
　─の軟骨結合　78.27
　─の連結　78.23
胸郭下口　52.39
胸郭上口　52.38
胸管　312.7
胸管弓　312.8

胸棘間筋　104.3
胸筋膜　102.22
胸筋間リンパ節　302.21
胸筋筋膜　106.20
胸筋枝
　─《胸肩峰動脈の》
　　254.17
　─《鎖骨下静脈の》
　　288.3
胸筋部　8.5
胸筋膜　106.22
胸筋リンパ節　302.19
胸腔　2.51；52.37；180.1
胸肩峰動脈　288.16
胸肩峰動脈　254.12
胸骨　52.27
胸骨下角　52.43
胸骨角　52.31
胸骨関節面《鎖骨の》
　　54.28
胸骨傍　106.2
胸骨結合　78.30
胸骨剣結合　78.31
胸骨甲状筋　100.1
胸骨枝《内胸動脈の》
　　252.7
胸骨上隙　100.6
胸骨心膜靱帯　222.4
胸骨舌骨筋　98.25
胸骨線　4.50
胸骨前部　8.2
胸骨体　52.32
胸骨端《鎖骨の》　54.27
胸骨部《横隔膜の》　106.32
胸骨柄　52.28
胸骨柄結合　78.32
胸骨柄体結合　78.33
胸骨傍線　4.51
胸骨傍リンパ節　304.3
胸骨膜　80.15
胸鎖靱帯　80.32
胸鎖乳突筋　98.9
胸鎖乳突枝
　─《後頭動脈の》　234.19
　─《上甲状腺動脈の》
　　232.13
胸鎖乳突静脈　278.3
胸鎖乳突部　6.34
胸最長筋　102.17
胸上骨　52.35
胸心臓枝《迷走神経の》
　　410.19
胸心臓神経　426.26
胸神経［T1-T12］　418.14
胸神経節　426.25
胸髄　318.3
胸髄核　320.24
胸髄節［第1－第12胸髄節］
　　318.5
胸腺　298.4
胸腺三角　180.29
胸腺枝《内胸動脈の》
　　252.5
胸前枝《肋間神経の》
　　418.26
胸多裂筋　104.20
胸大動脈　258.2
胸大動脈神経叢　430.11

胸椎［T1-T12］　48.26
胸内膜　106.23；180.20
胸背静脈　288.8
胸背神経　414.27
胸背動脈　254.21
胸肺枝《胸神経節の》
　　426.27
胸半棘筋　104.15
胸部
　─《気管の》　172.19
　─《胸管の》　312.10
　─《食道の》　146.3
　─《末梢自律神経叢と末
　　梢自律神経節の》
　　430.10
　─《腰肋肋筋の》　102.14
　─の筋　106.1
　─の壁側胸膜　106.23
　─のリンパ節　304.1
胸部後弯　46.22
胸部狭窄《食道の》　146.4
胸腹壁静脈　288.12
胸膜　180.3
胸膜腔　180.2
胸膜上膜　180.21
胸膜食道筋　146.13
胸膜頂　180.8
胸膜洞　180.14
胸腰部　104.26
胸肋関節　80.12
胸肋三角　108.1
胸部《大胸筋》　106.5
胸肋部《心臓の》　222.17
強膜　434.17
強膜外隙　444.6
強膜距　434.26
強膜固有質　434.5
強膜溝　434.18
強膜篩板　434.27
強膜上静脈　286.13
強膜上動脈　240.14
強膜上板　434.24
強膜静脈　286.9
強膜静脈洞　434.23
境界核　364.21
境界溝　346.25
頬　2.10；134.16
頬咽頭筋膜　96.22；144.38
頬咽頭部《上咽頭収縮筋の》
　　144.27
頬筋　96.11
頬筋枝《顔面神経の》
　　406.13
頬筋リンパ節　300.13
頬筋膜　44.36
頬骨　44.1
頬骨縁《蝶形骨の》　28.31
頬骨眼窩孔　44.9
頬骨眼窩面　236.5
頬骨顔面孔　44.10
頬骨顔面枝《頬骨神経の》
　　400.27
頬骨弓　20.24
頬骨枝《顔面神経の》
　　406.12
頬骨上顎縫合　40.12；
　　74.25
頬骨神経　400.25

日本語索引

― との交通枝《涙腺神経の》 398.20
頬骨側頭孔 44.11
頬骨側頭枝《頬神経の》 400.26
頬骨突起
― 《上顎骨の》 40.28
― 《前頭骨の》 36.14
― 《側頭骨の》 34.16
頬骨部 6.22
頬脂肪体 134.17
頬神経 402.22
頬腺 134.36
頬側咬頭 138.4
頬側根 138.24
頬側面《歯の》 138.16
頬動脈 236.30
頬部 6.19
頬リンパ節 300.11
橋 326.4；338.1
― の皮質核線維 338.15
橋延髄核 336.10
橋核 338.22
橋後外側部ノルアドレナリン作動性細胞群［A5］ 396.6
橋枝《脳底動脈の》 250.22
橋小脳 358.9
橋小脳三角 338.6
橋小脳線維 338.20
橋小脳槽 314.32
橋静脈 284.17
橋中脳静脈 284.13
橋聴覚交通 340.27
橋底部 338.11
橋背側部 340.1
橋被蓋 340.1
橋被蓋網様核 338.31；340.20
橋縫線 340.3
橋縫線核 344.25
橋縫線核セロトニン作動性細胞群［B5］ 396.25
橋網様体脊髄路 322.9
曲精細管 190.27
棘横突筋 104.9
棘下窩 54.10
棘下筋 112.8
― の腱下包 128.12
棘下筋膜 112.9
棘間筋 104.1
棘間径 64.32
棘間靱帯 76.26
棘間平面 6.6
棘筋 102.21
棘孔 28.38
棘上筋 54.9
棘上筋 112.6
棘上筋膜 112.7
棘上靱帯 76.29
棘突起《椎骨の》 48.13
近位 4.36
近位横足弓 12.10
近位細線維束《前外側中心動脈の》 244.23
近位曲尿細管 182.22
近位直尿細管 182.23
近位内側線条体動脈 242.26

近位部
― 《前立腺の》 194.3
― 《男性の尿道の》 198.7
近位リンパ節《深鼠径リンパ節の》 310.21
近心頬側咬頭 138.7
近心頬側根 138.28
近心口蓋側咬頭 138.8
近心根 138.26
近心小窩 136.38
近心舌側咬頭 138.9
近心舌側根 138.29
近心面《歯の》 138.20
筋
― 《下肢の》 118.1；122.1
― 《胸部の》 106.1
― 《頸部の》 98.1
― 《肛門三角の》 208.4
― 《上肢の》 110.22；112.1
― 《頭部の》 94.2
― 《軟口蓋と口峡の》 94.6
― 《尿生殖三角の》 208.6
― 《背部の》 100.11
― 《腹部の》 108.4
― の筋膜 16.24
― の固有筋膜 16.26
筋横隔静脈 276.17
筋横隔動脈 252.12
筋下滑液包 16.39
筋滑車 16.35
筋間中隔《脊柱起立筋の》 102.10
筋間枝《殿筋の》 130.12
筋系 15.36；94.1
筋三角 6.32
筋枝
― 《会陰神経の》 422.26
― 《腋窩神経の》 418.12
― 《眼動脈の》 240.11
― 《筋皮神経の》 416.6
― 《脛骨神経の》 424.14
― 《混合神経の》 19.19
― 《尺骨神経の》 416.22
― 《深腓骨神経の》 424.11
― 《正中神経の》 416.16
― 《浅腓骨神経の》 424.6
― 《大腿神経の》 422.6
― 《椎骨動脈の》 250.8
― 《橈骨神経の》 418.5
― 《副神経の》 412.7
― 《閉鎖神経の後枝の》 422.2
― 《閉鎖神経の前枝の》 420.31
― 《肋間神経の》 418.20
― 《腕神経叢の鎖骨上部の》 414.30
筋耳管枝 30.30
筋耳管中隔 30.33
筋質《前立腺の》 194.20
筋周膜 16.28
筋上膜 16.27
筋性部《心室中隔の》

222.28
筋層
― 《胃の》 148.3
― 《結腸の》 152.11
― 《子宮の》 202.25
― 《女性尿道の》 206.25
― 《小腸の》 148.19
― 《食道の》 146.10
― 《腎盤の》 184.34
― 《精管の》 192.15
― 《精嚢の》 192.21
― 《大腸の》 150.25
― 《胆嚢の》 160.17
― 《男性尿道の》 198.13
― 《男性尿道の海綿体部の》 198.29
― 《男性尿道の隔膜部の》 198.20
― 《膣の》 204.10
― 《直腸の》 152.26
― 《尿管の》 186.6
― 《皮膚の》 472.29
― 《膀胱の》 186.16
― 《卵管の》 200.32
筋層間神経叢 432.11
筋頭 15.37
筋突起
― 《下顎骨の》 46.9
― 《披裂軟骨の》 168.23
筋内膜 16.29
筋皮神経 416.5
筋腹 15.38；16.17
― 《器官固有の臓側骨盤筋膜の》 216.6
― 《器官固有の壁側骨盤筋膜の》 216.12
― 《筋の》 16.24
― 《骨盤部の》 216.4
― 《体幹の》 16.19
― 《体枝の》 16.23
― 《頭と頸の》 16.18
― 《腹部の》 108.32
― 《腹部の器官固有の臓側筋膜の》 108.34
― 《腹部の器官固有の壁側筋膜の》 110.1
筋膜下滑液包 16.40
筋裂孔 120.1
緊張部《鼓膜の》 452.23

く

クモ膜 314.18
― と軟膜 314.5
クモ膜下腔 314.19
クモ膜下槽 314.24
クモ膜顆粒 314.22
クモ膜顆粒小窩 20.39
クモ膜小柱 314.23
グナチオン 44.18
グリア 17.52
くすりゆび《第四指》 10.30
くちびる 134.7
区域Ⅰ《肝臓の》 158.12
区域Ⅱ 158.7
区域Ⅲ 158.8
区域Ⅳ 158.10
区域Ⅴ 158.15
区域Ⅵ 158.18

区域Ⅶ 158.19
区域Ⅷ 158.16
区域内気管支 174.30
区画 16.16
― 《下肢の筋の》 118.2
― 《上肢の筋の》 110.23
区間枝
― 《右肺の後上葉静脈の》 272.13
― 《右肺の上－下葉静脈の》 272.20
― 《右肺の前上葉静脈の》 272.10
― 《右肺の前肺底静脈の》 272.25
― 《右肺の肺尖静脈の》 272.7
― 《右肺の上－下葉静脈の》 274.7
― 《左肺の上－下葉静脈の》 272.34
― 《左肺の前肺底静脈の》 272.12
― 《左肺の肺尖後静脈の》 272.31
区内枝
― 《右肺の上－下葉静脈の》 272.19
― 《右肺の上－下葉静脈の》 272.9
― 《右肺の上－下葉静脈の》 272.24
― 《右肺の肺尖静脈の》 272.6
― 《左肺の上－下葉静脈の》 274.6
― 《左肺の前上葉静脈の》 272.33
― 《左肺の前肺底静脈の》 274.11
― 《左肺の肺尖後静脈の》 272.30
空腸 150.18
空腸静脈 294.2
空腸動脈 262.5
腔 2.49
腔側 4.33
「口－」⇒「こう－」の項 2.12；134.2
屈曲 15.30
屈筋 16.9
屈筋区画
― 《下腿の》 118.7
― 《上腕の》 110.24
― 《前腕の》 110.26
― 《大腿の》 118.4
屈筋支帯
― 《足の》 120.13
― 《手の》 116.31
屈［筋］側 4.46

け

外科頸《上腕骨の》 56.5
茎状突起
― 《尺骨の》 58.37
― 《側頭骨の》 32.26
― 《中手骨の》 60.20
― 《橈骨の》 58.15
茎状突起鞘 34.9

茎突咽頭筋〜腱鞘　485

茎突咽頭筋　144.36
茎突咽頭筋枝《舌咽神経の》
　408.25
茎突下顎靱帯　76.18
茎突上稜《楔骨の》　58.16
茎突舌筋　140.31
茎突舌骨筋　98.21
茎突舌骨筋枝《顔面神経の》
　406.8
茎突舌骨靱帯　74.6
茎突隆起《鼓室の》　454.7
茎乳突孔　32.27
茎乳突孔静脈　278.31
茎乳突孔動脈　234.24
係蹄状小葉［第 VII A 半球小
　葉］　356.31
係蹄状小葉第一脚［第 VII A
　半球小葉］　356.32
係蹄状小葉第二脚［第 VII A
　半球小葉］　356.34
係蹄正中傍裂　356.35
経線　434.10
経線状線維《毛様体筋の》
　436.20
脛骨　66.31
脛骨栄養動脈　270.13
脛骨神経　424.13
脛骨粗面　68.2
脛骨粗面皮下包　130.25
脛骨体　68.1
脛舟部《距腿関節の内側靱
　帯》　90.4
脛踵部《距腿関節の内側靱
　帯》　90.5
脛側　4.43
脛側足根腱鞘　132.17
脛腓関節　88.19
脛腓靱帯結合　88.22
脛腓動脈幹　270.31
頸　2.14
　―《脊髄の後角頭の》
　320.9
　― の滑液包　128.1
頸横静脈　280.6
頸横神経　414.1
頸横動脈　252.25
頸回旋筋　104.25
頸外側浅横突筋　102.2
頸幹神経節　426.21
頸棘間筋　104.4
頸棘筋　102.23
頸筋膜　100.4
頸鼓小管　30.29
頸鼓神経　408.22
頸鼓動脈　238.19
頸最長筋　102.19
頸枝《顔面神経の》　406.16
頸静脈下窩　276.25
頸静脈窩　32.21
頸静脈弓　280.6
頸静脈結節　26.17
頸静脈肩甲舌骨筋リンパ節
　302.8
頸静脈孔　22.11
［頸静脈］孔内突起
　26.20；32.25
頸静脈小体　276.23
頸静脈上根　276.22
頸静脈神経　426.11

頸静脈切痕
　―《後頭骨の》　26.18
　―《側頭骨の》　32.19
頸静脈突起　26.19
頸静脈二腹筋リンパ節
　302.6
頸静脈壁《鼓室の》　454.6
頸神経［C1−C8］　412.11
頸神経叢　412.21
頸神経ワナ　412.22
頸髄　318.2
頸髄節［第 1−第 8 頸髄節］
　318.2
頸切痕《胸骨の》　52.30
頸前横突間筋　102.1
頸多裂筋　104.21
頸長筋　98.3
頸長傍筋　102.15
頸椎［C1−C7］　48.19
頸動脈管　30.26
頸動脈管外口　30.27
頸動脈管静脈神経叢　282.8
頸動脈管内口　30.28
頸動脈管結節《頸椎の》
　48.24
頸動脈鼓室枝《内頸動脈の》
　238.19
頸動脈溝　28.12
頸動脈サイホン　238.37
頸動脈三角　6.31
頸動脈小体　232.7
頸動脈鞘　100.10
頸動脈洞　232.8；238.17
頸動脈洞枝《舌咽神経の》
　408.26
頸動脈分岐部　232.9
頸動脈壁《鼓室の》　454.31
頸内側後横突間筋　104.8
頸半棘筋　104.16
頸板状筋　104.12
頸部
　―《気管の》　172.18
　―《胸管の》　312.9
　―《食道の》　146.2
　―《椎骨動脈の》　250.4
　―《内頸動脈の》　238.16
　― の筋　98.1
頸部前弯　46.25
頸膨大　316.20
頸リンパ本幹　312.2
頸肋　52.25
頸肋骨　52.25
鶏冠　38.5
鶏冠翼　38.5
血液　17.10
血管　17.2
［血管周囲］線維鞘《肝臓の》
　158.23
血管条《蝸牛管の》　466.6
血管神経叢　19.36
血管束《腎髄質の》　182.32
血管板《脈絡膜の》　436.10
血管膜《精巣の》　190.22
血管輪　17.8
血管裂孔　120.2
結合核　364.18
結合管　464.23
結合腱　108.24

結合腕下核　354.2
結合腕傍核　344.9
結合腕傍核下核　344.10
結節　14.2
結節間腱鞘　128.22
結節間溝　56.8
結節間平面　6.5
結腸　152.1
結腸圧痕《肝臓の》　156.10
結腸間膜　210.16
結腸間膜リンパ節　308.8
結腸枝《回結腸動脈の》
　262.8
結腸半月ヒダ　152.8
結腸ヒモ　152.13
結腸辺縁弓　262.16
結腸辺縁動脈　262.16
結腸傍リンパ節　308.9
結腸膨起　152.9
結腸面《脾臓の》　298.21
結膜　446.26
結膜静脈　286.15
結膜腺　448.6
結膜嚢　448.5
結膜半月ヒダ　446.27
結膜輪　434.29
楔舟関節　90.21
楔舟溝　90.20
楔状下核　354.9
楔状核　354.8
楔状結節　170.2
楔状束　324.18；326.27；
　328.9
楔状束核　332.6
楔状束外側小脳線維　330.12
楔状束［核］脊髄線維
　324.19
楔状束結節　326.28
楔状軟骨　170.1
楔前部　378.20
楔前部枝《脳梁周囲動脈の》
　244.18
楔部　378.22
楔部線維　394.15
月状溝　376.3
月状面　60.6
月状面《寛骨臼の》　62.8
犬歯　136.20
犬歯筋　40.9
犬歯筋　96.9
犬歯溝　138.31
肩関節包　82.6
肩甲下窩　54.5
肩甲下筋　112.12
　― の下包　128.13
肩甲下枝《腋窩動脈の》
　254.10
肩甲下静脈　288.6
肩甲下神経　414.26
肩甲下動脈　254.20
肩甲下部　8.23
肩甲下リンパ節　302.18
肩甲回旋静脈　288.7
肩甲回旋動脈　254.22
肩甲挙筋　100.20
肩甲棘　54.7
肩甲棘筋《三角筋の》
　112.5

肩甲頸　54.24
肩甲骨　54.3
肩甲鎖骨三角　6.37
肩甲上静脈　280.5
肩甲上神経　414.25
肩甲上動脈　252.23
肩甲切痕　54.17
肩甲舌骨筋　98.26
肩甲線　4.57
肩甲背静脈　288.4
肩甲背神経　414.22
肩甲背動脈　252.29；
　252.30
肩甲部　8.22
肩鎖関節　80.26
肩鎖靱帯　80.27
肩峰　54.11
肩峰下包　128.9
肩峰関節面《鎖骨の》
　54.33
肩峰枝
　―《胸肩峰動脈の》
　254.13
　―《肩甲上動脈の》
　252.24
肩峰端《鎖骨の》　54.32
肩峰動脈網《胸肩峰動脈の》
　254.14
肩峰皮下包　128.8
肩峰部《三角筋の》　112.4
剣状突起　52.33
腱　16.30
　― のヒモ《足の》　126.23
　― のヒモ《指の》　116.31
腱下滑液包　16.41
腱下包
　―《棘下筋の》　128.12
　―《肩甲下筋の》　128.13
　―《広背筋の》　128.15
　―《上腕三頭筋の》
　128.18
　―《前脛骨筋の》　132.9
　―《僧帽筋の》　128.7
　―《大円筋の》　128.14
　―《腸骨筋の》　130.17
　―《内閉鎖筋の》　130.13
　―《縫工筋の》　130.26
腱画　16.32
　―《腹直筋の》　108.4
腱間結合《指伸筋の》
　114.16
腱間膜　16.47
腱弓　16.34
　―《ヒラメ筋の》　120.11
腱交叉《指の》　116.34
腱索　224.4
腱鞘　16.42
　―《下肢の》　132.12
　―《後脛骨筋の》　132.19
　―《趾（指）の》　126.18
　―《尺側手根伸筋の》
　128.30
　―《小指伸筋の》　128.29
　―《上肢の》　128.21
　―《前脛骨筋の》　132.14
　―《（総）指伸筋・示指伸
　筋の》　128.28
　―《長趾（指）屈筋の》
　132.18

日本語索引

―《長趾(指)伸筋の》 132.16
―《長・短橈側手根伸筋の》 128.26
―《長母指外転筋・短母指伸筋の》 128.25
―《長母指屈筋の》 130.2
―《長母指伸筋の》 128.27
―《長母趾(指)屈筋の》 132.20
―《長母趾(指)伸筋の》 132.15
―《橈側手根屈筋の》 130.3
―と滑液包 16.37；126.17
腱中心 106.36
腱膜 16.33
腱裂孔 120.7
瞼縁束《眼輪筋の眼瞼部の》 94.21
瞼板腺 446.21
瞼鼻筋 446.6
原［始］小脳 358.10
原［始］皮質 384.2
原始卵胞 200.35

こ

コリン作動性細胞群 397.29
コンマ束 324.16
ゴニオン 20.22
こめかみ 2.6
こゆび(第五指) 10.31
古小脳 358.11
［古］線条体 390.19
古皮質 384.3
呼吸器系 164.1
呼吸部《鼻腔の》 164.35
固有蝸牛動脈 468.8
固有海馬 384.27
固有核《脊髄の》 320.10
固有肝動脈 260.2
固有筋膜《筋の》 16.26
固有口腔 134.20
固有掌側指神経
―《尺骨神経の》 416.28
―《正中神経の》 416.20
固有掌側指動脈 256.33
固有底側趾(指)神経
―《外側足底神経の》 424.27
―《内側足底神経の》 424.23
固有底側趾(指)動脈 270.29
固有背筋 102.7
固有卵巣索 200.19
股関節 86.23
孤束 328.23
孤束核 334.1
孤束核脊髄路 324.9
孤束間質核 334.6
孤束交連傍核 334.8
孤束膠様核 334.4
孤束中間核 334.5
孤束内側核 334.7

孤束傍核 334.2
孤立リンパ小節
―《小腸の》 148.28
鼓索神経 404.4；406.19；428.20
―との交通枝《舌咽神経の》 408.32
鼓索神経小管 30.24
鼓索神経小管鼓室口 454.27
鼓索ヒダ 458.7
鼓室 32.30；454.2
鼓室アブミ骨結合 456.21
鼓室階 462.18
鼓室階静脈 468.15
鼓室階壁 466.10
鼓室蓋 32.2
鼓室上陥凹 454.4
鼓室静脈 278.30
鼓室神経 408.18
鼓室神経小管 32.28
鼓室神経節 408.19
鼓室神経叢 408.20
―との交通枝《中間神経の》 406.24
鼓室唇《ラセン板縁の》 466.16
鼓室洞 454.14
鼓室乳突裂 32.34
鼓室粘膜 458.4
鼓室板 462.5
鼓室部《側頭骨の》 34.1
鼓室蜂巣 454.30
鼓室膨大 408.19
鼓室輪 34.2
鼓室鱗裂 32.33
鼓膜 452.21
鼓膜陥凹 458.8
鼓膜溝 34.7
鼓膜枝《耳介側頭神経の》 402.25
鼓膜切痕 34.8；452.16
鼓膜張筋 458.4
鼓膜張筋神経 402.18
鼓膜張筋半管 30.31
鼓膜壁 454.32
口 134.21
口蓋咽頭括約筋 142.24
口蓋咽頭弓 142.7
口蓋咽頭筋 142.22
口蓋咽頭稜 144.9
口蓋棘 42.6
口蓋筋 142.16
口蓋腱膜 142.17
口蓋溝 42.7
口蓋骨 42.15
口蓋骨鞘突管 22.21
口蓋骨鞘突溝 30.8
口蓋根 138.25
口蓋篩骨縫合 74.38
口蓋上顎縫合 74.37
口蓋垂 142.4
口蓋垂筋 142.20
口蓋舌弓 142.5
口蓋舌筋 142.21
口蓋舌 134.38
口蓋側咬歯 138.5
口蓋面《歯の》 138.19

口蓋突起《上顎骨の》 42.1
口蓋帆 134.23；142.3
口蓋帆挙筋 142.18
口蓋帆張筋 142.19
―の滑液包 128.2
口蓋帆張筋神経 402.17
口蓋扁桃 142.11
口蓋縫線 134.24
口蓋面《口蓋骨の》 42.29
口蓋隆起 22.20
口蓋稜《口蓋骨の》 42.33
口角 134.15
口角下制筋 96.1
口角挙筋 96.9
口角結節 96.10
口峡 142.1
口峡峡部 142.2
口峡枝《舌神経の》 404.2
口腔 134.3
口腔腺 134.33
口腔前庭 134.11
口腔粘膜 134.4
口腔傍器官 134.18
口唇 134.7
口唇腺 134.35
口部 6.25
―《咽頭の》 144.10
口輪筋 94.29
口裂 134.6
孔内突起
―《後頭骨の》 26.20
―《側頭骨の》 32.25
広筋内転筋間中隔 120.6
広頸筋 98.2
広背筋 100.17
―の腱下包 128.15
甲介隆起 450.31
甲状咽頭部《下咽頭収縮筋の》 144.34
甲状関節面《輪状軟骨の》 168.5
甲状頸動脈 252.14
甲状孔 166.29
甲状喉頭蓋靱帯 170.7
甲状喉頭蓋部《甲状披裂筋の》 170.19
甲状舌管 140.21
甲状舌骨筋 100.2
甲状舌骨筋枝《頸神経ワナの》 412.25
甲状舌骨膜 166.30
甲状舌骨幹 232.24
甲状腺 220.11
甲状腺挙筋 100.3
甲状腺峡部 220.13
［甲状腺］支管 220.17
［甲状腺］実質 220.18
［甲状腺］小葉 220.19
甲状腺提靱帯 100.8
甲状腺リンパ節 300.23
甲状軟骨 166.19
甲状披裂筋 170.18
甲状副顎 220.15
交感神経 426.2
交感神経幹 426.3
［交感神経］幹神経節 426.4
交感神経根
―《顎下神経節の》

428.21
―《骨盤神経節の》 428.21
―《耳神経節の》 428.26
―《中間神経の》 406.21
―《毛様体神経節の》 428.11
―《翼口蓋神経節の》 428.17
交感神経節 19.4
交感神経傍神経節 428.6
交叉 18.11
交叉視野 370.26
交叉槽 314.28
交通後部
―《後大脳動脈の》 248.8
―《前大脳動脈の》 244.6
交通枝
―《顔面神経と舌咽神経との》 406.9
―《鼓室神経叢と迷走神経耳介枝との》 408.23
―《耳介側頭神経と顔面神経との》 402.27
―《上喉頭神経と下喉頭神経との》 410.12
―《上喉頭神経と反回神経(下喉頭神経)との》 410.12
―《正中神経と尺骨神経との》 416.18
―《脊髄神経と交感神経幹の》 19.26；426.6
―《舌咽神経と下顎神経の硬膜枝との》 408.30
―《舌咽神経と鼓索神経との》 408.32
―《舌咽神経と耳介側頭神経との》 408.31
―《舌神経と舌下神経との》 404.3
―《中間神経と鼓室神経叢との》 406.24
―《中間神経の迷走神経との》 406.25
―《橈骨神経と尺骨神経との》 418.9
―《腓骨動脈と後脛骨動脈との》 270.16
―《鼻毛様体神経と毛様体神経節との》 400.2；428.12
―《迷走神経と舌咽神経との》 410.6
―《涙腺神経と頬骨神経との》 398.20
交通前部
―《後大脳動脈の》 248.8
―《前大脳動脈の》 242.24
交通 18.5
交連下器官 362.18
交連核《孤束核の》 334.3
交連後［脳弓］線維 380.31

交連尖 226.28
交連線維 18.9
交連前中隔核 382.4
交連前《脳弓》線維 380.30
肛尾神経 422.31
肛門 154.17
肛門移行帯 154.7
肛門会陰曲 154.2
肛門会陰筋 152.31
肛門管 154.1
肛門挙筋 218.2
肛門挙筋腱弓 218.10
肛門三角 8.26
　─の筋 208.4
肛門櫛 154.9
肛門柱 154.4
肛門直腸会陰筋 152.29
肛門直腸結合 154.3
肛門直腸リンパ節 310.13
肛門洞 154.5
肛門皮膚線 154.10
肛門尾骨神経 422.31
肛門尾骨靱帯 208.8；218.17
肛門部 8.26
肛門弁 154.6
岬角
　─《鼓室の》 454.11
　─《仙骨の》 50.20
岬角溝《鼓室の》 454.12
岬角支脚《鼓室の》 454.13
岬角リンパ節 308.21
虹彩 438.1
虹彩角膜角 442.21
虹彩角膜角隙 438.14
虹彩支質 438.12
[虹彩]色素上皮 438.13
虹彩ヒダ 438.8
虹彩部《強膜の》 434.21
咬筋 96.14
咬筋筋膜 96.23
咬筋神経 402.19
咬筋粗面 46.3
咬筋動脈 236.26
咬合面《歯の》 138.14
咬合面窩 136.37
咬合面曲線 136.17
咬合面溝 136.36
咬頭頂 136.31
後 4.13
後胃枝《後迷走神経幹の》 410.29
後胃動脈 260.38
後陰唇交連 204.29
後陰唇枝《内陰部動脈の》 266.17
後陰唇静脈 292.6
後陰嚢／陰部神経 422.25
後陰嚢枝《内陰部動脈の》 266.16
後陰嚢静脈 292.5
後腋窩線 4.56
後[腋窩]リンパ節 302.18
後縁
　─《尺骨の》 58.32
　─《精巣の》 190.11
　─《橈骨の》 58.13
　─《腓骨の》 68.27
後横側頭回 376.12

後下行枝《右冠状動脈の》 230.13
後下小脳動脈 250.12
後下膵十二指腸動脈 262.4
後下腿筋間中隔 120.10
後下腿部 10.49
後顆間区 66.37
後灰白交連《脊髄の》 324.26
後海綿間静脈洞 280.24
後外弓状線維 328.25
後外側核
　─《橋の》 338.29
　─《視床の》 362.27
　─《脊髄の》 318.23
後外側孤束核 334.10
後外側溝
　─《延髄の》 326.23
　─《脊髄の》 316.29
後外側小脳動脈 248.9
後外側被蓋核 352.18
後外側腹側核《視床の》 364.27
後外側裂《小脳》 357.47
後外側路 324.2
後外椎骨静脈叢 286.36
後角
　─《脊髄の》 318.12；320.4
　─《側脳室の》 382.27
後角球《側脳室の》 382.25
[後角]底《脊髄の》 320.9
[後角]尖《脊髄の》 320.5
[後角]底《脊髄の》 320.12
[後角]頭《脊髄の》 320.7
後顎膜上皮 436.5
後核
　─《橋の》 338.28
　─《視床の》 364.22
　─《動眼神経副核の》 352.6
　─《副視索核群の》 352.15
後関節面《歯突起の》 50.16
後環椎後頭膜 76.22
後眼瞼縁 446.14
後眼房 442.22
後キヌタ骨靱帯 456.27
後脚
　─《アブミ骨の》 456.5
　─《内包の》 392.8
後弓《環椎の》 50.8
後巨細胞性[網様体]傍核 336.24
後距骨関節面《踵骨の》 72.3
後距踵靱帯 90.15
後距腿部 10.52
後距腓靱帯 90.10
後胸鎖靱帯 80.35
後境界板《角膜の》 436.4
後極
　─《眼球の》 434.8
　─《水晶体の》 442.9
後区
　─《眼球の》 434.15
　─《腎区域の》 184.6

後区域《肝臓の》 158.12
後区画
　─《下腿の》 118.7
　─《上腕の》 110.25
　─《前腕の》 110.29
　─《大腿の》 118.4
後区動脈
　─《固有肝動脈の》 260.7
　─《腎動脈の》 262.32
後脛距部《距腿関節の内側靱帯の》 90.7
後脛骨筋 124.21
　─の腱鞘 132.19
後脛骨静脈 296.34
後脛骨動脈 270.8
後脛骨反回動脈 268.27
後脛骨リンパ節 310.28
後脛腓靱帯 88.25
後頸三角 6.36
後頸神経叢 412.19
後頸部 6.39
後結節
　─《環椎の》 50.11
　─《頸椎の》 48.23
後結膜動脈 240.25
後孤束核 334.9
後鼓室動脈 234.25
後鼓膜陥凹 458.11
後交通動脈 238.32；246.19
後交連《間脳の》 362.7
後交連《脊髄の》 352.9
後交連外側核《脊髄の》 318.24
後後頭内軟骨結合 76.7
後硬膜動脈 232.20
後骨間静脈 288.33
後骨間神経 418.7
後骨間動脈 256.25
後骨半規管 460.18
後骨膨大部 460.19
後根《脊髄神経の》 19.23
後根節 258.15
後索《脊髄の》 324.13
後索固有束 324.14
後三叉神経核視床路系 340.15
後四角小葉《小脳の》 356.28
後枝
　─《右肝管の》 160.4
　─《胸神経》 418.15
　─《頸神経》 412.12
　─《後内側中心動脈の》 246.22
　─《尺側反回動脈の》 256.19
　─《深腓骨神経の》 422.1
　─《腎動脈》 262.31
　─《脊髄神経の》 19.28
　─《仙骨・尾骨神経の》 420.10
　─《大耳介神経の》 412.29
　─《大脳の外側溝の》 374.7
　─《内側前腕皮神経の》

416.11
　─《閉鎖動脈の》 264.20
　─《門脈の右枝の》 292.16
　─《腰神経の》 420.2
　─《腕神経叢の》 414.19
後視床脚 366.28
後視床放線 366.28；392.20
後篩骨孔 24.6
後篩骨神経 400.4
後篩骨洞 166.16
後篩骨動脈 240.21
後篩骨蜂巣 38.10
後耳介筋 94.28
後耳介溝 450.27
後耳介静脈 280.2
後耳介神経 406.4
後耳介靱帯 452.4
後耳介動脈 234.23
後室間溝 222.24
後室間枝《右冠状動脈の》 230.13
後室傍核 364.17
後膝窩 10.45
後斜角筋 98.7
後手根部 10.20
後鱗柱 204.15
後十字靱帯 88.8
後縦隔 180.28
後縦靱帯 76.32
後縦束 328.15；340.5；350.13；372.19
後小脳延髄槽 314.25
後小彎神経 410.30
後床突起 28.11
後踵骨関節面 70.22
後上歯槽枝《上歯槽神経の》 402.2
後上歯槽動脈 236.31
後上膵十二指腸静脈 292.26
後上膵十二指腸動脈 260.15
後上葉区(S2)《右肺の》 178.4
後上葉枝(B2)《右肺の》 174.8
後上葉静脈(V2)《右肺の》 272.11
後上葉動脈(A2)
　─《右肺の》 228.12
　─《左肺の》 228.32
後上腕回旋静脈 288.9
後上腕回旋動脈 254.24
後上腕皮神経 418.2
後上腕部 10.7
後神経束／腰神経の》 420.7
後神経束《腕神経叢の》 416.4
後唇《外子宮口の》 202.17
後深鼓膜動脈 236.28
後膵動脈 260.28
後正中延髄静脈 284.27
後正中溝
　─《延髄の》 326.31
　─《脊髄の》 316.26
後正中線 4.59

後正中中隔《脊髄の》 316.27
後正中傍核《延髄の》 332.29
後脊髄小脳路 330.11；324.1
後脊髄静脈 286.41
後脊髄動脈 250.13
後仙骨孔 50.32
後仙腸靭帯 86.13
後尖
— 《三尖弁の》 226.4
— 《僧帽弁の》 226.27
後腺枝《上甲状腺動脈の》 232.17
後前庭枝《前庭蝸牛動脈の》 468.6
後前庭静脈 468.18
後[前腕]骨間神経 418.7
後前腕皮神経 418.4
後腕節 10.14
後束《口蓋咽頭筋の》 142.24
後側頭枝
— 《外側後頭動脈の》 248.17
— 《中大脳動脈の》 246.8
後側頭泉門 20.32
後側頭板間静脈 280.29
後大腿皮神経 422.18
後大腿部 10.42
後大腿枝 248.2
後端《脾臓の》 298.24
後中位核 358.23
後中間溝《脊髄の》 316.30
後中心枝《肋間動脈背枝の脊髄枝の》 258.13
後中心傍回 378.19
後肘部 10.11
後柱《脊髄の》 320.1
後ツチ骨ヒダ 452.25；458.5
後殿筋線 62.29
後透明中隔静脈 284.6
後頭 2.5；20.13
後頭縁
— 《側頭骨の》 30.16
— 《頭頂骨の》 34.34
後頭下筋 98.10
後頭下静脈叢 276.12
後頭下神経 412.16
後頭顆 26.13
後頭蓋窩 22.6
後頭角《頭頂骨の》 34.39
後[頭]角《側脳室の》 382.27
後[頭]角球《側脳室の》 382.25
後頭橋線維 348.26；392.17
後頭極 376.2
後頭筋《後頭前頭筋の》 94.11
後頭骨 26.2
後頭枝
— 《後耳介神経の》 406.1
— 《後耳介動脈の》

234.29
— 《後頭動脈の》 234.21
後頭視蓋線維 392.18
後頭静脈 276.9；280.31；282.17
後頭静脈洞 280.11
後頭線条《等皮質の内顆粒層線条の》 384.18
後頭切痕 374.11；376.4
後頭前頭筋 94.9
後頭側 4.17
後頭側頭溝 378.27；378.30
後頭側頭枝《内側後頭動脈の》 248.23
後頭頂動脈 246.18
後頭洞溝 26.34
後頭動脈 234.16
後頭動脈溝 30.20
後頭導出静脈 282.5
後頭乳突縫合 74.11
後頭板間静脈 280.30
後頭部 6.10
後頭平面 26.27
後頭葉 376.1；378.21
後頭[葉]橋線維 348.26
後頭リンパ節 300.3
後頭鱗 26.9
後窩《鼓室の》 454.26
後突起《鼻中隔軟骨の》 164.16
後内側核
— 《橋の》 338.30
— 《三叉神経主感覚核の》 342.9
— 《脊髄の》 318.25
後内側前頭枝《脳梁縁動脈の》 244.13
後内側中心動脈
— 《後交通動脈の》 246.20
— 《大脳動脈の》 248.4
後内側部《赤核の》 352.27
後内側腹側核《視床の》 364.28
後内椎骨静脈叢 286.42
後乳頭筋
— 《右心室の》 226.16
— 《左心室の》 226.30
後脳 326.4
後脳室周囲核 370.25
後脳梁静脈 284.11
後背外側核《脊髄の》 318.24
後肺底区 (S10)
— 《右肺の》 178.14
— 《左肺の》 178.25
後肺底区 (B10)
— 《右肺の》 174.18
— 《左肺の》 174.29
後肺底動脈 (A10)
— 《右肺の》 228.24
— 《左肺の》 228.44
後白交連《脊髄の》 324.28
後半規管 464.11
後半月大腿靭帯 88.4
後半月弁 226.35
後ヒダ柱 204.15

後皮枝
— 《胸神経の後枝の》 418.18
— 《頸神経の後枝の》 412.15
— 《仙骨・尾骨神経の後枝の》 420.13
— 《腰神経の後枝の》 420.5
後被蓋核 344.15
後被蓋交叉 350.25
後腓骨頭靭帯 88.21
後鼻棘《口蓋骨の》 42.31
後鼻孔 24.22；164.20
後部
— 《蝸牛神経前核の》 334.22
— 《肝臓の横隔面の》 154.24
— 《山頂の》 356.20
— 《小脳中心小葉の》 356.12
— 《小脳の前四角小葉の》 356.23
— 《舌背の》 140.6
— 《前交連の》 380.27；392.30
— 《腟の》 204.4
— 《腰外側横突間筋の》 102.4
— 《腕神経叢の》 414.19
後副オリーブ核 332.26
後腹《顎二腹筋の》 98.20
後閉鎖結節 64.12
後壁
— 《胃の》 146.20
— 《鼓室の》 454.20
— 《腟の》 204.7
後縫線核 344.27；354.15
後膨大部神経 408.11
後[膜]膨大部 464.12
後迷走神経幹 410.28
後面
— 《角膜の》 434.33
— 《脛骨の》 57.8
— 《虹彩の》 438.5
— 《子宮の》 202.6
— 《尺骨の》 58.28
— 《上腕骨の》 56.14
— 《腎臓の》 182.8
— 《水晶体の》 442.11
— 《膝蓋の》 162.8
— 《仙骨の》 50.30
— 《前立腺の》 194.8
— 《橈骨の》 58.8
— 《披裂軟骨の》 168.21
— 《腓骨の》 68.23
— 《副腎の》 220.26
後面観 20.16
後盲腸窩 262.10
後有孔質 348.4
後葉
— 《下垂体の》 220.7
— 《胸腰筋膜の》 105.2
— 《腹直筋鞘の》 108.9
後リンパ節《腋窩リンパ節の》 302.18
後輪状披裂筋 170.14
後輪状披裂靭帯 168.26

後涙嚢稜 38.24
鉤 380.6
鉤枝《前脈絡叢動脈の》 242.15
鉤状束 394.8
鉤状突起
— 《頸椎の》 48.20
— 《篩骨の》 38.16
— 《尺骨の》 58.23
— 《膵臓の》 162.3
鉤静脈 282.22
鉤動脈
— 《中大脳動脈の》 244.25
— 《内頸動脈の》 238.34
鉤突窩 56.26
喉頭 166.17
喉頭咽頭枝《上頸神経節の》 426.15
喉頭蓋 170.3
喉頭蓋茎 170.5
喉頭蓋結節 170.6
喉頭蓋谷 144.11
喉頭蓋軟骨 170.4
喉頭筋 170.9
喉頭腔 170.23
喉頭口 170.24
喉頭室 172.1
喉頭小嚢 172.2
喉頭前 172.11
喉頭前庭 170.27
[喉頭]前庭ヒダ 170.28
[喉頭]前庭裂 170.29
喉頭前リンパ節 300.22
喉頭弾性膜 172.12
喉頭軟骨と関節 166.18
喉頭蓋の》 144.14
喉頭隆起 166.20
喉頭隆起皮下包 128.3
硬口蓋 134.22
硬膜 314.4；314.6
硬膜下腔 314.14
硬膜枝
— 《下顎神経の》 402.14
— 《後頭動脈の》 234.20
— 《上顎神経の》 400.14
— 《脊髄神経の》 19.25
— 《椎骨動脈の》 250.11
— 《内頸動脈の海綿部の》 238.24
— 《内頸動脈の大脳部の》 238.36
— 《迷走神経の》 410.3
— との交通枝《舌咽神経と下顎神経の》 408.30
硬膜上腔
— 《脊髄硬膜の》 314.17
— 《脳硬膜の》 314.15
硬膜静脈 276.28
硬膜静脈洞 280.7
硬膜部《終糸の》 316.16
項横筋 100.16
項靭帯 102.6
項靭帯 76.30
項部 6.39
項面 26.26
溝 14.12
溝縁束 322.4

[溝]後部《舌背の》 140.6
[溝]前部《舌背の》 140.5
睾丸 190.5
膠様質
— 《三叉神経脊髄路核の》 332.14
— 《脊髄の後角頭の》 320.8
膠様層《三叉神経脊髄路核の》 332.14
黒質 348.30
黒質枝《前脈絡叢動脈の》 242.20
黒質緻密部アミン作動性細胞群［A9］ 396.10
黒質傍核 354.6
骨
— 《足の》 70.1
— 《手の》 60.1
— の連結 14.24
骨化中心 14.20
骨格系 12.21；20.2
骨間縁
— 《脛骨の》 68.9
— 《尺骨の》 58.31
— 《橈骨の》 58.12
— 《腓骨の》 68.26
骨間距踵靭帯 90.24
骨間楔間靭帯 90.26
骨間楔中足靭帯 92.12
骨間楔立方靭帯 90.25
骨間手根間靭帯 82.36
骨間仙腸靭帯 86.12
骨間足根靭帯 90.23
骨間中手靭帯 84.13
骨間中足靭帯 92.14
骨間肘包 128.20
骨間膜 14.29
骨幹 12.38
骨幹端 12.43
骨結合 14.41
骨口蓋 22.13
骨髄 298.3
骨総脚《骨半規管の》 460.20
骨単脚《骨半規管の》 460.24
骨端 12.39
骨端線 12.42
骨端軟骨 12.40；14.40
骨端板 12.41
骨頭靭帯 296.21
骨突起 12.44
骨内膜 14.15
骨半規管 460.15
骨盤 2.19；64.14
— のリンパ節 308.14
骨盤下口 64.22
骨盤隔膜 218.1
骨盤筋膜腱弓 216.14
骨盤腔 2.52；2.54；64.15；210.3
骨盤傾斜 64.35
骨盤軸 64.23
骨盤上口 64.21
骨盤神経節 428.29
骨盤神経叢 432.18
骨盤一臓側リンパ節 310.6
骨盤側壁三角 214.16

骨盤内筋膜 216.11
骨盤内臓神経 428.30
骨盤部
— 《精管の》 192.11
— 《尿管の》 186.3
— 《副交感神経系の》 428.28；432.15
— の筋膜 216.4
骨盤-壁側リンパ節 308.15
骨鼻中隔 24.13
骨部 12.22
— 《鼻中隔の》 164.24
骨膨大部脚 460.21
骨膜 12.28
骨迷路 460.3
骨ラセン板 462.3
根《腕神経叢の》 414.13
根間中隔
— 《下顎骨の》 44.32
— 《上顎骨の》 42.12
根管 138.34
根糸《脊髄神経の》 19.21
根枝《椎骨動脈の》 250.6
根尖《歯の》 136.27
根尖孔 138.35
根尖部歯髄 138.38
混合神経 19.16
痕跡精嚢 204.23
痕跡爪皮 472.9

さ

サジ状突起 454.18
左 4.8
左胃静脈 292.27
左胃大網静脈 294.14
左胃大網動脈 260.33
左胃大網リンパ節 306.18
左胃動脈 258.36
左胃リンパ節 306.16
— 《陰嚢海綿体 206.12
左縁枝《左冠状動脈の》 230.25
左下肺静脈 274.4
左下葉気管支 174.24
左外側区《肝臓の》 158.6
左外側後区域《肝臓の》 158.7
左外側前区域《肝臓の》 158.8
左肝管 160.5
左肝静脈 290.7
左肝部 158.5
左冠状動脈 230.17
[左]気管支縦隔リンパ本幹 312.5
左脚
— 《横隔膜の》 106.27
— 《房室束の》 224.18
[左]鎖骨下リンパ本幹 312.2
左結腸曲 152.5
左結腸静脈 294.16
左結腸動脈 262.19
左結腸リンパ節 308.10
[左]鎖骨下リンパ本幹 312.3
左臍静脈 292.22
左三角間膜《肝臓の》 210.43

[左]子宮縁 202.5
[左]子宮角 202.4
左枝
— 《固有肝動脈の》 260.8
— 《門脈の》 292.17
左主気管支 174.4
左上肺静脈 272.28
左上葉気管支 174.19
左上肋間静脈 276.20
左心耳 226.20
左心室 222.26；226.24
左心室後枝 230.27
左心室後静脈 274.20
左心室静脈 274.30
左心房 222.31；226.19
左心房斜静脈 274.20
左心房静脈 274.29
左腎上体静脈 290.11
左精巣静脈 290.12
左線維三角《心臓の》 224.6
左線維輪《心臓の》 224.7
左大静脈鞘筋 274.21
左大静脈ヒダ 222.11
左内側区《肝臓の》 158.9
左内側区域《肝臓の》 158.10
左肺 176.3
— の下葉 178.20
— の小舌 176.18
— の上葉 178.15
— の心切痕 176.13
左肺静脈 272.27
左肺動脈 228.25
[左]肺面《心臓の》 222.19
左半月弁
— 《大動脈弁の》 226.34
— 《肺動脈弁の》 226.11
左板《甲状軟骨の》 166.21
左尾状葉胆管《肝臓の》 160.9
左副腎静脈 290.11
左辺縁静脈 274.18
左房室口 222.34
左房室弁 226.25
左葉
— 《肝臓の》 156.16
— 《甲状腺の》 220.12
— 《前立腺の》 194.10
左腰リンパ節 306.3
[左]腰リンパ本幹 312.13
左卵巣静脈 290.13
左腕頭静脈 274.32
鎖胸三角 8.4
鎖骨 54.26
鎖骨下 8.3
鎖骨下筋 106.8
鎖骨下筋溝 54.31
鎖骨下筋神経 414.24
鎖骨下静脈 288.2
鎖骨下静脈溝 52.22
鎖骨下動脈 250.1
鎖骨下動脈溝 52.21
鎖骨下部《腕神経叢の》 430.7
鎖骨下部《腕神経叢の》 416.1
鎖骨下ワナ 426.22
鎖骨間靭帯 80.37
鎖骨関節面《肩甲骨の》

54.12
鎖骨胸筋筋膜 106.21
鎖骨枝《胸肩峰動脈の》 254.15
鎖骨上神経 414.4
鎖骨上部《腕神経叢の》 414.21
鎖骨上リンパ節 302.11
鎖骨切痕 52.29
鎖骨体 54.30
鎖骨中線 4.52
鎖骨部
— 《三角筋の》 112.3
— 《大胸筋の》 106.4
坐骨 62.34
坐骨海綿体筋 208.15
坐骨棘 62.38
坐骨結節 62.37
坐骨肛門窩 216.1
坐骨肛門窩脂肪体 216.2
坐骨枝 62.36
坐骨神経 424.1
坐骨神経伴行動脈 264.27
坐骨体 62.35
坐骨大腿靭帯 86.28
坐骨恥骨枝 62.9
坐骨直腸窩 216.1
坐骨直腸窩脂肪体 216.2
坐骨尾骨筋 218.12
坐骨包
— 《大殿筋の》 130.15
— 《内閉鎖筋の》 130.12
采歯状仙溝 380.9
采状ヒダ《舌の》 140.8
細気管支 178.26
細小静脈孔 224.24
細小心[臓]静脈 274.26
細静脈 17.38
細動脈 17.6
細胞群領域
— 《楔状核の》 332.7
— 《薄束核の》 332.3
最小甲状腺動脈 232.5
最小内臓神経 426.33
最下腰動脈 258.32
最外包 392.27
最後野 336.1；346.23
最後野・前網様核アドレナリン作動性細胞群［C1, C2］ 397.28
最小斜角筋 98.8
最上胸動脈 254.11
最上項線 26.23
最上鼻甲介 38.12；164.29
最上肋間静脈 276.19
最上肋間動脈 254.3
最長筋 102.16
最内肋間筋 106.17
最表層皮質 182.18
截距関節 70.29
臍筋膜 110.9
臍静脈部《門脈の左枝の》 292.20
臍部 264.28
臍動脈索 264.34
臍部 8.25
臍傍静脈 292.25
臍輪 108.27
臍裂 158.2

索状体 326.25；328.21
索状体辺縁核 334.17
索状傍体 328.22
三角窩
― 《耳介の》 450.11
― 《披裂軟骨の》 168.19
三角窩隆起 450.33
三角核《透明中隔の》 382.11
三角筋 112.2
三角筋下包 128.10
三角筋胸筋三角 8.4
三角筋胸筋リンパ節 302.22
三角筋結節《肩甲骨の》 54.8
三角筋枝
― 《胸肩峰動脈の》 254.16
― 《上腕深動脈の》 254.29
三角筋粗面《上腕骨の》 56.21
三角筋部 10.2
三角筋膜 116.17
三角形筋 15.46
三角骨
― 《手根骨の》 60.7
― 《足根骨の》 70.23
三角靱帯 90.3
三角ヒダ 142.6
三角部
― 《下顎ır回の》 374.17
― 《前立腺の》 194.21
三角稜《歯の》 136.34
三叉神経［脳神経 V］ 398.13
三叉神経圧痕 32.8
三叉神経運動核 342.12
三叉神経下部《外側網様核の》 336.22
三叉神経核後枝 332.18
三叉神経核視床路 340.13
三叉神経腔 314.13
三叉神経結節 326.26
三叉神経枝《内頸動脈の海綿部の》 238.28
三叉神経主感覚核 342.8
三叉神経周囲核 398.15
三叉神経脊髄路 324.12；328.16；340.12
三叉神経脊髄路核 332.11
三叉神経節 398.15
三叉神経節枝《内頸動脈の海綿部の》 238.27
三叉神経中脳路 340.16；350.12
三叉神経中脳路核 342.11；352.19
三叉神経毛帯 340.13；350.10；366.22
三尖弁 226.2
三頭筋 15.50
山頂《小葉 IV・V 小葉》 356.17
山頂前裂 356.16
山頂内裂 356.19
山腹《第 VI 小葉》 356.27
山腹前裂 356.24
散大筋 16.35

し

シナプス 17.51
したくちびる 134.11
しり 2.35
子宮 202.1
子宮円索 202.29
子宮円索動脈 266.33
子宮縁 202.5
子宮外膜 202.23
子宮角 202.4
子宮間膜 214.13
子宮峡部 202.12
子宮筋層 202.25
子宮腔 202.7
子宮頸 202.10
子宮頸横靱帯 202.31
子宮頸管 202.18
子宮頸腺 202.17
子宮頸傍組織 202.22
子宮広間膜 214.12
子宮静脈 290.33
子宮静脈叢 290.34
子宮仙骨靱帯 202.32
子宮腺 202.28
子宮体 202.3
子宮端《卵巣の》 200.9
子宮腔神経叢 432.22
子宮底 202.2
子宮動脈 266.3
子宮内腔 202.27
子宮部《卵管の》 200.28
子宮傍組織 202.21
子宮傍リンパ節 310.11
支質《甲状腺の》 220.17
四角膜 172.13
四丘体間静脈 284.15
四丘体槽 316.1
四丘体枝 248.7
四丘体板 348.12；354.23
四頭筋 15.51
矢状 4.6
矢状縁《頭頂骨の》 34.36
矢状縫合 74.9
矢状面 4.62
糸球体 184.23
糸球体包 184.24
［糸球体］輸出細動脈《腎臓の》 184.15
［糸球体］輸入細動脈《腎臓の》 184.11
糸状乳頭 140.14
弛緩部《鼓膜の》 452.22
刺激伝導系 224.12
指圧痕 22.4
指屈筋の総腱鞘 130.4
指伸筋 114.15
指伸筋・示指伸筋の腱鞘 128.28
指節滑車 60.29
指節間関節《手の》 84.19
指［節］中 60.21
［指節骨］体 60.27
［指節骨］底 60.26
［指節骨］頭 60.28
脂腺
― 《眼瞼の》 446.23

― 《皮膚の》 470.31
脂肪層
― 《皮下組織の》 472.28
― 《腹部の皮下組織の》 110.21
脂肪被膜《腎臓の》 182.13
視蓋延髄路 330.26；342.5；350.19
視蓋オリーブ［核］線維 340.9；350.23
視蓋橋線維 338.18
視蓋橋路 342.6；350.20
視蓋脊髄路 322.11；328.13；340.7；350.21
視蓋前域 362.16
視蓋前域オリーブ［核］線維 340.8；350.22
視蓋前域核群 362.17
視蓋前野 362.16
視蓋網様体線維 340.10
視交叉 360.23
視交叉核
― 《後交通動脈の》 246.23
― 《前脈絡叢動脈の》 242.6
視交叉上核 370.11
視交叉上動脈 244.3
［視］交叉槽 314.28
視細胞層《網膜の》 440.1
視索 360.24
視索枝《前脈絡叢動脈の》 242.7
視索上核 370.12
視索上核下垂体線維 372.25
視索上核下垂体路 372.31
視索上核動脈 242.28
視索上陥凹 362.9
視索前域 360.27；372.2
視索前域外側核 370.6
視索前域正中核 370.8
視索前域内側核 370.7
視索前野 360.27；372.2
視軸 434.13
視床 360.8；362.19
― の灰白質 362.20
― の白質 366.15
視床下核 368.9
視床下核束 390.24
視床下溝 362.10
視床下束 368.5
視床下部 360.18；370.1
― の白質 372.18
視床下部下垂体路 372.23
視床下部外側野 372.1
視床下部核枝《前脈絡叢動脈の》 242.18
視床下部後域 372.6；372.12
視床下部後野 372.6
視床下部枝《後交通動脈の》 246.28
［視床下部］室傍核 370.10
視床下部脊髄線維 324.7；330.5

視床下部脊髄路 342.1
視床下部前核 370.3
視床下部前野 370.2
視床下部帯 372.14
視床下部中間域 370.20
視床下部中間野 370.19
視床下部内側部・前部ドーパミン作動性細胞群［A14］ 396.19
［視床下部］脳室周囲核 370.24
視床下部背外側域 370.16
［視床下部］背外側核 370.21
視床下部背側野 370.16
［視床下部］背内側核 370.22；370.17
［視床下部］腹内側核 370.28
視床灰白隆起動脈 246.27
視床核枝《前脈絡叢動脈の》 242.19
視床貫通動脈 248.6
視床間橋 360.10
［視床］後核 364.22
視床後核群 364.20
視床後部 360.15；368.15
視床室傍核［群］ 364.15
視床膝状体動脈 248.10
視床上部 360.13；368.14
視床上部コリン作動性細胞群［Ch7］ 397.35
視床髄条 360.13
視床髄板内核 364.1
視床正中核群 364.13
視床前［群］ 362.21
視床前結節 360.9
視床束 368.3；390.25
視床枕 360.11
視床枕下部 362.30
視床枕外側部 362.31
視床枕核［群］ 362.28
視床枕内側部 362.32
視床頭頂線維 392.15
視床内線維 366.24
視床内側核［群］ 364.7
視床背側核［群］ 362.25
視床ヒモ 360.12
視床腹側核群 364.25
視床網様核 364.24
視床ヒモ 360.12
視神経［脳神経 II］ 398.7；440.15
視神経円板 440.10
視神経外鞘 440.23
視神経管 28.21
視神経管部《視神経の》 440.17
視神経血管輪 440.29
視［神経］交叉 360.23
視神経細胞層 440.7
視神経層《上丘の》 354.32
視神経内鞘 440.24
視神経乳頭 440.10
視放線 366.23；392.19
趾（指） 2.48；12.14
― の滑液鞘 126.22
― の腱鞘 126.18
― の線維鞘 126.19
― の底側面 12.18
― の背側面 12.19

趾（指）節滑車　72.30
趾（指）節間関節　92.22
趾（指）節骨　72.22
［趾（指）節骨］体　72.28
［趾（指）節骨］底　72.27
［趾（指）節骨］頭　72.29
歯　136.12
歯冠　136.29
歯冠腔　138.33
歯冠結節　136.42
歯冠歯髄　138.37
［歯冠］尖頭　136.30
歯間乳頭　134.29
歯頸　136.25
歯隙　136.18
歯根　136.26
［歯］根管　138.34
歯根歯髄　138.38
［歯］根尖　136.27
［歯］根尖孔　138.35
歯根膜　138.43
―《狭義の》　138.46
歯枝
―《下歯槽動脈の》
　　236.13
―《後上歯槽動脈の》
　　236.32
―《前上歯槽動脈の》
　　238.3
歯槽歯根膜　14.28；76.1
歯周枝
―《下歯槽動脈の》
　　236.14
―《後上歯槽動脈の》
　　236.33
―《前上歯槽動脈の》
　　238.4
歯周組織　138.43
歯状回　380.8；386.6
―の層構造　386.7
歯状核　358.20
歯状核門　358.21
歯状靱帯　316.13
歯状線《肛門管の》　154.8
歯状縫合　14.35
歯髄　138.36
歯髄腔　138.32
歯尖靱帯　78.9
歯槽
―《下顎骨の》　44.30
―《上顎骨の》　42.10
歯槽管《上顎骨の》　40.15
歯槽弓
―《下顎骨の》　44.29
―《上顎骨の》　42.9
歯槽孔《上顎骨の》　40.14
歯槽門　138.47
歯槽突起《上顎骨の》　42.8
歯槽部《下顎骨の》　44.28
歯槽隆起
―《下顎骨の》　44.33
―《上顎骨の》　42.13
歯帯　136.41
歯突起　50.13
歯突起窩　50.6
歯突起尖　50.14
歯肉　134.27；138.44
歯肉縁　134.28
歯肉溝　134.30

歯肉枝《オトガイ神経の》
　　404.17
歯頭　138.39
篩骨　38.1
篩骨篩骨縫合　74.28
篩骨上顎縫合　74.26
篩骨動脈　286.4
篩骨神経溝　38.29
篩骨切痕　36.28
篩骨洞　166.13
篩骨突起《下鼻甲介の》
　　38.22
篩骨胞
―《篩骨の》　38.15
―《鼻骨の》　166.1
篩骨蜂巣　166.13
篩骨迷路　38.7
篩骨稜
―《口蓋骨の》　42.24
―《上顎骨の》　40.27
篩骨涙骨縫合　74.27
篩骨漏斗　38.17；166.2
篩状筋膜　118.19
篩状斑　460.11
篩状野《腎乳頭の》　182.38
篩板　38.2
篩板孔　38.3
篩板後部《視神経の》
　　440.20
篩板前部《視神経の》
　　440.22
篩板内部《視神経の》
　　440.21
示指　10.28
示指伸筋　114.25
示指橈側動脈　256.12
耳　2.7；450.1
耳下腺　136.7
耳下腺管　136.11
耳下腺筋膜　96.24
耳下腺咬筋部　6.20
耳下腺枝
―《後耳介動脈の》
　　234.30
―《耳介側頭神経の》
　　402.26
―《深顔面静脈の》
　　278.15
―《浅側頭動脈の》
　　236.2
耳下腺神経叢　406.10
耳下腺静脈　278.28
耳下腺叢　134.19
耳介　450.3
耳介横筋　452.12
耳介下リンパ節　300.8
耳介枝　452.5
耳介結節　450.21
耳介後リンパ節　300.4
耳介枝
―《後鼓室動脈の》
　　234.28
―《後耳介神経の》
　　406.6
―《後頭動脈》　234.18
―《迷走神経の》　410.4
耳介斜筋　452.13
耳介靱帯　452.1
耳介錐体筋　452.10

耳介尖　450.22
耳介前リンパ節　300.7
耳介側頭神経　402.23
―との交通枝《舌咽神経
　の》　408.31
耳介軟骨　450.5
耳介部　6.12
耳管　458.14
耳管咽頭筋　144.37
耳管咽頭口　144.2；458.26
耳管咽頭ヒダ　144.4
耳管峡　458.17
耳管鼓室口　458.15
耳管口蓋ヒダ　144.5
耳管溝　28.41
耳管骨部　458.16
耳管枝《鼓室神経叢の》
　　408.21
耳管腺　458.25
耳管軟骨　458.20
耳管軟骨部　458.19
耳管半管　30.32
耳管扁桃　144.7
耳管蜂巣　458.18
耳管隆起　144.3
耳甲介　450.14
耳甲介腔　450.16
耳甲介舟　450.15
耳珠　450.18
耳珠筋　452.8
耳珠板　452.20
耳小骨　456.1
耳小骨関節　456.18
耳小骨筋　94.4；458.1
耳小骨靱帯　456.22
耳小面
―《仙骨の》　50.24
―《腸骨の》　62.32
耳神経節　428.24
―の感覚根　402.16
―の副交感神経根
　　408.29
―への神経節枝　402.16
耳垂　450.4
耳垂骨峡　450.25
耳毛　470.20
耳輪　450.6
耳輪脚　450.7
耳輪脚棘　450.29
耳輪棘　450.8
耳輪尾　450.9
自由縁
―《爪の》　472.8
―《卵巣の》　200.6
自由下肢　66.1
―の関節　86.22
―の連結　86.21
自由上肢　56.1
―の関節　82.2
―の連結　82.1
自由ヒモ　152.16
自律神経　19.32
自律神経核　352.4
自律神経系　426.1
自律神経節　19.1
自律神経叢　19.34
自律性［神経］線維　19.13
茸状乳頭　140.15

耳介尖　450.22
耳介前リンパ節　300.7
色素含有性結合腕傍核
　　354.5
色素上皮　438.13
色素［上皮］層《網膜の》
　　438.25
軸　4.30
軸器格　12.30
軸椎［C2］　50.12
室蓋壁　454.3
室間孔　362.2；382.14
室周線維　366.25；372.30
室上稜　226.6
室鞘靱帯　172.14
室頂　346.14
室頂核　358.24
室頂核脊髄路　322.17
室傍核《床下部の》
　　370.10
室傍核下垂体線維　372.24
室傍核下垂体路　372.29
膝　2.38
―《内包の》　392.6
膝横靱帯　88.6
膝窩　2.39；10.46
膝窩筋　124.20
膝窩筋下陥凹　132.3
膝窩筋溝　66.27
膝窩静脈　296.30
膝窩動脈　268.17
膝窩面《大腿骨の》　66.19
膝窩リンパ節　310.24
膝蓋下滑膜ヒダ　88.9
膝蓋下枝《伏在神経の》
　　422.9
膝蓋下脂肪体　88.18
膝蓋下皮下包　130.23
膝蓋骨　68.32
膝蓋骨尖　68.34
膝蓋骨底　68.33
膝蓋上包　130.22
膝蓋靱帯　88.15
膝蓋前筋膜下包　130.20
膝蓋前腱下包　130.21
膝蓋前皮下包　130.19
膝蓋動脈網　268.25
膝蓋包　66.28
膝関節　88.1
膝関節筋　122.24
膝関節動脈網　268.24
膝状体間［小］葉　368.21
膝［状体］上核　364.23
膝状体前核　368.20
膝静脈　296.32
膝神経節　406.18
膝部　10.43
櫛状筋　224.28；226.21
櫛状靱帯《強膜の》　434.19
櫛状線《肛門管の》　154.8
実質
―《甲状腺の》　220.18
―《前立腺の》　194.18
車軸関節　15.17
射精管　192.24
斜角《骨盤の》　64.25
斜索《前腕骨間膜の》　82.4
斜膝窩靱帯　88.13
斜線
―《下顎骨の》　44.20
―《甲状軟骨の》　166.26

日本語索引

斜線維《幽門括約筋の》 148.7
斜台 22.7
斜台枝《内頸動脈の大脳部の》 238.35
斜頭
　—《母指内転筋の》 116.7
　—《母趾(指)内転筋の》 126.6
斜披裂筋 170.20
斜部《輪甲状筋の》 170.13
斜稜《輪状筋の》 136.35
斜裂《左肺の》 176.21
尺骨 58.21
尺骨栄養動脈 256.21
尺骨管 84.5
尺骨静脈 288.30
尺骨神経 416.21
　— との交通枝《正中神経の》 416.18
　— との交通枝《橈骨神経の》 418.9
　— の筋枝 416.22
尺骨神経溝 56.29
尺骨切痕 58.19
尺骨粗面 58.24
尺骨体 58.17
尺骨頭
　—《円回内筋の》 112.27
　—《尺骨の》 58.35
　—《尺側手根屈筋の》 114.5
　—《尺側手根伸筋の》 114.20
尺骨動脈 256.16
尺側 4.41
尺側縁 10.16
尺側手根屈筋 114.3
尺側手根伸筋 114.18
　— の腱鞘 128.30
尺側反回動脈 256.17
尺側皮静脈 288.18
手根 2.28
手根[間]関節 82.31
手根管 84.4
手根関節面《橈骨の》 58.20
手根腱鞘 128.23
手根溝 60.15
手根骨 60.2
手根中央関節 82.32
手根中手関節 84.6
　—《母指の》 84.9
手根部 10.18
手掌 2.30
手掌腱膜 116.25
手掌部 10.22
手背 2.31
手背筋膜 116.22
手背枝《尺骨神経の》 416.23
手背静脈網 288.23
手部 10.21
手部 10.17
主オリーブ核 332.21
主内側腹側核《視床の》 366.3

主部《視床の前腹側核の》 366.11
主門裂 158.3
珠間切痕 450.20
珠上結節 450.24
須毛 470.19
種子骨 12.37
　—《足の》 72.31
　—《手の》 60.30
種子軟骨《輪状咽頭靱帯の》 168.28
舟状窩
　—《耳介の》 450.13
　—《蝶形骨の》 30.6
舟状骨弁 198.25
舟状窩隆起 450.32
舟状骨
　—《足の》 72.7
　—《手の》 60.4
舟状骨関節面《距骨の》 70.5
舟状骨結節 60.5
舟状骨粗面 72.8
周辺部《側坐核の》 388.22
終止核 17.58
終糸 316.15
終室 316.24
終神経[脳神経0] 398.3
終神経節 398.4
終脳 18.21;326.8;374.1
終脳内の連合線維 394.1
終脳交連線維[群] 394.17
終板 380.24
終板血管条 372.13
終板槽 314.33
終板傍回 378.7
終板脈管器官 372.13
集合管《腎臓の》 182.27
集合リンパ小節 298.41
　—《小腸の》 148.29
　—《虫垂の》 150.38
皺柱 204.13
皺眉筋 94.24
十字頭蓋 36.7
十字部
　—《指の線維鞘の》 116.29
　—《趾の線維鞘の》 126.21
十字隆起 26.28
十二指腸 150.1
十二指腸圧痕《肝臓の》 156.9
[十二指腸]球部 150.3
十二指腸空腸曲 150.9
十二指腸[空腸]ヒダ 212.10
十二指腸結腸間膜ヒダ 212.12
十二指腸後陥凹 212.16
十二指腸傍動脈 260.18
十二指腸枝
　—《後上膵十二指腸動脈の》 260.17
　—《前上膵十二指腸動脈の》 260.24
十二指腸上動脈 260.14
十二指腸腺 150.17
十二指腸縦ヒダ 150.14

十二指腸提筋 150.11
十二指腸ヒダ 212.10
十二指腸被蓋部 150.10
十二指腸傍陥凹 212.15
十二指腸傍ヒダ 212.14
充満時内尿道口 198.3; 206.19
柔膜 314.5
絨毛様ヒダ《胃の》 148.13
縦隔 180.23
　— の下部 180.25
　— の後部 180.28
　— の上部 180.24
　— の前部 180.26
　— の中部 180.27
縦隔枝
　《胸大動脈の》 258.6
　《内胸動脈の》 252.2
縦隔静脈 276.4;286.25
縦隔部《壁側胸膜の》 180.11
縦隔面《肺の》 176.8
縦橋線維 338.13
縦筋層
　—《胃の》 148.4
　—《結腸の》 152.12
　—《女性尿道の》 206.28
　—《小腸の》 148.20
　—《男性尿道の海綿体部の》 198.30
　—《男性尿道の隔膜部の》 198.21
　—《男性尿道の》 198.16
　—《直腸の》 152.27
縦走線維《毛様体筋の》 436.21
縦束 78.11
縦足弓 12.7
処女膜 204.8
処女痕 204.9
女性
　— の外陰部 204.25
　— の外生殖器 204.24
　— の内生殖器 200.1
女性生殖器 190.3
女性尿道 206.17
鋤骨 38.31
鋤骨櫛状部 38.35
鋤骨後鼻孔稜 38.34
鋤骨溝 38.33
鋤骨鞘突管 22.22
鋤骨鞘突溝 30.9
鋤骨吻管 22.23
鋤骨翼 38.32
鋤鼻管 164.17
鋤鼻軟骨 164.17
小陰唇 204.32
小円筋 112.10
小角《舌骨の》 46.18
小角咽頭部《中咽頭収縮筋の》 144.31
小角結節 168.30
小角舌筋 140.29
小角軟骨 168.29
小鈎子 380.21
小丘 168.17
小臼歯 136.21

小胸筋 106.7
小頬骨筋 96.5
小結節 56.7
小結節稜 56.10
小鼓室棘 34.6
小口蓋管 42.22
小口蓋孔 22.16;42.30
小口蓋神経 400.23
小口蓋動脈 238.9
小虹彩動脈輪 438.16
小虹彩輪 438.7
小後頭神経 412.27
小後頭直筋 98.14
小骨盤 64.19
小鎖骨上窩 6.35
小坐骨孔 86.20
小坐骨切痕 62.39
小細胞性後腹側核《視床の》 366.14
小細胞性網様核 336.23
小細胞部
　—《外側網様核の》 336.21
　—《視床内側腹側核の》 364.29
　—《視床の背内側核の》 364.9
　—《赤核の》 352.26
　—《前庭神経外側核の》 342.30
小細胞[部]層《外側膝状体背側核の》 368.19
小指 10.31
小指外転筋 116.9
小指球 10.24
小指伸筋 114.17
　— の腱鞘 128.29
小指対立筋 116.11
小趾(指) 12.17
小趾(指)外転筋 126.8
小趾(指)対立筋 126.10
小耳輪筋 452.7
小十二指腸乳頭 150.16
小静脈 17.38
小心[臓]静脈 274.23
小腎盂《腎臓の》 184.31
小錐体神経 408.29; 428.25
小錐体神経裂孔 32.5
小錐体神経溝 32.7
小節《虫部の》 358.4
小舌《左肺の》 176.18
小舌下腺 136.4
小舌後裂《小脳の》 356.9
小泉門 20.30
小前庭腺 206.7
小唾液腺 134.34
小帯回 380.4
小帯隙《水晶体の》 442.17
小帯後隙《眼房の》 442.24
小帯腔《水晶体の》 442.16
小柱部《強膜の》 434.19
小腸 148.16
小腸傍リンパ節 308.2
小転子 66.8
小殿筋 122.8
　— の転子包 130.10
小動脈 17.6

小内臓神経〜上行結腸　493

小内臓神経　426.31
小内転筋　122.29
小脳　18.15；326.4；356.4
小脳延髄槽静脈　284.29
小脳オリーブ核線維
　340.31
小脳オリーブ［核］線維
　350.5
小脳窩　26.38
小脳回　18.17
小脳外側核　358.20
小脳核　358.19
小脳活樹　358.14
小脳鎌　314.11
小脳脚　358.25
小脳交連　358.30
小脳後葉　356.25
小脳鉤状束　358.31
小脳溝　18.16
小脳谷　18.19
小脳小舌　356.8
小脳静脈　284.30
小脳前葉　356.7
小脳体　356.6
小脳中心小葉《小脳の》
　356.10
小脳中心前静脈　284.35
小脳虫部［第I-X 小葉］
　18.20；358.1
小脳テント　314.9
小脳内側核　358.24
小脳白質　358.29
小脳半球［第II-X 半球小
　葉］　18.18；358.2
小脳皮質　358.15
小脳扁桃　357.46
小脳扁桃枝《後下小脳動脈
　の》　250.14
小脳裂　18.16
小鼻翼軟骨　164.12
小伏在静脈　296.12
小網　210.22
小網隆起
　─《肝臓の》　156.6
　─《膵臓の》　162.13
小葉
　─《胸腺の》　298.6
　─《甲状腺の》　220.19
　─《肺の》　178.27
小葉間静脈
　─《肝臓の》　158.26
　─《腎臓の》　184.19
小葉間胆管　158.28
小葉間動脈
　─《肝臓の》　158.25
　─《腎臓の》　184.10
小腰筋　122.5
小翼《蝶形骨の》　28.20
小菱形筋　100.19
小菱形骨　60.11
小弯《胃の》　146.22
松果体　220.10；360.7
松果体陥凹　362.6
松果体上陥凹　362.4
松果体神経　426.13
消化器系　134.1
消散部《脚橋被蓋核の》
　354.12
笑筋　96.15

掌枝
　─《尺骨神経の》　416.25
　─《正中神経の》　416.17
掌側　4.44
掌側骨間筋　116.14
掌側指動脈　288.27
掌側尺骨手根靱帯　82.28
掌側手根間靱帯　82.35
掌側手根腱膜　130.1
掌側手根枝
　─《尺骨動脈の》　256.29
　─《橈骨動脈の》　256.4
掌側手根中手靱帯　84.8
掌側手根動脈弓　256.5
掌側靱帯
　─《中手指節関節の》
　　84.17
　─《手の指節間関節の》
　　84.21
掌側中手静脈　288.35
掌側中手靱帯　84.12
掌側中手動脈　256.14
掌側橈骨手根靱帯　82.26
掌側面《指の》　10.32
硝子体　442.25
硝子体液　442.31
硝子体窩　442.28
硝子体管　442.27
硝子体眼房　442.23
硝子体支質　442.30
硝子体小窩　442.26
硝子体膜　442.29
睫毛　446.15；470.18
睫毛線　446.22
漿膜
　─《胃の》　148.1
　─《肝臓の》　158.20
　─《子宮の》　202.23
　─《小腸の》　148.17
　─《食道の》　146.7
　─《精巣の》　190.19
　─《臓側胸膜の》　180.5
　─《大腸の》　150.23
　─《胆嚢の》　160.15
　─《脾臓の》　298.28
　─《腹膜の》　210.10
　─《壁側胸膜の》　180.12
　─《膀胱の》　186.14
　─《卵管の》　200.30
漿膜下神経叢　432.10
漿膜下組織
　─《胃の》　148.2
　─《肝臓の》　158.21
　─《子宮の》　202.24
　─《小腸の》　148.18
　─《食道の》　146.8
　─《臓側胸膜の》　180.6
　─《大腸の》　150.24
　─《胆嚢の》　160.16
　─《腹膜の》　210.11
　─《壁側胸膜の》　180.13
　─《膀胱の》　186.15
　─《卵管の》　200.31
漿膜下層
　─《心外膜の》　222.10
　─《精巣の》　190.20
漿膜外筋膜　16.21
漿膜性心膜　222.6
漿膜層　222.9

鞘間隙《視神経の》　440.25
鞘状突起
　─《蝶形骨の》　30.7
　─《腹膜の》　190.12
鞘状突起痕跡　192.6
踵　2.44
踵骨　70.24
踵骨結節　70.28
踵骨腱　124.18
　─の滑液包　132.11
踵骨溝　70.31
踵骨枝
　─《後脛骨動脈の》
　　270.12
　─《腓骨動脈の外果枝の》
　　270.18
踵骨動脈網　270.19
踵骨突起《立方骨の》
　　72.15
踵骨皮下包　132.10
踵骨隆起　70.27
踵骨隆起外側突起　70.27
踵骨隆起内側突起　70.26
踵舟靱帯　90.33
踵腓靱帯　90.11
踵部　12.2
踵立方関節　90.19
踵立方靱帯　90.34
上　4.18
上衣　18.14
上胃部　8.13
上咽頭収縮筋　144.25
上［腋窩］リンパ節　302.16
上縁
　─《肩甲骨の》　54.16
　─《膵体の》　162.10
　─《大脳半球の》　18.30
　─《脾臓の》　298.26
　─《副腎の》　220.28
上オトガイ棘　44.22
上オリーブ核　342.17
上オリーブ核蝸牛束
　340.19
上オリーブ周囲核　342.20
上オリーブ複合体　342.17
上黄斑動脈／静脈　440.34
上横隔静脈　286.26
上横隔動脈　258.7
上横隔リンパ節　304.5
上下垂体動脈　238.31
上下腹神経叢　432.16
上-下葉区 (S6)
　─《右肺の》　178.10
　─《左肺の》　178.21
上-下葉枝 (B6)
　─《右肺の》　174.14
　─《左肺の》　174.25
上-下葉静脈 (V6)
　─《右肺の》　272.18
　─《左肺の》　274.5
上-下葉動脈 (A6)
　─《右肺の》　228.19
　─《左肺の》　228.39
上顎《境界溝の》　346.26
上顎　14.7
上回盲陥凹　212.18
上外側上腕皮神経　418.13
上外側浅鼠径リンパ節
　310.15

上外側動脈／静脈《網膜の》
　440.30
上角
　─《肩甲骨の》　54.20
　─《甲状軟骨の》　166.27
　─《伏在裂孔の鎌状縁の》
　　118.17
上顎間縫合　74.36
上顎結節　40.16
上顎神経［三叉神経第 2 枝］
　400.13
　─の神経節枝　428.18
上顎体　40.2
上顎洞　40.23；166.10
上顎洞裂孔　40.21
上顎突起《下鼻甲介の》
　38.21
上顎面
　─《口蓋骨の》　42.18
　─《蝶形骨の》　28.29
上括約筋《総胆管の》
　160.24
上滑液包《大腿二頭筋の》
　130.18
上滑膜《顎関節の》　76.15
上陥凹《網嚢の》　212.5
上関節突起
　─《仙骨の》　50.22
　─《椎骨の》　48.15
上関節面
　─《環椎の》　50.3
　─《脛骨の》　66.32
　─《椎骨の》　48.16
上眼窩裂　24.9；28.23
上眼瞼　446.3
上眼瞼挙筋　444.22
上眼［瞼］溝　6.15
上眼瞼静脈　278.9
上眼瞼動脈弓　240.23
上眼静脈　286.2
上キヌタ骨靱帯　456.26
上気管気管支リンパ節
　304.13
上脚《伏在裂孔の》　118.17
上丘　348.16；354.29
上丘交連　356.2
上丘腕　348.14；368.7
上胸動脈　254.11
上橋網様核　344.19
上区《腎臓の》　184.2
上区動脈《腎臓の》　262.27
上頸心臓枝《迷走神経の》
　410.13
上頸心臓神経　426.16
上頸神経節　426.10
上結膜円蓋　448.3
上肩甲横靱帯　80.23
上瞼板　446.16
上瞼板動脈　446.24
上鼓室動脈　236.24
上鼓膜陥凹　458.10
上甲状結節　166.24
上甲状切痕　166.22
上甲状腺静脈　278.1
上甲状腺動脈　232.11
上行咽頭動脈　232.19
上行頸動脈　252.21
上行結腸　152.2

上行結腸間膜 210.18
上行口蓋動脈 234.7
上行枝
　―《右肺の後上葉動脈の》228.13
　―《右肺の前上葉動脈の》228.10
　―《下腸間膜動脈の》262.18
　―《外側大腿回旋動脈の》268.12
　―《左肺の後上葉動脈の》228.33
　―《左肺の前上葉動脈の》228.30
　―《深腸骨回旋動脈の》266.25
　―《浅頸動脈の》252.27
　―《大脳の外側溝の》374.8
　―《内側大腿回旋動脈の》268.8
上行層《海馬の》 386.3
上行大動脈 230.2
上行部
　―《十二指腸の》 150.8
　―《僧帽筋の》 100.15
上行腰静脈《奇静脈の》286.27
上肛門神経 432.21
上後鋸筋 100.22
上後腸骨棘 62.24
上後頭前頭束 394.10
上後裂《小脳の》 356.29
上喉頭動脈 278.4
上喉頭神経 410.9
上喉頭神経ヒダ 144.16
上喉頭筋 232.14
上項線 26.24
上骨盤隔膜筋膜 216.16
上根《リンネ症ワナの》412.23
上矢状静脈洞 280.15
上矢状洞溝 20.38；26.31；34.27；36.17
上枝
　―《頸横神経の》 414.2
　―《上殿動脈の》 264.24
　―《動眼神経の》 398.9
上肢 2.21
　―の滑液包 128.6
　―の筋 110.22
　―の腱鞘 128.21
　―の静脈 288.1
　―の深静脈 288.28
　―の浅静脈 288.14
　―の動脈 254.8
　―のリンパ節 302.14
　―の連結 80.19
上肢帯 154.1
上肢帯 2.22；54.2
　―の関節 80.25
　―の靱帯結合 80.21
　―の筋 80.20
上視床脚 366.17
上視床線条体静脈 284.2
上歯枝《上歯神経叢の》402.6
上歯神経叢 402.5

上歯槽神経 402.1
上歯肉枝《上歯神経叢の》402.7
上歯列弓 136.15
上篩状斑 460.12
上耳介筋 94.27
上耳介鞘靱 452.3
上斜筋 444.18
上斜筋腱鞘 444.20
上尺側側副動脈 254.32
上終末枝《中大脳動脈の》246.11
上十二指腸陥凹 212.11
上十二指腸曲 150.4
上縦隔 180.24
上縦舌筋 140.32
上縦束 394.5
上小脳脚 338.8；348.11；350.17；358.28
上小脳脚交叉 350.18
上小脳静脈 284.33
上小脳動脈 250.26
上昇層《海馬の》 386.3
上上皮小体 220.21
上伸筋支帯《足の》 120.12
上神経幹《腕神経叢の》414.15
上神経節
　―《舌咽神経の》 408.16
　―《迷走神経の》 410.2
上唇 134.8
　―《回腸口の》 150.34
上唇挙筋 96.6
上唇結節 134.10
上唇枝《眼窩下神経の》402.12
上唇小帯 134.12
上唇静脈 278.12
上唇動脈 234.12
上唇鼻翼挙筋 96.7
上深頭枝《外側頭リンパ節の》302.3
上腎上体動脈 258.26
上腎杯《腎臓の》 184.28
上膵十二指腸リンパ節306.22
上膵リンパ節 306.24
上錐体静脈洞 280.21
上錐体溝 32.10
上髄帆 338.9；346.19
上髄帆小帯 338.7；346.20
上精巣上体間膜 190.16
上舌区(S4)《左肺の》178.18
上舌枝
　―(B4)《左肺の》 174.22
　―(V4)《左肺の肺静脈の》274.2
上舌動脈(A4) 228.37
上線状体 154.19
上前区《腎臓の》 184.3
上前区動脈《腎臓の》262.28
上前腸骨棘 62.22
上前庭野《内耳道の》462.25
上前頭回 374.23
上前頭溝 374.24
上双子筋 122.13

上爪皮 472.10
上側頭回 376.8
上側頭溝 376.15
上側頭線《頭頂骨の》34.31
上唾液核 342.15
上大静脈 274.31
上大静脈口 224.31
上大脳静脈 282.12
上端
　―《腎臓の》 182.9
　―《精巣の》 190.6
上恥骨靱帯 86.8
上中心核 344.26
上虫部静脈 284.31
上虫部動脈 250.28
上腸間膜静脈 294.1
上腸間膜動脈 262.1
上腸間膜動脈神経節430.29
上腸間膜動脈神経叢430.28
上腸間膜[動]リンパ節308.1
上腸間膜リンパ節 308.3
上直腸 444.11
上直腸静脈 294.18
上直腸動脈 262.21
上直腸神経叢 432.8
上直腸尿道筋 152.30
上直腸リンパ節 308.13
上ツチ骨靱帯 456.24
上椎切痕 48.9
上殿筋 290.22
上殿神経 422.16
上殿動脈 264.21
上殿皮神経 420.6
上殿リンパ節 310.3
上頭 96.19
上頭斜筋 98.15
上頭頂小葉 374.32
上橈尺関節 82.14
上内側縁《大脳半球の》18.30
上内側枝《前立腺の》194.13
上内側鼠径リンパ節310.17
上内側葉/静脈《網膜の》440.32
上尿生殖隔膜筋膜 208.25
上肺底静脈(V8, 9)
　―《右肺の》 272.22
　―《左肺の》 274.9
上半月小葉《小脳の》356.32
上皮枝《中大脳動脈の》246.11
上皮小体 220.20
上腓骨筋支帯 120.15
上鼻甲介 38.13；164.30
上鼻道 24.15；164.40
上部
　―《肝臓の横隔面の》154.20
　―《十二指腸の》 150.2
　―《小脳の中心小葉翼の》356.15
　―《前庭神経節の》

408.5
上副甲状腺 220.21
上副腎動脈 258.26
上腹《肩甲舌骨筋の》98.27
上腹壁静脈 276.15
上腹壁動脈 252.13
上吻合静脈 282.19
上壁《眼窩の》 24.1
上膀胱動脈 264.32
上脈絡叢静脈 284.3
上迷細管《精巣上体の》190.38
上面《距骨の》 70.14
上面部 20.12
上葉
　―《右肺の》 178.2
　―《左肺の》 178.15
　―《肺の》 176.17
上葉動脈
　―《右肺の》 228.7
　―《左肺の》 228.27
上腰三角 100.25
上リンパ節《腋窩リンパ節の》302.16
上肋横突靱帯 80.8
上肋骨溝 48.27
上腕 2.24
　―の屈筋区画 110.24
　―の後区画 110.25
　―の伸筋区画 110.25
　―の前区画 110.24
上腕筋 112.18
上腕筋膜 116.18
上腕骨 56.2
上腕骨栄養動脈 254.28
上腕骨頭 56.22
上腕骨滑車 56.24
[上腕骨]滑車上リンパ節302.25
上腕骨小頭 56.23
上腕骨体 56.11
上腕骨頸 56.3
上腕三頭筋 112.19
　―の腱下包 128.18
上腕自律神経叢 430.8
上腕尺骨筋《浅指屈筋の》114.7
上腕静脈 288.29
上腕深動脈 254.27
上腕頭
　―《円回内筋の》 112.26
　―《尺側手根屈筋の》114.4
　―《尺側手根伸筋の》114.19
上腕動脈 254.25
上腕二頭筋 112.13
上腕二頭筋腱膜 112.16
上腕部 10.3
上腕リンパ節
　―《腋窩リンパ節の》302.17
　―《上腕の》 302.23
条 18.12
静脈 17.31；272.1
　―《下肢の》 296.1
　―《眼窩の》 286.1
　―《上肢の》 288.1

静脈〜水平板 **495**

日本語索引

―《心臓の》 274.14
―《腎臓の》 184.16
―《脊柱の》 286.34
―《大脳の表面の》 282.11
―《脳の》 282.10
静脈間隆起 224.34
静脈管索 154.28
静脈管索裂 154.27
静脈孔 28.37
静脈溝 20.40
静脈叢 17.12
静脈洞 17.17
静脈洞交会 280.9
静脈弁 17.24
静脈網 17.16
食道 146.1
食道圧痕《肝臓の》 156.7
食道枝
―《下甲状腺動脈の》 252.19
―《胸中経節の》 426.28
―《左胃動脈の》 258.37
―《反回神経の》 410.17
食道静脈 276.7；286.22
食道神経叢 410.22；430.14
食道腺 146.17
食道動脈 258.4
食道傍リンパ節 304.17
食道裂孔 106.34
触覚小球 470.7
心圧痕
―《肝臓の横隔面の》 154.21
―《肺の》 176.9
心渦 224.2
心外膜 222.8
心筋層 224.11
心耳《心房の》 222.32
心室 222.26
心室中隔 222.27
心室中隔枝
―《右冠状動脈の》 230.14
―《左冠状動脈の》 230.21
心切痕《左肺の》 176.13
心尖 222.21
心尖切痕 222.22
心臓 222.15
― の静脈 274.14
心臓刺激伝導系 224.12
心臓神経節 430.13
心臓神経叢 430.12
心底 222.16
心内膜 224.20
心内膜下枝《房室束の》 224.19
心房 222.31
心房枝
―《右冠状動脈の》 230.10
―《左冠状動脈の》 230.30
心房中隔 222.33
心膜 222.2
心膜横隔静脈 276.3
心膜横隔動脈 252.6

心膜横洞 222.13
心膜外側リンパ節 304.10
心膜腔 222.12
心膜三角 180.30
心膜枝
―《横隔神経の》 414.9
―《胸大動脈の》 258.5
心膜斜洞 222.14
心膜静脈 276.2；286.24
心膜前リンパ節 304.6
心膜管束 17.1；222.1
伸筋 16.10
伸筋腱溝《橈骨の》 58.18
伸筋区画
―《下腿の》 118.6
―《上腕の》 110.25
―《前腕の》 110.29
―《大腿の》 118.3
伸筋支帯《手の》 116.23
伸[筋]側 4.47
伸展 15.31
神経 19.6
―《脈管の》 19.38
― の脈管 17.30
神経下垂体 220.7360.20
神経外膜 19.9
神経核 17.55
神経幹《腕神経叢の》 414.14
神経系 17.47；314.1
神経孔 462.6
神経膠細胞 17.52
神経細胞 17.49
神経細胞形質 17.50
神経索 18.2
神経周膜 19.8
神経終末 470.32
神経上膜 19.9
神経接合部 17.51
神経節 18.34
神経節細胞層《網膜の》 440.7
神経節支質 18.36
神経節枝
―《下顎神経の》 428.22；428.27
―《上顎神経の》 428.18
神経節被膜 18.35
神経線維 17.48；18.7
神経線維層《網膜の》 440.8
神経層《網膜の》 438.26
神経束 18.4
―《腕神経叢の》 414.20
神経内膜 19.7
神経部 360.22
神経葉《下垂体の》 220.9
唇交連 134.14
唇側面《歯の》 138.17
唇部《口輪筋の》 94.31
真結合線 64.27
真皮 470.10
[真皮]乳頭 470.12
真肋[1-7] 52.3
深 4.35
深陰核背静脈 290.32
深陰茎筋膜 196.29
深陰茎背静脈 290.31
深会陰横筋 208.20

深会陰隙 208.17
深横中手靱帯 84.18
深横中足靱帯 92.21
深灰白層《上丘の》 354.35
深外陰部動脈 266.40
深顔面静脈 278.14
深頚静脈 276.11
深頚動脈 254.2
深後仙尾靱帯 78.20
深枝
―《外側足底神経の》 424.28
―《尺骨神経の》 416.29
―《上殿動脈の》 264.23
―《浅頚動脈の》 252.29
―《橈骨神経の》 418.6
―《内側足底神経の》 270.22
―《内側大腿回旋動脈の》 268.7
深指屈筋 114.9
深耳下腺リンパ節 300.6
深耳介動脈 236.10
深篩骨窩リンパ節 310.26
深膝窩下包 130.24
深掌枝《尺骨動脈の》 256.30
深掌静脈弓 288.34
深掌動脈弓 256.13
深静脈 17.36
―《下肢の》 296.24
―《上肢の》 288.28
深錐体神経 406.21；428.17
深前頚リンパ節 300.20
深鼠径リンパ節 310.20
深鼠径輪 108.25
深足底筋 270.7
深足底動脈弓 270.25
深側頚静脈 278.25
深側頚神経 402.20
深大脳静脈 282.25
深中大脳静脈 282.28
深腸骨回旋静脈 292.12
深腸骨回旋動脈 266.34
深頭
―《上腕三頭筋の》 112.22
―《短母指屈筋の》 116.4
深白層《上丘の》 354.36
深枝《上眼瞼挙筋の》 444.24
深被覆筋膜《腹部の》 110.11
深腓骨神経 424.10
深部
―《下腿の後区画の》 118.9
―《外肛門括約筋の》 154.14；218.16
―《眼輪筋の眼瞼部の》 94.22
―《咬筋の》 96.16
―《耳下腺の》 136.9
―《前腕の屈筋区画の》 110.28
深膀胱三角筋 186.19
深葉

《胸腰筋膜の》 104.29
―《胸内筋膜の》 96.27
深リンパ管 17.41
深リンパ節《上肢の》 302.27
新小脳 358.12
新線条体 390.17
新皮質 384.4
靱帯 15.8
靱帯結合 14.27
―《下肢帯の》 86.3
―《胸郭の》 78.24
―《上肢帯の》 80.21
―《脊柱の》 76.25
―《頭蓋の》 74.4
腎圧痕《肝臓の》 156.11
腎盂 184.25
腎筋膜 182.11
腎区域 184.1
[腎]糸球体 184.23
腎枝
―《小内臓神経の》 426.32
―《迷走神経の》 410.32
腎小体 184.22
腎上体 220.24
腎上体動脈 262.25
腎静脈 290.8
腎神経節 432.2
腎神経叢 432.1
腎錐体 182.37
[腎]髄質 182.28
腎臓 182.2
― の静脈 184.16
― の動脈 184.7
腎柱 182.20
腎洞 182.6
腎動脈 262.25
腎内静脈 290.10
腎乳頭 182.35
腎盤 184.25
[腎]皮質 182.16
腎傍脂肪体 182.12
腎面
―《脾臓の》 298.19
―《副腎の》 220.27
腎門 182.5
腎葉 182.15
腎縁 182.36
塵細胞層《外側膝状体背側核の》 368.17

す

すね 2.40
水晶体 442.1
水晶体核 442.4
水晶体軸 442.11
水晶体質 442.2
水晶体上皮 442.6
水晶体赤道 442.13
水晶体線維 442.12
水晶体皮質 442.3
水晶体被膜 442.7
水晶体包 442.7
水晶体放線 442.14
水平 4.3
水平脚《対角帯の》 388.3
水平後頭束 394.14
水平板《口蓋骨の》 42.27

日本語索引

水平部
- 《十二指腸の》 150.7
- 《僧帽筋の》 100.14
- 《中大脳動脈の》 244.21

水平面 4.61

水平裂
- 《右肺の》 176.22
- 《小脳の》 356.33

垂直 4.2
垂直脚《対角帯の》 388.4
垂直後頭束 394.11
垂直舌筋 140.35

垂直板
- 《口蓋骨の》 42.16
- 《篩骨の》 38.6

垂直稜《内耳道の》 462.24
膵管 162.15
膵管括約筋 162.16
膵頚 162.5
膵結腸間膜 210.36

膵枝
- 《後上膵十二指腸動脈の》 260.16
- 《前上膵十二指腸動脈の》 260.23
- 《脾動脈の》 260.27

膵十二指腸静脈 294.6
膵十二指腸リンパ節 306.27
膵静脈 294.5；294.12
膵神経叢 430.24
膵切痕 162.4
膵臓 162.1
膵体 162.6
膵島 162.19；220.35
膵頭 162.2
膵脾間膜 210.35
膵尾 162.14
膵尾動脈 260.32
膵面《脾臓の》 298.22
膵リンパ節 306.23
錐体下面 32.20
錐体筋 108.11
錐体鼓室裂 32.31
錐体孔 28.39
錐体交叉 326.15；328.7
錐体後縁《側頭骨の》 32.17
錐体後頭蓋軟骨結合 76.6
錐体後頭裂 22.9
錐体後面《側頭骨の》 32.11
錐体後枝《小脳の》 357.44
錐体細胞層《海馬の》 386.4
錐体小窩 32.29
錐体上縁 32.9
錐体静脈 284.36
錐体尖《側頭骨の》 30.25
錐体前面 32.1
錐体前裂《小脳の》 356.38
錐体突起《口蓋骨の》 42.21
錐体乳突部《側頭骨の》 30.15
錐体部《内頚動脈の》 238.15
錐体葉《甲状腺の》 220.14

錐体隆起 454.24
錐体鱗裂 32.32
錐体部 328.3；348.21
髄核 78.5
髄腔 14.14
髄室 138.33

髄質
- 《胸腺の》 298.8
- 《腎臓の》 182.28
- 《副腎の》 220.33
- 《リンパ節の》 298.39

髄節動脈
- 《椎骨動脈の》 250.7
- 《腰動脈の》 258.30
- 《肋間動脈の背枝の》 258.17

髄脳 326.3；326.10
髄板内核《視床の》 364.1
髄板傍部 364.11
髄放線 182.19
髄膜 314.3

せ

セメント質 138.42
せなか 2.20
正円孔 28.35
正 4.4
正中核《橋の》 338.25
正中環軸関節 78.7
正中弓状靭帯 106.28
正中径 64.30
正中口蓋縫合 74.39
正中矢状舌骨靭帯 166.31
正中交連動脈 244.4
正中溝《第四脳室底の》 346.3
正中臍索 186.10
正中臍ヒダ 214.1
正中神経 416.12
[正中神経]外側根 416.14
[正中神経]内側根 416.13
正中神経伴行動脈 256.24
正中舌喉頭蓋ヒダ 144.12
正中仙骨動脈 290.19
正中仙骨静脈 258.31
正中仙骨稜 50.31
正中中心核《視床の》 364.5
正中動脈 256.24
正中縫線核 344.26
正中縫線核セロトニン作動性細胞群[B6] 396.26
正中傍核 338.26
正中傍小葉《第VII B半球小葉》 356.37
正中傍網様核 344.22
正中裂 4.63
正中隆起《視床下部の》 360.29
正中輪状甲状靭帯 168.9
生殖器系 190.1
生毛 470.15
声帯筋 170.17
声帯靭帯 172.16
声帯突起 168.15
声帯ヒダ 172.4
声門 172.3
声門下腔 172.9
声門裂 172.5

青斑 346.6
青斑下核 344.7
青斑核 344.6
青斑核脊髄路 324.6
青斑核ノルアドレナリン作動性細胞群[A6] 396.5
星状細静脈《腎臓の》 184.21
星状神経節 426.21
精管 192.7
精管神経叢 432.25
精管動脈 264.30
精管膨大部 192.12
精丘 198.10
精索 192.1
精索部《精管の》 192.9
精巣 190.5
精巣下降 192.17
精巣挙筋 108.22；192.3
精巣挙筋動脈 266.32
精巣挙筋膜 192.4
精巣実質 190.26
精巣縦隔 190.23
精巣小葉 190.25
精巣鞘膜 190.13
精巣上体 190.31
精巣上体円錐 190.33
精巣上体管 190.36
精巣上体枝《精巣動脈の》 264.3
精巣上体小葉 190.33
精巣上体垂 190.41
[精巣上体]体 190.34
[精巣上体]頭 190.37
精巣上体洞 190.18
[精巣上体]尾 190.35
精巣垂 190.19
精巣中隔 190.24
精巣動脈 264.1
精巣動脈神経叢 432.4
精巣導帯 192.19
精巣傍体 190.42
精巣網 190.29
精巣輸出管 190.30
精嚢 192.19
赤核 352.24
赤核延髄路 330.13
赤核オリーブ核線維 340.29
赤核オリーブ[核]線維 330.14
赤核核路 350.14
赤核網路 332.20；330.15；342.4；350.15
赤核後部《黒質の》 348.34
赤核枝《前脈絡叢動脈の》 242.21
赤色骨髄 14.17
赤体 200.15
赤道《眼球の》 434.9
赤脾髄 298.15
脊髄 316.18
脊髄円錐 316.22
脊髄延髄線維 330.23

脊髄オリーブ核線維 330.24
脊髄オリーブ[核]路 324.4；328.18
脊髄クモ膜 316.2
脊髄頚髄路 324.10
脊髄楔状束[核]線維 324.1
脊髄硬膜 314.16
脊髄根《副神経の》 412.3
脊髄索 316.31

脊髄枝
- 《外側仙骨動脈の》 264.15
- 《上行頚動脈の》 252.22
- 《第二肋間動脈の》 254.7
- 《腸動脈の》 264.12
- 《椎間静脈の》 286.33
- 《椎骨動脈の》 250.5
- 《腰動脈の》 258.29
- 《肋下動脈の》 258.23
- 《肋間動脈の背枝の》 258.12

脊髄視蓋線維 330.20
脊髄視蓋路 322.23
脊髄視床下部線維 330.22
脊髄視床線維 330.17
脊髄終糸 316.23
脊髄小脳 358.8
脊髄上核 336.11
脊髄静脈 286.39
脊髄神経 19.20；412.10
脊髄神経幹 19.24
脊髄神経溝 48.25
脊髄神経節 18.38
脊髄神経叢 19.30
脊髄節 318.1
脊髄前庭[神経]路 324.11；330.25
脊髄層 318.18
脊髄第 I 層 320.6
脊髄第 I-IV 層 320.2
脊髄第 II 層 320.8
脊髄第 III・第 IV 層 320.10
脊髄第 V 層 320.11
脊髄第 V-VI 層 320.3
脊髄第 VI 層 320.13
脊髄第 VII 層 320.20
脊髄第 VII-IX 層 318.19
脊髄第 X 層 324.24
脊髄中心灰白質の構造 324.23
脊髄中脳線維 330.19
脊髄中脳中心灰白質線維 330.21
脊髄軟膜 316.12
脊髄薄束[核]線維 324.22
脊髄毛帯 330.16；340.11；350.16；366.21
脊髄網様体 320.29
脊髄網様体核 330.18
脊髄網様体路 324.5
脊柱 46.20
- の関節 78.6
- の静脈 286.34

脊柱～前胃枝　497

― の靱帯結合　76.25
― の軟骨結合　78.1
― の連結　76.24
脊柱管　48.12
脊柱起立筋　102.8
脊柱起立筋腱膜　102.9
脊柱起立筋腰部
　― の外側部　102.13
　― の内側部　102.18
脊柱部　8.19
脊椎前リンパ節　304.18
切縁《歯の》　136.43
切縁結節《歯の》　136.44
切痕　14.10
切歯　136.19
切歯窩　22.17
切歯管　22.18；42.4
　―《鼻腔底の》　166.8
切歯孔　22.19；42.14
切歯骨　42.3
切歯乳頭　134.26
切歯縫合　42.5
接触域《歯の》　138.23
接線[神経]線維《等皮質の》　384.20
節間枝《交感神経幹神経節の》　426.5
節後[神経]線維　19.2；19.3
舌　140.1
　― の下面　140.7
舌咽神経[脳神経IX]　408.15
　― との交通枝《顔面神経の》　406.9
　― との交通枝《迷走神経の》　410.6
舌咽頭部《上咽頭収縮筋の》　144.29
舌縁　140.9
舌下小丘　134.31
舌下静脈　276.32
舌下神経[脳神経XII]　412.8
　― との交通枝《舌神経の》　404.3
舌下神経下核　336.6
舌下神経核　332.28
舌下神経管　26.15
舌下神経管静脈叢　282.6
舌下神経三角　346.8
舌下神経周囲核　336.5
舌下神経部　428.23
　― への神経節枝　404.8
舌下神経節感覚根　404.8
舌下神経束間核　336.17
舌下神経伴行静脈　276.31
舌下腺　136.2
舌下腺窩　44.26
舌下動脈　234.3
舌下ヒダ　134.32
舌下部神経　404.5
舌顔面動脈幹　232.23
舌筋　94.5；140.26
舌筋枝《舌神経の》　412.9
舌腱膜　140.25
舌骨　46.16
舌骨下筋　98.12

舌骨下枝《上甲状腺動脈の》　232.12
舌骨下包　128.5；166.33
舌骨下リンパ節　300.21
舌骨後包　128.4；166.32
舌骨喉頭蓋靱帯　170.8
舌骨上筋　98.5
舌骨上枝《舌動脈の》　234.2
舌骨舌筋　140.28
舌根　140.3
舌枝
　―《顔面神経の》　406.14
　―《舌咽神経の》　408.28
　―《舌神経の》　404.6
舌小帯　140.12
舌状回　378.24
舌状回線維《水平後頭束の》　394.16
舌静脈　276.29
舌神経　404.1
舌深静脈　276.33
舌深動脈　234.5
舌正中溝　140.18
舌尖　140.10
舌側　134.39
舌側咬頭　138.6
舌側面《歯の》　138.18
舌体　140.2
舌中隔　140.24
舌動脈　234.1
舌乳頭　140.13
舌粘膜　140.11
舌背　140.4
舌背枝《舌動脈の》　234.4
舌背静脈　276.30
舌扁桃　140.22
舌盲孔　140.17
舌リンパ節　300.15
仙棘靱帯　86.16
仙結節靱帯　86.14
仙骨　50.18
仙骨角　50.35
仙骨管　50.36
仙骨曲[直腸の]　152.19
仙骨筋膜　290.26
仙骨神経・尾骨神経 [S1–S5, Co]　420.9
仙骨神経節　428.3
仙骨神経叢　422.12
仙骨尖　50.38
仙骨前筋膜　216.24
仙骨前神経叢　428.23
仙骨粗面　50.25
仙骨底　50.19
仙骨内臓神経　428.4
仙骨盤面[腸骨の]　62.31
仙骨部　8.20
仙骨部後弯　46.23
仙骨翼　50.21
仙骨裂孔　50.37
仙髄　318.5
仙髄節[第1–第5仙髄節]　318.5
仙髄副交感[神経]核　320.27
仙腸関節　86.10
仙椎[1–5]　50.18

仙尾関節　78.18
尖　17.22；17.23
　―《脊柱の後角の》　320.5
　―《前立腺の》　194.6
　―《披裂軟骨の》　168.22
尖[歯の]　136.30
栓状核　358.22
浅　4.34
浅陰核背静脈　296.9
浅陰茎背静脈　296.8
浅会陰横筋　208.14
浅会陰筋膜　208.13
浅会陰隙　208.12
浅横中手靱帯　116.24
浅横中足靱帯　120.20
浅灰白層《上丘》　354.31
浅外陰部動脈　266.39
浅頸動脈　252.26
浅仙尾靱帯　78.19
浅指屈筋　114.6
浅枝
　―《外側足底神経の》　424.25
　―《頸横動脈の》　252.26
　―《尺骨神経の》　416.26
　―《上腕動脈の》　264.22
　―《橈骨神経の》　418.8
　―《内側足底動脈の》　270.23
　―《内側大腿回旋動脈の》　268.6
浅耳下腺リンパ節　300.5
浅膝窩リンパ節　310.25
浅掌枝《橈骨動脈の》　256.6
浅掌静脈弓　288.26
浅掌動脈弓　256.31
浅上腕動脈　254.26
浅静脈　17.37
　―《下肢》　296.2
　―《上肢》　288.14
浅前頸リンパ節　300.19
浅鼠径リンパ節　310.16
浅鼠径輪　108.17
浅足底動脈弓　270.30
浅側頭枝《耳介側頭神経の》　402.29
浅側頭静脈　278.19
浅側頭動脈　236.1
浅大脳静脈　282.11
浅中大脳静脈　282.18
浅腸骨回旋静脈　296.37
浅腸骨回旋動脈　266.38
浅頭《短母指屈筋の》　116.3
浅板《上眼瞼挙筋の》　444.23
浅被覆筋膜《腹部の》　110.13
浅腓骨神経　424.5
浅部
　―《下腿の後区画の》　118.8
　―《外肛門括約筋の》　154.15；218.15
　―《咬筋の》　96.15
　―《耳下腺の》　136.8
　―《前腕の屈筋区画の》

110.27
浅腹壁静脈　296.6
浅腹壁動脈　266.37
浅膀胱三角体　186.18
浅葉
　―《胸腰筋膜の》　104.27
　―《頸筋膜の》　100.5
　―《咬筋膜の》　96.26
浅リンパ管　17.40
浅リンパ節
　―《外側頸リンパ節の》　302.2
　―《上肢の》　302.26
腺下垂体　220.3
腺枝
　―《下甲状腺動脈の》　252.17
　―《顔面動脈の》　234.10
腺内リンパ節《耳下腺の》　300.9
潜入縁《爪の》　472.8
線　14.9
線，平面，部　4.48
線維　18.7
線維筋軟骨層《気管支の》　174.31
線維三角《心臓の》　224.6
線維鞘　16.44
　―《肝臓の血管周囲の》　158.23
　―《指の》　116.27
　―《趾（指）の》　126.19
　― の十字部《指の》　116.29
　― の十字部《趾（指）の》　126.21
　― の輪状部《指の》　116.28
　― の輪状部《趾（指）の》　126.20
線維性腱膜《上腕二頭筋の》　112.16
線維性心膜　222.3
線維性の連結　14.26
線維性連結《頭蓋の》　74.3
線維層　15.1；16.43
　―《皮下組織の》　472.30
線維軟骨結合　14.39
線維軟骨輪《鼓膜の》　452.29
線維被膜
　―《甲状腺の》　220.16
　―《腎臓の》　182.14
線維付着《肝臓の》　156.17
線維膜
　―《肝臓の》　158.22
　―《関節包の》　15.1
　―《脾臓の》　298.12
線維輪　78.4
線維輪端　48.12
線条　18.12
　―《歯の》　138.31
線条体　390.16
　―《広義の》　390.15
線状核　354.16
前　4.12
前位核　336.8
前胃枝《前迷走神経幹の》　410.24

前陰唇交連　204.28
前陰唇枝《深外陰部動脈の》
　266.42
前陰唇静脈　296.11
前陰唇神経　420.22
前陰嚢枝《深外陰部動脈の》
　266.41
前陰嚢静脈　296.10
前陰嚢神経　420.23
前右心室静脈　274.25
前腋窩線　4.54
前［腋窩］リンパ節　302.19
前縁
　―《脛骨の》　68.8
　―《尺骨の》　58.33
　―《膵体の》　162.11
　―《精巣の》　190.10
　―《橈骨の》　58.14
　―《肺の》　176.12
　―《腓骨の》　68.25
前横側頭回　376.11
前下行枝《左冠状動脈の》
　230.18
前下小脳動脈　250.20
前下膵十二指腸動脈
　262.3
前下腿筋間中隔　120.9
前下腿部　10.48
前下面《膵体の》　162.9
前下裂《小脳の》　356.42
前顆間区　66.29
前灰白交連《脊髄の》
　324.25
前海馬溝　384.25
前海綿間静脈洞　280.23
前外果動脈　268.29
前外弓状線維　326.20；
　328.24
前外側延髄静脈　284.24
前外側核
　―《三叉神経主感覚核の》
　　342.10
　―《脊髄の》　318.20
前外側橋静脈　284.19
前外側系　330.16
前外側孤束核　334.12
前外側溝
　―《延髄の》　326.16
　―《脊髄の》　316.28
前外側視床線条体動脈
　244.22
前外側中心動脈　244.22
前外側面
　―《上腕骨の》　56.13
　―《披裂軟骨の》　168.14
前外側路　330.16；
　340.11；350.16
前外椎骨静脈叢　286.35
前角
　―《脊髄の》318.10；
　　318.17
　―《側脳室の》　382.13
［前］角膜上皮　436.1
前核
　―《橋の》　338.23
　―《脊髄の》　318.21
前関節面《歯突起の》
　50.15
前環椎後頭靭帯　76.21

前環椎後頭膜　76.20
前眼瞼縁　446.13
前眼房　442.20
前脚
　―《アブミ骨の》　456.4
　―《内包の》　392.3
前弓《環椎の》　50.5
前嗅核　386.26
前巨細胞性網様核　336.15
前距骨関節面《踵骨の》
　72.1
前距腿部　10.51
前距腓靭帯　90.9
前鋸筋　106.9
前鋸筋粗面　52.24
前胸鎖靭帯　80.34
前境界板《角膜の》　436.2
前橋網様体脊髄路　340.25
前極
　―《眼球の》　434.7
　―《水晶体の》　442.8
前区画
　―《下腿の》　118.6
　―《上腕の》　110.24
　―《前腕の》　110.26
　―《大腿の》　118.3
前区動脈《固有肝動脈の》
　260.6
前脛距《距腿関節の内側
　靭帯の》　90.6
前脛骨筋　124.7
　―の腱下包　132.9
　―の腱鞘　132.14
前脛骨静脈　296.33
前脛骨動脈　268.26
前脛骨反回動脈　268.28
前脛骨リンパ節　310.27
前脛腓靭帯　88.24
前頸三角　6.29
前頸静脈　280.3
前頭部　6.29
前頸リンパ節　300.18
前結節
　―《環椎の》　50.7
　―《頸椎の》　48.22
　―《視床の》　360.9
前結膜動脈　240.13
前孤束核　334.11
前鼓室動脈　286.5
前鼓膜陥凹　458.9
前交通動脈　244.1
前交連《終脳の》　380.25；
　392.28；394.20
前後頭内軟骨結合　76.8
前喉頭蓋脂肪体　170.9
前硬膜枝《後頭骨神経の》
　400.5
前硬膜枝《前篩骨動脈の》
　240.18
前骨間静脈　288.32
前骨間神経　416.15
前骨間動脈　256.23
前骨半規管　460.16
前骨膨大　460.17
前根《脊髄神経の》　19.22
前根動脈　258.16
前索《脊髄の》　322.2
前索固有束《脊髄の》
　322.3

前三叉神経核視床路
　340.14
前四角小葉［第Ⅳ・Ⅴ半球
　小葉］《小脳の》
　356.21
前枝
　―《肝管の》　160.3
　―《胸神経の》　418.19
　―《頸神経の》　412.20
　―《後内側中心動脈の》
　　246.21
　―《尺側反回動脈の》
　　256.18
　―《腎動脈の》　262.26
　―《脊髄神経の》　19.27
　―《仙骨神経・鼻骨神経
　　の》　420.15
　―《大耳介神経の》
　　412.30
　―《大脳の外側溝の》
　　374.9
　―《内側前腕皮神経の》
　　416.10
　―《閉鎖神経の》　420.29
　―《閉鎖動脈の》　264.19
　―《門脈の右枝の》
　　292.15
　―《腰神経の》　420.8
　―《腕神経叢の》　414.18
前視交叉溝　28.5
前視索野動脈　242.30
前視床下部間質核　370.5
前視床脚　366.26
前視床枕核　362.29
前視床放線　366.26；392.4
前篩骨孔　24.5
前篩骨神経　400.6
前篩骨洞　166.14
前篩骨動脈　240.17
前篩骨蜂巣　38.8
前耳介筋　94.26
前耳介枝《浅側頭動脈の》
　236.4
前耳介静脈　278.27
前耳介動脈　240.28
前耳介靭帯　452.2
前室間溝　222.23
前室間枝《左冠状動脈の》
　230.18
前室間静脈　274.17
前室傍核　364.16
前膝部　10.44
前斜角筋　98.5
前斜角筋結節　52.20
前手根部　10.19
前皺柱　204.14
前十字靭帯　88.7
前縦隔　180.26
前縦靭帯　76.31
前小弯神経　410.25
前垂起　28.22
前障　388.1
前踵骨関節面《距骨の》
　70.8
前上歯槽枝《上歯槽神経の》
　402.4
前上歯槽動脈　238.2
前上膵十二指腸動脈
　260.22

前上面《膵体の》　162.7
前上葉区(S3)
　―《右肺の》　178.5
　―《左肺の》　178.17
前上葉枝(B3)
　―《右肺の》　174.9
　―《左肺の》　174.21
前上葉静脈(V3)
　―《右肺の》　272.8
　―《左肺の》　272.32
前上葉動脈(A3)
　―《右肺の》　228.9
　―《左肺の》　228.29
前上腸回旋動脈　288.10
前上腸回旋静脈　254.23
前上腸部　10.4
前心［臓］静脈　274.25
前唇《外子宮口の》　202.16
前深側頭動脈　236.27
前膵動脈　260.30
前正中延髄静脈　284.23
前正中橋静脈　284.18
前正中線　4.49
前正中裂
　―《延髄の》　326.12
　―《脊髄の》　316.25
前脊髄視床路　322.14
前脊髄小脳路　322.25；
　330.4；340.26
前脊髄静脈　284.25
前脊髄動脈　250.16
前切痕《耳介の》　450.19
前舌腺　134.40
前仙骨孔　52.29
前仙棘靭帯　86.11
前仙尾靭帯　78.21
前尖
　―《三尖弁の》　226.3
　―《僧帽弁の》　226.26
前線枝《上甲状腺動脈の》
　232.16
前庭静脈　468.17
［前］前庭動脈　468.3
前［前腕］骨間神経　416.15
前前腕部　10.13
前層枝《肋間動脈背枝の脊
　髄枝の》　258.14
前足根腱鞘　132.13
前束《口蓋咽頭筋の》
　142.23
前・側胸部　8.1
前側頭枝
　―《外側後頭動脈の》
　　248.15
　―《中大脳動脈の》
　　246.6
前側頭泉門　20.31
前側頭枝　246.2
前側頭板間静脈　280.28
前大腿部　10.40
前大脳静脈　282.27
前大脳動脈　242.23
前端《脾臓の》　298.23
前中位核　358.22
前中心傍回　378.5
前肘部　10.9
前柱《脊髄の》　318.16
前ツチ骨靭帯　456.23

前ツチ骨ヒダ～鼡径リンパ節　499

前ツチ骨ヒダ　452.24；458.6
前椎骨静脈　276.10
前庭《骨迷路の》　460.4
前庭蝸牛静脈　468.16
前庭蝸牛神経［脳神経 VIII］408.1
前庭蝸牛動脈　468.5
前庭階　462.16
前庭階静脈　468.14
前庭階壁　466.4
前庭球　206.3
前庭球交連部　206.4
前庭球中間部　206.4
前庭小管　32.15
前庭小管外口　32.16
前庭小管内口　460.6
前庭小脳　358.7
前庭神経　408.2
前庭神経下核　334.14
　―の大細胞部　334.15
前庭神経外側核　342.29
前庭神経核
　―《延髄の》　334.13
　―《橋被蓋の》　342.27
前庭神経上核　342.31
前庭神経節　408.3
前庭神経内側核
　―《延髄の》　334.16
　―《橋被蓋の》　342.28
前庭神経内側核・下位核隣接セロトニン作動性細胞群［B4］　396.24
前庭神経野　346.10
前庭唇《ラセン板縁の》　466.15
前庭靱帯　172.14
前庭水管　462.32
前庭水管静脈　468.10
前庭錐体　460.8
前庭窓　454.9
前庭窓小窩　454.10
前庭動脈　468.3
前庭板　462.4
前庭ヒダ《喉頭の》　170.28
前庭膜　466.4
前庭迷路　464.4
前庭面《歯の》　138.15
前庭盲端　466.20
前庭稜　460.7
前庭裂《喉頭の》　170.29
前殿節線　62.28
前透明中隔静脈　284.5
前頭　2.4
前頭縁
　―《蝶形骨の》　28.32
　―《頭頂骨の》　34.37
前頭蓋窩　22.3
前［頭］角《側脳室の》　382.13
前頭角《頭頂骨の》　34.38
前頭頬骨縫合　74.24
前頭橋線維　348.25；392.5
前頭葉　374.13
前頭極動脈　244.9
前頭蓋《後頭前頭筋の》　94.10
前頭結節　36.4
前頭孔　36.10

前頭骨　36.1
前頭枝
　―《浅側頭動脈の》　236.7
　―《中硬膜動脈の》　236.19
前頭篩骨縫合　74.21
前頭上顎縫合　74.22
前頭静脈　282.14
前頭神経　398.21
前頭切痕　36.10
前頭前動脈　246.13
前頭前野静脈　282.13
前頭側　4.16
前頭頂動脈　246.17
前頭底　98.11
前頭洞　36.29；166.12
前頭洞口　36.30
前頭中隔　36.31
前頭突起
　―《頬骨の》　44.6
　―《上顎骨の》　40.24
前頭板内静脈　280.27
前頭鼻骨縫合　74.20
前頭部　6.8
前頭弁蓋　374.14；374.18
前頭縫合　74.17
前頭縫合遺残　36.7
前頭面　4.60
前頭葉　374.12；378.1
前頭［葉］橋線維　348.25
前頭稜　36.16
前頭鱗《前頭骨の》　36.2
前頭涙骨縫合　74.23
前突起《ツチ骨の》　456.17
前内果動脈　268.30
前内側核
　―《視床の》　362.23
　―《脊髄の》　318.22；320.30
　―《動眼神経副核の》　352.5
前内側視床線条体動脈　242.25
前内側小葉《前立腺の》　194.14
前内側前頭枝《脳梁縁動脈の》　244.11
前内側大腿筋間中隔　120.6
前内側中心動脈
　―《前交通動脈の》　244.2
　―《前大脳動脈の》　242.25
前内側面《上腕骨の》　56.17
前内頭骨静脈叢　286.37
前乳頭筋
　―《右心室の》　226.15
　―《左心室の》　226.29
前嚢　326.6
前脳基底部　386.11
前脳《狭義の大脳の》　386.27
前背側核《視床の》　362.22
前肺底区(S8)
　―《右肺の》　178.12
　―《左肺の》　178.23
前肺底枝(B8)
　―《右肺の》　174.16

　―《左肺の》　174.27
前肺底静脈(V8)
　―《右肺の》　272.23
　―《左肺の》　274.10
前肺底動脈(A8)
　―《右肺の》　228.21
　―《左肺の》　228.41
前白交連《脊髄の》　324.27
前半規管　464.9
前半月大腿靱帯　88.3
前半月弁《肺動脈弁の》　226.9
前ヒダ柱　204.14
前皮枝
　―《大腿神経の》　422.7
　―《腸骨下腹神経の》　420.20
前皮質脊髄路　322.5
前被蓋核
　―《橋の》　344.5
　―《中脳の》　354.3
前被蓋交叉　350.26
前腓骨頭靱帯　88.20
前鼻棘《上顎骨の》　40.11
前部
　―《蝸牛神経前核の》　334.21
　―《肝臓の横隔面の》　154.22
　―《山頂の》　356.18
　―《小脳中心小葉の》　356.11
　―《小脳の前四角小葉の》　356.22
　―《舌背の》　140.5
　―《前交連の》　380.26；392.29
　―《腟の》　204.3
　―《腰外側楔突間筋の》　102.5
　―《腕神経叢の》　414.18
前腹《顎二腹筋の》　98.19
前腹側核《視床の》　366.9
前閉鎖結節　64.11
前壁
　―《胃の》　146.19
　―《腟の》　204.6
前扁桃洞　386.16
前縫線核脊髄路　322.12；330.2
前膨大部神経　408.8
前［膜］膨大部　464.10
前脈絡叢動脈　238.33；242.2
前迷走神経幹　410.23
前面
　―《角膜の》　434.32
　―《虹彩の》　438.4
　―《子宮の》　202.8
　―《膝蓋骨の》　68.36
　―《尺骨の》　58.29
　―《上顎骨の》　40.7
　―《心臓の》　222.17
　―《腎臓の》　182.7
　―《水晶体の》　442.10
　―《仙骨の》　50.26
　―《前立腺の》　194.7
　―《橈骨の》　58.9
　―《副腎の》　220.25

前面観　20.9
前毛様体静脈　286.8
前毛様体動脈　240.12
前盲腸動脈　262.9
前網様体脊髄路　330.3
前有孔質　388.17
前有孔質枝《前脈絡叢動脈の》　242.5
前有孔質動脈　242.29
前葉
　―《下垂体の》　220.3
　―《胸腰筋膜の》　104.29
　―《腹直筋鞘の》　108.8
前リンパ節
　―《腋窩リンパ節の》　302.19
　―《外側頸リンパ節の下深リンパ節の》　302.10
　―《外側頸リンパ節の上深リンパ節の》　302.5
前立腺　194.1
前立腺管　194.19
前立腺挙筋　218.5
前立腺枝
　―《下膀胱動脈の》　266.2
　―《中直腸動脈の》　266.12
前立腺小室　198.11
前立腺静脈叢　290.30
前立腺神経叢　432.24
［前立腺］尖　194.6
前立腺前部《男性の尿道の》　198.5
［前立腺］底　194.2
前立腺静脈　198.12
前立腺被膜　194.17
前立腺部　198.6
前涙嚢稜《上顎骨の》　40.25
前肋間枝《内胸動脈の》　252.11
前肋間静脈　276.18
前腕　2.26
　―の屈筋区画　110.26
　―の後区画　110.29
　―の伸筋区画　110.29
　―の前区画　110.26
前腕筋膜　116.21
前腕骨間膜　82.3
前腕尺側皮静脈　288.22
前腕正中皮静脈　288.20
前腕橈側皮静脈　288.21
前腕部　10.37

そ

ゾウゲ(象牙)質　138.40
咀嚼筋　96.13
鼡径鎌　108.24
鼡径管　108.30
鼡径三角　214.5
鼡径枝《深外陰部動脈の》　266.43
鼡径靱帯　108.13
鼡径靱帯後隙　210.7
鼡径部　8.16
《精管の》　192.10
鼡径リンパ節　310.15

日本語索引

粗線　66.14
粗面　14.3
組織学的内子宮口　202.13
疎性結合組織　110.16；472.34
双顆関節　15.19
双極細胞層《網膜の》　440.5
爪　472.1
爪郭　472.3
爪床　472.2
爪体　472.4
棕状ヒダ　202.19
僧帽筋　100.12
　―の腱下包　128.7
僧帽弁　226.25
層　17.60
総蝸牛軸静脈　468.13
総蝸牛動脈　468.4
総肝管　160.1
総胆動脈　260.1
総脚《半規管の》　464.13
総頸動脈　232.6
総頸動脈神経叢　430.3
総腱鞘
　―《指屈筋の》　130.4
　―《腓骨筋の》　132.22
総腱輪　444.17
総骨間動脈　256.22
[総]指伸筋　114.15
[総]指伸筋・示指伸筋の腱鞘　128.28
総掌側指神経
　―《尺骨神経の》　416.27
　―《正中神経の》　416.19
総掌側指動脈　256.32
総胆管　160.22
総胆管括約筋　160.23
総腸骨静脈　290.18
総腸骨動脈　264.8
総腸骨リンパ節　308.16
総底側趾（指）神経
　―《外側足底神経の》　424.26
　―《内側足底神経の》　424.22
総底側趾（指）動脈　270.28
総肺底静脈
　―《右肺の》　272.21
　―《左肺の》　274.8
総腓骨神経　424.2
総鼻道　24.19；166.6
槽　17.9
槽間中隔
　―《下顎骨の》　44.31
　―《上顎骨の》　42.11
臓側胸膜　180.4
臓側筋膜　16.22
　―《腹部の》　108.23
臓側骨盤筋膜　216.5
臓側板
　―《漿膜性心膜の》　222.8
　―《精巣の》　190.15
臓側腹膜　210.13
臓側面
　―《肝臓の》　156.1
　―《脾臓の》　298.18
束間域《腎髄質の》　182.33

束間核《中脳被蓋の》　354.4
束間束　324.16
束傍核《視床の》　364.6
足根　2.43
足根骨　70.2
足根鞘靱帯　90.22
足根中足関節　92.9
足根洞　70.32
足根部　12.12
足底　2.46
足底筋　124.19
足底腱鞘《長母指筋の》　132.23
足底腱膜　120.18
足底静脈弓　296.18
足底静脈網　296.17
足底部　12.4
足底方形筋　126.13
足背　2.47
足背静脈　120.17
足背静脈弓　296.14
足背静脈網　296.13
足背動脈　270.1
足部　12.3
足部　12.1
側角《脊髄の》　318.11；320.21
側坐核　388.20
側索
　―《延髄の》　326.18
　―《脊髄の》　322.15
側索核　336.19
側索固有束　322.16
側索後核《脊髄の》　320.18
側索後部《脊髄の》　324.3
側頭　2.6
側頭下窩　20.25
側頭下面
　―《上顎骨の》　40.13
　―《蝶形骨の》　28.27
側頭下稜《蝶形骨の》　28.38
側頭窩　20.23
側頭角《側脳室の》　382.28
側頭頬骨縫合　74.31
側頭橋線維　348.28；392.24
側頭極　376.7
側頭極動脈　246.1
側頭筋　96.17
側頭筋膜　96.25
側頭後頭枝《中大脳動脈の》　246.9
側頭骨　30.14
側頭枝《顔面神経の》　406.11
側頭静脈　282.16；282.24
側頭錐体鱗部静脈洞　280.13
側頭線《前頭骨の》　36.13
側頭頭頂筋　94.12
側頭突起《頬骨の》　44.5
側頭部　6.11
側頭平面　376.13
側頭弁蓋　376.9
側頭面
　―《頬骨の》　44.3
　―《前頭骨の》　36.11

―《側頭骨の》　34.14
―《蝶形骨の》　28.26
側頭葉　376.6；378.28
側頭[葉]橋線維　348.28
側頭稜《下顎骨の》　46.10
側脳脚　382.12
側脳室静脈　282.32
側脳室脈絡叢　316.10
側脳室脈絡叢枝《前脈絡叢動脈の》　242.3
側副血管　17.27
側副溝　376.33
側副三角《側脳室の》　382.21
側副枝
　―《肋間神経の》　418.21
　―《肋間動脈の》　258.18
側副靱帯
　―《趾（指）節間関節の》　92.23
　―《中手指節関節の》　84.16
　―《中足趾（指）節間関節の》　92.19
　―《手の指節間関節の》　84.20
側副隆起《側脳室の》　382.23
側腹部　8.14
側面観　20.19
側弯　46.27

た

手綱　360.4
手綱脚間[核]路　362.13
手綱交連　362.5
手綱溝　360.5
手綱三角　360.6
多羽状筋　16.3
多形細胞層[第Ⅵ層]《等皮質の》　384.14
多形層
　―《歯状回の》　386.10
　―《等皮質の》　384.14
多裂筋　104.18
楕円窩　168.18
楕円関節　15.21
体
　―《指[節]骨の》　60.27
　―《趾（指）[節]骨の》　72.58
　―《精巣上体の》　190.34
　―《舌骨の》　46.17
　―《中手骨の》　60.18
　―《中足骨の》　72.18
　―《蝶形骨の》　28.2
体幹　2.15
　―の筋膜　16.19
体鈎《頸椎の》　48.20
体肢の静脈　16.23
体性[神経]線維　19.12
対角径　64.28
対角枝《左冠状動脈の》　230.20
対角帯　388.2
対角帯核　388.5
対向　15.34
対珠　450.17
対珠筋　452.11

対珠耳輪裂　450.27
対立　15.34
対立筋　16.13
対輪　450.10
対輪窩　450.30
対輪脚　450.12
帯状回　380.2
帯状回峡　380.3
帯状回枝《脳梁縁動脈の》　244.14
帯状溝　376.29
帯状層
　―《三叉神経脊髄路核の》　332.13
　―《上丘の》　354.30
帯状束《終脳の》　394.3
大陰唇　204.27
大円筋　112.11
　―の腱下包　128.14
大角《舌骨の》　46.19
大角咽頭部《中咽頭収縮筋の》　144.32
大角舌筋　140.30
大鉗子　380.22
大臼歯　136.22
大胸筋　106.3
大頬骨筋　96.4
大結節　56.6
大結節稜　56.9
大鼓室裂　34.5
大口蓋管　22.14
大口蓋孔　22.15
大口蓋溝　40.22；42.20
大口蓋神経　400.21
大口蓋動脈　238.8
大孔　26.3
大虹彩動脈輪　438.15
大虹彩輪　438.6
大[後頭]孔　26.3
大後頭神経　412.17
大後頭直筋　98.13
大骨盤　64.18
大鎖骨上窩　6.38
大坐骨孔　86.17
大坐骨切痕　62.11
大細胞性内側核《内側膝状体核の》　368.25
大細胞層
　―《外側網様核の》　336.20
　―《三叉神経脊髄路核の》　332.15
　―《視床の前腹側核の》　366.10
　―《視床の背内側核の》　364.10
　―《赤核の》　352.25
　―《前庭神経下核の》　334.15
大細胞[部]《外側膝状体背側核の》　368.18
大耳介神経　412.28
大耳輪筋　452.6
大十二指腸乳頭　150.15
大静脈孔　106.37
大静脈後リンパ節　306.11
大静脈溝　154.26
大静脈靱帯　156.22
大静脈前リンパ節　306.10

大静脈洞～男性　501

大静脈洞　224.2
大心［臓］静脈　274.16
大腎杯《腎臓の》　184.27
大膵動脈　260.31
大錐体神経　406.20；428.16
大錐体神経管裂孔　32.4
大錐体神経溝　32.6
大舌下腺管　136.3
大泉門　20.29
大前庭腺　206.6
大槽　314.25
大唾液腺　136.1
大腿　2.37
　─の屈筋区画　118.4
　─の後区画　118.4
　─の伸筋区画　118.3
　─の前区画　118.3
　─の内側区画　118.5
　─の内転筋区画　118.5
大腿筋膜　118.11
大腿筋膜張筋　122.10
大腿骨　66.2
大腿骨栄養動脈　268.16
大腿骨頸　66.5
大腿骨体　66.13
大腿骨頭　66.3
大腿骨頭窩　66.4
大腿骨頭靱帯　86.32
大腿三角　10.41；118.20
大腿四頭筋　122.17
大腿枝《陰部大腿神経の》　420.26
大腿静脈　296.25
大腿神経　422.5
大腿深静脈　296.26
大腿深動脈　268.4
大腿直筋　122.18
大腿動脈　266.36
大腿動脈神経叢　432.14
大腿二頭筋　124.2
　─の下腱下包　132.2
　─の上滑液包　130.18
大腿部　10.39
大腿方形筋　122.15
大腿方形筋神経　422.15
大腿輪　120.3
大腿輪中隔　120.4
大大脳静脈　284.1
大大脳静脈槽　316.1
大腸　150.22
大転子　66.6
大転子間窩　64.34
大殿筋　122.6
　─の坐骨包　130.15
　─の転子包　130.8
大殿リンパ節　310.2
大動脈　230.1
大動脈下行部　258.1
大動脈弓　232.1
大動脈球　230.5
大動脈峡部　232.2
大動脈胸部　258.2
大動脈口　222.36
大動脈後リンパ節　306.2
大動脈小体　232.3
大動脈上行部　230.2
大動脈腎動脈神経節

430.27
大動脈前庭　226.31
大動脈前リンパ節　306.5
大動脈大動脈間リンパ節　306.7
大動脈回　230.3
大動脈腹部　258.24
大動脈分岐部　264.7
大動脈弁　226.32
大動脈傍体　232.3
大動脈裂孔　106.33
大内臓神経　426.29
大内転筋　122.28
大脳　18.21；374.1
　─の表面の静脈　282.11
大脳横裂　18.28
大脳窩　26.37
大脳回　18.24
大脳外側窩　18.29
大脳外側窩槽　314.27
大脳鎌　134.8
大脳基底核と関連構造　390.1
大脳基底部　386.11
大脳脚
　─《狭義の》　348.7；348.20
　─《広義の》　348.6；348.18
大脳脚枝
　─《後大脳動脈の》248.13
　─《前脈絡叢動脈の》242.22
大脳脚静脈　282.34
大脳脚底　348.19
［大脳］弓状線維　394.2
大脳溝　18.26
大脳縦裂　18.27
大脳上外側面　374.3
大脳髄輪　18.24
大脳半球　18.22；374.2
　─の内側面と下面　376.26
大脳皮質　18.23；384.1
大脳部《内頸動脈の》238.29
大脳葉
　─《側頭骨の》　34.23
　─《蝶形骨の》　28.25
大脳葉　18.25
大鼻翼軟骨　164.8
大伏在静脈　296.3
大縫線核　336.32；344.24
大縫線核セロトニン作動性細胞群［B3］　396.23
大網　210.28
大網枝
　─《右胃大網動脈の》260.21
　─《左胃大網動脈の》260.35
大網ヒモ　152.15
大腰筋　122.4
大翼《蝶形骨の》　28.24
大菱形筋　100.18
大菱形骨　60.9
大菱形骨結節　60.10
大弯《胃の》　146.21

台形体　340.18
台形体外側核　342.25
台形体核［群］　342.23
台形体前核　342.24
台形体内側核　342.26
台形体腹側核　342.24
第Ⅰ小葉《小脳の》　356.8
第Ⅰ層《上丘の》　354.30
第Ⅱ層　354.31
第Ⅲ層　354.32
第Ⅳ層　354.33
第Ⅴ層　354.34
第Ⅵ層　354.35
第Ⅵ半小葉　356.28
第Ⅶ層《上丘の》　354.36
第Ⅹ脊髄野　324.24
第一胸椎鉤　48.30
第一頸椎　50.1
第一指　10.27
第一趾（指）　12.15
第一中足骨粗面　72.20
第一裂《小脳の》　356.24
第一肋間動脈　254.4
第一肋骨　52.19
　─の軟骨結合　78.29
第二頸椎　50.12
第二鼓膜　454.19
第二指　10.28
第二趾（指），第三趾（指），第四趾（指）　12.16
第二ラセン板　462.8
第二裂《小脳の》　357.44
第二肋間動脈　254.5
第二肋骨　52.23
［第三-第十一］肋間動脈　258.8
第三後頭神経　412.18
第三指　10.29
第三大臼歯　136.23
第三転子　66.9
第三脳室　362.1
第三脳室脈絡組織　316.8
第三脳室脈絡叢　316.9
第三脳室脈絡叢枝《前脈絡叢動脈の》　242.4
第三腓骨筋　124.9
［第四-第十一］肋間静脈　286.30
第四指　10.30
第四脳室　346.1
第四脳室外側陥凹　346.17
第四脳室外側陥凹静脈　284.24
第四脳室外側口　346.18
第四脳室蓋　346.13
第四脳室髄条　340.21；346.7
第四脳室正中口　346.22
第四脳室底　346.2
第四脳室ヒモ　346.12
第四脳室脈絡組織　316.6
第四脳室脈絡叢　316.7
第四脳室脈絡叢枝《後下小脳動脈の》　250.15
第五指　10.31
第五趾（指）　12.17
第五中足骨外側結節　126.9
第五中足骨粗面　72.21
第七頸椎　50.17

縦　4.29
単関節　15.13
単脚《半規管の》　464.17
単孔《内耳道の下前庭野の》462.27
単小葉［第Ⅵ半球小葉と第Ⅵ小葉］《小脳の》356.28
胆管粘膜腺　160.28
胆膵管膨大部　160.26
［胆膵管］膨大部括約筋　160.27
胆　160.10
胆嚢窩　156.2
胆嚢肝三角　212.28
胆嚢管　160.20
胆嚢頸　160.14
胆嚢体　160.12
胆嚢底　160.11
胆嚢動脈　260.4
胆嚢リンパ節　306.31
胆嚢漏斗　160.13
淡蒼球　390.19
淡蒼球・側坐核・対角回コリン作動性細胞群［Ch2］　397.31
淡蒼球・側坐核・対角帯コリン作動性細胞群［Ch3］　397.32
淡蒼球外節　390.9
淡蒼球枝《前脈絡叢動脈の》242.12
淡蒼球内節　390.11
淡蒼縫線核　336.31
淡蒼縫線核セロトニン作動性細胞群［B1］　396.21
短胃動脈　294.13
短胃動脈　260.36
短回旋動脈　248.5
短肘《キヌタ骨の》　456.17
短後毛様体動脈　240.9
短骨　12.33
短趾（指）屈筋　126.12
短趾（指）伸筋　126.12
短小指屈筋　116.10
短小趾（指）屈筋　126.11
短掌筋　114.26
短頭
　─《上腕二頭筋の》112.15
　─《大腿二頭筋の》124.4
短橈側手根伸筋　114.14
短内転筋　122.27
短腓骨筋　124.12
短母指外転筋　116.1
短母指屈筋　116.2
短母指伸筋　114.23
短母趾（指）屈筋　126.2
短母趾（指）伸筋　124.24
短毛様体神経　428.13
短連合線維《終脳の》394.7
短肋骨挙筋　106.12
男性
　─の外生殖器　196.3
　─の内生殖器　190.4
　─の尿道　198.1

男性生殖器 190.2
弾性円錐 172.15

ち

ちくび 472.15
ちぶさ 472.12
恥丘 204.26
恥丘枝《下腹壁静脈の》 292.11
恥丘静脈 292.11
恥骨 64.1
恥骨会陰筋 218.4
恥骨下角 64.17
恥骨下枝 64.13
恥骨間円板 86.7
恥骨弓 64.16
恥骨筋 122.25
恥骨筋線《大腿骨の》 66.17
恥骨頚靱帯 202.30
恥骨結合 86.6
恥骨結合面 64.4
恥骨結節 64.3
恥骨肛門筋 218.7
恥骨後隙 210.6
恥骨枝
　―《下腹壁動脈の》 266.29
　―《閉鎖動脈の》 264.17
恥骨櫛 64.8
恥骨櫛靱帯 108.15
恥骨上枝 64.6
恥骨前立腺[外側]靱帯 216.20
恥骨前立腺筋 218.5
恥骨前立腺内側靱帯 216.17
恥骨体 64.2
恥骨大腿靱帯 86.29
恥骨腔筋 218.6
恥骨直腸筋 218.8
恥骨尾骨筋 218.3
恥骨尾骨筋腱 218.18
恥骨部 8.17
恥骨膀胱外側靱帯 216.21
恥骨膀胱筋 188.7；216.19
恥骨膀胱靱帯 216.17
恥骨膀胱内側靱帯 216.18
恥骨稜 64.5
智歯 136.23
緻密質 12.24
緻密部
　―《脚橋被蓋核の》 354.11
　―《黒質の》 348.31
腟 204.1
　―の尿道隆起 204.16
腟円蓋 204.2
腟奇動脈
　―《子宮動脈の》 266.6
　―《子宮動脈の腟枝の》 266.4
腟口 206.5
腟枝
　―《子宮動脈の》 266.5
　―《中直腸動脈の》 266.1
腟上部《子宮頸》 202.11
腟静脈叢 290.35

腟神経 432.23
腟前庭 206.1
腟前庭窩 206.2
腟前庭球静脈 292.8
腟前庭球動脈 266.20
腟動脈 266.9
腟粘膜ヒダ 204.12
腟部《子宮頸》 202.14
腟傍リンパ節 310.12
中 4.26
中位核脊髄路 322.18
中咽頭収縮筋 144.30
中腋窩線 4.55
中央階 466.2
中黄斑動脈/静脈 440.36
中隔縁束 324.15
中隔縁柱 226.18
中隔海馬采枝 382.9
中隔核と関連構造 382.5
中隔鎌 226.22
中隔傍鼻枝《蝶口蓋動脈の》 238.13
中隔尖《三尖弁の》 226.5
中隔前鼻枝《前篩骨動脈の》 240.19
中隔乳頭筋 226.17
中隔部 388.24
中隔野 388.24
中肝静脈 290.6
中間 4.9
中間亜核《三叉神経脊髄路核の》 332.16
中間灰白層《上丘の》 354.33
中間外側核《脊髄の》 320.22
中間外腸骨リンパ節 308.24
中間頚部中隔 316.14
中間楔状束 72.10
中間腱 16.31
中間広筋 122.22
中間鎖骨上神経 414.6
中間枝《固有肝動脈の》 260.12
中間質 360.10
中間[質]外側核《脊髄の》 320.22
中間質外側部 320.25
中間質中心部 320.23
中間[質]内側核《脊髄の》 320.26
中間心房枝
　―《右冠状動脈の》 230.12
　―《左冠状動脈の》 230.26
中間神経 406.17
中間神経節 426.9
中間仙骨稜 50.33
中間線《腸骨稜の》 62.20
中間線状筋 354.18
中間総腸骨リンパ節 308.18
中間足背皮神経 424.8
中間側頭枝《外側後頭動脈の》 248.16
中間帯《脊髄》 320.19
中間柱《脊髄》 320.19

中間聴条 340.23
中間内側核《脊髄の》 320.26
中間内側前頭枝《脳梁縁動脈の》 244.12
中間白質《上丘の》 354.34
中間皮質 384.6
中間被覆筋膜《腹部の》 110.12
中間部
　―《下垂体の》 220.5
　―《三叉神経脊髄路核の》 332.16
中間腹側核《視床の》 366.12
中間網様核 336.18
中間腰リンパ節 306.7
中間リンパ節《深鼠径リンパ節の》 310.22
中間裂孔リンパ節 308.27
中距骨関節面《踵骨の》 72.2
中頚心臓神経 426.19
中頚神経節 426.17
中結腸静脈 294.10
中結腸動脈 262.15
中結腸リンパ節 308.10
中甲状腺動脈 278.2
中硬膜静脈 278.24
中硬膜動脈 236.17
　―との吻合枝《涙腺動脈の》 240.6
中硬膜動脈溝 34.29
中指 10.29
中篩骨洞 166.15
中篩骨蜂巣 38.9
中篩状嚢 460.13
中耳 454.1
中膝動脈 268.20
中斜角筋 98.6
中手 2.29
中手間関節 84.10
中手骨[1-5] 60.16
中手骨間隙 84.14
中手骨頭間静脈 288.24
中手指節関節 84.15
中手部 10.25
中縦隔 180.27
中小脳脚 338.5；358.27
中床突起 28.8
中踵骨関節面 70.10
中上歯槽枝《上歯槽神経の》 402.3
中心 4.38
中心[腋窩]リンパ節 302.20
中心窩 440.13
中心灰白質 352.22
中心核
　―《下丘の》 354.26
　―《脊髄の》 318.26
中心管《脊髄の》 318.8；324.29
中心交連前枝 352.8
中心後回 374.30
中心後溝 374.31
中心後溝動脈 246.16
中心後裂 356.16
中心溝 374.5；376.34

中心溝動脈 246.15
中心膠様質《脊髄の》 318.14
中心骨 60.3
中心視床放線 366.27；392.9
中心周囲核《下丘の》 354.28
中心小窩 440.14
中心小葉[第Ⅱ・Ⅲ小葉]《小脳の》 356.10
中心小葉前翼《小脳の》 356.9
中心小葉翼[第Ⅱ・Ⅲ半球小葉]《小脳の》 356.13
[中心]上腸間膜リンパ節 308.3
中心静脈
　―《肝小葉の》 158.27
　―《冠状静脈洞の》 274.22
　―《副腎の》 220.31
中心正中核《視床の》 364.5
中心前回 374.21
中心前溝 374.22
中心前溝動脈 246.14
中心[臓]静脈 274.22
中心被蓋路 340.28；350.3
中心部
　―《楔状束核の》 332.7
　―《側坐核の》 388.21
　―《側脳室の》 382.15
　―《薄束核の》 332.3
中心傍核《視床の》 364.4
中心傍溝 378.3
中心傍小葉 378.4；378.18
中心傍小葉枝
　―《脳梁縁動脈の》 244.5
　―《脳梁周囲動脈の》 244.7
中心網様核 336.25
中心リンパ節《腋窩リンパ節の》 302.20
中神経幹《腕神経叢の》 414.16
中腎上体動脈 262.22
中腎杯《腎臓の》 184.29
中枢神経系 17.53；314.2
中節骨
　―《足の》 72.24
　―《手の》 60.23
中前頭回 374.20
中足 2.45
中足間関節 92.13
中足骨[1-5] 72.16
中足骨間隙 92.17
中足趾(指)節間関節 92.18
中足部 12.13
中側頭回 376.16
中側頭枝《中大脳動脈の》 246.7
中側頭静脈 278.20
中側頭動脈 236.6
中側頭動脈溝 34.15
中側副動脈 254.30
中大脳動脈 244.20

中直腸静脈 290.36
中直腸静脈 266.10
中直腸動脈神経叢 432.19
中殿筋 122.7
　一の転子包 130.9
中殿動脈 420.14
中殿神経 22.5
中頭蓋窩 22.5
中脳 326.5；348.1
　一の皮質核線維 350.2
中脳外側溝 348.8
中脳蓋 354.22
中脳水道 354.20
中脳水道口 354.21
中脳水道周囲灰白質
　352.22
中脳動脈 250.25
中脳被蓋 348.9；350.1
中鼻甲介 38.14；164.31
中鼻道 24.16；164.41
中鼻道前房 164.42
中副腎動脈 262.22
中膜《血管壁の》 17.20
中葉
　一《右肺の》 176.19；
　　178.6
　一《胸腰筋膜の》 104.28
　一《前立腺の》 194.15
中葉静脈《右肺の》
　228.15；272.14
虫垂 150.36
虫垂間膜 210.21
虫垂口 150.37
虫垂集合リンパ小節
　298.42
虫垂静脈 294.8
虫垂動脈 262.11
虫部リンパ節 308.7
虫部小節［第Ⅹ小葉］
　358.4
虫部垂［第Ⅸ小葉］ 357.45
虫部錐体［第Ⅷ小葉］
　356.39
虫部葉［第Ⅶ A 小葉］
　356.30
虫部隆起［第Ⅶ B 小葉］
　356.36
虫様筋
　一《足の》 126.14
　一《手の》 116.12
肘 2.25
肘窩 10.10
肘関節 82.11
肘関節包 112.24
肘関節動脈網 256.20
肘筋 112.23
肘正中皮静脈 288.19
肘頭 58.22
肘頭窩 56.25
肘頭関節包 128.17
肘頭皮下包 128.16
肘部 10.8
肘リンパ節 302.24
柱 17.59
長脚《キヌタ骨の》 456.9
長胸神経 414.23
長後毛様体動脈 240.10
長骨 12.32
長趾(指)屈筋 124.22
　一の腱鞘 132.18

長趾(指)伸筋 124.8
　一の腱鞘 132.16
長掌筋 114.2
長足底靱帯 92.2
長・短橈側手根伸筋の腱鞘
　128.26
長中心動脈 242.27
長頭
　一《上腕三頭筋の》
　　112.20
　一《上腕二頭筋の》
　　112.14
　一《大腿二頭筋の》
　　124.3
長橈側手根伸筋 114.13
長内転筋 122.26
長腓骨筋 124.11
　一の足底腱鞘 132.23
長腓骨筋腱溝
　一《踵骨の》 72.4
　一《立方骨の》 72.13
長母指外転筋 114.22
長母指外転筋・短母指伸筋
　の腱鞘 128.25
長母指屈筋 114.10
　一の腱鞘 130.2
長母指伸筋 114.24
　一の腱鞘 128.27
長母趾(指)屈筋 124.23
　一の腱鞘 132.20
長母趾(指)屈筋腱溝
　一《距骨後突起の》
　　70.19
　一《載距突起の》 70.30
長母趾(指)伸筋 124.10
　一の腱鞘 132.15
長毛様体神経 400.3
長連合線維《終脳の》
　394.6
長肋骨挙筋 106.11
頂側 4.23
頂部《鼓室上陥凹の》
　454.5
頂盲端 466.19
鳥距 382.26
鳥距溝 378.23
鳥距枝《内側後頭動脈の》
　248.22
腸間膜 210.14
腸間膜根 210.15
腸間膜動脈間神経叢
　430.30
腸管神経叢 432.9
腸脛靱帯 118.12
腸骨 62.12
腸骨下腹神経 420.18
腸骨窩 62.26
腸骨筋 122.3
　一の腱下包 130.17
腸骨筋膜 110.4
腸骨結節 62.19
腸骨枝《腸骨動脈の》
　264.13
腸骨巣径神経 420.21
腸骨粗面 62.33
腸骨体 62.13
腸骨大腿靱帯 86.25
腸骨恥骨隆起 110.8
腸骨動脈間リンパ節

308.29
腸骨動脈神経叢 432.13
腸骨尾骨筋 218.9
腸骨尾骨筋縫線 218.19
腸骨翼 62.15
腸骨稜 62.9
腸絨毛 148.26
腸腺
　一《小腸の》 148.27
　一《大腸の》 150.29
腸恥筋膜弓 110.5
腸恥包 130.16
腸恥隆起 64.7
腸腰筋 122.2
腸腰筋筋膜 110.2
腸腰静脈 290.20
腸腰靱帯 78.17
腸腰動脈 264.10
腸リンパ本幹 312.14
腸肋筋 102.11
蝶下顎靱帯 76.17
蝶頬骨縫合 74.29
蝶形骨 28.1
蝶形骨縁
　一《前頭骨の》 36.27
　一《側頭骨の》 34.13
　一《蝶形骨の》 28.4
蝶形骨角《頭頂骨の》
　34.40
蝶形骨棘 28.40
蝶形骨甲介 28.19
蝶形骨小舌 28.13
蝶形［骨］頭頂静脈洞
　280.25
蝶形骨洞 28.16；166.11
蝶形骨洞口 28.18
蝶形骨洞中隔 28.17
蝶形骨突起《口蓋骨の》
　42.26
蝶形骨部《中大脳動脈の》
　244.21
蝶形骨吻 28.15
蝶形骨隆起 28.3
蝶形骨稜 28.14
蝶形頭頂静脈洞 280.25
蝶形突起 164.16
蝶口蓋孔 24.23
蝶口蓋切痕 42.19
蝶口蓋動脈 238.11
蝶後頭軟骨結合 76.4
蝶篩陥凹 24.20；164.39
蝶篩骨軟骨結合 76.9
蝶篩骨縫合 74.21
蝶上顎縫合 74.30
蝶錐体軟骨結合 76.5
蝶錐体裂 22.8
蝶前頭縫合 74.12
蝶番関節 15.18
蝶頭頂縫合 74.15
蝶鱗縫合 74.14
聴歯《ラセン板縁の》
　466.17
聴診三角 100.23
聴放線 366.18；392.22
直 378.13
直筋 15.45
直径 64.29
直細静脈《腎臓の》 184.20
直細動脈《腎臓の》 184.14

直静脈洞 280.18
直精細管 190.28
直線縫合 14.31
直腸 152.18
直腸会陰筋 152.30
直腸子宮窩 214.19
直腸子宮筋 202.26
直腸子宮靱帯 202.32
直腸子宮ヒダ 214.18
直腸静脈叢 290.27
直腸仙骨筋膜 216.25
直腸前立腺筋膜 216.7
直腸腟筋 188.10
直腸膀胱窩 216.8
直腸腟中隔 216.8
直腸尾骨筋 152.28
直腸傍陥凹 214.21
直腸傍リンパ節 310.13
直腸膀胱窩 214.20
直腸膀胱筋 152.32；
　188.8；216.23
直腸膨大中隔 216.7
直腸膨大部 152.25
直腸横ヒダ 152.24
直頭《大腿直筋の》 122.19
直部《輪状甲状筋の》
　170.12

つ

ツチ骨 456.12
ツチ骨頸 456.15
ツチ骨条 452.27
ツチ骨頭 456.14
ツチ骨柄 456.13
ツチ骨隆起 452.26
椎間円板 78.3
椎間関節 78.15
椎間結合 78.2
椎間孔 48.8；50.28
椎間静脈 286.32
椎間面 48.3
椎弓 48.5
椎弓根 48.6
椎弓板 48.7
椎孔 48.11
椎骨 48.1
椎骨縦隔洞 180.18
椎骨静脈 276.8
椎骨前部《椎骨動脈の》
　250.3
椎骨動脈 250.2
椎骨動脈管 50.10
椎骨動脈溝 50.9
椎骨動脈神経 426.24
椎骨動脈神経節 426.18
椎骨動脈神経叢 430.9
椎骨部《肺の肋骨面の》
　176.7
椎骨傍線 4.58
椎前葉《頸筋膜の》 100.9
椎体 48.2
椎体静脈 286.38
蔓状静脈叢 290.16

て

テント縁枝《内頸動脈の海
　綿部の》 238.23
テント枝《眼神経の》
　398.18

日本語索引

テント切痕 314.10
テント底枝《内頸動脈の海綿部の》 238.22
てくび 2.28
てのこう 2.31
てのひら 2.30
「手ー」⇒「しゅー」の項 手 2.27
― の関節 82.23
― の屈筋支帯 116.26
― の骨 60.1
― の指節間関節 84.19
― の舟状骨 60.4
― の伸筋支帯 116.23
― の虫様筋 116.12
― の背側骨間筋 116.13
底
― 《指［節］骨の》 60.26
― 《趾(指)［節］骨の》 72.27
― 《脊髄の後角の》 320.12
― 《前立腺の》 194.2
― 《中手骨の》 60.17
― 《中足骨の》 72.17
― 《披裂軟骨の》 168.13
底側 4.24;4.25;4.45
底側楔間靱帯 92.7
底側楔舟靱帯 92.5
底側楔立方靱帯 92.4
底側骨間筋 126.16
底側趾(指)静脈 296.20
底側踵舟靱帯 90.18;92.4
底側踵舟靱帯関節面《距骨の》 70.6
底側踵立方靱帯 92.3
底側靱帯
― 《趾(指)節間関節の》 92.24
― 《中足趾(指)節関節の》 92.20
底側足根靱帯 92.1
底側足根中足靱帯 92.11
底側中足静脈 296.19
底側中足靱帯 92.16
底側中足動脈 270.26
底側二分踵舟靱帯関節面《距骨の》 70.7
底側《趾(指)の》 12.18
底側立方舟靱帯 92.6
底部《後頭骨の》 26.6
釘植 14.28;76.1
停止 15.42
転子窩 66.7
転子間線 66.10
転子間稜 66.11
転子包
― 《小殿筋の》 130.10
― 《大殿筋の》 130.8
― 《中殿筋の》 130.9
殿筋腱膜 122.9
殿筋粗面 66.18
殿筋の筋間包 130.14
殿筋面《腸骨の》 62.27
殿溝 10.37
殿部 2.35;10.35
殿裂 10.36

と

トルコ鞍 28.6
ドーパミン作動性細胞群
― 《黒質緻密部の》 396.11
― 《腹側被蓋野の》 396.14
― 《網様体の》 396.8
投射線維 18.10
豆靱帯 84.2
豆状骨 60.8
豆状骨関節 84.1
豆状突起《キヌタ骨の》 456.10
豆中手靱帯 84.3
島 376.19
島回 376.20
島限 376.25
島静脈 282.29
島短回 376.22
島中心溝 376.23
島長回 376.21
島動脈 246.4
島部《中大脳動脈の》 246.3
島葉 376.19
島輪状溝 376.24
透明中隔 382.1
透明中隔腔 382.2
透明中隔板 382.3
等皮質 384.7
― の層構造 384.8
頭 2.3
― 《指［節］骨の》 60.28
― 《趾(指)［節］骨の》 72.29
― 《精巣上体の》 190.32
― 《脊髄の後角の》 320.7
― 《中手骨の》 60.19
― 《中足骨の》 72.19
頭蓋 20.3
― の関節 76.10
― の靱帯結合 74.4
― の線維性連結 74.3
― の軟骨結合 76.3
― の軟骨性連結 74.2
― の縫合 74.7
― の連結 74.2
頭蓋冠 20.33
頭蓋腔 2.50
頭蓋骨 26.1
頭蓋骨膜 20.8
頭蓋泉門 20.28
頭蓋底 22.1
― 《視神経の》 440.16
― 《椎骨動脈の》 250.10
頭蓋表筋 94.8
頭棘筋 102.24
頭頸部《末梢自律神経叢と末梢自律神経節の》 430.2
頭最長筋 102.20
頭側 4.20
頭長筋 98.4
頭頂 20.14
頭頂縁

― 《前頭骨の》 36.12
― 《側頭骨の》 34.11
― 《蝶形骨の》 28.33
頭頂下溝 376.31
頭頂間溝 374.29
頭頂間膜 26.12
頭頂橋線維 348.27;392.14
頭頂結節 34.33
頭頂孔 34.42
頭頂後頭溝 374.10;376.32
頭頂後頭溝枝《脳梁周囲動脈の》 248.23
頭頂後頭枝《内側後頭動脈の》 248.21
頭頂骨 34.24
頭頂枝
― 《浅側頭動脈の》 236.8
― 《中硬膜動脈の》 236.22
― 《内側後頭動脈の》 248.20
頭頂静脈 282.15
頭頂切痕 34.12
頭頂導出静脈 282.2
頭頂内溝 374.29
頭頂乳突縫合 74.18
頭頂部 6.9
頭頂弁蓋 374.28
頭頂葉 374.25;378.17
頭頂[葉]橋線維 348.27
頭半棘筋 104.17
頭板状筋 104.11
頭部
― 《副交感神経系の》 428.8
― の筋 94.2
頭毛 470.16
橈骨 58.1
橈骨栄養動脈 256.3
橈骨窩 56.27
橈骨頸 58.5
橈骨手根関節 82.24
橈骨静脈 288.31
橈骨神経 418.1
橈骨神経溝 56.15
橈骨静脈洞 58.25
橈骨粗面 58.7
橈骨体 58.6
橈骨頭
― 《浅指屈筋の》 114.8
― 《橈骨の》 58.2
橈骨動脈 256.1
橈骨輪状靱帯 82.17
橈尺靱帯結合 82.2
橈側 4.40
橈側縁《上腕の》 10.15
橈側手根屈筋 114.1
― の腱鞘 130.3
橈側側副動脈 254.31
橈側反回動脈 256.2
橈側皮静脈 288.15
洞房結節 224.13
洞房結節枝
― 《右冠状動脈の》 230.9
― 《左冠状動脈の》

230.28
洞様血管 17.28
動眼神経[脳神経III] 398.8
動眼神経核 352.2
動眼神経溝 348.5
動眼神経根《毛様体神経節の》 428.10
動眼神経枝《後交通動脈の》 246.30
動眼神経副核 352.3
動静脈吻合 17.3
動脈 17.4;228.1
― 《下肢の》 266.26
― 《上肢の》 254.8
― 《腎臓の》 184.7
― 《脳の》 242.1
動脈円錐 226.7
動脈円錐腱 224.8
動脈管 228.26
動脈管索 228.26
動脈管索リンパ節 304.8
動脈溝 20.41;34.28
動脈周囲神経叢 19.37
動脈網 17.13
動脈輪 17.7
道上棘 34.19
道上小窩 34.18
導出静脈 17.34;282.1
瞳孔 438.9
瞳孔縁 438.2
瞳孔括約筋 438.10
瞳孔散大筋 438.11
瞳孔膜 438.17
突起 14.5
鈍[角]縁枝《左冠状動脈の》 230.25

な

ナジオン 20.11
なかゆび(第三指) 10.29
内 4.32
内陰部静脈 292.1
内陰部動脈 266.13
内果 68.10
内果関節面 68.12
内果後部 10.54
内果溝 68.11
内果枝《後脛骨動脈の》 270.10
内果動脈網 270.11
内果皮下包 132.8
内果面《距骨の》 70.17
内顆粒層
― 《網膜の》 440.5
― [第IV層]《等皮質の》 384.12
内顆粒層線条《等皮質の》 384.17
内眼角 446.12
内眼球軸 434.12
内基底核《脊髄の》 320.15
内弓状線維 328.10
内胸静脈 276.14
内胸動脈 252.1
内境界層《網膜の》 440.9
内境界膜《網膜の》 440.9
内頸静脈 276.21
内頸動脈 238.15

内頸動脈神経　426.12
内頸動脈神経叢　430.4
内肛門括約筋　154.11
内後頭隆起　26.29
内後頭稜　26.30
内後腹側核《視床の》
　366.13
内枝
　─《上喉頭神経の》
　　410.11
　─《副神経の》　412.5
内耳　460.1
内耳血管　468.1
内耳孔　32.12 ; 462.20
内耳神経［脳神経 VIII］
　408.11
内耳道　32.13 ; 462.19
内耳道枝《前下小脳動脈の》
　250.21
内耳道底　462.21
内終糸　316.17
内縦筋層《排尿筋の》
　188.6
内唇《腸骨稜の》　62.21
内錐体層［第 V 層］《等皮質の》
　384.13
内錐体層線条《等皮質の》
　384.19
内髄板《レンズ核の》
　390.10
内生殖器
　─《女性の》　200.1
　─《男性の》　190.4
内精筋膜　192.5
内旋　15.28
内層
　─《視床下部の》　372.16
　─《腎髄質の》　182.34
内臓神経神経節　426.30
内臓神経叢　19.35
　─と内臓神経節　430.1
内側　4.10
内側延髄核《椎骨動脈の》
　250.17
内側縁
　─《足の》　12.6
　─《眼窩の》　22.31
　─《脛骨の》　68.7
　─《肩甲骨の》　54.14
　─《上腕骨の》　56.16
　─《腎臓の》　182.4
　─《前腕部の》　10.16
　─《大脳半球の》　18.31
　─《副腎の》　220.29
内側下《視床の》　366.4
内側下腿268.23
内側下腿皮枝《伏在神経の》
　422.10
内側顆
　─《脛骨の》　66.33
　─《大腿骨の》　66.22
内側顆間結節　66.39
内側顆上線　66.20
内側顆上枝《上腕骨の》
　56.17
内側外腸骨リンパ節
　308.23
内側眼《小脳核の》　358.24

─《上オリーブ周囲核の》
　342.21
─《副視索核［群］の》
　352.17
内側眼窩前頭枝《前大脳動脈の》　244.8
内側眼瞼交連　446.10
内側眼瞼靱帯　446.18
内側眼瞼動脈　240.22
内側脚
　─《浅鼠径輪の》　108.18
　─《大鼻翼軟骨の》
　　164.9
内側弓状靱帯　106.29
内側嗅回　378.16
内側嗅条　388.15
内側距踵靱帯　90.14
内側胸筋神経　414.28
内側区画《大腿の》　118.5
内側区動脈《固有肝動脈の》
　260.10
内側頸髄核　320.17
内側結合腕傍核　344.13
内側結節《距骨の》　70.20
内側楔状骨　72.9
内側楔状束［核］周囲核
　336.3
内側腱下包《腓腹筋の》
　132.5
内側広筋　122.23
内側後頭側頭回　378.26 ;
　378.29
内側後脈絡叢枝《後大脳動脈の》　248.11
内側根
　─《視索の》　360.26
　─《正中神経の》　416.13
内側鎖骨上神経　414.5
内側臍ヒダ　214.3
内側脚
　─《灰白隆起動脈の》
　　246.25
　─《眼窩上神経の》
　　398.24
　─《頸神経の後枝の》
　　412.13
　─《左肝管の》　160.7
　─《臍傍静脈の》　292.23
　─《上小脳動脈の》
　　250.27
　─《仙骨・尾骨神経の後枝の》　420.11
　─《脳底動脈の》　250.23
　─《腰神経の後枝の》
　　420.3
　─(V3)《右肺の中葉静脈の》　272.16
内側視床枕核　362.32
内側膝蓋支帯　88.16
内側膝状体　360.17
内側膝状体核　368.22
［内側膝状体］大細胞性内側核　368.25
［内側膝状体］背側核
　368.24
［内側膝状体］腹側核
　368.23
内側手根側副靱帯　82.29

内側縦条　380.19
内側縦束　328.14 ; 340.4 ;
　350.11
内側縦束間質核　344.8
内側縦足弓　12.9
内側楔骨枝《脛骨神経の》
　428.20
内側上オリーブ核　342.19
内側上顆
　─《上腕骨の》　56.28
　─《大腿骨の》　66.23
内側上後鼻枝《上顎神経の》
　400.18
内側上膝動脈　268.19
内側上腕筋間中隔　116.19
内側上腕皮神経　416.8
内側神経束《腕神経叢の》
　416.3
内側唇《粗線の》　66.16
内側靱帯
　─《顎関節の》　76.14
　─《距腿関節の》　90.3
内側髄板《視床の》　366.17
内［側］髄板《レンズ核の》
　390.10
内側前核《視床の》　362.23
内側前庭［神経核］脊髄路
　322.7
内側前頭回　378.2
内側前頭底動脈　244.8
内側前脳束　372.28
内側前腕神経　416.9
内側爪径溝　214.4
内側総腸骨リンパ節
　308.17
内側足縁静脈　296.23
内側足根動脈　270.3
内側足底神経　424.21
内側足底動脈　270.21
内側足背皮神経　424.7
内側［側脳室］房脈動脈
　284.7
内側側副靱帯
　─《膝関節の》　88.12
　─《肘関節の》　82.15
内側手綱核　362.15
内側帯《視床下部の》
　372.16
内側大腿回旋静脈　296.27
内側大腿回旋動脈　268.5
内側大腿筋間中隔　118.14
内側中隔核　382.8
内側中隔核コリン作動性細胞群［Ch1］　397.30
［内側］中間側副枝《外側後頭動脈の》　248.16
内側中心核《視床の》
　364.2
内側中葉区(S5)《右肺の》
　178.8
内側中葉枝(B5)《右肺の》
　174.12
内側中葉枝動脈(A5)《右肺の》　228.16
内側直筋　444.13
内側直筋制動靱帯　444.14
内側頭
　─《上腕三頭筋の》
　　112.22

─《短母趾（指）屈筋の》
　126.3
─《腓骨筋の》　124.16
内側二頭筋溝　10.6
内側乳腺枝
　─《内胸動脈の貫通枝の》
　　252.9
　─《肋間神経の》　418.27
内側肺底区(S7)
　─《右肺の》　178.11
　─《左肺の》　178.22
内側肺底枝(B7)
　─《右肺の》　174.15
　─《左肺の》　174.26
内側肺底動脈(A7)
　─《右肺の》　228.23
　─《左肺の》　228.43
内側半月　88.5
内側板
　─《耳管軟骨の》　458.21
　─《蝶形骨の》　30.3
内側皮枝
　─《胸神経の後枝の》
　　418.16
　─《肋間動脈の背枝の》
　　258.10
内側腓腹皮神経　424.16
内側鼻枝《前篩骨神経の》
　400.9
内側部
　─《視床の背内側核の》
　　364.10
　─《線条体の》　390.14
　─《側坐核の》　388.22
内側副オリーブ核　332.27
内［側］腹側核《視床の》
　364.12
内側腹側核群《視床の》
　366.1
内側腹側核群基底核《視床の》　366.2
内側腹側核群主核《視床の》
　366.3
内側壁《眼窩の》　24.4
内側房静脈　284.7
内側面
　─《脛骨の》　68.3
　─《尺骨の》　58.30
　─《精巣の》　190.9
　─《大脳半球の》　376.26
　─《肺の》　176.8
　─《披裂軟骨の》　168.20
　─《腓骨の》　68.22
　─《卵巣の》　200.4
内側毛帯　328.12 ; 340.6 ;
　350.9 ; 366.20
内側毛帯交叉　328.11
内側網様核　336.28
内側網様体脊髄路　322.9
内側野核《腹側視床の》
　368.11
内側翼突筋　96.21
内側翼突筋神経　402.15
内側隆起《第四脳室底の》
　346.4
内側稜《腓骨の》　68.24
内側裂孔リンパ節　308.26
内帯《腎髄質の》　182.31
内大脳静脈　284.2

日本語索引

内腸骨静脈　290.21
内腸骨動脈　264.9
内腸骨リンパ節　310.1
内転　15.26
内転筋　16.7
内転筋管　120.5
内転筋区画《大腿の》　118.5
内転筋結節《大腿骨の》　66.24
内転筋腱裂孔　120.7
内頭蓋底　22.2
内尿道括約筋　198.15；206.27
内尿道口　188.18；198.2；206.18
内板《頭蓋冠の》　20.37
内鼻枝
　—《眼窩下神経の》　402.11
　—《前篩骨神経の》　400.7
内腹斜筋　108.21
内腹側核《視床の》　364.12
内分泌腺　220.1
内閉鎖筋　122.12
　— の腱下包　130.13
　— の坐骨包　130.12
内閉鎖神経　422.13
内包　392.1
内包横断灰白間橋　392.2
［内包］後脚　392.8
内包後脚枝《前脈絡叢動脈の》　242.10
内包後レンズ核枝《前脈絡叢動脈の》　242.11
内包枝《前脈絡叢動脈の》　242.9
［内包］膝　392.6
［内包］前脚　392.3
内膜《血管壁の》　17.19
内面
　—《前頭骨の》　36.15
　—《頭頂骨の》　34.25
内網状層《網膜の》　440.6
内ラセン溝　466.23
内リンパ　464.3
内リンパ管　464.21
内リンパ嚢　464.2
内リンパ嚢　464.22
内肋間筋　106.19
内肋間膜　78.26；106.16
長いヒモ《指の》　116.32
軟口蓋　134.23；142.3
　— と口峡の筋　94.6
軟骨間関節　80.12
軟骨結合　14.37
軟骨結合《頭蓋の》　76.2
軟骨頭蓋　20.6
軟骨部　12.26
　—《鼻中隔の》　164.23

軟骨膜　12.29
軟膜　316.4
　—《広義の》　314.5
軟膜終糸　316.17
軟膜部《終糸の》　316.17

に

ニューロン　17.49
にのうで　2.24
二丘傍核　352.21
二次骨化点　14.22
二次性リンパ性器官　298.10
二次中臓灰白質《脊髄の》　320.14
二次弯曲　46.24
二頭筋　15.49
二頭筋橈骨包　128.19
二腹筋　15.48
二腹筋窩　44.21
二腹筋枝《顔面神経の》　406.7
二腹小葉［第VIII 半球小葉］　356.40
二腹小葉前裂　356.38
二腹小葉内側　357.43
二腹小葉内裂　356.42
二分靱帯　90.32
肉柱　224.1
肉様体　198.37
肉様膜　198.35
乳管　472.21
乳管洞　472.22
乳歯　136.13
乳腺　472.17
乳腺小葉　472.20
乳腺傍リンパ節　304.2
乳腺葉　472.19
乳頭　472.15
　—《真皮の》　470.12
乳頭陥凹《視神経乳頭の》　440.11
乳頭《心臓の》　224.3
乳頭孔　182.39
乳頭床束　372.27
乳頭線　4.53
乳頭層《真皮の》　470.11
乳頭体　360.19
乳頭外側核　372.8
乳頭［体］視床束　372.27
乳頭体上核　372.10
乳頭体動脈　246.29
乳頭内側核　372.26
乳頭［体］被蓋束　372.26
乳頭突起
　—《肝臓の尾状葉の》　156.20
　—《腰椎の》　48.34
乳頭被蓋束　372.26
乳突縁《後頭骨の》　26.10
乳突角《頭頂骨の》　34.41
乳突孔　30.21
乳突枝
　—《後耳介動脈の》　234.26
　—《後頭動脈の》　234.17
乳突小管　32.24
乳突上稜　34.17
乳突切痕　30.18

乳突洞　454.28
乳突洞口　454.21
乳突導出静脈　282.3
乳突壁《鼓室の》　454.20
乳突蜂巣　454.29
乳突傍突起　26.36
乳突リンパ節　300.4
乳び槽　312.12
乳房　472.12
乳房下部　8.8
乳房間溝　472.13
乳房体　472.16
乳房提靱帯　472.26
乳房部　8.7
乳様突起《側頭骨の》　30.17
乳様突起縁　6.13
乳輪　472.23
乳輪結節　472.25
乳輪静脈叢　288.13
乳輪腺　472.24
尿管　186.1
尿管間ヒダ　188.14
尿管口　188.16
尿管後窩　188.15
尿管枝
　—《腎動脈の》　262.33
　—《精管動脈の》　264.31
　—《精巣動脈の》　264.2
　—《卵巣動脈の》　264.5
尿管神経叢　432.3
尿細管　182.21
尿生殖隔膜　208.21
尿生殖三角　8.27
　— の部　208.6
尿生殖部　8.27
尿生殖腹膜　214.8
尿生殖裂孔　218.11
尿道《男性の》　198.1
尿道圧迫筋　208.23
尿道凹窩
　—《女性の尿道の》　206.32
　—《男性尿道の海綿体部の》　198.26
尿道海綿体　196.18
尿道海綿体小柱　196.24
尿道海綿体洞　196.26
尿道海綿体白膜　196.21
尿道球　196.19
尿道球静脈　292.7
尿道球腺　196.1
尿道球腺管　196.2
尿道球動脈　266.19
尿道舟状窩　198.24
尿道腺　198.27；206.31
尿道括約筋　208.24
尿道動脈　266.18
尿道傍管
　—《女性の尿道の》　206.33
　—《男性尿道の海綿体部の》　198.28
尿道面《陰茎の》　196.9
尿道隆起《膣の》　204.16
尿道稜
　—《女性の尿道の》　206.22
　—《男性の尿道の》

198.9
人中　134.9

ね

粘膜
　—《胃の》　148.9
　—《咽頭の》　144.20
　—《気管の》　172.26
　—《気管支の》　174.33
　—《喉頭腔の》　172.10
　—《子宮の》　202.27
　—《耳管の》　458.24
　—《女性の尿道の》　206.30
　—《小腸の》　148.24
　—《食道の》　146.15
　—《腎盤の》　184.35
　—《精管の》　192.16
　—《精嚢の》　192.22
　—《大腸の》　150.27
　—《胆嚢の》　160.18
　—《男性の尿道の》　198.17
　—《男性尿道の隔膜部の》　198.22
　—《男性尿道の海綿体部の》　198.31
　—《膣の》　204.11
　—《尿管の》　186.7
　—《鼻腔の》　164.34
　—《膀胱の》　188.12
　—《卵管の》　200.33
粘膜下神経叢　432.12
粘膜下組織
　—《胃の》　148.8
　—《咽頭の》　144.19
　—《気管支の》　174.32
　—《小腸の》　148.23
　—《食道の》　146.14
　—《大腸の》　150.26
　—《膀胱の》　188.11
粘膜筋板
　—《胃の》　148.11
　—《小腸の》　148.25
　—《食道の》　146.16
　—《大腸の》　150.28
粘膜ヒダ《胆嚢の》　160.19

の

ノルアドレナリン作動性細胞群　326.1
　—《黒質緻密部の》　396.12
　—《腹側被蓋野の》　396.15
　—《網様体の》　396.9
脳　326.1
　— の静脈　282.10
　— の動脈　242.1
脳幹　326.9
脳幹静脈　284.12
脳弓　372.22；380.28
脳弓下器官　362.3；382.10
脳弓脚　380.33
脳弓交連　380.34
脳弓周囲核　372.4
脳弓体　380.32
脳弓柱　380.29
脳弓ヒモ　380.35

脳クモ膜　314.21
脳硬膜　314.7
脳室周囲核　370.24
脳室周囲域　372.15
脳室周囲視索前域核　370.9
脳室周囲帯　372.15
脳神経　19.31；398.2
　─の感覚性神経節　18.39
脳神経0［終神経］　398.3
脳神経I［嗅神経］　398.5
脳神経II［視神経］　398.7
脳神経III［動眼神経］　398.8
脳神経IV［滑車神経］　398.12
脳神経V［三叉神経］　398.13
脳神経VI［外転神経］　404.18
脳神経VII［顔面神経］　406.1
脳神経VIII［内耳神経；前庭蝸牛神経］　408.1
脳神経IX［舌咽神経］　408.15
脳神経X［迷走神経］　410.1
脳神経XI［副神経］　412.1
脳神経XII［舌下神経］　412.8
脳神経核　17.56
脳脊髄液　314.20
脳脊髄神経節　18.37
脳底溝　338.4
脳底静脈　282.26
脳底静脈叢　280.12
脳底動脈　250.19
脳頭蓋　20.4
脳軟膜　316.5
脳梁　380.12
脳梁縁動脈　244.10
脳梁灰白層　380.17
脳梁幹　380.15
脳梁溝　376.28
脳梁膝　380.14
脳梁周［囲］槽　314.31
脳梁周動脈　244.16
脳梁線維　394.18
脳梁中動脈　244.5
脳梁吻　380.13
脳梁放射　380.13
脳梁膨大　380.16
嚢状型［腎杯の］　184.32
嚢状陥凹
　─《下橈尺関節の》　82.22
　─《肘関節の》　82.19

は

バジオン　26.4
破裂孔　22.12
馬尾　19.29
排出管
　─《精嚢の》　192.23
　─《涙腺の》　448.15
排尿筋　188.1
排尿時内尿道口　198.4；
206.20
背　2.20
背外側核
　─《橋の》　338.29
　─《視床の》　362.26
　─《脊髄の》　318.23
背外側孤束核　334.10
背外側被蓋核　352.18
背外側部《視索上核の》　370.13
背内側核　324.2
背側《脊髄の中間柱の》　320.24
背枝
　─《第二肋間動脈の》　254.6
　─《腰動脈の》　258.28
　─《肋下動脈の》　258.22
　─《肋間動脈の》　286.31
　─《肋間動脈の》　258.9
背側　4.15
背側延髄静脈　284.26
背側灰白交連《脊髄の》　324.26
背［側］外側核《視床の》　362.26
背側核
　─《視床下部の》　370.21
　─《動眼神経副核の》　352.6
　─《内側膝状体核の》　368.24
　─《副視索核群の》　352.15
背［側］核《脊髄の中間柱の》　320.24
背側結節《橈骨の》　58.17
背側楔間靭帯　90.29
背側楔舟靭帯　90.35
背側楔立靭帯　90.30
背側肩甲静脈　288.4
背側孤束核　334.9
背側骨間筋
　─《足の》　126.15
　─《手の》　116.13
背側三叉神経視床路　340.15
背側指神経
　─《尺骨神経の》　416.24
　─《橈骨神経の》　418.10
背側指動脈　256.10
背側視交叉上交連　372.20
背側視床　360.8
背側趾（指）静脈　296.16
背側趾（指）神経
　─《深腓骨神経の》　424.12
　─《浅腓骨神経の》　424.9
背側趾（指）動脈　270.6
背側手根骨間靭帯　82.34
背側手根腱網　128.24
背側手根枝
　─《尺骨動脈の》　256.28
　─《橈骨動脈の》　256.7
背側手根中手靭帯　84.7
背側手根動脈網　256.8
背側縦束　328.15；340.5；
350.13；372.19
背側踵立方靭帯　90.36
背側正中傍枝《延髄の》　332.29
背側脊髄小脳路　324.1；
330.11
背側線条体　390.17
背側前核《視床の》　362.22
背側足根靭帯　90.27
背側足根中足靭帯　92.10
背側淡蒼球　390.20
背側中隔核　382.6
背側中手静脈　288.25
背側中手靭帯　84.11
背側中手枝　256.9
背側中足静脈　296.15
背側中足靭帯　92.15
背側中足枝　270.5
背側聴条　340.24
背側橈骨手根靭帯　82.25
背［側］内側核《視床の》　364.8
背側乳頭体前核　372.7
背側脳梁枝《内側後頭動脈の》　248.19
背側白交連《脊髄の》　324.28
背側板《主オリーブ核の》　332.22
背側被蓋核　344.15
背側被蓋交叉　350.25
背側被蓋野コリン作動性細胞群［Ch5, Ch6, Ch8］　397.34
背側部
　─《後交連核の》　352.12
　─《中心網様核の》　336.26
　─［第III 小葉］　356.12
　─［第III 半球小葉］　356.15
　─［第V 小葉］　356.20
　─［第V 半球小葉］　356.23
背側副オリーブ核　332.26
背側縫線核　344.27；
354.15
背側縫線核セロトニン作動性細胞群［B7］　396.27
背側傍片葉［第 VIII B 半球小葉］　357.43
背側面
　─《肩甲骨の》　54.6
　─《指の》　10.33
　─《趾（指）の》　12.19
背側野核《腹側視床の》　368.12
背側立方舟靭帯　90.31
背内側核
　─《橋の》　338.30
　─《三叉神経主感覚核の》　342.9
　─《視床下部の》　370.22
　─《視床下部背側野の》　370.17
　─《視床の》　364.8
　─《脊髄の》　318.25
背内側部
　─《視索上核の》　370.14
　─《赤核の》　352.27
背部の筋　100.11
肺　176.1
肺間膜　180.19
肺胸膜　180.4
肺区域　178.1
肺溝　52.40
肺根　176.16
肺枝《肺神経叢の》　430.16
肺静脈　272.2
肺静脈節　226.23
肺神経叢　410.21；430.15
肺舌静脈《左肺の》　274.1
肺舌動脈《左肺の》　228.35
肺尖　52.40
肺尖区(S1)《右肺の》　178.3
肺尖後区(S12)《左肺の》　178.16
肺尖後枝(B12)《左肺の》　174.20
肺尖後静脈(V12)《右肺の》　272.29
肺尖枝(B1)《右肺の》　174.7
肺尖静脈(V1)《右肺の》　272.5
肺尖枝(A1)
　─《右肺の》　228.8
　─《左肺の》　228.28
肺底　176.4
肺底動脈
　─《右肺の》　228.20
　─《左肺の下葉動脈の》　228.40
肺動脈　228.2
肺動脈幹　228.2
肺動脈口　222.35
肺動脈洞　228.3
肺動脈分岐部　228.5
肺動脈弁　226.8
肺内血管　176.23
肺内リンパ節　304.16
肺面《心臓の》　222.19
肺門　176.15
白交通枝　426.8
白質　18.1
　─《延髄の》　328.2
　─《橋底部の》　338.12
　─《橋被蓋の》　340.2
　─《視床下部の》　372.18
　─《視床の》　366.15
　─《脊髄の》　318.13；
322.1
　─《中脳被蓋の》　350.2
白線　108.26
白線補束　108.28
白体　200.18
白脾髄　298.16
白膜
　─《精巣の》　190.21
　─《卵巣の》　200.10
薄筋　122.30
薄片状裂　356.35
薄小葉　356.37
薄束　324.17；326.29；
328.8
薄束核　332.2
薄束［核］脊髄線維　324.20

薄束結節　326.30
麦粒軟骨　166.35
反回硬膜枝《眼動脈の》
　240.8
反回骨間動脈　256.27
反回枝《脊髄神経の》
　19.25
反回神経　410.15
　―（下喉頭神経）との交通
　　枝《上喉頭神経の》
　　410.12
反屈束　362.13
反転靱帯《鼡径靱帯の》
　108.16
反転頭《大腿直筋の》
　122.20
半羽状筋　16.1
半関節　15.24
半奇静脈　286.20
半規管　464.8
半規管静脈　468.11
半棘筋　104.14
半月　472.5
半月核《視床下部の》
　370.23
半月小葉《小脳の》　356.31
半月神経節《三叉神経の》
　398.15
半月線　108.29
半月束　324.16
半月ヒダ　142.8
半月弁結節
　―《大動脈弁の》　226.36
　―《肺動脈弁の》　226.12
半月弁交連
　―《大動脈弁の》　226.38
　―《肺動脈弁の》　226.14
半月弁半月
　―《大動脈弁の》　226.37
　―《肺動脈弁の》　226.13
半月裂孔　38.18；166.3
半腱様筋　124.5
半膜様筋　124.6
　―の滑液包　132.6
帆小帯　338.7
伴行静脈　17.32
板　17.60
　―《輪状軟骨の》　168.3
板間管　20.36
板間枝《眼窩動脈の》
　240.16
板間静脈　280.26
板間層　20.35
板状筋　104.10

ひ

ヒダ柱　204.13
ヒダと陥凹　212.1
ヒモ（腱の）　116.31；
　126.23
ヒモ傍核　364.14
ヒラメ筋　124.17
　―［の］腱弓　120.11
ヒラメ筋線　68.5
ひかがみ　10.46
ひとさしゆび（第二指）
　10.28
皮下滑液包　16.38
皮下組織　472.17

　―《腹部の》　110.17
皮下転子包　130.7
皮下《外肛門括約筋の》
　154.16；218.14
皮筋　16.5
皮枝
　―《混合神経の》　19.17
　―《閉鎖神経の前枝の》
　　420.30
皮質
　―《胸腺の》　298.7
　―《腎臓の》　182.16
　―《副腎の》　220.32
　―《リンパ節の》　298.38
皮質核線維
　―《延髄の》　328.5
　―《橋の》　338.15
　―《大脳脚の》　348.23
　―《中脳の》　350.6
　―《内包膝の》　392.7
皮質橋線維　338.17；
　348.24
皮質骨　12.23
皮質視蓋線維　392.23
皮質視床線維　392.13
皮質脊髄線維　392.11
皮質脊髄線維　328.4；
　338.14；348.22；392.12
皮質中脳線維　350.27
皮質迷路　182.17
皮質網様体線維　328.6；
　338.16；348.29；392.10
皮静脈　17.33
皮膚　470.2
皮膚支帯　470.5
皮膚小溝　470.3
皮膚小稜　470.4
皮膚筋　470.29
披裂間切痕　170.26
披裂間ヒダ《声門裂の》
　172.8
披裂関節面《輪状軟骨の》
　168.4
披裂喉頭蓋ヒダ　170.25
披裂喉頭蓋部《斜披裂筋の》
　170.21
披裂軟骨　168.11
［披裂軟骨］尖　168.22
［披裂軟骨］底　168.13
非重属部《排尿筋の》
　188.2
泌尿器系　182.1
被蓋交叉　350.24
被殻　390.7
被覆筋膜　16.25
　―《腹部の》　110.10
被膜
　―《脾臓の》　298.12
　―《リンパ節の》　298.35
被膜枝
　―《腎動脈の》　262.24
　―《直細動脈の》　184.15
被膜静脈　290.9
脾陥凹《網嚢の》　212.7
脾間腸間膜　210.37
脾枝《脾動脈の》　260.37
脾静脈　294.11
脾神経叢　430.22
脾腎ヒダ　210.34

脾髄　298.14
脾前膜　210.31
脾臓　298.11
脾柱　298.13
脾洞　298.29
脾動脈　260.26
脾門　298.31
脾リンパ小節　298.31
脾リンパ節　306.26
腓骨　68.15
腓骨栄養動脈　270.20
腓骨回旋枝《後脛骨動脈の》
　270.9
腓骨関節面　66.35
腓骨筋滑車　72.5
腓骨筋区画　118.10
腓骨筋の総腱鞘　132.22
腓骨頚　68.19
腓骨筋　296.35
腓骨切痕　68.13
腓骨体　68.20
腓骨頭　68.16
腓骨頭関節面　68.17
腓骨頭尖　68.18
腓骨動脈　270.14
腓骨リンパ節　310.29
腓側　4.42
腓側交通枝《総腓骨神経の》
　424.4
腓側足根腱鞘　132.21
腓腹　2.41
腓腹筋　124.14
　―の外側腱下包　132.4
　―の内側腱下包　132.5
腓腹交通枝《総腓骨神経の》
　424.4
腓腹静脈　296.31
腓腹神経　424.17
腓腹動脈　268.21
腓腹部　10.50
尾《精巣上体の》　190.35
尾骨　50.39
尾骨窩　8.21；470.33
尾骨角　50.40
尾骨筋　218.12
尾骨小体　258.34
尾骨神経　422.29
尾骨神経叢　422.30
尾骨部　316.16
尾状核　390.2
尾状核静脈　284.9
尾状核体　390.3
尾状核頭　390.4
尾状核尾　390.5
尾状核枝《前脈絡叢動脈の》
　242.13
尾状核レンズ核灰白間橋
　392.2
尾状突起《肝臓の尾状葉の》
　156.21
尾状葉《肝臓の》　156.19；
　158.11；158.12
尾状葉枝《門脈の左枝の》
　292.19
尾状葉動脈　260.5；260.9
尾髄　318.6
尾髄［第1-第3尾髄節］
　318.5

尾側　4.21
尾側亜核《三叉神経脊髄路
　核の》　332.12
尾側橋網様核　344.18
尾側線維《垂直後頭束の》
　394.13
尾側線状核　354.18
尾側部《視床の外側腹側核
　の》　366.8
尾［側］部《三叉神経脊髄路
　核の》　332.12
尾椎［1-4］　50.39
眉　446.1
眉間　36.6
眉弓　36.5
眉毛　470.17
眉毛下制筋　94.25
鼻　2.11；164.2
鼻中隔　24.21；166.7
鼻外側枝《顔面動脈の》
　234.14
鼻棘《前頭骨の》　36.20
鼻翼　94.15
鼻腔　24.12；164.18
鼻腔面
　―《口蓋骨の》　42.17；
　　42.28
　―《上顎骨の》　40.17
鼻限　164.27
鼻口蓋神経　400.19
鼻口蓋動脈　238.14
鼻甲介海綿叢　164.33
鼻甲介稜
　―《口蓋骨の》　42.23
　―《上顎骨の》　40.19
鼻骨　38.28
鼻骨縁《前頭骨の》　36.21
鼻骨間縫合　74.32
鼻骨孔　38.30
鼻骨上顎縫合　74.33
鼻根　164.3
鼻根筋　94.14
鼻唇溝　6.24
鼻唇リンパ節　300.12
鼻切痕　40.10
鼻尖　164.5
鼻腺　164.37
鼻前庭　164.26
鼻前頭静脈　286.3
鼻中隔　164.21；164.22
鼻中隔下制筋　94.18
鼻中隔可動部　164.10
鼻中隔枝《顔面動脈の》
　234.13
鼻中隔軟骨　164.14
鼻堤　164.38
鼻軟骨　164.7
鼻粘膜嗅部　434.3
鼻背　164.4
鼻背動脈　240.27
鼻部　6.23
　―《咽頭の》　142.27
　―《前頭骨の》　36.19
鼻毛　470.21
鼻毛様体根《毛様体神経節
　の》　400.2
鼻毛様体神経　400.1
　―と毛様体神経節との交
　　通枝　428.12

鼻毛様体神経根〜閉鎖溝　509

鼻毛様体神経根　428.12
鼻翼　164.6
鼻翼《鼻筋の》　94.17
鼻稜
　—《口蓋骨の》　42.32
　—《上顎骨の》　42.2
鼻涙管　24.11；448.21
鼻涙管開口部　166.5
鼻涙管口　24.18
鼻涙管ヒダ　448.22
「膝-」⇒「しつ-」の項
「肘-」⇒「ちゅう-」の項
「左-」⇒「さ-」の項
筆毛動脈　298.30
表皮　470.9
描円　15.29

ふ

ブドウ膜　436.6
ブドウ膜部《強膜の》　434.21
ブレグマ　20.15
プテリオン　20.20
プルキンエ細胞層《小脳皮質の》　358.17
ふくらはぎ　2.41
不確帯　368.14
不確帯周囲野核群《腹側視床の》　368.10
不確帯ドーパミン作動性細胞群[A13]　396.18
不確縫線核　336.30
不確縫線核セロトニン作動性細胞群[B2]　396.22
不規則骨　12.35
不対甲状腺静脈叢　274.34
不対神経節　428.5
不等な関節　470.9
不動関節　14.25
付属肢骨格　12.31
付着　15.39
付着歯肉組織　138.45
付着板《側脳室の》　382.17
浮遊肋[11-12]　52.5
伏在枝《下行膝動脈の》　268.2
伏在神経　422.8
伏在裂孔　118.15
副横隔神経　414.11
副眼窩　444.1
副楔状束核　332.9
[副]楔状束核小脳線維　330.12
副楔状束前核　332.10
副甲状腺　220.20
副交感神経　428.7
副交感神経根
　—《顎下神経節の》　428.20
　—《骨盤神経節の》　428.30
　—《耳神経節の》　408.29；428.25
　—《毛様体神経節の》　428.10
　—《翼口蓋神経節の》　406.20；428.16
副交感神経節　19.5
副咬頭　136.32

副硬膜枝《中硬膜動脈の》　236.18
副睾丸　190.31
副根《歯の》　138.30
副視索核[群]　352.14
副耳下腺　136.10
副小葉《胸腺の》　298.9
副上皮小体　220.23
副神経[脳神経XI]　412.1
副神経核　318.27
副神経幹　412.4
副神経リンパ節　302.12
副腎　220.24
副腎圧痕《肝臓の》　156.12
副腎上体　220.34
副腎神経叢　430.25
副膵　162.18
副膵管　162.17
副髄板《線条体の》　390.13
副椎骨静脈　276.11
副橈側皮静脈　288.17
副側脊椎《脊椎の》　48.32
副乳　472.14
副乳房　472.14
副半奇静脈　286.21
副脾　220.34
副鼻帯　368.14
副鼻腔　166.9
副鼻軟骨　164.13
副伏在静脈　296.7
副門甲状腺　220.23
副副腎　220.34
副閉鎖静脈　292.11
副閉鎖神経　422.4
副閉鎖神経叢　266.31
副涙腺　448.12
復位　15.35
腹　2.18
腹横筋　108.23
腹外側核
　—《三叉神経主感覚核の》　342.10
　—《脊髄の》　318.20
腹外側孤束核　334.12
腹外側皮枝《肋間神経の》　418.24
腹腔　2.52；2.53；210.2
　—と骨盤腔　210.1
腹腔枝《後迷走神経幹の》　410.31
腹腔神経節　430.26
腹腔神経叢　430.20
腹腔動脈　258.35
腹腔動脈十二指腸部《十二指腸提筋の》　150.13
腹腔リンパ節　306.15
腹前皮枝《肋間神経の》　418.28
腹-臓側リンパ節　306.14
腹側　4.14
腹側灰白交連《脊髄の》　324.25
腹側核
　—《橋の》　338.23
　—《内側膝状体核の》　368.23
腹側基底核群《視床の》　364.26
腹側橋網様体脊髄路　340.25

腹側孤束核　334.11
腹側三叉神経視床路　340.14
腹側視交叉上交連　372.32
腹側視床　360.14；368.8
腹側[主]核《内側膝状体核の》　368.23
腹側脊髄小脳路　322.25；330.4；340.26
腹側線条体　388.19；390.18
腹側前核《視床の》　362.24
腹側淡蒼球　388.18；390.21
腹側聴条　340.22
腹側乳頭体前核　372.11
腹側脳室周囲核　370.4
腹側白交連《脊髄の》　324.27
腹側板《主オリーブ核の》　332.23
腹側被蓋核　344.5；354.3
腹側被蓋交叉　350.26
腹側被蓋野アミン作動性細胞群[A10]　396.13
腹側部
　—《後交連核の》　352.10
　—《中心網様核の》　336.27
　—[第II小葉]《小脳中心小葉の》　356.11
　—[第II半球小葉]《小脳の中心小葉翼の》　356.14
　—[第IV小葉]《山頂の》　356.18
　—[第IV半球小葉]《小脳の前四角小葉の》　356.22
腹側傍片葉[第IX半球小葉]　357.46
腹側網様体脊髄路　330.3
腹側野核《腹側視床の》　368.13
腹大動脈　258.24
腹大動脈神経叢　430.18
腹直筋　108.5
腹直筋鞘　108.7
腹内側核
　—《視床下部の》　370.28
　—《脊髄の》　318.22
　—《動眼神経副核の》　370.15
腹内側部《視索上核の》　370.15
腹内側下静脈　276.16
腹部
　—《胸管の》　312.11
　—《食道の》　146.6
　—《大胸筋の》　106.6
　—《尿管の》　186.2
　—《末梢自律神経叢と末梢自律神経節の》　430.17
　—の筋　108.4
　—の筋膜　108.32
　—の臓側筋膜　108.33
　—の皮下組織　110.17
　—の被覆筋膜　110.10

—の壁側筋膜　108.37
—のリンパ節　306.1
腹-壁側リンパ節　306.2
腹膜　210.9
腹膜外筋膜　108.35；216.9
腹膜外隙　210.4
腹膜外鞘部　108.36；216.10
腹膜腔　210.8
腹膜後隙　210.5
腹膜垂　152.10
複関節　15.14
吻合血管　17.25
吻合心房枝《左冠状動脈の》　230.23
吻側　4.22
吻側亜核《三叉神経脊髄路核の》　332.17
吻側橋網様核　344.19
吻側線状核　354.19
吻側部
　—《楔状束核の》　332.8
　—《三叉神経脊髄路核の》　332.17
　—《視床の外側腹側核の》　366.7
　—《薄束核の》　332.4
吻背側亜核《薄束核の》　332.5
噴門　146.24
噴門口　146.25
噴門切痕　146.28
噴門リンパ輪　306.17
分界溝
　—《右心房の》　224.33
　—《舌の》　140.19
分界条　382.16
分界条床核　386.29
分界条線維　372.21
分界静脈　284.4
分界切痕　450.26
分界切痕部　452.9
分界線《骨盤の》　64.20
分界稜《右心房の》　224.23
分子層
　—《歯状回の》　386.8
　—《小脳皮質の》　358.18
　—[第I層]《等皮質の》　384.9
　—と網状層《海馬の》　386.2
分子層線条《等皮質の》　384.15
分枝型《腎盤の》　184.26
分離索　346.11

へ

ヘンレループの細い部　182.24
平衡砂　464.28
平衡砂膜　464.27
平衡聴覚器　460.2
平衡斑　464.24
平衡斑条　464.29
平面腹腔　15.15
閉鎖管　86.5
閉鎖筋膜　216.13
閉鎖孔　62.10
閉鎖溝　64.10

510 閉鎖静脈～毛様体

日本語索引

閉鎖静脈　290.24
閉鎖神経　420.28
閉鎖脈　264.16
　—との吻合枝《下腹壁動脈の》　266.30
閉鎖膜　86.4
閉鎖リンパ節　308.30
閉鎖稜　64.9
閉塞部《精管動脈の》　264.33
壁側胸膜　180.7
壁側筋膜　16.20
　—《胸部の》　106.23
　—《腹部の》　108.37
壁側骨盤筋膜　216.11
壁側板
　—《漿膜性心膜の》　222.7
　—《精巣の》　190.14
壁側腹膜　210.12
壁内部
　—《女性の尿道の》　206.21
　—《男性の尿道の》　198.5
　—《尿管の》　186.4
壁板《脳梁の》　380.23
片葉[第 X 半球小葉]　358.6
片葉脚　358.5
片葉小節葉　358.3
辺縁核《脊髄の》　320.6
辺縁洞　26.35
辺縁部
　—《三叉神経脊髄路核の》　332.13
　—《帯状溝の》　376.30
辺縁葉　380.1
辺縁隆線《歯の》　136.40
扁桃陰窩　142.15
扁桃窩　142.9
扁桃枝
　—《顔面動脈の》　234.8
　—《小口蓋神経の》　400.24
　—《舌咽神経》　408.27
扁桃周囲皮質　386.25
扁桃小窩　142.14
扁桃上窩　142.10
扁桃体　386.12
扁桃体海馬野　386.14
扁桃体外側核　386.22
扁桃体外側基底核　386.17
扁桃体間質核　386.21
扁桃体嗅皮質移行野　386.15
扁桃体枝《前脈絡叢動脈の》　242.16
扁桃体[体]周囲皮質　386.25
扁桃体前障野　386.13
扁桃体中心核　386.23
扁桃体内側核　386.23
扁桃体内側基底核　386.18
扁桃体皮質核　386.20
扁桃体レンズ核下部　386.30
扁桃[内]裂　142.13
扁桃被膜　142.12
扁平筋　15.44

扁平骨　12.34
弁　17.21
弁蓋部《下前頭回の》　374.18
弁上稜　228.4；230.4

ほ

ほほ　2.10
保護歯胸周組織　138.44
母指　10.27
　—の手根中手関節　84.9
母指球　10.23
母指主動脈　256.11
母指対立筋　116.5
母指内転筋　116.6
母趾(指)　12.15
母趾(指)外転筋　126.1
母趾(指)内転筋　126.5
方形回内筋　114.11
方形筋　15.47
方形筋結節　66.12
方形鞍帯　82.18
方形葉《肝臓の》　156.18
包皮　196.14
包皮小帯　196.15
包皮腺　196.31
放線冠　392.25
放線貫通動脈《腎臓の》　184.13
放線状胸肋鞍帯　80.14
放線状手根鞍帯　82.33
放線状線維《毛様体筋の》　436.22
放線状《海馬》　386.5
放線状肋骨頭鞍帯　80.4
放線層《海馬》　386.5
胞状垂《卵巣上体の》　204.21
胞状卵胞　200.14
縫工筋　122.16
　—の腱下包　130.26
縫合　14.30
　—《頭蓋》　74.7
縫合骨　20.42
縫線《会陰》　208.2
縫線核[群]
　—《延髄の》　336.29
　—《橋被蓋の》　344.23
　—《中脳被蓋の》　354.14
房《側脳室の》　382.22
房室結節　224.14
房室結節三角　224.10
房室枝
　—《右冠状動脈の》　230.15
　—《左冠状動脈の》　230.29
房室枝
　—《右冠状動脈の》　230.7
　—《左冠状動脈の》　230.24
房室束　224.15
房室束幹　224.16
房室中隔　222.30
紡錘状筋　15.43
傍海馬台　384.22
傍結腸動脈　262.16
傍索状体　328.22

傍正中橋枝《脳底動脈の》　250.23
傍正中脳　4.64
傍尿道腺組織部《前立腺の》　194.4
帽状腱膜　94.13
膀胱　186.8
膀胱外側鞍帯　216.22
膀胱頸　186.13
膀胱頸部《排尿筋の》　188.3
膀胱後リンパ節　310.9
膀胱三角　188.13
膀胱三角筋　186.17
膀胱子宮窩　214.11
膀胱上窩　214.2
膀胱静脈　290.28
膀胱静脈叢　290.29
膀胱神経叢　432.26
膀胱垂　188.17
膀胱尖　186.9
膀胱前立腺筋　188.9
膀胱前リンパ節　310.8
膀胱体　186.11
膀胱底　186.12
膀胱陥凹　214.9
膀胱傍リンパ節　310.7
膨大[部]《十二指腸の》　150.3
膨大部括約筋《胆膵管の》　160.27
膨大部脚　464.14
膨大部憩室《精管の》　192.13
膨大部溝　464.31
[膨大部]頂　464.32
膨大部稜　464.30
「頬-」⇒「きょう-」の項

ま

まえうで　2.26
まつげ　446.15
まぶた　446.2
膜間部《声門裂の》　172.6
膜状層《会陰皮下層の》　208.10
膜性頭蓋　20.7
膜性板《耳管軟骨の》　458.23
膜性部　12.27
　—《心室中隔の》　222.29
膜性壁《気管の》　172.23
膜部《鼻中隔の》　164.22
膜迷路　464.1
膜様層
　—《皮下組織の》　472.33
　—《腹部皮下組織の》　110.18
末梢　4.39
末梢自律神経叢と末梢自律神経節　430.1
末梢神経系　18.33；398.1
末節骨
　—《足の》　72.25
　—《手の》　60.24
末節骨粗面
　—《足の》　72.26
　—《手の》　60.25

み

味覚器　468.21
味孔　468.23
味蕾　468.22
眉間　36.6
「右-」⇒「う-」の項
短いヒモ《指の》　116.33
脈管
　—《神経の》　17.30
　—《脈管の》　17.29
　—の神経　19.38
　—の脈管　17.29
脈絡外隙　436.9
脈絡糸球　316.11
　—《側脳室の》　382.24
脈絡上板　436.8
脈絡組織《第四脳室の》　346.16
脈絡叢
　—《側脳室の》　382.20
　—《第四脳室の》　346.15
脈絡ヒモ《側脳室の》　382.21
脈絡膜　436.7
脈絡膜血管　436.13
脈絡毛細管板　436.11
脈絡裂《側脳室の》　382.19

む，め

無漿膜野《肝臓の横隔面の》　154.25
無名質　388.6
無名質・基底核・扁桃体・嗅結節コリン作動性細胞群 [Ch4]　397.33
めがしら　446.12
めじり　446.11
迷管《精巣上体の》　190.37
迷走神経 [脳神経 X]　410.1
　—との交通枝《中間神経の》　406.25
迷走神経交連枝　334.23
迷走神経三角　346.9
迷走神経耳介枝との交通枝《鼓室神経叢の》　408.23
迷走神経背側核　332.30
迷路静脈　280.20；468.20
迷路動脈　250.21；468.2
迷路壁《鼓室の》　454.8

も

毛　470.14
毛渦　470.27
毛細[血]管　17.26
毛細リンパ管　17.45
毛細リンパ管網　17.46
毛十字　470.28
毛帯　18.6
毛帯上核　344.16
毛帯層《上丘の》　354.34
毛帯内核　336.2
毛帯層　344.21
毛包　470.24
毛包束《眼輪筋の眼瞼部の》　94.21
毛様体　436.14

毛様体縁《虹彩の》 438.3
毛様体冠 436.15
毛様体縁 436.19
毛様体小帯《水晶体の》 442.15
毛様体静脈 286.7
毛様体神経節 428.9
— との交通枝《鼻毛様体神経の》 400.2
— の感覚根 400.2
— の鼻毛様体根 400.2
— への枝 398.11
— への動眼神経根 428.10
毛様体神経節副交感根 398.11
毛様体突起 436.16
毛様体ヒダ 436.17
毛様体輪 436.18
毛流 470.26
盲結腸前筋膜 150.39
盲孔《前頭骨の》 36.18
盲腸 150.30
盲腸血管ヒダ 212.19
盲腸後陥凹 212.22
盲腸後リンパ節 308.6
盲腸前リンパ節 308.5
盲腸ヒダ 212.23
網状層
— 《海馬の》 386.2
— 《真皮の》 470.13
網状膜《ラセン器の》 466.22
網嚢 212.2
網嚢孔 212.3
網嚢孔リンパ節 306.32
網嚢前庭 212.4
網膜 438.19
網膜血管 440.26
網膜虹彩部 438.22
網膜視床下部路 372.33
網膜視部 438.24
網膜中心静脈 286.10；440.28
網膜中心動脈 240.2；440.27
網膜毛様体部 438.21
網膜盲部 438.20
網様核［群］
— 《延髄の》 336.12
— 《橋被蓋の》 344.17
— 《視床の》 364.24
— 《中脳の》 354.7
網様体 18.13
網様体アミン作動性細胞群 [A8] 396.7
網様体脊髄線維 322.8
網様部《黒質の》 348.33
門
— 《副腎の》 220.30
— 《リンパ節の》 298.37
門［静］脈 292.13

や，ゆ

薬指 10.30
輸出細動脈《糸球体の》 184.12
輸入細動脈《糸球体の》 184.11
有郭乳頭 140.16
有鉤骨 60.13
有鉤骨筋 60.14
有頭骨 60.12
幽門 146.34
幽門下リンパ節 306.21
幽門括約筋 148.6
幽門管 146.33
幽門口 146.35
幽門後リンパ節 306.22
幽門枝《迷走神経幹の》 410.27
幽門上リンパ節 306.20
幽門前静脈 292.29
幽門洞 146.32
幽門部《胃の》 146.31
幽門平面 6.2
幽門リンパ節 306.19
指 2.32；10.26
— の滑液鞘 116.30
— の腱鞘 130.5
— の掌面 10.32
— の線維鞘 116.27
— の背面 10.33

よ

葉
— 《胸腺の》 298.5
— 《甲状腺の》 220.12
葉下枝《右肺の後上葉静脈の》 272.12
葉間溝 374.4；376.27
葉間静脈《腎臓の》 184.17
葉間動脈《腎臓の》 184.8
葉面面《肺の》 176.11
葉気管支と区域気管支 174.5
葉状乳頭 140.17
腰回旋筋 104.23
腰外側横突間筋 102.3
腰棘間筋 104.2
腰筋筋膜 110.3
腰枝《腸腰動脈の》 264.11
腰静脈 286.28；290.3
腰神経 [L1–L5] 420.1
腰神経叢 428.1
腰神経叢 420.17
腰髄 318.4
腰髄節［第 1–第 5 腰髄節］ 318.4
腰仙関節 78.16
腰仙骨神経幹 422.11
腰仙骨神経叢 420.16
腰［仙］膨大 316.21
腰多裂筋 104.19
腰腸肋筋 102.12
腰椎 [L1–L5] 48.31
腰椎槽 316.3
腰椎部《横隔膜の》 106.25
腰動脈 258.27
腰内臓神経 428.2
腰内側横突間筋 104.6
腰部 8.24
— 《胸最長筋の》 102.18
— 《腰腸肋筋の》 102.13
腰部前弯 46.26
腰方形筋 108.31
腰方形筋筋膜 104.29
腰膨大 316.21

腰リンパ本幹 312.13
腰肋 52.26
腰肋三角 108.2
腰肋靱帯 80.10
翼棘突起 30.13
翼口蓋窩 20.26
翼口蓋神経節 428.14
— の感覚根 400.15；428.18
— の副交感神経根 406.20
— への神経節枝 400.15
翼上顎裂 20.27
翼状靱帯 78.8
翼状突起 30.1
翼状ヒダ《膝蓋下滑膜ヒダの》 88.10
翼突咽頭部《上咽頭収縮筋の》 144.26
翼突下顎縫線 144.24
翼突窩 30.5
翼突管 30.12
翼突管静脈 278.26
翼突管神経 406.22；428.15
翼突管動脈 238.5；238.20
翼突棘靱帯 74.5
翼突筋窩 46.15
翼突筋枝《後深側頭動脈の》 236.29
翼突筋静脈叢 278.23
翼突筋粗面 46.4
翼突鉤 30.10
翼突窩 30.11
翼突硬膜動脈 236.25
翼突切痕 30.4
翼部《鼻筋の》 94.17

ら

ラセン器 466.21
ラセン血管 466.13
ラセン孔列 462.29
ラセン枝《子宮動脈の》 266.4
ラセン神経節 408.14；466.25
ラセン靱帯《蝸牛管の》 466.9
ラセン板《陰茎の》 196.27
ラセン板縁 466.14
ラセン板鉤 462.7
ラセンヒダ《胆嚢管の》 160.21
ラセン膜《蝸牛管の》 466.10
ラセン膜《蝸牛管の》 466.7
ラムダ 20.17
ラムダ縫合 26.11
ラムダ［状］縫合 74.10
卵円窩《心臓の》 224.25
卵円窩縁 224.27
卵円孔
— 《心臓の》 224.26
— 《蝶形骨の》 28.36
卵円孔静脈叢 282.7
卵円孔弁 226.22
卵管 200.21

卵管間膜 214.14
卵管峡部 200.27
卵管采 200.24
卵管子宮口 200.29
卵管枝
— 《子宮動脈の》 266.8
— 《卵巣動脈の》 264.6
卵管端《卵巣の》 200.8
卵管ヒダ 200.34
卵管腹腔口 200.22
卵管膨大部 200.26
卵管漏斗 200.23
卵丘 200.36
卵形嚢 464.5
卵形嚢管 464.19
卵形嚢陥凹 460.5；464.6
卵形嚢神経 408.7
卵形嚢斑 464.25
卵形嚢膨大部神経 408.6
卵巣 200.2
卵巣陥凹 214.17
卵巣間膜 214.15
卵巣采 200.11
卵巣支質 200.11
卵巣枝 266.7
卵巣上体 204.18
卵巣上体管 204.19
卵巣髄質 200.13
卵巣提索 200.20
卵巣提靱帯 200.20
卵巣動脈 264.4
卵巣動脈神経叢 432.5
卵巣皮質 200.12
卵巣被体 204.22
卵巣門 200.3
卵胞膜 200.16

り

リンパ 17.44
リンパ管 17.39；312.1
リンパ［管］叢 17.42
リンパ管弁 17.43
リンパ系 298.1
リンパ小節《舌扁桃の》 140.23
リンパ性咽頭輪 298.33
リンパ節 298.34
— 《下肢の》 310.14
— 《胸部の》 304.1
— 《上肢の》 302.14
— 《頭と頸の》 300.2
— 《腹部の》 306.1
リンパ本幹 312.1
梨状陥凹 144.15
梨状筋 122.11
— の滑液包 130.11
梨状筋下孔 86.19
梨状筋筋膜 216.15
梨状筋上孔 86.18
梨状筋神経 422.14
梨状葉 24.14
立方骨 72.12
立方骨関節面《踵骨の》 72.6
立方骨粗面 72.14
立毛筋 470.25
隆起 14.1；14.4
隆起血管《蝸牛管の》 466.8

隆起乳頭体核　372.5
隆起部《下垂体の》　220.4
隆椎［C7］　50.17
菱形窩　346.2
菱形核　364.19
菱形靱帯　80.30
菱形靱帯線　54.36
菱脳　326.2
梁下束　394.10
梁下野　378.6
梁柱《リンパ節の》　298.36
稜　14.8
稜間径　64.33
稜上平面　6.4
領域リンパ節　300.1
輪オリーブ核線維　340.30
輪筋　16.4
輪筋層
　―《胃の》　148.5
　―《結腸の》　152.17
　―《女性の尿道の》
　　206.26
　―《小腸の》　148.21
　―《直腸の》　152.33
　―《男性の尿道の》
　　198.14
　―《排尿筋の》　188.5
輪状咽頭靱帯　168.27
輪状咽頭部《下咽頭収縮筋の》　144.35
輪状気管靱帯　168.10
輪状甲状関節　168.6
輪状甲状関節包　168.7
輪状甲状筋　170.11
輪状甲状枝《上甲状腺動脈の》　232.15
輪状食道腱束　146.11
輪状靱帯《気管の》　172.22
輪状声帯膜　172.6
輪状線維《毛様体筋の》
　　436.123
輪状軟骨　168.1
［輪状軟骨］弓　168.2
［輪状軟骨］板　168.3
輪状ヒダ《小腸の》　148.22
輪状披裂筋　168.24
輪状披裂関節包　168.25
輪部
　―《指の線維鞘の》
　　116.28

　―《趾（指）の線維鞘の》
　　126.20
輪帯《股関節の》　86.24
隣接面《歯の》　138.22
臨床歯冠　136.24
臨床歯根　136.28
鱗縁
　―《蝶形骨の》　28.34
　―《頭頂骨の》　34.35
鱗状縫合　14.32；74.16
鱗乳突縫合　74.19
鱗部《側頭骨の》　34.10

る

涙河　448.13
涙器　448.7
涙丘　446.28
涙湖　448.14
涙骨　38.23
涙骨縁《上顎骨の》　40.20
涙骨甲介縫合　74.35
涙骨鉤　38.26
涙骨上顎縫合　74.34
涙骨突起《下鼻甲介の》
　　38.20
涙小管　448.17
涙小管膨大　448.18
涙腺　448.8
涙腺窩　36.26
涙腺乳　342.16
涙腺静脈　286.5
涙腺神経　398.19
涙腺動脈　240.5
　―との吻合枝《中硬膜動脈の》　236.21
涙腺［分泌］核　342.16
涙点　448.16
涙乳　448.15
涙嚢　448.19
涙嚢円蓋　448.20
涙嚢窩　24.8；38.27
涙嚢溝
　―《眼窩の》　24.7
　―《上顎骨の》　40.18
　―《涙骨の》　38.25
涙嚢切痕　40.26
涙嚢部《眼輪筋の眼瞼部の》
　　94.22
類洞　17.28

れ

レンズ核　390.6
レンズ核下拡大扁桃体
　　386.30
レンズ核下部《内包の》
　　392.21
レンズ核後部　392.16
レンズ核束　368.2；390.23
レンズ核ワナ
　―《視床の》　368.1
　―《線条体の》　390.22
レンズ核ワナ核　370.19
裂孔靱帯《鼡径靱帯の》
　　108.14
連結
　―《下肢帯の》　86.2
　―《下肢の》　86.1
　―《滑膜性の》　14.42
　―《胸郭の》　78.23
　―《骨の》　14.24
　―《自由下肢の》　86.21
　―《自由上肢の》　82.1
　―《上肢帯の》　80.20
　―《上肢の》　80.19
　―《脊柱の》　76.24
　―《線維性の》　14.26
　―《頭蓋の》　74.2
　―《軟骨性の》　14.37
連合線維　18.8
　―《終脳内の》　394.1
連嚢管　464.18

ろ

漏斗
　―《下垂体の》　220.8
　―《神経下垂体の》
　　360.17
漏斗核《視床下部の》
　　370.23
漏斗陥凹　362.8
肋横突関節　80.6
肋横突孔　80.11
肋横突靱帯　80.7
肋下筋　106.18
肋下静脈　286.29
肋下神経　418.29
肋下動脈　258.21
肋間隙　52.42
肋間上腕神経　418.25

肋間静脈　286.30
肋間神経　418.19
肋間動脈　258.8
肋間リンパ節　304.4
肋胸軟骨結合　78.28
肋頚動脈　254.1
肋剣靱帯　80.16
肋硬骨　52.7
肋骨［1-12］　52.2
肋骨横隔洞　180.15
肋骨下平面　6.3
肋骨角　52.16
肋骨弓　52.41
肋骨挙筋　106.10
肋骨頚　52.11
肋骨頚筋　52.12
肋骨結節　52.14
肋骨結節関節面　52.15
肋骨溝　52.17
肋骨縦隔洞　180.16
肋骨切痕　52.34
肋骨体　52.13
肋骨頭　52.8
肋骨頭関節　80.3
肋骨頭関節面　52.9
肋骨窩　52.10
肋骨突起《腰椎の》　48.33
肋骨部
　―《横隔膜の》　106.31
　―《壁側胸膜の》　180.9
肋骨面
　―《肩甲骨の》　54.4
　―《肺の》　176.6
肋骨稜　52.18
肋骨軟骨連結　80.17
肋鎖靱帯　80.36
肋鎖靱帯圧痕　54.29
肋椎関節　80.2
肋軟骨　52.6

わ

わきのした　8.10
腕尺関節　82.12
腕神経叢　414.12
腕頭静脈　274.32
腕頭動脈　232.4
腕頭リンパ節　304.7
腕橈関節　82.13
腕橈骨筋　114.12

英語索引

A

A1 segment《of anterior cerebral artery》 242.24
A2 segment 244.6
Abdomen 2.18
Abdominal
- aorta 258.24
- aortic plexus 430.18
- cavity 2.53 ; 210.2
- fascia 108.32
- lymph nodes 306.1
- ostium《of uterine tube》 200.22
- part
- －《of oesophagus》 146.6
- －《of pectoralis major》 106.6
- －《of peripheral autonomic plexuses and ganglia》 430.17
- －《of thoracic duct》 312.11
- －《of ureter》 186.2
- regions 8.11
Abdominopelvic cavity 2.52 ; 210.1
Abducens/t nerve[Ⅵ] 404.18
Abduction 15.25
Abductor
- digiti minimi
- －《of hand》 116.9
- －《of foot》 126.8
- hallucis 126.1
- muscle 16.6
- of fifth metatarsal 126.9
- pollicis
- － brevis 116.1
- － longus 114.22
Aberrant ductules《of epididymis》 190.37
Accessory
- branch《of middle meningeal artery》 236.18
- breast 472.16
- cephalic vein 288.17
- cuneate nucleus 332.5
- cusp《of tooth》 136.32
- hemi-azygos vein 286.21
- lacrimal glands 448.12
- medullary lamina《of globus pallidus》 390.13
- nasal cartilages 164.13
- nerve[Ⅺ] 412.1
- nodes 302.12
- nuclei
- － of oculomotor nerve 352.3
- －－ of optic tract 352.14
- obturator
- －－ artery 266.31
- －－ nerve 422.4
- －－ vein 292.11
- pancreas 162.18
- pancreatic duct 162.17

- parathyroid glands 220.23
- parotid gland 136.10
- phrenic nerves 414.11
- process《of lumbar vertebra》 48.32
- root《of tooth》 138.30
- saphenous vein 296.7
- spleen 298.32
- suprarenal glands 220.34
- thymic lobules 298.9
- thyroid glands 220.15
- vertebral vein 276.11
- visual structures 444.1
Acetabular
- branch
- －－《of medial circumflex femoral artery》 268.10
- －－《of obturator artery》 264.18
- fossa 62.6
- labrum 86.30
- margin 62.5
- notch 62.7
Acetabulum 62.4
Acoustic
- radiation 366.18 ; 392.22
- teeth《of spiral limbus》 466.17
Acromial
- anastomosis《of thoraco-acromial artery》 254.14
- angle 54.13
- branch
- －－《of suprascapular artery》 252.24
- －－《of thoraco-acromial artery》 254.13
- end《of clavicle》 54.32
- facet《of clavicle》 54.33
- part《of deltoid》 112.4
Acromioclavicular
- joint 80.26
- ligament 80.27
Acromion 54.11
Adduction 15.26
Adductor
- brevis 122.27
- canal 120.5
- compartment of thigh 118.5
- hallucis 126.5
- hiatus 120.7
- longus 122.26
- magnus 122.28
- minimus 122.29
- muscle 16.7
- pollicis 116.6
- tubercle《of femur》 66.24
Adenohypophysis 220.3
Aditus to mastoid antrum 454.21
Adrenal gland 220.24
Adrenergic epinephric cells in area postrema and anterior reticular nucleus[C1, C2]

397.28
Adventitia
- 《of ductus deferens》 192.14
- 《of oesophagus》 146.9
- 《of renal pelvis》 184.33
- 《of seminal gland》 192.20
- 《of ureter》 186.5
Afferent
- glomerular arteriole《of kidney》 184.11
- nerve fibres 19.10
Agger nasi 164.38
Aggregated lymphoid nodules 298.41
- 《of small intestine》 148.29
- 《of vermiform appendix》 150.38
Ala 50.21
- folds《of infrapatellar synovial fold》 88.10
- ligaments 78.8
- of crista galli 38.5
- of ilium 62.15
- of nose 164.6
- of vomer 38.32
- part《of nasalis》 94.17
Alimentary system 134.1
Allocortex 384.5
Alveolar
- arch
- －－《of mandible》 44.29
- －－《of maxilla》 42.9
- canals《of maxilla》 40.15
- foramina《of maxilla》 40.14
- part《of mandible》 44.28
- process《of maxilla》 42.8
- yokes
- －－《of mandible》 44.33
- －－《of maxilla》 42.13
Alveus《of hippocampus》 384.33
Ambient cistern 314.30
Amiculum of olive 328.17
Aminergic cells 396.2
- in compact part of substantia nigra[A9] 396.10
- in reticular formation [A8] 396.7
- in ventral tegmental area[A10] 396.13
Ammon's horn 384.27
Amphiarthrosis 15.24
Ampulla
- 《of duodenum》 150.3
- 《of uterine tube》 200.26
- of ductus deferens 192.12
- of lacrimal canaliculus 448.18
Ampullary
- bony limbs 460.21
- crest 464.30

- cupula 464.32
- groove 464.31
- membranous limbs 464.14
- type 184.32
Amygdaloclaustral area 386.13
Amygdalohippocampal area 386.14
Amygdaloid
- body 386.12
- complex 386.12
Amygdalopiriform transition area 386.15
Anal
- canal 154.1
- columns 154.4
- pecten 154.9
- sinuses 154.5
- transition zone 154.7
- triangle 8.26
- valves 154.6
Anastomotic
- branch
- －－ with lacrimal artery《of middle meningeal artery》 236.21
- －－ with middle meningeal artery《of lacrimal artery》 240.6
- vessel 17.25
Anatomical
- conjugate《of pelvis》 64.26
- internal os 202.9
- neck《of humerus》 56.4
Anconeus 112.23
Angle
- 《of rib》 52.16
- of mandible 46.2
- of mouth 134.15
Angular
- artery 234.15
- gyrus 374.26
- incisure《of stomach》 146.23
- vein 278.6
Ankle 2.43
- joint 90.2
- region 12.12
Anococcygeal
- body 208.8 ; 218.17
- ligament 208.8 ; 218.17
- nerve 422.31
Anocutaneous line 154.10
Anomalous tubercle《of tooth》 138.1
Anoperinealis 152.31
Anorectal
- flexure 154.2
- junction 154.3
Anorectoperineal muscles 152.29
Ansa
- cervicalis 412.22
- lenticularis
- －－《in corpus striatum》 390.22
- －－《in thalamus》 368.1
- peduncularis 368.4
- subclavia 426.22

514　Anserine bursa ～ Anterior median line

Anserine bursa　132.1
Ansiform lobule[H Ⅶ A]
　《of cerebellum》
　356.31
Ansoparamedian fissure
　356.35
Antebrachial
 - fascia　116.21
 - region　10.12
Anterior　4.12
 - abdominal cutaneous
　branch《of intercostal
　nerve》　418.28
 - acoustic stria　340.22
 - ampullary nerve　408.8
 - amygdaloid area
　386.16
 - and lateral thoracic
　regions　8.1
 - ankle region　10.51
 - arch《of atlas》　50.5
 - articular facet《of dens》
　50.15
 - atlanto-occipital
 -- ligament　76.21
 -- membrane　76.20
 - auricular
 -- branches《of superfi-
　cial temporal artery》
　236.4
 -- nerves　402.28
 -- veins　278.27
 - axillary line　4.54
 - basal
 -- branch
 --- 《of superior basal
　vein of lower lobe of
　left lung》　274.10
 --- 《of superior basal
　vein of lower lobe of
　right lung》　272.23
 -- segment[S Ⅷ]
 --- 《of left lung》
　178.23
 --- 《of right lung》
　178.12
 -- segmental
 --- artery
 ---- 《of left lung》
　228.41
 ---- 《of right lung》
　228.21
 ---- bronchus[B Ⅷ]
 ----- 《of left lung》
　174.27
 ----- 《of right lung》
　174.16
 -- vein
 --- 《of left lung》
　274.10
 --- 《of right lung》
　272.23
 - belly《of digastric》
　98.19
 - bony ampulla　460.17
 - border
 -- 《of body of pancreas》
　162.11
 -- 《of fibula》　68.25
 -- 《of lung》　176.12
 -- 《of radius》　58.14
 -- 《of testis》　190.10
 -- 《of tibia》　68.8
 -- 《of ulna》　58.33
 - branch/es
 -- 《of great auricular

　nerve》　412.30
 -- 《of inferior pancreati-
　coduodenal artery》
　262.3
 - 《of left superior
　pulmonary vein》
　272.32
 -- 《of medial cutaneous
　nerve of forearm》
　416.10
 -- 《of obturator artery》
　264.19
 -- 《of obturator nerve》
　420.29
 -- 《of posteromedial
　central arteries》
　246.21
 -- 《of renal artery》
　262.26
 -- 《of right branch of
　portal vein》　292.15
 -- 《of right hepatic duct》
　160.3
 -- 《of right superior
　pulmonary vein》
　272.8
 -- 《of ulnar recurrent
　artery》　256.18
 - caecal artery　262.9
 - cardiac veins　274.25
 - cerebral
 -- artery　242.23
 -- veins　282.27
 - cervical
 -- intertransversarii
　102.1
 -- nodes　300.18
 -- region　6.29
 - chamber《of eyeball》
　442.20
 - choroidal artery
　238.33 ; 242.2
 - ciliary
 -- arteries　240.12
 -- veins　286.8
 - circumflex humeral
 -- artery　254.23
 -- vein　288.10
 - clinoid process　28.22
 - cochlear nucleus
　334.20
 - column《of spinal cord》
　318.16
 - commissure
 -- 《of telencephalon》
　380.25 ; 392.28 ; 394.20
 -- 《of labia majora》
　204.28
 - communicating artery
　244.1
 - compartment
 -- of arm　110.24
 -- of forearm　110.26
 -- of leg　118.6
 -- of thigh　118.3
 - conjunctival arteries
　240.13
 - corticospinal tract
　322.1
 - cranial fossa　22.3
 - cruciate ligament　88.7
 - cusp
 -- 《of mitral valve》
　226.36
 -- 《of tricuspid valve》
　226.3

 - cutaneous branch/es
 -- 《of femoral nerve》
　422.7
 -- 《of iliohypogastric
　nerve》　420.20
 - deep temporal artery
　236.27
 - divisions《of brachial
　plexus》　414.18
 - ethmoidal
 -- artery　240.17
 -- cells　38.8 ; 166.14
 -- foramen　24.5
 -- nerve　400.6
 - external
 -- arcuate fibres《of
　medulla oblongata》
　326.20 ; 328.24
 -- vertebral venous
　plexus　286.35
 - extremity《of spleen》
　298.23
 - facet for calcaneus《of
　talus》　70.8
 - fascicle《of
　palatopharyngeus》
　142.23
 - fasciculus proprius《of
　spinal cord》　322.3
 - fold of malleus　458.6
 - fontanelle　20.29
 - funiculus《of spinal
　cord》　322.2
 - gastric branches《of
　anterior vagal trunk》
　410.24
 - gigantocellular reticular
　nucleus　336.15
 - glandular branch《of
　superior thyroid
　artery》　232.16
 - gluteal line　62.28
 - grey commissure《of
　spinal cord》　324.25
 - horn
 -- 《of lateral ventricle》
　382.13
 -- 《of spinal cord》
　318.10 ; 318.17
 - hypothalamic
 -- area　370.2
 -- nucleus　370.3
 -- region　370.2
 - inferior
 -- cerebellar artery
　250.20
 -- fissure《of cerebellum》
　356.42
 -- iliac spine　62.23
 -- segment《of kidney》
　184.4
 -- segmental artery《of
　kidney》　262.29
 -- intercavernous sinus
　280.23
 -- intercondylar area
　66.36
 - intercostal
 -- branches《of internal
　thoracic artery》
　252.11
 -- veins　276.18
 - intermuscular septum of
　leg　120.9
 - internal vertebral
　venous plexus　286.37

 - interosseous
 -- artery　256.23
 -- nerve　416.15
 -- veins　288.32
 - interpositus nucleus
　358.22
 - interventricular
 -- branch《of left
　coronary artery》
　230.18
 -- sulcus　222.23
 -- vein　274.17
 - intra-occipital
　synchondrosis　76.8
 - jugular
 -- nodes　300.19
 -- vein　280.3
 - labial
 -- branches《of deep
　external pudendal
　artery》　266.42
 -- nerves　420.22
 -- veins　296.11
 - lacrimal crest《of
　maxilla》　40.25
 - lateral
 -- malleolar artery
　268.29
 -- nasal branches《of
　anterior ethmoidal
　artery》　240.20
 -- segment《of liver》
　158.18
 - layer
 -- 《of rectus sheath》
　108.8
 -- 《of thoracolumbar
　fascia》　104.29
 -- of auricle　452.2
 -- of fibular head　88.20
 -- of malleus　456.23
 - limb
 -- 《of internal capsule》
　392.3
 -- 《of stapes》　456.4
 - limiting lamina《of
　cornea》　436.2
 - lingual salivary glands
　134.40
 - lip《of external os of
　uterus》　202.16
 - lobe
 -- 《of pituitary gland》
　220.3
 -- of cerebellum　356.7
 - longitudinal ligament
　76.31
 - malleolar fold　452.24
 - medial
 -- malleolar artery
　268.30
 -- nucleus
 --- 《of accessory nuclei
　of oculomotor nerve》
　352.5
 --- 《of spinal cord》
　320.30
 -- segment《of liver》
　158.15
 - median
 -- fissure
 --- 《of medulla
　oblongata》　326.12
 --- 《of spinal cord》
　316.25
 -- line　4.49

Anterior mediastinum 〜 Anterolateral thalamostriate arteries　**515**

- mediastinum　180.26
- membranous ampulla　464.10
- meningeal branch
- - 〈of anterior ethmoidal artery〉　240.18
- - 〈of posterior ethmoidal nerve〉　400.5
- meniscofemoral ligament　88.3
- nasal spine〈of maxilla〉　40.11
- nerve of lesser curvature　410.25
- node/s
- - 〈of superior deep nodes of lateral cervical nodes〉　302.5
- - 〈of inferior deep nodes of lateral cervical nodes〉　302.10
- - 〈of axillary lymph nodes〉　302.19
- notch〈of auricle〉　450.19
- nuclei of thalamus　362.21
- nucleus
- - 〈of pons〉　338.23
- - 〈of spinal cord〉　318.21
- - of lateral lemniscus　344.4
- - of trapezoid body　342.24
- obturator tubercle　64.11
- olfactory nucleus　386.26
- palpebral margin　446.13
- papillary muscle
- - 〈of left ventricle〉　226.29
- - 〈of right ventricle〉　226.15
- paracentral gyrus　378.5
- paraventricular nucleus　364.16
- parietal artery　246.17
- part
- - 〈of anterior cochlear nucleus〉　334.21
- - 〈of anterior commissure〉　380.26；392.29
- - 〈of anterior quadrangular lobule of cerebellum〉　356.22
- - 〈of central lobule of cerebellum〉　356.11
- - 〈of culmen〉　356.18
- - 〈of diaphragmatic surface of liver〉　154.22
- - 〈of lateral parabrachial nucleus〉　344.12
- - 〈of tongue〉　140.5
- - 〈of vagina〉　204.3
- pectoral cutaneous branch〈of intercostal nerve〉　418.26
- perforated substance　388.17

- perforating arteries　242.29
- periventricular nucleus　370.4
- pillar of fauces　142.5
- pole
- - 〈of eyeball〉　434.7
- - 〈of lens〉　442.8
- pontoreticulospinal tract　340.25
- process〈of malleus〉　456.17
- pulvinar nucleus　362.29
- quadrangular lobule [H IV and H V]〈of cerebellum〉　356.21
- radiation of thalamus　366.26
- radicular artery　258.16
- ramus/i
- - 〈of cervical nerves〉　412.20
- - 〈of lateral sulcus of cerebrum〉　374.9
- - 〈of lumbar nerves〉　420.8
- - 〈of sacral nerves and coccygeal nerve〉　412.15
- - 〈of spinal nerve〉　19.27
- - 〈of thoracic nerves〉　418.19
- raphespinal tract　330.2；322.12
- recess〈of tympanic membrane〉　458.9
- region
- - of arm　10.4
- - of elbow　10.9
- - of forearm　10.13
- - of knee　10.44
- - of leg　10.48
- - of thigh　10.40
- - of wrist　10.19
- reticulospinal tract　330.3
- root〈of spinal nerve〉　19.22
- sacral foramina　50.29
- sacrococcygeal ligament　78.21
- sacro-iliac ligament　86.11
- scalene　98.5
- scrotal
- - branches〈of deep external pudendal artery〉　266.41
- - nerves　420.23
- - veins　296.10
- segment
- - 〈of eyeball〉　434.14
- - [S III]
- - - 〈of left lung〉　178.17
- - - 〈of right lung〉　178.5
- segmental
- - artery
- - - 〈of hepatic artery proper〉　260.6
- - - 〈of left lung〉　228.29
- - - 〈of right lung〉

228.9
- - bronchus [B III]
- - - 〈of left lung〉　174.21
- - - 〈of right lung〉　174.9
- - semicircular
- - - canal　460.16
- - - duct　464.9
- - semilunar cusp〈of pulmonary valve〉　226.9
- - septal branches〈of anterior ethmoidal artery〉　240.19
- - solitary nucleus　334.11
- - spinal
- - - artery　250.16
- - - veins　286.40
- - spinocerebellar tract　322.25；330.4；340.26
- - spinothalamic tract　322.14
- - sternoclavicular ligament　80.34
- - subnucleus〈of lateral parabrachial nucleus〉　344.12
- - superior
- - - alveolar
- - - - arteries　238.2
- - - - branches〈of superior alveolar nerves〉　402.4
- - - iliac spine　62.22
- - - pancreaticoduodenal artery　260.22
- - segment〈of kidney〉　184.3
- - segmental artery〈of kidney〉　262.28
- - surface
- - - 〈of cornea〉　434.32
- - - 〈of heart〉　222.17
- - - 〈of iris〉　438.4
- - - 〈of kidney〉　182.7
- - - 〈of lens〉　442.10
- - - 〈of maxilla〉　40.7
- - - 〈of patella〉　68.36
- - - 〈of prostate〉　194.7
- - - 〈of radius〉　58.9
- - - 〈of suprarenal gland〉　220.25
- - - 〈of ulna〉　58.29
- - - 〈of uterus〉　202.8
- - - of eyelid　446.5
- - - of petrous part　32.1
- - talar articular surface〈of calcaneum〉　72.1
- - talocrural region　10.51
- - talofibular ligament　90.9
- - tarsal tendinous sheaths　132.13
- - tegmental
- - - decussation　350.26
- - - nucleus/i
- - - - 〈of mesencephalon〉　354.3
- - - - 〈of pons〉　344.5
- - temporal
- - - artery　246.2
- - - branch/es
- - - - 〈of lateral occipital artery〉　248.15
- - - - 〈of middle cerebral

artery〉　246.6
- - diploic vein　280.28
- thalamic
- - radiation　392.4
- - tubercle　360.9
- tibial
- - artery　268.26
- - node　310.27
- - recurrent artery　268.28
- - veins　296.33
- tibiofibular ligament　88.24
- tibiotalar part〈of medial ligament of ankle joint〉　90.6
- transverse temporal gyrus　376.11
- triangle　6.29
- trigeminothalamic tract　340.14
- tubercle
- - 〈of atlas〉　50.7
- - 〈of cervical vertebra〉　48.22
- tympanic artery　236.11
- vagal trunk　410.23
- vaginal column　204.14
- vein
- - 〈of upper lobe of left lung〉　272.32
- - 〈of upper lobe of right lung〉　272.8
- - of septum pellucidum　284.5
- vein/s of right ventricle　274.25
- ventrolateral nucleus〈of thalamus〉　366.7
- vertebral vein　276.10
- vestibular
- - artery　468.3
- - vein　468.17
- wall
- - 〈of stomach〉　146.19
- - 〈of vagina〉　204.6
- white commissure〈of spinal cord〉　324.27
Anterodorsal nucleus〈of thalamus〉　362.22
Antero-inferior surface　162.9
Anterolateral
- central arteries　244.22
- medullary vein　284.24
- nucleus
- - 〈of principal sensory nucleus of trigeminal nerve〉　342.10
- - 〈of spinal cord〉　318.20
- pontine vein　284.19
- solitary nucleus　334.12
- sulcus
- - 〈of medulla oblongata〉　326.16
- - 〈of spinal cord〉　316.28
- surface
- - 〈of arytenoid〉　168.14
- - 〈of humerus〉　56.13
- system　330.16；340.11；350.16
- thalamostriate arteries　244.22

- tracts 330.16 ; 340.11 ;
  350.16
Anteromedial
- central arteries
- - 《of anterior cerebral
  artery》 242.25
- - 《of anterior communi-
  cating artery》 244.2
- frontal branch《of
  callosomarginal
  artery》 244.11
- intermuscular septum
  120.6
- lobule《of prostate》
  194.14
- nucleus
- - 《of spinal cord》
  318.22
- - 《of thalamus》 362.23
- surface《of humerus》
  56.12
- thalamostriate arteries
  242.25
Anteromedian
- medullary vein 284.23
- pontine vein 284.18
Anterosuperior surface《of
  body of pancreas》
  162.7
Anteroventral nucleus《of
  thalamus》 362.24
Antihelical fossa 450.30
Antihelix 450.10
Antitragicus 452.11
Antitragus 450.17
Anular
- epiphysis 48.4
- ligament/s
- - 《of trachea》 172.22
- - of radius 82.17
- - of stapes 456.29
- part of fibrous sheaths
- - 《of digits of hand》
  116.28
- - 《of toes》 126.20
Anulo-olivary fibres
  340.30
Anulus fibrosus 78.4
Anus 154.17
Aorta 230.1
Aortic
- arch 232.1
- bifurcation 264.7
- bulb 230.5
- glomera 232.3
- hiatus 106.33
- isthmus 232.2
- orifice 222.36
- sinus 230.3
- valve 226.32
- vestibule 226.31
Aorticorenal ganglia
  430.27
Apex
- 《of dens》 50.14
- 《of posterior horn of
  spinal cord》 320.5
- 《of sacrum》 50.38
- of arytenoid cartilage
  168.22
- of auricle 450.22
- of bladder 186.9
- of cusp《of tooth》
  136.31
- of head《of fibula》
  68.18

- of heart 222.21
- of lung 176.5
- of nose 164.5
- of patella 68.34
- of petrous par《of
  temporal bone》
  30.25
- of prostate 194.6
- of tongue 140.10
Apical 4.23
- branch《of upper lobe of
  right lung》 272.5
- foramen 138.35
- ligament of dens 78.9
- nodes 302.16
- segment [S I] 《of right
  lung》 178.3
- segmental
- - artery
- - - 《of left lung》
  228.28
- - - 《of right lung》
  228.8
- - bronchus [B I] 《of right
  lung》 174.7
- vein《of right superior
  pulmonary vein》
  272.5
Apicoposterior
- branch《of left superior
  pulmonary vein》
  272.29
- segment [S I+II] 《of left
  lung》 178.16
- segmental bronchus [B
  I+II] 《of left lung》
  174.20
- vein《of upper lobe of
  right lung》 272.29
Aponeurosis 16.33
Apophysis 12.44
Appendicular
- artery 262.11
- nodes 308.7
- skeleton 12.31
- vein 294.8
Appendix 150.36
- of epididymis 190.41
- of testis 190.40
Approximal surface《of
  tooth》 138.22
Aqueduct of midbrain
  354.20
Aqueous humor 442.19
Arachnoid
- granulations 314.22
- mater 314.18
- - and pia mater 314.5
- trabeculae 314.23
Arbor vitae 358.14
Arch
- of aorta 232.1
- of azygos vein 286.18
- of cricoid cartilage
  168.2
- of thoracic duct 312.8
Archicerebellum 358.10
Archicortex 384.2
Arcuate
- artery/ies
- - 《of foot》 270.4
- - 《of kidney》 184.9
- crest《of arytenoids》
  168.16
- eminence 32.3
- fasciculus 394.5

- fibres《of telencephalon》
  394.2
- line
- - 《of ilium》 62.16
- - 《of rectus sheath》
  108.10
- nucleus
- - 《of medulla
  oblongata》 334.27
- - 《of hypothalamus》
  370.23
- popliteal ligament
  88.14
- veins《of kidney》
  184.18
Area postrema 336.1 ;
  346.23
Areola 472.25
Areolar
- glands 472.26
- tubercles 472.27
- venous plexus 288.13
Arm 2.24
Arrector muscle of hair
  470.25
Arteriae lumbales imae
  258.32
Arterial
- circle 17.7
- grooves 20.41
- plexus 17.13
Arteries 228.1
- of brain 242.1
- of lower limb 266.26
- of upper limb 254.8
Arteriole 17.6
Arteriolovenular
  anastomosis 17.3
Arteriovenous anastomosis
  17.3
Artery 17.4
- of bulb of penis 266.19
- of bulb of vestibule
  266.20
- of caudate lobe 260.5 ;
  260.9
- of central sulcus
  246.15
- of postcentral sulcus
  246.16
- of precentral sulcus
  246.14
- of pterygoid canal
  238.5 ; 238.20
- of round ligament of
  uterus 266.33
- of tuber cinereum
  246.24
- to ductus deferens
  264.30
- to sciatic nerve 264.27
- to tail of pancreas
  260.32
- to vas deferens 264.30
Articular
- branch/es 19.18
- - 《of descending
  genicular artery》
  268.3
- - 《of posterior branch of
  obturator nerve》
  422.3
- capsule 14.48
- cavity 14.44
- circumference
- - 《of head of radius》

  58.4
- - 《of ulna》 58.36
- disc 15.6
- - 《of acromioclavicular
  joint》 80.28
- - 《of distal radio-ulnar
  joint》 82.21
- - 《of sternoclavicular
  joint》 80.33
- - 《of temporomandibu-
  lar joint》 76.12
- facet
- - 《of head of fibula》
  68.17
- - 《of head of radius》
  58.3
- - 《of head of rib》 52.9
- - 《of lateral malleolus》
  68.29
- - 《of medial malleolus》
  68.12
- - 《of tubercle of rib》
  52.15
- fossa 14.45
- head 14.46
- muscle of knee 122.24
- recess 15.12
- surface 14.13 ; 14.43
- - 《of arytenoid》 168.12
- - 《of mandibular fossa
  of temporal bone》
  34.21
- - 《of patella》 68.35
- - for cuboid《on
  calcaneum》 72.6
- system 14.23 ; 74.1
- tubercle《of temporal
  bone》 34.22
- vascular plexus 17.15
- veins 278.29
Articularis
- cubiti 112.24
- genus 122.24
Articulations of auditory
  ossicles 456.18
Ary-epiglottic
- fold 170.25
- part《of oblique
  arytenoid》 170.21
Arytenoid
- articular surface《on
  cricoid》 168.4
- cartilage 168.11
Ascending
- aorta 230.2
- artery《of inferior
  mesenteric artery》
  262.18
- branch
- - 《of anterior segmental
  artery of left lung》
  228.30
- - 《of anterior segmental
  artery of right lung》
  228.10
- - 《of deep circumflex
  iliac artery》 266.35
- - 《of lateral circumflex
  femoral artery》
  268.12
- - 《of medial circumflex
  femoral artery》
  268.8
- - 《of posterior segmen-
  tal artery of left lung》
  228.33

Ascending branch ~ Brachiocephalic nodes

- －〈of posterior segmental artery of right lung〉 228.13
- －－〈of superficial cervical artery〉 252.27
- cervical artery 252.21
- colon 152.2
- lumbar vein〈of azygos vein〉 286.27
- mesocolon 210.18
- palatine artery 234.7
- part
- －－〈of duodenum〉 150.8
- －－〈of trapezius〉 100.15
- pharyngeal artery 232.19
- ramus〈of lateral sulcus of cerebrum〉 374.8
Association fibre 18.8
- of telencephalon 394.1
Asterion 20.21
Atlantic part〈of vertebral artery〉 250.9
Atlanto-occipital joint 76.19
Atlas [CI] 50.1
Atrial
- anastomotic branch〈of left coronary artery〉 230.23
- branches
- －－〈of left coronary artery〉 230.30
- －－〈of right coronary artery〉 230.10
Atrioventricular
- branches
- －－〈of left coronary artery〉 230.24
- －－〈of right coronary artery〉 230.7
- bundle 224.15
- nodal branch
- －－〈of left coronary artery〉 230.29
- －－〈of right coronary artery〉 230.15
- node 224.14
- septum 222.30
Atrium
- 〈of heart〉 222.31
- 〈of lateral ventricle〉 382.22
- of middle meatus 164.42
Attachment 15.39
- of superficial external anal sphincter 218.20
Auditory
- commissure of pons 340.27
- ossicles 456.1
- tube 458.14
Auricle 450.3
- 〈of atrium〉 222.32
Auricular
- branch
- －－〈of occipital artery〉 234.11
- －－〈of posterior auricular artery〉 234.28
- －－〈of posterior auricular nerve〉 406.6
- －－〈of vagus nerve〉 410.4
- cartilage 450.5

- muscles 452.5
- region 6.12
- surface
- －－〈of ilium〉 62.32
- －－〈of sacrum〉 50.24
- tubercle 450.21
Auricularis
- anterior 94.26
- posterior 94.28
- superior 94.27
Auriculotemporal nerve 402.23
Auscultatory triangle 100.23
Autonomic
- branch 19.33
- division 426.1
- ganglion 19.1
- nerve 19.32
- －－fibres 19.13
- nuclei 352.4
- part of peripheral nervous system 426.1
- plexus 19.34
Axial 4.30
- skeleton 12.30
Axilla 2.23
Axillary
- artery 254.9
- fascia 116.15
- fossa 8.10
- hairs 470.22
- lymph nodes 302.15
- lymphatic plexus 312.4
- nerve 418.11
- process〈of mammary gland〉 472.20
- region 8.9
- tail〈of mammary gland〉 472.20
- vein 288.5
Axis
- 〈of lens〉 442.12
- [C II] 50.12
- of pelvis 64.23
Azygos
- artery of vagina 266.6
- vein 286.17

B

Back 2.20
Ball and socket joint 15.22
Bare area〈of diaphragmatic surface of liver〉 154.25
Basal 4.24
- crest〈of cochlear duct〉 466.11
- forebrain 386.11
- lamina
- －－〈of choroid〉 436.12
- －－〈of ciliary body〉 436.24
- －－〈of spiral membrane〉 466.12
- nuclei and related structures 390.1
- nucleus〈of telencephalon〉 386.28
- part
- －－〈of inferior lobar artery of left lung〉 228.40

- －－〈of inferior lobar artery of right lung〉 228.20
- substance〈of telencephalon〉 386.27
- vein 282.26
- ventral medial nucleus 〈of thalamus〉 366.2
Base
- 〈of metacarpals〉 60.17
- 〈of metatarsals〉 72.17
- 〈of posterior horn of spinal cord〉 320.12
- 〈of sacrum〉 50.19
- of arytenoid cartilage 168.13
- of cochlea 462.1
- of heart 222.16
- of lung 176.4
- of mandible 44.14
- of modiolus 462.12
- of patella 68.33
- of peduncle 348.19
- of phalanx 60.26 ; 72.27
- －－〈of foot〉 72.27
- －－〈of hand〉 60.26
- of prostate 194.2
- of stapes 456.6
Basicranium 22.1
Basilar 4.25
- artery 250.19
- part
- －－〈of occipital bone〉 26.6
- of pons 338.11
- plexus 280.12
- sulcus 338.4
Basilic vein 288.18
- of forearm 288.22
Basion 26.4
Basivertebral veins 286.38
Basolateral amygdaloid nucleus 386.17
Basomedial amygdaloid nucleus 386.18
Beard 470.19
Bed nucleus of stria terminalis 386.29
Belly 15.38
Biceps
- brachii 112.13
- femoris 124.2
Bicipital
- aponeurosis 112.16
- groove 54.30
Bicipitoradial bursa 128.19
Bicondylar joint 15.19
Bifurcate ligament 90.32
Bifurcation of pulmonary trunk 228.5
Bile duct 160.22
Biliopancreatic ampulla 160.26
Bipennate muscle 16.2
Biventral lobule [H VIII] 356.40
Bladder neck part〈of detrusor〉 188.3
Blood 17.10
Blood vessel 17.2
Body
- 〈of caudate nucleus〉 390.4

- 〈of corpus callosum〉 380.15
- 〈of fibula〉 68.20
- 〈of fornix〉 380.32
- 〈of ischium〉 62.35
- 〈of lateral ventricle〉 382.15
- 〈of metacarpal〉 60.18
- 〈of metatarsal〉 72.18
- 〈of pubis〉 64.2
- 〈of radius〉 58.6
- 〈of rib〉 52.13
- 〈of sphenoid〉 28.2
- 〈of talus〉 70.12
- 〈of tibia〉 68.1
- 〈of ulna〉 58.27
- of bladder 186.11
- of breast 472.18
- of cerebellum 356.6
- of clavicle 54.30
- of clitoris 206.10
- of epididymis 190.34
- of femur 66.13
- of gallbladder 160.12
- of humerus 56.11
- of hyoid bone 46.17
- of ilium 62.13
- of incus 456.8
- of mandible 44.13
- of maxilla 40.2
- of nail 472.6
- of pancreas 162.6
- of penis 196.6
- of phalanx
- －－〈of foot〉 72.28
- －－〈of hand〉 60.27
- of sternum 52.32
- of stomach 146.29
- of tongue 140.2
- of uterus 202.3
Bone
- marrow 298.3
- of cranium 26.1
- of foot 70.1
- of hand 60.1
- of lower limb 62.1
- of upper limb 54.1
Bones 12.21 ; 20.2
Bony
- joints 14.24
- labyrinth 460.3
- nasal
- －－cavity 24.12
- －－septum 24.13
- palate 22.13
- part 12.22
- －－〈of nasal septum〉 164.24
- －－〈of pharyngotympanic tube〉 458.16
- union 14.41
Border
- of oval fossa 224.27
- of uterus 202.5
Brachial
- artery 254.25
- autonomic plexus 430.8
- fascia 116.18
- nodes 302.23
- plexus 414.12
- region 8.11
- veins 288.29
Brachialis 112.18
Brachiocephalic
- nodes 304.7

- trunk 232.4
- vein 274.32
Brachioradialis 114.12
Brachium
- of inferior colliculus 348.13 ; 368.6
- of superior colliculus 348.14 ; 368.7
Brain 326.1
- box 20.4
Brainstem 326.9
Branch/es
- of ciliary ganglion 398.11
- of oculomotor nerve to ciliary ganglion 428.10
- to amygdaloid body《of anterior choroidal artery》 242.16
- to angular gyrus《of cavernous part of internal carotid artery》 246.10
- to anterior perforated substance《of anterior choroidal artery》 242.5
- to crus cerebri《of anterior choroidal artery》 242.22
- to globus pallidus《of anterior choroidal artery》 242.12
- to hippocampus《of anterior choroidal artery》 242.14
- to hypothalamic nuclei 《of anterior choroidal artery》 242.18
- to internal capsule, genu 《of anterior choroidal artery》 242.9
- to internal capsule, posterior limb《of anterior choroidal artery》 242.10
- to internal capsule, retrolentiform limb《of anterior choroidal artery》 242.11
- to isthmus of fauces《of lingual nerve》 404.2
- to lateral geniculate body《of anterior choroidal artery》 242.8
- to nerves《of cavernous part of internal carotid artery》 238.28
- to oculomotor nerve《of posterior communicating artery》 246.30
- to optic chiasm《of anterior choroidal artery》 242.6
- to optic tract《of anterior choroidal artery》 242.7
- to otic ganglion 402.16
- to red nucleus《of anterior choroidal artery》 242.21
- to substantia nigra《of anterior choroidal artery》 242.20

- to tail of caudate nucleus《of anterior choroidal artery》 242.13
- to thalamic nuclei《of anterior choroidal artery》 242.19
- to trigeminal ganglion 《of cavernous part of internal carotid artery》 238.27
- to tuber cinereum《of anterior choroidal artery》 242.17
- to tympanic membrane 《of auriculotemporal nerve》 402.25
- to uncus《of anterior choroidal artery》 242.15
Branching type《of renal pelvis》 184.26
Brachiocephalic vein 274.32
Breast 472.14
Bregma 20.15
Broad ligament of uterus 214.12
Bronchi 174.1
Bronchial
- branches
- -《of internal thoracic artery》 252.4
- -《of thoracic aorta》 258.3
- -《of vagus nerve》 410.20
- glands 174.34
- tree 174.2
- veins 276.5 ; 286.23
Bronchioles 178.26
Broncho-aortic constriction 146.4
Bronchomediastinal trunk 312.5
Broncho-oesophageus 146.12
Bronchopericardial membrane 222.5
Bronchopulmonary
- nodes 304.15
- segments 178.1
Buccal
- artery 236.30
- branches《of facial nerve》 406.13
- cusp 138.4
- fat pad 134.17
- glands 134.36
- nerve 402.22
- region 6.19
- root 138.24
- surface《of tooth》 138.16
Buccinator 96.11
- crest 44.36
- node 300.11
Buccopharyngeal
- fascia 96.22 ; 144.38
- part《of superior constrictor》 144.27
Bulb 326.3 ; 326.10
- of occipital horn《of lateral ventricle》 382.25
- of penis 196.19

- of vestibule 206.3
Bulbar
- conjunctiva 448.1
- corticonuclear fibres 328.5
Bulboreticulospinal tract 322.21
Bulbospongiosus 208.16
Bulbo-urethral gland 196.1
Bursa/e
- of calcaneal tendon 132.11
- of lower limb 130.6
- of neck 128.1
- of piriformis 130.11
- of tendo calcaneus 132.11
- of tensor veli palatini 128.2
- of upper limb 128.6
Buttocks 2.35

C

CA 1 384.28
CA 2 384.29
CA 3 384.30
CA 4 384.31
Caecal folds 212.23
Caecum 150.30
Caerulean nucleus 344.6
Caeruleospinal tract 324.6
Calcaneal
- anastomosis 270.19
- branches
- -《of lateral malleolar branch of fibular artery》 270.18
- -《of posterior tibial artery》 270.12
- process《of cuboid》 72.15
- sulcus 70.31
- tendon 124.18
- tubercle 70.28
- tuberosity 70.25
Calcaneocuboid
- joint 90.19
- ligament 90.34
Calcaneofibular ligament 90.11
Calcaneonavicular ligament 90.33
Calcaneus 70.24
Calcarine
- branch《of medial occipital artery》 248.22
- spur 382.26
- sulcus 378.23
Calf 2.41
Callosomarginal artery 244.10
Calvaria 20.33
Canal
- for auditory tube 30.32
- for tensor tympani 30.31
- for vertebral artery 50.10
Canaliculus for chorda tympani 30.24
Canine
- fossa 40.9
- groove 138.31

- tooth 136.20
Capillary 17.26
- lamina《of choroid》 436.11
Capitate 60.12
Capitulum《of humerus》 56.23
Capsular
- branches
- -《of intrarenal arteries》 184.15
- -《of renal artery》 262.24
- ligaments 15.10
- veins 290.9
Capsule
-《of lymph node》 298.35
- of crico-arytenoid joint 168.25
- of cricothyroid joint 168.7
- of ganglion 18.35
- of lens 442.7
- of prostate 194.17
Cardia 146.24
Cardiac
- ganglia 430.13
- impression
- -《on diaphragmatic surface of liver》 154.21
- -《on lung》 176.9
- notch of left lung 176.13
- plexus 430.12
Cardial
- notch 146.28
- orifice 146.25
- part《of stomach》 146.24
Cardinal ligament 202.31
Cardiovascular system 17.1 ; 222.1
Carina of trachea 172.25
Caroticotympanic
- arteries 238.19
- canaliculi 30.29
- nerves 408.22
Carotid
- bifurcation 232.9
- body 232.7
- branch《of glossopharyngeal nerve》 408.26
- canal 30.26
- sheath 100.10
- sinus 232.8 ; 238.17
- sulcus 28.12
- syphon 238.37
- triangle 6.31
- tubercle《of cervical vertebra》 48.24
- wall《of tympanic cavity》 454.31
Carpal
- articular surface《of radius》 58.20
- bones 60.2
- groove 60.15
- joints 82.31
- region 10.18
- tendinous sheaths 128.23
- tunnel 84.4

Carpometacarpal joints 84.6
- of thumb 84.9
Cartilage
- of acoustic meatus 452.18
- of tube 458.20
Cartilaginous
- external acoustic meatus 452.17
- joint 14.37
- part 12.26
- -《of nasal septum》164.23
- -《of pharyngotympanic tube》 458.19
Carunculae hymenales 204.9
Cauda equina 19.29
Caudal 4.21
- fibres《of vertical occipital fasciculi》394.13
- part《of spinal nucleus of trigeminal nerve》332.12
- pontine reticular nucleus 344.18
Caudate
- branches《of left branch of portal vein》292.19
- lobe《of liver》 156.19 ; 158.11 ; 158.12
- nucleus 390.2
- process《of caudate lobe of liver》 156.21
Caudolenticular grey bridges 392.2
Caval opening 106.37
Cave《of septum pellucidum》 382.2
Cavernous
- branch《of cavernous part of internal carotid artery》 238.25
- nerves
- - of clitoris 432.28
- - of penis 432.27
- part《of internal carotid artery》 238.21
- plexus 430.5
- - of conchae 164.33
- sinus 280.22
- spaces
- - of corpora cavernosa 196.25
- - of corpus spongiosum 196.26
- veins 196.28
Cavities 2.49
Cavity
- of concha 450.16
- of pharynx 142.26
Cell
- group
- - F 334.15
- - L 342.20
- - X 332.10
- - Y 334.17
- - Z 332.5
- nest region
- -《of cuneate nucleus》332.7
- -《of gracile nucleus》332.5

Cement 138.42
Central 4.38
- amygdaloid nucleus 386.19
- canal《of spinal cord》318.8 ; 324.29
- cord structures 324.23
- gelatinous substance《of spinal cord》 318.14
- grey substance 352.22
- intermediate substance 320.23
- lateral nucleus《of thalamus》 364.3
- lobule [II and III]《of cerebellum》 356.10
- medial nucleus《of thalamus》 364.2
- nervous system 17.53 ; 314.2
- nodes《of axillary lymph nodes》 302.20
- nucleus
- -《of inferior colliculus》354.26
- -《of spinal cord》318.26
- part
- -《of cuneate nucleus》332.7
- -《of gracile nucleus》332.3
- -《of lateral ventricle》382.15
- precommissural nucleus 352.8
- reticular nucleus 336.25
- retinal
- - artery 240.2
- - -, intraocular part 440.27
- - vein 286.10
- - -, intraocular part 440.28
- sulcus 374.5 ; 376.34
- - of insula 376.23
- superior mesenteric nodes 308.3
- tegmental tract 340.28 ; 350.3
- tendon《of diaphragm》106.36
- thalamic radiation 366.27 ; 392.9
- vein/s
- -《of liver》 158.27
- -《of suprarenal gland》220.31
Centromedian nucleus《of thalamus》 364.5
Cephalic vein 288.15
- of forearm 288.21
Ceratocricoid 170.15
- ligament 168.8
Ceratoglossus 140.30
Ceratopharyngeal part《of middle constrictor》144.32
Cerebellar
- commissure 358.30
- cortex 358.15
- falx 314.11
- fissures 18.16
- fossa 26.38
- nuclei 358.19

- peduncles 358.25
- tentorium 314.9
- tonsillar branch《of posterior inferior cerebellar artery》 250.14
- veins 284.30
Cerebello-olivary fibres 340.31 ; 350.5
Cerebellopontine angle 338.6
Cerebellum 18.15 ; 356.4
Cerebral
- aqueduct 354.20
- arterial circle 248.1
- cortex 18.23 ; 384.1
- crus 348.7 ; 348.20
- falx 314.8
- fossa 26.37
- gyri 18.24
- hemisphere 18.22 ; 374.2
- lobes 18.25
- part《of internal carotid artery》 238.29
- peduncle 348.6 ; 348.18
- sulci 18.26
- surface
- -《of sphenoid》 28.25
- -《of temporal bone》34.23
- veins 282.10
Cerebrospinal fluid 314.20
Cerebrum 18.21 ; 374.1
Cervical
- branch《of facial nerve》406.16
- canal 202.18
- enlargement 316.20
- fascia 100.4
- glands 202.20
- lordosis 46.25
- nerves [C1–C8] 412.11
- part
- -《of internal carotid artery》 238.16
- -《of oesophagus》146.2
- -《of spinal cord》318.2
- -《of thoracic duct》312.9
- -《of trachea》 172.18
- -《of vertebral artery》250.4
- pleura 180.8
- plexus 412.21
- rib 52.25
- segments [1–8] 318.2
- vertebrae [CI–CVII] 48.19
Cervicothoracic ganglion 426.21
Cervix
- 《of tooth》 136.25
- of uterus 202.10
Chambers of eyeball 442.18
Check ligament
- of lateral rectus muscle 444.14
- of medial rectus muscle 444.14
Cheek 2.10 ; 134.16
Chemically-defined cell

groups 396.1
Chiasmatic
- branch《of posterior communicating artery》 246.23
- cistern 314.28
Chin 2.13
Choana/e 24.22 ; 164.20
Cholinergic
- cells 397.29
- - of dorsal tegmental area [Ch5, Ch6, Ch8] 397.34
- - of epithalamus [Ch7] 397.35
- - of globus pallidus, accumbens nucleus and diagonal band [Ch3] 397.32
- - of globus pallidus, accumbens nucleus and diagonal gyrus [Ch2] 397.31
- - of medial septal nuclei [Ch1] 397.30
- - of substantia innominata, basal nucleus, amygdaloid body and olfactory tubercle [Ch4] 397.33
Chondrocranium 20.6
Chondroglossus 140.29
Chondropharyngeal part《of middle constrictor》 144.31
Chorda tympani 404.4 ; 406.19 ; 428.20
Chordae tendineae《of heart》 224.4
Choroid 436.7
- blood vessels 436.13
- enlargement《of lateral ventricle》 382.24
- line《of lateral ventricle》382.18
- membrane《of fourth ventricle》 346.16
- plexus
- - of fourth ventricle 316.7 ; 346.15
- - of lateral ventricle 316.10 ; 382.20
- - of third ventricle 316.9
Choroidal
- branch/es
- - to fourth ventricle《of posterior inferior cerebellar artery》 250.15
- - to lateral ventricle《of anterior choroidal artery》 242.3
- - to third ventricle《of anterior choroidal artery》 242.4
- enlargement 316.11
- fissure《of lateral ventricle》 382.19
Chyle cistern 312.12
Ciliary
- body 436.14
- bundle《of palpebral part of orbicularis oculi》94.21
- ganglion 428.9

Ciliary glands ～ Compact part

- glands 446.22
- margin《of iris》 438.3
- muscle 436.19
- part of retina 438.21
- plicae 436.17
- processes 436.16
- veins 286.7
- zonule 442.15
Cingular branch《of callosomarginal artery》 244.14
Cingulate
- gyrus 380.2
- sulcus 376.29
Cingulum
- 《of tooth》 136.41
- 《of telencephalon》 394.3
Circular
- fibres《of ciliary muscle》 436.23
- folds《of small intestine》 148.22
- layer
- - 《of colon》 152.17
- - 《of detrusor》 188.5
- - 《of female urethra》 206.26
- - 《of male urethra》 198.14
- - 《of rectum》 152.33
- - 《of small intestine》 148.21
- - 《of stomach》 148.5
- sulcus of insula 376.24
Circumduction 15.29
Circumferential pontine branches《of pontine artery》 250.24
Circumflex
- branch《of left coronary artery》 230.22
- fibular branch《of posterior tibial artery》 270.9
- peroneal branch《of posterior tibial artery》 270.9
- scapular
- - artery 254.22
- - vein 288.7
Cistern 17.9
- of great cerebral vein 316.1
- of lamina terminalis 314.33
- of lateral cerebral fossa 314.27
Cisterna
- ambiens 314.30
- chyli 312.12
- magna 314.25
Claustrum 388.1
Clavicle 54.26
Clavicular
- branch《of thoraco-acromial artery》 254.15
- facet《of scapula》 54.12
- head《of pectoralis major》 106.4
- notch 52.29
- part《of deltoid》 112.3
Clavipectoral
- fascia 106.21
- triangle 8.4
Cleavage lines 470.8

Clinical
- crown《of tooth》 136.24
- root《of tooth》 136.28
Clitoris 206.8
Clivus 22.7
- branches《of cerebral part of internal carotid artery》 238.35
Coccygeal
- body 258.34
- cornu 50.40
- foveola 8.21 ; 470.33
- ligament 316.16
- nerve 422.29
- part《of spinal cord》 318.6
- plexus 422.30
- segments [1-3] 318.6
Coccygeus 218.12
Coccyx [coccygeal vertebrae I-IV] 50.39
Cochlea 460.25
Cochlear
- aqueduct 462.33
- area 462.28
- branch《of vestibulocochlear artery》 468.7
- canaliculus 32.22
- communicating branch 《of vestibular ganglion》 408.4
- cupula 460.26
- duct 466.3
- ganglion 408.14
- labyrinth 466.1
- nerve 408.13
- nuclei 334.18 ; 342.32
- - 《in medulla oblongata and tegmentum of pons》 334.18
- - 《in tegmentum of pons》 342.32
- recess 460.10
- septum 462.10
Coeliac
- branches《of posterior vagal trunk》 410.31
- ganglia 430.26
- nodes 306.15
- plexus 430.20
- trunk 258.35
Coeliacoduodenal part《of suspensory muscle of duodenum》 150.13
Colic
- branch《of ileocolic artery》 262.8
- impression
- - 《on liver》 156.10
- - 《on spleen》 298.21
Collateral
- branch
- - 《of intercostal nerve》 418.21
- - 《of posterior intercostal nerve》 258.18
- eminence《of lateral ventricle》 382.23
- ligaments
- - 《of interphalangeal joints of foot》 92.23
- - 《of interphalangeal joints of hand》 84.20
- - 《of metacarpophalangeal joints》 84.16
- - 《of metatarsophalan-

geal joints》 92.19
- sulcus 376.33
- trigone《of lateral ventricle》 382.21
- vessel 17.27
Collecting duct《of kidney》 182.27
Collicular artery 248.7
Colliculus《of arytenoids》 168.17
Colon 152.1
Column 17.59
- 《of fornix》 380.29
Commissural
- cusps《of mitral valve》 226.28
- fibre 18.9
- fibres of telencephalon 394.17
- nucleus
- - 《of solitary nuclei》 334.3
- - of vagus nerve 334.23
Commissure/es 18.5
- 《of fornix》 380.34
- of bulbs 206.4
- of inferior colliculus 356.1
- of prostate 194.16
- of semilunar cusps
- - 《of aortic valve》 226.38
- - 《of pulmonary valve》 226.14
- of superior colliculus 356.2
Common
- anular tendon 444.17
- basal vein
- - 《of lower lobe of left lung》 274.8
- - 《of lower lobe of right lung》 272.21
- bony limb《of semicircular canal》 460.20
- carotid
- - artery 232.6
- - plexus 430.3
- cochlear artery 468.4
- fibular nerve 424.2
- flexor sheath《of hand》 130.4
- hepatic
- - artery 260.1
- - duct 160.1
- iliac
- - artery 264.8
- - nodes 308.16
- - vein 290.18
- interosseous artery 256.22
- membranous limb《of semicircular ducts》 464.13
- modiolar vein 468.13
- nasal meatus 24.19 ; 166.6
- palmar digital
- - arteries 256.32
- - nerves
- - - 《of median nerve》 416.19
- - - 《of ulnar nerve》 416.27
- peroneal nerve 424.2
- plantar digital

- - arteries 270.28
- - nerves
- - - 《of lateral plantar nerve》 424.26
- - - 《of medial plantar nerve》 424.22
- tendinous
- - ring 444.17
- - sheath
- - - of fibulares 132.22
- - - of peronei 132.22
Communicating
- branch/es 19.26
- - 《of fibular artery》 270.16
- - of nasociliary nerve with ciliary ganglion 428.12
- - with auricular branch of vagus nerve《of tympanic plexus》 408.23
- - with auriculotemporal nerve《of glossopharyngeal nerve》 408.31
- - with chorda tympani 《of glossopharyngeal nerve》 408.32
- - with ciliary ganglion 《of nasociliary nerve》 400.2
- - with facial nerve《of auriculotemporal nerve》 402.27
- - with glossopharyngeal nerve
- - - 《of facial nerve》 406.9
- - - 《of vagus nerve》 410.6
- - with hypoglossal nerve 《of lingual nerve》 404.3
- - with meningeal branch 《of vagus nerve and glossopharyngeal nerve》 408.30
- - with recurrent laryngeal nerve《of superior laryngeal nerve》 410.12
- - with tympanic plexus 《of intermediate nerve》 406.24
- - with ulnar nerve
- - - 《of median nerve》 416.18
- - - 《of radial nerve》 418.9
- - with vagus nerve《of intermediate nerve》 406.25
- - with zygomatic nerve 《of lacrimal nerve》 398.20
Compact
- bone 12.24
- part
- - 《of pedunculopontine tegmental nucleus》 354.11
- - 《of substantia nigra》 348.31

Compact subnucleus ～ Cuneus fibres   **521**

- subnucleus《of pedunculopontine tegmental nucleus》 354.11
Compartment/s 16.16； 110.23； 118.2
Complex joint 15.14
Compressor urethrae 208.23
Concha of auricle 450.14
Conchal crest
- 《of maxilla》 40.19
- 《of palatine bone》 42.23
Conducting system of heart 224.12
Condylar
- canal 26.14
- emissary vein 282.4
- fossa 26.16
- joint 15.21
- process 46.12
Condyle 14.6
- of humerus 56.22
Confluence of sinuses 280.9
Conical lobules of epididymis 190.33
Conjoint tendon 108.24
Conjunctiva 446.26
Conjunctival
- glands 448.6
- ring 434.29
- sac 448.5
- veins 286.15
Conoid
- ligament 80.31
- tubercle 54.35
Contact zone《of tooth》 138.23
Conus
- arteriosus 226.7
- branch
- - 《of left coronary artery》 230.19
- - 《of right coronary artery》 230.8
- elasticus 172.15
- medullaris 316.22
Convoluted seminiferous tubules 190.27
Coraco-acromial ligament 80.22
Coracobrachial bursa 128.11
Coracobrachialis 112.17
Coracoclavicular ligament 80.29
Coracohumeral ligament 82.8
Coracoid process 54.25
Cord/s
- 《of brachial plexus》 414.20
- of umbilical artery 264.34
Core region《of nucleus accumbens》 388.21
Corium 470.10
Cornea 434.28
Corneal
- epithelium 436.1
- limbus 434.30
- vertex 434.31
Corneoscleral
- junction 434.30
- part 434.20

Corniculate
- cartilage 168.29
- tubercle 168.30
Corona
- ciliaris 436.15
- of glans 196.11
- radiata 392.25
Coronal 4.5
- planes 4.60
- suture 74.8
Coronary
- ligament《of liver》 210.40
- sinus 274.15
- sulcus 222.25
Coronoid
- fossa 56.26
- process
- - 《of mandible》 46.9
- - 《of ulna》 58.23
Corpus
- albicans 200.18
- callosum 380.12
- - fibres 394.18
- cavernosum
- - of clitoris 206.12
- - penis 196.17
- luteum 200.17
- rubrum 200.15
- spongiosum penis 196.18
- striatum 390.15
Corrugator supercilii 94.24
Cortex
- 《of lymph node》 298.38
- 《of suprarenal gland》 220.32
- corticis《of kidney》 182.18
- of lens 442.3
- of thymus 298.7
Cortical
- amygdaloid nucleus 386.20
- bone 12.23
- labyrinth 182.17
- radiate
- - arteries《of kidney》 184.10
- - veins《of kidney》 184.19
Corticomesencephalic fibres 350.27
Corticonuclear fibres 348.23； 392.7
Corticopontine fibres 338.17； 348.24
Corticoreticular fibres 328.6； 338.16； 348.29； 392.10
Corticorubral fibres 392.11
Corticospinal fibres 328.4； 338.14； 348.22； 392.12
Corticotectal fibres 392.23
Corticothalamic fibres 392.13
Costal
- arch 52.41
- cartilage 52.6
- groove 52.17
- margin 52.41

- notches 52.34
- part
- - 《of diaphragm》 106.31
- - 《of parietal pleura》 180.9
- process《of lumbar vertebra》 48.33
- surface
- - 《of lung》 176.6
- - 《of scapula》 54.4
Costocervical trunk 254.1
Costochondral joints 80.17
Costoclavicular ligament 80.36
Costodiaphragmatic recess 180.15
Costomediastinal recess 180.16
Costosternal joint 78.28
Costotransverse
- foramen 80.11
- joint 80.6
- ligament 80.7
Costovertebral joints 80.2
Costoxiphoid ligaments 80.16
Cotyloid joint 15.23
Coxal bone 62.3
Cranial 4.20
- arachnoid mater 314.21
- base 22.1
- cartilaginous joints 76.2
- cavity 2.50
- dura mater 314.7
- fibrous joints 74.3
- nerve 19.31； 398.2
- part《of parasympathetic part of autonomic division of nervous system》 428.8
- pia mater 316.5
- root《of accessory nerve》 412.2
- sensory ganglion 18.39
- sutures 74.7
- synchondroses 76.3
- syndesmoses 74.4
- synovial joint 76.10
Craniocervical part《of peripheral autonomic plexuses and ganglia》 430.2
Craniospinal sensory ganglion 18.37
Cranium 20.3
Cremaster 108.22； 192.3
Cremasteric
- artery 266.32
- fascia 192.4
Crest 14.8
- 《of body of rib》 52.18
- 《of head of rib》 52.10
- 《of neck of rib》 52.12
- of greater tubercle 56.9
- of lesser tubercle 56.10
- of round window 454.17
Cribriform
- area《of renal papilla》 182.38
- fascia 118.19
- foramina 38.3

- plate 38.2
Crico-arytenoid
- joint 168.24
- ligament 168.26
Cricoid cartilage 168.1
Crico-oesophageal tendon 146.11
Cricopharyngeal
- ligament 168.27
- part《of inferior constrictor》 144.35
Cricopharyngeus 144.35
Cricothyroid 170.11
- branch《of superior thyroid artery》 232.15
- joint 168.6
Cricotracheal ligament 168.10
Cricovocal membrane 172.15
Crista
- galli 38.4
- terminalis《of right atrium》 224.23
Crown
- 《of tooth》 136.29
- pulp 138.37
Cruciate ligament of atlas 78.10
Cruciform
- eminence 26.38
- part of fibrous sheath
- - 《of digits of hand》 116.29
- - 《of toe》 126.21
Crura of antihelix 450.12
Crural interosseous nerve 424.15
Crus
- 《of fornix》 380.33
- of clitoris 206.9
- of helix 450.7
- of penis 196.7
Cubital
- anastomosis 256.20
- fossa 10.10
- nodes 302.24
- region 10.8
Cuboid 72.12
Culmen [IV and V] 356.17
Cumulus oophorus 200.36
Cuneate
- fasciculus 324.18； 326.27； 328.9
- nucleus 332.6
- tubercle 326.28
Cuneiform
- cartilage 170.1
- nucleus 354.8
- part of vomer 38.35
- tubercle 170.2
Cuneocerebellar fibres 330.12
Cuneocuboid interosseous ligament 90.25
Cuneometatarsal interosseous ligaments 92.12
Cuneonavicular joint 90.20
Cuneospinal fibres 324.19
Cuneus 378.22
- fibres 394.15

Cupular ～ Distal convoluted tubule

Cupular
- caecum　466.19
- part《of epitympanic recess》　454.5
Cusp　17.22 ; 17.23
- 《of tooth》　136.30
Cuspid　136.30
Cutaneous
- branch
- -《of anterior branch of obturator nerve》　420.30
- -《of mixed nerve》　19.17
- muscle　16.5
- vein　17.33
Cylindrical joint　15.16
Cymba conchae　450.15
Cystic
- artery　260.4
- duct　160.20
- node　306.31
- vein　292.24
Cystohepatic triangle　212.28

D

Dartos
- fascia　198.35
- muscle　198.37
Deciduous teeth　136.13
Declive[VI]　356.27
Decussation　18.11
- of medial lemniscus　328.11
- of pyramids　326.15 ; 328.7
- of superior cerebellar peduncles　350.18
- of trochlear nerve fibres　356.3
Deep　4.35
- artery
- - of arm　254.27
- - of clitoris　266.23
- - of penis　266.21
- - of thigh　268.4
- auricular artery　236.10
- branch
- -《of lateral plantar nerve》　424.28
- -《of medial circumflex femoral artery》　268.7
- -《of medial plantar artery》　270.22
- -《of radial nerve》　418.6
- -《of superior gluteal artery》　264.23
- -《of transverse cervical artery》　252.29
- -《of ulnar nerve》　416.29
- cerebral veins　282.25
- cervical
- - artery　254.2
- - vein　276.13
- circumflex iliac
- - artery　266.34
- - vein　292.12
- dorsal vein
- - of clitoris　290.32
- - of penis　290.31
- external pudendal artery　266.40

- facial vein　278.14
- fascia of leg　120.8
- fibular nerve　424.10
- grey layer《of superior colliculus》　354.35
- head
- -《of flexor pollicis brevis》　116.4
- -《of triceps brachii》　112.22
- infrapatellar bursa　130.24
- inguinal
- - nodes　310.20
- - ring　108.25
- investing fascia《of abdomen》　110.11
- layer
- -《of levator palpebrae superioris》　444.24
- -《of temporal fascia》　96.27
- lingual
- - artery　234.5
- - vein　276.33
- lymph vessel　17.41
- middle cerebral vein　282.28
- nodes
- -《of anterior cervical nodes》　300.20
- -《of popliteal nodes》　310.26
- -《of upper limb》　302.27
- palmar
- - arch　256.13
- - branch《of ulnar artery》　256.30
- parotid nodes　300.6
- part
- -《of anterior compartment of forearm》　110.28
- -《of external anal sphincter》　154.14 ; 218.16
- -《of masseter》　96.16
- -《of palpebral part of orbicularis oculi》　94.22
- -《of parotid gland》　136.9
- -《of posterior compartment of leg》　118.9
- perineal
- - fascia　208.13
- - pouch　208.17
- - space　208.17
- peroneal nerve　424.10
- petrosal nerve　406.21 ; 428.17
- plantar
- - arch　270.25
- - artery　270.7
- posterior sacrococcygeal ligament　78.20
- temporal
- - nerves　402.20
- - veins　278.25
- transverse
- - metacarpal ligament　84.18
- - metatarsal ligament　92.21
- - perineal muscle

208.20
- trigone　186.19
- vein/s　17.36
- - of clitoris　292.3
- - of lower limb　296.24
- - of penis　292.2
- - of thigh　296.26
- - of upper limb　288.28
- venous palmar arch　288.34
- white layer《of superior colliculus》　354.36
Deferential plexus《of nerve》　432.25
Deltoid　112.2
- branch
- -《of profunda brachii artery》　254.29
- -《of thoraco-acromial artery》　254.16
- fascia　116.17
- ligament　90.3
- region　10.2
- tubercle《of scapula》　54.8
- tuberosity　56.21
Deltopectoral
- nodes　302.22
- triangle　8.4
Dens　50.13
Dental
- alveolus/i　138.47
- -《of mandible》　44.30
- -《of maxilla》　42.10
- branches
- -《of anterior superior alveolar artery》　238.3
- -《of inferior alveolar artery》　236.13
- -《of posterior superior alveolar artery》　236.32
- papilla　138.39
- pulp　138.36
Dentate
- gyrus　380.8 ; 386.6
- nucleus　358.20
Denticulate
- ligament　316.13
- suture　14.35
Dentine　138.40
Dento-alveolar syndesmosis　76.1
Depression of optic disc　440.11
Depressor
- anguli oris　96.1
- labii inferioris　96.8
- septi nasi　94.18
- supercilii　94.25
Dermal ridges　470.4
Dermis　470.10
Descending
- and ascending limb of loop of Henle　182.24
- aorta　258.1
- branch
- -《of anterior segmental artery of left lung》　228.31
- -《of anterior segmental artery of right lung》　228.11
- -《of lateral circumflex femoral artery》

268.13
- -《of medial circumflex femoral artery》　268.9
- -《of occipital artery》　234.22
- -《of posterior segmental artery of left lung》　228.34
- -《of posterior segmental artery of right lung》　228.14
- -《of superior cervical artery》　252.28
- colon　152.6
- genicular artery　268.1
- mesocolon　210.19
- palatine artery　238.7
- part
- -《of duodenum》　150.5
- -《of iliofemoral ligament》　86.27
- -《of trapezius》　100.13
Descent of testis　192.17
Desmocranium　20.7
Desmodontium　138.46
Detrusor　188.1
Diagonal
- band　388.2
- conjugate　64.28
Diaphragm　106.24
Diaphragma sellae　314.12
Diaphragmatic
- constriction《of oesophagus》　146.5
- fascia　108.3
- part《of parietal pleura》　180.10
- surface
- -《of heart》　222.18
- -《of liver》　154.19
- -《of lung》　176.10
- -《of spleen》　298.17
Diaphysis　12.38
Diarthrosis　14.42
Diastema　136.18
Diencephalon　326.7 ; 360.1
Digastric　98.18
- branch《of facial nerve》　406.7
- fossa　44.21
Digital synovial tendon sheaths　130.5
Digits
- of foot　2.48 ; 12.14
- of hand　2.32 ; 10.26
Dilator
- muscle　16.15
- pupillae　438.11
Diploe　20.35
Diploic
- branch《of supra-orbital artery》　240.16
- canals　20.36
- veins　280.26
Dissipated
- part《of pedunculopontine tegmental nucleus》　354.12
- subnucleus《of pedunculopontine tegmental nucleus》　354.12
Distal　4.37
- convoluted tubule　182.26

Distal cusp ~ Dorsomedial nucleus 523

- cusp 138.13
- fovea 136.39
- lateral striate branches 《of anterolateral central arteries》 244.24
- medial striate artery 244.7
- node《of deep inguinal nodes》 310.23
- part
-- 《of male urethra》 198.8
-- 《of prostate》 194.5
- phalanx
-- 《of foot》 72.25
-- 《of hand》 60.24
- radio-ulnar joint 82.20
- root 138.27
- straight tubule 182.25
- surface《of tooth》 138.21
- transverse arch of foot 12.11
Distobuccal cusp 138.10
Distolingual cusp 138.12
Distopalatal cusp 138.11
Diverticula of ampulla《of ductus deferens》 192.13
Dome of pleura 180.8
Dopaminergic cells
- 《in compact part of substantial nigra [A9]》 396.11
- 《in reticular formation [A8]》 396.8
- 《in ventral tegmental area[A10]》 396.14
- in arcuate nucleus[A12] 396.17
- in medial zone and anterior area of hypothalamus[A14] 396.19
- in olfactory bulb[A15] 396.20
- in posterior hypothalamus[A11] 396.16
- in zona incerta[A13] 396.18
Dorsal 4.15
- accessory olivary nucleus 332.26
- acoustic stria 340.24
- artery
-- of clitoris 266.24
-- of foot 270.1
-- of penis 266.22
- branch
-- 《of lumbar artery》 258.28
-- 《of posterior intercostal arteries》 258.9
-- 《of posterior intercostal veins》 286.31
-- 《of second posterior intercostal artery》 254.6
-- 《of subcostal artery》 258.22
-- 《of ulnar nerve》 416.23
-- to corpus callosum《of medial occipital artery》 248.19

- calcaneocuboid ligament 90.36
- carpal
-- arch 256.8
-- branch
--- 《of radial artery》 256.7
--- 《of ulnar artery》 256.28
-- tendinous sheaths 128.24
- carpometacarpal ligaments 84.7
- cochlear nucleus 334.19
- column《of spinal cord》 320.1
- cuboideonavicular ligament 90.31
- cuneocuboid ligament 90.30
- cuneonavicular ligaments 90.35
- digital
-- arteries
--- 《of foot》 270.6
--- 《of hand》 256.10
-- branches《of radial nerve》 418.10
-- nerves
--- 《of deep fibular nerve》 424.12
--- 《of superficial fibular nerve》 424.9
--- 《of ulnar nerve》 416.24
--- of foot 424.9 ; 424.12
-- veins《of foot》 296.16
- external arcuate fibres 328.25
- fascia
-- of foot 120.17
-- of hand 116.22
- fasciculus proprius 324.14
- funiculus《of spinal cord》 324.13
- grey commissure 324.26
- horn《of spinal cord》 318.12 ; 320.4
- hypothalamic
-- area 370.16
-- region 370.16
- intercarpal ligaments 82.34
- intercuneiform ligaments 90.29
- intermediate sulcus《of spinal cord》 316.30
- interossei
-- 《of foot》 126.15
-- 《of hand》 116.13
- lamella《of principal olivary nucleus》 332.22
- lateral geniculate nucleus 368.16
- lingual
-- branches《of lingual artery》 234.4
-- veins 276.30
- longitudinal fasciculus 328.15 ; 340.5 ; 350.13 ; 372.19

- median
-- septum《of spinal cord》 316.27
-- sulcus
--- 《of medulla oblongata》 326.31
--- 《of spinal cord》 316.26
-- medullary veins 284.26
- metacarpal
-- arteries 256.9
-- ligaments 84.11
-- veins 288.25
- metatarsal
-- arteries 270.5
-- ligaments 92.15
-- veins 296.15
- nasal artery 240.27
- nerve
-- of clitoris 422.28
-- of penis 422.27
- nucleus/i
-- 《of hypothalamus》 370.21
-- 《of medial geniculate body》 368.24
-- 《of mesencephalon》 352.6 ; 352.15
-- 《of pons》 338.28
-- of lateral lemniscus 344.2
-- of thalamus 362.25
-- of vagus nerve 332.30
- pallidum 390.20
- pancreatic artery 260.28
- paraflocculus [H VIII B] 357.43
- paragigantocellular reticular nucleus 336.24
- paramedian nucleus 332.29
- part/s
-- 《of central reticular nucleus》 336.26
-- 《of intertransversarii laterales lumborum》 102.4
-- [III]《of central lobule of cerebellum》 356.12
-- [V]《of culmen》 356.20
-- [H III]《of wing of central lobule of cerebellum》 356.15
-- [H V]《of anterior quadrangular lobule of cerebellum》 356.23
- premammillary nucleus 372.7
- radiocarpal ligament 82.25
- rami
-- 《of cervical nerves》 412.12
-- 《of lumbar nerves》 420.2
-- 《of sacral nerves and coccygeal nerve》 420.10
-- 《of thoracic nerves》 418.15
- raphe nucleus 344.27 ;

  354.15
- region of foot 12.3
-- root 19.23
-- ganglion 18.38
- scapular
-- artery 252.29 ; 252.30
-- nerve 414.22
-- vein 288.4
- septal nucleus 382.6
- solitary nucleus 334.9
- spinocerebellar tract 324.1 ; 330.11
- striatum 390.17
- subdivision《of nucleus of posterior commissure》 352.12
- supra-optic commissure 372.20
- surface
-- 《of sacrum》 50.30
-- of fingers 10.33
-- of toes 12.19
- tarsal ligaments 90.27
- tarsometatarsal ligaments 92.10
- tegmental
-- decussation 350.25
-- nucleus 344.15
- thalamus 360.8
- thoracic nucleus 320.24
- trigeminothalamic tract 340.15
- tubercle 58.17
- ulnocarpal ligament 82.27
- vein
-- 《of posterior intercostal vein》 286.31
-- of corpus callosum 284.11
- venous
-- arch of foot 296.14
-- network
--- of foot 296.13
--- of hand 288.23
- white commissure 324.28
Dorsalis pedis artery 270.1
Dorsolateral
- nucleus
-- 《of pons》 338.29
-- 《of spinal cord》 318.23
- part《of supra-optic nucleus》 370.13
- solitary nucleus 334.10
- sulcus
-- 《of medulla oblongata》 326.23
-- 《of spinal cord》 316.29
- tract 324.2
Dorsomedial
- nucleus
-- 《of dorsal hypothalamic area》 370.17
-- 《of intermediate hypothalamus》 370.22
-- 《of pons》 338.30
-- 《of principal sensory nucleus of trigeminal nerve》 342.9
-- 《of spinal cord》 318.25

Dorsomedial nucleus ～ Eyebrow/s

- - 《of thalamus》 364.8
- part
- - 《of red nucleus》 352.27
- - 《of supra-optic nucleus》 370.14
Dorsum
- of foot 2.47 ; 12.3
- of hand 2.31 ; 10.21
- of nose 164.4
- of penis 196.8
- of tongue 140.4
- sellae 28.10
Downy hair 470.15
Duct
- of bulbo-urethral gland 196.2
- of epididymis 190.36
Ductus
- arteriosus 228.26
- deferens 192.7
- reuniens 464.23
Duodenal
- branches
- - 《of anterior superior pancreaticoduodenal artery》 260.24
- - 《of posterior superior pancreaticoduodenal artery》 260.17
- cap 150.3
- glands 150.17
- impression《on liver》 156.9
Duodenojejunal
- flexure 150.9
- fold 212.10
Duodenomesocolic fold 212.12
Duodenum 150.1
Dura mater 314.4 ; 314.6
Dural
- part《of filum terminale》 316.16
- venous sinuses 280.7

E

Ear 2.7 ; 450.1
Efferent
- ductules 190.30
- glomerular arteriole《of kidney》 184.12
- nerve fibres 19.11
Ejaculatory duct 192.24
Elbow 2.25
- joint 82.11
Ellipsoid joint 15.21
Elliptical recess 460.5
Emboliform nucleus 358.22
Eminence 14.4
Eminentia
- conchae 450.31
- fossae triangularis 450.33
- scaphae 450.32
Emissary vein/s 17.34 ; 282.1
Emptying internal urethral orifice 198.4 ; 206.20
Enamel 138.41
Endo-abdominal fascia 108.37
Endocardium 224.20
Endocrine glands 220.1
Endolemniscal nucleus

336.2
Endolymph 464.3
Endolymphatic
- duct 464.21
- sac 464.22
- space 464.2
Endometrium 202.27
Endomysium 16.29
Endoneurium 19.7
Endopeduncular nucleus 370.18
Endopelvic fascia 216.11
Endosteum 14.15
Endothelium of anterior chamber 436.5
Endothoracic fascia 106.23 ; 180.20
Enteric plexus 432.9
Ependyma 18.14
Epicardium 222.8
Epicondyle 14.7
Epicranial aponeurosis 94.13
Epicranius 94.8
Epidermis 470.9
Epididymal branches《of testicular artery》 264.3
Epididymis 190.31
Epidural space 314.15 ; 314.17
Epigastric
- fold 214.6
- fossa 8.13
- region 8.13
Epiglottic
- cartilage 170.4
- tubercle 170.6
- vallecula 144.11
Epiglottis 170.3
Epimysium 16.27
Epineurium 19.9
Epinephric cells in area postrema and anterior reticular nucleus [C1, C2] 397.28
Epiphysial
- cartilage 12.40 ; 14.40
- line 12.42
- plate 12.41
Epiphysis 12.39
Epiploic foramen 212.3
Episcleral
- arteries 240.14
- layer 434.24
- space 444.6
- veins 286.13
Epithalamus 360.3 ; 362.12
Epitympanic recess 454.4
Eponychium 472.12
Epoophoron 204.18
Equator
- 《of eyeball》 434.9
- 《of lens》 442.13
Erector spinae 102.8
- aponeurosis 102.9
Ethmoid 38.1
Ethmoidal
- bone 38.1
- bulla
- - 《of ethmoid》 38.15
- - 《of nasal cavity》 166.1
- cells 166.13
- crest

- - 《of maxilla》 40.27
- - 《of palatine bone》 42.24
- groove 38.29
- infundibulum 38.17 ; 166.2
- labyrinth 38.7
- notch 36.28
- process《of inferior nasal concha》 38.22
- veins 286.4
Ethmoidolacrimal suture 74.27
Ethmoidomaxillary suture 74.26
Excretory duct/s
- 《of lacrimal gland》 448.11
- 《of seminal gland》 192.23
Extension 15.31
Extensor 4.47
- carpi
- - radialis
- - - brevis 114.14
- - - longus 114.13
- - ulnaris 114.18
- compartment
- - of arm 110.25
- - of forearm 110.29
- - of leg 118.6
- - of thigh 118.3
- digiti minimi 114.17
- digitorum 114.15
- - brevis 124.25
- - longus 124.8
- hallucis
- - brevis 124.24
- - longus 124.10
- indicis 114.25
- muscle 16.10
- pollicis
- - brevis 114.23
- - longus 114.24
- retinaculum《of hand》 116.23
External 4.31
- acoustic
- - aperture 452.15
- - meatus 34.4 ; 452.14
- - opening 34.4
- - pore 452.15
- anal sphincter 154.13 ; 208.5 ; 218.13
- axis of eyeball 434.11
- branch
- - 《of accessory nerve》 412.6
- - 《of superior laryngeal nerve》 410.10
- capsule 392.26
- carotid
- - artery 232.10
- - nerve 426.14
- - plexus 430.6
- conjugate 64.31
- ear 450.2
- features 316.19 ; 326.11 ; 338.2 ; 348.2 ; 356.5 ; 360.2
- granular layer [Layer II]《of isocortex》 384.10
- iliac
- - artery 266.27
- - nodes 308.22
- - vein 292.9

- intercostal
- - membrane 78.25 ; 106.14
- - muscle 106.13
- jugular vein 280.1
- longitudinal layer《of detrusor》 188.4
- medullary lamina
- - 《of corpus striatum》 390.8
- - 《of thalamus》 366.16
- nasal
- - artery 240.27
- - branches《of infra-orbital nerve》 402.10
- - nerve 400.10
- - veins 278.10
- nucleus《of inferior colliculus》 354.27
- oblique 108.12
- occipital
- - crest 26.22
- - protuberance 26.21
- opening
- - of carotid canal 30.27
- - of cochlear canaliculus 32.23
- - of vestibular calaliculus 32.16
- os of uterus 202.15
- palatine vein 278.16
- pudendal vein 296.4
- pyramidal layer [Layer III]《of isocortex》 384.11
- rotation 15.27
- spermatic fascia 192.2
- surface
- - 《of cochlear duct》 466.5
- - 《of frontal bone》 36.3
- - 《of parietal bone》 34.30
- - of cranial base 22.10
- table《of calvaria》 20.34
- urethral
- - orifice 198.32 ; 206.23
- - sphincter 198.18 ; 206.24 ; 208.22
- urinary meatus 198.32
Extracapsular ligaments 15.11
Extradural space 314.15
Extra-ocular
- muscles 94.3 ; 444.9
- part
- - 《of central retinal artery》 240.3
- - 《of central retinal vein》 286.11
Extraperitoneal
- fascia 108.35 ; 216.9
- ligament 108.36 ; 216.10
- space 210.4
Extraserosal fascia 16.21
Extreme capsule 392.27
Extrinsic muscles of eyeball 444.9
Eye 2.9
- and related structures 434.5
Eyeball 434.6
Eyebrow/s 446.1 ; 470.17

Eyelash/es ～ Four-headed muscle　525

Eyelash/es　446.15 ; 470.18
Eyelids　446.2

F

Face　2.8
Facet
- for calcaneonavicular part of bifurcate ligament《on talus》 70.7
- for dens　50.6
- for plantar calcaneonavicular ligament《on talus》　70.6
Facial
- area《of internal acoustic meatus》　462.23
- artery　234.6
- aspect　20.9
- canal　30.22
- colliculus　346.5
- muscles　94.7
- nerve[VII]　406.1
- nodes　300.10
- regions　6.14
- skeleton　20.5
- vein　278.5
Falciform
- ligament《of liver》 210.41
- margin《of saphenous opening》　118.16
- process《of sacrotuberous ligament》　86.15
False
- chordae tendineae《of heart》　224.5
- pelvis　64.18
- ribs[VIII–XII]　52.4
Falx
- cerebelli　314.11
- cerebri　314.8
Fascia　16.17
- iliaca　110.2
- lata　118.11
- of clitoris　206.14
- of head and neck　16.18
- of individual muscle 16.26
- of individual organ
- -《of parietal abdominal fascia》　110.1
- -《of parietal pelvis》 216.12
- -《of visceral abdominal fascia》　108.34
- -《of visceral pelvic fascia》　216.6
- of limbs　16.23
- of muscles　16.24
- of penis　196.29
- of trunk　16.19
Fascial sheath of eyeball 444.4
Fascicle　18.4
Fasciculus　18.4
- peduncularis　388.7
- retroflexus　362.13
Fasciolar gyrus　380.4
Fastigial nucleus　358.24
Fastigiospinal tract 322.17
Fastigium　346.14
Fat body of ischio-anal fossa　216.2

Fatty
- appendices of colon 152.10
- layer
- -《of abdomen》　110.21
- -《of subcutaneous tissue》　472.21
Fauces　142.1
Female
- external genitalia 204.24
- genital system　190.3
- internal genitalia　200.1
- urethra　206.17
Femoral
- artery　266.36
- branch　420.26
- nerve　422.5
- nutrient arteries　268.16
- plexus　432.14
- region　10.39
- ring　120.3
- septum　120.4
- triangle　10.41 ; 118.20
- vein　296.25
Femur　2.37 ; 66.2
Fibre　18.7
- of stria terminalis 372.21
Fibrocartilaginous ring《of tympanic membrane》 452.29
Fibro-elastic membrane of larynx　172.12
Fibromusculocartilaginous layer《of bronchus》 174.31
Fibrous
- appendix of liver 156.17
- capsule
- -《of kidney》　182.14
- -《of liver》　158.22
- -《of spleen》　298.12
- -《of thyroid gland》 220.16
- joints　14.26
- layer　16.43
- -《in or on deep aspect of fatty layer of subcutaneous tissue》 472.32
- -《of articular capsule》 15.1
- - of eyeball　434.16
- membrane　15.1
- pericardium　222.3
- sheath/s　16.44
- - of digits of hand 116.27
- - of toes　126.19
Fibula　68.15
Fibular　4.42
- artery　270.14
- articular facet《of tibia》 66.35
- border of foot　12.5
- collateral ligament 88.11
- compartment of leg 118.10
- node　310.29
- notch　68.13
- nutrient artery　270.20
- tarsal tendinous sheaths 132.21

- trochlea　72.5
- veins　296.35
Fibularis
- brevis　124.12
- longus　124.11
- tertius　124.9
Fifth toe[V]　12.17
Filiform papilla　140.14
Filling internal urethral orifice　198.3 ; 206.19
Filum
- terminale　316.15
- - externum　316.16
- - internum　316.17
Fimbria/e　200.24
- 《of hippocampus》 384.32
- of hippocampus　380.10
Fimbriated fold《of tongue》 140.8
Fimbriodentate sulcus 380.9
Fingers including thumb 2.32 ; 10.26
First
- crus of ansiform lobule [H VII A]《of cerebellum》　356.32
- posterior intercostal artery　254.4
- rib[I]　52.19
Fissura antitragohelicina 450.27
Fissure
- for ligamentum teres 156.3
- for ligamentum venosum　154.27
- for round ligament 156.3
Fixed end　15.41
Flank　8.14
Flat
- bone　12.34
- muscle　15.44
Flexion　15.30
Flexor　4.46
- accessorius　126.13
- carpi
- - radialis　114.1
- - ulnaris　114.3
- compartment
- - of arm　110.24
- - of forearm　110.26
- - of leg　118.7
- - of thigh　118.4
- digiti minimi brevis
- -《of foot》　126.11
- -《of hand》　116.10
- digitorum
- - brevis　126.12
- - longus　124.22
- - profundus　114.9
- - superficialis　114.6
- hallucis
- - brevis　126.2
- - longus　124.23
- muscle　16.9
- pollicis
- - brevis　116.2
- - longus　114.10
- retinaculum
- -《of foot》　120.13
- -《of hand》　116.26
Floating ribs[XI–XII] 52.5

Flocculonodular lobe 358.3
Flocculus[H X]　358.6
Floor
- 《of orbit》　24.2
- 《of tympanic cavity》 454.6
- of fourth ventricle 346.2
Fold/s
- of chorda tympani 458.7
- of incus　458.12
- of iris　438.8
- of left vena cava　222.11
- of stapes　458.13
- of superior laryngeal nerve　144.16
- of uterine tube　200.34
Foliate papillae　140.17
Folium/ia
- of cerebellum　18.17
- of vermis[VII A] 356.30
Fontanelles　20.28
Foot　2.42
- region　12.1
Footplate　456.6
Foramen
- caecum
- -《of frontal bone》 36.18
- -《of medulla oblongata》 326.13
- - of tongue　140.20
- infrapiriforme　86.19
- lacerum　22.12
- magnum　26.3
- ovale《of heart》　28.36 ; 224.26
- petrosum　28.39
- rotundum　28.35
- singulare　462.27
- spinosum　28.38
- suprapiriforme　86.18
- transversarium《of cervical vertebra》 48.21
Foramina nervosa　462.6
Forearm　2.26
Forebrain　326.6
Forehead　20.10
Foreskin　196.14
Fornix
- 《of cerebrum》　380.28
- 《of hypothalamus》 372.22
- of lacrimal sac　448.20
- of stomach　146.27
Fossa　14.11
- antihelica　450.30
- for gallbladder　156.2
- for incus　454.25
- for lacrimal gland 36.26
- for lacrimal sac　24.8 ; 38.27
- of oval window　454.10
- of round window 454.16
- ovalis　224.25
- retroureterica　188.15
Fourchette　204.30
Four-headed muscle 15.51

Fourth
- [IV] 12.16
- ventricle 346.1

Fovea
- centralis 440.13
- for ligament of head 66.4

Foveola 440.14

Free
- border
-- 《of ovary》 200.6
-- 《of nail》 472.10
- part
-- of lower limb 66.1
-- of upper limb 56.1
- taenia 152.16

Frenulum 196.15
- of clitoris 204.34
- of ileal orifice 150.33
- of labia minora 204.30
- of lower lip 134.13
- of superior medullary velum 346.20
- of tongue 140.12
- of upper lip 134.12
- veli 338.7

Front of chest 2.17

Frontal 4.16
- angle《of parietal bone》 34.38
- aspect 20.9
- belly《of occipito-frontalis》 94.10
- bone 36.1
- border《of parietal bone》 34.37
- branch
-- 《of middle meningeal artery》 236.19
-- 《of superficial temporal artery》 236.7
- crest 36.16
- diploic vein 280.27
- eminence 36.4
- forceps 380.21
- horn《of lateral ventricle》 382.13
- lobe 374.12 ; 378.1
- margin《of sphenoid》 28.32
- nerve 398.21
- notch/foramen 36.10
- operculum 374.14
- planes 4.60
- pole 374.13
- process
-- 《of maxilla》 40.24
-- 《of zygomatic bone》 44.6
- region 6.8
- sinus 36.29 ; 166.12
- suture 36.7 ; 74.17
- tuber 36.4
- veins 282.14

Fronto-ethmoidal suture 74.21

Frontolacrimal suture 74.23

Frontomaxillary suture 74.22

Frontonasal suture 74.20

Frontopontine fibres 348.25 ; 392.5

Frontozygomatic suture 74.24

Fundiform ligament
- of clitoris 110.19 ; 206.16
- of penis 110.20

Fundus
- of bladder 186.12
- of gallbladder 160.11
- of internal acoustic meatus 462.21
- of stomach 146.26
- of uterus 202.2

Fungiform papillae 140.15

Funicular part《of ductus deferens》 192.9

Funiculi of spinal cord 316.31

Funiculus 18.2
- separans 346.11

Fusiform muscle 15.43

G

Gallbladder 160.10
Ganglion 18.34
- impar 428.5
- of sympathetic trunk 426.4

Ganglionic
- branches
-- 《of mandibular nerve 428.22 ; 428.27
-- 《of maxillary nerve 428.18
-- to pterygopalatine ganglion 400.15
-- to sublingual ganglion 404.8
-- to submandibular ganglion 404.7
- layer《of retina》 440.7

Gastric
- areas 148.12
- branches
-- 《of left gastro-omental artery》 260.34
-- 《of right gastro-omental artery》 260.20
- canal 146.30
- folds 148.10
- glands 148.15
- impression
-- 《on liver》 156.8
-- 《on spleen》 298.20
- pits 148.14
- plexuses 430.23
- rugae 148.10

Gastrocnemius 124.14

Gastrocolic ligament 210.32

Gastroduodenal artery 260.13

Gastropancreatic fold 212.8

Gastrophrenic ligament 210.29

Gastrosplenic ligament 210.30

Gelatinous
- solitary nucleus 334.4
- subnucleus《of spinal nucleus of trigeminal nerve》 332.13
- substance《of posterior horn of spinal cord》 320.8

Gemellus

- inferior 122.14
- superior 122.13

General
- anatomy 2.1
- terms 4.1

Genicular
- anastomosis 268.24
- veins 296.32

Geniculate ganglion 406.18

Geniculocalcarine fibres 392.19

Geniculotemporal fibres 392.22

Geniculum
- 《of facial nerve》 406.2
- of facial canal 30.23

Genioglossus 140.27

Geniohyoid 98.23
- branch《of ansa cervicalis》 412.26

Genital
- branch《of genitofemoral nerve》 420.25
- systems 190.1

Genitofemoral nerve 420.24

Genu
- 《of corpus callosum》 380.14
- of facial nerve 340.17
- of internal capsule 392.6

Gigantocellular reticular nucleus 336.13

Gingiva 134.27 ; 138.44

Gingival
- branches《of mental nerve》 404.17
- groove 134.30
- margin 134.28
- papilla 134.29
- sulcus 134.30

Glabella 36.6

Glands
- of bile duct 160.28
- of mouth 134.33

Glandular branches
- 《of facial artery》 234.10
- 《of inferior thyroid artery》 252.17

Glans
- of clitoris 206.11
- penis 196.10

Glenohumeral
- joint 82.6
- ligaments 82.9

Glenoid
- cavity《of scapula》 54.21
- labrum《of scapula》 82.7

Globose nucleus 358.23

Globus pallidus
-- external segment 390.9
-- internal segment 390.11
-- lateral segment 390.9
-- medial segment 390.11

Glomerular capsule 184.24

Glomerulus 184.23

Glossopharyngeal
- nerve [IX] 408.15

- part《of superior constrictor》 144.29

Glottis 172.3

Gluteal
- aponeurosis 122.9
- fold 10.37
- nodes 310.2
- region 10.35
- surface《of ilium》 62.27
- tuberosity 66.18

Gluteus
- maximus 122.6
- medius 122.7
- minimus 122.8

Gnathion 44.18

Gomphosis 14.28 ; 76.1

Gonion 20.22

Gracile
- fasciculus 324.17 ; 326.29 ; 328.8
- lobule [H VII B] 356.37
- nucleus 332.2
- tubercle 326.30

Gracilospinal fibres 324.20

Gracilis 122.30

Granular
- foveolae 20.39
- layer
-- 《of cerebellar cortex》 358.16
-- 《of dentate gyrus》 386.9

Great
- auricular nerve 412.28
- cardiac vein 274.16
- cerebral vein 284.1
- saphenous vein 296.3
- toe [I] 12.15

Greater
- curvature《of stomach》 146.21
- horn《of hyoid》 46.19
- occipital nerve 412.17
- omentum 210.28
- palatine
-- artery 238.8
-- canal 22.14
-- foramen 22.15
-- groove 40.20 ; 40.22
-- nerve 400.21
- pancreatic artery 260.31
- pelvis 64.18
- petrosal nerve 406.20 ; 428.16
- sciatic
-- foramen 86.17
-- notch 62.11
- splanchnic nerve 426.29
- supraclavicular fossa 6.38
- trochanter 66.6
- tubercle 56.6
- tympanic spine 34.5
- vestibular nerve 206.6
- wing《of sphenoid》 28.24

Grey
- columns《of spinal cord》 318.15
- line 346.12
- matter 17.54
- ramus communicans 426.7

Grey substance 〜 Iliocostalis lumborum　527

- substance　17.54
- 〈of basilar part of pons〉　338.21
- 〈of medulla oblongata〉　332.1
- 〈of spinal cord〉　318.9
- 〈of tegmentum of midbrain〉　352.1
- 〈of tegmentum of pons〉　342.7
- of thalamus　362.20
Groin　8.16
Groove/s　14.12
- for arteries　34.28
- for extensor muscle tendons　58.18
- for greater petrosal nerve　32.6
- for inferior petrosal sinus　32.18
- for lesser petrosal nerve　32.7
- for marginal sinus　26.35
- for middle meningeal artery　34.29
- for middle temporal artery　34.15
- for occipital sinus　26.34
- for popliteus　66.27
- for radial nerve　56.15
- for sigmoid sinus　26.33 ; 30.19 ; 34.26
- for spinal nerve　48.25
- for subclavian artery　52.21
- for subclavian vein　52.22
- for subclavius　54.31
- for superior petrosal sinus　32.10
- for superior sagittal sinus　20.38 ; 26.31 ; 34.27 ; 36.17
- for tendon of fibularis longus　72.4 ; 72.13
- for tendon of flexor hallucis longus　70.19 ; 70.30
- for tendon of peroneus longus　72.4 ; 72.13
- for transverse sinus　26.32
- for ulnar nerve　56.29
- for vena cava　154.26
- for vertebral artery　50.9
- of crus of helix　450.29
- of promontory〈of tympanic cavity〉　454.12
- of pterygoid hamulus　30.11
Growth plate　12.41
Gubernaculum testis　192.18
Gum　134.27 ; 138.44
Gustatory organ　468.21

H
Habenula　360.4
Habenular
- commissure　362.5
- sulcus　360.5

- trigone　360.6
Habenulo-interpeduncular tract　362.13
Hair　470.14
- crosses　470.28
- follicle　470.24
- streams　470.26
- whorls　470.27
Hairs
- of head　470.16
- of tragus　470.20
- of vestibule of nose　470.21
Hamate　60.13
Hamulus of spiral lamina　462.7
Hand　2.37
- region　10.17
Handle of malleus　456.13
Hard palate　134.22
Haustra of colon　152.9
Head　2.3 ; 15.37 ; 320.7
- 〈of caudate nucleus〉　390.3
- 〈of femur〉　66.3
- 〈of fibula〉　68.16
- 〈of humerus〉　56.3
- 〈of metacarpal〉　60.19
- 〈of metatarsal〉　72.19
- 〈of muscle〉　15.37
- 〈of posterior horn of spinal cord〉　320.7
- 〈of radius〉　58.2
- 〈of rib〉　52.8
- 〈of talus〉　70.4
- 〈of ulna〉　58.35
- of epididymis　190.32
- of malleus　456.14
- of mandible　46.13
- of pancreas　162.2
- of phalanx
- 〈of foot〉　72.29
- 〈of hand〉　60.28
- of stapes　456.3
Heart　222.15
Heel　2.44
- region　12.2
Helicine
- arteries〈of penis〉　196.27
- branches〈of uterine artery〉　266.4
Helicis
- major　452.6
- minor　452.7
Helicotrema　462.17
Helix　450.6
Hemi-azygos vein　286.20
Hemisphere of cerebellum [HII-HX]　18.18 ; 358.2
Hepatic
- artery proper　260.2
- branches〈of anterior vagal trunk〉　410.23
- flexure　152.3
- nodes　306.30
- plexus　430.21
- portal vein　292.13
- segmentation : lobes, parts, divisions and segments　158.1
- veins　290.4
Hepatocolic ligament　210.27
Hepatoduodenal ligament

210.26
Hepatogastric ligament　210.25
Hepato-oesophageal ligament　210.24
Hepatopancreatic
- ampulla　160.26
- fold　212.9
Hepatophrenic ligament　210.23
Hepatorenal
- ligament　210.44
- recess〈of subhepatic space〉　212.27
Hiatus
- for greater petrosal nerve　32.4
- for lesser petrosal nerve　32.5
- semilunaris　38.18
Hidden
- border〈of nail〉　472.8
- part of duodenum　150.10
Highest
- nasal concha　164.29
- nuchal line　26.23
Hilum
- 〈of lymph node〉　298.37
- 〈of suprarenal gland〉　220.30
- of dentate nucleus　358.21
- of inferior olivary nucleus　332.25
- of kidney　182.5
- of lung　176.15
- of ovary　200.3
Hindbrain　326.2
Hinge joint　15.18
Hip　2.36
- bone　62.3
- joint　86.23
- region　10.38
Hippocampal
- commissure　394.19
- digitations　384.24
- sulcus　380.7
Hippocampus　384.21
- proper　384.27
Histological internal os　202.13
Hook of hamate　60.14
Horizontal　4.3
- fissure
- 〈of cerebellum〉　356.33
- of right lung　176.22
- limb〈of diagonal band〉　388.3
- part
- 〈of duodenum〉　150.7
- 〈of middle cerebral artery〉　244.21
- planes　4.61
- plate〈of palatine bone〉　42.27
Humeral
- head
- 〈of extensor carpi ulnaris〉　114.19
- 〈of flexor carpi ulnaris〉　114.4
- 〈of pronator teres〉　112.26

- nodes　302.17
- nutrient arteries　254.28
Humeroradial joint　82.13
Humero-ulnar
- head〈of flexor digitorum superficialis〉　114.7
- joint　82.12
Humerus　56.2
Hyaloid
- artery　442.26
- canal　442.27
- fossa　442.28
Hymen　204.8
Hymenal caruncles　204.9
Hyo-epiglottic ligament　170.8
Hyoglossus　140.28
Hyoid bone　46.16
Hypochondrium　8.12
Hypogastric nerve　432.17
Hypoglossal
- canal　26.15
- nerve [XII]　412.8
- trigone　346.8
Hyponychium　472.13
Hypopharynx　144.14
Hypophysial fossa　28.9
Hypothalamic
- branch〈of posterior communicating artery〉　246.28
- sulcus　362.10
Hypothalamohypophysial tract　372.23
Hypothalamospinal
- fibres　324.7 ; 330.5
- tract　342.1
Hypothalamus　360.18 ; 370.1
Hypothenar eminence　10.24

I
Ileal
- arteries　262.6
- branch〈of ileocolic artery〉　262.12
- diverticulum　150.21
- orifice　150.32
- papilla　150.31
- veins　294.3
Ileocaecal
- fold　212.21
- lip　150.35
Ileocolic
- artery　262.7
- lip　150.34
- nodes　308.4
- vein　294.7
Ileum　150.19
Iliac
- crest　62.17
- fascia　110.4
- fossa　62.26
- plexus　432.13
- tuberosity　62.33
Iliacus　122.3
- branch〈of iliolumbar artery〉　264.13
Iliococcygeal raphe　218.19
Iliococcygeus　218.9
Iliocostalis　102.11
- cervicis　102.15
- lumborum　102.12

Iliofemoral ligament
   86.25
Iliohypogastric nerve
   420.18
Ilio-inguinal nerve   420.21
Iliolumbar
 - artery   264.10
 - ligament   78.17
 - vein   290.20
Iliopectineal
 - arch   110.5
 - bursa   130.16
Iliopsoas   122.2
 - fascia   110.2
Iliopubic
 - nerve   420.18
 - ramus   64.7
 - tract   110.8
Iliotibial tract   118.12
Ilium   62.12
Impression for costocla-
   vicular ligament
   54.29
Impressions of cerebral
   gyri   22.4
Incisal margin《of tooth》
   136.43
Incisive
 - bone   42.3
 - canal/s   22.18 ; 42.4
 - duct   166.8
 - foramina   22.19 ; 42.14
 - fossa   22.17
 - papilla   134.26
 - suture   42.5
Incisor tooth   136.19
Incisura of tentorium
   314.10
Incudomallear joint
   456.19
Incudostapedial joint
   456.20
Incus   456.7
Index finger[II]   10.28
Indusium griseum   380.17
Inferior   4.19
 - aberrant ductile《of
   epididymis》   190.39
 - alveolar
 - - artery   236.12
 - - nerve   404.9
 - anal nerves   422.23
 - anastomotic vein
   282.20
 - angle《of scapula》
   54.18
 - articular
 - - facet《of vertebra》
   48.18
 - - process《of vertebra》
   48.17
 - - surface
 - - - 《of atlas》   50.4
 - - - 《of tibia》   68.14
 - basal vein
 - - 《of lower lobe of left
   lung》   274.13
 - - 《of lower lobe of right
   lung》   272.16
 - belly《of omohyoid》
   98.28
 - border
 - - 《of body of pancreas》
   162.12
 - - 《of liver》   156.13
 - - 《of lung》   176.14

 - - 《of spleen》   298.25
 - branch/es
 - - 《of oculomotor nerve》
   398.10
 - - 《of superior gluteal
   artery》   264.25
 - - 《of transverse cervical
   nerve》   414.3
 - bulb of jugular vein
   276.25
 - calyx《of kidney》
   184.30
 - cerebellar peduncle
   326.24 ; 328.20 ; 358.26
 - cerebral veins   282.21
 - cervical
 - - cardiac
 - - - branches《of vagus
   nerve》   410.14
 - - - nerve   426.23
 - - ganglion   426.20
 - choroid vein   282.33
 - clunial nerves   422.19
 - colliculus   348.15 ;
   354.24
 - conjunctival fornix
   448.4
 - constrictor   144.33
 - cortical branches《of
   middle cerebral
   artery》   246.5
 - costal facet   48.28
 - deep nodes   302.7
 - dental
 - - branches《of inferior
   dental plexus》
   404.12
 - - plexus   404.11
 - diaphragmatic nodes
   306.12
 - duodenal
 - - flexure   150.6
 - - fold   212.12
 - - fossa   212.13
 - epigastric
 - - artery   266.28
 - - nodes   306.13
 - - vein   292.10
 - extensor retinaculum《of
   foot》   120.14
 - extremity   182.10
 - eyelid   446.4
 - fascia of pelvic
   diaphragm   216.26
 - fibular retinaculum
   120.16
 - fovea《of sulcus
   limitans》   346.27
 - frontal
 - - gyrus   374.15
 - - sulcus   374.19
 - ganglion
 - - 《of glossopharyngeal
   nerve》   408.17
 - - 《of vagus nerve》
   410.5
 - gemellus   122.14
 - genial spine   44.23
 - gingival branches《of
   inferior dental plexus》
   404.13
 - gluteal
 - - artery   264.26
 - - line   62.30
 - - nerve   422.17
 - - veins   290.23

 - head《of lateral
   pterygoid》   96.20
 - hemi-azygos vein
   286.20
 - horn   118.18 ; 166.28
 - - 《of falciform margin of
   saphenous opening》
   118.18
 - - 《of lateral ventricle》
   382.28
 - - 《of thyroid cartilage》
   166.28
 - hypogastric plexus
   432.18
 - hypophysial artery
   238.26
 - ileocaecal recess
   212.20
 - labial
 - - branch《of facial
   artery》   234.11
 - - veins   278.13
 - laryngeal
 - - artery   252.16
 - - nerve   410.33
 - - vein   274.35
 - lateral
 - - brachial cutaneous
   nerve   418.3
 - - cutaneous nerve of
   arm   418.3
 - - flexure《of rectum》
   152.23
 - - genicular artery
   268.22
 - ligament of epididymis
   190.17
 - limb   412.24
 - linear nucleus   354.17
 - lingular
 - - artery   228.36
 - - bronchus[B V]《of left
   lung》   174.23
 - - segment[S V]《of left
   lung》   178.19
 - lip   150.35
 - lobar arteries   228.38
 - - 《of left lung》   228.38
 - - 《of right lung》   228.18
 - lobe《of lung》   176.20
 - longitudinal
 - - fasciculus   394.4
 - - muscle《of tongue》
   140.33
 - lumbar triangle   100.24
 - macular arteriole/
   venule   440.35
 - medial genicular artery
   268.23
 - mediastinum   180.25
 - medullary velum
   346.21
 - mental spine   44.23
 - mesenteric
 - - artery   262.17
 - - ganglion   432.7
 - - nodes   308.11
 - - plexus   432.6
 - - vein   294.15
 - nasal
 - - concha   38.19 ; 164.32
 - - meatus   24.17 ; 166.4
 - - retinal arteriole/
   venule   440.33
 - nodes
 - - 《of internal iliac

   nodes》   310.4
 - - 《of pancreatic nodes》
   306.25
 - - 《of pancreaticoduode-
   nal nodes》   306.29
 - - 《of superficial inguinal
   nodes》   310.19
 - nuchal line   26.25
 - oblique   444.21
 - occipitofrontal
   fasciculus   394.9
 - olivary complex   332.20
 - olive   326.19
 - ophthalmic vein   286.16
 - orbital fissure   24.10
 - palpebral
 - - arch   240.24
 - - branches《of infra-
   orbital nerve》   402.9
 - - veins   278.11
 - pancreatic artery
   260.29
 - pancreaticoduodenal
   artery   262.2
 - parathyroid gland
   220.22
 - parietal lobule   374.27
 - part
 - - 《of duodenum》   150.7
 - - 《of lingular vein》
   274.3
 - - 《of trapezius》   100.15
 - - 《of vestibular
   ganglion》   408.10
 - - [H II]《of wing of
   central lobule of
   cerebellum》   356.17
 - peroneal retinaculum
   120.16
 - petrosal sinus   280.19
 - phrenic
 - - artery   258.25
 - - veins   290.2
 - pole
 - - 《of kidney》   182.10
 - - 《of testis》   190.7
 - pubic
 - - ligament   86.9
 - - ramus   64.13
 - pulvinar nucleus
   362.30
 - recess《of omental
   bursa》   212.6
 - rectal
 - - artery   266.14
 - - nerves   422.23
 - - plexus   432.20
 - - vein   292.4
 - rectus   444.12
 - root《of ansa cervicalis》
   412.24
 - sagittal sinus   280.17
 - salivatory nucleus
   334.26
 - segment《of kidney》
   184.5
 - segmental artery《of
   kidney》   262.30
 - semilunar lobule[H VII
   A]《of cerebellum》
   356.34
 - sphincter《of bile duct》
   160.25
 - subtendinous bursa of
   biceps femoris   132.2

Inferior suprarenal artery 〜 Intermediate node　529

- suprarenal artery　262.25
- surface
- -〈of heart〉　222.18
- -of petrous part　32.20
- -of tongue　140.7
- synovial membrane〈of temporomandibular joint〉　76.16
- tarsal muscle　446.25
- tarsus　446.17
- temporal
- -gyrus　376.18 ; 378.32
- -line〈of parietal bone〉　34.32
- -retinal arteriole/venule　440.31
- -sulcus　376.17
- terminal branches〈of middle cerebral artery〉　246.5
- thalamic radiation　366.29
- thalamostriate veins　282.30
- thoracic aperture　52.39
- thyroid
- -artery　252.15
- -notch　166.23
- -tubercle　166.25
- -vein　274.33
- tibiofibular joint　88.22
- tracheobronchial nodes　304.14
- transverse scapular ligament　80.24
- trunk〈of brachial plexus〉　414.17
- tympanic artery　232.22
- ulnar collateral artery　254.33
- urogenital diaphragmatic fascia　208.18
- vein of vermis　284.32
- veins of cerebellar hemisphere　284.34
- vena cava　290.1
- ventricular vein　282.32
- vertebral notch　48.10
- vesical artery　266.1
- vestibular
- -area〈of internal acoustic meatus〉　462.26
- -nucleus　334.14
Inferodextral lateral flexure〈of rectum〉　152.23
Inferolateral
- lobule〈of prostate〉　194.12
- margin〈of cerebral hemisphere〉　18.32
- surface〈of prostate〉　194.9
Inferomedial margin〈of cerebral hemisphere〉　18.31
Inferoposterior lobule〈of prostate〉　194.11
Infra-auricular nodes　300.8
Infraclavicular
- fossa　8.3
- nodes　302.22
- part〈of brachial plexus〉

416.1
Infraglenoid tubercle　54.22
Infraglottic cavity　172.9
Infrahyoid
- branch〈of superior thyroid artery〉　232.12
- bursa　128.5 ; 166.33
- muscles　98.24
- nodes　300.21
Infralobar part〈of posterior branch of right superior pulmonary vein〉　272.12
Inframammary region　8.8
Infra-orbital
- artery　238.1
- canal　40.4
- foramen　40.8
- groove　40.5
- margin　22.29
- -〈of maxilla〉　40.6
- nerve　402.8
- region　6.18
- suture　40.12
Infrapalpebral sulcus　6.17
Infrapatellar
- branch〈of saphenous nerve〉　422.9
- fat pad　88.18
- synovial fold　88.9
Infrascapular region　8.23
Infraspinatus　112.8
Infraspinous
- fascia　112.9
- fossa　54.10
Infrasternal angle　52.43
Infratemporal
- crest〈of sphenoid〉　28.28
- fossa　20.25
- surface
- -〈of maxilla〉　40.13
- -〈of sphenoid〉　28.27
Infratrochlear nerve　400.11
Infundibular
- nucleus　370.23
- recess　362.8
Infundibulopelvic ligament　200.20
Infundibulum
- 〈of neurohypophysis〉　360.21
- 〈of pituitary gland〉　220.8
- 〈of right ventricle〉　226.7
- 〈of uterine tube〉　200.23
- of gallbladder　160.13
Inguinal
- branches〈of deep external pudendal artery〉　266.43
- canal　108.30
- falx　108.24
- ligament　108.13
- lymph nodes　310.15
- part〈of ductus deferens〉　192.10
- region　8.16
- triangle　214.5

Inion　20.18
Inner
- border of iris　438.7
- layer of eyeball　438.18
- limiting layer〈of retina〉　440.9
- lip〈of iliac crest〉　62.21
- nuclear layer〈of retina〉　440.5
- plexiform layer〈of retina〉　440.6
- sheath〈of optic nerve〉　440.24
- spiral sulcus　466.23
- stripe〈of renal medulla〉　182.31
- zone〈of renal medulla〉　182.34
Innermost intercostal muscle　106.17
Innominate substances　388.6
Inserting periodontium　138.45
Insula　376.19
Insular
- arteries　246.4
- gyri　376.20
- lobe　376.19
- part〈of middle cerebral artery〉　246.3
- threshold　376.25
- veins　282.29
Integument　470.1
Interalveolar septa
- 〈of mandible〉　44.31
- 〈of maxilla〉　42.11
Interarytenoid
- fold〈of rima glottidis〉　172.8
- notch　170.26
Interatrial septum　222.33
Interbundle region〈of renal medulla〉　182.33
Intercalated nucleus　336.7
Intercapitular veins
- 〈of foot〉　296.21
- 〈of hand〉　288.24
Intercarpal joints　82.31
Intercartilaginous part〈of rima glottidis〉　172.7
Interchondral joints　80.18
Interclavicular ligament　80.37
Intercollicular vein　284.15
Intercondylar
- eminence　66.38
- fossa　66.29
- line　66.30
Intercostal
- nerve　418.19
- nodes　304.4
- space　52.42
Intercostobrachial nerves　418.25
Intercristal
- diameter　64.33
- distance　64.37
Intercrural
- fibres〈of superficial inguinal ring〉　108.20
- fissure〈of cerebellum〉　356.33

Intercuneiform
- interosseous ligaments　90.26
- joints　90.21
Interdental papilla　134.29
Interfascicular
- fasciculus　324.16
- nucleus
- -〈of tegmentum of midbrain〉　354.4
- -of hypoglossal nerve　336.17
Interfoveolar ligament　110.7
Interganglionic branches〈of sympathetic trunk〉　426.5
Intergeniculate leaf　368.21
Intergluteal cleft　10.36
Interiliac node　308.29
Interlobar
- arteries〈of kidney〉　184.8
- sulci　374.4 ; 376.27
- surface〈of lung〉　176.1
- veins〈of kidney〉　184.17
Interlobular
- arteries
- -〈of kidney〉　184.10
- -〈of liver〉　158.25
- bile ducts　158.28
- veins
- -〈of kidney〉　184.19
- -〈of liver〉　158.26
Intermammary cleft　472.15
Intermaxillary suture　74.24
Intermediate　4.9
- acoustic stria　340.23
- atrial branch　230.12 ; 230.26
- -〈of left coronary artery〉　230.26
- -〈of right coronary artery〉　230.12
- branch〈of hepatic artery proper〉　260.12
- cervical septum　316.14
- column〈of spinal cord〉　320.19
- cuneiform　72.10
- dorsal cutaneous nerve　424.8
- ganglia　426.9
- grey layer〈of superior colliculus〉　354.33
- hepatic vein　290.6
- hypothalamic
- -area　370.20
- -region　370.20
- investing fascia〈of abdomen〉　110.8
- lacunar node　308.27
- lateral flexure〈of rectum〉　152.22
- linear nucleus　354.18
- lumbar nodes　306.7
- nerve　406.17
- node
- -〈of common iliac nodes〉　308.18

- - 《of deep inguinal
  nodes》 310.22
- - 《of external iliac
  nodes》 308.24
- nucleus of lateral
  lemniscus 344.3
- part of urethra 198.19
- reticular nucleus
  336.18
- sacral crest 50.33
- solitary nucleus 334.5
- supraclavicular nerves
  414.6
- temporal branches《of
  lateral occipital
  artery》 248.16
- tendon 16.31
- white layer《of superior
  colliculus》 354.34
- zone
- - 《of iliac crest》 62.20
- - 《of spinal cord》
  320.19
Intermediolateral nucleus
  《of spinal cord》
  320.22
Intermediomedial
- frontal branch《of
  callosomarginal
  artery》 244.12
- nucleus《of spinal cord》
  320.26
Intermediosinistral lateral
  flexure《of rectum》
  152.22
Intermembranous part《of
  rima glottidis》 172.6
Intermesenteric plexus
  430.30
Intermetacarpal joints
  84.10
Intermetatarsal
- joints 92.13
- spaces 92.17
Intermuscular
- gluteal bursae 130.14
- septum《of erector
  spinae》 102.10
Internal 4.32
- acoustic
- - meatus 32.13 ; 462.19
- - opening 32.12 ;
  462.20
- anal sphincter 154.11
- arcuate fibres 328.10
- axis of eyeball 434.12
- basilar nucleus《of spinal
  cord》 320.15
- branch
- - 《of accessory nerve》
  412.5
- - 《of superior laryngeal
  nerve》 410.11
- capsule 392.1
- carotid
- - artery 238.15
- - nerve 426.12
- - plexus 430.4
- - venous plexus 282.8
- cerebral vein 284.2
- ear 460.1
- features 318.7 ; 328.1 ;
  338.10 ; 342.17 ;
  358.13 ; 362.11
- granular layer [Layer
  IV]《of isocortex》

384.12
- iliac
- - artery 264.9
- - nodes 310.1
- - vein 290.21
- intercostal
- - membrane 78.26 ;
  106.16
- - muscle 106.15
- jugular vein 276.21
- longitudinal layer《of
  detrusor》 188.6
- medullary lamina
- - 《of lentiform nucleus》
  390.10
- - 《of thalamus》 366.17
- nasal branch
- - 《of anterior ethmoidal
  nerve》 400.7
- - 《of infra-orbital nerve》
  402.11
- oblique 108.21
- occipital
- - crest 26.30
- - protuberance 26.29
- opening
- - of carotid canal 30.28
- - of cochlear canaliculus
  462.9
- - of vestibular
  canaliculus 460.6
- pudendal
- - artery 266.13
- - vein 292.1
- pyramidal layer [Layer
  V]《of isocortex》
  384.13
- rotation 15.28
- spermatic fascia 192.5
- surface
- - 《of frontal bone》
  36.15
- - 《of parietal bone》
  34.25
- - of cranial base 22.2
- - table《of calvaria》 20.37
- thoracic
- - artery 252.1
- - veins 276.14
- urethral
- - orifice 188.18 ;
  198.2 ; 206.18
- - sphincter 198.15 ;
  206.27
- urinary meatus
  188.18 ; 198.2 ; 206.18
Internasal suture 74.32
Interosseous
- border
- - 《of fibula》 68.26
- - 《of radius》 58.12
- - 《of tibia》 68.9
- - 《of ulna》 58.31
- cubital bursa 128.20
- intercarpal ligaments
  82.36
- membrane 14.29
- - of forearm 82.3
- - of leg 88.23
- metacarpal
- - ligaments 84.13
- - spaces 84.14
- nerve of leg 424.15
- sacro-iliac ligament
  86.12
Interparietal bone 26.12

Interpectoral nodes
  302.21
Interpeduncular
- cistern 314.29
- fossa 348.3
- nucleus 352.13
- veins 284.14
Interphalangeal joints
- of foot 92.22
- of hand 84.19
Interpolar part《of spinal
  nucleus of trigeminal
  nerve》 332.16
Interpositospinal tract
  322.18
Interproximal surface《of
  tooth》 138.22
Interpubic
- disc 86.7
- fibrocartilage 86.7
Interradicular septa
- 《of mandible》 44.32
- 《of maxilla》 42.12
Intersegmental part
- 《of anterior basal vein of
  lower lobe of left
  lung》 274.12
- 《of anterior basal vein of
  lower lobe of right
  lung》 272.25
- 《of anterior vein of
  upper lobe of left
  lung》 272.34
- 《of anterior vein of
  upper lobe of right
  lung》 272.10
- 《of apical vein of upper
  lobe of right lung》
  272.7
- 《of apicoposterior vein
  of upper lobe of left
  lung》 272.31
- 《of superior vein of
  lower lobe of left
  lung》 274.7
- 《of superior vein of
  lower lobe of right
  lung》 272.20
Intersigmoid recess
  212.17
Intersphincteric groove
  154.12
Interspinales 104.1
- cervicis 104.4
- lumborum 104.2
- thoracis 104.3
Interspinous
- diameter 64.32
- distance 64.32
- ligaments 76.26
- plane 6.6
Interstitial
- amygdaloid nucleus
  386.21
- nuclei
- - of anterior
  hypothalamus 370.5
- - of medial longitudinal
  fasciculus 344.8
- nucleus 352.7
- solitary nucleus 334.6
- subdivision《of nucleus
  of posterior
  commissure》 352.11
Interstitiospinal tract
  322.10 ; 330.6 ; 342.2

Intertendinous connec-
  tions《of extensor
  digitorum》 114.16
Interthalamic adhesion
  360.10
Intertragic
- incisure 450.20
- notch 450.20
Intertransversarii 104.5
- laterales lumborum
  102.3
Intertransverse ligaments
  76.28
Intertrochanteric
- crest 66.11
- diameter 64.34
- distance 64.34
- line 66.10
Intertubercular
- plane 6.5
- sulcus 56.8
- tendon sheath 128.22
Interureteric crest 188.14
Intervenous tubercle
  224.34
Interventricular
- foramen 362.2 ; 382.14
- septal branches
- - 《of left coronary
  artery》 230.21
- - 《of right coronary
  artery》 230.14
- septum 222.27
Intervertebral
- disc 78.3
- foramen/ina 48.8 ;
  50.28
- joint 78.2
- surface 48.3
- vein 286.32
Intestinal
- glands
- - 《of large intestine》
  150.29
- - 《of small intestine》
  148.27
- surface《of uterus》
  202.6
- trunks 312.14
- villi 148.26
Intra-articular
- ligament of head of rib
  80.5
- sternocostal ligament
  80.13
Intrabiventral fissure
  356.42
Intracapsular ligaments
  15.9
Intracranial part
- 《of optic nerve》 440.16
- 《of vertebral artery》
  250.10
Intraculminate fissure
  356.19
Intraglandular nodes《of
  parotid gland》 300.9
Intrajugular process
  26.20 ; 32.25
Intralaminar
- nuclei of thalamus
  364.1
- part《of optic nerve》
  440.21

Intralobar part《of
  posterior branch of
  right superior
  pulmonary vein》
  272.13
Intramural part
 -《of female urethra》
  206.21
 -《of male urethra》
  198.5
 -《of ureter》 186.4
 -《of uterine tube》
  200.28
Intra-ocular part
 -《of central retinal
  artery》 240.4 ; 440.27
 -《of central retinal vein》
  286.12 ; 440.28
 -《of optic nerve》 440.19
Intraparietal sulcus
  374.29
Intrapulmonary
 - blood vessels 176.23
 - nodes 304.16
Intrarenal
 - arteries 184.7
 - veins 184.16 ; 290.10
Intrasegmental
 - bronchi 174.30
 - part
 - -《of anterior basal vein
  of lower lobe of left
  lung》 274.11
 - -《of anterior basal vein
  of lower lobe of right
  lung》 272.24
 - -《of anterior vein of
  upper lobe of left
  lung》 272.33
 - -《of anterior vein of
  upper lobe of right
  lung》 272.9
 - -《of apical vein of
  upper lobe of right
  lung》 272.6
 - -《of apicoposterior vein
  of upper lobe of left
  lung》 272.30
 - -《of superior vein of
  lower lobe of left
  lung》 274.6
 - -《of superior vein of
  lower lobe of right
  lung》 272.19
Intratendinous olecranon
  bursa 128.17
Intrathalamic fibres
  366.24
Intratonsillar cleft 142.13
Investing
 - abdominal fascia
  110.10
 - layer 16.25
 - -《of cervical fascia》
  100.5
Iridial part of retina
  438.22
Iridocorneal angle 442.21
Iris 438.1
Irregular bone 12.35
Ischial
 - spine 62.38
 - tuberosity 62.37
Ischio-anal fossa 216.1
Ischiocavernosus 208.15
Ischiococcygeus 218.11

Ischiofemoral ligament
  86.28
Ischiopubic ramus 62.9
Ischium 62.34
Isocortex 384.7
Isthmus
 -《of auditory tube》
  458.17
 -《of thyroid gland》
  220.13
 -《of uterine tube》
  200.27
 - of cartilaginous auricle
  450.25
 - of cingulate gyrus
  380.3
 - of fauces 142.2
 - of prostate 194.16
 - of uterus 202.12

J

Juxtacolic artery 262.16
Jejunum
 - arteries 262.5
 - veins 294.2
Jejunum 150.18
Joint/s 14.23 ; 74.1
 - capsule 14.48
 - of foot 90.1
 - of free lower limb
  86.21
 - of free upper limb 82.1
 - of hand 82.23
 - of head of rib 80.3
 - of lower limb 86.1
 - of pectoral girdle 80.20
 - of pelvic girdle 86.2
 - of skull 74.2
 - of upper limb 80.19
Jugular
 - body 276.23
 - foramen 22.11
 - fossa 32.21
 - nerve 426.11
 - notch
 - -《of occipital bone》
  26.18
 - -《of temporal bone》
  32.19
 - -《of sternum》 52.30
 - process 26.19
 - trunk 312.2
 - tubercle 26.17
 - venous arch 280.4
 - wall《of tympanic cavity》
  454.6
Jugulodigastric node
  302.6
Jugulo-omohyoid node
  302.8
Jugum sphenoidale 28.3
Juxta-intestinal mesenteric
  nodes 308.2
Juxta-oesophageal nodes
  304.17
Juxta-oral organ 134.18
Juxtarestiform body
  328.22

K

Kidney 182.2
 - lobes 182.15
Knee 2.38
 - joint 88.1
 - region 10.43
Koniocellular layer《of

  dorsal nucleus of
  lateral geniculate
  body》 368.17

L

Labial
 - branches《of mental
  nerve》 404.16
 - commissure 134.14
 - glands 134.35
 - part《of orbicularis oris》
  94.31
 - surface《of tooth》
  138.17
Labium
 - majus 204.27
 - minus 204.32
Labrum 14.47
Labyrinthine
 - artery/ies 250.21 ;
  468.2
 - veins 280.20 ; 468.20
 - wall《of tympanic cavity》
  454.8
Lacrimal
 - apparatus 448.7
 - artery 240.5
 - bone 38.23
 - canaliculus 448.17
 - caruncle 446.28
 - fossa 36.26
 - fold 448.22
 - gland 448.8
 - groove
 - -《of lacrimal bone》
  38.25
 - -《of maxilla》 40.18
 - -《of orbit》 24.7
 - hamulus 38.26
 - lake 448.14
 - margin《of maxilla》
  40.20
 - nerve 398.19
 - notch 40.26
 - nucleus 342.16
 - papilla 448.15
 - part 94.22
 - pathway 448.13
 - process《of inferior nasal
  concha》 38.20
 - punctum 448.16
 - sac 448.19
 - vein 286.5
Lacrimoconchal suture
  74.35
Lacrimomaxillary suture
  74.34
Lactiferous
 - duct 472.23
 - sinus 472.24
Lacunar ligament 108.14
Lacunar-molecular layer
  386.2
Lacus lacrimalis 448.14
Lambda 20.17
Lambdoid
 - border 26.11
 - suture 74.10
Lamina 17.60
 -《of septum pellucidum》
  382.3
 -《of vertebral arch》
  48.7
 - affixa 382.17
 - cribrosa of sclera
  434.27

 - of cricoid cartilage
  168.3
 - of modiolus 462.13
 - terminalis 380.24
Large intestine 150.22
Laryngeal
 - cartilages and joints
  166.18
 - cavity 170.23
 - glands 172.11
 - inlet 170.24
 - muscles 170.10
 - prominence 166.20
 - saccule 172.2
 - ventricle 172.1
 - vestibule 170.27
Laryngopharyngeal
  branches《of superior
  cervical ganglion》
  426.15
Laryngopharynx 144.14
Larynx 166.17
Lateral 4.11
 - abdominal cutaneous
  branch《of intercostal
  nerve》 418.24
 - ampullary nerve 408.9
 - amygdaloid nucleus
  386.22
 - angle
 - -《of scapula》 54.19
 - - of eye 446.11
 - antebrachial cutaneous
  nerve 416.7
 - aortic nodes 306.4
 - aperture 348.16
 - arcuate ligament
  106.30
 - aspect 20.19
 - atlanto-axial joint 78.14
 - atlanto-occipital
  ligament 76.23
 - basal
 - - segment [S IX]
 - - -《of left lung》
  178.24
 - - -《of right lung》
  178.13
 - basal segmental
 - - artery
 - - -《of left lung》
  228.42
 - - -《of right lung》
  228.22
 - - bronchus [B IX]
 - - -《of left lung》
  174.28
 - - -《of right lung》
  174.17
 - bicipital groove 10.5
 - bony ampulla 460.23
 - border
 - -《of forearm》 10.15
 - -《of kidney》 182.3
 - -《of nail》 472.9
 - -《of scapula》 54.15
 - - of foot 12.5
 - branch/es
 - -《of artery of tuber
  cinereum》 246.26
 - -《of left coronary
  artery》 230.37
 - -《of left hepatic duct》
  160.6
 - -《of pontine arteries》
  250.24

─ ─ 《of posterior ramus of cervical nerve》 412.14
─ ─ 《of posterior ramus of lumbar nerve》 420.4
─ ─ 《of posterior ramus of sacral and coccygeal nerve》 420.12
─ ─ 《of posterior ramus of thoracic nerve》 418.17
─ ─ 《of superior cerebellar artery》 250.29
─ ─ 《of supra-orbital nerve》 398.23
─ ─ 《of umbilical part of left branch of portal vein》 292.21
- bulboreticulospinal tract 330.8
- calcanean branches《of sural nerve》 424.19
- caval nodes 306.9
- cerebellomedullary cistern 314.26
- cerebral fossa 18.29
- cervical
─ ─ nodes 302.1
─ ─ nucleus 320.16
─ ─ region 6.36
- circumflex femoral
─ ─ artery 268.11
─ ─ veins 296.28
- compartment of leg 118.10
- condyle
─ ─ 《of femur》 66.25
─ ─ 《of tibia》 66.34
- cord《of brachial plexus》 416.2
- corticospinal tract 322.19
- costal branch《of internal thoracic artery》 252.10
- costotransverse ligament 80.9
- crico-arytenoid 170.16
- crus
─ ─ 《of major alar cartilage of nose》 164.11
─ ─ 《of superficial inguinal ring》 108.19
- cuneiform 72.11
- cutaneous
─ ─ branch
─ ─ ─ 《of dorsal branch of posterior intercostal artery》 258.11
─ ─ ─ 《of iliohypogastric nerve》 420.19
─ ─ ─ 《of posterior intercostal artery》 258.19
─ ─ nerve
─ ─ ─ of forearm 416.7
─ ─ ─ of thigh 420.27
- direct veins《of lateral ventricle》 284.10
- division of lumbar erector spinae 102.13
- dorsal
─ ─ cutaneous nerve 424.18

─ ─ nucleus《of thalamus》 362.26
- epicondyle
─ ─ 《of femur》 66.26
─ ─ 《of humerus》 56.30
- fasciculus proprius 322.16
- femoral
─ ─ cutaneous nerve 420.27
─ ─ intermuscular septum 118.13
- fibres《of vertical occipital fasciculi》 394.12
- flexures《of rectum》 152.20
- frontobasal artery 246.12
- funiculus
─ ─ 《of medulla oblongata》 326.18
─ ─ 《of spinal cord》 322.15
- geniculate body 360.16
- glandular branch《of superior thyroid artery》 232.18
- glosso-epiglottic fold 144.13
- groove 348.8
- habenular nucleus 362.14
- head
─ ─ 《of flexor hallucis brevis》 126.4
─ ─ 《of gastrocnemius》 124.15
─ ─ 《of triceps brachii》 112.21
- horn《of spinal cord》 318.11 ; 320.21
- hypothalamic area 372.1
- inguinal fossa 214.7
- intercondylar tubercle 66.40
- intermediate substance 320.25
- intermuscular septum of arm 116.20
- lacunae 280.16
- lacunar node 308.28
- lamella《of principal olivary nucleus》 332.24
- lamina《of cartilage of pharyngotympanic tube》 458.22
- lemniscus 340.20 ; 350.7 ; 366.19
- ligament
─ ─ 《of ankle joint》 90.8
─ ─ 《of temporomandibular joint》 76.13
─ ─ of bladder 446.26
─ ─ of malleus 456.25
─ ─ of rectum 152.34
- lip
─ ─ 《of bicipital groove》 56.9
─ ─ 《of linea aspera》 66.15
- longitudinal stria 380.18
- malleolar

─ ─ branch《of fibular artery》 270.17
─ ─ facet《of talus》 70.15
─ ─ network 268.31
─ ─ malleolus 68.28
- mammary branches
─ ─ 《of intercostal nerve》 418.23
─ ─ 《of lateral cutaneous branch of posterior intercostal artery》 258.20
─ ─ 《of lateral thoracic artery》 254.19
─ ─ margin
─ ─ 《of humerus》 56.19
─ ─ 《of orbit》 22.30
─ ─ marginal vein《of foot》 296.22
─ ─ mass《of atlas》 50.2
─ ─ medullary
─ ─ branches《of vertebral artery》 250.18
─ ─ lamina《of lentiform nucleus》 390.8
- membranous ampulla 464.16
- meniscus 88.2
- mesencephalic vein 284.16
- nasal branch
─ ─ 《of anterior ethmoidal nerve》 400.8
─ ─ 《of facial artery》 234.14
- node/s
─ ─ 《of apical nodes of axillary lymph nodes》 302.17
─ ─ 《of common iliac nodes》 308.19
─ ─ 《of external iliac nodes》 308.25
─ ─ 《of inferior deep nodes of lateral cervical nodes》 302.9
─ ─ 《of superior deep nodes of lateral cervical nodes》 302.4
─ ─ nucleus/i
─ ─ 《of accessory nuclei of optic tract》 252.16
─ ─ 《of medial dorsal nucleus of thalamus》 364.9
─ ─ 《of peri-olivary nuclei》 342.22
─ ─ 《of pons》 338.24
─ ─ of mammillary body 372.8
─ ─ of trapezoid body 342.25
- occipital artery 248.14
- occipitotemporal gyrus 378.25 ; 378.31
- olfactory gyrus 378.15
- orbitofrontal artery 246.12
- palpebral
─ ─ arteries 240.7
─ ─ commissure 446.9
─ ─ ligament 446.20
─ ─ raphe 446.19
- parabrachial nucleus 344.11

- paragigantocellular reticular nucleus 336.16
- part
─ ─ 《of biventral lobule》 356.41
─ ─ 《of globus pallidus》 390.12
─ ─ 《of lateral parabrachial nucleus》 344.12
─ ─ 《of longitudinal arch of foot》 12.8
─ ─ 《of medial parabrachial nucleus》 344.14
─ ─ 《of middle lobe vein of right lung》 272.15
─ ─ 《of nucleus accumbens》 388.21
─ ─ 《of occipital bone》 26.8
─ ─ 《of posterior compartment of forearm》 110.30
─ ─ 《of sacrum》 50.23
─ ─ 《of substantia nigra》 348.32
─ ─ 《of vagina》 204.5
- patellar retinaculum 88.17
- pectoral
─ ─ cutaneous branch《of intercostal nerve》 418.22
─ ─ nerve 414.29
─ ─ region 8.6
- pericardial nodes 304.10
- pericuneate nucleus 336.4
- pharyngeal space 144.41
- plantar
─ ─ artery 270.24
─ ─ nerve 424.24
- plate《of sphenoid》 30.2
- pontine vein 284.21
- posterior
─ ─ cervical intertransversarii 102.2
─ ─ nucleus《of thalamus》 362.27
- preoptic nucleus 370.6
- process
─ ─ 《of calcaneal tuberosity》 70.27
─ ─ 《of malleus》 456.16
─ ─ 《of septal nasal cartilage》 164.15
─ ─ 《of talus》 70.16
- pterygoid 96.18
- puboprostatic ligament 216.20
- pubovesical ligament 216.21
- pulvinar nucleus 362.31
- raphespinal tract 324.8 ; 330.7
- recess 346.17
- rectus 444.15
- region《of abdomen》 8.14
- reticular nucleus 336.19

Lateral reticulospinal tract ～ Linea semilunaris

- reticulospinal tract 322.21
- retromalleolar region 10.53
- root
- - 《of optic tract》 360.25
- - - of median nerve 416.14
- rotation 15.27
- sacral
- - arteries 264.14
- - branches《of median sacral artery》 258.33
- - crest 50.34
- - veins 290.25
- sacrococcygeal ligament 78.22
- segment [S IV]《of right lung》 178.7
- segmental
- - artery
- - - 《of hepatic artery proper》 260.11
- - - 《of right lung》 228.17
- - bronchus [B IV]《of right lung》 174.11
- semicircular
- - canal 460.22
- - duct 464.15
- septal nucleus 382.7
- spinothalamic tract 322.24
- stria 388.16
- subnucleus
- - 《of lateral parabrachial nucleus》 344.12
- - 《of medial parabrachial nucleus》 344.14
- subtendinous bursa of gastrocnemius 132.4
- sulcus 374.6
- superior
- - cerebellar artery 250.29
- - olivary nucleus 342.18
- supraclavicular nerves 414.7
- supracondylar
- - line 66.21
- - ridge 56.20
- supraepicondylar ridge 56.20
- sural cutaneous nerve 424.3
- surface
- - 《of fibula》 68.21
- - 《of ovary》 200.5
- - 《of radius》 58.10
- - 《of testis》 190.8
- - 《of tibia》 68.6
- - 《of zygomatic bone》 44.2
- talocalcaneal ligament 90.13
- tarsal artery 270.2
- tectobulbar tract 350.8
- thoracic
- - artery 254.18
- - vein 288.11
- thyrohyoid ligament 166.34
- tuberal nuclei 370.27 ; 372.3

- tubercle《of talus》 70.21
- umbilical fold 214.6
- vein of lateral ventricle 284.8
- ventricle 382.12
- vesical nodes 310.10
- vestibular nucleus 342.29
- vestibulospinal tract 322.6 ; 330.10
- wall
- - 《of orbit》 24.3
- - 《of tympanic cavity》 454.32
- zone《of hypothalamus》 372.17

Laterodorsal tegmental nucleus 352.18
Lateroposterior tegmental nucleus 352.18
Latissimus dorsi 100.17
Layer/s
- I《of superior colliculus》 354.30
- II《of superior colliculus》 354.31
- III《of superior colliculus》 354.32
- IV《of superior colliculus》 354.33
- V《of superior colliculus》 354.34
- VI《of superior colliculus》 354.35
- VII《of superior colliculus》 354.36
- of ammon's horn 386.1
- of dentate gyrus 386.7
- of hippocampus 386.1
- of inner and other segments《of retina》 440.1
- of isocortex 384.8
- of nerve fibres《of retina》 440.8

Least splanchnic nerve 426.33
Left 4.8
- anterior lateral segment 《of liver》 158.8
- atrial veins 274.29
- atrioventricular valve 226.25
- atrium 226.19
- auricle 226.20
- branch
- - 《of hepatic artery proper》 260.8
- - 《of portal vein》 292.17
- bundle《of atrioventricular bundle》 224.18
- colic
- - artery 262.19
- - flexure 152.5
- - vein 294.16
- coronary
- - artery 230.17
- - cusp《of aortic valve》 226.34
- crus《of diaphragm》 106.27
- duct of caudate lobe《of liver》 160.9
- gastric

- - artery 258.36
- - vein 292.27
- gastro-epiploic
- - artery 260.33
- - vein 294.14
- gastro-omental
- - artery 260.33
- - vein 294.14
- hepatic
- - duct 160.5
- - vein 290.7
- inferior
- - lobar bronchus 174.24
- - pulmonary vein 274.4
- lateral division《of liver》 158.6
- liver 158.5
- lobe of liver 156.16
- lumbar nodes 306.3
- lung 176.3
- -, inferior lobe 178.20
- -, superior lobe 178.15
- main bronchus 174.4
- marginal
- - artery 230.25
- - vein 274.18
- medial
- - division《of liver》 158.9
- - segment《of liver》 158.10
- ovarian vein 290.13
- part of liver 158.5
- posterior lateral segment《of liver》 158.7
- pulmonary
- - artery 228.25
- - veins 272.27
- semilunar cusp
- - 《of aortic valve》 226.34
- - 《of pulmonary valve》 226.11
- superior
- - intercostal vein 276.20
- - lobar bronchus 174.19
- - pulmonary vein 272.28
- suprarenal vein 290.11
- testicular vein 290.12
- triangular ligament《of liver》 210.43
- ventricle 226.24
- ventricular veins 274.30

Leg 2.40
- region 10.47
Lemniscus 18.6
Lens 442.1
- epithelium 442.6
- fibres 442.5
- substance 442.2
Lenticular
- fasciculus 368.2 ; 390.23
- nucleus 390.6
- process《of incus》 456.10
Lenticulostriate arteries 244.22
Lentiform nucleus 390.6
Leptomeningeal space

- 《of arachnoid mater》 314.19
- 《of optic nerve》 440.25
Leptomeninx 314.5
Lesser
- curvature 146.22
- horn《of hyoid》 46.18
- occipital nerve 412.27
- omentum 210.22
- palatine
- - arteries 238.9
- - canals 42.22
- - foramina 22.16 ; 42.30
- - nerves 400.23
- pelvis 64.19
- petrosal nerve 408.29 ; 428.25
- sac 212.2
- sciatic
- - foramen 86.20
- - notch 62.39
- splanchnic nerve 426.31
- supraclavicular fossa 6.35
- trochanter 66.8
- tubercle 56.7
- tympanic spine 34.6
- vestibular glands 206.7
- wing《of sphenoid》 28.20
Levator
- anguli oris 96.9
- ani 218.2
- glandulae thyroideae 100.3
- labii superioris 96.6
- - alaeque nasi 96.7
- palpebrae superioris 444.22
- prostatae 218.5
- scapulae 100.20
- veli palatini 142.18
Levatores costarum 106.10
- breves 106.12
- longi 106.11
Lienorenal ligament 210.34
Ligament
- of head of femur 86.32
- of left vena cava 274.21
- of ovary 200.19
- of vena cava 156.22
Ligamenta flava 76.27
Ligaments 15.8
- of auditory ossicles 456.22
- of auricle 452.1
Ligamentum
- arteriosum 228.26
- nuchae 76.30
- venosum 154.28
Limbic lobe 380.1
Limbous suture 14.33
Limbus
- fossae ovalis 224.27
- of sphenoid 28.4
Limen
- insulae 376.25
- nasi 164.27
Line 14.9
Linea
- alba 108.26
- aspera 66.14
- semilunaris 108.29

- terminalis《of pelvis》 64.20
Linear nucleus 354.16
Lines, planes and regions 4.48
Lingual
- aponeurosis 140.25
- artery 234.1
- branch/es
- - 《of facial nerve》 406.14
- - 《of glossopharyngeal nerve》 408.28
- - 《of hypoglossal nerve》 412.9
- - 《of lingual nerve》 404.6
- cusp《of tooth》 138.6
- fibres《of transverse occipital fasciculi》 394.16
- glands 134.39
- gyrus 378.24
- nerve 404.1
- nodes 300.15
- papillae 140.13
- septum 140.24
- surface《of tooth》 138.18
- tonsil 140.22
- vein 276.29
Lingula
- 《of mandible》 46.6
- [I]《of cerebellum》 356.8
- of left lung 176.18
Lingular
- artery 228.35
- branch《of left superior pulmonary vein》 274.1
- vein 274.1
Linguofacial trunk 232.23
Lips《of mouth》 134.7
Little
- finger [V] 10.31
- toe [V] 12.17
Liver 154.18
Lobar and segmental bronchi 174.5
Lobe/s
- 《of thyroid gland》 220.12
- 《of thymus》 298.5
- of ear 450.4
- of mammary gland 472.21
Lobule/s
- 《of lung》 178.27
- 《of thyroid gland》 220.19
- of auricle 450.4
- of epididymis 190.33
- of liver 158.24
- of mammary gland 472.22
- of testis 190.25
- of thymus 298.6
Locus caeruleus 346.6
Long
- association fibres《of telencephalon》 394.6
- bone 12.32
- central artery 242.27
- ciliary nerves 400.3
- gyrus of insula 376.21

- head
- - 《of biceps brachii》 112.14
- - 《of biceps femoris》 124.3
- - 《of triceps brachii》 112.20
- limb《of incus》 456.9
- pitch helicoidal layer 148.20
- plantar ligament 92.2
- posterior ciliary arteries 240.10
- saphenous vein 296.3
- thoracic nerve 414.23
Longissimus 102.16
- capitis 102.20
- cervicis 102.19
- thoracis 102.17
Longitudinal 4.29
- arch of foot 12.7
- bands 78.11
- canals of modiolus 462.15
- cerebral fissure 18.27
- duct《of epoophoron》 204.19
- fibres《of ciliary muscle》 436.21
- fold of duodenum 150.14
- layer
- - 《of colon》 152.12
- - 《of female urethra》 206.28
- - 《of intermediate part of urethra》 198.21
- - 《of male urethra》 198.16
- - 《of rectum》 152.27
- - 《of small intestine》 148.20
- - 《of spongy urethra》 198.30
- - 《of stomach》 148.4
- pontine fibres 338.13
Longus
- capitis 98.4
- colli 98.3
Loose connective tissue 110.16
- 《of subcutaneous tissue》 472.34
Lower
- dental arch 136.16
- eyelid 446.4
- head《of lateral pterygoid》 96.20
- limb 2.33
- lip 134.11
- lobe《of lung》 176.20
- pole《of testis》 190.7
- trunk《of brachial plexus》 414.17
Lowest splanchnic nerve 426.33
Lumbar
- arteries 258.27
- branch《of iliolumbar artery》 264.11
- cistern 316.3
- ganglia 428.1
- lordosis 46.26
- nerves [L1-L5] 420.1
- part
- - 《of diaphragm》

106.25
- - 《of iliocostalis lumborum》 102.13
- - 《of longissimus thoracis》 102.18
- - 《of spinal cord》 318.4
- plexus 420.17
- region 8.24
- rib 52.26
- segments [1-5] 318.4
- splanchnic nerves 428.2
- trunk 312.13
- veins 286.28; 290.3
- vertebrae [LI-LV] 48.31
Lumbocostal
- ligament 80.10
- triangle 108.2
- enlargement 316.21
- joint 78.16
- plexus 420.16
- trunk 422.11
Lumbricals
- 《of foot》 126.14
- 《of hand》 116.12
Luminal 4.33
Lunate 60.6
- sulcus 376.3
- surface《of acetabulum》 62.8
Lungs 176.1
Lunogracile fissure 356.35
Lunule 472.7
- of semilunar cusps
- - 《of aortic valve》 226.37
- - 《of pulmonary valve》 226.13
Lymph 17.44
- node/s 298.34
- - of head and neck 300.2
- - of lower limb 310.14
- - of upper limb 302.14
- nodules of vermiform appendix 298.42
Lymphatic
- capillary 17.45
- plexus 17.42
- rete 17.46
- trunks and ducts 312.1
- valvule 17.43
- vessel 17.39
Lymphoid
- nodules《of lingual tonsil》 140.23
- system 298.1

M

M1 segment《of middle cerebral artery》 244.21
M2 segment 246.3; 246.5; 246.11
Macula/e
- 《of retina》 440.12
- 《of utricle》 464.24
- cribrosa/e 460.11
- - inferior 460.14
- - media 460.13
- - superior 460.12
- of saccule 464.26
- of utricle 464.25

Magnocellular
- division《of ventral anterior nucleus of thalamus》 366.10
- layers《of dorsal nucleus of lateral geniculate body》 368.18
- nucleus《of medial dorsal nucleus of thalamus》 364.10
- part
- - 《of lateral reticular nucleus》 336.20
- - 《of red nucleus》 352.25
- - of inferior vestibular nucleus 334.15
- subnucleus《of spinal nucleus of trigeminal nerve》 332.15
Magnus raphe nucleus 336.32; 344.24
Main portal fissure 158.3
Major
- alar cartilage《of nose》 164.8
- calices《of kidney》 184.27
- circulus arteriosus of iris 438.15
- duodenal papilla 150.15
- forceps 380.22
- salivary glands 136.1
- sublingual duct 136.3
Malar node 300.13
Male
- external genitalia 196.3
- genital system 190.2
- internal genitalia 190.4
- urethra 198.1
Malleolar
- fossa 68.30
- groove 68.11; 68.31
- prominence 452.26
- stria 452.27
Malleus 456.12
Mamelons 136.44
Mammary
- gland 472.19
- region 8.7
Mammillary
- arteries 246.29
- body 360.19
- line 4.53
- process《of lumbar vertebra》 48.34
Mammillotegmental fasciculus 372.26
Mammillothalamic fasciculus 372.27
Mandible 44.12
Mandibular
- canal 46.7
- dental arch 136.16
- division (Vc; V3) 402.12
- foramen 46.5
- fossa 34.20
- nerve (Vc; V3) 402.13
- node 300.14
- notch 46.11
- symphysis 44.15
- torus 44.25
Manubriosternal
- joint 78.32

Manubriosternal synchondrosis ~ Medial part　535

- synchondrosis　78.33
Manubrium of sternum
　52.28
Margin of tongue　140.9
Marginal
- arcade　262.16
- artery　262.16
- branch《of cingulated
　sulcus》　376.30
- mandibular branch《of
　facial nerve》　406.15
- nucleus
-- 《of spinal cord》
　320.6
-- of restiform body
　334.17
- part《of orbicularis oris》
　94.30
- ridge《of tooth》　136.40
- sinus　280.10
- sulcus　376.30
- tubercle　44.8
Marrow cavity　14.14
Massa intermedia　360.10
Masseter　96.14
Masseteric
- artery　236.26
- fascia　96.23
- nerve　402.19
- tuberosity　46.3
Masticatory muscles
　96.13
Mastoid
- angle《of parietal bone》
　34.41
- antrum　454.28
- border《of occipital
　bone》　26.10
- branch
-- 《of occipital artery》
　234.17
-- 《of posterior tympanic
　artery》　234.26
- canaliculus　32.24
- cells　454.29
- emissary vein　282.3
- fontanelle　20.32
- foramen　30.21
- nodes　300.4
- notch　30.18
- process　30.17
- region　6.13
- wall《of tympanic cavity》
　454.20
Maxilla　40.1
Maxillary
- artery　236.9
- dental arch　136.15
- division [Vb ; V₂]
　400.13
- hiatus　40.21
- nerve [Vb ; V₂]　400.13
- process《of inferior nasal
　concha》　38.21
- sinus　40.23 ; 166.10
- surface
-- 《of palatine bone》
　42.18
-- 《of sphenoid》　28.29
- tuberosity　40.16
- veins　278.22
Medial　4.10
- accessory olivary
　nucleus　332.17
- amygdaloid nucleus
　386.23

- and inferior surfaces of
　cerebral hemisphere
　376.26
- angle of eye　446.12
- antebrachial cutaneous
　nerve　416.9
- arcuate ligament
　106.29
- basal
-- segment [S VII]
--- 《of left lung》
　178.22
--- 《of right lung》
　178.11
-- segmental
--- artery
---- 《of left lung》
　228.43
---- 《of right lung》
　228.23
--- bronchus [B VII]
---- 《of left lung》
　174.26
---- 《of right lung》
　174.15
- bicipital groove　10.6
- border
-- 《of forearm》　10.16
-- 《of kidney》　182.4
-- 《of scapula》　54.14
-- 《of suprarenal gland》
　220.29
-- 《of tibia》　68.7
-- of foot　12.6
- branch/es
-- 《of artery of tuber
　cinereum》　246.25
-- 《of left hepatic duct》
　160.7
-- 《of pontine arteries》
　250.23
-- 《of posterior ramus of
　cervical nerve》
　412.13
-- 《of posterior ramus of
　lumbar nerve》　420.3
-- 《of posterior ramus of
　sacral and coccygeal
　nerve》　420.11
-- 《of posterior ramus of
　thoracic nerve》
　418.16
-- 《of superior cerebellar
　artery》　250.27
-- 《of supra-orbital
　nerve》　398.24
-- 《of umbilical part of
　left branch of portal
　vein》　292.23
- brachial cutaneous
　nerve　416.8
- calcaneal branches《of
　tibial nerve》　424.20
- canthic fold　446.6
- cervical nucleus　320.17
- circumflex femoral
-- artery　268.5
-- veins　296.27
- clunial nerves　420.14
- collateral artery　254.30
- compartment of thigh
　118.5
- condyle
-- 《of femur》　66.22
-- 《of tibia》　66.33
- cord《of brachial plexus》

　416.3
- crest《of fibula》　68.24
- crural cutaneous nerve
　422.10
- crus
-- 《of major alar
　cartilage of nose》
　164.9
-- 《of superficial inguinal
　ring》　108.18
- cuneiform　72.9
- cutaneous
-- branch《of dorsal
　branch of posterior
　intercostal artery》
　258.10
- nerve
--- of arm　416.8
--- of forearm　416.9
--- of leg　422.10
- division of lumbar
　erector spinae
　102.18
- dorsal
-- cutaneous nerve
　424.7
-- nucleus《of thalamus》
　364.8
- eminence《of floor of
　fourth ventricle》
　346.4
- epicondyle
-- 《of femur》　66.23
-- 《of humerus》　56.28
- femoral intermuscular
　septum　118.14
- forebrain bundle
　372.28
- frontal gyrus　378.2
- frontobasal artery
　244.8
- geniculate
-- body　360.17
-- nuclei　368.22
- habenular nucleus
　362.15
- head
-- 《of flexor hallucis
　brevis》　126.3
-- 《of gastrocnemius》
　124.16
-- 《of triceps brachii》
　112.22
- inguinal fossa　214.4
- intercondylar tubercle
　66.39
- intermuscular septum of
　arm　116.19
- lacunar node《of external
　iliac nodes》　308.26
- lamina《of cartilage of
　pharyngotympanic
　tube》　458.21
- lemniscus　328.12 ;
　340.6 ; 350.9 ; 366.20
- ligament
-- 《of ankle joint》　90.3
-- 《of temporomandibu-
　lar joint》　76.14
- lip
-- 《of bicipital groove》
　56.10
-- 《of linea aspera》
　66.16
- longitudinal
-- fasciculus　328.14 ;

　340.4 ; 350.11
- stria　380.19
- lumbar
　intertransversarii
　104.6
- magnocellular nucleus
　《of medial geniculate
　body》　368.25
- malleolar
-- branches《of posterior
　tibial artery》　270.10
-- facet《of talus》　70.17
-- network　270.11
- malleolus　68.10
- mammary branches
-- 《of intercostal nerve》
　418.27
-- 《of perforating
　branches of internal
　thoracic artery》
　252.9
- margin
-- 《of humerus》　56.16
-- 《of orbit》　22.31
- marginal vein《of foot》
　296.23
- medullary
-- branches《of vertebral
　artery》　250.17
-- lamina《of lentiform
　nucleus》　390.10
- meniscus　88.5
- nasal branches《of
　anterior ethmoidal
　nerve》　400.9
- nodes　308.17 ; 308.23
- nucleus/i
-- 《of accessory nuclei of
　optic tract》　352.17
-- 《of medial dorsal
　nucleus of thalamus》
　364.10
-- 《of peri-olivary nuclei》
　342.21
-- of mammillary body
　372.9
-- of thalamus　364.7
-- of trapezoid body
　342.26
- occipital artery　248.18
- occipitotemporal gyrus
　378.26 ; 378.29
- olfactory gyrus　378.16
- orbitofrontal artery
　244.8
- palpebral
-- arteries　240.22
-- commissure　446.10
-- ligament　446.18
- parabrachial nucleus
　344.13
- part
-- 《of biventral lobule》
　357.43
-- 《of globus pallidus》
　390.14
-- 《of lateral parabra-
　chial nucleus》　344.12
-- 《of longitudinal arch
　of foot》　12.9
-- 《of medial parabra-
　chial nucleus》　344.14
-- 《of middle lobe vein of
　right lung》　272.16
-- 《of nucleus
　accumbens》　388.22

536 Medial patellar retinaculum 〜 Middle clinoid process

- patellar retinaculum   88.16
- pectoral nerve   414.28
- pericuneate nucleus   336.3
- plantar
- ― artery   270.21
- ― nerve   424.21
- plate《of sphenoid》   30.3
- posterior cervical intertransversarii   104.8
- preoptic nucleus   370.7
- process《of calcaneal tuberosity》   70.26
- pterygoid   96.21
- puboprostatic ligament   216.17
- pubovesical ligament   216.18
- pulvinar nucleus   362.32
- rectus   444.13
- reticular nucleus   336.28
- reticulospinal tract   322.9
- retromalleolar region   10.54
- root
- ― 《of optic tract》   360.26
- ― of median nerve   416.13
- rotation   15.28
- segment [S V]《of right lung》   178.8
- segmental
- ― artery
- ― ― 《of hepatic artery proper》   260.10
- ― ― 《of right lung》   228.16
- ― bronchus [B V]《of right lung》   174.12
- septal nucleus   382.8
- solitary nucleus   334.7
- stria   388.15
- subnucleus
- ― 《of medial parabrachial nucleus》   344.14
- ― 《of lateral parabrachial nucleus》   344.12
- subtendinous bursa of gastrocnemius   132.5
- superior
- ― cerebellar artery   250.27
- ― olivary nucleus   342.19
- supraclavicular nerves   414.5
- supracondylar
- ― line   66.20
- ― ridge   56.17
- supraepicondylar ridge   56.17
- sural cutaneous nerve   424.16
- surface
- ― 《of arytenoid》   168.20
- ― 《of fibula》   68.22
- ― 《of ovary》   200.4
- ― 《of testis》   190.9
- ― 《of tibia》   68.3

- ― ― 《of ulna》   58.30
- talocalcaneal ligament   90.14
- tarsal arteries   270.3
- tubercle《of talus》   70.20
- umbilical fold   214.3
- vein of lateral ventricle   284.7
- ventral nucleus《of thalamus》   364.12
- vestibular nucleus
- ― ― 《of medulla oblongata》   334.16
- ― ― 《of tegmentum of pons》   342.28
- vestibulospinal tract   322.7
- wall
- ― ― 《of orbit》   24.4
- ― ― 《of tympanic cavity》   454.8
- zone《of hypothalamus》   372.16
Median   4.4
- antebrachial vein   288.20
- aperture   346.22
- arcuate ligament   106.28
- artery   256.24
- atlanto-axial joint   78.7
- callosal artery   244.5
- commissural artery   244.4
- conjugate   64.30
- cricothyroid ligament   168.9
- cubital vein   288.19
- eminence《of hypothalamus》   360.29
- glosso-epiglottic fold   144.12
- nerve   416.12
- nucleus/i
- ― ― 《of pons》   338.25
- ― ― of thalamus   364.13
- palatine suture   74.39
- plane   4.63
- preoptic nucleus   370.8
- raphe nucleus   344.26
- sacral
- ― artery   258.31
- ― ― crest   50.31
- ― ― vein   290.19
- sagittal plane   4.63
- sulcus
- ― ― 《of floor of fourth ventricle》   346.3
- ― ― of tongue   140.18
- thyrohyoid ligament   166.31
- umbilical
- ― ― fold   214.1
- ― ligament   186.10
- vein of forearm   288.20
Mediastinal
- branches
- ― ― 《of internal thoracic artery》   252.2
- ― ― 《of thoracic aorta》   258.6
- part《of parietal pleura》   180.11
- surface《of lung》   176.8

- veins   276.4 ; 286.25
Mediastinum   180.23
- of testis   190.23
Medulla
- 《of lymph node》   298.39
- 《of suprarenal gland》   220.33
- oblongata   326.3 ; 326.10
- of thymus   298.8
Medullary
- cavity   14.14
- cone   316.22
- rays《of kidney》   182.19
- reticulospinal
- ― fibres   330.9
- ― ― tract   322.21
- striae of fourth ventricle   340.21 ; 346.7
Medullopontine sulcus   338.3
Membranous
- labyrinth   464.1
- lamina《of cartilage of pharyngotympanic tube》   458.23
- layer   110.18
- ― 《of subcutaneous tissue》   472.33
- ― ― 《of subcutaneous tissue of perineum》   208.10
- part   12.27
- ― ― 《of interventricular septum》   222.29
- ― ― 《of nasal septum》   164.22
- urethra   198.19
- wall
- ― ― 《of trachea》   172.23
- ― ― 《of tympanic cavity》   454.32
Meningeal
- branch/es
- ― ― 《of cavernous part of internal carotid artery》   238.24
- ― ― 《of cerebral part of internal carotid artery》   238.36
- ― ― 《of mandibular nerve》   402.14
- ― ― 《of maxillary nerve》   400.14
- ― ― 《of occipital artery》   234.20
- ― ― 《of spinal nerve》   19.25
- ― ― 《of vagus nerve》   410.3
- ― ― 《of vertebral artery》   250.11
- veins   276.28
Meninges   314.3
Meniscus   15.7
Mental
- branch/es
- ― ― 《of inferior alveolar artery》   236.15
- ― ― 《of mental nerve》   404.15
- foramen   44.19
- nerve   404.14
- protuberance   44.16
- region   6.27

- tubercle   44.17
Mentalis   96.12
Mentolabial sulcus   6.26
Meridians   434.10
Meridional fibres《of ciliary muscle》   436.20
Mesencephalic
- arteries   250.25
- corticonuclear fibres   350.6
- nucleus of trigeminal nerve   342.11 ; 352.19
- tract of trigeminal nerve   340.16 ; 350.12
Mesencephalon   326.5 ; 348.1
Mesentery   210.14
Mesial
- fovea   136.38
- root   138.26
- surface《of tooth》   138.20
Mesiobuccal
- cusp   138.7
- root   138.28
Mesiolingual
- cusp   138.9
- root   138.29
Mesiopalatal cusp   138.8
Meso-appendix   210.21
Mesocolic
- nodes   308.8
- taenia   152.14
Mesocolon   210.16
Mesocortex   384.6
Mesometrium   214.13
Mesosalpinx   214.14
Mesotendon   16.47
Mesovarian border《of ovary》   200.7
Mesovarium   214.15
Metacarpal region   10.25
Metacarpals [I-IV]   60.16
Metacarpophalangeal joints   84.15
Metacarpus   2.29
Metaphysis   12.43
Metatarsal
- interosseous ligaments   92.14
- region   12.13
Metatarsals [I-V]   72.16
Metatarsophalangeal joints   92.18
Metatarsus   2.45
Metathalamus   360.15 ; 368.15
Metencephalon   326.4
Metopic suture   36.7 ; 74.17
Midaxillary line   4.55
Midbrain   326.5 ; 348.1
Midcarpal joint   82.32
Midclavicular line   4.52
Middle   4.26
- calyx《of kidney》   184.29
- cardiac vein   274.22
- cerebellar peduncle   338.5 ; 358.27
- cerebral artery   244.20
- cervical
- ― cardiac nerve   426.19
- ― ― ganglion   426.17
- clinoid process   28.8

Middle colic ～ Mylohyoid line

- colic
 - - artery 262.15
 - - vein 294.10
- constrictor 144.30
- cranial fossa 22.5
- cuneiform 72.10
- ear 454.1
- ethmoidal cells 38.9 ; 166.15
- facet for calcaneus 70.10
- finger [III] 10.29
- frontal gyrus 374.20
- genicular artery 268.20
- layer《of thoracolumbar fascia》 104.28
- lobar
 - - artery《of right lung》 228.15
 - - bronchus《of right lung》 174.10
- lobe
 - - 《of prostate》 194.15
 - - branch《of right superior pulmonary vein》 272.14
 - - of right lung 176.19
 - - vein《of right lung》 272.14
- macular arteriole/venule 440.36
- mediastinum 180.27
- meningeal
 - - artery 236.17
 - - veins 278.24
- nasal
 - - concha 38.14 ; 164.31
 - - meatus 24.16 ; 164.41
- part《of trapezius》 100.14
- phalanx 60.23 ; 72.24
 - - 《of foot》 72.24
 - - 《of hand》 60.23
- rectal
 - - artery 266.10
 - - plexus 432.19
 - - veins 290.36
- scalene 98.6
- superior alveolar branch《of superior alveolar nerves》 402.3
- suprarenal artery 262.22
- talar articular surface《of calcaneus》 72.2
- temporal
 - - artery 236.6
 - - branch/es
 - - - 《of lateral occipital artery》 248.16
 - - - 《of middle cerebral artery》 246.7
 - - gyrus 376.16
 - - vein 278.20
- thyroid veins 278.2
- trunk《of brachial plexus》 414.16
Midline groove of tongue 140.18
Minor
- alar cartilages《of nose》 164.12
- calices 184.31
- circulus arteriosus of iris 438.16
- duodenal papilla 150.16
- forceps 380.21
- salivary glands 134.34
- sublingual ducts 136.4
Mitral valve 226.25
Mixed nerve 19.16
Mobile
- end 15.42
- part of nasal septum 164.10
Moderator band 226.18
Modiolus 96.10 ; 462.11
Molar
- glands 134.37
- tooth 136.22
- tubercle 138.3
Molecular layer
- 《of cerebellar cortex》 358.18
- 《of dentate gyrus》 386.8
- [Layer I]《of isocortex》 384.9
Mons pubis 204.26
Motor
- decussation 326.15 ; 328.7
- nerve 19.14
- nucleus
 - - 《of facial nerve》 342.14
 - - of trigeminal nerve 342.12
- root
 - - 《of spinal cord》 19.22
 - - 《of trigeminal nerve》 398.16
Mouth 2.12 ; 134.2
Mucosa
- 《of bladder》 188.12
- 《of bronchus》 174.33
- 《of ductus deferens》 192.16
- 《of female urethra》 206.30
- 《of gallbladder》 160.18
- 《of intermediate part of urethra》 198.22
- 《of large intestine》 150.27
- 《of laryngeal cavity》 172.10
- 《of male urethra》 198.17
- 《of nasal cavity》 164.34
- 《of oesophagus》 146.15
- 《of pharyngotympanic tube》 458.24
- 《of pharynx》 144.20
- 《of renal pelvis》 184.35
- 《of seminal gland》 192.22
- 《of small intestine》 148.24
- 《of spongy urethra》 198.31
- 《of stomach》 148.9
- 《of trachea》 172.26
- 《of ureter》 186.7
- 《of uterine tube》 200.33
- 《of vagina》 204.11
- of tympanic cavity 458.4
Mucosal folds《of gallbladder》 160.19
Mucous membrane →Mucosa
- of mouth 134.4
- of tongue 140.11
Multifidus 104.18
- cervicis 104.21
- lumborum 104.19
- thoracis 104.20
Multiform layer《of dentate gyrus》 386.10
- [Layer VI]《of isocortex》 384.14
Multipennate muscle 16.3
Muscle/s 15.36 ; 94.1
- 《of lower limb》 122.1
- 《of upper limb》 112.1
- layer 472.31
- - of pharynx 144.22
- of abdomen 108.4
- of anal triangle 208.4
- of auditory ossicles 94.4 ; 458.1
- of back 100.11
- of back proper 102.7
- of head 94.2
- of lower limb 118.1
- of neck 98.1
- of soft palate and fauces 94.6 ; 142.16
- of terminal notch《of auricle》 452.9
- of thorax 106.1
- of tongue 94.5 ; 140.26
- of upper limb 110.22
- of urogenital triangle 208.6
- sheath 16.26
Muscular
- arteries 240.11
- branch/es
 - - 《of accessory nerve》 412.7
 - - 《of anterior branch of obturator nerve》 420.31
 - - 《of axillary nerve》 418.12
 - - 《of deep fibular nerve》 424.11
 - - 《of femoral nerve》 422.6
 - - 《of intercostal nerves》 418.20
 - - 《of median nerve》 416.16
 - - 《of mixed nerve》 19.19
 - - 《of musculocutaneous nerve》 416.6
 - - 《of perineal nerves》 422.26
 - - 《of posterior branch of obturator nerve》 422.2
 - - 《of radial nerve》 418.5
 - - 《of superficial fibular nerve》 424.6
 - - 《of supraclavicular part of brachial plexus》 414.30
 - - 《of tibial nerve》
424.14
- - 《of ulnar nerve》 416.22
- - 《of vertebral artery》 250.8
- coat →Muscular layer
- fascia《of eyeball》 444.8
- layer
- - 《of bladder》 186.16
- - 《of colon》 152.11
- - 《of ductus deferens》 192.15
- - 《of female urethra》 206.25
- - 《of gallbladder》 160.17
- - 《of intermediate part of urethra》 198.20
- - 《of large intestine》 150.25
- - 《of male urethra》 198.13
- - 《of oesophagus》 146.10
- - 《of rectum》 152.26
- - 《of renal pelvis》 184.34
- - 《of seminal gland》 192.21
- - 《of small intestine》 148.19
- - 《of spongy urethra》 198.29
- - 《of stomach》 148.3
- - 《of ureter》 186.6
- - 《of uterine tube》 200.32
- - 《of vagina》 204.10
- part《of interventricular septum》 222.28
- process《of arytenoids》 168.23
- space 120.1
- system 15.36 ; 94.1
- tissue《of prostate》 194.20
- triangle 6.32
- trochlea 16.35
Muscularis mucosae
- 《of large intestine》 150.28
- 《of oesophagus》 146.16
- 《of small intestine》 148.25
- 《of stomach》 148.11
Musculi pectinati
- 《of left atrium》 226.21
- 《of right atrium》 224.28
Musculocutaneous nerve 416.5
Musculophrenic
- artery 252.12
- veins 276.17
Musculotubal canal 30.30
Musculus uvulae 142.20
Myelencephalon 326.3 ; 326.10
Myenteric plexus 432.11
Mylohyoid 98.22
- branch《of inferior alveolar artery》 236.16
- groove 46.8
- line 44.24

Mylopharyngeal part《of
    superior constrictor》
    144.28
Myocardium 224.11
Myometrium《of uterus》
    202.25

N

Nail 472.1
- groove 472.4
- matrix 472.2
- wall 472.5
Nares 164.19
Nasal
- bone 38.28
- cartilages 164.7
- cavity 164.18
- crest
-- 《of maxilla》 42.2
-- 《of palatine bone》
    42.32
- foramina 38.30
- glands 164.37
- margin《of frontal bone》
    36.21
- notch 40.10
- part《of frontal bone》
    36.19
- region 6.23
- septal branch《of
    superior labial branch
    of facial artery》
    234.13
- septum 164.21
- spine《of frontal bone》
    36.20
- surface
-- 《of maxilla》 40.17
-- 《of palatine bone》
    42.17 ; 42.28
- vestibule 164.26
Nasalis 94.15
Nasion 20.11
Nasociliary
- nerve 400.1
- root
-- 《of ciliary ganglion》
    428.12
-- of ciliary ganglion
    400.2
Nasofrontal vein 286.3
Nasolabial
- node 300.12
- sulcus 6.24
Nasolacrimal
- canal 24.11
- duct 448.21
Nasomaxillary suture
    74.33
Nasopalatine
- artery 238.14
- nerve 400.19
Nasopharyngeal meatus
    24.21 ; 166.7
Nasopharynx 142.27
Natal cleft 10.36
Navicular 72.7
- articular surface《of
    talus》 70.5
- fossa 198.24
Neck 2.14
- 《of femur》 66.5
- 《of fibula》 68.19
- 《of posterior horn of
    spinal cord》 320.9
- 《of radius》 58.5

- 《of rib》 52.11
- 《of talus》 70.9
- 《of tooth》 136.25
- of bladder 186.13
- of gallbladder 160.14
- of glans 196.13
- of malleus 456.15
- of mandible 46.14
- of pancreas 162.5
- of scapula 54.24
Neocerebellum 358.12
Neocortex 384.4
Neostriatum 390.17
Nerve 19.6
- fibre 17.48
- of pterygoid canal
    406.22 ; 428.15
- terminals 470.32
- to external acoustic
    meatus 402.24
- to lateral pterygoid
    402.21
- to medial pterygoid
    402.15
- to mylohyoid 404.10
- to obturator internus
    422.13
- to piriformis 422.14
- to quadratus femoris
    422.15
- to stapedius 406.3
- to tensor tympani
    402.18
- to tensor veli palatini
    402.17
Nervous system 17.47 ;
    314.1
Nervus spinosus 402.14
Neural
- layer《of retina》 438.26
- lobe《of pituitary gland》
    220.9
Neurocranium 20.4
Neuroepithelium 464.33
Neuroglia 17.52
Neurohypophysis 220.7 ;
    360.20
Neuron 17.49
Nipple 472.17
- line 4.53
Node
- of anterior border of
    omental foramen
    306.32
- of arch of azygos vein
    304.9
- of ligamentum
    arteriosum 304.8
Nodes around cardia
    306.17
Nodule [X]《of vermis》
    358.4
Nodules of semilunar
    cusps
- 《of aortic valve》
    226.36
- 《of pulmonary valve》
    226.12
Noncoronary cusp《of
    aortic valve》 226.35
Nonvisual retina 438.20
Noradrenergic/Norepi-
    nephric cells
- 《of compact part of
    substantia nigra [A9]》
    396.12

- 《of reticular formation
    [A8]》 396.9
- 《of ventral tegmental
    area [A10]》 396.15
- in caudolateral pons
    [A5] 396.6
- in locus caeruleus [A6]
    396.5
- in medulla [A1, A2]
    396.3
- in nucleus of lateral lem-
    niscus [A7] 396.4
Nose 2.11 ; 164.2
Nostrils 164.19
Notch 14.10
- for ligamentum teres
    156.14
- in cartilage of acoustic
    meatus 452.19
- of cardiac apex 222.22
Nuchal
- fascia 102.6
- ligament 76.30
- plane 26.26
Nuclei
- of inferior colliculus
    354.25
- of lateral lemniscus
    344.1
- of perizonal fields [H,
    H1, H2]《of
    subthalamus》 368.10
- of solitary tract 334.1
- of trapezoid body
    342.23
Nucleus 17.55
- accumbens 388.20
- ambiguus 334.24
- lateralis cerebelli
    358.20
- limitans 364.21
- medialis cerebelli
    358.24
- of abducens nerve
    342.13
- of accessory nerve
    318.27
- of ansa lenticularis
    370.19
- of cranial nerve 17.56
- of diagonal band 388.5
- of dorsal field (H1)《of
    subthalamus》 368.12
- of hypoglossal nerve
    332.28
- of lateral olfactory tract
    386.24
- of lens 442.4
- of medial field [H]《of
    subthalamus》 368.11
- of oculomotor nerve
    352.2
- of origin 17.57
- of phrenic nerve 318.28
- of posterior commissure
    352.9
- of pudendal nerve
    320.28
- of trochlear nerve
    352.20
- of ventral field [H2]《of
    subthalamus》 368.13
- proprius《of spinal cord》
    320.10
- pulposus 78.5
- reuniens 364.18

Nutrient
- artery 17.5
-- of radius 256.3
-- of ulna 256.21
- canal 14.19
- foramen 14.18
- vein 17.35

O

Obex 326.32 ; 346.24
Oblique
- arytenoid 170.20
- cord《of interosseous
    membrane of
    forearm》 82.4
- diameter《of pelvis》
    64.25
- fibres《of pyloric
    sphincter》 148.7
- fissure《of lung》 176.21
- head
-- 《of adductor hallucis》
    126.6
-- 《of adductor pollicis》
    116.7
- line
-- 《of mandible》 44.20
-- 《of thyroid cartilage》
    166.26
- muscle of auricle
    452.13
- part《of cricothyroid》
    170.13
- pericardial sinus
    222.14
- popliteal ligament
    88.13
- ridge《of tooth》 136.35
- vein of left atrium
    274.20
Obliquus capitis
- inferior 98.16
- superior 98.15
Oblong fovea《of
    arytenoids》 168.18
Obscurus raphe nucleus
    336.30
Obturator
- artery 264.16
- branch《of pubic branch
    of inferior epigastric
    artery》 266.30
- canal 86.5
- crest 64.9
- externus 124.1
- fascia 216.13
- foramen 62.10
- groove 64.10
- internus 122.12
- membrane 86.4
- nerve 420.28
- nodes 308.30
- veins 290.24
Occipital 4.17
- angle《of parietal bone》
    34.39
- artery 234.16
- aspect 20.16
- belly《of occipito-
    frontalis》 94.11
- bone 26.2
- border《of parietal bone》
    34.34
- branch/es
-- 《of occipital artery》
    234.21

Occipital branch/es ～ Palatine grooves

- ―《of posterior auricular artery》 234.29
- ―《of posterior auricular nerve》 406.5
- condyle 26.13
- diploic vein 280.30
- emissary vein 282.5
- forceps 380.22
- groove 30.20
- horn《of lateral ventricle》 382.27
- line《of internal granular layer of isocortex》 384.18
- lobe 376.1 ; 378.21
- margin《of temporal bone》 30.16
- nodes 300.3
- plane 26.27
- pole 376.2
- region 6.10
- sinus 280.11
- stripe《of internal granular layer of isocortex》 384.18
- vein/s 276.9 ; 280.31 ; 282.17
Occipitofrontalis 94.9
Occipitomastoid suture 74.11
Occipitopontine fibres 348.26 ; 392.17
Occipitotectal fibres 392.18
Occipitotemporal
- branch《of medial occipital artery》 248.23
- sulcus 378.27 ; 378.30
Occiput 2.5 ; 20.13
Occluded part《of umbilical artery》 264.33
Occlusal
- curves 136.17
- fissure 136.36
- fossa 136.37
- surface《of tooth》 138.14
Oculomotor
- nerve [III] 398.8
- root 428.10
- ―《of ciliary ganglion》 398.11
- sulcus 348.5
Oesophageal
- branches
- ―《of inferior thyroid artery》 252.19
- ―《of left gastric artery》 258.37
- ―《of recurrent laryngeal nerve》 410.17
- ―《of thoracic aorta》 258.4
- ―《of thoracic ganglia》 426.28
- glands 146.17
- hiatus 106.34
- impression《of liver》 156.7
- plexus 410.22 ; 430.14
- veins 276.7 ; 286.22
Oesophagus 146.1
Olecranon 58.22
- fossa 56.15
Olfactory

- area 434.3
- bulb 388.9
- glands 434.4
- groove 164.28 ; 378.14
- islets 388.8
- nerve [I] 398.5
- nerves 398.6
- organ 434.2
- part of nasal mucosa 434.3
- peduncle 388.10
- region《of nasal cavity》 164.36
- striae 388.14
- sulcus 378.14
- tract 388.11
- trigone 388.12
- tubercle 388.13
Olivocerebellar tract 328.19
Olivocochlear tract 340.19
Olivospinal fibres 322.13 ; 322.22
Omental
- appendices 152.10
- branches
- ―《of left gastro-omental artery》 260.35
- ―《of right gastro-omental artery》 260.21
- bursa 212.2
- eminence《of pancreas》 162.13
- foramen 212.3
- taenia 152.15
- tuberosity《of liver》 156.6
Omoclavicular triangle 6.37
Omohyoid 98.26
Omotracheal triangle 6.32
Opening/s
- of aqueduct of midbrain 354.21
- of cerebral aqueduct 354.21
- of coronary sinus 224.29
- of frontal sinus 36.30
- of inferior vena cava 224.30
- of nasolacrimal canal 24.18
- of nasolacrimal duct 166.5
- of papillary ducts 182.39
- of pulmonary trunk 222.35
- of pulmonary veins 226.23
- of smallest cardiac veins 224.34
- of sphenoidal sinus 28.18
- of superior vena cava 224.31
Opercular part《of inferior frontal gyrus》 374.18
Ophthalmic
- artery 238.30 ; 240.1
- division [Va ; Vı] 398.17
- nerve [Va ; Vı] 398.17

Opisthion 26.5
Opponens
- digiti minimi
- ―《of foot》 126.10
- ―《of hand》 116.11
- muscle 16.13
- pollicis 116.5
Opposition 15.34
Optic
- axis 434.13
- canal 28.21
- chiasm 360.23
- chiasma 360.23
- disc 440.10
- layer《of superior colliculus》 354.32
- nerve [II] 398.7 ; 440.15
- part of retina 438.24
- radiation 366.23 ; 392.19
- tract 360.24
Ora serrata 438.23
Oral
- cavity 134.3
- ― proper 134.20
- fissure 134.6
- opening 134.6
- pontine reticular nucleus 344.19
- region 6.25
- subnucleus《of spinal nucleus of trigeminal nerve》 332.17
- vestibule 134.5
Orbicular muscle 16.4
Orbicularis
- oculi 94.19
- oris 94.29
Orbiculus ciliaris 436.18
Orbit 22.24
Orbital
- branch《of middle meningeal artery》 236.20
- branches《of maxillary nerve》 400.16
- cavity 22.25
- fat body 444.7
- gyri 378.11
- margin 22.27
- muscle 444.10
- opening 22.26
- part
- ―《of frontal bone》 36.22
- ―《of inferior frontal gyrus》 374.16
- ―《of lacrimal gland》 448.9
- ―《of optic nerve》 440.18
- ―《of orbicularis oculi》 94.23
- plate《of ethmoid》 38.11
- process《of palatine bone》 42.25
- region 6.16
- septum 444.3
- sulci 378.12
- surface
- ―《of frontal bone》 36.23
- ―《of maxilla》 40.3
- ―《of sphenoid》 28.30
- ―《of zygomatic bone》

44.4
- tubercle 44.7
- veins 282.23 ; 286.1
Orbitalis 444.10
Oriens layer《of hippocampus》 386.3
Orifice
- of ileal papilla 150.32
- of vermiform appendix 150.37
Origin 15.40
Oropharyngeal isthmus 142.2
Oropharynx 144.10
Os
- centrale 60.3
- trigonum 70.23
Osseous spiral lamina 462.3
Ossification centre 14.20
Otic ganglion 428.24
Otolith 464.28
Otolithic membrane 464.27
Outer
- border of iris 438.6
- limiting layer《of retina》 440.2
- lip《of iliac crest》 62.18
- nuclear layer《of retina》 440.3
- plexiform layer《of retina》 440.4
- sheath《of optic nerve》 440.23
- spiral sulcus 466.24
- stripe《of renal medulla》 182.30
- zone《of renal medulla》 182.29
Oval
- fossa《of heart》 224.25
- window 454.9
Ovarian
- artery 264.4
- branches《of uterine artery》 266.7
- cortex 200.12
- fimbria 200.25
- fossa 214.17
- medulla 200.13
- plexus 432.5
- stroma 200.11
Ovary 200.2

P

P1 segment《of posterior cerebral artery》 248.3
P2 segment 248.8
P3 segment 248.14
P4 segment 248.18
Pachymeninx 314.4
Palatal
- cusp 138.5
- root 138.25
- surface《of tooth》 138.19
Palate 134.21
Palatine
- aponeurosis 142.17
- bone 42.15
- crest《of palatine bone》 42.33
- glands 134.38
- grooves 42.7

540 Palatine process ~ Parieto-occipital sulcus

- process《of maxilla》 42.1
- raphe 134.24
- rugae 134.25
- spines 42.6
- surface《of palatine bone》 42.29
- tonsil 142.11
- torus 22.20
Palato-ethmoidal suture 74.38
Palatoglossal arch 142.5
Palatoglossus 142.21
Palatomaxillary suture 74.37
Palatopharyngeal
- arch 142.7
- ridge 144.9
- sphincter 142.24
Palatopharyngeus 142.22
Palatovaginal
- canal 22.21
- groove 30.8
Paleocerebellum 358.11
Paleocortex 384.3
Paleostriatum 390.19
Pallidal raphe nucleus 336.31
Pallidum 390.19
Palm 2.30; 10.22
Palmar 4.44
- aponeurosis 116.25
- branch
- -《of median nerve》 416.17
- -《of ulnar nerve》 416.25
- carpal
- - arch 256.5
- - branch
- - -《of radial artery》 256.4
- - -《of ulnar artery》 256.29
- - tendinous sheaths 130.1
- carpometacarpal ligaments 84.8
- digital veins 288.27
- intercarpal ligaments 82.35
- interossei 116.14
- ligaments
- -《of interphalangeal joints of hand》 84.21
- -《of metacarpophalangeal joints》 84.17
- metacarpal
- - arteries 256.14
- - ligaments 84.12
- - veins 288.35
- radiocarpal ligament 82.26
- region 10.22
- surfaces of fingers 10.32
- ulnocarpal ligament 82.28
Palmaris
- brevis 114.26
- longus 114.2
Palmate folds 202.19
Palpebral
- branches《of infratrochlear nerve》 400.12
- conjunctiva 448.2

- fissure 446.8
- part
- -《of lacrimal gland》 448.10
- -《of orbicularis oculi》 94.20
- veins 286.14
Palpebronasal fold 446.6
Pampiniform plexus 290.16
Pancreas 162.1
Pancreatic
- branches
- -《of anterior superior pancreaticoduodenal artery》 260.23
- -《of posterior superior pancreaticoduodenal artery》 260.16
- -《of splenic artery》 260.27
- duct 162.15
- impression《of spleen》 298.22
- islets 162.19; 220.35
- nodes 306.23
- notch 162.4
- plexus 430.24
- veins 294.5; 294.12
Pancreaticocolic ligament 210.36
Pancreaticoduodenal
- nodes 306.27
- veins 294.6
Pancreaticosplenic ligament 210.35
Papilla/e
-《of dermis》 470.12
- of parotid duct 134.19
- of tongue 140.13
Papillary
- layer《of dermis》 470.11
- muscles《of heart》 224.3
- process《of caudate lobe of liver》 156.20
- ridges 470.4
Para-aortic bodies 232.3
Parabigeminal nucleus 352.21
Parabrachial
- nuclei 344.9
- pigmented nucleus 354.5
Paracentral
- branches
- -《of callosomarginal artery》 244.15
- -《of pericallosal artery》 244.17
- lobule 378.4; 378.18
- nucleus《of thalamus》 364.4
- sulcus 378.3
Paracervix 202.22
Paracolic
- gutters 212.24
- nodes 308.9
Paracommissural solitary nucleus 334.8
Paradidymis 190.42
Paraduodenal
- fold 212.14
- recess 212.15
Parafascicular nucleus《of

thalamus》 364.6
Parahippocampal gyrus 380.5
Paralaminar part《of medial dorsal nucleus of thalamus》 364.11
Paralemniscal nucleus 344.21
Paramammary nodes 304.2
Paramastoid process 26.36
Paramedian
- arteries 246.20
- lobule [H VII B] 356.37
- nucleus《of pons》 338.26
- planes 4.64
- pontine branches《of pontine arteries》 250.23
- reticular nucleus 344.22
Parametrium 202.21
Paramolar
- cusp 138.2
- tubercle 138.2
Paranasal sinuses 166.9
Paranephric fat 182.12
Paranigral nucleus 354.6
Paraolfactory
- area 378.8
- gyri 378.9
- sulci 378.10
Parapeduncular nucleus 354.13
Parapharyngeal space 144.41
Pararectal
- fossa 214.21
- nodes 310.13
Pararenal fat body 182.12
Parasolitary nucleus 334.2
Parasternal
- line 4.51
- nodes 304.3
Parasubiculum 384.22
Parasympathetic
- ganglion 19.5
- part《of autonomic division of nervous system》 428.7
- root
- -《of ciliary ganglion》 428.10
- -《of otic ganglion》 428.25
- -《of pelvic ganglia》 428.30
- -《of pterygopalatine ganglion》 428.16
- -《of submandibular ganglion》 428.20
- - of ciliary ganglion 398.11
- - of otic ganglion 408.29
- - of pterygopalatine ganglion 406.20
- - of submandibular ganglion 406.19
Parataenial nucleus 364.14
Parateminal gyrus 378.7
Parathyroid gland 220.20

Paratracheal nodes 300.25; 304.11
Para-umbilical veins 292.25
Para-urethral ducts 198.28; 206.33
Para-uterine nodes 310.11
Paravaginal nodes 310.12
Paraventricular
- fibres 372.24
- nuclei of thalamus 364.15
- nucleus《of hypothalamus》 370.10
Paraventriculohypophysial tract 372.29
Paravertebral line 4.58
Paravesical
- fossa 214.9
- nodes 310.7
Parenchyma
-《of prostate》 194.18
-《of thyroid gland》 220.18
- of testis 190.26
Parietal
- abdominal fascia 108.37
- bone 34.24
- border《of temporal bone》 34.11
- branch
- -《of medial occipital artery》 248.20
- -《of middle meningeal artery》 236.22
- -《of superficial temporal artery》 236.8
- eminence 34.33
- emissary vein 282.2
- fascia 16.20
- - of thorax 106.23; 180.20
- foramen 34.42
- layer
- -《of serous pericardium》 222.7
- -《of tunica vaginalis testis》 190.14
- lobe 374.25; 378.17
- lymph nodes 306.2
- margin
- -《of frontal bone》 36.12
- -《of sphenoid》 28.33
- nodes 308.15
- notch 34.12
- operculum 374.28
- pelvic fascia 216.11
- peritoneum 210.12
- pleura 180.7
- region 6.9
- tuber 34.33
- veins 282.15
Parietomastoid suture 74.18
Parieto-occipital
- branch/es
- -《of medial occipital artery》 248.21
- -《of pericallosal artery》 244.19
- sulcus 374.10; 376.32

Parietopontine fibres 348.27 ; 392.14
Paroophoron 204.22
Parotid
 - branch/es
 - - 《of auriculotemporal nerve》 402.26
 - - 《of deep facial vein》 278.15
 - - 《of posterior auricular artery》 234.30
 - - 《of superficial temporal artery》 236.2
 - duct 136.11
 - fascia 96.24
 - gland 136.7
 - plexus 406.10
 - region 6.20
 - veins 278.15 ; 278.28
Pars
 - alpha《of gigantocellular reticular nucleus》 336.14
 - anterior《of pituitary gland》 220.6
 - copularis [H VIII A] 356.41
 - distalis《of pituitary gland》 220.6
 - flaccid《of tympanic membrane》 452.22
 - intermedia《of pituitary gland》 220.5
 - laminaris 364.11
 - nervosa 360.22
 - - 《of pituitary gland》 220.9
 - tensa《of tympanic membrane》 452.23
 - tuberalis《of pituitary gland》 220.4
Part in canal《of optic nerve》 440.17
Parts of human body 2.2
Parvocellular
 - layers《of dorsal nucleus of lateral geniculate body》 368.19
 - nucleus《of medial dorsal nucleus》 364.9
 - part
 - - 《of lateral reticular nucleus》 336.21
 - - 《of lateral vestibular nucleus》 342.30
 - - 《of red nucleus》 352.26
 - - 《of ventral posteromedial nucleus》 364.29
 - reticular nucleus 336.23
Patella 68.32
Patellar
 - anastomosis 268.25
 - ligament 88.15
 - surface《of femur》 66.28
Patent part《of umbilical artery》 264.29
Pecten pubis 64.8
Pectinate
 - line《of anal canal》 154.8
 - muscles
 - - 《of left atrium》

226.21
 - - 《of right atrium》 224.28
Pectineal
 - ligament 108.15
 - line
 - - 《of femur》 66.17
 - - 《of pubis》 64.8
Pectineus 122.25
Pectoral
 - branches《of thoraco-acromial artery》 254.17
 - fascia 106.20
 - girdle 2.22 ; 54.2
 - nodes 302.19
 - region 8.5
 - veins 288.3
Pectoralis
 - major 106.3
 - minor 106.7
Pedicle《of vertebral arch》 48.6
Peduncle of flocculus 358.5
Peduncular
 - branches《of posterior cerebral artery》 248.13
 - loop 388.23
 - nucleus《of pons》 338.27
 - veins 282.34
Pedunculopontine tegmental nucleus 354.10
Pelvic
 - bone 62.3
 - cavity 2.54 ; 64.15 ; 210.3
 - diaphragm 218.1
 - fascia 216.4
 - floor 218.1
 - ganglia 428.29
 - girdle 2.34 ; 62.2
 - inclination 64.35
 - inlet 64.21
 - lateral wall triangle 214.16
 - lymph nodes 308.14
 - outlet 64.22
 - part
 - - 《of ductus deferens》 192.11
 - - 《of parasympathetic part of autonomic division of nervous system》 428.28 ; 432.15
 - - 《of ureter》 186.3
 - plexus 432.18
 - splanchnic nerves 428.32
 - surface《of sacrum》 50.26
Pelvis 2.19 ; 64.14
Penicilli 298.30
Penis 196.4
Pennate muscle 16.2
Perforating
 - arteries
 - - 《of deep femoral artery》 268.15
 - - 《of penis》 266.25
 - branch/es
 - - 《of common interosseous artery》 256.26

 - - 《of deep palmar arch》 256.15
 - - 《of fibular artery》 270.15
 - - 《of internal thoracic artery》 252.8
 - - 《of plantar metatarsal artery》 270.27
 - cutaneous nerve 422.21
 - radiate arteries《of kidney》 184.13
 - veins 296.29
Periamygdaloid cortex 386.25
Periaqueductal grey substance 352.22
Periarterial plexus 19.37
Pericallosal
 - artery 244.16
 - cistern 314.31
Pericardiacophrenic
 - artery 252.6
 - veins 276.3
Pericardial
 - branch/es
 - - 《of phrenic nerve》 414.9
 - - 《of thoracic aorta》 258.5
 - cavity 222.12
 - triangle 180.30
 - veins 276.2 ; 286.24
Pericardium 222.2
Pericentral nucleus《of inferior colliculus》 354.28
Perichondrium 12.29
Perichoroidal space 436.9
Pericranium 20.8
Peridental branches
 - 《of anterior superior alveolar artery》 238.4
 - 《of inferior alveolar artery》 236.14
 - 《of posterior superior alveolar artery》 236.33
Perifornical nucleus 372.4
Perihypoglossal nuclei 336.5
Perikaryon 17.50
Perilymph 462.31
Perilymphatic space 462.30
Perimetrium 202.23
Perimysium 16.28
Perineal
 - artery 266.15
 - body 208.7
 - branches《of posterior cutaneous nerve of thigh》 422.20
 - fascia 208.13
 - flexure 154.2
 - membrane 208.18
 - muscles 208.3
 - nerves 422.24
 - raphe 208.2
 - region 8.25
Perinephric fat 182.13
Perineum 208.1
Perineurium 19.8
Periodontal
 - fibre 138.46

 - membrane 138.43
Periodontium 138.43
Peri-olivary nuclei 342.20
Perionyx 472.11
Periorbita 444.2
Periosteum 12.28
Peripeduncular nucleus
 - 《of mesencephalon》 352.23
 - 《of pons》 338.27
Peripharyngeal space 144.39
Peripheral 4.39
 - autonomic plexuses and ganglia 430.1
 - nervous system 18.33 ; 398.1
Perirenal fat capsule 182.13
Peritoneal
 - attachments of liver 210.39
 - cavity 210.8
Peritoneum 210.9
Peritrigeminal nucleus 336.9
Peri-urethral gland zone 《of prostate》 194.4
Perivascular fibrous capsule《of liver》 158.23
Periventricular
 - fibres 366.25 ; 372.30
 - nucleus 370.24
 - preoptic nucleus 370.9
 - zone《of hypothalamus》 372.15
Permanent teeth 136.14
Peroneal 4.42
 - artery 270.14
 - border of foot 12.5
 - compartment of leg 118.10
 - node 310.29
 - trochlea 72.5
 - tubercle 72.5
 - veins 296.35
Peroneus
 - brevis 124.12
 - longus 124.11
 - tertius 124.9
Perpendicular plate
 - 《of ethmoid》 38.6
 - 《of palatine bone》 42.16
Pes
 - 《of hippocampus》 384.23
 - anserinus 122.31
Petro-occipital
 - fissure 22.9
 - synchondrosis 76.6
Petrosal
 - branch《of middle meningeal artery》 236.23
 - fossula 32.29
 - vein 284.36
Petrosphenoidal fissure 22.8
Petrosquamous
 - fissure 32.32
 - sinus 280.13
Petrotympanic fissure 32.31

Petrous part ～ Posterior chamber

Petrous part
 - 《of internal carotid artery》 238.18
 - 《of temporal bone》 30.15
Phalanx/Phalanges
 - 《of foot》 72.22
 - 《of hand》 60.21
Pharyngeal
 - branch/es
 - - 《of artery of pterygoid canal》 238.6
 - - 《of ascending pharyngeal artery》 232.21
 - - 《of descending palatine artery》 238.10
 - - 《of glossopharyngeal nerve》 408.24
 - - 《of inferior thyroid artery》 252.18
 - - 《of recurrent laryngeal nerve》 410.18
 - - 《of vagus nerve》 410.7
 - bursa 144.1
 - glands 144.21
 - hypophysis 142.29
 - lymphoid
 - - nodules 142.31
 - - ring 298.33
 - muscles 144.22
 - nerve 400.20
 - opening
 - - 《of pharyngotympanic tube》 458.26
 - - of auditory tube 144.2
 - plexus 276.26；410.8
 - raphe 144.23
 - recess 144.8
 - tonsil 142.30
 - tubercle 26.7
 - veins 276.27
Pharyngobasilar fascia 144.18
Pharyngo-oesophageal constriction 144.17
Pharyngotympanic tube 458.14
Pharynx 142.25
Philtrum 134.9
Phrenic
 - ganglia 430.19
 - nerve 414.8
 - nucleus 318.28
Phrenico-abdominal branches《of phrenic nerve》 414.10
Phrenicocoeliac part《of suspensory muscle of duodenum》 150.12
Phrenicocolic ligament 210.38
Phrenicomediastinal recess 180.17
Phrenico-oesophageal ligament 106.35
Phrenicopleural fascia 180.22
Phrenicosplenic ligament 210.33
Physiological cup 440.11
Pia mater 316.4
Pial

 - filament 316.17
 - part《of filum terminate》 316.17
Pigmented
 - epithelium《of iris》 438.13
 - layer《of retina》 438.25
Pineal
 - body 220.10
 - gland 220.10；360.7
 - nerve 426.13
 - recess 362.6
Pinna 450.3
Piriform
 - aperture 24.14
 - fossa 144.15
 - recess 144.15
Piriformis 122.11
 - fascia 216.15
Pisiform 60.8
 - joint 84.1
Pisohamate ligament 84.2
Pisometacarpal ligament 84.3
Pituitary gland 220.2
Pivot joint 15.17
Plane
 - joint 15.15
 - suture 14.31
Plantar 4.45
 - aponeurosis 120.18
 - calcaneocuboid ligament 92.3
 - calcaneonavicular ligament 90.18；92.4
 - cuboideonavicular ligament 92.6
 - cuneocuboid ligament 92.8
 - cuneonavicular ligaments 92.5
 - digital
 - - arteries proper 270.29
 - - veins 296.20
 - intercuneiform ligaments 92.7
 - interossei 126.16
 - ligaments
 - - 《of interphalangeal joints of foot》 92.24
 - - 《of metatarsophalangeal joints》 92.20
 - metatarsal
 - - arteries 270.26
 - - ligaments 92.16
 - - veins 296.19
 - region 12.4
 - surfaces of toes 12.18
 - tarsal ligaments 92.1
 - tarsometatarsal ligaments 92.11
 - tendinous sheath
 - - of fibularis longus 132.23
 - - of peroneus longus 132.23
 - venous
 - - arch 296.18
 - - network 296.17
Plantaris 124.19
Platysma 98.2
Pleura 180.3
Pleural
 - cavity 180.2
 - cupula 180.8

 - recesses 180.14
Pleuro-oesophageus 146.13
Plexus of ductus deferens 432.25
Plica semilunaris《of conjunctiva》 446.27
Pneumatized bone 12.36
Polar
 - frontal artery 244.9
 - temporal artery 246.1
Pons 338.1
 - and cerebellum 326.4
Pontine
 - arteries 250.22
 - corticonuclear fibres 338.15
 - nuclei 338.22
 - raphe nucleus 344.25
 - veins 284.17
Pontobulbar nucleus 336.10
Pontocerebellar
 - cistern 314.32
 - fibres 338.20
Pontocerebellum 358.9
Pontomesencephalic vein 284.13
Pontoreticulospinal tract 322.9
Popliteal
 - artery 268.17
 - fossa 10.46
 - nodes 310.24
 - surface《of femur》 66.19
 - vein 296.30
Popliteus 124.20
Porta hepatis 156.5
Portal veins of hypophysis 282.9
Postaortic nodes 306.6
Postcaval nodes 306.11
Postcentral
 - branch《of spinal branch of dorsal branch of posterior intercostal artery》 258.13
 - fissure《of cerebellum》 356.16
 - gyrus 374.30
 - sulcus 374.31
Post-clival fissure 356.29
Postcommissural fibres《of column of fornix》 380.31
Postcommunicating part
 - 《of anterior cerebral artery》 244.6
 - 《of posterior cerebral artery》 248.8
Posterior 4.13
 - accessory olivary nucleus 332.26
 - acoustic stria 340.24
 - ampullary nerve 408.11
 - ankle region 10.52
 - antebrachial cutaneous nerve 418.4
 - arch《of atlas》 50.8
 - articular facet《of dens》 50.16
 - atlanto-occipital membrane 76.22
 - attachment of linea alba 108.28

 - auricular
 - - artery 234.23
 - - groove 450.23
 - - nerve 406.4
 - - vein 280.2
 - - axillary line 4.56
 - basal
 - - segment [S X]
 - - - 《of left lung》 178.25
 - - - 《of right lung》 178.14
 - - segmental
 - - - artery
 - - - - 《of left lung》 228.44
 - - - - 《of right lung》 228.24
 - - - bronchus [B X]
 - - - - 174.18；174.29
 - - - - 《of left lung》 174.29
 - - - - 《of right lung》 174.18
 - belly《of digastric》 98.20
 - bony ampulla 460.19
 - border
 - - 《of fibula》 68.27
 - - 《of radius》 58.13
 - - 《of testis》 190.11
 - - 《of ulna》 58.32
 - of petrous part《of temporal bone》 32.17
 - brachial cutaneous nerve 418.2
 - branch/es
 - - 《of great auricular nerve》 412.29
 - - 《of inferior pancreaticoduodenal artery》 262.4
 - - 《of medial cutaneous nerve of forearm》 416.11
 - - 《of obturator artery》 264.20
 - - 《of obturator nerve》 422.1
 - - 《of posteromedial central arteries》 246.22
 - - 《of renal artery》 262.31
 - - 《of right branch of portal vein》 292.16
 - - 《of right hepatic duct》 160.4
 - - 《of right superior pulmonary vein》 272.11
 - - 《of ulnar recurrent artery》 256.19
 - caecal artery 262.10
 - calcaneal articular facet 70.22
 - cerebellomedullary cistern 314.25
 - cerebral artery 248.2
 - cervical
 - - plexus 412.19
 - - region 6.39
 - chamber《of eyeball》 442.22

Posterior circumflex humeral 〜 Posterior region of thigh　543

- circumflex humeral
-- artery　254.24
-- vein　288.9
- clinoid process　28.11
- cochlear nucleus
　334.19
- column《of spinal cord》
　320.1
- commissure
-- 《of diencephalon》
　362.7
-- 《of labia majora》
　204.29
- communicating artery
　238.32 ; 246.19
- compartment
-- of arm　110.25
-- of forearm　110.29
-- of leg　118.7
-- of thigh　118.4
- conjunctival arteries
　240.25
- cord《of brachial plexus》
　416.4
- cranial fossa　22.6
- crico-arytenoid　170.14
- cruciate ligament　88.8
- cusp
-- 《of mitral valve》
　226.27
-- 《of tricuspid valve》
　226.4
- cutaneous
-- branch
--- 《of posterior ramus
　of cervical nerve》
　412.15
-- branch/nerve
--- 《of posterior ramus
　of lumbar nerve》
　420.5
--- 《of posterior ramus
　of thoracic nerve》
　418.18
--- 《of posterior ramus
　of sacral nerves and
　coccygeal nerve》
　420.13
-- nerve
--- of arm　418.2
--- of forearm　418.4
--- of thigh　422.18
- deep temporal artery
　236.28
- divisions《of brachial
　plexus》　414.19
- ethmoidal
-- artery　240.21
-- cells　38.10 ; 166.16
-- foramen　24.6
-- nerve　400.4
- external
-- arcuate fibres　328.25
-- vertebral venous
　plexus　286.36
- extremity《of spleen》
　298.24
- fascicle《of palatopharyn-
　geus》　142.24
- fasciculus proprius
　324.14
- femoral cutaneous nerve
　422.18
- fold of malleus　458.5
- fontanelle　20.30
- funiculus《of spinal

　cord》　324.13
- gastric
-- artery　260.38
-- branches《of posterior
　vagal trunk》　410.29
- glandular branch《of
　superior thyroid
　artery》　232.17
- gluteal line　62.29
- grey commissure《of
　spinal cord》　324.26
- horn
-- 《of lateral ventricle》
　382.27
-- 《of spinal cord》
　318.12 ; 320.4
- hypothalamic
-- area　372.6
-- region　372.6
- inferior
-- cerebellar artery
　250.12
-- iliac spine　62.25
-- nasal nerves　400.22
- intercavernous sinus
　280.24
- intercondylar area
　66.37
- intercostal
-- arteries　258.8
-- veins　286.30
- intermediate sulcus《of
　spinal cord》　316.30
- intermuscular septum of
　leg　120.10
- internal vertebral
　venous plexus　286.42
- interosseous
-- artery　256.25
-- nerve　418.7
-- veins　288.33
- interpositus nucleus
　358.23
- interventricular
-- branch《of right coro-
　nary artery》　230.13
-- sulcus　222.21
-- vein　274.22
- intra-occipital
　synchondrosis　76.7
- labial
-- branches《of perineal
　artery》　266.17
-- veins　292.6
- labial/scrotal nerves
　422.25
- lacrimal crest　38.24
- lateral
-- choroidal branches《of
　posterior cerebral
　artery》　248.12
-- nasal arteries　238.12
-- segment《of liver》
　158.19
- layer
-- 《of rectus sheath》
　108.9
-- 《of thoracolumbar
　fascia》　104.27
- left ventricular branch
　《of left coronary
　artery》　230.27
- ligament
-- 《of auricle　452.4
-- 《of fibular head　88.21
-- of incus　456.27

- limb
-- 《of internal capsule》
　392.8
-- 《of stapes》　456.5
- limiting lamina《of
　cornea》　436.4
- lip《of external os of
　uterus》　202.17
- liver　158.11
- lobe
-- 《of pituitary gland》
　220.7
-- of cerebellum　356.25
- longitudinal
-- fasciculus　328.15 ;
　340.5 ; 350.13 ; 372.19
-- ligament　76.32
-- malleolar fold　452.25
- medial
-- choroidal branches《of
　posterior cerebral
　artery》　248.11
-- segment《of liver》
　158.16
- median
-- line　4.59
-- septum《of spinal
　cord》　316.27
-- sulcus
--- 《of medulla
　oblongata》　326.31
--- 《of spinal cord》
　316.26
- mediastinum　180.28
- membranous ampulla
　464.12
- meningeal artery
　232.20
- meniscofemoral
　ligament　88.4
- nasal
-- aperture/s　24.22 ;
　164.20
-- spine《of palatine
　bone》　42.31
- nerve of lesser
　curvature　410.30
- nodes　302.18
- nuclear complex of
　thalamus　364.20
- nucleus
-- 《of accessory nuclei of
　oculomotor nerve》
　352.6
-- 《of accessory nuclei of
　optic tract》　352.15
-- 《of pons》　338.28
-- 《of thalamus》　364.22
-- of hypothalamus
　372.12
-- of lateral funiculus《of
　spinal cord》　320.18
-- of lateral lemniscus
　344.2
-- of vagus nerve　332.30
- obturator tubercle
　64.12
- palpebral margin
　446.14
- papillary muscle
-- 《of left ventricle》
　226.30
-- 《of right ventricle》
　226.16
- paracentral gyrus
　378.19

- paragigantocellular
　reticular nucleus
　336.24
- paramedian nucleus《of
　medulla oblongata》
　332.29
- paraventricular nucleus
　《of thalamus》　364.17
- parietal artery　246.18
- part
-- 《of anterior cochlear
　nucleus》　334.22
-- 《of anterior
　commissure》
　380.27 ; 392.30
-- 《of central lobule of
　cerebellum》　356.12
-- 《of culmen》　356.20
-- 《of diaphragmatic
　surface of liver》
　154.24
-- 《of lateral parabra-
　chial nucleus》　344.12
-- 《of superior quadran-
　gular lobule of
　cerebellum》　356.23
-- 《of tongue》　140.6
-- 《of vagina》　204.4
-- of knee　2.39
-- of lateral funiculus《of
　spinal cord》　324.3
-- of liver　158.11
- perforated substance
　348.4
- periventricular nucleus
　370.25
- pillar of fauces　142.7
- plexus《of lumbar
　nerves》　420.7
- pole
-- 《of eyeball》　434.8
-- 《of lens》　442.9
- process
-- 《of septal nasal
　cartilage》　164.16
-- 《of talus》　70.18
- quadrangular lobule [H
　VI]《of cerebellum》
　356.28
- radicular artery　258.15
- rami
-- 《of cervical nerves》
　412.12
-- 《of lumbar nerves》
　420.2
-- 《of sacral nerves and
　coccygeal nerve》
　420.10
-- 《of thoracic nerves》
　418.15
- ramus
-- 《of lateral sulcus of
　cerebrum》　374.7
-- 《of spinal nerve》
　19.28
- raphe nucleus　344.27 ;
　354.15
- recess《of tympanic
　membrane》　458.11
- region
-- of arm　10.7
-- of elbow　10.11
-- of forearm　10.14
-- of knee　10.45
-- of leg　10.49
-- of thigh　10.42

英語索引

- - of wrist 10.20
- root《of spinal nerve》 19.23
- sacral foramina 50.32
- sacro-iliac ligament 86.13
- scalene 98.7
- scrotal
- - branches《of perineal artery》 266.16
- - veins 292.5
- segment
- - 《of eyeball》 434.15
- - 《of kidney》 184.6
- - 《of liver》 158.12
- - [S II]《of right lung》 178.4
- segmental
- - artery
- - - 《of hepatic artery proper》 260.7
- - - 《of kidney》 262.32
- - - 《of left lung》 228.32
- - - 《of right lung》 228.12
- - bronchus [B II]《of right lung》 174.8
- semicircular
- - canal 460.18
- - duct 464.11
- semilunar cusp《of aortic valve》 226.35
- septal branch《of sphenopalatine artery》 238.13
- sinus《of tympanic cavity》 454.26
- solitary nucleus 334.9
- spinal
- - artery 250.13
- - veins 286.41
- spinocerebellar tract 324.1 ; 330.11
- sternoclavicular ligament 80.35
- subnucleus《of lateral parabrachial nucleus》 344.12
- superior
- - alveolar
- - - artery 236.31
- - - branches《of superior alveolar nerves》 402.2
- - fissure《of cerebellum》 356.29
- - iliac spine 62.24
- - lateral nasal branches《of maxillary nerve》 400.17
- - medial nasal branches《of maxillary nerve》 400.18
- - pancreaticoduodenal artery 260.15
- surface
- - 《of arytenoids》 168.21
- - 《of body of pancreas》 162.8
- - 《of cornea》 434.33
- - 《of fibula》 68.23
- - 《of humerus》 56.14
- - 《of iris》 438.5
- - 《of kidney》 182.8

- - 《of lens》 442.11
- - 《of prostate》 194.8
- - 《of radius》 58.8
- - 《of scapula》 54.6
- - 《of suprarenal gland》 220.26
- - 《of tibia》 68.4
- - 《of ulna》 58.28
- - 《of uterus》 202.6
- - of eyelid 446.7
- - of petrous part《of temporal bone》 32.11
- talar articular surface《of calcaneum》 72.3
- talocalcaneal ligament 90.15
- talocrural region 10.52
- talofibular ligament 90.10
- - tegmental
- - - decussation 350.25
- - - nucleus 344.15
- - temporal
- - - branch/es
- - - - 《of lateral occipital artery》 248.17
- - - - 《of middle cerebral artery》 246.8
- - diploic vein 280.29
- - thalamic radiation 366.28 ; 392.20
- - thoracic nucleus 320.24
- - tibial
- - - artery 270.8
- - - node 310.28
- - - recurrent artery 268.27
- - veins 296.34
- - tibiofibular ligament 88.25
- - tibiotalar part《of medial ligament of ankle joint》 90.7
- - transverse temporal gyrus 376.12
- - triangle 6.36
- - trigeminothalamic tract 340.15
- - tubercle
- - - 《of atlas》 50.11
- - - 《of cervical vertebra》 48.23
- - tympanic artery 234.25
- - vagal trunk 410.28
- - vaginal column 204.15
- - vein
- - - 《of upper lobe of right lung》 272.11
- - - of corpus callosum 284.11
- - - of septum pellucidum 284.8
- - - of left ventricle 274.19
- - ventrolateral nucleus《of thalamus》 366.8
- - vestibular
- - - branch《of vestibulocochlear artery》 468.6
- - - vein 468.18
- - wall
- - - 《of stomach》 146.20
- - - 《of tympanic cavity》 454.20
- - - 《of vagina》 204.7

- white commissure《of spinal cord》 324.28
Posterolateral
- central arteries 248.9
- fissure《of cerebellum》 357.47
- nucleus
- - 《of pons》 338.29
- - 《of spinal cord》 318.23
- solitary nucleus 334.10
- sulcus
- - 《of medulla oblongata》 326.23
- - 《of spinal cord》 316.29
- tract 324.2
Posteromedial
- central arteries
- - 《from posterior cerebral artery》 248.4
- - 《from posterior communicating artery》 246.20
- frontal branch《of callosomarginal artery》 244.13
- nucleus
- - 《of pons》 338.30
- - 《of principal sensory nucleus of trigeminal nerve》 342.9
- - 《of spinal cord》 318.25
- part《of red nucleus》 352.27
Posteromedian medullary vein 284.27
Postganglionic nerve fibres 19.3
Postlaminar part《of optic nerve》 440.20
Post-lingual fissure 356.9
Post-pyramidal fissure《of cerebellum》 357.44
Postremal chamber《of eyeball》 442.23
Postsulcal part《of tongue》 140.6
Postvesical nodes 310.9
Preaccessory cuneate nucleus 332.10
Pre-aortic nodes 306.5
Pre-auricular nodes 300.7
Prebiventral fissure 356.38
Precaecal nodes 308.5
Precaecocolic fascia 150.39
Precaval nodes 306.10
Precentral
- cerebellar vein 284.35
- fissure《of cerebellum》 356.9
- gyrus 374.21
- sulcus 374.22
Prechiasmatic sulcus 28.5
Preclival fissure 356.24
Precommissural
- fibres《of column of fornix》 380.23
- septal nucleus 382.4
Precommunicating part
- 《of anterior cerebral artery》 242.24

- 《of posterior cerebral artery》 248.3
Preculminate fissure 356.16
Precuneal branches《of pericallosal artery》 244.18
Precuneus 378.20
Pre-epiglottic fat body 170.9
Prefrontal
- artery 246.13
- veins 282.13
Preganglionic nerve fibres 19.2
Pregeniculate nucleus 368.20
Prelaminar
- branch《of spinal branch of dorsal branch of posterior intercostal arteries》 258.14
- part《of optic nerve》 440.22
Prelaryngeal nodes 300.22
Premammillary artery 246.27
Premaxilla 42.3
Premolar tooth 136.21
Preoccipital notch 374.11 ; 376.4
Pre-olivary groove 326.17
Preoptic
- area 360.27 ; 372.2
- arteries 242.30
Prepancreatic artery 260.30
Prepericardial nodes 304.6
Prepositus nucleus 336.8
Preprostatic
- part《of male urethra》 198.5
- sphincter 198.15
Prepuce《of penis》 196.14
- of clitoris 204.33
Preputial glands 196.31
Prepyloric vein 292.29
Prepyramidal fissure《of cerebellum》 356.38
Presacral
- fascia 216.24
- nerve 432.16
Presplenic fold 210.31
Presternal region 8.2
Presubiculum 384.25
Presulcal part《of tongue》 140.5
Pretectal
- area 362.16
- nuclei 362.17
Pretecto-olivary fibres 340.8 ; 350.22
Pretracheal
- layer《of cervical fascia》 100.7
- nodes 300.24
Prevertebral
- layer《of cervical fascia》 100.9
- nodes 304.18
- part《of vertebral artery》 250.3
Prevesical nodes 310.8

Primary 〜 Raphe nuclei   **545**

Primary
- cartilaginous joint
   14.40
- curvature   46.21
- fissure《of cerebellum》
   356.24
- hair   470.15
- lymphoid organs   298.2
- ossification centre
   14.21
- ovarian follicle   200.35
Princeps pollicis artery
   256.11
Principal
- division《of ventral
   anterior nucleus of
   thalamus》 366.11
- olivary nucleus   332.21
- sensory nucleus of
   trigeminal nerve
   342.8
- ventral medial nucleus
   《of thalamus》 366.3
Procerus   94.14
Process   14.5
Processus cochleariformis
   454.18
Profunda
- brachii artery   254.27
- femoris vein   296.26
Projection fibre   18.10
Prominence
- of facial canal   454.23
- of lateral semicircular
   canal   454.22
Promontorial nodes
   308.21
Promontory
- 《of sacrum》 50.20
- 《of tympanic cavity》
   454.11
Pronation   15.32
Pronator
- muscle   16.11
- quadratus   114.11
- teres   112.25
- tuberosity   58.11
Proper
- cochlear artery   468.8
- palmar digital
- - arteries   256.33
- - nerves
- - - 《of median nerve》
   416.20
- - - 《of ulnar nerve》
   416.28
- plantar digital nerves
- - 《of lateral plantar
   nerve》 424.27
- - 《of medial plantar
   nerve》 424.23
Prosencephalon   326.6
Prostate   194.1
Prostatic
- branches
- - 《of inferior vesical
   artery》 266.2
- - 《of middle rectal
   artery》 266.12
- ducts   194.19
- plexus   432.24
- sinus   198.12
- urethra   198.6
- utricle   198.11
- venous plexus   290.23
Proximal   4.36

- convoluted tubule
   182.22
- lateral striate branches
   《of anterolateral
   central arteries》
   244.23
- medial striate arteries
   242.26
- node《of deep inguinal
   nodes》 310.21
- part
- - 《of prostate》 194.3
- - 《of male urethra》
   198.7
- phalanx
- - 《of foot》 72.23
- - 《of hand》 60.22
- radio-ulnar joint   82.14
- straight tubule   182.23
- transverse arch of foot
   12.10
Psoas
- fascia   110.3
- major   122.4
- minor   122.5
Pterion   20.20
Pterygoid
- branches《of posterior
   deep temporal artery》
   236.29
- canal   30.12
- fossa   30.5
- fovea   46.15
- hamulus   30.10
- notch   30.4
- plexus   278.23
- process《of sphenoid》
   30.1
- tuberosity   46.4
Pterygomandibular raphe
   144.24
Pterygomaxillary fissure
   20.27
Pterygomeningeal artery
   236.25
Pterygopalatine
- fossa   20.26
- ganglion   428.14
Pterygopharyngeal part《of
   superior constrictor》
   144.26
Pterygospinous
- ligament   74.5
- process   30.13
Pubic
- arch   64.16
- branch
- - 《of inferior epigastric
   artery》 266.29
- - 《of inferior epigastric
   vein》 292.11
- - 《of obturator artery》
   264.17
- crest   64.5
- hairs   470.23
- region   8.17
- symphysis   86.6
- tubercle   64.3
- vein   292.11
Pubis   64.1
Pubo-analis   218.7
Pubocervical ligament
   202.30
Pubococcygeal tendon
   218.18
Pubococcygeus   218.3

Pubofemoral ligament
   86.29
Puboperinealis   218.4
Puboprostatic ligament
   216.20
Puboprostaticus   218.5
Puborectalis   218.8
Pubovaginalis   218.6
Pubovesical ligament
   216.17
Pubovesicalis   188.7 ；
   216.19
Pudendal
- canal   216.3
- cleft   204.31
- nerve   422.22
Pudendum   204.25
Pulmonary
- branches《of pulmonary
   plexus》 430.16
- groove   52.40
- ligament   180.19
- pleura   180.4
- plexus   410.21；430.15
- surface《of heart》
   222.19
- trunk   228.2
- valve   226.8
- veins   272.2
Pulp
- canal   138.34
- cavity   138.32
- - of crown   138.33
Pulvinar   360.11
- nuclei   362.28
Pupil   438.9
Pupillary
- margin《of iris》 438.2
- membrane   438.17
Purkinje cell layer《of
   cerebellar cortex》
   358.17
Putamen   390.7
Pyloric
- antrum   146.32
- branch《of anterior vagal
   trunk》 410.27
- canal   146.33
- nodes   306.19
- orifice   146.35
- part《of stomach》
   146.31
- sphincter   148.6
Pylorus   146.34
Pyramid
- 《of medulla oblongata》
   326.14
- of vestibule   460.8
Pyramidal
- eminence   454.24
- layer《of hippocampus》
   386.4
- lobe《of thyroid gland》
   220.14
- muscle of auricle
   452.10
- process《of palatine
   bone》 42.21
- tract   328.3；348.21
Pyramidalis   108.11
Pyramis vermis [VIII]
   356.39

Q

Quadrangular membrane
   172.13

Quadrate
- ligament   82.18
- lobe《of liver》 156.18
- muscle   15.47
- tubercle   66.12
Quadratus
- femoris   122.15
- lumborum   108.31
- - fascia   104.29
- plantae   126.13
Quadriceps femoris
   122.17
Quadrigeminal
- artery   248.7
- cistern   316.1
- plate   348.12；354.23

R

Radial   4.40
- artery   256.1
- border《of forearm》
   10.15
- collateral
- - artery   254.31
- - ligament
- - - 《of elbow joint》
   82.16
- - - of wrist joint   82.30
- fibres《of ciliary muscle》
   436.22
- fossa   56.27
- groove   56.15
- head《of flexor digitorum
   superficialis》 114.8
- nerve   418.1
- notch   58.25
- part《of posterior
   compartment of
   forearm》 110.30
- recurrent artery   256.2
- styloid process   58.15
- tuberosity   58.7
- veins   288.31
Radialis indicis artery
   256.12
Radiate
- carpal ligament   82.33
- layer《of hippocampus》
   386.5
- ligament of head of rib
   80.4
- sternocostal ligaments
   80.14
Radiation of corpus
   callosum   380.20
Radicular branches《of
   spinal branches of
   vertebral artery》
   250.8
Radii《of lens》 442.14
Radio-ulnar syndesmosis
   82.2
Radius   58.1
Rami communicantes
   426.8
Ramus
- 《of ischium》 62.36
- communicans   19.26
- of mandible   46.1
Raphe
- nuclei
- - 《of medulla
   oblongata》 336.29
- - 《of tegmentum of
   midbrain》 354.14

――《of tegmentum of
　　pons》　344.23
－ of medulla oblongata
　　330.1
－ of penis　196.16
－ of pons　340.3
－ of scrotum　198.34
Recesses, fossae and folds
　　212.1
Recesses of tympanic
　　membrane　458.8
Rectal
－ ampulla　152.25
－ stalk　152.34
－ venous plexus　290.27
Rectococcygeus　152.28
Rectoperinealis　152.30
Rectoprostatic fascia
　　216.7
Rectosacral fascia　216.25
Recto-urethral muscles
　　152.29
Recto-urethralis
－ inferior　152.31
－ superior　152.30
Recto-uterine
－ fold　214.18
－ ligament　202.32
－ pouch　214.19
Recto-uterinus　202.26
Rectovaginal
－ fascia　216.8
－ septum　216.8
Recto-vesical
－ pouch　214.20
－ septum　216.7
Rectovesicalis　152.32 ;
　　188.8 ; 216.23
Rectum　152.18
Rectus
－ abdominis　108.5
－ capitis
－－ anterior　98.11
－－ lateralis　98.12
－－ posterior
－－－ major　98.13
－－－ minor　98.14
－ femoris　122.18
－ sheath　108.7
Recurrent
－ branch《of spinal nerve》
　　19.25
－ interosseous artery
　　256.27
－ laryngeal nerve　410.15
－ meningeal branch《of
　　ophthalmic artery》
　　240.8
Red
－ bone marrow　14.17
－ nucleus　352.24
－ pulp　298.15
Reflected
－ head《of rectus femoris》
　　122.20
－ ligament《of inguinal
　　ligament》　108.16
Region
－ I《of hippocampus
　　proper》　384.28
－ II　384.29
－ III　384.30
－ IV　384.31
Regional lymph nodes
　　300.1
Regions

－ of back　8.18
－ of head　6.7
－ of lower limb　10.34
－ of neck　6.28
－ of upper limb　10.1
Renal
－ artery　262.23
－ branch/es
－－《of lesser splanchnic
　　nerve》　426.32
－－《of vagus nerve》
　　410.32
－ columns　182.20
－ corpuscle　184.22
－ cortex　182.16
－ crest　182.36
－ fascia　182.11
－ ganglia　432.2
－ impression
－－《of liver》　156.11
－－《of spleen》　298.19
－ medulla　182.28
－ papilla　182.35
－ pelvis　184.25
－ plexus　432.1
－ pyramids　182.37
－ segments　184.1
－ sinus　182.6
－ surface《of suprarenal
　　gland》　220.27
－ tubule　182.21
－ veins　290.8
Reposition　15.35
Respiratory
－ region《of nasal cavity》
　　164.35
－ system　164.1
Restiform body　326.25 ;
　　328.21
Rete
－ mirabile　17.14
－ testis　190.29
Reticular
－ formation　18.13
－ layer《of dermis》
　　470.13
－ membrane《of spiral
　　organ》　466.22
－ nuclei
－－《of medulla
　　oblongata》　336.12
－－《of mesencephalon》
　　354.7
－－《of tegmentum of
　　pons》　344.17
－ nucleus of thalamus
　　364.24
－ part《of substantia
　　nigra》　348.33
Reticulospinal fibres
　　322.8
Reticulotegmental nucleus
　　《of pons》　338.31 ;
　　344.20
Retina　438.19
Retinaculum caudale
　　470.4
Retinal blood vessels
　　440.26
Retinohypothalamic tract
　　372.23
Retro-ambiguus nucleus
　　334.25
Retrobulbar
－ fat　444.7
－ nucleus [A8]　396.7

Retrocaecal
－ nodes　308.6
－ recess　212.22
Retrocalcaneal bursa
　　132.11
Retrochiasmatic
－ area　370.26
－ region　370.26
Retrodorsal lateral nucleus
　　《of spinal cord》
　　318.24
Retroduodenal
－ arteries　260.18
－ recess　212.16
Retrofacial nucleus
　　332.19
Retrohyoid bursa　128.4 ;
　　166.32
Retro-inguinal space
　　210.7
Retrolenticular limb
　　392.16
Retrolentiform limb
　　392.16
Retromandibular
－ fossa　6.21
－ vein　278.18
Retromolar
－ fossa　44.35
－ triangle　44.34
Retro-olivary
－ area　326.22
－ groove　326.21
Retroperitoneal space
　　210.5
Retropharyngeal
－ nodes　300.26 ; 302.13
－ space　144.40
Retroposterior lateral
　　nucleus《of spinal
　　cord》　318.24
Retropubic space　210.6
Retropyloric nodes
　　306.22
Retrorubral part《of
　　substantia nigra》
　　348.34
Retrotrigeminal nucleus
　　332.18
Retrozonular space
　　442.24
Rhinal sulcus　380.11
Rhombencephalon　326.2
Rhomboid
－ fossa　346.2
－ major　100.18
－ minor　100.19
－ nucleus　364.19
Rib　52.7
Ribs [I-XII]　52.2
Ridge　14.8
－ of nail matrix　472.3
Right　4.7
－ and left lobes of
　　prostate　194.10
－ atrial veins　274.27
－ atrioventricular valve
　　226.2
－ atrium　224.21
－ auricle　224.22
－ border《of heart》
　　222.20
－ branch
－－《of hepatic artery
　　proper》　260.3
－－《of portal vein》

　　292.14
－ bundle《of atrioventricu-
　　lar bundle》　224.17
－ colic
－－ artery　262.13
－－ flexure　152.3
－－ vein　294.9
－ coronary
－－ artery　230.6
－－ cusp《of aortic valve》
　　226.33
－ crus《of diaphragm》
　　106.26
－ duct of caudate lobe《of
　　liver》　160.8
－ flexural artery　262.14
－ gastric
－－ artery　260.25
－－ vein　292.28
－ gastro-epiploic
－－ artery　260.19
－－ vein　294.4
－ gastro-omental
－－ artery　260.19
－－ vein　294.4
－ hepatic
－－ duct　160.2
－－ vein　290.5
－ inferior
－ lobar bronchus
　　174.13
－－ pulmonary vein
　　272.17
－ lateral division《of liver》
　　158.17
－ liver　158.13
－ lobe of liver　156.15
－ lumbar nodes　306.8
－ lung　176.2
－－, interior lobe　178.9
－－, middle lobe　178.6
－－, superior lobe　178.2
－ lymphatic duct　312.6
－ main bronchus　174.3
－ marginal
－－ branch《of right
　　coronary artery》
　　230.11
－－ vein　274.24
－ medial division《of liver》
　　158.14
－ ovarian vein　290.17
－ part
－－《of diaphragmatic
　　surface of liver》
　　154.23
－－ of liver　158.13
－ portal fissura　158.4
－ posterolateral branch《of
　　right coronary artery》
　　230.16
－ pulmonary
－－ artery　228.6
－－ veins　272.3
－ semilunar cusp
－－《of aortic valve》
　　226.33
－－《of pulmonary valve》
　　226.10
－ superior
－－ intercostal vein
　　286.19
－－ lobar bronchus　174.6
－－ pulmonary vein　272.4
－ suprarenal vein　290.14
－ testicular vein　290.15

Right thoracic duct ～ Septum pellucidum   547

- thoracic duct   312.6
- triangular ligament《of liver》   210.42
- ventricle   226.1
- ventricular veins   274.28

Right/left
- atrioventricular orifice   222.34
- atrium   222.31
- brachiocephalic vein   274.32
- fibrous
- - ring《of heart》   224.7
- - trigone   224.6
- gastric nodes   306.16
- gastro-omental nodes   306.18
- lamina《of thyroid cartilage》   166.21
- pulmonary surface《of heart》   222.19
- ventricle   222.26

Right/middle/left colic nodes   308.10

Rima
- glottidis   172.5
- vestibuli   170.29

Ring finger[IV]   10.30
Risorius   96.3
Roof
- 《of orbit》   24.1
- of fourth ventricle   346.13

Root/s
- 《of brachial plexus》   414.13
- 《of tooth》   136.26
- apex《of tooth》   136.27
- canal《of tooth》   138.34
- of lung   176.16
- of mesentery   210.15
- of nose   164.3
- of penis   196.5
- of tongue   140.3
- pulp《of tooth》   138.38

Rootlets《of spinal nerve》   19.21
Rostral   4.22
- part
- - 《of cuneate nucleus》   332.8
- - 《of gracile nucleus》   332.4

Rostrodorsal subnucleus 《of gracile nucleus》   332.5

Rostrum《of corpus callosum》   380.13
Rotator muscle   16.8
Rotatores   104.22
- cervicis   104.25
- lumborum   104.23
- thoracis   104.24

Round
- ligament
- - of liver   156.4
- - of uterus   202.29
- window   454.15

Rubrobulbar tract   330.13
Rubronuclear tract   350.14
Rubro-olivary
- fibres   340.29 ; 350.4
- tract   330.14
Rubropontine tract   342.3

Rubrospinal tract   322.20 ; 330.15 ; 342.4 ; 350.15
Rugae《of gallbladder》   160.19

S

Sacciform recess
- 《of distal radio-ulnar joint》   82.22
- 《of elbow joint》   82.19

Saccular
- duct   464.20
- nerve   408.12
- recess   460.9

Saccule   464.7
Sacral
- canal   50.36
- cornu   50.35
- flexure《of rectum》   152.19
- ganglia   428.3
- hiatus   50.37
- horn   50.35
- kyphosis   46.23
- nerves and coccygeal nerve[S1-S5, Co]   420.9
- nodes   310.5
- parasympathetic nuclei   320.27
- part《of spinal cord》   318.5
- plexus   422.12
- region   8.20
- segments[1-5]   318.5
- splanchnic nerves   428.4
- tuberosity   50.25
- venous plexus   290.26

Sacrococcygeal joint   78.18
Sacro-iliac joint   86.10
Sacropelvic surface《of ilium》   62.31
Sacrospinous ligament   86.16
Sacrotuberous ligament   86.14
Sacrum[Sacral vertebrae I-V]   50.18
Saddle joint   15.20
Sagittal   4.6
- border《of parietal bone》   34.36
- planes   4.62
- suture   74.9

Sagulum nucleus   354.1
Salpingopalatine fold   144.5
Salpingopharyngeal fold   144.4
Salpingopharyngeus   144.37
Saphenous
- branch《of descending genicular artery》   268.2
- nerve   422.8
- opening   118.15
Sartorius   122.16
Scala
- media   466.2
- tympani   462.18
- vestibuli   462.16
Scalene tubercle   52.20

Scalenus
- anterior   98.5
- medius   98.6
- minimus   98.8
- posterior   98.7
Scapha   450.13
Scaphoid   60.4
- fossa   30.6
Scapula   54.3
Scapular
- line   4.57
- region   8.22
Schindylesis   14.36
Sciatic
- bursa
- - of gluteus maximus   130.15
- - of obturator internus   130.12
- nerve   424.1
Sclera   434.17
Scleral
- spur   434.22
- veins   286.9
- venous sinus   434.23
Scoliosis   46.27
Scrotal part《of ductus deferens》   192.8
Scrotum   198.33
Sebaceous gland/s   446.23 ; 470.31
Second
- crus of ansiform lobule [H VII A]《of cerebellum》   356.34
- posterior intercostal artery   254.5
- rib[II]   52.23
- toe[II]   12.16
Secondary
- cartilaginous joint   14.39
- curvatures   46.24
- fissure《of cerebellum》   357.44
- lymphoid organs   298.10
- ossification centre   14.22
- spiral lamina   462.8
- tympanic membrane   454.19
- visceral grey substance 《of spinal cord》   320.14
Segment/s
- I《of left liver》   158.12
- II《of left liver》   158.7
- III《of left liver》   158.8
- IV《of left liver》   158.10
- V《of right liver》   158.15
- VI《of right liver》   158.18
- VII《of right liver》   158.19
- VIII《of right liver》   158.16
- of spinal cord   318.1
Segmental medullary artery   250.7 ; 258.17 ; 258.30
Sella turcica   28.6
Sellar diaphragm   314.12
Semicircular
- canals   460.15
- ducts   464.8

Semilunar
- fold   142.8
- folds of colon   152.8
- hiatus   38.18 ; 166.3
- lobules[H VII A]《of cerebellum》   356.31
Semimembranosus   124.6
- bursa   132.6
Seminal
- colliculus   198.10
- gland   192.19
- vesicle   192.19
Seminiferous tubules   190.27
Semipennate muscle   16.1
Semispinalis   104.14
- capitis   104.17
- cervicis   104.16
- thoracis   104.15
Semitendinosus   124.5
Sense organs   434.1
Sensory
- decussation   328.11
- nerve   19.15
- root
- - 《of ciliary ganglion》   428.12
- - 《of otic ganglion》   428.27
- - 《of pelvic ganglia》   428.32
- - 《of pterygopalatine ganglion》   428.18
- - 《of spinal nerve》   19.23
- - 《of submandibular ganglion》   428.22
- - 《of trigeminal nerve》   398.14
- - of ciliary ganglion   400.2
- - of otic ganglion   402.16
- - of pterygopalatine ganglion   400.15
- - of sublingual ganglion   404.8
- - of submandibular ganglion   404.7
Septa testis   190.24
Septal
- area   388.24
- cusp《of tricuspid valve》   226.5
- nasal cartilage   164.14
- nuclei and related structures   382.5
- papillary muscle《of right ventricle》   226.17
Septofimbrial nucleus   382.9
Septomarginal
- fasciculus   324.15
- trabecula   226.18
Septum
- of corpora cavernosa   206.13
- of frontal sinuses   36.31
- of glans   196.12
- of musculotubal canal   30.33
- of scrotum   198.36
- of sphenoidal sinuses   28.17
- pellucidum   382.1

Septum penis ~ Spinogracile fibres

- penis 196.22
Serosa
- 《of bladder》 186.14
- 《of gallbladder》 160.15
- 《of large intestine》 150.23
- 《of liver》 158.20
- 《of oesophagus》 146.7
- 《of parietal pleura》 180.12
- 《of pericardium》 22.9
- 《of peritoneum》 210.10
- 《of small intestine》 148.17
- 《of spleen》 298.28
- 《of stomach》 148.1
- 《of testis》 190.19
- 《of uterine tube》 200.30
- 《of uterus》 202.23
- 《of visceral pleura》 180.5
Serotoninergic cells
- adjacent to medial vestibular nucleus and prepositus nucleus [B4] 396.24
- in dorsal raphe nucleus [B7] 396.27
- in magnus raphe nucleus [B3] 396.23
- in median raphe nucleus [B2] 396.26
- in obscurus raphe nucleus [B2] 396.22
- in pallidal raphe nucleus [B1] 396.21
- in pontine raphe nucleus [B5] 396.25
Serous
- coat →Serosa
- pericardium 222.6
Serrate suture 14.34
Serratus
- anterior 106.9
- posterior
-- inferior 100.21
-- superior 100.22
Sesamoid
- bones 12.37
-- 《of foot》 72.31
-- 《of hand》 60.30
- cartilage《of cricopharyngeal ligament》 168.28
Shaft
- 《of fibula》 68.20
- 《of metacarpal》 60.18
- 《of metatarsal》 72.18
- 《of radius》 58.6
- 《of rib》 52.13
- 《of tibia》 68.1
- 《of ulna》 58.27
- of clavicle 54.30
- of femur 66.13
- of humerus 56.11
- of phalanx 60.27 ; 72.28
-- 《of foot》 72.28
-- 《of hand》 60.27
Sheath of styloid process 34.9
Shell region
- 《of cuneate nucleus》 332.5
- 《of gracile nucleus》 332.4

- 《of nucleus accumbens》 388.22
Short
- association fibres《of telencephalon》 394.7
- bone 12.33
- ciliary nerves 428.13
- circumferential arteries 248.5
- gastric
-- arteries 260.36
-- veins 294.13
- gyri of insula 376.22
- head
-- 《of biceps brachii》 112.15
-- 《of biceps femoris》 124.4
- limb《of incus》 456.11
- pitch helicoidal layer《of small intestine》 148.21
- plantar ligament 92.3
- posterior ciliary arteries 240.9
- saphenous vein 296.12
Shoulder
- girdle 2.22 ; 54.2
- joint 82.6
Sigmoid
- arteries 262.20
- colon 152.7
- mesocolon 210.20
- nodes 308.12
- sinus 280.14
- veins 294.17
Simple
- bony limb《of semicircular canal》 460.24
- joint 15.13
- lobule [H VI and VI]《of cerebellum》 356.26
- membranous limb《of semicircular ducts》 464.17
Sinciput 2.4
Sinu-atrial
- nodal branch
-- 《of left coronary artery》 230.28
-- 《of right coronary artery》 230.9
- node 224.13
Sinus
- of epididymis 190.18
- of pulmonary trunk 228.3
- of venae cavae 224.32
- tympani 454.14
- venosus 17.17
Sinusoid 17.28
Skeletal system 12.21 ; 20.2
Skin 470.2
- glands 470.29
- ligaments 470.5
- sulci 470.3
Small
- cardiac vein/s 274.23 ; 274.26
- intestine 148.16
- saphenous vein 296.12
Socket 14.28
Soft palate 134.23 ; 142.3
Sole 2.46 ; 12.4
Soleal line 68.5

Soleus 124.17
Solitariospinal tract 324.9
Solitary
- lymphoid nodules 298.40
-- 《of small intestine》 148.28
- nuclei 334.1
- tract 328.23
Somatic nerve fibres 19.12
Spaces of iridocorneal angle 438.14
Spermatic cord 192.1
Spheno-ethmoidal
- recess 24.20 ; 164.39
- suture 74.13
- synchondrosis 76.9
Sphenofrontal suture 74.12
Sphenoid 28.1
- part《of middle cerebral artery》 244.21
- process《of septal nasal cartilage》 164.16
Sphenoidal
- angle《of parietal bone》 34.40
- bone 28.1
- concha 28.19
- crest 28.14
- emissary foramen 28.37
- fontanelle 20.31
- lingula 28.13
- margin
-- 《of frontal bone》 36.27
-- 《of temporal bone》 34.13
- process《of palatine bone》 42.26
- rostrum 28.15
- sinus 28.16 ; 166.11
- yoke 28.3
Sphenomandibular ligament 76.17
Sphenomaxillary suture 74.30
Spheno-occipital synchondrosis 76.4
Sphenopalatine
- artery 238.11
- foramen 24.23
- notch 42.19
Sphenoparietal
- sinus 280.25
- suture 74.15
Sphenopetrosal
- fissure 22.8
- synchondrosis 76.5
Sphenosquamous suture 74.14
Sphenovomerine suture 74.28
Sphenozygomatic suture 74.29
Spherical recess 460.9
Spheroidal joint 15.22
Sphincter
- muscle 16.14
- of ampulla 160.27
- of bile duct 160.23
- of pancreatic duct 162.16
- pupillae 438.10

- urethrovaginalis 208.24
Spinal
- arachnoid mater 316.2
- area X 324.24
- branch/es
-- 《of ascending cervical artery》 252.22
-- 《of dorsal branch of posterior intercostal artery》 258.12
-- 《of dorsal branch of posterior intercostal vein》 286.33
-- 《of iliolumbar artery》 264.12
-- 《of lateral sacral artery》 264.15
-- 《of lumbar artery》 258.29
-- 《of second posterior intercostal artery》 254.7
-- 《of subcostal artery》 258.23
-- 《of vertebral artery》 250.5
- cord 316.18
- dura mater 314.16
- ganglion 18.38
- lamina/e 318.18
-- I 320.6
-- I-IV 320.2
-- II 320.8
-- III and IV 320.10
-- V 320.11
-- V-VI 320.3
-- VI 320.13
-- VII 320.20
-- VII-IX 318.19
-- X 324.24
- lemniscus 330.16 ; 340.11 ; 350.16 ; 366.21
- nerve plexus 19.30
- nerve/s 19.20 ; 412.10
- nucleus of trigeminal nerve 332.11
- part
-- 《of accessory nerve》 412.3
-- 《of deltoid》 112.5
-- of filum terminale 316.23
- pia mater 316.12
- reticular formation 320.29
- root《of accessory nerve》 412.3
- segments 318.1
- tract of trigeminal nerve 328.16 ; 340.12
- vein 286.33
Spinalis 102.21
- capitis 102.24
- cervicis 102.23
- thoracis 102.22
Spine
- of helix 450.8
- of scapula 54.7
- of sphenoid bone 28.40
Spinobulbar fibres 330.23
Spinocerebellum 358.8
Spinocervical tract 324.10
Spinocuneate fibres 324.21
Spinogracile fibres 324.22

Spinohypothalamic fibres
 330.22
Spinomesencephalic fibres
 330.19
Spino-olivary
 - fibres 330.24
 - tract 324.4 ; 328.18
Spinoperiaqueductal fibres
 330.21
Spinoreticular
 - fibres 330.18
 - tract 324.5
Spinotectal
 - fibres 330.20
 - tract 322.23
Spinothalamic fibres
 330.17
Spinotransversales 104.9
Spinous process《of
 vertebra》 48.13
Spinovestibular tract
 324.11 ; 330.25
Spiral
 - canal
 - - of cochlea 462.2
 - - of modiolus 462.14
 - crest《of cochlear duct》
 466.11
 - fold《of cystic duct》
 160.21
 - ganglion 408.14 ;
 466.25
 - ligament《of cochlear
 duct》 466.9
 - limbus 466.14
 - line《of femur》 66.17
 - membrane 466.10
 - modiolar artery 468.9
 - organ 466.21
 - prominence《of cochlear
 duct》 466.7
Spleen 298.11
Splenic
 - artery 260.26
 - branches《of splenic
 artery》 260.37
 - flexure 152.5
 - hilum 298.27
 - lymphoid nodules
 298.31
 - nodes 306.26
 - plexus 430.22
 - pulp 298.14
 - recess《of omental
 bursa》 212.7
 - sinus 298.29
 - trabeculae 298.13
 - vein 294.11
Splenium《of corpus
 callosum》 380.16
Splenius 104.10
 - capitis 104.11
 - cervicis 104.12
Splenocolic ligament
 210.37
Splenorenal ligament
 210.34
Spongy
 - bone 12.25
 - layer
 - - 《of female urethra》
 206.29
 - - 《of vagina》 204.17
 - urethra 198.23
Spring ligament 90.18 ;
 92.4

Squamomastoid suture
 74.19
Squamosal
 - border《of parietal bone》
 34.35
 - margin《of sphenoid》
 28.34
Squamous
 - part
 - - 《of frontal bone》
 36.2
 - - 《of temporal bone》
 34.10
 - - of occipital bone 26.9
 - suture 14.32 ; 74.16
Stalk of epiglottis 170.5
Stapedial
 - branch《of posterior
 tympanic artery》
 234.27
 - membrane 456.28
Stapedius 458.3
Stapes 456.2
Stellate
 - ganglion 426.21
 - veins《of kidney》
 184.21
Sternal
 - angle 52.31
 - branches《of internal
 thoracic artery》
 252.7
 - end《of clavicle》 54.27
 - facet《of clavicle》 54.28
 - line 4.50
 - membrane 80.15
 - part《of diaphragm》
 106.32
 - synchondroses 78.30
Sternalis 106.2
Sternoclavicular joint
 80.32
Sternocleidomastoid 98.9
 - branch/es
 - - 《of occipital artery》
 234.19
 - - 《of superior thyroid
 artery》 232.13
 - region 6.34
 - vein 278.3
Sternocostal
 - head《of pectoralis
 major》 106.5
 - joints 80.12
 - surface《of heart》
 222.17
Sternohyoid 98.25
Sternopericardial
 ligaments 222.4
Sternothyroid 100.1
Sternum 52.27
Stomach 146.18
Straight
 - arterioles《of kidney》
 184.14
 - conjugate 64.29
 - gyrus 378.13
 - head《of rectus femoris》
 122.19
 - muscle 15.45
 - part《of cricothyroid》
 170.12
 - sinus 280.18
 - tubules 190.28
 - venules《of kidney》

184.20
Stria 18.12
 - medullaris of thalamus
 360.13
 - of external granular
 layer《of isocortex》
 384.16
 - of internal
 - - granular layer《of
 isocortex》 384.17
 - - pyramidal layer《of
 isocortex》 384.19
 - of molecular layer《of
 isocortex》 384.15
 - terminalis 382.16
 - vascularis《of cochlear
 duct》 466.6
Striatum 390.16
Striola 464.29
Stroma
 - 《of thyroid gland》
 220.17
 - of ganglion 18.36
 - of iris 438.12
Styloglossus 140.31
Stylohyoid 98.21
 - branch《of facial nerve》
 406.8
 - ligament 74.6
Styloid
 - process/us
 - - 《of temporal bone》
 32.26
 - - of third metacarpal
 [III] 60.20
 - prominence《of tympanic
 cavity》 454.7
Stylomandibular ligament
 76.18
Stylomastoid
 - artery 234.24
 - foramen 32.27
 - vein 278.31
Stylopharyngeal branch《of
 glossopharyngeal
 nerve》 408.25
Stylopharyngeus 144.36
Subacromial bursa 128.9
Subaortic nodes 308.20
Subarachnoid
 - cisterns 314.24
 - space 314.19
 - - 《of optic nerve》
 440.25
Subarcuate fossa 32.14
Subbrachial nucleus
 354.2
Subcaerulean nucleus
 344.7
Subcallosal
 - area 378.6
 - fasciculus 394.10
 - gyrus 378.6
Subclavian
 - artery 250.1
 - groove 54.31
 - nerve 414.24
 - plexus 430.7
 - triangle 6.37
 - trunk 312.3
 - vein 288.2
Subclavius 106.8
Subcommissural organ
 362.18
Subcostal
 - angle 52.43

 - artery 258.21
 - nerve 418.29
 - plane 6.3
 - vein 286.29
Subcostales 106.18
Subcuneiform nucleus
 354.9
Subcutaneous
 - abdominal veins 276.16
 - acromial bursa 128.8
 - bursa 16.38
 - - of laryngeal
 prominence 128.3
 - - of lateral malleolus
 132.7
 - - of medial malleolus
 132.8
 - - of tuberosity of tibia
 130.25
 - calcaneal bursa 132.10
 - infrapatellar bursa
 130.23
 - olecranon bursa 128.16
 - part《of external anal
 sphincter》 154.16 ;
 218.14
 - perineal pouch 208.11
 - prepatellar bursa
 130.19
 - tissue 472.29
 - - of abdomen 110.17
 - - of penis 196.30
 - - of perineum 208.9
 - trochanteric bursa
 130.7
Subdeltoid bursa 128.10
Subdural space 314.14
Subendocardial branches
 《of atrioventricular
 bundle》 224.19
Subfascial
 - bursa 16.40
 - prepatellar bursa
 130.20
Subfornical organ 362.3 ;
 382.10
Subhepatic space
 212.25 ; 212.26
Subhypoglossal nucleus
 336.6
Subiculum 384.26
 - of promontory《of
 tympanic cavity》
 454.13
Sublenticular
 - extended amygdala
 386.30
 - limb《of internal
 capsule》 392.21
Sublentiform limb《of inter-
 nal capsule》 392.21
Sublingual
 - artery 234.3
 - caruncle 134.31
 - fold 134.32
 - fossa 44.26
 - ganglion 428.23
 - gland 136.2
 - nerve 404.5
 - vein 276.32
Submandibular
 - duct 136.6
 - fossa 44.27
 - ganglion 428.19
 - gland 136.5
 - nodes 300.17

550 Submandibular triangle ～ Superior deep nodes

- triangle 6.30
Submedial nucleus《of
  thalamus》 366.4
Submental
- artery 234.9
- nodes 300.16
- triangle 6.33
- vein 278.17
Submucosa
- 《of bladder》 188.11
- 《of bronchus》 174.32
- 《of large intestine》 150.26
- 《of oesophagus》 146.14
- 《of pharynx》 144.19
- 《of small intestine》 148.23
- 《of stomach》 148.8
Submucous plexus 432.12
Submuscular bursa 16.39
Suboccipital
- muscles 98.10
- nerve 412.16
- venous plexus 276.12
Subparabrachial nucleus 344.10
Subparietal sulcus 376.31
Subphrenic space 212.25
Subpopliteal recess 132.3
Subpubic angle 64.17
Subpyloric nodes 306.21
Subsartorial fascia 120.6
Subscapular
- artery 254.20
- branches《of axillary artery》 254.10
- fossa 54.5
- nerves 414.26
- nodes 302.18
- vein 288.6
Subscapularis 112.12
Subserosa/Subserous layer
- 《of bladder》 186.15
- 《of gallbladder》 160.16
- 《of large intestine》 150.24
- 《of liver》 158.21
- 《of oesophagus》 146.8
- 《of parietal pleura》 180.13
- 《of pericardium》 222.10
- 《of peritoneum》 210.11
- 《of small intestine》 148.18
- 《of stomach》 148.2
- 《of testis》 190.20
- 《of uterine tube》 200.31
- 《of uterus》 202.24
- 《of visceral pleura》 180.6
Subserous
- layer →Subserosa
- plexus 432.10
Substantia
- nigra 348.30
- propria
- - 《of cornea》 436.3
- - 《of sclera》 434.25
Subtalar joint 90.12
Subtendinous
- bursa 16.41
- - of iliacus 130.17

- - of infraspinatus 128.12
- - of latissimus dorsi 128.15
- - of obturator internus 130.13
- - of sartorius 130.26
- - of subscapularis 128.13
- - of teres major 128.14
- - of tibialis anterior 132.9
- - of trapezius 128.7
- - of triceps brachii 128.18
- prepatellar bursa 130.21
Subthalamic
- fasciculus 368.5 ; 390.24
- nucleus 368.9
Subthalamus 360.14 ; 368.8
Subtrigeminal part《of lateral reticular nucleus》 336.22
Sulcomarginal fasciculus 322.4
Sulcus
- antihelicis transversus 450.28
- limitans 346.25
- of auditory tube 28.41
- of corpus callosum 376.28
- sclerae 434.18
- tali 70.11
- terminalis cordis 224.33
Superciliary arch 36.5
Superficial 4.34
- brachial artery 254.26
- branch
- - 《of lateral plantar nerve》 424.25
- - 《of medial circumflex femoral artery》 268.6
- - 《of medial plantar artery》 270.23
- - 《of radial nerve》 418.8
- - 《of superior gluteal artery》 264.22
- - 《of ulnar nerve》 416.26
- cerebral veins 282.11
- cervical artery《of transverse cervical artery》 252.26
- circumflex iliac
- - artery 266.38
- - vein 296.5
- dorsal veins
- - of clitoris 296.9
- - of penis 296.8
- epigastric
- - artery 266.37
- - vein 296.6
- external pudendal artery 266.39
- fascia of scrotum 198.35
- fibular nerve 424.5
- grey layer《of superior colliculus》 354.31

- head《of flexor pollicis brevis》 116.3
- inguinal
- - nodes 310.16
- - ring 108.17
- investing fascia
- - 《of abdomen》 110.13
- - of perineum 208.13
- layer
- - 《of cervical fascia》 100.5
- - 《of levator palpebrae superioris》 444.23
- - 《of temporal fascia》 96.26
- lymph vessel 17.40
- middle cerebral vein 282.18
- nodes
- - 《of front of neck》 300.19
- - 《of lateral cervical nodes》 302.2
- - 《of popliteal fossa》 310.25
- - 《of upper limb》 302.26
- palmar
- - arch 256.31
- - branch《of radial artery》 256.6
- parotid nodes 300.5
- part
- - 《of anterior compartment of forearm》 110.27
- - 《of external anal sphincter》 154.15 ; 218.15
- - 《of masseter》 96.15
- - 《of parotid gland》 136.8
- - 《of posterior compartment of leg》 118.8
- perineal
- - compartment 208.12
- - pouch 208.12
- - space 208.12
- peroneal nerve 424.5
- plantar arch 270.30
- posterior sacrococcygeal ligament 78.19
- temporal
- - artery 236.1
- - branches《of auriculotemporal nerve》 402.29
- - veins 278.19
- transverse
- - metacarpal ligament 116.24
- - metatarsal ligament 120.20
- - perineal muscle 208.14
- trigone 186.18
- veins 17.37
- - of lower limb 296.2
- - of upper limb 288.14
- venous palmar arch 288.26
Superior 4.18
- aberrant ductile《of epididymis》 190.38
- alveolar nerves 402.1
- anal nerves 432.21

- anastomotic vein 282.19
- angle《of scapula》 54.20
- articular
- - facet《of vertebra》 48.16
- process
- - - 《of sacrum》 50.22
- - - 《of vertebra》 48.15
- surface
- - - 《of atlas》 50.3
- - - 《of tibia》 66.32
- aspect 20.12
- basal vein(V8, 9)
- - 《of lower lobe of left lung》 274.9
- - 《of lower lobe of right lung》 272.22
- belly《of omohyoid》 98.27
- border
- - 《of body of pancreas》 162.10
- - 《of scapula》 54.16
- - 《of spleen》 298.26
- - 《of suprarenal gland》 220.28
- - of petrous part 32.9
- branch/es
- - 《of left inferior pulmonary vein》 274.5
- - 《of oculomotor nerve》 398.9
- - 《of right inferior pulmonary vein》 272.18
- - 《of superior gluteal artery》 264.24
- - 《of transverse cervical nerve》 414.2
- bulb of jugular vein 276.22
- bursa of biceps femoris 130.18
- calyx《of kidney》 184.28
- central nucleus 344.26
- cerebellar
- - artery 250.26
- - peduncle 338.8 ; 348.11 ; 350.17 ; 358.28
- cerebral veins 282.12
- cervical
- - cardiac
- - - branches《of vagus nerve》 410.13
- - - nerve 426.16
- - ganglion 426.10
- choroid vein 284.3
- clunial nerves 420.6
- colliculus 348.16 ; 354.29
- conjunctival fornix 448.3
- constrictor 144.25
- cortical branches《of middle cerebral artery》 246.11
- costal facet 48.27
- costotransverse ligament 80.7
- deep nodes《of lateral cervical nodes》 302.3

- dental
-- branches《of superior dental plexus》 402.6
-- plexus 402.5
- diaphragmatic nodes 304.5
- duodenal
-- flexure 150.4
-- fold 212.10
-- fossa 212.11
- epigastric
-- artery 252.13
-- veins 276.15
- extensor retinaculum《of foot》 120.12
- extremity《of kidney》 182.9
- eyelid 446.3
- facet《of talus》 70.14
- fascia
-- of pelvic diaphragm 216.16
- fibular retinaculum 120.15
- fovea《of sulcus limitans》 346.26
- frontal
-- gyrus 374.23
-- sulcus 374.24
- ganglion 408.16 ; 410.2
-- 《of glossopharyngeal nerve》 408.16
-- 《of vagus nerve》 410.2
- gemellus 122.13
- genial spine 44.22
- gingival branches《of superior dental plexus》 402.7
- gluteal
-- artery 264.21
-- nerve 422.16
-- veins 290.22
- head《of lateral pterygoid》 96.19
- hemi-azygos vein 286.21
- horn
-- 《of falciform margin of saphenous opening》 118.17
-- 《of thyroid cartilage》 166.27
- hypogastric plexus 432.16
- hypophysial artery 238.17
- ileocaecal recess 212.18
- labial
-- branch/es
--- 《of facial artery》 234.12
--- 《of infra-orbital nerve》 402.12
-- vein 278.12
- laryngeal
-- artery 232.14
-- nerve 410.9
-- vein 278.4
- lateral
-- brachial cutaneous nerve 418.13
-- cutaneous nerve of arm 418.13
-- flexure《of rectum》 152.21
-- genicular artery 268.18
- ligament
-- of auricle 452.3
-- of epididymis 190.16
-- of incus 456.26
-- of malleus 456.24
- limb《of ansa cervicalis》 412.23
- linear nucleus 354.19
- lingual
-- artery 228.37
-- bronchus[B IV]《of left lung》 174.22
-- segment[S IV]《of left lung》 178.18
- lip《of ileal orifice》 150.34
- lobar arteries
-- 《of left lung》 228.27
-- 《of right lung》 228.7
- lobe《of lung》 176.17
- longitudinal
-- fasciculus 394.5
-- muscle《of tongue》 140.32
- lumbar triangle 100.25
- macular arteriole/venule 440.34
- margin《of cerebral hemisphere》 18.30
- medial genicular artery 268.19
- mediastinum 180.24
- medullary velum 338.9 ; 346.19
- mental spine 44.22
- mesenteric
-- artery 262.1
-- ganglion 430.29
-- nodes 308.1
-- plexus 430.28
-- vein 294.1
- nasal
-- concha 38.13 ; 164.30
-- meatus 24.15 ; 164.40
-- retinal arteriole/venule 440.32
- nodes 306.24 ; 306.28 ; 310.3
-- 《of internal iliac nodes》 310.3
-- 《of pancreatic nodes》 306.24
-- 《of pancreaticoduodenal nodes》 306.28
- nuchal line 26.24
- oblique 444.18
- occipitofrontal fasciculus 394.10
- olivary
-- complex 342.17
-- nucleus 342.17
- ophthalmic vein 286.2
- orbital fissure 24.9 ; 28.23
- palpebral
-- arch 240.23
-- veins 278.9
- parathyroid gland 220.21
- parietal lobule 374.32
- part
-- 《of diaphragmatic surface of liver》 154.20
-- 《of duodenum》 150.2
-- 《of lingular vein》 274.2
-- 《of trapezius》 100.13
-- 《of vestibular ganglion》 408.5
-- [HIII]《of wing of central lobule of cerebellum》 356.15
- peroneal retinaculum 120.15
- petrosal sinus 280.21
- phrenic
-- arteries 258.7
-- veins 286.26
- pole
-- 《of kidney》 182.9
-- 《of testis》 190.6
- posterior pancreaticoduodenal vein 292.26
- pubic
-- ligament 86.8
-- ramus 64.6
- recess
-- 《of omental bursa》 212.5
-- 《of tympanic membrane》 458.10
- rectal
-- artery 262.21
-- nodes 308.13
-- plexus 432.8
-- vein 294.18
- rectus 444.11
- root《of ansa cervicalis》 412.23
- sagittal sinus 280.15
- salivatory nucleus 342.15
- segment《of kidney》 184.2
-- [S VI]
--- 《of left lung》 178.12
--- 《of right lung》 178.10
- segmental
-- artery
--- 《of kidney》 262.27
--- 《of left lung》 228.39
--- 《of right lung》 228.19
-- bronchus[B VI]
--- 《of left lung》 174.22
--- 《of right lung》 174.14
- semilunar lobule[H VII A]《of cerebellum》 356.32
- sphincter《of bile duct》 160.24
- suprarenal arteries 258.26
- synovial membrane《of temporomandibular joint》 76.15
- tarsal muscle 446.24
- tarsus 446.16
- temporal
-- gyri 376.8
-- line《of parietal bone》 34.31
-- retinal arteriole/venule 440.30
-- sulcus 376.15
- terminal branches《of middle cerebral artery》 246.11
- thalamostriate vein 284.4
- thoracic
-- aperture 52.38
-- artery 254.11
- thyroid
-- artery 232.11
-- notch 166.22
-- tubercle 166.24
-- vein 278.1
- tibiofibular joint 88.19
- tracheobronchial nodes 304.13
- transverse scapular ligament 80.23
- trunk《of brachial plexus》 414.15
- tympanic artery 236.24
- ulnar collateral artery 254.32
- urogenital diaphragmatic fascia 208.25
- vein/s
-- 《of lower lobe of left lung》 274.5
-- 《of lower lobe of right lung》 272.18
-- 《of cerebellar hemisphere》 284.33
-- of vermis 284.31
- vena cava 274.31
- vermian branch《of superior cerebellar artery》 250.28
- vertebral notch 48.9
- vesical arteries 264.32
- vestibular
-- area《of internal acoustic meatus》 462.25
-- nucleus 342.31
Superodextral lateral flexure《of rectum》 152.21
Superolateral
- face of cerebral hemisphere 374.3
- nodes《of superficial inguinal nodes》 310.18
Superomedial
- lobule《of prostate》 194.13
- nodes《of superficial inguinal nodes》 310.17
Supination 15.33
Supinator 114.21
- crest 58.34
- muscle 16.12
Supra-acetabular groove 62.14
Suprachiasmatic
- artery 244.3
- nucleus 370.11
Suprachoroid lamina《of sclera》 434.26 ; 436.8
Supraclavicular
- nerves 414.4
- nodes 302.11

Supraclavicular part ~ Tendinous arch

- part《of brachial plexus》 414.21
Supracollicular sphincter 198.15
Supracondylar process 56.18
Supracristal plane 6.4
Supraduodenal artery 260.14
Suprageniculate nucleus 364.23
Supraglenoid tubercle 54.23
Suprahyoid
- branch《of lingual artery》 234.2
- muscles 98.17
Supralemniscal nucleus 344.16
Supramammillary nucleus 372.10
Supramarginal gyrus 374.33
Supramastoid crest 34.17
Suprameatal
- spine 34.19
- triangle 34.18
Supra-optic
- artery 242.28
- fibres 372.25
- nucleus 370.12
- recess 362.9
Supra-opticohypophysial tract 372.21
Supra-orbital
- artery 240.15
- margin 22.28 ; 36.8
- nerve 398.22
- notch/foramen 36.9
- vein 278.8
Suprapalpebral sulcus 6.15
Suprapatellar bursa 130.21
Suprapineal recess 362.4
Suprapleural membrane 180.21
Suprapyloric node 306.20
Suprarenal
- gland 220.24
- impression《on liver》 156.12
- plexus 430.25
Suprascapular
- artery 252.23
- nerve 414.25
- notch 54.17
- vein 280.5
Supraspinal nucleus 336.11
Supraspinatus 112.6
Supraspinous
- fascia 112.7
- fossa 54.9
- ligament 76.29
Suprasternal
- bones 52.35
- notch 52.30
- space 100.6
Suprastyloid crest 58.16
Supratonsillar fossa 142.10
Supratragic tubercle 450.24
Supratrochlear
- artery 240.26

- nerve 398.25
- nodes 302.25
- veins 278.7
Supravaginal part《of cervix》 202.11
Supravalvular ridge 228.4 ; 230.4
Supraventricular crest 226.6
Supravesical fossa 214.2
Supreme
- intercostal
-- artery 254.3
-- vein 276.19
- nasal concha 38.12
Sural
- arteries 268.21
- communicating branch 《of common fibular nerve》 424.4
- nerve 424.17
- region 10.50
- veins 296.31
Surgical neck《of humerus》 56.5
Suspensory
- ligament/s
-- of axilla 116.16
-- of breast 472.28
-- of clitoris 110.14 ; 206.15
-- of duodenum 150.11
-- of eyeball 444.5
-- of ovary 200.20
-- of penis 110.15
-- of thyroid gland 100.8
- muscle of duodenum 150.11
- retinaculum of breast 472.28
Sustentaculum tali 70.29
Sutural bone 20.42
Suture 14.30
Sweat gland 470.30
Sympathetic
- ganglion 19.4
- paraganglia 428.6
- part《of autonomic division of nervous system》 426.2
- root
-- 《of ciliary ganglion》 428.11
-- 《of intermediate nerve》 406.21
-- 《of otic ganglion》 428.26
-- 《of pelvic ganglia》 428.31
-- 《of pterygopalatine ganglion》 428.17
-- 《of submandibular ganglion》 428.21
-- of submandibular ganglion 406.23
- trunk 426.3
Symphysial surface 64.4
Symphysis 14.39
Synapse 17.51
Synarthrosis 14.25
Synchondrosis/es 14.38
- of first rib 78.29
- of thorax 78.27
- of vertebral column 78.1

Syndesmosis/es 14.27
- of pectoral girdle 80.21
- of pelvic girdle 86.3
- of shoulder girdle 80.21
- of thorax 78.24
- of vertebral column 76.25
Synostosis 14.41
Synovial
- bursa 16.36
- fluid 15.5
- folds 15.3
- joint/s 14.42
-- of free lower limb 86.22
-- of free upper limb 82.5
-- of pectoral girdle 80.25
-- of shoulder girdle 80.25
-- of thorax 80.1
- layer 15.2 ; 16.45
- membrane 15.2
- sheath/s 16.46
-- of digits of hand 116.30
-- of toes 126.22
- villi 15.4
Systemic anatomy 12.20 ; 20.1

T

Tactile elevations 470.7
Taenia/e
- 《of fornix》 380.35
- cinerea 346.12
- thalami 360.12
- coli 152.13
Tail
- 《of caudate nuclei》 390.5
- of epididymis 190.35
- of helix 450.9
- of pancreas 162.14
Talar shelf 70.29
Talocalcaneal
- interosseous ligament 90.24
- joint 90.12
Talocalcaneonavicular joint 90.17
Talonavicular ligament 90.28
Talus 70.3
Tangential fibres《of isocortex》 384.20
Tapetum 380.23
Tarsal
- bones 70.2
- glands 446.21
- interosseous ligaments 90.23
- ligaments 90.22
- sinus 70.32
Tarsometatarsal joints 92.9
Taste
- bud 468.22
- pore 468.23
Tectal plate 348.12 ; 354.23
Tectobulbar tract 330.26 ; 342.5 ; 350.19
Tecto-olivary fibres

340.9 ; 350.23
Tectopontine
- fibres 338.18
- tract 342.6 ; 350.20
Tectoreticular fibres 340.10
Tectorial membrane
- 《of cochlear duct》 466.18
- 《of median atlanto-axial joint》 78.13
Tectospinal tract 322.11 ; 328.13 ; 340.7 ; 350.21
Tectum of midbrain 354.22
Teeth 136.12
Tegmen tympani 32.2
Tegmental
- decussations 350.24
- roof《of tympanic cavity》 454.3
- wall《of tympanic cavity》 454.3
Tegmentum
- of midbrain 348.9 ; 350.1
- of pons 340.1
Tela choroidea
- of fourth ventricle 316.6
- of third ventricle 316.8
Telencephalon 18.21 ; 326.8 ; 374.1
Temple 2.6
Temporal
- bone 30.14
- branches《of facial nerve》 406.11
- crest《of mandible》 46.10
- fascia 96.25
- fossa 20.23
- horn《of lateral ventricle》 382.28
- line《of frontal bone》 36.13
- lobe 376.6 ; 378.28
- muscle 96.17
- operculum 376.9
- plane 376.13
- pole 376.7
- process《of zygomatic bone》 44.5
- region 6.11
- surface
-- 《of frontal bone》 36.11
-- 《of sphenoid》 28.26
-- 《of temporal bone》 34.14
-- 《of zygomatic bone》 44.3
- veins 282.16 ; 282.24
Temporalis 96.17
Temporomandibular joint 76.11
Temporo-occipital branch 《of middle cerebral artery》 246.9
Temporoparietalis 94.12
Temporopontine fibres 348.28 ; 392.24
Temporozygomatic suture 74.31
Tendinous
- arch 16.34

Tendinous arch of levator ani ～ Transverse costal facet

－－ of levator ani 218.10
－－ of pelvic fascia 216.14
－－ of soleus 120.11
－ chiasm《of digits of hand》 116.34
－ cords《of heart》 224.4
－ intersection/s 16.32
－－《of rectus abdominis》 108.6
－ sheath/s
－－ of abductor longus and extensor pollicis brevis 128.25
－－ of extensor/es carpi
－－－ radiales 128.26
－－－ ulnaris 128.30
－－ of extensor
－－－ digiti minimi 128.29
－－－ digitorum
－－－－ and extensor indicis 128.28
－－－－ longus 132.16
－－－ hallucis longus 132.15
－－－ pollicis longus 128.27
－－ of flexor
－－－ carpi radialis 130.3
－－－ digitorum longus 132.18
－－－ hallucis longus 132.20
－－－ pollicis longus 130.2
－－ of lower limb 132.12
－－ of superior oblique 444.20
－－ of tibialis
－－－ anterior 132.14
－－－ posterior 132.19
－－ of toes 126.18
－－ of upper limb 128.21
Tendon 16.30
－ of infundibulum 224.8
－ of valve of inferior vena cavae 224.9
－ sheath 16.42
－ sheaths and bursae 16.37 ; 126.17
Tension lines 470.8
Tensor
－ fasciae latae 122.10
－ of fascia lata 122.10
－ tympani 458.2
－ veli palatini 142.19
Tentorial
－ basal branch《of cavernous part of internal carotid artery》 238.22
－ marginal branch《of cavernous part of internal carotid artery》 238.23
－ nerve 398.18
－ notch 314.10
Tentorium cerebelli 314.9
Teres
－ major 112.11
－ minor 112.10
Terminal
－ filum 316.15
－ ganglion 398.4
－ ileum 150.20
－ nerve [0] 398.3

－ notch of auricle 450.26
－ nucleus 17.58
－ sulcus of tongue 140.19
－ ventricle 316.24
Testicular
－ artery 264.1
－ plexus 432.4
Testis 190.5
Thalamic fasciculus 368.3 ; 390.25
Thalamogeniculate artery 248.10
Thalamoparietal fibres 392.15
Thalamoperforating artery 248.6
Thalamotuberal artery 246.27
Thalamus 360.8 ; 362.19
Theca folliculi 200.16
Thenar eminence 10.23
Thigh 2.37
－ bone 2.37 ; 66.2
Third
－ molar tooth 136.23
－ occipital nerve 412.18
－ toe [III] 12.16
－ trochanter 66.9
－ ventricle 362.1
Thoracic
－ aorta 258.2
－ aortic plexus 430.11
－ cage 52.36
－ cardiac branches
－－《of thoracic ganglia》 426.26
－－《of vagus nerve》 410.19
－ cavity 2.51 ; 52.37 ; 180.1
－ constriction《of oesophagus》 146.4
－ duct 312.7
－ fascia 106.22
－ ganglia 426.25
－ inlet 52.38
－ intertransversarii 104.7
－ joints 78.23
－ kyphosis 46.22
－ lymph nodes 304.1
－ nerves [T1-T12] 418.14
－ outlet 52.39
－ part
－－《of iliocostalis lumborum》 102.14
－－《of oesophagus》 146.3
－－《of peripheral autonomic plexuses and ganglia》 430.10
－－《of spinal cord》 318.3
－－《of thoracic duct》 312.10
－－《of trachea》 172.19
－ pulmonary branches《of thoracic ganglia》 426.27
－ segments [1-12] 318.3
－ skeleton 52.1
－ splanchnic ganglion 426.30
－ vertebrae [TI-TXII] 48.26
Thoraco-acromial
－ artery 254.12

－ vein 288.16
Thoracodorsal
－ artery 254.27
－ nerve 414.27
－ vein 288.8
Thoraco-epigastric veins 288.12
Thoracolumbar fascia 104.26
Thorax 2.16 ; 180.1
Three-headed muscle 15.50
Thumb [I] 10.27
Thymic
－ branches《of internal thoracic artery》 252.3
－ triangle 180.29
－ veins 276.1
Thymus 298.4
Thyro-arytenoid 170.18
Thyrocervical trunk 252.14
Thyro-epiglottic
－ ligament 170.7
－ part《of thyro-arytenoid》 170.19
Thyroglossal duct 140.21
Thyrohyoid 100.2
－ branch《of ansa cervicalis》 412.25
－ membrane 166.30
Thyroid
－ articular surface《on cricoid cartilage》 168.5
－ cartilage 166.19
－ foramen 166.29
－ gland 220.11
－ ima artery 232.5
－ nodes 300.23
Thyrolingual trunk 232.24
Thyropharyngeal part《of inferior constrictor》 144.34
Thyropharyngeus 144.34
Tibia 66.31
Tibial 4.43
－ border of foot 12.6
－ collateral ligament 88.12
－ nerve 424.13
－ nutrient artery 270.13
－ tarsal tendinous sheaths 132.17
－ tuberosity 68.2
Tibialis
－ anterior 124.7
－ posterior 124.21
Tibiocalcaneal part《of medial ligament of ankle joint》 90.5
Tibiofibular
－ joint 88.19
－ syndesmosis 88.22
－ trunk 270.31
Tibionavicular part《of medial ligament of ankle joint》 90.4
Tip
－ of ear 450.22
－ of nose 164.5
－ of tongue 140.10
Toes 2.48 ; 12.14
Tongue 140.1

Tonsil of cerebellum [H IX] 357.46
Tonsillar
－ bed 142.9
－ branch/es
－－《of facial artery》 234.8
－－《of glossopharyngeal nerve》 408.27
－－《of lesser palatine nerve》 400.24
－ capsule 142.12
－ cleft 142.13
－ crypts 142.15
－ fossa 142.9
－ pits 142.14
－ sinus 142.9
Torus
－ levatorius 144.6
－ tubarius 144.3
Trabeculae
－《of lymph node》 298.36
－ carneae 224.1
－ of corpora cavernosa 196.23
－ of corpus spongiosum 196.24
Trabecular
－ bone 12.25
－ tissue《of sclera》 434.19
Trachea 172.17
Tracheal
－ bifurcation 172.24
－ branches
－－《of inferior thyroid artery》 252.20
－－《of internal thoracic artery》 252.5
－－《of recurrent laryngeal nerve》 410.16
－ cartilages 172.20
－ glands 172.27
－ veins 276.6
Trachealis 172.21
Tracheobronchial nodes 304.12
Tract 18.3
Tractus spiralis foraminosus 462.29
Tragal lamina 452.20
Tragicus 452.8
Tragus 450.18
Transcapsular grey bridges 392.2
Transpyloric plane 6.2
Transversalis fascia 110.6
Transverse 4.27 ; 4.28
－ abdominal 108.23
－ acetabular ligament 86.31
－ arytenoid 170.22
－ branch《of lateral circumflex femoral artery》 268.14
－ cerebral fissure 18.28
－ cervical
－－ artery 252.25
－－ ligament 202.31
－－ nerve 414.1
－－ veins 280.6
－ colon 152.4
－ costal facet 48.29

553

Transverse crest ～ Upper head

- crest《of internal acoustic meatus》 462.22
- diameter《of pelvis》 64.24
- ductules《of epoophoron》 204.20
- facial
  - -- artery 236.3
  - -- vein 278.21
- fascicles《of plantar aponeurosis》 120.19
- folds of rectum 152.24
- head
  - --《of adductor hallucis》 126.7
  - --《of adductor pollicis》 116.8
- humeral ligament 82.10
- ligament/s
  - --《of vertebral column》 76.33
  - -- of atlas 78.12
  - -- of knee 88.6
- medullary veins 284.25
- mesocolon 210.17
- muscle
  - --《of tongue》 140.34
  - -- of auricle 452.12
- occipital
  - -- fasciculi 394.14
  - -- sulcus 376.5
- palatine
  - -- folds 134.25
  - -- suture 74.40
- part
  - --《of duodenum》 150.7
  - --《of iliofemoral ligament》 86.26
  - --《of left branch of portal vein》 292.18
  - --《of nasalis》 94.16
  - --《of trapezius》 100.14
- pericardial sinus 222.13
- perineal ligament 208.19
- planes 6.1
- pontine
  - -- fibres 338.19
  - -- veins 284.20
- process《of vertebra》 48.14
- ridge/s
  - --《of sacrum》 50.27
  - --《of tooth》 136.33
- sinus 280.8
- tarsal joint 90.16
- temporal
  - -- gyri 376.10
  - -- sulcus 376.14
- vesical fold 214.10
Transversospinales 104.13
Transversus
- abdominis 108.23
- menti 96.1
- nuchae 100.16
- thoracis 106.19
Trapezium 60.9
Trapezius 100.12
Trapezoid 60.11
- area《below prostate》 194.21
- body 340.18

- ligament 80.30
- line 54.36
Triangle
- of auscultation 100.23
- of sinu-atrial node 224.10
Triangular
- fold 142.6
- fossa《of auricle》 450.11
- fovea《of arytenoid》 168.19
- muscle 15.46
- nucleus《of septum pellucidum》 382.11
- part《of inferior frontal gyrus》 374.17
- ridge《of tooth》 136.34
Triceps
- brachii 112.19
- surae 124.13
Tricuspid valve 226.2
Trigeminal
- cave 314.13
- cavity 314.13
- ganglion 398.15
- impression 32.8
- lemniscus 340.13 ; 350.10 ; 366.22
- nerve [V] 398.13
- tubercle 326.26
Trigeminospinal tract 324.12
Trigeminothalamic tract 340.13
Trigonal muscles 186.17
Trigone
- of bladder 188.13
- of hypoglossal nerve 346.8
- of lateral lemniscus 348.10
- of vagus nerve 346.9
Triquetrum 60.7
Triticeal cartilage 166.35
Trochanteric
- bursa/e of gluteus
  - -- maximus 130.8
  - -- medius 130.9
  - -- minimus 130.10
- fossa 66.7
Trochlea
- 《of humerus》 56.24
- 《of superior oblique》 444.19
- fovea 36.25
- of phalanx
  - --《of foot》 72.30
  - --《of hand》 60.29
- of talus 70.13
- nerve [IV] 398.12
- notch 58.26
- spine 36.24
True
- conjugate 64.27
- pelvis 64.19
- ribs [I–VII] 52.3
Truncus 224.16
Trunk/s 2.15
- 《of brachial plexus》 414.14
- 《of corpus callosum》 380.15
- of accessory nerve 412.4
- of spinal nerve 19.24

Tubal
- air cells 458.18
- branch/es
  - --《of ovarian artery》 264.6
  - --《of tympanic plexus》 408.21
  - --《of uterine artery》 266.8
- extremity《of ovary》 200.8
- glands 458.25
- tonsil 144.7
Tuber 14.1
- [VII B]《of vermis》 356.36
- cinereum 360.28
Tubercle
- 《of rib》 52.14
- 《of scaphoid》 60.5
- 《of tooth》 136.42
- 《of trapezium》 60.10
- 《of upper lip》 134.10
Tuberculum
- of iliac crest 62.19
- sellae 28.7
Tuberomammillary nucleus 372.5
Tuberosity 14.1 ; 14.3
- 《of cuboid》 72.14
- 《of navicular》 72.8
- for coracoclavicular ligament 54.34
- for serratus anterior 52.24
- of distal phalanx
  - --《of foot》 72.26
  - --《of hand》 60.25
- of fifth metatarsal bone [V] 72.21
- of first metatarsal bone [I] 72.20
- of ulna 58.24
Tunica
- albuginea
  - --《of ovary》 200.10
  - --《of testis》 190.21
  - -- of corpora cavernosa 196.20
  - -- of corpus spongiosum 196.21
- externa 17.18
- intima 17.19
- media 17.20
- vaginalis 190.13
Two-bellied muscle 15.48
Two-headed muscle 15.49
Tympanic
- aperture of canaliculus for chorda tympani 454.27
- body 276.23
- canaliculus 32.28
- cavity 32.30 ; 454.2
- cells 454.30
- enlargement 408.19
- ganglion 408.19
- lamella 462.5
- lip《of spiral limbus》 466.16
- membrane 452.21
- nerve 408.18
- notch 34.8 ; 452.16
- opening《of pharyngo-tympanic tube》 458.15

- part《of temporal bone》 34.1
- plexus 408.20
- ring 34.2
- sulcus 34.7
- surface《of cochlear duct》 466.10
- veins 278.30
Tympanomastoid fissure 32.34
Tympanosquamous fissure 32.33
Tympanostapedial syndesmosis 456.21

U

Ulna 58.21
Ulnar 4.41
- artery 256.16
- border 10.16
- canal 84.5
- collateral ligament
  - --《of elbow joint》 82.15
  - -- of wrist joint 82.29
- head
  - --《of extensor carpi ulnaris》 114.20
  - --《of flexor carpi ulnaris》 114.5
  - --《of pronator teres》 112.27
- nerve 416.21
- notch 58.19
- recurrent artery 256.17
- styloid process 58.37
- veins 288.30
Umbilical
- artery 264.28
- fascia 110.9
- fissure 158.2
- part《of left branch of portal vein》 292.20
- region 8.15
- ring 108.27
- vein 292.22
Umbo of tympanic membrane 452.28
Uncal artery 238.34 ; 244.25
Uncinate
- fasciculus 394.8
  - -- of cerebellum 358.31
- process
  - --《of cervical vertebra》 48.20
  - --《of ethmoid》 38.16
  - --《of pancreas》 162.3
  - -- of first thoracic vertebra 48.30
Uncus 380.6
- of body
  - --《of cervical vertebra》 48.20
  - -- of first thoracic vertebra 48.30
Unipennate muscle 16.1
Unpaired thyroid plexus 274.34
Unstratified part《of detrusor》 188.2
Upper
- dental arch 136.15
- eyelid 446.3
- head《of lateral pterygoid》 96.19

- limb 2.21
- lip 134.8
- lobe《of lung》 176.17
- pole《of testis》 190.6
- trunk《of brachial plexus》 414.15
Ureter 186.1
Ureteric
- branches
- - 《of inferior suprarenal artery》 262.33
- - 《of ovarian artery》 264.5
- - 《of testicular artery》 264.2
- - 《of umbilical artery》 264.31
- orifice 188.16
- plexus 432.3
Urethral
- artery 266.18
- carina of vagina 204.16
- crest 198.9 ; 206.22
- glands 198.27 ; 206.31
- lacunae 198.26 ; 206.32
- surface《of penis》 196.9
Urinary
- bladder 186.8
- system 182.1
Urogenital
- diaphragm 208.21
- hiatus 218.11
- peritoneum 214.8
- triangle 8.27
Uterine
- artery 266.3
- cavity 202.7
- extremity《of ovary》 200.9
- glands 202.28
- horn 202.4
- ostium《of tube》 200.29
- part《of tube》 200.28
- tube 200.21
- veins 290.33
- venous plexus 290.34
Uterosacral ligament 202.32
Uterovaginal plexus 432.22
Uterus 202.1
Utricle 464.5
Utricular
- duct 464.19
- nerve 408.7
- recess 460.5 ; 464.6
Utriculo-ampullary nerve 408.6
Utriculosaccular duct 464.18
Uveal part《of sclera》 434.21
Uvula
- 《of soft palate》 142.4
- [IX]《of vermis》 357.45
- of bladder 188.17

V

Vagal
- part《of accessory nerve》 412.2
- trigone 346.9
Vagina 204.1
Vaginal
- artery 266.9
- branches

- - 《of middle rectal artery》 266.11
- - 《of uterine artery》 266.5
- columns 204.13
- fornix 204.2
- nerves 432.23
- orifice 206.5
- part《of cervix》 202.14
- process
- - 《of sphenoid》 30.7
- - of peritoneum 190.12
- rugae 204.12
- venous plexus 290.35
Vagus nerve [X] 410.1
Vallate papillae 140.16
Vallecula of cerebellum 18.19
Valve 17.21
- of coronary sinus 224.36
- of foramen ovale 226.22
- of inferior vena cava 224.35
- of navicular fossa 198.25
Vas
- deferens 192.7
- prominens《of cochlear duct》 466.8
- spirale 466.13
Vasa
- recta 184.14
- vasorum 17.29
Vascular
- bundles《of renal medulla》 182.32
- circle 17.8
- of optic nerve 440.29
- fold of caecum 212.19
- lamina《of choroid》 436.10
- layer
- - 《of testis》 190.22
- of eyeball 436.6
- nerves 19.38
- organ of lamina terminalis 372.13
- plexus 17.11 ; 19.36
- space 120.2
Vastus
- intermedius 122.22
- lateralis 122.21
- medialis 122.23
Vault of pharynx 142.28
Vein/s 17.31 ; 272.1
- of brainstem 284.12
- of bulb
- - of penis 292.7
- - of vestibule 292.8
- of caudate nucleus 284.9
- of cerebellomedullary cistern 284.29
- of cochlear
- - aqueduct 276.24 ; 468.12
- - window 468.19
- of heart 274.14
- of lateral recess of fourth ventricle 284.28
- of lower limb 296.1
- of medulla oblongata 284.22

- of olfactory gyrus 282.31
- of pterygoid canal 278.26
- of scala
- - tympani 468.15
- - vestibuli 468.14
- of semicircular ducts 468.11
- of spinal cord 286.39
- of uncus 282.22
- of upper limb 288.1
- of vertebral column 286.34
- of vestibular aqueduct 468.10
Vena comitans 17.32
- of hypoglossal nerve 276.31
Venous
- grooves 20.40
- plexus 17.12 ; 17.16
- - of foramen ovale 282.7
- - of hypoglossal canal 282.6
- valve 17.24
Ventral 4.14
- acoustic stria 340.22
- anterior nucleus《of thalamus》 366.9
- cochlear nucleus 334.20
- column《of spinal cord》 318.16
- corticospinal tract 322.5
- external arcuate fibres 《of medulla oblongata》 326.20 ; 328.24
- fasciculus proprius 322.3
- funiculus《of spinal cord》 322.2
- gigantocellular reticular nucleus 336.15
- grey commissure《of spinal cord》 324.25
- horn《of spinal cord》 318.10 ; 318.17
- intermediate nucleus《of thalamus》 366.12
- lamella《of principal olivary nucleus》 332.23
- lateral
- - complex《of thalamus》 366.6
- - geniculate nucleus 368.20
- medial
- - complex《of thalamus》 366.1
- - nucleus
- - - 《of spinal cord》 320.30
- - - 《of mesencephalon》 352.5
- median fissure
- - 《of medulla oblongata》 326.12
- - 《of spinal cord》 316.25
- nucleus/i
- - 《of pons》 338.23

- - of lateral lemniscus 344.4
- - of thalamus 364.25
- - of trapezoid body 342.24
- pallidum 388.18 ; 390.21
- paraflocculus [H IX] 357.46
- part/s
- - 《of central reticular nucleus》 336.27
- - 《of intertransversarii laterales lumborum》 102.5
- - [II]《of central lobule of cerebellum》 356.11
- - [IV]《of culmen》 356.18
- - [H II]《of wing of central lobule of cerebellum》 356.14
- - [H IV]《of anterior quadrangular lobule of cerebellum》 356.22
- pontoreticulospinal tract 340.25
- posterior
- - inferior nucleus《of thalamus》 366.5
- - internal nucleus《of thalamus》 366.13
- - parvocellular nucleus 《of thalamus》 366.14
- posterolateral nucleus 《of thalamus》 364.27
- posteromedial nucleus 《of thalamus》 364.28
- premammillary nucleus 372.11
- principal nucleus《of medial geniculate body》 368.23
- rami
- - 《of cervical nerves》 412.20
- - 《of lumbar nerves》 420.8
- - 《of sacral nerves and coccygeal nerve》 420.15
- - 《of thoracic nerves》 418.19
- raphespinal tract 322.12
- reticulospinal tract 330.3
- root《of spinal cord》 19.22
- solitary nucleus 334.11
- spinocerebellar tract 322.25 ; 330.4 ; 340.26
- spinothalamic tract 322.14
- striatum 388.19 ; 390.18
- subdivision《of nucleus of posterior commissure》 352.10
- subnucleus《of lateral parabrachial nucleus》 344.12
- supra-optic commissure 372.22

- tegmental
-- decussation 350.26
-- nucleus/i
--- 〈of mesencephalon〉 354.3
--- 〈of pons〉 344.5
- thalamus 360.14
- trigeminothalamic tract 340.14
- white commissure〈of spinal cord〉 324.27
Ventricle〈of heart〉 222.26
Ventrobasal complex〈of thalamus〉 364.26
Ventrolateral
- nucleus
-- 〈of principal sensory nucleus of trigeminal nerve〉 342.10
-- 〈of spinal cord〉 318.20
- solitary nucleus 334.12
- sulcus
-- 〈of medulla oblongata〉 326.16
-- 〈of spinal cord〉 316.28
Ventromedial
- nucleus
-- 〈of spinal cord〉 318.22
-- of hypothalamus 370.28
- part〈of supra-optic nucleus〉 370.15
Venulae rectae〈of kidney〉 184.20
Venule 17.38
Vermiform appendix 150.36
Vermis of cerebellum[I-X] 18.20；358.1
Vertebra 48.1
- prominens[C VII] 50.17
Vertebral
- arch 48.5
- artery 250.2
- body 48.2
- canal 48.12
- column 46.20
- foramen 48.11
- ganglion 426.18
- joints 76.24
- nerve 426.24
- part〈of costal surface of lung〉 176.7
- plexus 430.9
- region 8.19
- synovial joints 78.6
- vein 276.8
Vertebromediastinal recess 180.18
Vertex 20.14
Vertical 4.2
- aspect 20.12
- crest〈of internal acoustic meatus〉 462.24
- limb〈of diagonal band〉

388.4
- muscle〈of tongue〉 140.35
- occipital fasciculi 394.11
Vesical
- plexus 432.26
- surface〈of uterus〉 202.8
- veins 290.28
- venous plexus 290.29
Vesicoprostaticus 188.9
Vesico-uterine pouch 214.11
Vesicovaginalis 188.10
Vesicular
- appendices〈of epoophoron〉 204.21
- ovarian follicle 200.14
Vessels
- of internal ear 468.1
- of nerves 17.30
Vestibular
- aqueduct 462.32
- area 346.10
- caecum 466.20
- canaliculus 32.15
- crest 460.7
- fold 170.28
- fossa〈of vagina〉 206.2
- ganglion 408.3
- labyrinth 464.4
- lamella 462.4
- ligament 172.14
- lip〈of spiral limbus〉 466.15
- membrane 466.4
- nerve 408.2
- nuclei
-- 〈in medulla oblongata〉 334.13
-- 〈in tegmentum of pons〉 342.27
- surface
-- 〈of cochlear duct〉 466.4
-- 〈of tooth〉 138.15
Vestibule
- 〈of bony labyrinth〉 460.4
- 〈of omental bursa〉 212.4
- 〈of vagina〉 206.1
Vestibulocerebellum 358.7
Vestibulocochlear
- artery 468.5
- nerve[VIII] 408.1
- organ 460.2
- vein 468.16
Vestige
- of ductus deferens 204.23
- of processus vaginalis 192.6
Villous folds〈of stomach〉 148.13
Vincula tendinum
- 〈of digits of hand〉 116.31
- 〈of toes〉 126.23

Vinculum
- breve〈of digits of hand〉 116.33
- longum〈of digits of hand〉 116.32
Visceral
- abdominal fascia 108.33
- fascia 16.22
- layer
-- 〈of serous pericardium〉 222.8
-- 〈of tunica vaginalis testis〉 190.15
- lymph nodes 306.14；310.6
- nuclei 352.4
- pelvic fascia 216.5
- peritoneum 210.13
- pleura 180.4
- plexus 19.35
- surface
-- 〈of liver〉 156.1
-- 〈of spleen〉 298.18
Viscerocranium 20.5
Vitreous
- body 442.25
- chamber〈of eyeball〉 442.23
- humor 442.31
- membrane 442.29
- stroma 442.30
Vocal
- fold 172.4
- ligament 172.16
- process〈of arytenoid〉 168.15
Vocalis 170.17
Volar 4.44
Vomer 38.31
Vomerine
- crest of choana 38.34
- groove 38.33
Vomeronasal
- cartilage 164.17
- organ 164.25
Vomerorostral canal 22.23
Vomerovaginal
- canal 22.22
- groove 30.9
Vortex of heart 224.2
Vorticose veins 286.6
Vulva 204.25

W

White
- matter 18.1
- pulp 298.16
- ramus communicans 426.8
- substance 18.1
-- 〈of basilar part of pons〉 338.12
-- 〈of medulla oblongata〉 328.2
-- 〈of tegmentum of midbrain〉 350.2
-- 〈of tegmentum of pons〉 340.2
-- 〈of spinal cord〉

318.13；322.1
-- of cerebellum 358.29
-- of hypothalamus 372.18
-- of thalamus 366.15
Wing
- 〈of sacrum〉 50.21
- of central lobule〈of cerebellum〉 356.13
- of ilium 62.15
Wisdom tooth 136.23
Wrist 2.28
- joint 82.24

X

Xiphisternal joint 78.31
Xiphoid process 52.33

Y

Yellow bone marrow 14.16

Z

Zona
- incerta 368.14
- orbicularis〈of hip joint〉 86.24
Zonal
- layer〈of superior colliculus〉 354.30
- subnucleus〈of spinal nucleus of trigeminal nerve〉 332.13
Zones of hypothalamus 372.14
Zonular
- fibres 442.16
- spaces 442.17
Zygapophysial joints 78.15
Zygomatic
- arch 20.24
- bone 44.1
- branches〈of facial nerve〉 406.12
- margin〈of sphenoid〉 28.31
- nerve 400.25
- process
-- 〈of frontal bone〉 36.14
-- 〈of maxilla〉 40.28
-- 〈of temporal bone〉 34.16
- region 6.22
Zygomaticofacial
- branch〈of zygomatic nerve〉 400.27
- foramen 44.10
Zygomaticomaxillary suture 40.12；74.25
Zygomatico-orbital
- artery 236.5
- foramen 44.9
Zygomaticotemporal
- branch〈of zygomatic nerve〉 400.26
- foramen 44.11
Zygomaticus
- major 96.4
- minor 96.5

ラテン語索引

A

Abdomen 2.18
Abductio 15.25
Acetabulum 62.4
Acromion 54.11
Adductio 15.26
Adenohypophysis 220.3
Adhesio interthalamica 360.10
Aditus
 - ad antrum mastoideum 454.21
 - laryngis 170.24
 - orbitalis 22.16
Adminiculum lineae albae 108.28
Agger nasi 164.38
Aggregationes cellularum chemergicarum 396.1
Ala
 - cristae galli 38.5
 - lobuli centralis 《cerebelli》 356.13
 - major《ossis sphenoidalis》 28.24
 - minor《ossis sphenoidalis》 28.20
 - nasi 164.6
 - ossis
 - - ilii 62.15
 - - sacri 50.21
 - - vomeris 38.32
Allocortex 384.5
Alveolus/i
 - dentalis/es 138.47
 - -《mandibulae》 44.30
 - -《maxillae》 42.10
Alveus hippocampi 384.33
Amiculum olivare 328.17
Amphiarthrosis 15.24
Ampulla
 -《duodeni》 150.3
 - biliaropancreatica 160.26
 - canaliculi lacrimalis 448.18
 - ductus deferentis 192.12
 - hepatopancreatica 160.26
 - membranacea
 - - anterior 464.10
 - - lateralis 464.16
 - - posterior 464.12
 - ossea
 - - anterior 460.17
 - - lateralis 460.23
 - - posterior 460.19
 - recti 152.25
 - tubae uterinae 200.26
Anastomosis
 - arteriolovenularis 17.3
 - arteriovenosa 17.3
Anatomia
 - generalis 2.1
 - systemica 12.20；20.1
Angulus
 - acromii 54.13
 - costae 52.16
 - frontalis《ossis parietalis》 34.38
 - inferior《scapulae》 54.18
 - infrasternalis 52.43
 - iridocornealis 442.21
 - lateralis《scapulae》 54.19
 - mandibulae 46.2
 - mastoideus《ossis parietalis》 34.41
 - occipitalis《ossis parietalis》 34.39
 - oculi
 - - lateralis 446.11
 - - medialis 446.12
 - oris 134.15
 - pontocerebellaris 338.6
 - sphenoidalis《ossis parietalis》 34.40
 - sterni 52.31
 - subpubicus 64.17
 - superior《scapulae》 54.20
Ansa
 - cervicalis 412.22
 - lenticularis
 - -《in corpore striato》 390.22
 - -《in thalamo》 368.1
 - peduncularis 368.4；388.23
 - subclavia 426.22
Antebrachium 2.26
Anterior 4.12
Antihelix 450.10
Antitragus 450.17
Antrum
 - mastoideum 454.28
 - pyloricum 146.32
Anulus
 - conjunctivae 434.29
 - femoralis 120.3
 - fibrocartilagineus 《membranae tympani》 452.29
 - fibrosus 78.4
 - - dexter/sinister 《cordis》 224.7
 - inguinalis
 - - profundus 108.25
 - - superficialis 108.17
 - iridis
 - - major 438.6
 - - minor 438.7
 - lymphaticus cardiae 306.17
 - lymphoideus pharyngis 298.33
 - tendineus communis 444.17
 - tympanicus 34.2
 - umbilicalis 108.27
Anus 154.17
Aorta 230.1
 - abdominalis 258.24
 - ascendens 230.2
 - descendens 258.1
 - thoracica 258.2
Apertura
 - aqueductus
 - - cerebri 354.21
 - - mesencephali 354.21
 - ductus nasolacrimalis 166.5
 - externa
 - - canaliculi
 - - - cochleae 32.23
 - - - vestibuli 32.16
 - - canalis carotici 30.27
 - - interna
 - - canaliculi
 - - - cochleae 462.9
 - - - vestibuli 460.6
 - - canalis carotici 30.28
 - lateralis《ventriculi quarti》 346.18
 - mediana《ventriculi quarti》 346.22
 - nasalis posterior 24.22
 - pelvis
 - - inferior 64.22
 - - superior 64.21
 - piriformis 24.14
 - sinus
 - - frontalis 36.30
 - - sphenoidalis 28.18
 - thoracis
 - - inferior 52.39
 - - superior 52.38
 - tympanica canaliculi chordae tympani 454.27
Apex
 -《cornu posteriosis medullae spinalis》 320.5
 - auricularis 450.22
 - capitis fibulae 68.18
 - cartilaginis arytenoideae 168.22
 - cordis 222.21
 - cuspidis《dentis》 136.31
 - dentis 50.14
 - linguae 140.10
 - nasi 164.5
 - ossis sacri/sacralis 50.38
 - partis petrosae《ossis temporalis》 30.25
 - patellae 68.34
 - prostatae 194.6
 - pulmonis 176.5
 - radicis dentis 136.27
 - vesicae 186.9
Apicalis 4.23
Aponeurosis 16.33
 - bicipitalis 112.16
 - epicranialis 94.13
 - glutea 122.9
 - linguae 140.25
 - m. bicipitis brachii 112.16
 - m. erectoris spinae 102.4
 - palatina 142.17
 - palmaris 116.25
 - plantaris 120.18
Apophysis 12.44
Apparatus lacrimalis 448.7
Appendix/ces
 - adiposae coli 152.10
 - epididymidis 190.41
 - epiploicae 152.10
 - fibrosa hepatis 156.17
 - omentales 152.10
 - testis 190.40
 - vermiformis 150.36
 - vesiculosae《epoophori》 204.21
Aqueductus
 - cerebri 354.20
 - cochleae 462.33
 - mesencephali 354.20
 - vestibuli 462.32
Arachnoidea mater 314.18
 - cranialis 314.21
 - encephali 314.21
 - et pia mater 314.5
 - spinalis 316.2
Arbor
 - bronchialis 174.2
 - vitae 358.14
Archicerebellum 358.10
Archicortex 384.2
Arcus
 - alveolaris
 - -《mandibulae》 44.29
 - -《maxillae》 42.9
 - anterior atlantis 50.5
 - aortae 232.1
 - cartilaginis cricoideae 168.2
 - costalis 52.41
 - dentalis
 - - inferior 136.16
 - - mandibularis 136.16
 - - maxillaris 136.15
 - - superior 136.15
 - ductus thoracici 312.8
 - iliopectineus 110.5
 - inguinalis 108.13
 - marginalis coli 262.16
 - palatoglossus 142.5
 - palatopharyngeus 142.7
 - palmaris
 - - profundus 256.13
 - - superficialis 256.31
 - palpebralis
 - - inferior 240.24
 - - superior 240.23
 - pedis
 - - longitudinalis 12.7
 - - transversus
 - - - distalis 12.11
 - - - proximalis 12.10
 - plantaris
 - - profundus 270.25
 - - superficialis 270.30
 - posterior atlantis 50.8
 - pubicus 64.16
 - superciliaris 36.5
 - tendineus 16.34
 - - fasciae pelvis 216.14
 - - musculi
 - - - levatoris ani 218.10
 - - - solei 120.11
 - venae azygos 286.18
 - venosus
 - - dorsalis pedis 296.14
 - - jugularis 280.7

- - palmaris
- - - profundus 288.34
- - - superficialis 288.26
- - plantaris 296.18
- vertebrae 48.5
- zygomaticus 20.24
Area/e
- amygdaloclaustralis 386.13
- amygdalohippocampalis 386.14
- amygdaloidea anterior 386.16
- cochleae 462.28
- cochlearis 462.28
- contingens《dentis》 138.23
- cribrosa《papillae renalis》 182.38
- gastricae 148.12
- hypothalamica
- - dorsalis 370.16
- - intermedia 370.20
- - lateralis 372.1
- - posterior 372.6
- - rostralis 370.2
- intercondylaris
- - anterior 66.36
- - posterior 66.37
- nervi facialis《meati acustici interni》 462.23
- nuda《faciei diaphragmaticae hepatis》 154.25
- paraolfactoria 378.8
- postrema 336.1 ; 346.23
- preoptica 360.27 ; 372.2
- pretectalis 362.16
- retrochiasmatica 370.26
- retroolivaris 326.22
- septalis 388.24
- spinalis X 324.24
- subcallosa 378.6
- transitionis amygdalopiriformis 386.15
- trapezoidea《infraprostica》 194.21
- vestibularis 346.10
- - inferior《meati acustici interni》 462.26
- - superior《meati acustici interni》 462.25
Areola mammae 472.25
Arteria/e 17.4 ; 228.1
- alveolaris/es
- - inferior 236.12
- - superior/es
- - - anteriores 238.2
- - - posterior 236.31
- angularis 234.15
- appendicularis 262.11
- arcuata/e 270.4
- - 《renis》 184.9
- ascendens 262.18
- auricularis
- - posterior 234.23
- - profunda 236.10
- axillaris 254.9
- azygos vaginae 266.6
- basilaris 250.19
- brachialis 254.25
- - superficialis 254.26

- buccalis 236.30
- bulbi
- - penis 266.19
- - vestibuli 266.20
- caecalis
- - anterior 262.9
- - posterior 262.10
- callosa mediana 244.5
- callosomarginalis 244.10
- canalis pterygoidei 238.5 ; 238.20
- caroticotympanicae 238.19
- carotis
- - communis 232.6
- - externa 232.10
- - interna 238.15
- caudae pancreatis 260.32
- centrales
- - anterolaterales 244.22
- - anteromediales
- - - 《a. cerebri anterior》 242.25
- - - 《a. communicans anterior》 244.2
- - breves 242.29
- - posterolaterales 248.9
- - posteromediales
- - - 《a. cerebri posterior》 248.4
- - - 《a. communicans posterior》 246.20
- centralis
- - longa 242.27
- - retinae 240.2
- - - , pars intraocularis 440.27
- cerebri
- - anterior 242.23
- - - media 244.5
- - media 244.20
- - posterior 248.2
- cervicalis
- - ascendens 252.21
- - profunda 254.2
- choroidea anterior 238.33 ; 242.2
- ciliares
- - anteriores 240.12
- - posteriors
- - - breves 240.9
- - - longae 240.10
- circumferentiales breves 248.5
- circumflexa
- - femoris
- - - lateralis 268.11
- - - medialis 268.5
- - humeri
- - - anterior 254.23
- - - posterior 254.24
- - ilium
- - - profunda 266.34
- - - superficialis 266.38
- - scapulae 254.22
- cochlearis
- - communis 468.4
- - propria 468.8
- colica
- - dextra 262.13
- - media 262.15
- - sinistra 262.19

- collateralis
- - media 254.30
- - radialis 254.31
- - ulnaris
- - - inferior 254.33
- - - superior 254.32
- collicularis 248.7
- comitans nervi
- - ischiadici 264.27
- - mediani 256.24
- commissuralis mediana 244.4
- communicans
- - anterior 244.1
- - posterior 238.32 ; 246.19
- conjunctivales
- - anteriores 240.13
- - posteriores 240.25
- coronaria
- - dextra 230.6
- - sinistra 230.17
- corticales radiatae 《renis》 184.10
- cremasterica 266.32
- cystica 260.4
- descendens genus 268.1
- digitales
- - dorsales 256.10 ; 270.6
- - palmares
- - - communes 256.32
- - - propriae 256.33
- - plantares
- - - communes 270.28
- - - propriae 270.29
- - dorsalis
- - clitoridis 266.24
- - nasi 240.27
- - pedis 270.1
- - penis 266.22
- - scapulae 252.29 ; 252.30
- ductus deferentis 264.30
- encephali 242.1
- epigastrica
- - inferior 266.28
- - superficialis 266.37
- - superior 252.13
- episclerales 240.14
- ethmoidalis
- - anterior 240.17
- - posterior 240.21
- facialis 234.6
- femoralis 266.36
- fibularis 270.14
- flexurae dextrae 262.14
- frontalis
- - lateralis 240.15
- - medialis 240.26
- frontobasalis
- - lateralis 246.12
- - medialis 244.8
- gastrica/e
- - breves 260.36
- - dextra 260.25
- - posterior 260.38
- - sinistra 258.36
- gastrici breves 260.36
- gastroduodenalis 260.13
- gastroomentalis
- - dextra 260.19
- - sinistra 260.33

- glutea
- - inferior 264.26
- - superior 264.21
- helicinae《penis》 196.27
- hepatica
- - communis 260.1
- - propria 260.2
- - hyaloidea 442.26
- hypophysialis
- - inferior 238.26
- - superior 238.31
- ileales 262.6
- ileocolica 262.7
- iliaca
- - communis 264.8
- - externa 266.27
- - interna 264.9
- iliolumbalis 264.10
- inferior
- - anterior cerebelli 250.20
- - lateralis genus 268.22
- - medialis genus 268.23
- - posterior cerebelli 250.12
- infraorbitalis 238.1
- insulares 246.4
- intercostalis/es
- - posterior/es 258.8
- - - prima 254.4
- - suprema 254.3
- interlobares《renis》 184.8
- interlobulares
- - 《hepatis》 158.25
- - 《renis》 184.10
- interossea
- - anterior 256.23
- - communis 256.22
- - posterior 256.25
- - recurrens 256.27
- intrarenales 184.7
- jejunales 262.5
- juxtacolica 262.16
- labialis
- - inferior 234.11
- - superior 234.12
- labyrinthi 250.21 ; 468.2
- lacrimalis 240.5
- laryngea
- - inferior 252.16
- - superior 232.14
- lienalis 260.26
- ligamenti teretis uteri 266.33
- lingualis 234.1
- lingularis 228.35
- - inferior 228.36
- - superior 228.37
- lobaris/es
- - inferiores
- - - 《pulmonis dextri》 228.18
- - - 《pulmonis sinistri》 228.38
- - media《pulmonis dextri》 228.15
- - superiores
- - - 《pulmonis dextri》 228.7
- - - 《pulmonis sinistri》 228.27

Arteria/e lobi caudati ～ Arteria/e vestibuli 559

- lobi caudati 260.5 ;
  260.9
- lumbales 258.27
- - imae 258.32
- malleolaris anterior
- - lateralis 268.29
- - medialis 268.30
- mammillares 246.29
- marginalis coli 262.16
- masseterica 236.26
- maxillaris 236.9
- media genus 268.20
- medullaris segmentalis
- - 《a. vertebralis》 250.7
- - 《aa. intercostales
    posteriores》 258.17
- - 《aa. lumbales》 258.30
- membri
- - inferioris 266.26
- - superioris 254.8
- meningea
- - media 236.17
- - posterior 232.20
- mesencephalicae
  250.25
- mesenterica
- - inferior 262.17
- - superior 262.1
- metacarpales
- - dorsales 256.9
- - palmares 256.14
- metatarsales
- - dorsales 270.5
- - plantares 270.26
- musculares 240.11
- musculophrenica
  252.12
- nasales posteriores
    laterales 238.12
- nasi externa 240.27
- nasopalatina 238.14
- nutricia/nutriens 17.5
- - fibulae 270.20
- - radii 256.3
- - tibiae 270.13
- - ulnae 256.21
- nutriciae/nutrientes
- - femoris 268.16
- - humeri 254.28
- obturatoria 264.16
- - accessoria 266.31
- occipitalis 234.16
- - lateralis 248.14
- - medialis 248.18
- ophthalmica 238.30 ;
  240.1
- orbitofrontalis
- - lateralis 246.12
- - medialis 244.8
- ovarica 264.4
- palatina/e
- - ascendens 234.7
- - descendens 238.7
- - major 238.8
- - minores 238.9
- palpebrales
- - laterales 240.7
- - mediales 240.22
- pancreatica
- - dorsalis 260.28
- - inferior 260.29
- - magna 260.31
- pancreaticoduodenalis
- - inferior 262.2
- - superior

- - - posterior 260.15
- parietalis
- - anterior 246.17
- - posterior 246.18
- perforantes 268.15
- - anteriores 242.29
- - penis 266.25
- - radiatae《renis》
    184.13
- pericallosa 244.16
- pericardiacophrenica
    252.6
- perinealis 266.15
- peronea 270.14
- pharyngea ascendens
    232.19
- phrenica/e
- - inferior 258.25
- - superiores 258.7
- plantaris
- - lateralis 270.24
- - medialis 270.21
- - profunda 270.7
- Polaris
- - frontalis 244.9
- - temporalis 246.1
- pontis 250.22
- poplitea 268.17
- prefrontalis 246.13
- premammillaris 246.27
- preoptica 242.30
- prepancreatica 260.30
- princeps pollicis 256.11
- profunda
- - brachii 254.27
- - clitoridis 266.23
- - femoris 268.4
- - linguae 234.5
- - penis 266.21
- pterygomeningea
    236.25
- pudenda
- - externa
- - - profunda 266.40
- - - superficialis 266.39
- - interna 266.13
- pulmonalis
- - dextra 228.6
- - sinistra 228.25
- quadrigeminalis 248.7
- radialis 256.1
- - indicis 256.12
- radicularis
- - anterior 258.16
- - posterior 258.15
- rectalis
- - inferior 266.14
- - media 266.10
- - superior 262.21
- recurrens
- - radialis 256.2
- - tibialis
- - - anterior 268.28
- - - posterior 268.27
- - ulnaris 256.17
- renalis 262.23
- retroduodenales
    260.18
- sacralis/es
- - laterales 264.14
- - mediana 258.31
- segmentalis
- - anterior
- - - 《pulmonis dextri》
    228.9
- - - 《pulmonis sinistri》

    228.29
- - apicalis
- - - 《pulmonis dextri》
    228.8
- - - 《pulmonis sinistri》
    228.28
- - basalis
- - - anterior
- - - - 《pulmonis dextri》
    228.21
- - - - 《pulmonis sinistri》
    228.41
- - - lateralis
- - - - 《pulmonis dextri》
    228.22
- - - - 《pulmonis sinistri》
    228.42
- - - medialis
- - - - 《pulmonis dextri》
    228.23
- - - - 《pulmonis sinistri》
    228.43
- - - posterior
- - - - 《pulmonis dextri》
    228.24
- - - - 《pulmonis sinistri》
    228.44
- - lateralis 228.17
- - medialis 228.16
- - posterior
- - - 《pulmonis dextri》
    228.12
- - - 《pulmonis sinistri》
    228.32
- - superior
- - - 《pulmonis dextri》
    228.19
- - - 《pulmonis sinistri》
    228.39
- segmenti
- - anterioris《hepatici》
    260.6
- - - inferioris《renalis》
    262.29
- - - superioris《renalis》
    262.28
- - inferioris《renalis》
    262.30
- - lateralis《hepatici》
    260.11
- - medialis《hepatici》
    260.10
- - posterioris
- - - 《hepatici》 260.7
- - - 《renalis》 262.32
- - superioris《renalis》
    262.27
- sigmoideae 262.20
- sphenopalatina 238.11
- spinalis
- - anterior 250.16
- - posterior 250.13
- spiralis modioli 468.9
- splenica 260.26
- striata medialis distalis
    244.7
- striatae mediales
    proximales 242.26
- stylomastoidea 234.24
- subclavia 250.1
- subcostalis 258.21
- sublingualis 234.3
- submentalis 234.9
- subscapularis 254.20
- sulci
- - centralis 246.15

- - postcentralis 246.16
- - precentralis 246.14
- superior
- - cerebelli 250.26
- - lateralis genus 268.18
- - medialis genus
    268.19
- suprachiasmatica 244.3
- supraduodenalis
    260.14
- supraoptica 242.28
- supraorbitalis 240.15
- suprarenales superiores
    258.26
- suprarenalis
- - inferior 262.25
- - media 262.22
- suprascapularis 252.23
- supratrochlearis
    240.26
- surales 268.21
- tarsales mediales 270.3
- tarsalis lateralis 270.2
- temporalis
- - anterior 246.2
- - media 246.6
- - profunda
- - - anterior 236.27
- - - posterior 236.28
- - superficialis 236.1
- testicularis 264.1
- thalami perforans
    248.6
- thalamogeniculata
    248.10
- thalamotuberalis
    246.27
- thoracica
- - interna 252.1
- - lateralis 254.18
- - superior 254.11
- thoracoacromialis
    254.12
- thoracodorsalis 254.21
- thyroidea
- - ima 232.5
- - inferior 252.15
- - superior 232.11
- tibialis
- - anterior 268.26
- - posterior 270.8
- transversa
- - cervicis 252.25
- - colli 252.25
- - faciei 236.3
- tuberis cinerei 246.24
- tympanica
- - anterior 236.11
- - inferior 232.22
- - posterior 234.25
- - superior 236.24
- ulnaris 256.16
- umbilicalis 264.28
- uncalis 238.34 ; 244.25
- urethralis 266.18
- uterina 266.3
- vaginalis 266.9
- vermis superior 250.28
- vertebralis 250.2
- vesicales superiores
    264.32
- vesicalis inferior 266.1
- vestibularis anterior
    468.3
- vestibuli 468.3

- vestibulocochlearis 468.5
- zygomaticoorbitalis 236.5

Arteriola/e 17.6
- glomerularis
-- afferens《renis》 184.11
-- efferens《renis》 184.12
- macularis
-- inferior 440.35
-- medialis 440.36
-- superior 440.34
- nasalis retinae
-- inferior 440.33
-- superior 440.32
- rectae 184.14
- temporalis retinae
-- inferior 440.31
-- superior 440.30

Articulatio/nes 14.42
- acromioclavicularis 80.26
- atlantoaxialis
-- lateralis 78.14
-- mediana 78.7
- atlantooccipitalis 76.19
- bicondylaris 15.19
- calcaneocuboidea 90.19
- capitis costae 80.3
- carpi 82.31
- carpometacarpales 84.6
- carpometacarpalis pollicis 84.9
- cinguli
-- membri superioris 80.25
-- pectoralis 80.25
- columnae vertebralis 78.6
- composita 15.14
- costochondrales 80.17
- costotransversaria 80.6
- costovertebralis 80.2
- cotylica 15.23
- coxae 86.23
- coxofemoralis 86.23
- cranii 76.10
- cricoarytenoidea 168.24
- cricothyroidea 168.6
- cubiti 82.11
- cuneonavicularis 90.20
- cylindrica 15.16
- ellipsoidea 15.21
- genus 88.1
- glenohumeralis 82.6
- humeri 82.6
- humeroradialis 82.13
- humeroulnaris 82.12
- incudomallearis 456.19
- incudostapedialis 456.20
- intercarpales 82.31
- interchondrales 80.18
- intercuneiformes 90.21
- intermetacarpales 84.10
- intermetatarsales 92.13
- interphalangeae
-- manus 84.19
-- pedis 92.22
- lumbosacralis 78.16

- manus 82.23
- mediocarpalis 82.32
- membri
-- inferioris liberi 86.22
-- superioris liberi 82.5
- metacarpophalangeae 84.15
- metatarsophalangeae 92.18
- ossiculorum auditus/ auditoriorum 456.18
- ossis pisiformis 84.1
- pedis 90.1
- plana 15.15
- radiocarpalis 82.24
- radioulnaris
-- distalis 82.20
-- proximalis 82.14
- sacrococcygea 78.18
- sacroiliaca 86.10
- sellaris 15.20
- simplex 15.13
- spheroidea 15.22
- sternoclavicularis 80.32
- sternocostales 80.12
- subtalaris 90.12
- talocalcanea 90.12
- talocalcaneonavicularis 90.17
- talocruralis 90.2
- tarsi transversa 90.16
- tarsometatarsales 92.9
- temporomandibularis 76.11
- thoracis 80.1
- tibiofibularis 88.19
- trochoidea 15.17
- zygapophysiales 78.15

Asterion 20.21
Atlas[CI] 50.1
Atrium
-《ventriculi lateralis》 382.22
- cordis
-- dextrum 222.31
-- sinistrum 222.31
- dextrum 224.21
- meatus medii 164.42
- sinistrum 226.19

Auricula 450.3
- atrii 222.32
- dextra 224.22
- sinistra 226.20

Auris 2.7 ; 450.1
- externa 450.2
- interna 460.1
- media 454.1

Axialis 4.30
Axilla 2.23
Axis 442.12
- [C II] 50.12
- bulbi
-- externus《oculi》 434.11
-- internus《oculi》 434.12
- opticus 434.13
- pelvis 64.23

B

Barba 470.19
Basalis 4.24
Basilaris 4.25
Basion 26.4
Basis

-《cornu posterioris medullae spinalis》 320.12
- cartilaginis arytenoideae 168.13
- cochleae 462.1
- cordis 222.16
- cranii 22.1
-- externa 22.10
-- interna 22.2
- mandibulae 44.14
- modioli《cochleae》 462.12
- ossis
-- metacarpi 60.17
-- metatarsi 72.17
-- sacri 50.19
- patellae 68.33
- pedunculi 348.19
- phalangis
--《manus》 60.26
--《pedis》 72.27
- prostatae 194.2
- pulmonis 176.4
- stapedis 456.6

Bifurcatio
- aortae 264.7
- carotidis 232.9
- tracheae 172.24
- trunci pulmonalis 228.5

Brachium 2.24
- colliculi
-- inferioris 348.13 ; 368.6
-- superioris 348.14 ; 368.7

Bregma 20.15
Bronchioli 178.26
Bronchus/i 174.1
- cardiacus[B VII]
--《dexter》 174.15
--《sinister》 174.26
- intrasegmentales 174.30
- lingularis
-- inferior[B V] 174.23
-- superior[B IV] 174.22
- lobares et segmentales 174.5
- lobaris
-- inferior
--- dexter 174.13
--- sinister 174.24
-- medius 174.10
-- superior
--- dexter 174.6
--- sinister 174.19
- principalis
-- dexter 174.3
-- sinister 174.4
- segmentalis
-- anterior[B III]
--- 《dexter》 174.9
--- 《sinister》 174.21
-- apicalis[B I] 174.7
-- apicoposterior[B I+ II] 174.20
-- basalis
--- anterior[B VIII]
---- 《dexter》 174.16
---- 《sinister》 174.27
--- lateralis[B IX]
---- 《dexter》 174.17
---- 《sinister》 174.28

--- medialis[B VII]
----《dexter》 174.15
----《sinister》 174.26
--- posterior[B X]
----《dexter》 174.18
----《sinister》 174.29
-- lateralis[B IV] 174.11
-- medialis[B V] 174.12
-- posterior、[BII] 174.8
-- superior[B VI]
---《dexter》 174.14
---《sinister》 174.25

Bucca 2.10 ; 134.16
Bulbus
-《duodeni》 150.3
-《rhombencephali》 326.3 ; 326.10
- aortae 23.5
- cornus posterioris 382.25
- inferior venae jugularis 276.25
- oculi 434.6
- olfactorius 388.9
- penis 196.19
- superior venae jugularis 276.22
- vestibuli 206.3

Bulla ethmoidalis 38.15 ; 166.1

Bursa/e
- anserina 132.1
- bicipitoradialis 128.19
- colli 128.1
- cubitalis interossea 128.20
- iliopectinea 130.16
- infrahyoidea 128.5 ; 166.33
- infrapatellaris profunda 130.24
- intermusculares musculorum gluteorum 130.14
- intratendinea olecrani 128.17
- ischiadica musculi
-- glutei maximi 130.15
-- obturatorii interni 130.12
- membri
-- inferioris 130.6
-- superioris 128.6
- musculi
-- bicipitis femoris superior 130.18
-- coracobrachialis 128.11
-- piriformis 130.11
-- semimembranosi 132.6
-- tensoris veli palatini 128.2
- omentalis 212.2
- pharyngealis 144.1
- retrohyoidea 128.4 ; 166.32
- subacromialis 128.9
- subcutanea 16.38
-- acromialis 128.8
-- calcanea 132.10
-- infrapatellaris 130.23
-- malleoli
--- lateralis 132.7
--- medialis 132.8
-- olecrani 128.16

Bursa/e subcutanea prepatellaris 〜 Cavea thoracis　　561

- ――prepatellaris　130.19
- ――prominentiae laryngeae　128.3
- ――trochanterica　130.7
- ――tuberositatis tibiae　130.25
- －subdeltoidea　128.10
- －subfascialis　16.40
- －prepatellaris　130.20
- －submuscularis　16.39
- －subtendinea　16.41
- ――iliaca　130.17
- ――musculi
- ―――bicipitis femoris inferior　132.2
- ―――gastrocnemii
- ――――lateralis　132.4
- ――――medialis　132.5
- ―――infraspinati　128.12
- ―――latissimi dorsi　128.15
- ―――obturatorii interni　130.13
- ―――subscapularis　128.13
- ―――teretis majoris　128.14
- ―――tibialis anterioris　132.9
- ―――trapezii　128.7
- ―――tricipitis brachii　128.18
- ――prepatellaris　130.21
- －subtendineae musculi sartorii　130.26
- －suprapatellaris　130.22
- －synovialis　16.36
- ――trochlearis　444.20
- －tendinis calcanei　132.11
- －trochanterica/e musculi glutei
- ――maximi　130.8
- ――medii　130.9
- ――minimi　130.10

C

- CA1　384.28
- CA2　384.29
- CA3　384.30
- CA4　384.31
- Caecum　150.30
- －cupulare　466.19
- －vestibulare　466.20
- Calcaneus　70.24
- Calcar
- －avis　382.26
- －sclerae　434.22
- Calices renales
- －majores　184.27
- －minores　184.31
- Caliculus gustatorius　468.22
- Calvaria　20.33
- Calx　2.44
- Calyx
- －inferior《renis》　184.30
- －medius《renis》　184.29
- －superior《renis》　184.28
- Camera/e
- －anterior《bulbi oculi》　442.20
- －bulbi《oculi》　442.18
- －posterior《bulbi oculi》　442.22
- －postrema《bulbi oculi》

- 442.23
- －vitrea《bulbi oculi》　442.23
- Caniculus/i
- －caroticotympanici　30.29
- －chordae tympani　30.24
- －cochleae　32.22
- －lacrimalis　448.17
- －mastoideus　32.24
- －tympanicus　32.28
- －vestibuli　32.15
- Canalis/es
- －adductorius　120.5
- －alveolares《corporis maxillae》　40.15
- －analis　154.1
- －arteriae vertebralis　50.10
- －caroticus　30.26
- －carpi　84.4
- －centralis《medullae spinalis》　318.8 ；324.29
- －cervicis uteri　202.18
- －condylaris　26.14
- －diploici　20.36
- －gastricus　146.30
- －hyaloideus　442.27
- －incisivi　22.18；42.4
- －infraorbitalis　40.4
- －inguinalis　108.30
- －longitudinales modioli《cochleae》　462.15
- －mandibulae　46.7
- －musculotubarius　30.30
- －nasolacrimalis　24.11
- －nervi
- ――facialis　30.22
- ――hypoglossi　26.15
- －nutricius/nutriens　14.19
- －obturatorius　86.5
- －opticus　28.21
- －palatini minores　42.22
- －palatinus major　22.14
- －palatovaginalis　22.21
- －pterygoideus　30.12
- －pudendals　216.3
- －pyloricus　146.33
- －radicis dentis　138.34
- －sacralis　50.36
- －semicirculares　460.15
- －semicircularis
- ――anterior　460.16
- ――lateralis　460.22
- ――posterior　460.18
- －spiralis
- ――cochleae　462.2
- ――modioli　462.14
- －ulnaris　84.5
- －vertebralis　48.12
- －vomerorostralis　22.23
- －vomerovaginalis　22.22
- Capilli　470.16
- Capitulum humeri　56.23
- Capsula　298.12；298.35
- －adiposa《perirenalis》　182.13
- －articularis　14.48
- －cricoarytenoidea　168.25
- －cricothyroidea　168.7
- －externa　392.26
- －extrema　392.27
- －fibrosa

- ――《glandulae thyroideae》　220.16
- ――《renis》　182.14
- ――perivascularis《hepatis》　158.23
- －ganglii　18.35
- －glomerularis　184.24
- －interna　392.1
- －lentis　442.7
- －prostatica　194.17
- －tonsillaris　142.12
- Caput　2.3；15.37
- －《cornu posterioris medullae spinalis》　320.7
- －《nuclei caudati》　390.3
- －articulare　14.46
- －breve
- ――《m. bicipitis brachii》　112.15
- ――《m. bicipitis femoris》　124.4
- －costae　52.8
- －epididymidis　190.32
- －femoris　66.3
- －fibulae　68.16
- －humerale
- ――《m. extensoris carpi ulnaris》　114.19
- ――《m. flexoris carpi ulnaris》　114.4
- ――《m. pronatoris teretis》　112.26
- －humeri　56.3
- －humeroulnare《m. flexoris digitorum superficialis》　114.7
- －inferius《m. pterygoidei lateralis》　96.20
- －laterale
- ――《m. flexoris hallucis brevis》　126.4
- ――《m. gastrocnemii》　124.15
- ――《m. tricipitis brachii》　112.21
- －longum
- ――《m. bicipitis brachii》　112.14
- ――《m. bicipitis femoris》　124.3
- ――《m. tricipitis brachii》　112.20
- －mallei　456.14
- －mandibulae　46.13
- －mediale
- ――《m. flexoris hallucis brevis》　126.3
- ――《m. gastrocnemii》　124.16
- ――《m. tricipitis brachii》　112.22
- －obliquum
- ――《m. adductoris hallucis》　126.6
- ――《m. adductoris pollicis》　116.7
- －ossis
- ――metacarpi　60.19
- ――metatarsi　62.7
- －pancreatis　162.2
- －phalangis
- ――《manus》　60.28
- ――《pedis》　72.29
- －profundum
- ――《m. flexoris pollicis

- brevis》　116.4
- ――《m. tricipitis brachii》　112.22
- －radiale《m. flexoris digitorum》　114.8
- －radii　58.2
- －rectum《m. rectum femoris》　122.19
- －reflexum《m. rectum femoris》　122.20
- －stapedis　456.3
- －superficiale《m. flexoris pollicis brevis》　116.3
- －superius《m. pterygoidei lateralis》　96.19
- －tali　70.4
- －transversum
- ――《m. adductoris hallucis》　126.7
- ――《m. adductoris pollicis》　116.8
- －ulnae　58.35
- －ulnare
- ――《m. extensoris carpi ulnaris》　114.20
- ――《m. flexoris carpi ulnaris》　114.5
- ――《m. pronatoris teretis》　112.27
- Cardia　146.24
- Carina
- －tracheae　172.25
- －urethralis vaginae　204.16
- Carpus　2.28
- Cartilago/ines
- －alares minores《nasi》　164.12
- －alaris major《nasi》　164.8
- －arytenoidea　168.11
- －auriculae　450.5
- －corniculata　168.29
- －costalis　52.6
- －cricoidea　168.1
- －cuneiformis　170.1
- －epiglottica　170.4
- －epiphysialis　12.40；14.40
- －et articulationes laryngis　166.18
- －meatus acustici　452.18
- －nasi　164.7
- ――accessoriae　164.13
- －septi nasi　164.14
- －sesamoidea《lig. cricopharyngei》　168.28
- －thyroidea　166.19
- －tracheales　172.20
- －triticea　166.35
- －tubae auditivae/auditoriae　458.20
- －vomeronasalis　164.17
- Caruncula/e
- －hymenales　204.9
- －lacrimalis　446.28
- －sublingualis　134.31
- Cauda
- －《nuclei caudati》　390.5
- －epididymidis　190.35
- －equina　19.29
- －helicis　450.9
- －pancreatis　162.14
- Caudalis　4.21
- Cavea thoracis　52.36

Cavernae
- corporis spongiosi 196.26
- corporum cavernosorum 196.25
Cavitas/tes 2.49
- abdominis/abdominalis 2.53 ; 210.2
- et pelvis 2.52 ; 210.1
- articularis 14.44
- conchae 450.16
- coronae 138.33
- cranii 2.50
- dentis 138.32
- glenoidalis《scapulae》 54.21
- infraglottica 172.9
- laryngis 170.23
- medullaris 14.14
- nasalis ossea 24.12
- nasi 164.18
- orbitalis 22.25
- oris 134.3
- - propria 134.20
- pelvina 210.3
- pelvis 2.54 ; 64.15 ; 210.3
- pericardiaca 222.12
- peritonealis 210.8
- pharyngis 142.26
- pleuralis 180.2
- pulparis 138.32
- thoracica/thoracis 2.51 ; 52.37 ; 180.1
- tympani 32.30 ; 454.2
- uteri 202.7
Cavum
- 《septi pellucidi》 382.2
- conchae 450.16
- trigeminale 314.13
Cellulae
- adrenergicae areae postremae et nuclei reticularis anteriores [C1, C2] 397.28
- aminergicae 396.2
- - areae tegmentalis ventralis [A10] 396.13
- formationis reticularis [A8] 396.7
- - partis compactae substantiae nigrae [A9] 396.10
- cholinergicae 397.29
- areae tegmentalis dorsalis [Ch5, Ch6, Ch8] 397.34
- - epithalamicae [Ch7] 397.35
- - globi pallidi, nuclei accumbentis et
- - - gyri diagonalis [Ch2] 397.31
- - - striae diagonalis [Ch3] 397.32
- nuclei septi medialis [Ch1] 397.30
- - substantiae innominatae, nuclei basalis, corporis amygdaloidei et tuberculi olfactorii [Ch4] 397.33
- dopaminergicae
- - 《areae tegmentalis reticularis》 396.14

- - 《formationis reticularis》 396.8
- - 《partis compactae substantiae nigrae》 396.11
- - areae hypothalamicae posterioris [A11] 396.16
- - bulbi olfactorii [A15] 396.20
- - nuclei arcuati [A12] 396.17
- - zonae incertae [A13] 396.18
- - zonae medialis et areae anterioris hypothalamicae [A14] 396.19
- - ethmoidales 166.13
- - anteriores 38.8 ; 166.14
- - mediae 38.9 ; 166.15
- - posteriores 38.10 ; 166.16
- - mastoideae 454.29
- noradrenergicae
- - 《areae tegmentalis reticularis》 396.15
- - 《formationis reticularis》 396.9
- - 《partis compactae substantiae nigrae》 396.12
- - caudalis lateralis [A5] 396.6
- - loci caerulei [A6] 396.5
- - medullae oblongatae [A1, A2] 396.3
- - nuclei lemnisci lateralis [A7] 396.4
- pneumaticae 458.18
- serotoninergicae
- - nuclei raphes
- - - dorsalis [B7] 396.27
- - - magni [B3] 396.23
- - - mediani [B6] 396.26
- - - obscuri [B2] 396.22
- - - pallidi [B1] 396.21
- - - pontis [B5] 396.25
- - vicinae nuclei vestibularis medialis et nuclei prepositi [B4] 396.24
- tympanicae 454.30
Cementum 138.42
Centralis 4.38
Centrum
- ossificationis 14.20
- perinei 208.7
- primarium ossificationis 14.21
- secundarium ossificationis 14.22
- tendineum 《diaphragmatis》 106.36
Cerebellum 18.15 ; 356.4
Cerebrum 18.21 ; 374.1
Cervix 2.14
- 《cornu posteriori medullae spinalis》 320.9
- dentis 136.25
- uteri 202.10
- vesicae 186.13
Chiasma

- opticum 360.23
- tendinum《digitorum manus》 116.34
Choana/e 24.22 ; 164.20
Chondrocranium 20.6
Chorda/e
- a. umbilicalis 264.34
- oblique《membranae interossei antebrachii》 82.4
- tendineae《cordis》 224.4
- - falsae 224.5
- - spuriae 224.5
- - tympani 404.4 ; 406.19 ; 428.20
- uteroovarica 200.19
Choroidea 436.7
Cilia 446.15 ; 470.18
Cingulum
- 《dentis》 136.41
- 《prosencephali》 394.3
- membri
- - inferioris 2.34 ; 62.2
- - superioris 2.22
- pectorale 2.22 ; 54.2
- pelvicum 2.34 ; 62.2
Circulus
- arteriosus 17.7
- cerebri 248.1
- - iridis
- - - major 438.15
- - - minor 438.16
- vasculosus 17.8
- - nervi optici 440.29
Circumductio 15.29
Circumferentia articularis
- 《capitis radii》 58.4
- 《capitis ulnae》 58.36
Cisterna/e 17.9
- ambiens 314.30
- cerebellomedullaris
- - lateralis 314.26
- - posterior 314.25
- chiasmatica 314.28
- chyli 312.12
- fossae lateralis cerebri 314.27
- interpeduncularis 314.29
- laminae terminalis 314.33
- lumbalis 316.3
- magna 314.25
- pericallosa 314.31
- pontocerebellaris 314.32
- quadrigeminalis 316.1
- subarachnoideae 314.24
- venae magnae cerebri 316.1
Claustrum 388.1
Clavicula 54.26
Clitoris 206.8
Clivus 22.7
Clunes 2.35
Coccyx [vertebrae coccygeae I–IV] 50.39
Cochlea 460.25
Colliculus
- 《cartilaginis arytenoideae》 168.17
- facialis 346.5
- inferior 348.15 ; 354.24

- seminalis 198.10
- superior 348.16 ; 354.29
Collum 2.14
- anatomicum《humeri》 56.4
- chirurgicum《humeri》 56.5
- costae 52.11
- femoris 66.5
- fibulae 68.19
- glandis《penis》 196.13
- mallei 456.15
- mandibulae 46.14
- pancreatis 162.5
- radii 58.5
- scapulae 54.24
- tali 70.9
- vesicae 186.13
- - biliaris/felleae 160.14
Colon 152.1
- ascendens 152.2
- descendens 152.6
- sigmoideum 152.7
- transversum 152.4
Columna/e 17.59
- 《fornicis》 380.29
- anales 154.4
- anterior 318.16
- griseae《medullae spinalis》 318.15
- intermedia《medullae spinalis》 320.19
- posterior《medullae spinalis》 320.1
- renales 182.20
- rugarum 204.13
- - anterior 204.14
- - posterior 204.15
- vertebralis 46.20
Commissura/e 18.5
- 《fornicis》 380.34
- alba
- - anterior《medullae spinalis》 324.23
- - posterior《medullae spinalis》 324.28
- anterior 380.25 ; 392.28 ; 394.20
- bulborum《vestibuli》 206.4
- cerebelli 358.30
- cochlearis pontis 340.27
- colliculi
- - inferioris 356.1
- - superioris 356.2
- epithalamica 362.7
- grisea
- - anterior《medullae spinalis》 324.25
- - posterior《medullae spinalis》 324.26
- habenularum 362.5
- hippocampi 394.19
- labiorum《oris》 134.14
- - anterior 204.28
- - posterior 204.29
- lateralis palpebrarum 446.9
- medialis palpebrarum 446.10
- posterior 362.7
- prostatae 194.16
- supraoptica
- - dorsalis 372.20
- - ventralis 372.32

Commissura/e valvularum semilunarium ～ Crista/e sacralis medialis

- valvularum semilunarium
- - 《valvae aortae》 226.38
- - 《valvae trunci pulmonalis》 226.14
Compartimentum/a 16.16 ; 110.23 ; 118.2
- antebrachii
- - anterius 110.26
- - extensorum 110.29
- - flexorum 110.26
- - posterius 110.29
- brachii
- - anterius 110.24
- - extensorum 110.25
- - flexorum 110.24
- - posterius 110.25
- cruris
- - anterius 118.6
- - extensorum 118.6
- - fibularium 118.10
- - flexorum 118.7
- - laterale 118.10
- - peroneorum 118.10
- - posterius 118.7
- femoris
- - adductorum 118.5
- - anterius 118.3
- - extensorum 118.3
- - flexorum 118.4
- - mediale 118.5
- - posterius 118.4
- superficiale perinei 208.12
Complexus
- olivaris inferior 332.20
- stimulans cordis 224.12
Concha
- auriculae 450.14
- nasalis/nasi
- - inferior 38.19 ; 164.32
- - media 38.14 ; 164.31
- - superior 38.13 ; 164.30
- - suprema 38.12 ; 164.29
- sphenoidalis 28.19
Condylus 14.6
- humeri 56.22
- lateralis
- - 《femoris》 66.25
- - 《tibiae》 66.34
- mandibulae 46.13
- medialis
- - 《femoris》 66.22
- - 《tibiae》 66.33
- occipitalis 26.13
Confluens sinuum 280.9
Conjugata
- anatomica 64.26
- diagonalis 64.28
- externa 64.31
- mediana 64.30
- recta 64.29
- vera 64.27
Connexus intertendinei《m. extensoris digitorum》 114.16
Constrictio
- bronchoaortica 《oesophageae》 146.4
- diaphragmatica 《oesophageae》 146.5
- partis thoracicae 《oesophageae》 146.4

- pharyngooesophagealis 144.17
- phrenica《oesophageae》 146.5
Conus/i
- arteriosus 226.7
- elasticus 172.15
- epididymidis 110.33
- medullaris 316.22
Cor 222.15
Corium 470.10
Cornea 434.28
Cornu
- ammonis 384.27
- anterius
- - 《medullae spinalis》 318.10 ; 318.17
- - 《ventriculi lateralis》 382.13
- coccygeum 50.40
- frontale《ventriculi lateralis》 382.13
- inferius
- - 《cartilaginis thyroideae》 166.28
- - 《marginis falciformis hiatus》 118.18
- - 《ventriculi lateralis》 382.28
- laterale《medullae spinalis》 318.11 ; 320.21
- majus《ossis hyoidei》 46.19
- minus《ossis hyoidei》 46.18
- occipitale《ventriculi lateralis》 382.27
- posterius
- - 《medullae spinalis》 320.4 ; 318.12
- - 《ventriculi lateralis》 382.27
- sacrale 50.35
- superius
- - 《cartilaginis thyroideae》 166.27
- - 《marginis falciformis hiatus》 118.17
- temporale《ventriculi lateralis》 382.28
- uteri 202.4
Corona
- ciliaris 436.15
- clinica 136.24
- dentis 136.29
- glandis《penis》 196.11
- radiata 392.25
Coronalis 4.5
Corpus/ora
- 《fornicis》 380.32
- 《nuclei caudati》 390.4
- 《ossis sphenoidalis》 28.2
- adiposum
- - buccae 134.17
- - fossae ischioanalis 216.2
- - infrapatellare 88.18
- - orbitae 444.7
- - pararenale 182.12
- - preepiglotticum 170.9
- albicans 200.18
- amygdaloideum 386.12
- anococcygeum 208.8 ;

218.17
- callosum 380.12
- cavernosum
- - clitoridis 206.12
- - penis 196.17
- cerebelli 356.6
- ciliare 436.14
- claviculae 54.30
- clitoridis 206.10
- costae 52.13
- epididymidis 190.34
- femoris 66.13
- fibulae 68.20
- gastrium 146.29
- geniculatum
- - laterale 360.16
- - mediale 360.17
- humeri 56.11
- incudis 456.8
- juxtarestiforme 328.22
- linguae 140.2
- luteum 200.17
- mammae 472.18
- mammillare 360.19
- mandibulae 44.13
- maxillae 40.2
- medullare cerebelli 358.29
- ossis
- - hyoidei 46.17
- - ilii 62.13
- - ischii 62.35
- - metacarpi 60.18
- - metatarsi 72.18
- - pubis 64.2
- pancreatis 162.6
- paraaortica 232.3
- penis 196.6
- perineale 208.7
- phalangis
- - 《manus》 60.27
- - 《pedis》 72.28
- pineale 220.10
- radii 58.6
- restiforme 326.25 ; 328.20 ; 328.21
- rubrum 200.15
- spongiosum penis 196.18
- sterni 52.32
- striatum 390.15
- - ventrale 388.19 ; 390.18
- tali 70.12
- tibiae 68.1
- trapezoideum 340.18
- ulnae 58.27
- unguis 472.6
- uteri 202.3
- vertebrae 48.2
- vesicae 186.11
- - biliaris/felleae 160.12
- vitreum 442.25
Corpuscula renale 184.22
Cortex
- 《glandulae suprarenalis》 220.32
- 《nodi lymphoidei》 298.38
- cerebelli 358.15
- cerebri 384.1
- corticis《renalis》 182.18
- lentis 442.3
- ovarii 200.12
- periamygdaloideus 386.25

- renalis 182.16
- thymi 298.7
Costa/e
- [I—XII] 52.2 ; 52.7
- cervicalis 52.25
- colli 52.25
- fluctuantes [XI-XII] 52.5
- lumbalis 52.26
- prima [I] 52.19
- secunda [II] 52.23
- spuriae [VIII-XII] 52.4
- verae [I-VII] 52.3
Coxa 2.36
Cranialis 4.20
Cranium 20.3
Crena
- analis/ani 10.36
- interglutealis 10.36
Crista/e 14.8
- ampullaris 464.30
- arcuata 《cartilaginis arytenoideae》 168.16
- basilaris 《ductus cochlearis》 466.11
- buccinatoria 44.36
- capitis costae 52.10
- choanalis vomeris 38.34
- colli costae 52.12
- conchalis
- - 《corporis maxillae》 40.19
- - 《ossis palatini》 42.23
- costae 52.18
- cutis 470.4
- ethmoidalis
- - 《maxillae》 40.27
- - 《ossis palatini》 42.24
- fenestrae cochleae 454.17
- frontalis 36.16
- galli 38.4
- iliaca 62.17
- infratemporalis 《alaris majoris ossis sphenoidalis》 28.28
- intertrochanterica 66.11
- lacrimalis
- - anterior 40.25
- - posterior 38.24
- marginalis 《dentis》 136.40
- matricis unguis 472.3
- medialis 《fibulae》 68.24
- musculi supinatoris 58.34
- nasalis
- - 《laminae horizontalis ossis palatini》 42.32
- - 《maxillae》 42.2
- obliqua 《dentis》 136.35
- obturatoria 64.9
- occipitalis
- - externa 26.22
- - interna 26.30
- palatina 《laminae horizontalis ossis palatine》 42.33
- palatopharyngea 144.9
- pubica 64.5
- renalis 182.36
- sacralis
- - lateralis 50.34
- - medialis 50.33

Crista/e sacralis mediana 〜 Ductulus/i excretorii

- ‒ ‒ mediana 50.31
- ‒ sphenoidalis 28.14
- ‒ spiralis《ductus cochlearis》 466.11
- ‒ supracondylaris
- ‒ ‒ lateralis 56.20
- ‒ ‒ medialis 56.17
- ‒ supraepicondylaris
- ‒ ‒ lateralis 56.20
- ‒ ‒ medialis 56.17
- ‒ supramastoidea 34.17
- ‒ suprastyloidea 58.16
- ‒ supravalvularis 228.4 ; 230.4
- ‒ supraventricularis 226.6
- ‒ temporalis《mandibulae》 46.10
- ‒ terminalis《atrii dextri》 224.23
- ‒ transversa《meati acustici interni》 462.22
- ‒ transversalis《dentis》 136.33
- ‒ triangularis《dentis》 136.34
- ‒ tuberculi
- ‒ ‒ majoris 56.9
- ‒ ‒ minoris 56.10
- ‒ urethralis 198.9 ; 206.122
- ‒ verticalis《meati acustici interni》 462.24
- ‒ vestibuli 460.7

Cruces pilorum 470.28
Crus/ra
- ‒ fornicis》 380.33
- ‒ 《membri inferioris》 2.40
- ‒ anterius
- ‒ ‒ 《capsulae internae》 392.3
- ‒ ‒ 《marginis falciformis hiatus》 118.18
- ‒ ‒ 《stapedis》 456.4
- ‒ antihelicis 450.12
- ‒ breve《incudis》 456.11
- ‒ cerebri 348.7 ; 348.20
- ‒ clitoridis 206.9
- ‒ dextrum
- ‒ ‒ 《diaphragmatis》 106.26
- ‒ ‒ 《fasciculi atrioventricularis》 224.17
- ‒ helicis 450.7
- ‒ horizontale《striae diagonalis》 388.3
- ‒ inferius《marginis falciformis hiatus saphenus》 118.18
- ‒ laterale
- ‒ ‒ 《anuli inguinalis superficialis》 108.19
- ‒ ‒ 《cartilaginis alaris majoris nasi》 164.11
- ‒ longum《incudis》 456.9
- ‒ mediale
- ‒ ‒ 《anuli inguinalis superficialis》 108.18
- ‒ ‒ 《cartilaginis alaris majoris nasi》 164.9
- ‒ membranacea ampullaria《ductus semicircularis》 464.14
- ‒ membranaceum
- ‒ ‒ commune《ductus semicircularis》 464.13
- ‒ ‒ simplex《ductus semicircularis》 464.17
- ‒ ossea
- ‒ ‒ ampullaria《canalis semicircularis》 460.21
- ‒ osseum
- ‒ ‒ commune《canalis semicircularis》 460.20
- ‒ ‒ simplex《canalis semicircularis》 460.24
- ‒ penis 196.7
- ‒ posterius
- ‒ ‒ 《capsulae internae》 392.8
- ‒ ‒ 《stapedis》 456.5
- ‒ primum lobuli ansiformis [H VII A] 《cerebelli》 356.32
- ‒ secundum lobuli ansiformis [H VII A] 《cerebelli》 356.34
- ‒ sinistrum
- ‒ ‒ 《diaphragmatis》 106.27
- ‒ ‒ 《fasciculi atrioventricularis》 224.18
- ‒ superius《marginis falciformis hiatus》 118.17
- ‒ verticale《striae diagonalis》 388.4
Cryptae tonsillares 142.15
Cubitus 2.25
Culmen [IV et V] 356.17
Cumulus oophorus 200.36
Cuneus 378.22
Cupula
- ‒ ampullaris 464.32
- ‒ cochleae 460.26
- ‒ pleurae 180.8
Curvatura/e
- ‒ major《gastricae》 146.21
- ‒ minor《gastricae》 146.22
- ‒ primaria 46.21
- ‒ secundariae 46.24
Curvea occlusalis 136.17
Cuspis/des 17.23
- ‒ accessoria《dentis》 136.32
- ‒ anterior
- ‒ ‒ 《atrioventricularis dextrae》 226.3
- ‒ ‒ 《atrioventricularis sinistri》 226.26
- ‒ buccalis 138.4
- ‒ commissurales《valvae atrioventricularis sinistri》 226.28
- ‒ dentis 136.30
- ‒ distalis 138.13
- ‒ distobuccalis 138.10
- ‒ distolingualis 138.12

- ‒ distopalatinalis 138.11
- ‒ lingualis 138.6
- ‒ mesiobuccalis 138.7
- ‒ mesiolingualis 138.9
- ‒ mesiopalatalis 138.8
- ‒ palatinalis 138.5
- ‒ paramolaris 138.2
- ‒ posterior
- ‒ ‒ 《valvae atrioventricularis dextrae》 226.4
- ‒ ‒ 《valvae atrioventricularis sinistri》 226.27
- ‒ septalis《valvae atrioventricularis dextrae》 226.5
Cutis 470.2
Cymba conchae 450.15

D

Declive [VI] 356.27
Decussatio/nes 18.11
- ‒ fibrarum nervorum trochlearium 356.3
- ‒ lemnisci medialis 328.11
- ‒ pedunculorum cerebellarium superiorum 350.18
- ‒ pyramidum 326.15 ; 328.7
- ‒ tegmentales 350.24
- ‒ tegmentalis
- ‒ ‒ anterior 350.26
- ‒ ‒ posterior 350.25
Dens/tes 136.12
- ‒ acustici 466.17
- ‒ axis 50.13
- ‒ caninus 136.20
- ‒ decidui 136.13
- ‒ incisivus 136.19
- ‒ molaris 136.22
- ‒ ‒ tertius 136.23
- ‒ permanentes 136.14
- ‒ premolaris 136.21
- ‒ serotinus 136.23
Dentinum 138.40
Dermis 470.10
Descensus testis 192.17
Desmocranium 20.7
Desmodontium 138.46
Dexter 4.7
Diameter
- ‒ obliqua《pelvis》 64.25
- ‒ transversa《pelvis》 64.24
Diaphragma 106.24
- ‒ pelvis 218.1
- ‒ sellae 314.12
- ‒ urogenitalis 208.21
Diaphysis 12.38
Diarthrosis 14.42
Diastema 136.18
Diencephalon 326.7 ; 360.1
Digitationes hippocampi 384.24
Digitus/i
- ‒ anularis《manus》 10.30
- ‒ manus 2.32 ; 10.26
- ‒ medius《manus》 10.29
- ‒ minimus
- ‒ ‒ 《manus》 10.31
- ‒ ‒ 《pedis》 12.17
- ‒ pedis 2.48 ; 12.14
- ‒ primus [I]
- ‒ ‒ 《manus》 10.27

- ‒ ‒ 《pedis》 12.15
- ‒ quartus [IV]
- ‒ ‒ 《manus》 10.30
- ‒ ‒ 《pedis》 12.16
- ‒ quintus [V]
- ‒ ‒ 《manus》 10.31
- ‒ ‒ 《pedis》 12.17
- ‒ secundus [II]
- ‒ ‒ 《manus》 10.28
- ‒ ‒ 《pedis》 12.16
- ‒ tertius [III]
- ‒ ‒ 《manus》 10.29
- ‒ ‒ 《pedis》 12.16
Diploe 20.35
Discus
- ‒ articularis 15.6
- ‒ ‒ 《acromioclavicularis》 80.28
- ‒ ‒ 《radioulnaris distalis》 82.21
- ‒ ‒ 《sternoclavicularis》 80.33
- ‒ ‒ 《temporomandibularis》 76.12
- ‒ interpubicus 86.7
- ‒ intervertebralis 78.3
- ‒ nervi optici 440.10
Distalis 4.37
Distantia
- ‒ intercristalis 64.33
- ‒ interspinosa 64.32
- ‒ intertrochanterica 64.34
Diverticula ampullae 《ductus deferentis》 192.13
Diverticulum ilei 150.21
Divisio/nes
- ‒ anteriores《plexus brachialis》 414.18
- ‒ autonomica 426.1
- ‒ lateralis
- ‒ ‒ dextra《hepatis》 158.17
- ‒ ‒ m. erectoris spinae lumborum 102.13
- ‒ ‒ sinistra《hepatis》 158.6
- ‒ medialis
- ‒ ‒ dextra《hepatis》 158.14
- ‒ ‒ m. erectoris spinae lumborum 102.18
- ‒ ‒ sinistra《hepatis》 158.9
- ‒ posteriores《plexus brachialis》 414.19
Dorsalis 4.15
Dorsum 2.20
- ‒ linguae 140.4
- ‒ manus 2.31
- ‒ nasi 164.4
- ‒ pedis 2.47 ; 12.3
- ‒ penis 196.8
- ‒ sellae 28.10
Ductulus/i
- ‒ aberrans
- ‒ ‒ inferior《epididymi》 190.39
- ‒ ‒ superior《epididymi》 190.38
- ‒ aberrantes《epididymi》 190.37
- ‒ efferentes testis 190.30
- ‒ excretorii《glandulae lacrimalis》 448.11

Ductulus/i prostatici ～ Facies interna

- prostatici 194.19
- transversi《epoophori》 204.20

Ductus
- arteriosus 228.26
- biliaris 160.22
- biliferi interlobulares 158.28
- choledochus 160.22
- cochlearis 466.3
- cysticus 160.20
- deferens 192.7
- - vestigialis 204.23
- ejaculatorius 192.24
- endolymphaticus 464.21
- epididymidis 190.36
- excretorius《glandulae vesiculosae》 192.23
- glandulae bulbourethralis 196.2
- hepaticus
- - communis 160.1
- - dexter 160.2
- - sinister 160.5
- incisivus 166.8
- lactiferi 472.23
- lobi caudate
- - dexter《hepatis》 160.8
- - sinister《hepatis》 160.9
- longitudinalis《epoophori》 204.19
- lymphaticus dexter 312.6
- nasolacrimalis 448.21
- pancreaticus 162.15
- - accessorius 162.17
- paraurethrales 198.28；206.33
- parotideus 136.11
- reuniens 464.23
- saccularis 464.20
- semicirculares 464.8
- semicircularis
- - anterior 464.9
- - lateralis 464.15
- - posterior 464.11
- sublinguales minores 136.4
- sublingualis major 136.3
- submandibularis 136.6
- thoracicus 312.7
- - dexter 312.6
- thyroglossalis 140.21
- utricularis 464.19
- utriculosaccularis 464.18

Duodenum 150.1
Dura mater 314.4；314.6
- cranialis 314.7
- encephali 314.7
- spinalis 314.16

E

Eminentia 14.4
- arcuata 32.3
- collateralis《ventriculi lateralis》 382.23
- conchae 450.31
- cruciformis 26.23
- fossae triangularis 450.33

- frontalis 36.4
- hypothenaris 10.24
- iliopubica 64.7
- intercondylaris 66.38
- maxillae 40.16
- medialis《fossae rhomboideae》 346.4
- mediana《hypothalami》 360.29
- parietalis 34.33
- pyramidalis 454.24
- scaphae 450.32
- thenaris 10.23
Enamelum 138.41
Enarthrosis 15.22
Encephalon 326.1
Endocardium 224.20
Endolympha 464.3
Endometrium 202.27
Endomysium 16.29
Endoneurium 19.7
Endorotatio 15.28
Endosteum 14.15
Ependyma 18.14
Epicanthus 446.6
Epicardium 222.8
Epicondylus 14.7
- lateralis
- -《femoris》 66.26
- -《humeri》 56.30
- medialis
- -《femoris》 66.23
- -《humeri》 56.28
Epidermis 470.9
Epididymis 190.31
Epigastrium 8.13
Epiglottis 170.3
Epimysium 16.27
Epineurium 19.9
Epiphysis 12.39
- anularis 48.4
- cerebri 220.10
Epithalamus 360.3；362.12
Epithelium
- anterius《corneae》 436.1
- lentis 442.6
- pigmentosum《iridis》 438.13
- posterius《corneae》 436.5
Eponychium 472.12
Epoophoron 204.18
Equator
-《bulbi oculi》 434.9
-《lentis》 442.13
Excavatio
- disci 440.11
- rectouterina 214.19
- rectovesicalis 214.20
- vesicouterina 214.11
Exorotatio 15.27
Extensio 15.31
Extensor 4.47
Externus 4.31
Extremitas
- acromialis《claviculae》 54.32
- anterior《splenica》 298.23
- inferior
- -《renis》 182.10
- -《testis》 190.7
- posterior《splenica》 298.24

- sternalis《claviculae》 54.27
- superior
- -《renis》 182.9
- -《testis》 190.6
- tubaria《ovarii》 200.8
- uterina《ovarii》 200.9

F

Facies 2.8
- anterior
- -《cordis》 222.17
- -《corneae》 434.32
- -《corpus maxillae》 40.7
- -《glandulae suprarenalis》 220.25
- -《iridis》 438.4
- -《lentis》 442.10
- -《patellae》 68.36
- -《prostatae》 194.7
- -《radii》 58.9
- -《renis》 182.7
- -《scapulae》 54.4
- -《ulnae》 58.29
- -《uteri》 202.8
- - palpebrae 446.5
- - partis petrosae 32.1
- anteroinferior《corporis pancreatis》 162.9
- anterolateralis
- -《cartilaginis arytenoideae》 168.14
- -《humeri》 56.13
- anteromedialis《humeri》 56.12
- anterosuperior《corporis pancreatis》 162.7
- approximalis《dentis》 138.22
- articularis 14.13；14.43
- -《cartilaginis arytenoideae》 168.12
- -《fossae mandibularis ossis temporalis》 34.21
- -《patellae》 68.35
- - acromialis《claviculae》 54.33
- - anterior《axis》 50.15
- - arytenoidea《cricoideae》 168.4
- - calcanea
- - - anterior《tali》 70.8
- - - media《tali》 70.10
- - - posterior《tali》 70.22
- - capitis
- - - costae 52.9
- - - fibulae 68.17
- - - carpalis《radii》 58.20
- - clavicularis《scapulae》 54.12
- - cuboidea《calcanei》 72.6
- - fibularis《tibiae》 66.35
- - inferior
- - -《atlantis》 50.4
- - -《tibiae》 68.14
- - -《vertebrae》 48.18
- - ligamenti calcaneonavicularis plantaris《tali》 70.6
- - malleoli
- - - lateralis《fibulae》

68.29
- - - medialis《tibiae》 68.12
- - navicularis《tali》 70.5
- - partis calcaneonavicularis ligamenti bifurcati《tali》 70.7
- - posterior《axis》 50.16
- - sternalis《claviculae》 54.28
- - superior
- - -《atlantis》 50.3
- - -《tibiae》 66.32
- - -《vertebralis》 48.16
- - talaris
- - - anterior《calcanei》 72.1
- - - media《calcanei》 72.2
- - - posterior《calcanei》 72.3
- - thyroidea《cricoideae》 168.5
- - tuberculi costae 52.15
- auricularis
-《ossis ilii》 62.32
-《ossis sacri》 50.24
- buccalis《dentis》 138.16
- cerebralis
- -《alaris majoris ossis sphenoidalis》 28.25
- -《ossis temporalis》 34.23
- colica《splenica》 298.21
- costalis
- -《pulmonis》 176.6
- -《scapulae》 54.4
- diaphragmatica
- -《cordis》 222.18
- -《hepatis》 154.19
- -《pulmonis》 176.10
- -《splenica》 298.17
- distalis《dentis》 138.21
- dorsales digitorum
- - -《manus》 10.33
- -《pedis》 12.19
- dorsalis《ossis sacri》 50.30
- externa
- -《ossis frontalis》 36.3
- -《ossis parietalis》 34.30
- gastrica《splenica》 298.20
- glutea《ossis ilii》 62.27
- inferior
- -《cordis》 222.18
- linguae 140.7
- - partis petrosae《ossis temporalis》 32.20
- inferolateralis
- -《prostatae》 194.9
- infratemporalis
- -《alaris majoris ossis sphenoidalis》 28.27
- -《corporis maxillae》 40.13
- interlobaris《pulmonis》 176.11
- interna
- -《ossis frontalis》 36.15
- -《ossis parietalis》 34.25

- intervertebralis 48.3
- intestinalis《uteri》 202.6
- labialis《dentis》 138.17
- lateralis
- -《fibulae》 68.21
- -《ossis zygomatici》 44.2
- -《ovarii》 200.5
- -《radii》 58.10
- -《testis》 190.8
- -《tibiae》 68.6
- lingualis《dentis》 138.18
- lunata《acetabuli》 62.8
- malleolaris
- - lateralis《tali》 70.15
- - medialis《tali》 70.17
- maxillaris
- -《alaris majores ossis sphenoidalis》 28.23
- -《ossis palatini》 42.18
- medialis
- -《cartilaginis arytenoideae》 168.20
- -《fibulae》 68.22
- -《ovarii》 200.4
- -《testis》 190.9
- -《tibiae》 68.3
- -《ulnae》 58.30
- - et inferior hemispherii cerebri 376.26
- mediastinalis《pulmonis》 176.8
- mesialis《dentis》 138.20
- nasalis
- -《corporis maxillae》 40.17
- -《laminae horizontalis ossis》 42.17
- -《ossis palatini》 42.28
- occlusalis《dentis》 138.14
- orbitalis
- -《alaris majoris ossis sphenoidalis》 28.30
- -《corporis maxillae》 40.3
- -《ossis frontalis》 36.23
- -《ossis zygomatici》 44.4
- palatina《laminae horizontalis ossis palatini》 42.29
- palatinalis《dentis》 138.19
- palmares digitorum 10.32
- pancreatica《splenica》 298.22
- patellaris《femoris》 66.28
- pelvica《ossis sacri》 50.26
- plantares digitorum 12.18
- poplitea《femoris》 66.19
- posterior
- -《cartilaginis arytenoideae》 168.21
- -《corneae》 434.23
- -《corporis pancreatis》 162.8

- -《fibulae》 68.23
- -《glandulae suprarenalis》 220.26
- -《humeri》 56.14
- -《iridis》 438.5
- -《lentis》 442.11
- -《prostatae》 194.8
- -《radii》 58.8
- -《renis》 182.8
- -《scapulae》 54.6
- -《tibiae》 68.4
- -《ulnae》 58.28
- -《uteri》 202.6
- - palpebrae 446.7
- - partis petrosae 32.11
- pulmonalis dextra/ sinistra《cordis》 222.19
- renalis
- -《glandulae suprarenalis》 220.27
- -《splenica》 298.19
- sacropelvica《ossis ilii》 62.31
- sternocostalis《cordis》 222.17
- superior《tali》 70.14
- superolateralis hemispherii cerebri 374.3
- symphysialis 64.4
- temporalis
- -《alaris majoris ossis sphenoidalis》 28.26
- -《ossis frontalis》 36.11
- -《ossis zygomatici》 44.3
- -《partis squamosae ossis temporalis》 34.14
- urethralis 196.9
- vesicalis《uteri》 202.8
- vestibularis《dentis》 138.15
- visceralis
- -《hepatis》 156.1
- -《splenica》 298.18
Falx
- cerebelli 314.11
- cerebri 314.8
- inguinalis 108.24
Fascia/e 16.17
- abdominis 108.32
- - parietalis 108.37
- - superficialis 110.13
- - visceralis 108.33
- antebrachii 116.21
- axillaris 116.15
- brachii 116.18
- buccopharyngea 96.22
- buccopharyngealis 96.22；144.38
- capitis et colli 16.18
- cervicalis 100.4
- clavipectoralis 106.21
- clitoridis 206.14
- colli 100.4
- cremasterica 192.4
- cribrosa 118.19
- cruris 120.8
- deltoidea 116.17
- diaphragmatica 108.3
- diaphragmatis urogenitalis
- - inferior 208.18

- - superior 208.25
- dorsalis
- - manus 116.22
- - pedis 120.17
- endoabdominalis 108.37
- endopelvina 216.11
- endothoracica 106.23； 180.20
- extraperitonealis
- -《abdominis》 108.35
- -《pelvis》 216.9
- extraserosalis 16.21
- iliaca 110.2
- iliopsoas 110.2
- inferior diaphragmatis pelvis 216.26
- infraspinata 112.9
- investiens 16.25
- - abdominis 110.10
- - perinei superficialis 208.13
- - profunda《abdominis》 110.11
- - superficialis 110.13
- investientes intermediae《abdominis》 110.12
- lata 118.11
- masseterica 96.23
- membrorum 16.23
- musculares《bulbi》 444.8
- musculi
- - piriformis 216.15
- - quadrati lumborum 104.29
- musculorum 16.24
- nuchae 102.6
- obturatoria 216.13
- parietalis 16.20
- - thoracis 106.23； 180.22
- parotidea 96.24
- pectoralis 106.20
- pelvica 216.4
- pelvis 216.4
- - parietalis 216.11
- - visceralis 216.5
- penis 196.29
- - profunda 196.29
- - superficialis 196.30
- perinei 208.13
- pharyngobasilaris 144.18
- phrenicopleuralis 180.22
- precaecocolica 150.39
- presacralis 216.24
- propria
- - musculi 16.26
- - organi
- - -《abdominis》 108.34；110.1
- - -《pelvis》 216.6； 216.12
- rectoprostatica 216.7
- rectosacralis 216.25
- rectovaginalis 216.8
- renalis 182.11
- spermatica
- - externa 192.2
- - interna 192.5
- superior diaphragmatis pelvis 216.16
- supraspinata 112.7

- temporalis 96.25
- thoracica 106.22
- thoracolumbalis 104.26
- transversalis 110.6
- trunci 16.19
- umbilicalis 110.9
- visceralis 16.22
Fasciculus/i 18.4
-《plexus brachialis》 414.20
- anterior《m. palatopharyngei》 142.23
- arcuatus 394.5
- atrioventricularis 224.15
- ciliaris《partis palpebralis m. orbicularis oculi palpebralis》 94.21
- cuneatus 324.18； 326.27；328.9
- gracilis 324.17； 326.29；328.8
- interfascicularis 324.16
- lateralis《plexus brachialis》 416.2
- lenticularis 368.2； 390.23
- longitudinales《lig. cruciformis atlantis》 78.11
- longitudinalis
- - dorsalis 328.15； 340.5；350.13；372.19
- - inferior 394.4
- - medialis 328.14； 340.4；350.11
- - posterior 328.15； 340.5；350.13；372.19
- - superior 394.5
- mammillotegmentalis 372.26
- mammillothalamicus 372.27
- medialis
- -《plexus brachialis》 416.3
- - telencephali 372.28
- occipitales
- - horizontales 394.14
- - verticales 394.11
- occipitofrontalis
- - inferior 394.9
- - superior 394.10
- peduncularis 388.7
- posterior
- -《m. palatopharyngei》 142.24
- -《plexus brachialis》 416.4
- proprius
- - anterior 322.3
- - lateralis 322.16
- - posterior 324.14
- retroflexus 362.13
- semilunaris 324.16
- septomarginalis 324.15
- subcallosus 394.10
- subthalamicus 368.5； 390.24
- sulcomarginalis 322.4
- thalamicus [H1] 368.3；390.25
- transversi《aponeurosis plantaris》 120.19

Fasciculus/i uncinatus ～ Foramen/ina lacerum

- uncinatus
- - 《cerebri》 394.8
- - cerebelli 358.31
- vasculares《medullae renalis》 182.32
- Fastigium 346.14
- Fauces 142.1
- Femur 2.37 ; 66.2
- Fenestra
- cochleae 454.15
- vestibuli《ovalis》 454.9
- Fibra/e 18.7
- anuloolivares 340.30
- arcuatae
- - cerebri 394.2
- - externae
- - - anteriores 326.20 ; 328.24
- - - posteriores 328.25
- - internae 328.10
- associationes telencephali 394.1
- associationis 18.8
- - breves《telencephali》 394.7
- - longae《telencephali》 394.6
- caudales 394.13
- cerebelloolivares 340.31 ; 350.5
- circulares《m. ciliaris》 436.23
- commissurales telencephali 394.17
- commissuralis 18.9
- corporis callosi 394.18
- corticomesencephalicae 350.27
- corticonucleares
- - 《capsulae internae》 392.7
- - 《cerebri》 348.23
- - bulbi 328.5
- - mesencephali 350.6
- - pontis 338.15
- corticopontinae 338.17 ; 348.24
- corticoreticulares 328.6 ; 338.16 ; 348.29 ; 392.10
- corticorubrales 392.11
- corticospinales 328.4 ; 338.14 ; 348.22 ; 392.12
- corticotectales 392.23
- corticothalamicae 392.13
- cuneatae 394.15
- cuneocerebellares 330.12
- cuneospinales 324.19
- frontopontinae 348.25
- geniculocalcarinae 392.19
- geniculotemporales 392.22
- gracilispinales 324.20
- hypothalamospinales 324.7 ; 330.5
- intercrurales《anuli inguinalis》 108.20
- intrathalamicae 366.23
- laterales 394.12
- lentis 442.5
- linguales 394.16
- longitudinales《m. ciliaris》 436.21

- medulloreticulospinales 330.9
- meridionales《m. ciliaris》 436.20
- obliquae《m. sphincter pyloricus》 148.7
- occipitopontinae 348.26 ; 392.17
- occipitotectales 392.18
- olivospinales 322.13 ; 322.22
- pallido-, reticuloolivares 340.30
- paraventriculohypophysiales 372.24
- parietopontinae 348.27 ; 392.14
- periventriculares 366.25 ; 372.30
- pontis
- - longitudinales 338.13
- - transversae 338.19
- pontocerebellares 338.20
- postcommissurales 《columnae fornicis》 380.31
- precommissurales 《columnae fornicis》 380.30
- pretectoolivares 340.8 ; 350.22
- projectionis 18.10
- radiales《m. ciliaris》 436.22
- reticulospinales 322.8
- rubroolivares 340.29 ; 350.4
- spinobulbares 330.23
- spinocuneatae 324.21
- spinograciles 324.22
- spinohypothalamicae 330.22
- spinomesencephalicae 330.19
- spinoolivares 330.24
- spinoperiaqueductales 330.21
- spinoreticulares 330.18
- spinotectales 330.20
- spinothalamicae 330.17
- striae terminalis 372.21
- supraopticohypophysiales 372.25
- tectoolivares 340.9 ; 350.23
- tectopontinae 338.18
- tectoreticulares 340.10
- temporopontinae 348.28 ; 392.24
- thalamoparietales 392.15
- zonulares 442.16
- Fibrocartilago interpubica 86.7
- Fibula 68.15
- Fibularis 4.42
- Filum/a
- olfactoria 398.6
- radicularia 19.21
- terminale 316.15
- - externum 316.16
- - internum 316.17
- Fimbria/e
- hippocampi 380.10 ; 384.32

- ovariae 200.25
- tubae uterinae 200.24
- Fissura/e
- ansoparamedianis 356.35
- anterior inferior 《cerebelli》 356.42
- antitragohelicina 450.27
- cerebelli 18.16
- choroidea《ventriculi lateralis》 382.19
- horizontalis
- - 《cerebelli》 356.33
- - pulmonis dextri 176.22
- intercruralis《cerebelli》 356.33
- intrabiventralis 356.42
- intraculminalis 356.19
- intratonsillaris 142.13
- ligamenti
- - teretis 156.3
- - venosi 154.27
- longitudinalis cerebri 18.27
- lunogracilis 356.35
- mediana anterior
- - 《medullae oblongatae》 326.12
- - 《medullae spinalis》 316.25
- obliqua《pulmonis》 176.21
- occlusalis 136.36
- orbitalis
- - inferior 24.10
- - superior 24.9 ; 28.23
- petrooccipitalis 22.9
- petrosquamosa 32.32
- petrotympanica 32.31
- portalis
- - dextra 158.4
- - principalis 158.3
- postcentralis《cerebelli》 356.16
- postclivalis 356.29
- posterior superior 《cerebelli》 356.29
- posterolateralis 《cerebelli》 357.47
- postlingualis 356.9
- postpyramidalis 《cerebelli》 357.44
- prebiventralis 356.38
- precentralis《cerebelli》 356.9
- preclivalis 356.24
- preculminalis 356.16
- prepyramidalis 《cerebelli》 356.38
- prima《cerebelli》 356.24
- pterygomaxillaris 20.27
- secunda《cerebelli》 357.44
- sphenopetrosa 22.8
- tonsillaris 142.13
- transversa cerebri 18.28
- tympanomastoidea 32.34
- tympanosquamosa 32.33
- umbilicalis 158.2

Flexio 15.30
Flexor 4.46
Flexura/e
- anorectalis 154.2
- coli
- - dextra 152.3
- - hepatica 152.3
- - sinistra 152.5
- - splenica 152.5
- duodeni
- - inferior 150.6
- - superior 150.4
- duodenojejunalis 150.9
- inferior lateralis《recti》 152.23
- inferodextra lateralis 《recti》 152.23
- intermedia lateralis 《recti》 152.22
- intermediosinistra lateralis《recti》 152.22
- laterales《recti》 152.20
- perinealis 154.2
- sacralis《recti》 152.19
- superior lateralis《recti》 152.21
- superodextra lateralis 《recti》 152.21
Flocculus[H X] 358.6
Flumina pilorum 470.26
Folium/a
- cerebelli 18.17
- intergeniculatum 368.21
- vermis[VII A] 356.30
Folliculus/i
- ovarici
- - primarii 200.35
- - vesiculosi 200.14
- pili 470.24
Fonticulus/i
- anterior 20.29
- anterolateralis 20.31
- cranii 20.28
- mastoideus 20.32
- posterior 20.30
- posterolateralis 20.32
- sphenoidalis 20.31
Foramen/ina
- alveolaria《corporis maxillae》 40.14
- apicis dentis 138.35
- caecum 36.18
- - linguae 140.20
- - medullae oblongatae 326.13
- costotransversarium 80.11
- cribrosa 38.3
- epiploicum 212.3
- ethmoidale
- - anterius 24.5
- - posterius 24.6
- incisiva 22.19 ; 42.14
- infraorbitale 40.8
- infrapiriforme 86.19
- interventriculare 362.2 ; 382.14
- intervertebrale 48.8
- intervertebralia 50.28
- ischiadicum
- - majus 86.17
- - minus 86.20
- jugulare 22.11
- lacerum 22.12

568 Foramen/ina magnum 〜 Glandula/e laryngeales

- magnum　26.3
- mandibulae　46.5
- mastoideum　30.21
- mentale　44.19
- nasalia　38.30
- nervosa　462.6
- nutricium　14.18
- obturatum　62.10
- omentale　212.3
- ovale　28.36
- – cordis　224.26
- palatina minora　22.16；42.30
- palatinum majus　22.15
- papillaria《renalis》　182.39
- parietale　34.42
- petrosum　28.39
- rotundum　28.35
- sacralia
  - anteriora　50.29
  - – posteriora　50.32
- singulare　462.27
- sphenopalatinum　24.23
- spinosum　28.38
- stylomastoideum　32.27
- suprapiriforme　86.18
- thyroideum　166.29
- transversarium《vertebrae cervicales》　48.21
- venae cavae　106.37
- venarum minimarum　224.24
- venosum　28.37
- vertebrale　48.11
- zygomaticofaciale　44.10
- zygomaticoorbitale　44.9
- zygomaticotemporale　44.11

Forceps
- frontalis　380.21
- major　380.22
- minor　380.21
- occipitalis　380.22

Formatio reticularis　18.13
- spinalis　320.29

Fornix　372.22；380.28
- conjunctivae
- – inferior　448.4
- – superior　448.3
- gastricus　146.27
- pharyngis　142.28
- sacci lacrimalis　448.20
- vaginae　204.2

Fossa　14.11
- acetabuli　62.6
- antihelica　450.30
- articularis　14.45
- axillaris　8.10
- canina　40.9
- cerebellaris　26.38
- cerebralis　26.37
- condylaris　26.16
- coronoidea　56.26
- cranii
- – anterior　22.3
- – media　22.5
- – posterior　22.6
- cubitalis　10.10
- digastrica　44.21
- epigastrica　8.13
- glandulae lacrimalis　36.12

- hyaloidea　442.28
- hypophysialis　28.9
- iliaca　62.26
- incisiva　22.17
- incudis　454.25
- infraclavicularis　8.3
- infraspinata　54.10
- infratemporalis　20.25
- inguinalis
- – lateralis　214.7
- – medialis　214.4
- intercondylaris　66.29
- interpeduncularis　348.3
- ischioanalis　216.1
- jugularis　32.21
- lateralis cerebri　18.29
- malleoli lateralis　68.30
- mandibularis　34.20
- navicularis urethrae　198.24
- occlusalis　136.37
- olecrani　56.25
- ovalis　224.25
- ovarica　214.17
- pararectalis　214.21
- paravesicalis　214.9
- poplitea　10.46
- pterygoidea　30.5
- pterygopalatina　20.26
- radialis　56.27
- retromandibularis　6.21
- retromolaris　44.35
- retroureterica　188.15
- rhomboidea　346.2
- sacci lacrimalis　24.8；38.27
- scaphoidea　30.6
- subarcuata　32.14
- subscapularis　54.5
- supraclavicularis
- – major　6.35
- – minor　6.35
- supraspinata　54.9
- supratonsillaris　142.10
- supravesicalis　214.2
- temporalis　20.23
- tonsillaris　142.9
- triangularis《auriculae》　450.11
- trochanterica　66.7
- vesicae biliaris/felleae　156.2
- vestibuli vaginae　206.2

Fossula/e
- fenestrae
- – cochleae　454.16
- – vestibuli　454.10
- petrosa　32.29
- tonsillares《palatini》　142.14

Fovea
- articularis《capitis radii》　58.3
- capitis femoris　66.4
- centralis　440.13
- costalis
- – inferior　48.28
- – processus transversi　48.29
- – superior　48.27
- dentis《atlantis》　50.6
- distalis《atlantis》　136.39
- inferior《sulci limitantis》　346.37

- mesialis《dentis》　136.38
- oblonga《cartilaginis arytenoideae》　168.18
- pterygoidea　46.15
- sublingualis　44.26
- submandibularis　44.27
- superior《sulci limitantis》　346.26
- triangularis《cartilaginis arytenoideae》　168.19
- trochlearis　36.25

Foveola/e　440.14
- coccygea　8.21；470.33
- gastricae　148.14
- granulares　20.39
- suprameatalis　34.18
- suprameatica　34.18

Frenulum
- clitoridis　204.34
- labii
- – inferioris　134.13
- – superioris　134.12
- labiorum pudendi　204.30
- linguae　140.12
- ostii ilealis　150.33
- preputii　196.15
- veli　338.7
- – medullaris superioris　346.20

Frons　20.10
Frontalis　4.16
Fundus
- gastricus　146.26
- meatus acustici interni　462.21
- uteri　202.2
- vesicae　186.12
- – biliaris/felleae　160.11

Funiculus/i　18.2
- anterior《medullae spinalis》　322.2
- lateralis
- – 《medullae oblongatae》　326.18
- – 《medullae spinalis》　322.15
- medullae spinalis　316.31
- posterior《medullae spinalis》　324.13
- separans　346.11
- spermaticus　192.1

G

Galea aponeurotica　94.13
Ganglion/a　18.34
- aorticorenalia　430.27
- autonomicum　19.1
- cardiaca　430.13
- cervicale
- – inferioris　426.20
- – medium　426.17
- – superius　426.10
- cervicothoracicum　426.21
- ciliare　428.9
- cochleare　408.14
- coeliaca　430.20
- craniospinale sensorium　18.37
- geniculatum　406.18
- geniculi　406.18
- impar　428.5
- inferius

- – 《n. glossopharyngei》　408.17
- – 《n. vagi》　410.5
- intermedia　426.9
- lumbalia　428.1
- mesentericum
- – inferius　432.7
- – superius　430.29
- oticum　428.24
- parasympathicum　19.5
- pelvica　428.29
- phrenica　430.19
- pterygopalatinum　428.14
- renalia　432.2
- sacralia　428.3
- sensorium nervi
- – cranialis　18.39
- – spinalis　18.38
- spirale cochleae　408.14；466.25
- stellatum　426.21
- sublinguale　428.23
- submandibulare　428.19
- superius
- – 《n. glossopharyngei》　408.16
- – 《n. vagi》　410.2
- sympathicum　19.4
- terminale　398.4
- thoracica　426.25
- thoracicum splanchnicum　426.30
- trigeminale　398.15
- trunci sympathici　426.4
- tympanicum　408.19
- vertebrale　426.18
- vestibulare　408.3

Gaster　146.18
Gemma gustatoria　468.22
Geniculum
- 《nervi facialis》　406.2
- canalis nervi facialis　30.23

Genu　2.38
- 《corporis callosi》　380.14
- capsulae internae　392.6
- nervi facialis　340.17

Gingiva　134.27
Ginglymus　15.18
Glabella　36.6
Glandula/e
- areolares　472.26
- bronchiales　174.34
- buccales　134.36
- bulbourethralis　196.1
- cervicales　202.20
- ciliares　446.22
- conjunctivales　448.6
- cutis　470.29
- ductus
- – biliaris　160.28
- – choledochi　160.28
- – duodenales　150.17
- – endocrinae　220.1
- – gastricae　148.15
- – intestinales
- – 《crassi》　150.29
- – 《tenuis》　148.27
- labiales　134.35
- lacrimales accessoriae　448.12
- lacrimalis　448.8
- laryngeales　172.11

Glandula/e linguales ～ Isthmus prostatae

- linguales 134.39
- lingualis apicalis 134.40
- mammaria 472.19
- molares 134.37
- nasales 164.37
- oesophageae 146.17
- olfactoriae 434.4
- oris 134.33
- palatinae 134.38
- parathyroidea/e 220.20
- - accessoriae 220.23
- - inferior 220.20
- - superior 220.22
- parotidea 136.7
- - accessoria 136.10
- pharyngeales 144.21
- pinealis 220.10 ; 360.7
- pituitaria 220.2
- preputiales 196.31
- salivariae
- - majores 136.1
- - minores 134.34
- sebacea/e 446.23 ; 470.31
- seminalis 192.19
- sublingualis 136.2
- submandibularis 136.5
- sudorifera 470.30
- suprarenales accessoriae 220.34
- suprarenalis 220.24
- tarsales 446.21
- thyroidea 220.11
- thyroideae accessoriae 220.15
- tracheales 172.27
- tubariae 458.25
- urethrales 198.27 ; 206.31
- uterinae 202.18
- vesiculosa 192.19
- vestibulares minores 206.7
- vestibularis major 206.6

Glans
- clitoridis 206.11
- penis 196.10

Globus pallidus
- lateralis 390.9
- medialis 390.11

Glomerulus 184.23
Glomus/era
- aortica 232.1
- caroticum 232.7
- choroideum 316.11 ; 382.24
- coccygeum 258.34
- jugulare 276.23

Glottis 172.3
Gnathion 44.18
Gomphosis 14.28 ; 76.1
Gonion 20.22
Granulationes arachnoideae 314.23
Gubernaculum testis 192.18
Gyrus/i
- angularis 374.26
- breves insulae 376.22
- cerebri 18.24
- cinguli 380.2
- dentatus 380.8 ; 386.6
- fasciolaris 380.17
- frontalis

- - inferior 374.15
- - medialis 378.2
- - medius 374.20
- - superior 374.23
- insulae 376.20
- lingualis 378.24
- longus insulae 376.21
- occipitotemporalis
- - laterialis 378.25 ; 378.31
- - medialis 378.26 ; 378.29
- olfactorius
- - lateralis 378.15
- - medialis 378.16
- orbitales 378.11
- paracentralis
- - anterior 378.5
- - posterior 378.19
- parahippocampalis 380.5
- paraolfactorii 378.9
- paraterminalis 378.7
- postcentralis 374.30
- precentralis 374.21
- rectus 378.13
- supramarginalis 374.33
- temporalis/es
- - inferior 376.18 ; 378.32
- - medius 376.16
- - superior 376.8
- transversus/i 376.10
- - - anterior 376.11
- - - posterior 376.12

H

Habenula 360.4
Haema 17.10
Hallux 12.15
Hamulus
- lacrimalis 38.26
- laminae spiralis 462.7
- ossis hamati 60.14
- pterygoideus 30.10
Haustra coli 152.9
Helicotrema 462.17
Helix 450.6
Hemispherium
- cerebelli [H II—H X] 18.18 ; 358.2
- cerebri 18.22 ; 374.2
Hepar 154.18
Hiatus
- adductorius 120.7
- aorticus 106.33
- canalis nervi petrosi
- - majoris 32.4
- - minoris 32.5
- maxillaris 40.21
- oesophageus 106.34
- sacralis 50.37
- saphenus 118.15
- semilunaris 38.18 ; 166.3
- urogenitalis 218.11
Hilum
- 《glandulae suprarenalis》 220.30
- 《nodi lymphoidei》 298.37
- lienale 298.27
- nuclei
- - dentati 358.21
- - olivaris inferioris 332.25

- ovarii 200.3
- pulmonis 176.15
- renale 182.5
- splenicum 298.27
Hippocampus 384.21
- proprius 384.27
Hirci 470.22
Horizontalis 4.3
Humerus 56.2
Humor
- aquosus 442.19
- vitreus 442.31
Hymen 204.8
Hypochondrium 8.12
Hypodermis 472.29
Hypogastrium 8.17
Hyponychium 472.13
Hypophysis 220.2
- pharyngealis 142.29
Hypothalamus 360.18 ; 370.1
Hypothenar 10.24

I

Ileum 150.19
Ilium 62.12
Impressio/nes
- cardiaca
- - 《faciei diaphragmaticae hepatis》 154.21
- - 《pulmonis》 176.9
- colica《hepatis》 156.10
- digitatae 22.4
- duodenalis《hepatis》 156.9
- gastrica《hepatis》 156.8
- gyrorum 22.4
- ligamenti costoclavicularis 54.29
- oesophageale《hepatis》 156.7
- renalis《hepatis》 156.11
- suprarenalis《hepatis》 156.12
- trigeminalis 32.8
Incisura 14.10
- acetabuli 62.7
- angularis《gastricae》 146.23
- anterior《auriculae》 450.19
- apicis cordis 222.22
- cardiaca pulmonis sinistri 176.13
- cardialis 146.28
- cartilaginis meatus acustici 452.19
- clavicularis 52.29
- costalis 52.34
- ethmoidalis 36.28
- fibularis 68.13
- frontalis/foramen frontale 36.10
- interarytenoidea 170.26
- intertragica 450.20
- ischiadica
- - major 62.11
- - minor 62.39
- jugularis
- - 《occipitalis》 26.18
- - 《sterni》 52.30
- - 《temporale》 32.19
- lacrimalis 40.26
- ligamenti teretis 156.14
- mandibulae 46.11

- mastoidea 30.18
- nasalis 40.10
- pancreatis 162.4
- parietalis 34.12
- preoccipitalis 374.11 ; 376.4
- pterygoidea 30.4
- radialis 58.25
- scapulae 54.17
- sphenopalatina 42.19
- supraorbitalis/foramen supraorbitale 36.9
- tentorii 314.10
- terminalis auricularis 450.26
- thyroidea
- - inferior 166.23
- - superior 166.22
- trochlearis 58.26
- tympanica 34.8 ; 452.16
- ulnaris 58.19
- vertebralis
- - inferior 48.10
- - superior 48.9
Inclinatio pelvis 64.35
Incus 456.7
Index 10.28
Indusium griseum 380.17
Inferior 4.19
Infundibulum
- 《cordis》 226.7
- 《hypophysis》 220.8
- 《hypothalamus》 360.21
- ethmoidale 38.17 ; 166.2
- tubae uterinae 200.23
- vesicae biliaris/felleae 160.13
Inguen 8.16
Inion 20.18
Insertio 15.39
- partis superficialis musculi sphincteris ani externi 218.20
Insula 376.19
Insulae
- olfactoriae 388.8
- pancreaticae 162.19 ; 220.35
Integumentum commune 470.1
Intermedius 4.9
Internus 4.32
Intersectio/nes tendinea 16.32 ; 108.6
Intestinum
- crassum 150.22
- tenue 148.16
Intumescentia
- cervicalis 316.20
- lumbosacralis 316.21
- tympanica 408.19
Iris 438.1
Ischium 62.34
Isocortex 384.7
Isthmus
- aortae 232.1
- cartilaginis auricularis 450.25
- faucium 142.2
- glandulae thyroideae 220.13
- gyri cinguli 380.3
- prostatae 194.16

- tubae
  - - auditivae/auditoriae 458.17
  - - uterinae 200.27
  - - uteri 202.12

J

Jejunum 150.18
Jugum/a
- alveolaria
  - - 《mandibulae》 44.33
  - - 《maxillae》 42.13
- cerebralia 22.4
- sphenoidale 28.3
Junctio anorectalis 154.3
Junctura/e 14.23；74.1
- cartilaginea/e 14.37
  - - cranii 76.2
- cinguli
  - - pectoralis 80.20
  - - pelvici 86.2
- columnae vertebralis 76.24
- cranii 74.2
- fibrosa/e 14.26
  - - cranii 74.3
- membri
  - - inferioris 86.1
  - - - liberi 86.21
  - - superioris 80.19
  - - - liberi 82.1
- ossea 14.41
- ossium 14.24
- synovialis 14.42
- thoracis 78.23

K

Kyphosis
- sacralis 46.23
- thoracica 46.22

L

Labium/a
- anterius《ostii uteri》 202.16
- externum《cristae iliacae》 62.18
- inferius 134.11
- internum《cristae iliacae》 62.21
- laterale
  - - 《lineae asperae》 66.15
  - - 《sulci intertubercularis》 56.9
- limbi
  - - tympanicum《laminae spiralis》 466.16
  - - vestibulare《laminae spiralis》 466.15
- majus pudendi 204.27
- mediale
  - - 《lineae asperae》 66.16
  - - 《sulci intertubercularis》 56.10
- minus pudendi 204.32
- oris 134.7
- posterius《ostii uteri》 202.17
- superius 134.8
Labrum
- acetabuli 86.20
- articulare 14.47
- glenoidale《scapulae》

82.7
- ileocaecale 150.35
- ileocolicum 150.34
- inferius《ostii ilealis》 150.35
- superius《ostii ilealis》 150.34
Labyrinthus
- cochlearis 466.1
- corticis《renalis》 182.17
- ethmoidalis 38.7
- membranaceus 464.1
- osseus 460.3
- vestibularis 464.4
Lacertus
- fibrosus 112.16
- musculi recti
  - - lateralis《bulbi》 444.16
  - - medialis《bulbi》 444.14
Lacuna/e
- laterales 280.16
- musculorum《retroinguinalis》 120.1
- urethrales 198.26；206.32
- vasorum《retroinguinalis》 120.2
Lacus lacrimalis 448.14
Lambda 20.17
Lamella
- anterior《nuclei olivaris principalis》 332.23
- lateralis《nuclei olivaris principalis》 332.24
- posterior《nuclei olivaris principalis》 332.22
- tympanica 462.5
- vestibularis 462.4
Lamina/e 17.60
- 《septi pellucidi》 382.3
- I–VII《colliculi superioris》 354.30–354.36
- affixa 382.17
- anterior
  - - 《fasciae thoracolumbalis》 104.29
  - - 《vaginae musculi recti abdominis》 108.8
- arcus vertebrae 48.7
- basalis
  - - 《choroideae》 436.12
  - - 《corporis ciliaris》 436.24
- basilaris《ductus cochlearis》 466.12
- cartilaginis cricoideae 168.3
- choroidocapillaris 436.11
- cribrosa
  - - 《ossis ethmoidalis》 38.2
  - - sclerae 434.27
- dextra/sinistra 《cartilaginis thyroideae》 166.21
- epiphysialis 12.41
- episcleralis 434.24
- externa《calvariae》 20.34
- fusca sclerae 434.26
- granularis
  - - externa［Lamina II］《isocorticis》 384.10

- - interna［Lamina IV］《isocorticis》 384.12
- horizontalis《ossis palatini》 42.27
- interna《calvariae》 20.37
- lateralis
  - - 《cartilagis tubae auditivae》 458.22
  - - 《processi pterygoideus ossis sphenoidalis》 30.2
- limitans
  - - anterior《corneae》 436.2
  - - posterior《corneae》 436.4
- media 104.28
- medialis 30.3；458.21
- medullaris
  - - accessoria 390.13
  - - externa《corporis striati》 390.8
  - - interna《corporis striati》 390.10
  - - lateralis
    - - - 《thalami》 366.16
    - - - 《corporis striati》 390.8
  - - medialis
    - - - 《corporis striati》 390.10
    - - - 《thalami》 366.17
- membranacea《tubae auditivae》 458.23
- modioli《cochleae》 462.13
- molecularis［Lamina I］《isocorticis》 384.9
- multiformis［Lamina VI］《isocorticis》 384.14
- muscularis mucosae
  - - 《intestini crassi》 150.28
  - - 《intestini tenuis》 148.11；148.25
  - - 《oesophageae》 146.16
- orbitalis《ossis ethmoidalis》 38.11
- parietalis
  - - 《percardii》 222.7
  - - 《tunicae vaginalis testis》 190.14
- perpendicularis
  - - 《ossis ethmoidalis》 38.6
  - - 《ossis palatini》 42.16
- posterior
  - - 《fasciae thoracolumbalis》 104.27
  - - 《vaginae musculi recti》 108.9
- pretrachealis《fasciae cervicalis》 100.7
- prevertebralis《fasciae cervicalis》 100.9
- profunda
  - - 《fascia temporalis》 96.27
  - - 《fasciae thoracolumbalis》 104.29
  - - 《m. levatoris palpebrae superioris》

444.24
- pyramidalis
  - - externa［Lamina III］《isocorticis》 384.11
  - - interna［Lamina V］《isocorticis》 384.13
- quadrigemina 348.12；354.23
- spinales 318.18
  - - I–IV 320.2
  - - III et IV 320.10
  - - V 320.11
  - - V–VI 320.3
  - - VI 320.13
  - - VII 320.20
  - - VII–IX 318.19
  - - X 324.24
- spinalis
  - - I 320.6
  - - II 320.8
  - - ossea 462.3
  - - secundaria 462.8
- superficialis
  - - 《fascia cervicalis》 100.5
  - - 《fascia temporalis》 96.26
  - - 《fasciae thoracolumbalis》 104.27
  - - 《m. levatoris palpebrae superioris》 444.23
- suprachoroidea 436.8
- tecti 348.12；354.23
- terminalis 380.24
- tragi 452.20
- vasculosa 436.10
- visceralis
  - - 《pericardii》 222.8
  - - 《tunicae vaginalis testis》 190.15
Lanugo 470.15
Larynx 166.17
Lateralis 4.11
Latus 8.14
Lemniscus 18.6
- lateralis 340.20；350.7；366.19
- medialis 328.12；340.6；350.9；366.20
- spinalis 340.11；330.16；350.16；366.21
- trigeminalis 340.13；350.10；366.22
Lens 442.1
Leptomeninx 314.5
Lien 298.11
Ligamentum/a 15.8
- acromioclaviculare 80.27
- alaria 78.8
- anococcygeum 208.8；218.17
- anulare
  - - radii 82.17
  - - stapediale 456.29
- anularia《tracheales》 172.22
- apicis dentis 78.9
- arcuatum
  - - laterale 106.30
  - - mediale 106.29
  - - medianum 106.28
- arteriosum 228.26

Ligamentum/a atlantooccipitale ～ Ligamentum/a talocalcaneum posterius　571

- atlantooccipitale
- ─ ─ anterius　76.21
- ─ ─ laterale　76.23
- ─ auriculare
- ─ ─ anterius　452.2
- ─ ─ posterius　452.4
- ─ ─ superius　452.3
- ─ auricularia　452.1
- ─ bifurcatum　90.32
- ─ calcaneocuboideum 90.34
- ─ ─ dorsale　90.36
- ─ ─ plantare　92.3
- ─ calcaneofibulare　90.11
- ─ calcaneonaviculare 90.33
- ─ ─ plantare　90.18；92.4
- ─ capitis
- ─ ─ costae
- ─ ─ ─ intraarticulare　80.5
- ─ ─ ─ radiatum　80.4
- ─ ─ femoris　86.32
- ─ ─ fibulae
- ─ ─ ─ anterius　88.20
- ─ ─ ─ posterius　88.21
- ─ capsularia　15.10
- ─ cardinale　202.31
- ─ carpi
- ─ ─ radiatum　82.33
- ─ ─ transversum　116.26
- ─ carpometacarpalia
- ─ ─ dorsalia　84.7
- ─ ─ palmaria　84.8
- ─ ceratocricoideum　168.8
- ─ collaterale
- ─ ─ carpi
- ─ ─ ─ radiale　82.30
- ─ ─ ─ ulnare　82.29
- ─ ─ fibulare　88.11
- ─ ─ laterale《articulationis talocruralis》　90.8
- ─ ─ mediale《articulationis talocruralis》　90.3
- ─ ─ radiale　82.16
- ─ ─ tibiale　88.12
- ─ ─ ulnare　82.15
- ─ collateralia
- ─ ─《articulationis interphalangeae manus》　84.20
- ─ ─《articulationis interphalangeae pedis》　92.23
- ─ ─《articulationis metacarpophalangeae》　84.16
- ─ ─《articulationis metatarsophalangeae》　92.19
- ─ conoideum　80.31
- ─ coracoacromiale　80.22
- ─ coracoclaviculare　80.29
- ─ coracohumerale　82.8
- ─ coronarium《hepatis》 210.40
- ─ costoclaviculare　80.36
- ─ costotransversarium 80.7
- ─ ─ laterale　80.9
- ─ ─ superius　80.8
- ─ costoxiphoidea　80.16
- ─ cricoarytenoideum 168.26
- ─ cricopharyngeum 168.27
- ─ cricothyroideum

- ─ ─ medianum　168.9
- ─ cricotracheale　168.10
- ─ ─ cruciatum
- ─ ─ anterius　88.7
- ─ ─ posterius　88.8
- ─ cruciforme atlantis 78.10
- ─ cuboideonaviculare
- ─ ─ dorsale　90.31
- ─ ─ plantare　92.6
- ─ cuneocuboideum
- ─ ─ dorsale　90.30
- ─ ─ interosseum　90.25
- ─ ─ plantare　92.8
- ─ cuneometatarsalia interossea　92.12
- ─ cuneonavicularia
- ─ ─ dorsalia　90.35
- ─ ─ plantaria　92.5
- ─ deltoideum　90.3
- ─ denticulatum　316.13
- ─ epididymidis
- ─ ─ inferior　190.17
- ─ ─ superius　190.16
- ─ extracapsularia　15.11
- ─ extraperitoneale
- ─ ─《abdominis》　108.36
- ─ ─《pelvis》　216.10
- ─ falciforme《hepatis》 210.41
- ─ flava　76.27
- ─ fundiforme
- ─ ─ clitoridis　110.19；206.10
- ─ ─ penis　110.20
- ─ gastrocolicum　210.32
- ─ gastrolienale　210.30
- ─ gastrophrenicum 210.29
- ─ gastrosplenicum 210.30
- ─ glenohumeralia　82.9
- ─ hepatis　210.39
- ─ hepatocolicum　210.27
- ─ hepatoduodenale 210.26
- ─ hepatogastricum 210.25
- ─ hepatooesophageale 210.24
- ─ hepatophrenicum 210.23
- ─ hepatorenale　210.44
- ─ hyoepiglotticum　170.8
- ─ iliofemorale　86.25
- ─ iliolumbale　78.17
- ─ incudes
- ─ ─ posterius　456.27
- ─ ─ superius　456.26
- ─ inguinale　108.13
- ─ intercarpalia
- ─ ─ dorsalia　82.34
- ─ ─ interossea　82.36
- ─ ─ palmaria　82.35
- ─ interclaviculare　80.37
- ─ intercuneiformia
- ─ ─ dorsalia　90.29
- ─ ─ interossea　90.26
- ─ ─ plantaria　92.7
- ─ interfoveolare　110.7
- ─ interspinalia　76.26
- ─ intertransversaria 76.28
- ─ intracapsularia　15.9
- ─ ischiofemorale　86.28
- ─ lacunare　108.14

- ─ laterale
- ─ ─《articulationis temporomandibularis》　76.13
- ─ ─ puboprostaticum 216.20
- ─ ─ pubovesicale　216.21
- ─ ─ vesicae　216.22
- ─ ─ latum viri　214.12
- ─ lienorenale　210.34
- ─ longitudinale
- ─ ─ anterius　76.31
- ─ ─ posterius　76.32
- ─ lumbocostale　80.10
- ─ mallei
- ─ ─ anterius　456.23
- ─ ─ laterale　456.25
- ─ ─ superius　456.24
- ─ mediale
- ─ ─《articulationis temporomandibularis》　76.14
- ─ ─ puboprostaticum 216.17
- ─ ─ pubovesicale　216.18
- ─ meniscofemorale
- ─ ─ anterius　88.3
- ─ ─ posterius　88.4
- ─ metacarpale transversum
- ─ ─ profundum　84.18
- ─ ─ superficiale　116.24
- ─ metacarpalia
- ─ ─ dorsalia　84.11
- ─ ─ interossea　84.13
- ─ ─ palmaria　84.12
- ─ metatarsale transversum
- ─ ─ profundum　92.21
- ─ ─ superficiale　120.20
- ─ metatarsalia
- ─ ─ dorsalia　92.15
- ─ ─ interossea　92.14
- ─ ─ plantaria　92.16
- ─ nuchae　76.30
- ─ ossiculorum auditus/ auditoriorum　456.22
- ─ ovarii proprium　200.19
- ─ palmaria
- ─ ─《articulationis interphalangeae manus》　84.21
- ─ ─《articulationis metacarpophalangeae》　84.17
- ─ palpebrale
- ─ ─ laterale　446.20
- ─ ─ mediale　446.18
- ─ pancreaticocolicum 210.36
- ─ pancreaticosplenicum 210.35
- ─ patellae　88.15
- ─ pectinatum　434.19
- ─ pectineum　108.15
- ─ phrenicocolicum 210.38
- ─ phrenicooesophagealis 106.35
- ─ phrenicosplenicum 210.33
- ─ pisohamatum　84.2
- ─ pisometacarpale　84.3
- ─ plantare longum　92.2
- ─ plantaria
- ─ ─《articulationis interphalangeae

- ─ pedis》　92.20
- ─ ─《articulationis metatarsophalangeae》　92.24
- ─ popliteum
- ─ ─ arcuatum　88.14
- ─ ─ obliquum　88.13
- ─ pterygospinale　74.5
- ─ pubicum
- ─ ─ inferior　86.9
- ─ ─ superius　86.8
- ─ pubocervicale　202.30
- ─ pubofemorale　86.29
- ─ puboprostaticum 216.20
- ─ pubovesicale　216.17
- ─ pulmonale　180.19
- ─ quadratum　82.18
- ─ radiocarpale
- ─ ─ dorsale　82.25
- ─ ─ palmare　82.26
- ─ recti laterale　152.34
- ─ rectouterinum　202.32
- ─ reflexum　108.16
- ─ rotundum　202.29
- ─ sacrococcygeum
- ─ ─ anterius　78.21
- ─ ─ dorsale
- ─ ─ ─ profundum　78.20
- ─ ─ ─ superficiale　78.19
- ─ ─ laterale　78.22
- ─ ─ posterius
- ─ ─ ─ profundum　78.20
- ─ ─ ─ superficiale　78.19
- ─ ─ ventrale　78.21
- ─ sacroiliacum
- ─ ─ anterius　86.11
- ─ ─ interosseum　86.12
- ─ ─ posterius　86.13
- ─ sacrospinale　86.16
- ─ sacrotuberale　86.14
- ─ sphenomandibulare 76.17
- ─ spirale《ductus cochlearis》　466.9
- ─ splenocolicum　210.37
- ─ splenorenale　210.34
- ─ sternoclaviculare
- ─ ─ anterius　80.34
- ─ ─ posterius　80.35
- ─ sternocostale
- ─ ─ intraarticulare　80.13
- ─ sternocostalia radiata 80.14
- ─ sternopericardiaca 222.4
- ─ stylohyoideum　74.6
- ─ stylomandibulare　76.18
- ─ supraspinale　76.29
- ─ suspensoria mammaria 472.28
- ─ suspensorium
- ─ ─ axillae　116.16
- ─ ─ bulbi　444.5
- ─ ─ clitoridis　110.14；206.15
- ─ ─ duodeni　150.11
- ─ ─ glandulae thyroideae 100.8
- ─ ─ ovarii　200.20
- ─ ─ penis　110.15
- ─ talocalcaneum
- ─ ─ interosseum　90.24
- ─ ─ laterale　90.13
- ─ ─ mediale　90.14
- ─ ─ posterius　90.15

- talofibulare
- - anterius　90.9
- - posterius　90.10
- talonaviculare　90.28
- tarsi　90.22
- - dorsalia　90.27
- - interossea　90.23
- - plantaria　92.1
- - tarsometatarsalia
- - dorsalia　92.10
- - plantaria　92.11
- teres
- - hepatis　156.4
- - uteri　202.29
- thyroepiglotticum　170.7
- thyrohyoideum
- - laterale　166.34
- - medianum　166.31
- tibiofibulare
- - anterius　88.24
- - posterius　88.25
- trachealia　172.22
- transversa《columnae vertebralis》　76.33
- transversum
- - acetabuli　86.31
- - atlantis　78.12
- - cervicis　202.31
- - genus　88.6
- - humeri　82.10
- - perinei　208.19
- - scapulae
- - - inferius　80.24
- - - superius　80.23
- - trapezoideum　80.30
- triangulare
- - dextrum《hepatis》　210.42
- - sinistrum《hepatis》　210.43
- ulnocarpale
- - dorsale　82.27
- - palmare　82.28
- umbilicale medianum　186.10
- uteroovaricum　200.19
- venae
- - cavae　156.22
- - - sinistrae　274.21
- venosum　154.28
- vestibulare　172.14
- vesicouterinum　202.30
- vocale　172.16

Limbus
- acetabuli　62.5
- anterior palpebrae　446.13
- corneae　434.30
- fossae ovalis　224.27
- posterior palpebrae　446.14
- sphenoidalis　28.4
- spiralis　466.14

Limen
- insulae　376.25
- nasi　164.27

Linea/e　4.48 ; 14.9
- alba　108.26
- anocutanea　154.10
- arcuata
- - 《ilii》　62.16
- - 《vaginae musculi recti abdominis》　108.21
- aspera　66.14
- axillaris

- - anterior　4.54
- - media　4.55
- - posterior　4.56
- distractiones　470.8
- epiphysialis　12.42
- glutea
- - anterior　62.28
- - inferior　62.30
- - posterior　62.29
- intercondylaris　66.30
- intermedia《cristae iliacae》　62.20
- intertrochanterica　66.10
- mammillaris　4.53
- mediana
- - anterior　4.49
- - posterior　4.59
- medioclavicularis　4.52
- musculi solei　68.5
- mylohyoidea　44.24
- nuchalis
- - inferior　26.25
- - superior　26.24
- - suprema　26.23
- oblique
- - 《cartilaginis thyroideae》　166.26
- - 《mandibulae》　44.20
- parasternalis　4.51
- paravertebralis　4.58
- pectinata《canalis analis》　154.8
- pectinea《femoris》　66.17
- scapularis　4.57
- semilunaris　108.29
- sternalis　4.50
- supracondylaris
- - lateralis　66.21
- - medialis　66.20
- temporalis
- - 《ossis frontalis》　36.13
- - inferior《ossis parietalis》　34.32
- - superior《ossis parietalis》　34.31
- terminalis《pelvis》　64.20
- transversae《ossis sacri》　50.27
- trapezoidea　54.36

Lingua　140.1

Lingula
- cerebelli [I]　356.8
- mandibulae　46.6
- pulmonis sinistri　176.18
- sphenoidalis　28.13

Liquor cerebrospinalis　314.20

Lobulus/i
- 《glandulae thyroideae》　220.19
- 《pulmonis》　178.27
- ansiformis [H VII A] 《cerebelli》　356.31
- anteromedialis 《prostatae》　194.14
- auriculae　450.4
- biventer [H VIII]　356.40
- centralis [II et III] 《cerebelli》　356.10
- epididymidis　190.33
- glandulae mammariae

472.22
- gracilis [H VII B]　356.37
- hepatis　158.24
- inferolateralis 《prostatae》　194.12
- inferoposterior 《prostatae》　194.11
- paracentralis　378.4 ; 378.18
- paraflocculares dorsalis [H VIII B]　357.43
- paramedianus [H VII B]　356.37
- parietalis
- - inferior　374.27
- - superior　374.32
- quadrangularis
- - anterior [H IV et H V] 《cerebelli》　356.21
- - posterior [H VI] 《cerebelli》　356.28
- semilunares《cerebelli》　356.31
- semilunaris
- - inferior《cerebelli》　356.34
- - superior《cerebelli》　356.32
- simplex [H VI et VI] 《cerebelli》　356.26
- superomedialis 《prostatae》　194.13
- testis　190.25
- thymi　298.6
- thymici accessorii　298.9

Lobus/i
- 《glandulae thyroideae》　220.12
- 《thymi》　298.5
- anterior《hypophysis》　220.3
- caudatus《hepatis》　156.19 ; 158.11 ; 158.12
- cerebelli
- - anterior　356.7
- - posterior　356.25
- cerebri　18.25
- flocculonodularis　358.3
- frontalis　374.12 ; 378.1
- glandulae mammariae　472.21
- hepatis
- - dexter　156.15
- - sinister　156.16
- inferior《pulmonis》　176.20
- insularis　376.19
- limbicus　380.1
- medius
- - 《prostatae》　194.15
- - pulmonis dextri　176.19
- nervosus 《neurohypophysis》　220.9
- occipitalis　376.1 ; 378.21
- parietalis　374.25 ; 378.17
- posterior《hypophysis》　220.7
- prostatae dexter et sinister　194.10
- pyramidalis《glandulae

thyroideae》　220.14
- quadratus《hepatis》　156.18
- renales　182.15
- superior《pulmonis》　176.17
- temporalis　376.6 ; 378.28

Locus caeruleus　346.6
Longitudinalis　4.29
Lordosis
- cervicis　46.25
- colli　46.25
- lumbalis　46.26

Luminalis　4.33
Lunula/e
- 《unguis》　472.7
- valvularum semilunarium
- - 《valvae aortae》　226.37
- - 《valvae trunci pulmonalis》　226.13

Lympha　17.44
Lymphonodus　298.34

M

Macula/e　464.24
- cribrosa/e　460.11
- - inferior　460.14
- - media　460.13
- - superior　460.12
- lutea　440.12
- sacculi　464.26
- utriculi　464.25

Malleolus
- lateralis　68.28
- medialis　68.10

Malleus　456.12
Mamma　472.14
- accessoria　472.16

Mammillae《dentes》　136.44

Mandibula　44.12
Manubrium
- mallei　456.13
- sterni　52.28

Manus　2.27
Margo
- acetabuli　62.5
- anterior
- - 《corporis pancreatis》　162.11
- - 《fibulae》　68.25
- - 《pulmonis》　176.12
- - 《radii》　58.14
- - 《testis》　190.10
- - 《tibiae》　68.8
- - 《ulnae》　58.33
- arcuatus《hiatus saphenus》　118.16
- ciliaris《iridis》　438.3
- dexter《cordis》　222.20
- falciformis《hiatus saphenus》　118.16
- fibularis pedis　12.5
- frontalis
- - 《alaris majoris ossis sphenoidalis》　28.32
- - 《ossis parietalis》　34.37
- gingivalis　134.28
- incisivalis《dentis》　136.43
- inferior
- - 《corporis pancreatis》　162.12

Margo inferior 〜 Musculus/i cricothyroideus

- -〈hepatis〉 156.13
- -〈pulmonis〉 176.14
- -〈splenica〉 298.25
- inferolateralis〈hemispherii cerebri〉 18.32
- inferomedialis〈hemispherii cerebri〉 18.31
- infraorbitalis 22.29
- -〈corporis maxillae〉 40.6
- interosseus
- -〈fibulae〉 68.26
- -〈radii〉 58.12
- -〈tibiae〉 68.9
- -〈ulnae〉 58.31
- lacrimalis〈corporis maxillae〉 40.20
- lambdoideus〈ossis occipitalis〉 26.11
- lateralis
- -〈antebrachii〉 10.15
- -〈humeri〉 56.19
- -〈orbitae〉 22.30
- -〈renis〉 182.3
- -〈scapulae〉 54.15
- -〈unguis〉 472.9
- - pedis 12.5
- liber
- -〈ovarii〉 200.6
- -〈unguis〉 472.10
- linguae 140.9
- mastoideus〈ossis occipitalis〉 26.10
- medialis
- -〈antebrachii〉 10.16
- -〈glandulae suprarenalis〉 220.29
- -〈humeri〉 56.16
- -〈orbitae〉 22.31
- -〈renis〉 182.4
- -〈scapulae〉 54.14
- -〈tibiae〉 68.7
- - pedis 12.6
- mesovaricus〈ovarii〉 200.7
- nasalis〈ossis frontalis〉 36.21
- occipitalis
- -〈ossis parietalis〉 34.34
- -〈ossis temporalis〉 30.16
- occultus〈unguis〉 472.8
- orbitalis 22.27
- parietalis
- -〈alaris majoris ossis sphenoidalis〉 28.33
- -〈ossis frontalis〉 36.12
- -〈partis squamosae ossis temporalis〉 34.11
- posterior
- -〈fibulae〉 68.27
- -〈radii〉 58.13
- -〈testis〉 190.11
- -〈ulnae〉 58.32
- partis petrosae〈ossis temporalis〉 32.17
- pupillaris〈iridis〉 438.2
- radialis〈antebrachii〉 10.15
- sagittalis〈ossis parietalis〉 34.36

- sphenoidalis
- -〈ossis frontalis〉 36.27
- -〈partis squamosae ossis temporalis〉 34.13
- squamosus
- -〈alaris majoris ossis sphenoidalis〉 28.34
- -〈ossis parietalis〉 34.35
- superior
- -〈corporis pancreatis〉 162.10
- -〈glandulae suprarenalis〉 220.28
- -〈hemispherii cerebri〉 18.30
- -〈scapulae〉 54.16
- -〈splenis〉 298.26
- partis petrosae〈ossis temporalis〉 32.9
- supraorbitalis 22.28
- -〈ossis frontalis〉 36.8
- tibialis pedis 12.6
- ulnaris 10.16
- uteri 202.5
- zygomaticus〈alaris majoris ossis sphenoidalis〉 28.31
Massa lateralis atlantis 50.2
Matrix unguis 472.2
Maxilla 40.1
Meatus
- acusticus
- - externus 34.4 ; 452.14
- - - cartilagineus 452.17
- - internus 32.13 ; 462.19
- nasi
- - communis 24.19 ; 166.6
- - inferior 24.17 ; 166.4
- - medius 24.16 ; 164.41
- - superior 24.15 ; 164.40
- nasopharyngeus 24.21 ; 166.7
Medialis 4.10
Medianus 4.4
Mediastinum 180.23
- anterius 180.26
- inferius 180.25
- medium 180.27
- posterius 180.28
- superius 180.24
- testis 190.23
Medius 4.26
Medulla
-〈glandulae suprarenalis〉 220.33
-〈nodi lymphoidei〉 298.39
- oblongata 326.3 ; 326.10
- ossium 298.3
- - flava 14.16
- - rubra 14.17
- ovarii 200.13
- renalis 182.28
- spinalis 316.18
- thymi 298.8
Membrana
- atlantooccipitalis
- - anterior 76.20

- - posterior 76.22
- bronchopericardiaca 222.5
- fibroelastica laryngis 172.12
- fibrosa 15.1
- intercostalis
- - externa 78.25 ; 106.14
- - interna 78.26 ; 106.16
- interossea 14.29
- - antebrachii 82.3
- - cruris 88.23
- obturatoria 86.4
- perinei 208.18
- pupillaris 438.17
- quadrangularis 172.13
- reticularis〈organi spiralis〉 466.22
- spiralis 466.10
- stapedialis 456.28
- statoconiorum 464.27
- sterni 80.15
- suprapleuralis 180.21
- synovialis 15.2
- - inferior〈articulationis temporomandibularis〉 76.16
- - superior〈articulationis temporomandibularis〉 76.15
- tectoria
- -〈articulationis atlantoaxialis〉 78.13
- -〈ducti cochlearis〉 466.18
- thyrohyoidea 166.30
- tympanica 452.21
- - secundaria 454.19
- vestibularis 466.4
- vitrea 442.29
Membrum
- inferius 2.33
- superius 2.21
Meninges 314.3
Meniscus
- articularis 15.7
- lateralis 88.2
- medialis 88.5
Mentum 2.13
Meridiani〈bulbi oculi〉 434.10
Mesencephalon 326.5 ; 348.1
Mesenteriolum 210.21
Mesenterium 210.14
Mesoappendix 210.21
Mesocolon 210.16
- ascendens 210.18
- descendens 210.19
- sigmoideum 210.20
- transversum 210.17
Mesocortex 384.6
Mesometrium 214.13
Mesosalpinx 214.14
Mesotendineum 16.47
Mesovarium 214.15
Metacarpus 2.29
Metaphysis 12.43
Metatarsus 2.45
Metathalamus 360.15 ; 368.15
Metencephalon 326.4
Metra 202.1
Modiolus
- anguli oris 96.10
- cochleae 462.11

Mons pubis 204.26
Musculus/i 15.36 ; 94.1 ; 112.1 ; 122.1
- abdominis 108.4
- abductor 16.6
- - digiti minimi
- - -〈manus〉 116.9
- - -〈pedis〉 126.8
- - hallucis 126.1
- - metatarsi quinti 126.9
- - pollicis
- - - brevis 116.1
- - - longus 114.22
- adductor 16.7
- - brevis 122.27
- - hallucis 126.5
- - longus 122.26
- - magnus 122.28
- - minimus 122.29
- - pollicis 116.6
- anconeus 112.23
- anoperinealis 152.31
- anorectoperineales 152.29
- antitragicus 452.11
- arrector pili 470.25
- articularis
- - cubiti 112.24
- - genus 122.24
- arytenoideus
- - obliquus 170.20
- - transversus 170.22
- auriculares 452.5
- auricularis
- - anterior 94.26
- - posterior 94.28
- - superior 94.27
- biceps 15.49
- - brachii 112.13
- - femoris 124.2
- bipennatus 16.2
- biventer 15.48
- brachialis 112.18
- brachioradialis 114.12
- bronchoesophageus 146.12
- buccinator 96.11
- bulbospongiosus 208.16
- capitis 94.2
- ceratocricoideus 170.15
- ceratoglossus 140.30
- cervicis 98.1
- chondroglossus 140.29
- ciliaris 436.19
- coccygeus 218.12
- colli 98.1
- compressor urethrae 208.23
- constrictor pharynges
- - inferior 144.33
- - medius 144.30
- - superior 144.25
- coracobrachialis 112.17
- corrugator supercilii 94.24
- cremaster 108.22 ; 192.3
- cricoarytenoideus
- - lateralis 170.16
- - posterior 170.14
- cricopharyngeus 144.35
- cricothyroideus 170.11

Musculus/i cutaneus 〜 Musculus/i rotatores thoracis

- cutaneus 16.5
- dartos 198.37
- deltoideus 112.2
- depressor
  - - anguli oris 96.1
  - - labii inferioris 96.8
  - - septi nasi 94.18
  - - supercilii 94.25
- detrusor vesicae 188.1
- digastricus 98.18
- dilatator 16.15
  - - pupillae 438.11
  - - dorsi 100.11
  - - proprii 102.7
- epicranius 94.2
- erector spinae 102.8
- extensor 16.10
  - - carpi
    - - - radialis
      - - - - brevis 114.14
      - - - - longus 114.13
    - - - ulnaris 114.18
  - - digiti minimi 114.17
  - - digitorum 114.15
    - - - brevis 124.25
    - - - longus 124.8
  - - hallucis
    - - - brevis 124.24
    - - - longus 124.10
  - - indicis 114.25
  - - pollicis
    - - - brevis 114.23
    - - - longus 114.24
- externi bulbi oculi 94.3 ; 444.9
- faciei 94.7
- fibularis
  - - brevis 124.12
  - - longus 124.11
  - - tertius 124.9
- flexor 16.9
  - - accessorius 126.13
  - - carpi
    - - - radialis 114.1
    - - - ulnaris 114.3
  - - digiti minimi brevis
    - - - 《manus》 116.10
    - - - 《pedis》 126.11
  - - digitorum
    - - - brevis 126.12
    - - - longus 124.22
    - - - profundus 114.9
    - - - superficialis 114.6
  - - hallucis
    - - - brevis 126.2
    - - - longus 124.23
  - - pollicis
    - - - brevis 116.2
    - - - longus 114.10
- fusiformis 15.43
- gastrocnemius 124.14
- gemellus
  - - inferior 122.14
  - - superior 122.13
- genioglossus 140.27
- geniohyoideus 98.23
- gluteus
  - - maximus 122.6
  - - medius 122.7
  - - minimus 122.8
- gracilis 122.30
- helicis
  - - major 452.6
  - - minor 452.7
- hyoglossus 140.28
- iliacus 122.3

- iliococcygeus 218.9
- iliocostalis 102.11
  - - cervicis 102.15
  - - colli 102.15
  - - lumborum 102.12
- iliopsoas 122.2
- incisurae terminalis
  - 《auriculae》 452.9
- infrahyoidei 98.24
- infraspinatus 112.8
- intercostales
  - - externi 106.13
  - - interni 106.15
  - - intimi 106.17
- interossei
  - - dorsales
    - - - 《manus》 116.13
    - - - 《pedis》 126.15
  - - palmares 116.14
  - - plantares 126.16
- interspinales 104.1
  - - cervicis 104.4
  - - colli 104.4
  - - lumborum 104.2
  - - thoracis 104.3
- intertransversarii 104.5
  - - anteriores cervicis/colli 102.1
  - - laterales lumborum 102.3
  - - mediales lumborum 104.6
  - - posteriores
    - - - laterales cervicis/colli 102.2
    - - - mediales cervicis/colli 104.8
  - - thoracis 104.7
- ischiocavernosus 208.15
- ischiococcygeus 218.12
- laryngis 170.10
- latissimus dorsi 100.17
- levator
  - - anguli oris 96.9
  - - ani 218.2
  - - glandulae thyroideae 100.3
  - - labii superioris 96.6
    - - - alaeque nasi 96.7
  - - palpebrae superioris 444.22
  - - prostatae 218.5
  - - scapulae 100.20
  - - veli palatini 142.18
- levatores
  - - costarum 106.10
    - - - breves 106.12
    - - - longi 106.11
- linguae 94.5 ; 140.26
- longissimus 102.16
  - - capitis 102.20
  - - cervicis 102.19
  - - colli 102.19
  - - thoracis 102.17
- longitudinalis
  - - inferior《linguae》140.33
  - - superior《linguae》140.32
- longus
  - - capitis 98.4
  - - cervicis 98.3
  - - colli 98.3
- lumbricales
  - - 《manus》 116.12

- 《pedis》 126.14
- masseter 96.14
- masticatorii 96.13
- membri
  - - inferiores 118.1
  - - superiores 110.22
- mentalis 96.12
- multifidus/i 104.18
  - - cervicis/colli 104.21
  - - lumborum 104.19
  - - thoracis 104.20
- multipennatus 16.3
- mylohyoideus 98.22
- nasalis 94.15
- obliquus
  - - auriculae 452.13
  - - capitis
    - - - inferior 98.16
    - - - superior 98.15
  - - externus abdominis 108.12
    - - - inferior《bulbi》 444.21
  - - internus abdominis 108.21
    - - - superior《bulbi》 444.18
- obturatorius
  - - externus 124.1
  - - internus 122.12
- occipitofrontalis 94.9
- omohyoideus 98.26
- opponens 16.13
  - - digiti minimi
    - - - 《manus》 116.11
    - - - 《pedis》 126.10
  - - pollicis 116.5
- orbicularis 16.4
  - - oculi 94.19
  - - oris 94.29
- orbitalis 444.10
- ossiculorum auditus/auditoriorum 94.4 ; 458.1
- palati mollis et faucium 94.6 ; 142.16
- palatoglossus 142.21
- palatopharyngeus 142.22
- palmaris
  - - brevis 114.26
  - - longus 114.2
- papillares《cordis》 224.3
- papillaris/es
  - - anterior
    - - - 《ventriculi dextri》 226.15
    - - - 《ventriculi sinistri》 226.29
  - - posterior
    - - - 《ventriculi dextri》 226.16
    - - - 《ventriculi sinistri》 226.30
  - - septalis《ventriculi dextri》 226.17
- pectinati
  - - 《atrii dextri》 224.28
  - - 《atrii sinistri》 226.21
- pectineus 122.25
- pectoralis
  - - major 106.3
  - - minor 106.7
- pennatus 16.2
- perinei 208.3

- peroneus
  - - brevis 124.12
  - - longus 124.11
  - - tertius 124.9
- pharyngis 144.22
- piriformis 122.11
- plantaris 124.19
- planus 15.44
- pleurooesophageus 146.13
- popliteus 124.20
- procerus 94.14
- pronator 16.11
  - - quadratus 114.11
  - - teres 112.25
- psoas
  - - major 122.4
  - - minor 122.5
- pterygoideus
  - - lateralis 96.18
  - - medialis 96.21
- puboanalis 218.7
- pubococcygeus 218.3
- puboperinealis 218.4
- puboprostaticus 218.5
- puborectalis 218.8
- pubovaginalis 218.6
- pubovesicalis 188.7 ; 216.19
- pyramidalis 108.11
  - - auriculae 452.10
- quadratus 15.47
  - - femoris 122.15
  - - lumborum 108.31
  - - plantae 126.13
- quadriceps 15.51
  - - femoris 122.17
- rectococcygeus 152.28
- rectoperinealis 152.30
- rectourethrales 152.29
- rectourethralis
  - - inferior 152.31
  - - superior 152.30
- rectouterinus 202.26
- rectovesicalis 152.32 ; 188.8 ; 216.23
- rectus 15.45
  - - abdominis 108.5
  - - capitis
    - - - anterior 98.11
    - - - lateralis 98.12
    - - - posterior
      - - - - major 98.13
      - - - - minor 98.14
  - - femoris 122.18
  - - inferior《bulbi》 444.12
  - - lateralis《bulbi》 444.15
  - - medialis《bulbi》 444.13
  - - superior《bulbi》 444.11
- regionis
  - - analis 208.4
  - - urogenitalis 208.6
- rhomboideus
  - - major 100.18
  - - minor 100.19
- risorius 96.3
- rotator 16.8
- rotatores 104.22
  - - cervicis/colli 104.25
  - - lumborum 104.23
  - - thoracis 104.24

- salpingopharyngeus
　144.37
- sartorius　122.16
- scalenus
- - anterior　98.5
- - medius　98.6
- - minimus　98.8
- - posterior　98.7
- semimembranosus
　124.6
- semipennatus　16.1
- semispinalis　104.14
- - capitis　104.17
- - cervicis　104.16
- - colli　104.16
- - thoracis　104.15
- semitendinosus　124.5
- serratus
- - anterior　106.9
- - posterior
- - - inferior　100.21
- - - superior　100.22
- soleus　124.17
- sphincter　16.14
- - ampullae《hepato-
　　pancreatica》　160.27
- - ani
- - - externus　154.13；
　　208.5；218.13
- - - internus　154.11
- - ductus
- - - biliaris　160.23
- - - choledochi　160.23
- - - pancreatici　162.16
- - inferior《ductus
　　choledochi》　160.25
- - palatopharyngeus
　　142.24
- - pupillae　438.10
- - pyloricus　148.6
- - superior《ductus
　　choledochi》　160.24
- - supracollicularis
　　《prostatae》　198.15
- - urethrae
- - - externus　198.18；
　　206.24；208.22
- - - internus　198.15
- - urethrovaginalis
　　208.24
- spinalis　102.21
- - capitis　102.22
- - cervicis/colli　102.23
- - thoracis　102.22
- spinotransversales
　　104.9
- splenius　104.10
- - capitis　104.11
- - cervicis/colli　104.12
- stapedius　458.3
- sternalis　106.2
- sternocleidomastoideus
　　98.9
- sternohyoideus　98.25
- sternothyroideus　100.1
- styloglossus　140.31
- stylohyoideus　98.21
- stylopharyngeus
　　144.36
- subclavius　106.8
- subcostales　106.18
- suboccipitales　98.10
- subscapularis　112.12
- supinator　16.12；114.21
- suprahyoidei　98.17
- supraspinatus　112.6

- suspensorius duodeni
　　150.11
- tarsalis
- - inferior　446.25
- - superior　446.24
- temporalis　96.17
- temporoparietalis
　　94.12
- tensor
- - fasciae latae　122.10
- - tympani　458.2
- - veli palatini　142.19
- teres
- - major　112.11
- - minor　112.10
- - thoracis　106.1
- thyroarytenoideus
　　170.18
- thyrohyoideus　100.2
- thyropharyngeus
　　144.34
- tibialis
- - anterior　124.7
- - posterior　124.21
- trachealis　172.21
- tragicus　452.8
- transversospinales
　　104.13
- transversus
- - abdominis　108.23
- - auriculae　452.12
- - linguae　140.34
- - menti　96.2
- - nuchae　100.16
- - perinei
- - - profundus　208.20
- - - superficialis　208.14
- - thoracis　106.19
- trapezius　100.12
- triangularis　15.46
- triceps　15.50
- - brachii　112.19
- - surae　124.13
- trigoni vesicae　186.17
- - profundus　186.19
- - superficialis　186.18
- unipennatus　16.1
- uvulae　142.20
- vastus
- - intermedius　122.22
- - lateralis　122.21
- - medialis　122.23
- verticalis linguae
　　140.35
- vesicoprostaticus　188.9
- vesicovaginalis　188.10
- vocalis　170.17
- zygomaticus
- - major　96.4
- - minor　96.5
Myelencephalon　326.3；
　　326.20
Myocardium　224.11
Myometrium　202.25

N

Nares　164.19
Nasion　20.11
Nasus　2.11；164.2
Nates　2.35
Neocerebellum　358.12
Neocortex　384.4
Nephros　182.2
Nervus/i　19.6
- abducens[VI]　404.18
- accessorius[XI]　412.1

- alveolaris/es
- - superiores　402.1
- - inferior　404.9
- ampullaris
- - anterior　408.8
- - lateralis　408.9
- - posterior　408.11
- anales
- - inferiores　422.23
- - superiores　432.21
- anococcygeus　422.31
- auriculares anteriores
　　402.28
- auricularis
- - magnus　412.28
- - posterior　406.4
- auriculotemporalis
　　402.23
- autonomicus　19.32
- axillaris　418.11
- buccalis　402.22
- canalis pterygoidei
　　406.22；428.15
- cardiacus cervicalis
- - inferior　426.23
- - medius　426.19
- - superior　426.16
- carotici externi　426.14
- caroticotympanici
　　408.22
- caroticus internus
　　426.12
- cavernosi
- - clitoridis　432.28
- - penis　432.27
- cervicales[C1-C8]
　　412.11
- ciliares
- - breves　428.13
- - longi　400.3
- clunium
- - inferiores　422.19
- - medii　420.14
- - superiores　420.6
- coccygeus　422.29
- cochlearis　408.13
- craniales　398.2
- cranialis　19.31
- curvaturae minoris
- - anterior　410.25
- - posterior　410.30
- cutaneous
- - antebrachii
- - - lateralis　416.7
- - - medialis　416.9
- - - posterior　418.4
- - brachii
- - - lateralis
- - - - inferior　418.3
- - - - superior　418.13
- - - medialis　416.8
- - - posterior　418.2
- - dorsalis
- - - intermedius　424.8
- - - lateralis　424.18
- - - medialis　424.7
- - femoris
- - - lateralis　420.27
- - - posterior　422.18
- - perforans　422.21
- - surae
- - - lateralis　424.3
- - - medialis　424.16
- digitales
- - dorsales
- - - 《manus》　416.24；

　　418.10
- - - pedis　424.9；424.12
- palmares
- - - communes　416.19；
　　416.27
- - - proprii　416.20；
　　416.28
- - plantares
- - - communes　424.22；
　　424.26
- - - proprii　424.23；
　　424.27
- dorsalis
- - clitoridis　422.28
- - penis　422.27
- - scapulae　414.22
- erigentes　428.30
- ethmoidalis
- - anterior　400.6
- - posterior　400.4
- facialis[VII]　406.1
- femoralis　422.5
- fibularis
- - communis　424.2
- - profundus　424.10
- - superficialis　424.5
- frontalis　398.21
- genitofemoralis　420.24
- glossopharyngeus[IX]
　　408.15
- gluteus
- - inferior　422.17
- - superior　422.16
- hypogastricus　432.17
- hypoglossus[XII]
　　412.8
- iliohypogastricus
　　420.18
- ilioinguinalis　420.21
- iliopubicus　420.18
- infraorbitalis　402.8
- infratrochlearis　400.11
- intercostales　418.19
- intercostobrachiales
　　418.25
- intermedius　406.17
- interosseus
- - antebrachii
- - - anterior　416.15
- - - posterior　418.7
- - cruris　424.15
- ischiadicus　424.1
- jugularis　426.11
- labiales
- - anteriores　420.22
- - posteriores　422.25
- lacrimalis　398.19
- laryngeus
- - inferior　410.33
- - recurrens　410.15
- - superior　410.9
- lingualis　404.1
- lumbales[L1-L5]
　　420.1
- mandibularis[Vc；V3]
　　402.13
- massetericus　402.19
- maxillaris[Vb；V2]
　　400.13
- meatus acustici externi
　　402.24
- medianus　416.12
- mentalis　404.14
- mixtus　19.16
- motorius　19.14

- musculi
  - - obturatorii interni 422.13
  - - piriformis 422.14
  - - quadrati femoris 422.15
  - - tensoris
  - - - tympani 402.18
  - - - veli palatini 402.17
  - musculocutaneus 416.5
  - mylohyoideus 404.10
  - nasociliaris 400.1
  - nasopalatinus 400.19
  - obturatorius 420.28
  - - accessorius 422.4
  - occipitalis
  - - major 412.17
  - - minor 412.27
  - - tertius 412.18
  - oculomotorius[III] 398.8
  - olfactorius[I] 398.5
  - ophthalmicus[Va；V₁] 398.17
  - opticus[II] 398.7； 440.15
  - palatini minores 400.23
  - palatinus major 400.21
  - pectoralis
  - - lateralis 414.29
  - - medialis 414.28
  - perineales 422.24
  - peroneus
  - - communis 424.2
  - - profundus 424.10
  - - superficialis 424.5
  - petrosus
  - - major 406.20；428.16
  - - minor 408.29；428.25
  - - profundus 406.21； 428.17
  - pharyngeus 400.20
  - phrenicus/i 414.8
  - - accessorii 414.11
  - pinealis 426.13
  - plantaris
  - - lateralis 424.24
  - - medialis 424.21
  - presacralis 432.16
  - pterygoideus
  - - lateralis 402.21
  - - medialis 402.15
  - pudendus 422.22
  - radialis 418.1
  - rectales inferiores 422.23
  - saccularis 408.12
  - sacrales et n. coccygeus [S1–S5, Co] 420.9
  - saphenus 422.8
  - scrotales
  - - anteriores 420.23
  - - posteriores 422.25
  - sensorius 19.15
  - spinalis/es 19.20； 412.10
  - spinosus 402.14
  - splanchnicus/i
  - - imus 426.33
  - - lumbales 428.2
  - - major 426.29
  - - minor 426.31
  - - pelvici 428.30
  - - sacrales 428.4
  - stapedius 406.3
  - subclavius 414.24
- subcostalis 418.29
- sublingualis 404.5
- suboccipitalis 412.16
- subscapulares 414.26
- supraclaviculares 414.4
- - intermedii 414.6
- - laterales 414.7
- - mediales 414.5
- supraorbitalis 398.22
- suprascapularis 414.25
- supratrochlearis 398.25
- suralis 424.17
- temporales profundi 402.20
- terminalis[0] 398.3
- thoracicus/i[T1–T12] 418.14
- - longus 414.23
- thoracodorsalis 414.27
- tibialis 424.13
- transversus
- - cervicalis 414.1
- - colli 414.1
- trigeminus[V] 398.13
- trochlearis[IV] 398.12
- tympanicus 408.18
- ulnaris 416.21
- utricularis 408.7
- utriculoampullaris 408.6
- vaginales 432.23
- vagus[X] 410.1
- vasorum 19.38
- vertebralis 426.24
- vestibularis 408.2
- vestibulocochlearis [VIII] 408.1
- zygomaticus 400.25
Neurocranium 20.4
Neuroepithelium 464.33
Neurofibra/e 17.48
- afferentes 19.10
- autonomicae 19.13
- efferentes 19.11
- postganglionicae 19.3
- preganglionicae 19.2
- somaticae 19.12
- tangentiales《isocorticis》 384.20
Neuroglia 17.52
Neurohypophysis 220.7； 360.20
Neuron 17.49
Nodulus/i
- [X] 358.4
- lymphoidei 140.23
- - aggregati 298.41
- - -《intestini tenuis》 148.29
- - -《appendicis vermiformis》 150.38
- - - appendicis vermiformis 298.42
- - lienalis 298.31
- - pharyngeales 142.31
- - solitarii《intestini tenuis》 148.28； 298.40
- - splenici 298.31
- valvularum semilunarium
- -《valvae aortae》 226.36
- -《valvae trunci pulmonalis》 226.12
Nodus/i
- accessorii 302.12
- anorectales 310.13
- anterior/es
- -《axillares》 302.19
- -《jugulodigastrici》 302.5
- -《juguloomo-hyoideus》 302.10
- aortici laterales 306.4
- apicales 302.16
- appendiculares 308.7
- arcus venae azygos 304.9
- atrioventricularis 224.14
- brachiales 302.23
- brachiocephalici 304.7
- bronchopulmonales 304.15
- buccinatorius 300.11
- capitis et colli 300.2
- cavales laterales 306.9
- centrales 302.20
- cervicales
- - anteriores 300.18
- - laterales 302.1
- coeliaci 306.15
- colici
- - dextri 308.10
- - medii 308.10
- - sinistri 308.10
- colli
- - anteriores 300.18
- - laterals 302.1
- cubitales 302.24
- cysticus 306.31
- deltopectorales 302.22
- distalis 310.23
- epigastrici inferiores 306.13
- faciales 300.10
- fibularis 310.29
- foraminalis 306.32
- gastrici dextri/sinistri 306.16
- gastroomentales dextri/sinistri 306.18
- gluteales 310.2
- hepatici 306.30
- humerales 302.17
- ileocolici 308.4
- iliaci
- - communes 308.16
- - externi 308.22
- - interni 310.1
- inferiores
- -《iliaci interni》 310.4
- -《inguinales》 310.19
- -《pancreatici》 306.25
- -《pancreaticoduodenalis》 306.29
- infraauriculares 300.8
- infraclaviculares 302.22
- infrahyoidei 300.21
- inguinales
- - profundi 310.20
- - superficiales 310.16
- intercostales 304.4
- interiliaci 308.29
- intermedius/i
- -《iliaci communes》 308.18
- -《iliaci externi》 308.24
- -《inguinales profundi》 310.22
- interpectorales 302.21
- intraglandulares 300.9
- intrapulmonales 304.16
- jugulares anteriores 300.19
- jugulodigastricus 302.6
- juguloomohyoideus 302.8
- juxtaintestinales 308.2
- juxtaoesophageales 304.17
- lacunaris
- - intermedius 308.27
- - lateralis 308.28
- - medialis 308.26
- lateralis/es
- -《axillares》 302.17
- -《iliaci communes》 308.19
- -《iliaci externi》 308.25
- -《jugulodigastricus》 302.4
- -《juguloomohyoideus》 302.9
- lienales 306.26
- ligamenti arteriosi 304.8
- linguales 300.15
- lumbales
- - dextri 306.8
- - intermedii 306.7
- - sinistri 306.3
- lymphaticus 298.34
- lymphoideus/i 298.34
- - abdominis 306.1
- - axillares 302.15
- - capitis et colli 300.2
- - inguinales 310.15
- - membri
- - - inferioris 310.14
- - - superioris 302.14
- - parietales 306.2； 308.15
- - pelvis 308.14
- - regionales 300.1
- - thoracis 304.1
- - viscerales 306.14； 308.1
- malaris 300.13
- mandibularis 300.14
- mastoidei 300.4
- mediales
- -《iliaci communes》 308.17
- -《iliaci externi》 308.23
- mesenterici
- - inferiores 308.11
- - superiores 308.1
- mesocolici 308.8
- nasolabialis 300.12
- obturatorii 308.30
- occipitales 300.3
- pancreatici 306.23
- pancreaticoduodenales 306.27
- paracolici 308.9
- paramammarii 304.2
- pararectales 310.13
- parasternales 304.3
- paratracheales 300.25；304.11
- parauterini 310.11
- paravaginales 310.12
- paravesicales 310.7
- parotidei
- - profundi 300.6

Nodus/i parotidei superficiales ～ Nucleus/i medialis magnocellularis 577

- －－ superficiales　300.5
- － pectorales　302.19
- － pericardiaci laterales　304.10
- － phrenici
- －－ inferiores　306.12
- －－ superiores　304.5
- － poplitei　310.24
- － postaortici　306.6
- － postcavales　306.11
- － posteriores　302.18
- － postvesicales　310.9
- － preaortici　306.5
- － preauriculares　300.7
- － precaecales　308.5
- － precavales　306.10
- － prelaryngei　300.22
- － prepericardiaci　304.6
- － pretracheales　300.24
- － prevertebrales　304.18
- － prevesicales　310.8
- － profundi
- －－《cervicales anteriores》　300.20
- －－《membri superioris》　302.27
- －－《poplitei》　310.26
- －－ inferiores　302.7
- －－ superiores　302.3
- － promontorii　308.21
- － proximalis　310.21
- － pylorici　306.19
- － rectales superiores　308.13
- － retroaortici　306.6
- － retrocaecales　308.6
- － retrocavales　306.11
- － retropharyngeales　300.26；302.13
- － retropylorici　306.22
- － retrovesicales　310.9
- － sacrales　310.5
- － sigmoidei　308.12
- － splenici　306.26
- － subaortici　308.20
- － submandibulares　300.17
- － submentales　300.16
- － subpylorici　306.21
- － subscapulares　302.18
- － superficiales
- －－《cervicales anteriores》　300.19
- －－《cervicales laterales》　302.2
- －－《membri superioris》　302.26
- －－《poplitei》　310.25
- － superiores
- －－《iliaci interni》　310.3
- －－《pancreatici》　306.24
- －－《pancreaticoduodenales》　306.28
- －－ centrales　308.3
- － superolaterales　310.18
- － superomediales　310.17
- － supraclaviculares　302.11
- － suprapyloricus　306.20
- － supratrochleares　302.25
- － thyroidei　300.23
- － tibialis
- －－ anterior　310.27
- －－ posterior　310.28
- － tracheobronchiales

- 304.12
- －－ inferiores　304.14
- －－ superiores　304.13
- － vesicales laterales　310.10
- － sinuatrialis　224.13
- Nomina generalia　4.1
- Norma
- － facialis　20.9
- － frontalis　20.9
- － lateralis　20.19
- － occipitalis　20.16
- － superior　20.12
- － verticalis　20.12
- Nucleus/i　17.55
- － accessorii
- －－ nervi oculomotorii　352.3
- －－ tractus optici　352.14
- － accumbens　388.20
- － ambiguus　334.24
- － amygdalae
- －－ basalis
- －－－ lateralis　386.17
- －－－ medialis　386.18
- －－－ centralis　386.19
- －－－ corticalis　386.20
- －－－ interstitialis　386.21
- －－ lateralis　386.22
- －－ medialis　386.23
- － ansae lenticularis　370.19
- － anterior
- －－《medullae spinales》　318.21
- －－《pontis》　338.23
- － corporis trapezoidei　342.24
- － hypothalami　370.3
- － lemnisci lateralis　344.4
- － ventrolateralis《thalami》　366.7
- － anteriores thalami　362.21
- － anterodorsalis　362.22
- － anterolateralis
- －－《medullae spinales》　318.20
- －－《nuclei principalis nervi trigemini》　342.10
- － anteromedialis
- －－《accessorii nervi oculomotorii》　352.5
- －－《medullae spinalis》　318.22
- －－《thalami》　362.23
- － anteroventralis《thalami》　362.24
- － arcuatus　334.27
- －《area hypothalami》　370.23
- － autonomici　352.4
- － basales et structurae pertinentes　390.1
- － basalis
- －－《telencephali》　386.28
- －－ ventralis medialis《thalami》　366.2
- － basilaris internus《medullae spinalis》　320.15
- － caeruleus　344.6
- － campi
- －－ dorsalis［H1］

- 《subthalamici》　368.12
- －－ medialis［H］《subthalamici》　368.11
- －－ perizonalis［H, H1, H2］　368.10
- －－ ventralis［H2］　368.13
- － caudatus　390.2
- － centralis
- －－《colliculi inferioris》　354.26
- －－《medullae spinalis》　318.26
- －－ lateralis《thalami》　364.3
- －－ medialis《thalami》　364.2
- － centromedianus《thalami》　364.5
- － cerebelli　358.19
- － cervicalis
- －－ lateralis　320.16
- －－ medialis　320.17
- － cochlearis/es
- －－《in medulla oblongata》　334.18
- －－《in tegmento ponti》　342.32
- －－ anterior　334.20
- －－ posterior　334.19
- － colliculi inferioris　354.25
- － commissurae posterioris　352.9
- － commissuralis　334.3
- －－ nervi vagi　334.23
- －－ rhomboidalis　364.19
- － corporis
- －－ geniculati medialis　368.22
- －－ trapezoidei　342.23
- －－ cuneatus　332.6
- －－ accessorius　332.9
- －－ cuneiformis　354.8
- －－ dentatus　358.20
- － dorsales thalami　362.25
- － dorsalis
- －－《accessorii nervi oculomotorii》　352.6
- －－《corporis geniculati medialis》　368.24
- －－《thoracici》　320.24
- －－ corporis geniculati lateralis　368.16
- －－ hypothalami　370.21
- －－ lateralis　362.26
- －－ nervi vagi　332.30
- － dorsomedialis
- －－《hypothalamicae dorsalis》　370.17
- －－《hypothalamicae intermediae》　370.22
- － emboliformis　358.22
- － endolemniscalis　336.2
- － endopeduncularis　370.18
- － externus《colliculi inferioris》　354.27
- － fastigii　358.21
- － gelatinosus solitarius　334.4
- － gigantocellularis　336.13
- －－ anterior　336.15
- － globosus　358.23

- － gracilis　332.2
- － habenularis
- －－ lateralis　362.14
- －－ medialis　362.15
- － infundibularis　370.23
- － intercalatus　336.7
- － interfascicularis
- －－《tegmentalis》　354.4
- － nervi hypoglossi　336.17
- － intermediolateralis《medullae spinalis》　320.22
- － intermediomedialis《medullae spinalis》　320.26
- － intermedius
- －－ lemnisci lateralis　344.3
- －－ solitarius　334.5
- － interpeduncularis　352.13
- － interpositus
- －－ anterior　358.22
- －－ posterior　358.23
- － interstitialis
- －－ fasciculi longitudinalis medialis　344.8
- －－ hypothalami anteriores　370.5
- －－ interstitialis　352.7
- －－ solitarius　334.6
- － intralaminares thalami　364.1
- － lacrimalis　342.16
- － lateralis/es　342.22
- －－《accessorii tracti optici》　352.16
- －－《colliculi inferioris》　354.27
- －－《pontis》　338.24
- －－ cerebelli　358.20
- －－ corporis trapezoidei　342.25
- －－ posterior《thalami》　362.27
- －－ lemnisci lateralis　344.1
- － lenticularis　390.6
- － lentiformis　390.6
- － lentis　442.4
- － limitans　364.21
- － linearis　354.16
- －－ inferioris　354.17
- －－ intermedius　354.18
- －－ superior　354.19
- － mammillaris
- －－ lateralis　372.8
- －－ medialis　372.9
- － marginalis
- －－《medullae spinalis》　320.6
- － corporis restiformis　334.17
- － mediales　342.21
- －－ thalami　364.7
- － medialis
- －－《accessorii tracti optici》　352.17
- －－ anterior《medullae spinalis》　320.30
- －－ cerebelli　358.24
- －－ corporis trapezoidei　342.26
- －－ magnocellularis《corporis geniculati medialis》　368.25

Nucleus/i medialis solitarius ～ Nucleus/i vestibularis medialis

- ─ solitarius　334.7
- ─ mediani thalami　364.13
- ─ medianus《pontis》338.25
- ─ mediodorsalis《thalami》364.8
- ─ medioventralis　364.12
- ─ mesencephalicus nervi trigemini　342.11 ; 352.19
- ─ motorius nervi trigemini　342.12
- ─ nervi
- ─ ─ abducentis　342.13
- ─ ─ accessorii　318.27
- ─ ─ cranialis　17.56
- ─ ─ facialis　342.14
- ─ ─ hypoglossi　332.28
- ─ ─ oculomotorii　352.2
- ─ ─ phrenici　318.28
- ─ ─ pudendi　320.28
- ─ ─ trochlearis　352.20
- ─ olfactorius anterior　386.26
- ─ olivares inferiores　332.20
- ─ olivaris
- ─ ─ accessorius
- ─ ─ ─ medialis　332.27
- ─ ─ ─ posterior　332.26
- ─ ─ principalis　332.21
- ─ ─ superior　342.17
- ─ ─ ─ lateralis　342.18
- ─ ─ ─ medialis　342.19
- ─ originis　17.57
- ─ parabigeminalis　352.21
- ─ parabrachiales　344.9
- ─ parabrachialis
- ─ ─ lateralis　344.11
- ─ ─ medialis　344.13
- ─ paracentralis《thalami》364.2
- ─ paracommissuralis solitarius　334.8
- ─ parafascicularis《thalami》364.6
- ─ paragigantocellularis
- ─ ─ lateralis　336.16
- ─ ─ posterior　336.24
- ─ paralemniscalis　344.21
- ─ paramedianus
- ─ ─ 《pontis》338.26
- ─ ─ posterior　332.29
- ─ paranigralis　354.6
- ─ parapeduncularis　354.13
- ─ parasolitarius　334.2
- ─ parasympathici sacrales　320.27
- ─ parataenialis　364.14
- ─ paraventriculares thalami　364.15
- ─ paraventricularis
- ─ ─ anterior《thalami》364.16
- ─ ─ hypothalami　370.10
- ─ ─ posterior《thalami》364.17
- ─ peduncularis《pontis》338.27
- ─ pericentralis《colliculi inferioris》354.28
- ─ pericuneatus
- ─ ─ lateralis　336.4
- ─ ─ medialis　336.3
- ─ perifornicalis　372.4

- ─ perihypoglossales　336.5
- ─ periolivares　342.20
- ─ peripeduncularis　352.23
- ─ peritrigeminalis　336.9
- ─ periventricularis　370.24
- ─ ─ posterior　370.25
- ─ ─ ventralis　370.4
- ─ pigmentosus parabrachialis　354.5
- ─ pontis　338.22
- ─ pontobulbaris　336.10
- ─ posterior
- ─ ─ 《accessorii tracti optici》352.15
- ─ ─ 《pontis》338.28
- ─ ─ 《thalami》364.22
- ─ funiculi lateralis 《medullae spinalis》320.18
- ─ ─ hypothalami　372.12
- ─ ─ lateralis《pontis》338.29
- ─ ─ lemnisci lateralis　344.2
- ─ ─ medialis《pontis》338.30
- ─ ─ nervi vagi　332.30
- ─ ─ ventrolateralis 《thalami》366.8
- ─ posteriores thalami　364.20
- ─ posterolateralis 《medullae spinalis》318.23
- ─ posteromedialis
- ─ ─ 《medullae spinalis》318.25
- ─ ─ 《nuclei pricipalis nervi trigemini》342.9
- ─ precommissuralis centralis　352.8
- ─ precuneatus accessorius　332.10
- ─ pregeniculatus　368.20
- ─ premammillaris
- ─ ─ dorsalis　372.7
- ─ ─ ventralis　372.11
- ─ preopticus
- ─ ─ lateralis　370.6
- ─ ─ medialis　370.7
- ─ ─ medianus　370.8
- ─ ─ periventricularis　370.9
- ─ prepositus　336.8
- ─ pretectales　362.17
- ─ principalis
- ─ ─ nervi trigemini　342.8
- ─ ─ ventralis medialis 《thalami》366.3
- ─ proprius《medullae spinalis》320.10
- ─ pulposus　78.5
- ─ pulvinares　362.28
- ─ pulvinaris
- ─ ─ anterior　362.29
- ─ ─ inferior　362.30
- ─ ─ lateralis　362.31
- ─ ─ medialis　362.32
- ─ raphes
- ─ ─ 《in medulla oblongata》336.29
- ─ ─ 《in mesencephale》354.14

- ─ ─ 《in tegmento ponti》344.23
- ─ magnus　336.32 ; 344.24
- ─ ─ medianus　344.26
- ─ ─ obscurus　336.30
- ─ ─ pallidus　336.31
- ─ ─ pontis　344.25
- ─ ─ posterior
- ─ ─ ─ 《mesencephali》354.15
- ─ ─ ─ 《pontis》344.27
- ─ reticulares
- ─ ─ 《in medulla oblongata》336.12
- ─ ─ 《in mesencephale》354.7
- ─ ─ 《in tegmento ponti》344.17
- ─ reticularis
- ─ ─ centralis　336.25
- ─ ─ intermedius　336.18
- ─ ─ lateralis　336.19
- ─ ─ medialis　336.28
- ─ ─ paramedianus　344.22
- ─ ─ parvocellularis　336.23
- ─ ─ pontis
- ─ ─ ─ caudalis　336.14 ; 344.18
- ─ ─ ─ rostralis　344.19
- ─ ─ tegmenti pontis　338.31 ; 344.20
- ─ ─ thalami　364.24
- ─ retroambiguus　334.25
- ─ retrobulbaris[A8]　396.7
- ─ retrofacialis　332.19
- ─ retroposterolateralis 《medullae spinalis》318.24
- ─ retrotrigeminalis　332.18
- ─ reuniens　364.18
- ─ ruber　352.24
- ─ saguli　354.1
- ─ salivatorius
- ─ ─ inferior　334.26
- ─ ─ superior　342.15
- ─ semilunaris　370.23
- ─ septales et structurae pertinentes　382.5
- ─ septalis
- ─ ─ dorsalis　382.6
- ─ ─ lateralis　382.7
- ─ ─ medialis　382.8
- ─ ─ precommissuralis　382.4
- ─ septofimbrialis　382.9
- ─ solitarius
- ─ ─ anterior　334.11
- ─ ─ anterolateralis　334.12
- ─ ─ posterior　334.9
- ─ ─ posterolateralis　334.10
- ─ spinalis nervi trigemini　332.11
- ─ striae
- ─ ─ diagonalis　388.5
- ─ ─ terminalis　386.29
- ─ subbrachialis　354.2
- ─ subcaeruleus　344.7
- ─ subcuneiformis　354.9
- ─ subhypoglossalis　336.6
- ─ submedialis《thalami》366.4

- ─ subparabrachialis　344.10
- ─ subthalamicus　368.9
- ─ suprachiasmaticus　370.11
- ─ suprageniculatus　364.23
- ─ supralemniscalis　344.16
- ─ supramammillaris　372.10
- ─ supraopticus　370.12
- ─ supraspinalis　336.11
- ─ tegmentales anteriores　354.3
- ─ tegmentalis
- ─ ─ anterior《ponti》344.5
- ─ pedunculopontinus　354.10
- ─ ─ posterior　344.15
- ─ posterolateralis　352.18
- ─ terminationis　17.58
- ─ thoracicus posterior　320.24
- ─ tractus
- ─ ─ olfactorii lateralis　386.24
- ─ ─ solitarii　334.1
- ─ triangularis　382.11
- ─ tuberales laterales　370.27 ; 372.3
- ─ tuberomammillaris　372.5
- ─ ventrales
- ─ ─ laterales《thalami》366.6
- ─ ─ mediales《thalami》366.1
- ─ ─ thalami　364.25
- ─ ventralis　368.23
- ─ ─ anterior《thalami》366.9
- ─ ─ corporis geniculati lateralis　368.20
- ─ ─ intermedius《thalami》366.12
- ─ ─ posterior
- ─ ─ ─ inferior《thalami》366.5
- ─ ─ ─ internus《thalami》366.13
- ─ ─ ─ posterolateralis 《thalami》364.27
- ─ ─ ─ posteromedialis 《thalami》364.28
- ─ ventrobasales《thalami》364.26
- ─ ventromedialis hypothalami　370.28
- ─ ventroposterior parvocellularis 《thalami》366.14
- ─ vestibulares
- ─ ─ 《in medulla oblongata》334.13
- ─ ─ 《in tegmento ponti》342.27
- ─ vestibularis
- ─ ─ inferior　334.14
- ─ ─ lateralis　342.29
- ─ ─ medialis
- ─ ─ ─ 《in medulla oblongata》334.16
- ─ ─ ─ 《in tegmento ponti》342.28

- - superior　342.31
- viscerales　352.4

O

Obex　326.32；346.24
Occipitalis　4.17
Occiput　2.5；20.13
Oculus　2.9
　- et structurae pertinentes　434.5
Oesophagus　146.1
Olecranon　58.22
Oliva　326.19
Omentum
　- majus　210.28
　- minus　210.22
Operculum
　- frontale　374.14
　- parietale　374.28
　- temporale　376.9
Opisthion　26.5
Oppositio　15.34
Ora serrata《retinae》438.23
Orbiculus ciliaris　436.18
Orbita　22.24
Orchis　190.5
Organum/a
　- genitalia
　- - feminina
　- - - externa　204.24
　- - - interna　200.1
　- - masculina
　- - - externa　196.3
　- - - interna　190.4
　- gustatorium　468.21
　- gustus　468.21
　- juxtaorale　134.18
　- lymphoidea
　- - primaria　298.2
　- - secundaria　298.10
　- olfactorium　434.2
　- olfactus　434.2
　- sensuum　434.1
　- spirale　466.21
　- subcommissurale　362.18
　- subfornicale　362.3；382.10
　- vasculosum laminae terminalis　372.13
　- vestibulocochleare　460.2
　- vomeronasale　164.25
Origo　15.40
Os/oris　2.12；134.2
Os/sa　12.21；20.2
　- breve　12.33
　- capitatum　60.12
　- carpi/alia　60.2
　- centrale　60.3
　- coccygis　50.39
　- coxae　62.3
　- cranii　26.1
　- cuboideum　72.12
　- cuneiforme
　- - intermedium　72.10
　- - laterale　72.11
　- - mediale　72.9
　- digitorum
　- -《manus》60.21
　- -《pedis》72.22
　- ethmoidale　38.1
　- femoris　66.2
　- frontale　36.1
　- hamatum　60.13
　- hyoideum　46.16
　- ilium　62.12
　- incisivum　42.3
　- interparietale　26.12
　- irregulare　12.35
　- ischii　62.34
　- lacrimale　38.23
　- longum　12.32
　- lunatum　60.6
　- manus　60.1
　- membri
　- - inferioris　62.1
　- - superioris　54.1
　- metacarpi/alia［I－V］60.16
　- metatarsi/alia［I－V］72.16
　- nasale　38.28
　- naviculare　72.7
　- occipitale　26.2
　- palatinum　42.15
　- parietale　34.24
　- pedis　70.1
　- pisiforme　60.8
　- planum　12.34
　- pneumaticum　12.36
　- pubis　64.1
　- sacrum［vertebrae sacrales I–V］50.18
　- scaphoideum　60.4
　- sesamoidea
　- -《manus》60.30
　- -《pedis》72.31
　- sesamoideum　12.37
　- sphenoidale　28.1
　- suprasternalia　52.35
　- suturale　20.42
　- tarsi/alia　70.2
　- temporale　30.14
　- trapezium　60.9
　- trapezoideum　60.11
　- trigonum　70.23
　- triquetrum　60.7
　- zygomaticum　44.1
Ossicula auditoria/auditus　456.1
Ostia venarum pulmonalium　226.23
Ostium
　- abdominale tubae uterinae　200.22
　- anatomicum uteri internum　202.9
　- aortae　222.36
　- appendicis vermiformis　150.37
　- atrioventriculare dextrum/sinistrum　222.34
　- canalis nasolacrimalis　24.18
　- cardiacum　146.25
　- histologicum uteri internum　202.13
　- ileale　150.32
　- pharyngeum tubae auditivae/auditoriae　144.2；458.26
　- pyloricum　146.35
　- sinus coronarii　224.29
　- trunci pulmonalis　222.35
　- tympanicum tubae auditivae/auditoriae　458.15
　- ureteris　188.16
　- urethrae
　- - externum　198.32；206.23
　- - internum　188.18；198.2；206.18
　- - - accipiens　198.3；206.19
　- - - evacuans　198.4；206.20
　- uteri　202.15
　- uterinum tubae uterinae　200.29
　- vaginae　206.5
　- venae cavae
　- - inferioris　224.30
　- - superioris　224.31
Ovarium　200.2

P

Pachymeninx　314.4
Palatum　134.21
　- durum　134.22
　- molle　134.23；142.3
　- osseum　22.13
Paleocerebellum　358.11
Paleocortex　384.3
Pallidum　390.19
　- dorsale　390.20
　- ventrale　388.18；390.21
Pallium　18.23
Palma　2.30；10.22
Palmaris　4.44
Palpebra/e　446.2
　- inferior　446.4
　- superior　446.3
Pancreas　162.1
　- accessorium　162.18
Panniculus adiposus
　-《telae abdominis》110.21
　-《telae subcutaneae》472.30
Papilla/e
　-《dermis》470.12
　- dentis　138.39
　- ductus parotidei　134.19
　- duodeni
　- - major　150.15
　- - minor　150.16
　- filiformes　140.14
　- foliatae　140.17
　- fungiformes　140.15
　- gingivalis　134.29
　- ilealis　150.31
　- incisiva　134.26
　- interdentalis　134.29
　- lacrimalis　448.15
　- linguales　140.13
　- mammaria　472.17
　- renalis　182.35
　- vallatae　140.16
Paracervix　202.22
Paradidymis　190.42
Paraflocculus ventralis［H IX］357.46
Paraganglia sympathica　428.6
Parametrium　202.21
Parasubiculum　384.22
Parenchyma
　-《glandulae thyroideae》220.18
　-《prostatae》194.18
　- testis　190.26
Paries
　- anterior
　- -《gastricae》146.19
　- -《vaginae》204.6
　- caroticus《cavi tympani》454.31
　- externus《ductus cochlearis》466.5
　- inferior《orbitae》24.2
　- jugularis《cavi tympani》454.6
　- labyrinthicus《cavi tympani》454.8
　- lateralis《orbitae》24.3
　- mastoideus《cavi tympani》454.20
　- medialis《orbitae》24.4
　- membranaceus
　- -《cavi tympani》454.32
　- -《trachealis》172.23
　- posterior
　- -《gastricae》146.20
　- -《vaginae》204.7
　- superior《orbitae》24.1
　- tegmentalis《cavi tympani》454.3
　- tympanicus《ductus cochlearis》466.10
　- vestibularis《ductus cochlearis》466.4
Parodontium　138.43
Paroophoron　204.22
Pars/tes
　- abdominalis
　- -《ductus thoracici》312.11
　- -《m. pectoralis majoris》106.6
　- -《oesophageae》146.6
　- -《plexus visceralis et ganglii visceralis》430.17
　- -《ureteris》186.2
　- aortae　258.24
　- acromialis《m. deltoidei》112.4
　- alaris《m. nasalis》94.17
　- alpha《nuclei gigantocellularis》336.14
　- alveolaris《mandibulae》44.28
　- anterior
　- -《commissurae anterioris》380.26；392.29
　- -《faciei diaphragmati-cae hepatis》154.22
　- -《fornicis vaginae》204.3
　- -《linguae》140.5
　- -《nuclei cochlearis anterior》334.21
　- -《nuclei parabrachialis lateralis》344.12
　- -［II］《lobuli centralis cerebelli》356.11
　- -［IV］《culminis》356.18
　- -［H IV］《lobuli quadrangularis anterioris》356.22
　- anularis vaginae fibrosae
　- -《digitorum manus》116.28

- －《digitorum pedis》 126.20
- aryepiglottica《m. arytenoidei》 170.21
- ascendens
- －《duodeni》 150.8
- －《m. trapezii》 100.15
- － aortae 230.2
- atlantica《a. vertebralis》 250.9
- autonomica systematis nervosi peripherici 426.1
- basalis
- －《aa. lobaris inferioris pulmonis sinistri》 228.40
- －《aa. lobarium inferiorium pulmonis dextri》 228.20
- － telencephali 386.11
- basilaris
- －《ossis occipitalis》 26.6
- －－ pontis 338.11
- buccopharyngea《m. constrictoris pharyngis superioris》 144.27
- caeca retinae 438.20
- canalis《n. optici》 440.17
- cardiaca《gastricae》 146.24
- cartilaginea 12.26
- －《septi nasi》 164.23
- －《tubae auditivae》 458.19
- caudalis《nuclei spinalis nervi trigemini》 332.12
- cavernosa《a. carotis internae》 238.21
- centralis
- －《nuclei cuneati》 332.7
- －《nuclei gracilis》 332.3
- －《systemae nervosi》 17.53；314.2
- －《ventriculi lateralis》 382.15
- ceratopharyngea《m. constrictoris pharyngis medii》 144.32
- cerebralis《a. carotis internae》 238.29
- cervicalis
- －《a. carotis internae》 238.16
- －《a. vertebralis》 250.4
- －《medullae spinalis》 318.2
- cervicis vesicae《m. detrusoris vesicae》 188.3
- chondropharyngea《m. constrictoris pharyngis medii》 144.31
- ciliaris retinae 438.21
- clavicularis
- －《m. deltoidei》 112.3
- －《m. pectoralis majoris》 106.1

- coccygea《medullae spinalis》 318.6
- coeliacoduodenalis《m. suspensorii duodeni》 150.13
- colli
- －《ductus thoracici》 312.9
- －《oesophageae》 146.2
- －《tracheae》 172.18
- －《vesicae《m. detrusoris vesicae》 188.3
- compacta
- －《nuclei tegmentalis pedunculopontinus》 354.11
- －《substantia nigrae》 348.31
- copularis lobuli paramediani [H VIII A] 356.41
- corneoscleralis《sclerae》 434.20
- corporis humani 2.2
- costalis
- －《pleurae parietalis》 180.9
- －－ diaphragmatis 106.31
- cranialis《partis parasympathici divisionis autonomici systematis nervosi》 428.8
- craniocervicalis《plexus visceralis》 430.2
- cricopharyngea《m. constrictoris pharyngis inferioris》 144.35
- cruciformis vaginae fibrosae
- －－《manus》 116.29
- －－《pedis》 126.21
- cuneiformis vomeris 38.35
- cupularis《recessi epitympanici》 454.5
- descendens
- －－《duodeni》 150.5
- －－《lig. iliofemoralis》 86.27
- －－《m. trapezii》 100.13
- －－ aortae 258.1
- dextra《faciei diaphragmaticae hepatis》 154.23
- diaphragmatica《pleurae parietalis》 180.10
- dissipata《nuclei tegmentalis pedunculopontinus》 354.12
- distalis
- －－《adenohypophysis》 220.6
- －－《prostatae》 194.5
- －－《urethrae prosticae》 198.8
- dorsales
- －－《mm. intertransversarii laterales lumborum》 102.4
- －－《nuclei commissurae posterioris》 352.12
- －－《nuclei reticularis centralis》 336.26

- dorsales
- －－ [III]《lobuli centralis cerebelli》 356.12
- －－ [V]《culminis》 356.20
- －－ [H III]《alaris lobuli centralis cerebelli》 356.15
- －－ [H V]《lobuli quadrangularis anterioris cerebelli》 356.23
- dorsolateralis《nuclei supraoptici》 370.13
- dorsomedialis
- －－《nuclei rubri》 352.27
- －－《nuclei supraoptici》 370.14
- duralis《fili terminalis》 316.16
- extraocularis
- －－《a. centralis retinae》 240.3
- －－《v. centralis retinae》 286.11
- flaccida《membranae tympanicae》 452.22
- funicularis《ductus deferentis》 192.9
- gastrocnemialis 《compartimenti cruris posterioris》 118.8
- glossopharyngea《m. constrictoris pharyngis superioris》 144.29
- hepatis
- － dextra 158.13
- －－ sinistra 158.5
- horizontalis
- －－《a. cerebri medii》 244.21
- －－《duodeni》 150.7
- iliaca《fascia iliopsoaticae》 110.4
- inferior
- －－《duodeni》 150.7
- －－《ganglionis vestibularis》 408.10
- －－《v. lingularis》 274.3
- －－ [H II]《alaris lobuli centralis cerebelli》 356.14
- infraclavicularis《plexus brachialis》 416.1
- infralobaris《v. posterior lobi superioris pulmonis dextri》 272.12
- infundibularis 《adenophypophysis》 220.4
- inguinalis《ductus deferentis》 192.10
- insularis《a. cerebri medii》 246.3
- intercartilaginea《rimae glottidis》 172.7
- intermedia
- －－《adenohypophysis》 220.5
- －－《urethrae》 198.19
- intermembranacea 《rimae glottidis》 172.6
- interpolaris《nuclei spinalis nervi trigemini》 332.16
- intersegmentalis

- －－《v. anterioris lobi superioris pulmonis dextri》 272.10
- －－《v. anterioris lobi superioris pulmonis sinistri》 272.34
- －－《v. apicalis lobi superioris pulmonis dextri》 272.7
- －－《v. apicoposterioris lobi superioris pulmonis sinistri》 272.31
- －－《v. basalis anterioris lobi inferioris pulmonis dextri》 272.25
- －－《v. basalis anterioris lobi inferioris pulmonis sinistri》 274.12
- －－《v. posterioris lobi superioris pulmonis dextri》 272.13
- －－《v. superioris lobi inferioris pulmonis dextri》 272.20
- －－《v. superioris lobi inferioris pulmonis sinistri》 274.7
- interstitialis《nuclei commissurae posterioris》 352.11
- intracranialis
- －－《a. vertebralis》 250.10
- －－《n. optici》 440.16
- intralaminaris《n. optici intraocularis》 440.21
- intralobaris《v. posterior lobi superioris pulmonis dextri》 272.13
- intramuralis
- －－《ureteris》 186.4
- －－《urethrae》 198.5；206.21
- intraocularis
- －－《a. centralis retinae》 240.4
- －－《n. optici》 440.19
- －－《v. centralis retinae》 286.12
- intrasegmentalis
- －－《v. anterioris lobi superioris pulmonis dextri》 272.9
- －－《v. anterioris lobi superioris pulmonis sinistri》 272.33
- －－《v. apicalis lobi superioris pulmonis dextri》 272.6
- －－《v. apicoposterioris lobi superioris pulmonis sinistri》 272.30
- －－《v. basalis anterioris lobi inferioris pulmonis dextri》 272.24
- －－《v. basalis anterioris lobi inferioris pulmonis sinistri》 274.11

Pars/tes intrasegmentalis 〜 Pars/tes sublentiformis　581

- －〈v. superioris lobi inferioris pulmonis dextri〉　272.19
- －〈v. superioris lobi inferioris pulmonis sinistri〉　274.6
- iridica retinae　438.22
- labialis〈m. orbicularis oris〉　94.31
- lacrimalis　94.22
- laryngea pharyngis　144.14
- lateralis
- －〈arci pedis longitudinalis〉　12.8
- －〈compartimenti antebrachii〉　110.30
- －〈fornicis vaginae〉　204.5
- －〈globi pallidi medialis〉　390.12
- －〈nuclei accumbens〉　388.21
- －〈nuclei parabrachialis lateralis〉　344.12
- －〈nuclei parabrachialis medialis〉　344.14
- －〈ossis occipitalis〉　26.8
- －〈ossis sacri〉　50.23
- －〈substantiae nigrae〉　348.32
- －〈v. lobi medii pulmonis dextri〉　272.15
- －lobuli biventralis [H VIII A]　356.41
- libera membri
- －inferioris　66.1
- －superioris　56.1
- lumbalis
- －〈m. iliocostalis lumbrum〉　102.13
- －〈m. longissimi thoracis〉　102.18
- －〈medullae spinalis〉　318.4
- －diaphragmatis　106.25
- magnocellularis
- －〈nuclei reticularis lateralis〉　336.20
- －〈nuclei rubri〉　352.25
- －〈nuclei ventralis anterior thalami〉　366.10
- －medialis　364.10
- －nuclei vestibularis inferioris　334.15
- marginalis〈m. orbicularis oris〉　94.30
- medialis
- －〈arci pedis longitudinalis〉　12.9
- －〈globi pallidi〉　390.14
- －〈nuclei accumbens〉　388.22
- －〈nuclei parabrachialis lateralis〉　344.12
- －〈nuclei parabrachialis medialis〉　344.14
- －〈v. lobi medii pulmonis dextri〉　272.16
- －lobuli biventralis　357.43
- －mediastinalis〈pleurae parietalis〉　180.21
- －membranacea　12.27

- －〈septi interventricularis〉　222.29
- －〈septi nasi〉　164.22
- －〈urethrae〉　198.19
- mobilis septi nasi　164.10
- muscularis〈septi interventricularis〉　222.28
- mylopharyngea〈m. constrictoris pharyngis superioris〉　144.28
- nasalis
- －〈ossis frontalis〉　36.19
- －pharyngis　142.27
- nervosa 〈neurohypophysis〉　220.9；360.22
- nonstratificata〈m. detrusoris vesicae〉　188.2
- obliqua〈m. cricothyroidei〉　170.13
- occlusa〈a. umbilicalis〉　264.33
- olfactoria　164.36
- －tunicae mucosae nasi　434.3
- opercularis　374.18
- optica retinae　438.24
- oralis〈nuclei spinalis nervi trigemini〉　332.17
- －pharyngis　144.10
- orbitalis
- －〈glandulae lacrimalis〉　448.9
- －〈gyrus frontalis inferior〉　374.16
- －〈m. orbicularis oculi〉　94.23
- －〈n. optici〉　440.18
- －〈ossis frontalis〉　36.22
- ossea　12.22
- －〈septi nasi〉　164.24
- －〈tubae auditivae〉　458.16
- palpebralis
- －〈glandulae lacrimalis〉　448.10
- －〈m. orbicularis oculi〉　94.20
- paralaminaris〈nuclei mediodorsalis thalami〉　364.11
- parasympathica 〈divisionis autonomici systematis nervosi〉　428.7
- parvocellularis
- －〈nuclei reticularis lateralis〉　336.21
- －〈nuclei rubri〉　352.26
- －〈nuclei ventralis posteromedialis thalami〉　364.29
- －〈nuclei vestibularis lateralis〉　342.30
- －lateralis〈nuclei mediodorsalis〉　364.9
- patens〈a. umbilicalis〉　264.29
- pelvica
- －〈ductus deferentis〉　

192.11
- －〈partis parasympathici divisionis autonomici systematis nervosi〉　428.28
- －〈plexus visceralis et ganglii visceralis〉　432.15
- －〈ureteris〉　186.3
- peripherica　18.33；398.1
- petrosa
- －〈a. carotis internae〉　238.18
- －〈ossis temporalis〉　30.15
- phrenicocoeliaca〈m. suspensorii duodeni〉　150.12
- pialis〈fili terminalis〉　316.17
- postcommunicalis
- －〈a. cerebri anterioris〉　244.6
- －〈a. cerebri posterioris〉　248.8
- posterior
- －〈commissurae anterioris〉　380.27；392.30
- －〈faciei diaphragmaticae hepatis〉　154.24
- －〈fornicis vaginae〉　204.4
- －〈linguae〉　140.6
- －〈nuclei cochlearis anterior〉　334.22
- －〈nuclei parabrachialis lateralis〉　344.12
- －[III]〈lobuli centralis cerebelli〉　356.12
- －[V]〈culminis〉　356.20
- －[H IV]〈lobuli quadrangularis anterioris〉　356.22
- －[H V]〈lobuli quadrangularis anterioris〉　356.23
- －funiculi lateralis 〈medullae spinalis〉　324.3
- －hepatis　158.11
- posteromedialis〈nuclei rubri〉　352.27
- postlaminaris〈n. optici intraocularis〉　440.20
- postsulcalis〈linguae〉　140.6
- precommunicalis
- －〈a. cerebri anterioris〉　242.24
- －〈a. cerebri posterioris〉　248.3
- prelaminaris〈n. optici〉　440.22
- preprostatica　198.5
- presulcalis〈linguae〉　140.5
- prevertebralis〈a. vertebralis〉　250.3
- principalis〈nuclei ventralis anterior thalami〉　366.11
- profunda
- －〈compartimenti antebrachii

anterioris〉　110.28
- －〈compartimenti cruris posterioris〉　118.9
- －〈glandulae parotidis〉　136.9
- －〈m. masseterica〉　96.16
- －〈m. sphincteris ani externus〉　154.14；218.16
- －〈partis palpebralis m. orbicularis oculi〉　94.22
- prostatica　198.6
- proximalis
- －〈prostatae〉　194.3
- －〈urethrae prosticae〉　198.7
- psoatica〈fasciae iliopsoaticae〉　110.3
- pterygopharyngea〈m. constrictoris pharyngis superioris〉　144.26
- pylorica〈gastricae〉　146.31
- radialis〈compartimenti antebrachii posteriori〉　110.30
- recta〈m. cricothyroidei〉　170.12
- respiratoria〈tunicae mucosae nasi〉　164.35
- reticularis〈substantiae nigrae〉　348.33
- retrolentiformis　392.16
- retrorubralis〈substantiae nigrae〉　348.34
- rostralis
- －〈nuclei cuneati〉　332.8
- －〈nuclei gracilis〉　332.4
- sacralis〈medullae spinalis〉　318.5
- scrotalis〈ductus deferentis〉　192.8
- solealis〈compartimenti cruris posterioris〉　118.9
- sphenoidalis〈a. cerebri medii〉　244.21
- spinalis
- －〈m. deltoidei〉　112.5
- －〈n. accessorius〉　412.3
- －fili terminalis　316.23
- spongiosa　198.23
- squamosa〈ossis temporalis〉　34.10
- sternalis diaphragmatis　106.32
- sternocostalis〈m. pectoralis majoris〉　106.5
- subcutanea〈m. sphicteris ani externus〉　154.16；218.14
- sublenticularis amygdalae　386.30
- sublentiformis〈capsulae internae〉　392.21

ラテン語索引

- subtrigeminalis《nculei reticularis lateralis》 336.22
- superficialis
-- 《compartimenti antebrachii anterioris》 110.27
-- 《compartimenti cruris posterioris》 118.8
-- 《glandulae parotidis》 136.8
-- 《m. masseterica》 96.15
-- 《m. sphincteris ani externus》 154.15 ; 218.15
- superior
-- 《duodeni》 150.2
-- 《faciei diaphragmaticae hepatis》 154.20
-- 《ganglionis vestibularis》 408.5
-- 《v. lingularis》 274.2
-- [H III]《alaris lobuli centralis cerebelli》 356.15
- supraclavicularis《plexus brachialis》 414.21
- sympathica《divisions autonomici systematis nervosi》 426.2
- tecta duodeni 150.10
- tensa《membranae tympanicae》 452.23
- terminalis 150.20
- thoracica
-- 《ductus thoracici》 312.10
-- 《m. iliocostalis lumborum》 102.14
-- 《medullae spinalis》 318.3
-- 《oesophageae》 146.3
-- 《plexus visceralis et ganglii》 430.10
-- 《tracheae》 172.19
-- aortae 258.2
- thyroepiglottica《m. thyroarytenoidei》 170.19
- thyropharyngea《m. constrictoris pharyngis inferioris》 144.34
- tibiocalcanea《lig. collateralis medialis articulationis talocruralis》 90.5
- tibionavicularis《lig. collateralis medialis articulationis talocruralis》 90.4
- tibiotalaris
-- anterior《lig. collateralis medialis articulationis talocruralis》 90.6
-- posterior《lig. collateralis medialis articulationis talocruralis》 90.7
- transversa
-- 《lig. Iliofemoralis》 86.12
-- 《m. nasalis》 94.16
-- 《m. trapezii》 100.14

-- 《r. sinistri v. portae hepatis》 292.18
- transversaria《a. vertebralis》 250.4
- triangularis 374.17
- tricipitalis《compartimenti cruris posterioris》 118.8
- tuberalis《adenohypophysis》 220.4
- tympanica《ossis temporalis》 34.1
- umbilicalis《r. sinistri v. portae》 292.20
- uterina《tubariae》 200.28
- uvealis《sclerae》 434.21
- vagalis《n. accessorius》 412.2
- ventralis/es
-- 《mm. intertransversarii laterales lumborum》 102.5
-- 《nuclei commissurae posterioris》 352.10
-- 《nuclei reticularis centralis》 336.27
-- [II]《lobuli centralis cerebelli》 356.11
-- [IV]《culminis》 356.18
-- [H II]《alaris lobuli centralis cerebelli》 356.14
-- [H IV]《lobuli quadrangularis anterioris cerebelli》 356.22
- ventromedialis《nuclei supraoptici》 370.15
- vertebralis《faciei costalis》 176.7
Patella 68.32
Pecten
- analis 154.9
- ossis pubis 64.8
Pectus 2.17
Pediculus arcus vertebrae 48.6
Pedunculus/i
- cerebellares 358.25
- cerebellaris
-- inferior 326.24 ; 328.20 ; 358.26
-- medius 338.5 ; 358.27
-- superior 338.8 ; 348.11 ; 350.17 ; 358.28
- cerebri 348.6 ; 348.18
- flocculi 358.5
- olfactorius 388.10
Pelvis 2.19 ; 64.14
- major 64.18
- minor 64.19
- renalis 184.25
Penicilli 298.30
Penis 196.4
Pericardium 222.2
- fibrosum 222.3
- serosum 222.6
Perichondrium 12.29
Pericranium 20.8
Perikaryon 17.50
Perilympha 462.31
Perimetrium 202.23
Perimysium 16.28

Perineum 208.1
Perineurium 19.8
Periodontium 138.43
- insertionis 138.45
- protectionis 138.44
Perionyx 472.11
Periorbita 444.2
Periosteum 12.28
- externum cranii 20.8
Periphericus/Peripheralis 4.39
Peritoneum 210.9
- parietale 210.12
- urogenitale 214.8
- viscerale 210.13
Peronealis 4.42
Pes 2.42
- anserinus 122.31
- hippocampi 384.23
Petiolus epiglottidis 170.5
Phalanx/ges 60.21 ; 72.22
- distalis
-- 《manus》 60.24
-- 《pedis》 72.25
- media
-- 《manus》 60.23
-- 《pedis》 72.24
- proximalis
-- 《manus》 60.22
-- 《pedis》 72.23
Pharynx 142.25
Philtrum 134.9
Pia mater 316.4
- cranialis 316.5
- encephali 316.5
- spinalis 316.12
Pili 470.14
Planta 2.46 ; 12.4
Plantaris 4.45
Planum/a 4.48
- coronalia 4.60
- frontalia 4.60
- horizontalia 4.61
- interspinale 6.6
- intertuberculare 6.5
- medianum 4.63
- nuchale 26.26
- occipitale 26.27
- paramediana 4.64
- sagittalia 4.62
- subcostale 6.3
- supracristale 6.4
- temporale 376.13
- transpyloricum 6.2
- transversalia 6.1
Platysma 98.2
Pleura 180.3
- parietalis 180.7
- pulmonalis 180.4
- visceralis 180.4
Plexus
- aorticus
-- abdominalis 430.18
-- thoracicus 430.11
- autonomicus 19.34
-- brachialis 430.8
- basilaris 280.12
- brachialis 414.12
- cardiacus 430.12
- caroticus
-- communis 430.3
-- externus 430.6
-- internus 430.4
- cavernosus 430.5
- conchae 164.33
- cervicalis 412.21

-- posterior 412.19
- choroideus 346.15 ; 382.20
-- ventriculi
--- lateralis 316.10
--- quarti 316.7
--- tertii 316.9
- coccygeus 422.30
- coeliacus 430.20
- deferentialis 432.25
- dentalis
-- inferior 404.11
-- superior 402.5
- entericus 432.9
- femoralis 432.14
- gastrici 430.23
- hepaticus 430.21
- hypogastricus
-- inferior 432.18
-- superior 432.16
- iliacus 432.13
- intermesentericus 430.30
- intraparotideus 406.10
- lienalis 430.22
- lumbalis 420.17
- lumbosacralis 420.16
- lymphaticus 17.42
-- axillaris 312.4
- mesentericus
-- inferior 432.6
-- superior 430.28
- myentericus 432.11
- nervorum spinalium 19.30
- oesophageus 410.22 ; 430.14
- ovaricus 432.5
- pampiniformis 290.16
- pancreaticus 430.24
- pelvicus 432.18
- periarterialis 19.37
- pharyngeus 276.26 ; 410.8
- posterior 420.7
- prostaticus 432.24
- pterygoideus 278.23
- pulmonalis 410.21 ; 430.15
- rectalis
-- inferior 432.20
-- medius 432.19
-- superior 432.8
- renalis 432.1
- sacralis 422.12
- splenicus 430.22
- subclavius 430.7
- submucosus 432.12
- subserosus 432.10
- suprarenalis 430.25
- testicularis 432.4
- thyroideus impar 274.34
- tympanicus 408.20
- uretericus 432.3
- uterovaginalis 432.22
- vascularis 19.36
- vasculosus 17.11
- venosus 17.12
-- areolaris 288.13
-- canalis nervi hypoglossi 282.6
-- caroticus internus 282.8
-- foraminis ovalis 282.7
-- prostaticus 290.30

- - rectalis 290.27
- - sacralis 290.26
- - suboccipitalis 276.12
- - uterinus 290.34
- - vaginalis 290.35
- - vertebralis
- - - externus
- - - - anterior 286.35
- - - - posterior 286.36
- - - internus
- - - - anterior 286.37
- - - - posterior 286.42
- - vesicalis 290.29
- vertebralis 430.9
- vesicalis 432.26
- viscerales et ganglia visceralia 430.1
- visceralis 19.15
Plica/e
- alares《plicae synovialis infrapatellaris》 88.10
- anterior faucium 142.5
- aryepiglottica 170.25
- caecales 212.2
- caecalis vascularis 212.19
- chordae tympani 458.7
- ciliares 436.17
- circulares《intestini tenuis》 148.22
- duodenalis
- - inferior 212.12
- - superior 212.10
- duodenojejunalis 212.10
- duodenomesocolica 212.12
- epigastrica 214.6
- fimbriata《linguae》 140.8
- gastricae 148.10
- gastropancreatica 212.8
- glossoepiglottica
- - lateralis 144.13
- - mediana 144.12
- hepatopancreatica 212.9
- ileocaecalis 212.21
- incudialis 458.12
- interarytenoidea《rimae glottidis》 172.8
- interureterica 188.14
- iridis 438.8
- lacrimalis 448.22
- longitudinalis duodeni 150.14
- mallearis
- - anterior 458.6 ; 452.24
- - posterior 458.5 ; 452.25
- mucosae《vesicae biliaris》 160.19
- nervi laryngei superioris 144.16
- palatinae transversae 134.25
- palmatae《canalis cervicis uteri》 202.19
- palpebronasalis 446.6
- paraduodenalis 212.14
- posterior faucium 142.7
- presplenica 210.31
- rectouterina 214.18

- salpingopalatina 144.5
- salpingopharyngea 144.4
- semilunares coli 152.8
- semilunaris
- - 《conjunctivae》 446.27
- - 《faucium》 142.8
- spiralis 160.21
- stapedialis 458.13
- sublingualis 134.32
- synoviales 15.3
- synovialis infrapatellaris 88.9
- transversae recti 152.24
- triangularis 142.6
- tubariae 200.34
- umbilicalis
- - lateralis 214.3 ; 214.6
- - media 214.1
- - medialis 214.3
- - mediana 214.1
- venae cavae sinistrae 222.11
- vesicalis transversa 214.10
- vestibularis 170.28
- villosae《gastricae》 148.13
- vocalis 172.4
Pollex 10.27
Polus
- anterior
- - 《bulbi oculi》 434.7
- - 《lentis》 442.8
- frontalis 374.13
- inferior
- - 《renis》 182.10
- - 《testis》 190.7
- occipitalis 376.2
- posterior
- - 《bulbi oculi》 434.8
- - 《lentis》 442.9
- superior
- - 《renis》 182.9
- - 《testis》 190.6
- temporalis 376.7
Pons 338.1
- et cerebellum 326.4
Pontes grisei caudatolenticulares 392.2
Pontocerebellum 358.9
Poples 2.39
Porta hepatis 156.5
Portio
- major 398.14
- minor 398.16
- supravaginalis cervicis 202.11
- vaginalis cervicis 202.14
Porus
- acusticus
- - externus 34.3 ; 452.15
- - internus 32.12 ; 462.20
- gustatorius 468.23
Posterior 4.13
Precuneus 378.20
Premaxilla 42.3
Preputium
- clitoridis 204.33
- penis 196.14
Presubiculum 384.25

Processus 14.5
- accessorius《vertebrae lumbalis》 48.32
- alveolaris《maxillae》 42.8
- anterior《mallei》 456.17
- articularis
- - inferior《vertebrae》 48.17
- - superior
- - - 《ossis sacri》 50.22
- - - 《vertebrae》 48.15
- axillaris 472.20
- calcaneus《cuboidei》 72.15
- caudatus《lobi caudati hepatis》 156.21
- ciliares 436.16
- clinoideus
- - anterior 28.22
- - medius 28.8
- - posterior 28.11
- cochleariformis 454.18
- condylaris《mandibulae》 46.12
- coracoideus 54.25
- coronoideus
- - 《mandibulae》 46.9
- - 《ulnae》 58.23
- costalis 48.33
- costiformis《vertebrae lumbalis》 48.33
- ethmoidalis《conchae nasalis inferioris》 38.22
- falciformis《lig. sacrotuberalis》 86.15
- frontalis
- - 《maxillae》 40.24
- - 《ossis zygomatici》 44.6
- intrajugularis 26.20 ; 32.25
- jugularis 26.19
- lacrimalis《conchae nasalis inferioris》 38.20
- lateralis
- - 《cartilaginis septi nasi》 164.15
- - 《mallei》 456.16
- - 《mammae》 472.20
- - tali 70.16
- - tuberis calcanei 70.27
- lenticularis《incudis》 456.10
- mammillaris《vertebrae lumbalis》 48.34
- mastoideus 30.17
- maxillaris《conchae nasalis inferioris》 38.21
- medialis tuberis calcanei 70.26
- muscularis《artilaginis》 168.22
- orbitalis《ossis palatini》 42.25
- palatinus《maxillae》 42.1
- papillaris《lobi caudati hepatis》 156.20
- paramastoideus 26.36
- posterior
- - 《cartilaginis septi

nasi》 164.16
- - tali 70.18
- pterygoideus《ossis sphenoidalis》 30.1
- pterygospinosus 30.13
- pyramidalis《ossis palatini》 42.21
- sphenoidalis
- - 《cartilago septi nasi》 164.16
- - 《ossis palatini》 42.26
- spinosus《vertebrae》 48.13
- styloideus 32.26
- ossis metacarpi tertii [III] 60.20
- - radii 58.15
- - ulnae 58.37
- supracondylaris 56.18
- temporalis《ossis zygomatici》 44.5
- transversus《vertebrae》 48.14
- uncinatus
- - 《ossis ethmoidalis》 38.16
- - 《pancreatis》 162.3
- - 《vertebrae cervicalis》 48.20
- - vertebrae thoracicae primae 48.30
- vaginalis
- - 《ossis sphenoidalis》 30.7
- - peritonei 190.12
- vocalis《cartilaginis arytenoideae》 168.15
- xiphoideus 52.33
- zygomaticus
- - 《maxillae》 40.28
- - 《ossis frontalis》 36.14
- - 《ossis temporalis》 34.16
Profundus 4.35
Prominentia
- canalis
- - facialis 454.23
- - semicircularis lateralis 454.22
- laryngea 166.20
- mallearis 452.26
- spiralis《ductus cochlearis》 466.7
- styloidea 454.7
Promontorium
- 《ossis sacri》 50.20
- 《tympani》 454.11
Pronatio 15.32
Prosencephalon 326.6
Prostata 194.1
Protuberantia
- mentalis 44.16
- occipitalis
- - externa 26.21
- - interna 26.29
Proximalis 4.36
Pterion 20.20
Pubes 470.23
Pubis 64.1
Pudendum femininum 204.25
Pulmo/nes 176.1
- dexter 176.2
- -, lobus inferior 178.9
- -, lobus medius 178.6

──, lobus superior 178.2
─ sinister 176.3
──, lobus inferior 178.20
──, lobus superior 178.15
Pulpa
─ alba 298.16
─ coronalis 138.37
─ dentis 138.36
─ lienalis 298.14
─ radicularis 138.38
─ rubra 298.15
─ splenica 298.14
Pulvinar thalami 360.11
Punctum
─ fixum 15.41
─ lacrimale 448.16
─ mobile 15.42
Pupilla 438.9
Putamen 390.7
Pyelon 184.25
Pylorus 146.34
Pyramides renales 182.37
Pyramis
─ [VIII]《vermis》 356.39
─ bulbi 326.14
─ medullae oblongatae 326.14
─ vestibuli 460.8

R

Radialis 4.40
Radiatio
─ acustica 366.18；392.22
─ anterior thalami 366.26
─ centralis thalami 366.27
─ corporis callosi 380.20
─ inferior thalami 366.29
─ optica 366.23；392.19
─ posterior thalami 366.28
─ thalami
── anterior 392.4
── centralis 392.9
── thalamica posterior 392.20
Radii 442.14
─ medullares《renis》 182.19
Radius 58.1
Radix/ces 414.13
─ accessoria 138.30
─ anterior 19.22
─ buccalis 138.24
─ clinica《dentis》 136.28
─ cranialis《n. accessorius》 412.2
─ dentis 136.26
─ distalis《dentis》 138.27
─ inferior《ansae cervicalis》 412.24
─ intermedia
──《ganglii pterygopalatini》 428.16
── ganglii pterygopalatini 406.20
─ lateralis
──《tractus optici》 360.25
── nervi mediani 416.14
─ linguae 140.3
─ medialis
──《tractus optici》 360.26

── nervi mediani 416.13
── mesenterii 210.15
─ mesialis 138.26
─ mesiobuccalis 138.28
─ mesiolingualis 138.29
─ motoria
──《n. spinalis》 19.22
──《n. trigemini》 398.16
─ nasi 164.3
─ nasociliaris
──《ganglii ciliaris》 428.12
── ganglii ciliaris 400.2
─ oculomotoria
──《ganglii ciliaris》 428.10
── ganglii ciliaris 398.11
─ palatinalis《dentis》 138.25
─ parasympathica 428.10；428.16；428.20；428.25；428.30
─ ganglii
─── ciliaris 398.11
─── otici 408.29
─── pterygopalatini 406.20
─── submandibularis 406.19
─ parotidei 278.15
─ penis 196.5
─ posterior 19.23
─ pulmonis 176.16
─ sensoria
──《gangliorum pelvicorum》 428.12；428.22；428.27；428.32
──《n. spinalis》 19.23
──《n. trigemini》 398.14
─ ganglii
─── ciliaris 400.2
─── otici 402.16
─── pterygopalatini 400.15；428.18
─── sublingualis 404.8
─── submandibularis 404.7
─ spinalis《n. accessorius》 412.3
─ superior《ansae cervicalis》 412.23
─ sympathica 406.21；428.11；428.17；428.21；428.26；428.31
── ganglii submandibularis 406.23
Ramus/i
─ accessorius《a. meningea media》 236.18
─ acetabularis
──《a. circumflexae femoris》 268.10
──《a. obturatoriae》 264.18
─ acromialis
──《a. suprascapularis》 252.24
──《a. thoracoacromialis》 254.13
─ ad ganglion ciliare 398.11
─ alveolares superiores
── anteriores《nn. alveolares superiores》

402.4
── posteriores《nn. alveolares superiores》 402.2
─ alveolaris superior medius《nn. alveolares superiores》 402.3
─ anastomoticus
── cum a. lacrimali《a. meningea media》 236.21
── cum a. meningea media《a. lacrimalis》 240.6
─ anterior/es
──《a. centralis postero-medialis a. communi-cantis posterioris》 246.21
──《a. obturatoriae》 264.19
──《a. pancreaticoduode-nalis inferioris》 262.3
──《a. recurrentis ulnaris》 256.18
──《a. suprarenalis inferioris》 262.26
──《ducti hepatici dextri》 160.3
──《n. auricularis magnus》 412.30
──《n. cervicalium》 412.20
──《n. cutanei antebrachii medialis》 416.10
──《n. lumbalium》 420.8
──《n. obturatorii》 420.29
──《n. sacralium et n. coccygei》 420.15
──《n. spinalis》 19.27
──《n. thoracicorum》 418.19
──《r. dextri v. portae hepatis》 292.15
──《sulci lateralis cerebri》 274.9
──《v. pulmonalis dextrae superioris》 272.8
──《v. pulmonalis sinistrae superioris》 272.32
─ apicalis《v. pulmonalis dextrae superioris》 272.5
─ apicoposterior《v. pulmonalis sinistrae superioris》 272.29
─ articularis
──《a. descendentis genus》 268.3
──《n. mixti》 19.18
──《r. posterioris n. obturatorii》 422.3
─ ascendens
──《a. circumflexae femoris lateralis》 368.12
──《a. circumflexae femoris medialis》 368.8
──《a. epigastricae inferioris》 266.35
──《a. segmentalis anterioris pulmonis

dextri》 228.10
──《a. segmentalis anterioris pulmonis sinistri》 228.30
──《a. segmentalis posterioris pulmonis dextri》 228.13
──《a. segmentalis posterioris pulmonis sinistri》 228.33
──《r. superficialis a. transversa colli》 252.27
──《sulci lateralis cerebri》 374.8
─ atrialis/es
──《a. coronariae dextrae》 230.10
──《a. coronariae sinistrae》 230.30
── anastomoticus《a. coro-nariae sinistrae》 230.23
── intermedius
───《a. coronariae dextrae》 230.12
───《a. coronariae sinistrae》 230.26
─ atrioventriculares
──《a. coronariae dextrae》 230.7
──《a. coronariae sinistrae》 230.24
─ auriculares anteriores《a. temporalis》 236.4
─ auriculares
──《a. auricularis posterioris》 234.28
──《a. occipitalis》 234.18
──《n. facialis》 406.6
──《n. vagi》 410.4
─ autonomicus《nervi autonomici》 19.33
─ basalis
── anterior《v. basalis superioris lobi inferioris pulmonis dextri》 272.23；274.10
── tentorii《partis cavernosae a. carotis internae》 238.22
─ bronchiales
──《a. thoracicae internae》 252.4
──《n. vagi》 410.20
──《partis thoracicae aortae》 258.3
─ buccales《n. facialis》 406.13
─ calcanei
──《a. fibularis》 270.18
──《a. tibialis posterioris》 270.12
─ laterales《n. suralis》 424.19
─ mediales《n. tibialis》 424.20
─ calcarinus《a. occipitalis medialis》 248.22
─ capsulares
──《a. intrarenalium》 184.15
──《a. renalis》 262.24

Ramus/i cardiaci ~ Ramus/i ganglionares n. maxillaris

- cardiaci
- - cervicales
- - - inferiores《n. vagi》 410.14
- - - superiores《n. vagi》 410.13
- - thoracici
- - - 《ganglionum thoracicorum》 426.26
- - - 《n. vagi》 410.19
- - carpalis
- - dorsalis
- - - 《a. radialis》 256.7
- - - 《a. ulnaris》 256.28
- - palmaris
- - - 《a. radialis》 256.4
- - - 《a. ulnaris》 256.29
- - caudae nuclei caudati《a. choroideae anterioris》 242.13
- - cervicalis《n. facialis》 406.16
- - chiasmaticus/i
- - - 《a. choroideae anterioris》 242.6
- - 《a. communicantis posterioris》 246.23
- - choroideus/i
- - - posterioris
- - - - laterales《a. cerebri posterioris》 248.12
- - - - mediales《a. cerebri posterioris》 248.11
- - - ventriculi
- - - - laterales《a. choroideae anterioris》 242.3
- - - quarti《a. inferioris posterioris》 250.15
- - - tertii《a. choroideae anterioris》 242.4
- - cingularis《a. callosomarginalis》 244.14
- - circumflexus《a. coronariae sinistrae》 230.22
- - fibularis《a. tibialis posterioris》 270.9
- - peronealis《a. tibialis posterioris》 270.9
- - clavicularis《a. thoracoacromialis》 254.15
- - clivales《partis cerebralis a. carotis internae》 238.35
- - cochlearis《a. vestibulocochlearis》 468.7
- - coeliaci《trunci vaginalis posterioris》 410.31
- - colicus《a. ileocolicae》 262.8
- - collaterales
- - - 《a. intercostalis posterioris》 258.18
- - - 《n. intercostalis》 418.21
- - colli《n. facialis》 406.16
- - communicans/tes 19.6
- - - 《a. fibularis》 270.16
- - - 《trunci symathetici》 426.6
- - albus《nervorum

spinalium》 426.8
- - cochlearis《n. vestibularis》 408.4
- - cum chorda tympani 408.32
- - cum ganglio ciliari 400.2
- - cum nervo auriculotemporali 408.31
- - cum nervo faciale 402.27
- - cum nervo glossopharyngeo 406.9；410.6
- - cum nervo hypoglosso 404.3
- - cum nervo laryngeo recurrente 410.12
- - cum nervo ulnari 416.18
- - cum nervo vago 406.25
- - cum nervo zygomatico 398.20
- - cum plexu tympanico 406.24
- - cum ramo auriculare nervi vagi 408.23
- - cum ramo meningeo 408.30
- - fibularis 424.4
- - griseus《nervorum spinalium》 426.7
- - n. nasociliaris cum ganglio ciliare 428.12
- - peroneus 424.4
- - ulnaris 418.9
- coni arteriosi
- - 《a. coronariae dextrae》 230.8
- - 《a. coronariae sinistrae》 230.19
- corporis
- - amygdaloidei《a. choroideae anterioris》 242.16
- - callosi dorsalis《a. occipitalis medialis》 248.19
- - geniculati lateralis《a. choroideae anterioris》 242.8
- - corticales
- - - inferiores《a. cerebri medii》 246.5
- - - superiores《a. cerebri medii》 246.11
- - costalis lateralis《a. thoracicae internae》 252.10
- - cricothyroideus《a. thyroideae superioris》 232.15
- cruris
- - cerebri《a. choroideae anterioris》 242.22
- - posterioris capsulae internae《a. choroideae anterioris》 242.10
- - cutaneus/i
- - - 《n. mixti》 19.17
- - - 《r. anterioris n. obturatorii》 420.30

- - - 《n. femoralis》 422.7
- - - 《n. iliohypogastrici》 420.20
- - - abdominalis《n. intercostalis》 418.28
- - - pectoralis《n. intercostalis》 418.26
- - - cruris mediales《n. sapheni》 422.10
- - - lateralis
- - - 《a. intercostalis posterioris》 258.11 ; 258.19
- - - 《n. iliohypogastrici》 420.19
- - - abdominalis《n. intercostalis》 418.24
- - - pectoralis《n. intercostalis》 418.22
- - - medialis《a. intercostalis posterioris》 258.10
- - posterior
- - - 《r. dorsalis n. cervicalis》 412.15
- - - 《r. posterioris n. lumbalis》 420.5
- - - 《n. sacralium et n. coccygei》 420.13
- - - 《r. posterioris n. thoracici》 418.18
- deltoideus
- - 《a. profundae brachii》 254.29
- - 《a. thoracoacromialis》 254.16
- dentales
- - 《a. alveolaris inferioris》 236.13
- - 《a. alveolaris superioris posterioris》 236.32
- - 《a. infraorbitalis》 238.3
- - inferiores《n. alveolaris inferioris》 404.12
- - superiores《n. lingualis》 402.6
- descendens
- - 《a. circumflexae femoris lateralis》 268.13
- - 《a. circumflexae femoris medialis》 268.9
- - 《a. occipitalis》 234.22
- - 《a. segmentalis anterior pulmonis sinistri》 228.31
- - 《a. segmentalis anterioris pulmonis dextri》 228.11
- - 《a. segmentalis posterior pulmonis sinistri》 228.34
- - 《a. segmentalis posterioris pulmonis dextri》 228.14
- - 《r. superficialis a. transversa colli》 252.22
- dexter
- - 《a. hepaticae》 260.3
- - 《v. portae》 292.14
- digastricus《n. facialis》 406.7

- diploicus《a. supraorbitalis》 240.16
- distales laterales striati 《aa. centralium anterolateralium》 244.24
- dorsalis/es
- - 《a. intercostalis posterioris》 258.9
- - 《a. intercostalis posterioris secundae》 254.6
- - 《a. lumbalis》 258.28
- - 《a. subcostalis》 258.22
- - 《n. cervicalium》 412.12
- - 《n. lumbalium》 420.2
- - 《n. sacralium et n. coccygei》 420.10
- - 《n. thoracicorum》 418.15
- - 《n. ulnaris》 416.23
- - 《v. intercostalis posterioris》 286.31
- - linguae《a. lingualis》 234.4
- - duodenales
- - - 《a. pancreaticoduodenalis superioris anterioris》 260.24
- - - 《a. pancreaticoduodenalis superioris posterioris》 260.17
- - epididymales《a. testicularis》 264.3
- - externus
- - - 《n. accessorius》 412.6
- - - 《n. laryngei superioris》 410.10
- - femoralis《n. genitofemoralis》 420.26
- - frontalis
- - - 《a. meningea media》 236.19
- - - 《a. temporalis superficialis》 236.7
- - anteromedialis《a. callosomarginalis》 244.11
- - intermediomedialis《a. callosomarginalis》 244.12
- - posteromedialis《a. callosomarginalis》 244.13
- ganglionares
- - ad ganglion oticum 402.16
- - ad ganglion pterygopalatinum 400.15
- - ad ganglion sublinguale 404.8
- - ad ganglion submandibulare 404.7
- - n. mandibularis《ad ganglion submandibulare》 428.22；428.27
- - n. maxillaris《ad ganglion pterygopalatinum》 428.18

585

- - trigeminales《partis cavernosae a. carotis internae》 238.27
- gastrici
- - 《a. hepaticae》 260.20
- - 《a. splenicae》 260.34
- - anteriores《trunci vagalis anterioris》 410.24
- - posteriores《trunci vagalis posterioris》 410.29
- geniohyoideus《ansae cervicalis》 412.26
- genitalis《n. genitofemoralis》 420.25
- genus capsulae internae 《a. choroideae anterioris》 242.9
- gingivales
- - 《n. mentalis》 404.17
- - inferiores《n. alveolaris inferioris》 404.13
- - superiores《n. lingualis》 402.7
- glandulares
- - 《a. facialis》 234.10
- - 《a. thyroideae inferioris》 252.17
- glandularis
- - anterior《a. thyroideae superioris》 232.16
- - lateralis《a. thyroideae superioris》 232.18
- - posterior《a. thyroideae superioris》 232.17
- globi pallidi《a. choroideae anterioris》 242.12
- gyri angularis《a. cerebri medii》 246.10
- helicini《a. uterinae》 266.4
- hepatici《trunci vagalis anterioris》 410.26
- hippocampi《a. choroideae anterioris》 242.14
- hypothalamicus《a. communicantis posterioris》 246.28
- ilealis《a. ileocolicae》 262.12
- iliacus《a. iliolumbalis》 264.13
- inferior/es
- - 《n. oculomotorii》 398.10
- - 《n. transversus colli》 414.3
- - 《r. profundi a. gluteae superioris》 264.25
- - ossis pubis 64.13
- infrahyoideus《r. thyroideae superioris》 232.12
- infrapatellaris《n. sapheni》 422.9
- inguinales《a. pudendae externae profundae》 266.43
- intercostales anteriores 《a. thoracicae internae》 252.11
- interganglionares《a. hepaticae》 426.5
- intermedius
- - 《a. hepaticae》 260.12
- - 《n. laryngei superioris》 410.11
- - internus《n. accessorius》 412.5
- interventriculares septales
- - 《a. coronariae dextrae》 230.14
- - 《a. coronariae sinistrae》 230.21
- interventricularis
- - anterior《a. coronariae sinistrae》 230.18
- - posterior《a. coronariae dextrae》 230.13
- ischiopubicus 62.9
- isthmi faucium《n. lingualis》 404.2
- labiales 404.16
- - anteriores《a. pudendae externae》 266.42
- - posteriores《a. perinealis》 266.17
- - superiores《n. infraorbitalis》 402.12
- laryngopharyngei 《ganglionis cervicalis superioris》 426.15
- lateralis/es
- - 《a. coronariae sinistrae》 230.20
- - 《a. pontis》 250.24
- - 《a. superiores cerebelli》 250.29
- - 《a. tuberis cinerei》 246.26
- - 《ducti hepatici sinistri》 160.6
- - 《n. sacralis et n. coccygei》 420.12
- - 《n. supraorbitalis》 398.23
- - 《r. dorsalis n. cervicalis》 412.14
- - 《r. posterioris n. lumbalis》 420.4
- - 《r. posterioris n. thoracici》 418.17
- - 《r. sinistri v. portae》 292.11
- - nasi《a. facialis》 234.14
- - lienales《a. splenicae》 260.37
- - lingualis/es
- - 《n. facialis》 406.14
- - 《n. glossopharyngei》 408.28
- - 《n. hypoglossi》 412.9
- - 《n. lingualis》 404.6
- - lobi
- - caudati《r. sinistri v. portae hepatis》 292.19
- - medii《v. pulmonalis dextrae superioris》 272.14
- - lumbalis《a. iliolumbalis》 264.11
- - malleolares
- - laterales《a. fibularis》 270.17
- - mediales《a. tibialis

- posterioris》 270.10
- - mammarii
- - laterales
- - - 《a. thoracicae lateralis》 254.19
- - - 《n. intercostalis》 418.23
- - - 《r. cutaneous lateralis a. intercostalis posterioris》 258.20
- - mediales
- - - 《n. intercostalis》 418.27
- - - 《rr. perforantium a. thoracicae internae》 252.9
- - mandibulae 46.1
- - marginalis
- - 《sulci cinguli》 376.30
- - dexter《a. coronariae dextrae》 230.11
- - mandibularis《n. facialis》 406.15
- - sinister《a. coronariae dextrae》 230.25
- - tentorii《partis cavernosae a. carotis internae》 238.23
- - mastoideus/i
- - 《a. occipitalis》 234.17
- - 《a. tympanicae posterioris》 234.26
- - medialis/es
- - 《a. pontis》 250.23
- - 《a. superiores cerebelli》 250.27
- - 《a. tuberis cinerei》 246.25
- - 《ducti hepatici sinistri》 160.7
- - 《n. sacralis et n. coccygei》 420.11
- - 《n. supraorbitalis》 398.24
- - 《r. dorsalis n. cervicalis》 412.13
- - 《r. posterioris n. lumbalis》 420.3
- - 《r. posterioris n. thoracici》 418.16
- - 《r. sinistri v. portae》 292.23
- - mediastinales
- - 《a. thoracicae internae》 252.2
- - 《partis thoracicae aortae》 258.6
- - medullares
- - laterales《a. vertebralis》 250.18
- - mediales《a. vertebralis》 250.17
- - membranae tympani《n. auriculotemporalis》 402.25
- - meningeus/i
- - 《a. carotis internae》 238.24；238.36
- - 《a. occipitalis》 234.20
- - 《a. vertebralis》 250.11
- - 《n. mandibularis》 402.14
- - 《n. maxillaris》 400.14
- - 《n. spinalis》 19.25

- - 《n. vagi》 410.3
- - - anterior
- - - 《a. ethmoidalis anterioris》 240.18
- - - 《n. nasociliaris》 400.5
- - recurrens
- - - 《a. lacrimalis》 240.8
- - - 《n. ophthalmici》 398.18
- - mentales《n. mentalis》 404.15
- - mentalis《a. alveolaris inferioris》 236.15
- - muscularis/es
- - 《a. vertebralis》 250.8
- - 《n. accessorius》 412.7
- - 《n. axillaris》 418.12
- - 《n. femoralis》 422.6
- - 《n. fibularis profundus》 424.11
- - 《n. fibularis superficialis》 424.6
- - 《n. intercostalis》 418.20
- - 《n. mediani》 416.16
- - 《n. mixti》 19.19
- - 《n. musculocutanei》 416.6
- - 《n. perinealium》 422.26
- - 《n. radialis》 418.5
- - 《n. tibialis》 424.14
- - 《n. ulnaris》 416.22
- - 《partis supraclavicularis plexus brachialis》 414.30
- - 《r. anterioris n. obturatorii》 420.31
- - 《r. posterioris n. obturatorii》 422.2
- - musculi stylopharyngei 《n. glossopharyngei》 408.25
- - mylohyoideus《a. alveolaris inferioris》 236.16
- - nasalis/es
- - anteriores laterales《a. ethmoidalis anterioris》 240.20
- - externi 《n. infraorbitalis》 402.10
- - externus《n. nasociliaris》 400.10
- - interni
- - - 《n. ethmoidalis anterioris》 400.7
- - - 《n. infraorbitalis》 402.11
- - laterales《n. ethmoidalis anterioris》 400.8
- - mediales《n. ethmoidalis anterioris》 400.9
- - posteriores
- - - inferiores《n. palatinus major》 400.22
- - - superiores
- - - - laterales《n. maxillaris》 400.17
- - - - mediales《n. maxillaris》 400.18

- nervi
  - - oculomotorii《a. communicantis posterioris》 246.30
  - - - ad ganglion ciliare 428.10
- nervorum《partis cavernosae a. carotis internae》 238.28
- nodi
  - - atrioventricularis
    - - - 《a. coronariae dextrae》 230.15
    - - - 《a. coronariae sinistrae》 230.29
  - - sinuatrialis
    - - - 《a. coronariae dextrae》 230.9
    - - - 《a. coronariae sinistrae》 230.28
- nuclei rubri《a. choroideae anterioris》 242.21
- nucleorum
  - - hypothalami《a. choroideae anterioris》 242.18
  - - thalami《a. choroideae anterioris》 242.19
- obturatorius《r. pubici a. epigastricae inferioris》 266.30
- occipitalis/es
  - - 《a. auricularis posterioris》 234.29
  - - 《a. occipitalis》 234.21
  - - 《n. facialis》 406.5
- occipitotemporalis《a. occipitalis medialis》 248.23
- oesophagei/ales
  - - 《a. gastricae sinistrae》 258.37
  - - 《a. thyroideae inferioris》 252.19
  - - 《ganglionum thoracicorum》 426.28
  - - 《n. laryngei recurrentis》 410.17
  - - 《partis thoracicae aortae》 258.4
- omentales
  - - 《a. gastroomentalis dextrae》 260.21
  - - 《a. gastroomentalis sinistrae》 260.35
- orbitales《n. maxillaris》 400.16
- orbitalis《a. meningea media》 236.20
- ossis ischii 62.36
- ovaricus《a. uterinae》 266.7
- palmares
  - - 《nervi mediani》 416.17
  - - 《nervi ulnaris》 416.25
  - - profundus《a. ulnaris》 256.30
  - - superficialis《a. radialis》 256.6
- palpebrales
  - - 《n. infratrochlearis》 400.12

- - inferiores《n. infraorbitalis》 402.9
- pancreatici
  - - 《a. pancreaticoduodenalis superioris anterioris》 260.23
  - - 《a. pancreaticoduodenalis superioris posterioris》 260.16
  - - 《a. splenicae》 260.27
- paracentrales《a. callosomarginalis》 244.15 ; 244.17
- parietalis
  - - 《a. meningea media》 236.22
  - - 《a. occipitalis medialis》 248.20
  - - 《a. temporalis superficialis》 236.8
- parietooccipitalis/es
  - - 《a. callosomarginalis》 244.19
  - - 《a. occipitalis medialis》 248.21
- parotideus/i
  - - 《a. auricularis posterioris》 234.30
  - - 《a. temporalis superficialis》 236.2
  - - 《n. auriculotemporalis》 402.26
- partis retrolentiformis capsulae internae《a. choroideae anterioris》 242.11
- pectorales《a. thoracoacromialis》 254.17
- pedunculares《a. cerebri posterioris》 248.13
- perforans/tes
  - - 《a. fibularis》 270.15
  - - 《a. metatarsalis plantaris》 270.27
  - - 《a. thoracicae internae》 252.8
  - - 《a. ulnaris》 256.26
  - - 《arci palmaris profundi》 256.15
- pericardiaci《partis thoracicae aortae》 258.5
- pericardiacus《n. phrenici》 414.9
- peridentales
  - - 《a. alveolaris inferioris》 236.14
  - - 《a. alveolaris superioris posterioris》 236.33
  - - 《a. infraorbitalis》 238.4
- perineales《n. cutanei femoris posterioris》 422.10
- petrosus《a. meningea media》 236.23
- pharyngeales
  - - 《a. pharyngeae ascendentis》 232.21
  - - 《a. thyroideae inferioris》 252.18
- pharyngeus/i
  - - 《a. canalis pterygoidei》 238.6

- - 《a. palatinae descendentis》 238.10
- - 《n. glossopharyngei》 408.24
- - 《n. vagi》 410.7 ; 410.18
- phrenicoabdominales《n. phrenici》 414.10
- postcentralis《r. spinalis r. dorsalis a. intercostalis posterioris》 258.13
- posterior/es
  - - 《a. centralis posteromedialis a. communicantis posterioris》 246.22
  - - 《a. obturatoriae》 264.20
  - - 《a. pancreaticoduodenalis inferioris》 262.4
  - - 《a. recurrentis ulnaris》 256.19
  - - 《a. suprarenalis inferioris》 262.31
  - - 《ducti hepatici dextri》 160.4
  - - 《n. auricularis magnus》 412.29
  - - 《n. cervicalium》 412.12
  - - 《n. cutanei antebrachii medialis》 416.11
  - - 《n. lumbalium》 420.2
  - - 《n. obturatorii》 422.1
  - - 《n. sacralium et n. coccygei》 420.10
  - - 《n. spinalis》 19.28
  - - 《n. thoracicorum》 418.15
  - - 《r. dextri v. portae hepatis》 292.16
  - - 《sulci lateralis cerebri》 374.7
  - - 《v. pulmonalis dextrae superioris》 272.11
  - - ventriculi sinistri《a. coronariae sinistrae》 230.27
- posterolateralis dexter
  - - 《a. coronariae dextrae》 230.16
- precuneales《a. pericallosa》 244.18
- prelaminaris《r. spinalis r. dorsalis a. intercostalis posterioris》 258.14
- profundus
  - - 《a. circumflexae femoris》 268.7
  - - 《a. gluteae superioris》 264.23
  - - 《a. plantaris medialis》 270.22
  - - 《a. transversa colli》 252.29
  - - 《n. plantaris lateralis》 424.28
  - - 《n. radialis》 418.6
  - - 《n. ulnaris》 416.29
- prostatici
  - - 《a. rectalis mediae》 266.12
  - - 《a. vesicalis inferioris》

266.2
- proximales laterales striati《aa. centralium anterolateralium》 244.23
- pterygoidei《a. temporalis profundae posterioris》 236.29
- pubicus
  - - 《a. epigastricae inferioris》 266.29
  - - 《a. obturatoriae》 264.17 ; 266.29
  - - 《v. obturatoria accessoria》 292.11
- pulmonales
  - - 《plexus nervosi pulmonalis》 430.16
  - - thoracici《ganglionum thoracicorum》 426.27
- pyloricus《trunci vagalis anterioris》 410.27
- radiculares《rr. spinalium a. vertebralis》 250.6
- recurrens 19.25
- renales《n. vagi》 410.32
- renalis《n. splanchnici minoris》 426.32
- sacrales laterales《a. sacralis medianae》 258.33
- saphenus《a. descendentis genus》 268.2
- scrotales
  - - anteriores《a. pudendae externae profundae》 266.41
  - - posteriores《a. perinealis》 266.16
- septales
  - - anteriores《a. ethmoidalis anterioris》 240.19
  - - posteriores《a. sphenopalatinae》 238.13
- septi nasi《a. labialis superioris》 234.13
- sinister
  - - 《a. hepaticae》 260.8
  - - 《v. portae hepatis》 292.17
- sinus
  - - carotici《n. glossopharyngei》 408.26
  - - cavernosi《partis cavernosae a. carotis internae》 238.25
- spinalis/es
  - - 《a. cervicalis ascendentis》 252.22
  - - 《a. iliolumbalis》 264.12
  - - 《a. intercostalis posterioris secundae》 254.7
  - - 《a. lumbalis》 258.29
  - - 《a. sacralis lateralis》 264.15
  - - 《a. subcostalis》 258.23
  - - 《a. vertebralis》 250.9

- －〈r. dorsalis a.
  intercostalis
  posterioris〉 258.12
- 〈v. intercostalis
  posterioris〉 286.33
- splenici〈a. splenicae〉
  260.37
- stapedius〈a. tympanicae
  posterioris〉 234.27
- sternales〈a. thoracicae
  internae〉 252.7
- sternocleidomastoi-
  deus/i
- －〈a. occipitalis〉 234.19
- －〈a. thyroidea
  superioris〉 232.13
- stylohyoideus〈n.
  facialis〉 406.8
- subendocardiales
  〈fasciculi
  atrioventricularis〉
  224.19
- subscapulares〈a.
  axillaris〉 254.10
- substantiae
- －nigrae〈a. choroideae
  anterioris〉 242.20
- －perforatae anterioris
  〈a. choroideae
  anterioris〉 242.5
- superficialis
- －〈a. circumflexae
  femoris〉 268.6
- －〈a. gluteae superioris〉
  264.22
- －〈a. plantaris medialis〉
  270.23
- －〈a. transversa colli〉
  252.26
- －〈n. plantaris lateralis〉
  424.25
- －〈n. radialis〉 418.8
- －〈n. ulnaris〉 416.26
- superior/es
- －〈n. occulomotorii〉
  398.9
- －〈n. transversus colli〉
  414.2
- －〈r. profundi a. gluteae
  superioris〉 264.24
- －〈v. pulmonalis dextrae
  inferioris〉 272.18
- －〈v. pulmonalis
  sinistrae inferioris〉
  274.5
- －ossis pubis 64.6
- suprahyoideus〈a.
  lingualis〉 234.2
- temporalis/es
- －〈n. facialis〉 406.11
- anterior/es
- －－〈a. cerebri medii〉
  246.6
- －－〈a. occipitalis
  lateralis〉 248.15
- －－intermedii〈a.
  occipitalis lateralis〉
  248.16
- －－medii〈a. occipitalis
  lateralis〉 248.16
- －－medius〈a. cerebri
  medii〉 246.7
- －－posterior/es
- －－－〈a. cerebri medii〉
  246.8
- －－－〈a. occipitalis

  lateralis〉 248.17
- －－superficiales〈n.
  auriculotemporalis〉
  402.29
- －temporooccipitalis〈a.
  cerebri medii〉 246.9
- －tentorius〈n.
  ophthalmici〉 398.18
- －terminals
- －－inferiores〈a. cerebri
  medii〉 246.5
- －－superiores〈a. cerebri
  medii〉 246.11
- －thymici〈a. thoracicae
  internae〉 252.3
- －thyrohyoideus〈ansae
  cervicalis〉 412.25
- －tonsillae cerebelli〈a.
  inferioris posterioris
  cerebelli〉 250.14
- －tonsillaris/es
- －－〈a. facialis〉 234.8
- －－〈n. glossopharyngei〉
  408.27
- －－〈n. palatini minores〉
  400.24
- －tracheales
- －－〈a. thoracicae
  internae〉 252.5
- －－〈a. thyroideae
  inferioris〉 252.20
- －－〈n. laryngei
  recurrentis〉 410.16
- －tractus optici〈a.
  choroideae anterioris〉
  242.7
- －transversus〈a. circum-
  flexae femoris
  lateralis〉 268.14
- －tubarius/i
- －－〈a. ovaricae〉 264.6
- －－〈a. uterinae〉 266.8
- －－〈plexi tympanici〉
  408.21
- －tuberis cinerei〈a.
  choroideae anterioris〉
  242.17
- －uncales〈a. choroideae
  anterioris〉 242.15
- －ureterici
- －－〈a. ovaricae〉 264.5
- －－〈a. suprarenalis
  inferioris〉 262.33
- －－〈a. testicularis〉 264.2
- －－〈a. umbilicalis〉
  264.31
- －vaginales
- －－〈a. rectalis mediae〉
  266.11
- －－〈a. uterine〉 266.5
- －ventrales
- －－〈n. cervicalium〉
  412.20
- －－〈n. lumbalium〉 420.8
- －－〈n. sacralium et n.
  coccygei〉 420.15
- －－〈n. thoracicorum〉
  418.19
- －vestibularis posterior〈a.
  vestibulocochlearis〉
  468.6
- －zygomatici〈n. facialis〉
  406.12
- －zygomaticofacialis〈n.
  zygomatici〉 400.27
- －zygomaticotemporalis

  〈n. zygomatici〉
  400.26
Raphe
- medullae oblongatae
  330.1
- musculi iliococcygei
  218.19
- palati 134.24
- palpebralis lateralis
  446.19
- penis 196.16
- perinei 208.2
- pharyngis 144.23
- pontis 340.3
- pterygomandibularis
  144.24
- scroti 198.34
Recessus
- anterior〈membranae
  tymanicae〉 458.9
- articularis 15.12
- cochlearis 460.10
- costodiaphragmaticus
  180.15
- costomediastinalis
  180.16
- duodenalis
- －－inferior 212.13
- －－superior 212.11
- ellipticus 460.5
- epitympanicus 454.4
- hepatorenalis〈recessi
  subhepatici〉 212.27
- ileocaecalis
- －－inferior 212.20
- －－superior 212.18
- inferior〈bursae
  omentalis〉 212.6
- infundibuli/
  infundibularis 362.8
- intersigmoideus 212.17
- lateralis〈ventriculi
  quarti〉 346.17
- lienalis〈bursae
  omentalis〉 212.7
- membranae tympanicae
  458.8
- paraduodenalis 212.15
- pharyngeus 144.8
- phrenicomediastinalis
  180.17
- pinealis 362.6
- piriformis 144.15
- pleuralis 180.14
- posterior〈membranae
  tympanicae〉 458.11
- retrocaecalis 212.22
- retroduodenalis 212.16
- sacciformis
- －－〈articulationis cubiti〉
  82.19
- －－〈articulationis
  radioulnaris distalis〉
  82.22
- saccularis 460.9
- sphenoethmoidalis
  24.20；164.39
- sphericus 460.9
- splenicus 212.7
- subhepaticus 212.26
- subphrenicus 212.25
- subpopliteus 132.3
- superior
- －－〈bursae omentalis〉
  212.5
- －－〈membranae

  tympanicae〉 458.10
- supraopticus 362.9
- suprapinealis 362.4
- utricularis/utriculi
- －－〈labyrinthi
  membranacei〉 464.6
- －－〈labyrinthi ossei〉
  460.5
- vertebromediastinalis
  180.18
Recessus, fossae et plicae
212.1
Rectum 152.18
Regio/nes 4.48
- I cornus ammonis
  384.28
- II cornus ammonis
  384.29
- III cornus ammonis
  384.30
- IV cornus ammonis
  384.31
- I hippocampi proprii
  384.28
- II hippocampi proprii
  384.29
- III hippocampi proprii
  384.30
- IV hippocampi proprii
  384.31
- abdominales 8.11
- analis 8.26
- antebrachialis 10.12
- －－anterior 10.13
- －－posterior 10.14
- antebrachii
- －－anterior 10.13
- －－posterior 10.14
- auricularis 6.12
- axillaris 8.9
- brachialis 10.3
- －－anterior 10.4
- －－posterior 10.7
- brachii
- －－anterior 10.4
- －－posterior 10.7
- buccalis 6.19
- calcanea 12.2
- capitis 6.7
- carpalis 10.18
- －－anterior 10.19
- －－posterior 10.20
- cervicales 6.28
- cervicalis
- －－anterior 6.29
- －－lateralis 6.36
- －－posterior 6.39
- colli posterior 6.39
- coxae 10.38
- cruris 10.47
- －－anterior 10.48
- －－posterior 10.49
- cubitalis 10.8
- －－anterior 10.9
- －－posterior 10.11
- deltoidea 10.2
- dorsales 8.18
- dorsalis
- －－manus 10.21
- －－pedis 12.3
- dorsi 8.18
- epigastrica 8.13
- faciales 6.14
- femoris 10.39
- －－anterior 10.40
- －－posterior 10.42

Regio/nes frontales ～ Septum/a interatriale **589**

- frontales 6.8
- genus 10.43
- - anterior 10.44
- - posterior 10.45
- glutealis 10.35
- hypochondriaca 8.12
- inframammaria 8.8
- infraorbitalis 6.18
- infrascapularis 8.23
- inguinalis 8.16
- interfascicularis
  《medullae renalis》
  182.33
- lateralis 8.14
- lumbalis 8.24
- mammaria 8.7
- manus 10.17
- mastoidea 6.13
- membri
- - inferioris 10.34
- - superioris 10.1
- mentalis 6.27
- metacarpalis 10.25
- metatarsalis 12.13
- nasalis 6.23
- occipitalis 6.10
- oralis 6.25
- olfactoria 434.3
- orbitalis 6.16
- palmaris 10.22
- parietalis 6.9
- parotideomasseterica
  6.20
- pectoralis 8.5
- - lateralis 8.6
- pedis 12.1
- perinealis 8.25
- plantaris 12.4
- presternalis 8.2
- pubica 8.17
- retromalleolaris
- - lateralis 10.53
- - medialis 10.54
- sacralis 8.20
- scapularis 8.22
- sternocleidomastoidea
  6.34
- surae 10.50
- talocruralis
- - anterior 10.51
- - posterior 10.52
- tarsalis 12.12
- temporalis 6.11
- thoracicae anteriores et
  lateralis 8.1
- umbilicalis 8.15
- urogenitalis 8.27
- vertebralis 8.19
- zygomatica 6.22
Ren 182.2
Repositio 15.35
Rete
- acromiale《a.
  thoracoacromialis》
  254.14
- arteriosum 17.13
- articulare
- - cubiti 256.20
- - genus 268.24
- calcaneum 270.19
- carpale
- - dorsale 256.8
- - palmare 256.15
- lymphocapillare 17.46
- malleolare
- - laterale 268.31

- - mediale 270.11
- mirabile 17.14
- patellare 268.25
- testis 190.29
- vasculosum articulare
  17.15
- venosum 17.16
- - dorsale
- - - manus 288.23
- - - pedis 296.13
- - plantare 296.17
Reticulum trabeculare
  《sclerae》 434.19
Retina 438.19
Retinaculum/a
- caudale 470.6
- cutis 470.5
- mammae 472.28
- musculorum
- - extensorum
- - -《manus》 116.23
- - - inferius《pedis》
  120.14
- - - superius《pedis》
  120.12
- - fibularium
- - - inferius 120.16
- - - superius 120.15
- - flexorum
- - -《manus》 116.26
- - -《pedis》 120.13
- - peroneorum
- - - inferius 120.16
- - - superius 120.15
- patellae
- - laterale 88.17
- - mediale 88.16
Rhombencephalon 326.2
Rima
- glottidis 172.5
- oris 134.6
- palpebrarum 446.8
- pudendi 204.31
- vestibuli 170.29
- vocalis 172.5
Rinencephalon 376.26
Rivus lacrimalis 448.13
Rostralis 4.22
Rostrum
-《corporis callosi》
  380.13
- sphenoidale 28.15
Rotatio
- externa 15.27
- interna 15.28
- lateralis 15.27
- medialis 15.28
Rugae
-《vesicae biliaris》
  160.19
- palatinae 134.25
- vaginales 204.12

S

Sacculus
-《vestibularis》 464.7
- laryngis 172.2
Saccus
- conjunctivalis 448.5
- endolymphaticus
  464.22
- lacrimalis 448.19
- profundi perinei
  208.17
- subcutaneus perinei
  208.14

Sagittalis 4.6
Sagulum 354.1
Salpinx 200.21
Sanguis 17.10
Scala
- media 466.2
- tympani 462.18
- vestibuli 462.16
Scapha 450.13
Scapula 54.3
Schindylesis 14.36
Sclera 434.17
Scoliosis 46.27
Scrotum 198.33
Segmentatio hepatis : lobi,
  partes, divisiones et
  segmenta 158.1
Segmentum/a
- I《hepatis》 158.12
- II 158.7
- III 158.8
- IV 158.10
- V 158.15
- VI 158.18
- VII 158.19
- VIII 158.16
- A1《a. cerebri anterioris》
  242.24
- A2 244.6
- anterius
- -《bulbi oculi》 434.14
- - [S III]
- - -《pulmonis dextri》
  178.5
- - -《pulmonis sinistri》
  178.17
- - inferius《renis》 184.4
- - laterale
- - - dextrum《hepatis》
  158.18
- - - sinistrum《hepatis》
  158.8
- - mediale dextrum
  《hepatis》 158.15
- - superius《renis》 184.3
- apicale[S I]《pulmonis
  dextri》 178.3
- apicoposterius[S I+II]
  《pulmonis sinistri》
  178.16
- basale
- - anterius [S VIII]
- - -《pulmonis dextri》
  178.12
- - -《pulmonis sinistri》
  178.23
- - laterale [S IX]
  《pulmonis》 178.13 ;
  178.24
- - mediale [S VII]
- - -《pulmonis dextri》
  178.11
- - -《pulmonis sinistri》
  178.22
- - posterius [S X]
- - -《pulmonis dextri》
  178.14
- - -《pulmonis sinistri》
  178.25
- bronchopulmonalia
  178.1
- cardinale [S VII]
- -《pulmonis dextri》
  178.11

- cervicalia [1–8] 318.2
- coccygea [1–3] 318.6
- inferius《renis》 184.5
- laterale [S IV]《pulmonis
  dextri》 178.7
- lingulare
- - inferius [S V]
  《pulmonis sinistri》
  178.19
- - superius [S IV]
  《pulmonis sinistri》
  178.18
- lumbalia [1–5] 318.4
- M1《a. cerebri medii》
  244.21
- M2 246.3 ; 246.5 ;
  246.11
- mediale
- - [S V]《pulmonis
  dextri》 178.8
- - sinistrum《hepatis》
  158.10
- medullae spinalis 318.1
- P1《a. cerebri
  posterioris》 248.3
- P2 248.8
- P3 248.14
- P4 248.18
- posterius
- -《bulbi oculi》 434.15
- -《hepatis》 158.12
- -《renis》 184.6
- - [S II]《pulmonis
  dextri》 178.4
- - laterale
- - - dextrum《hepatis》
  158.19
- - - sinistrum《hepatis》
  158.7 ; 178.4
- - mediale dextrum
  《hepatis》 158.16
- renalia 184.1
- sacralia [1–5] 318.5
- superius
- -《renis》 184.2
- - [S VI]
- - -《pulmonis dextri》
  178.10
- - -《pulmonis sinistri》
  178.21
- thoracica [1–12] 318.3
Sella turcica 28.6
Semicanalis
- musculi tensoris
  tympani 30.31
- tubae auditivae/
  auditoriae 30.32
Septula testis 190.24
Septum/a
- atrioventriculare
  222.30
- canalis musculotubarii
  30.33
- cervicale intermedium
  316.14
- cochleae 462.10
- corporum cavernosorum
  206.13
- femorale 120.4
- glandis《penis》 196.12
- interalveolaria
- -《mandibulae》 44.31
- -《maxillae》 42.11
- interatriale 222.33

- intermusculare
- - 《m. erectoris spinae》 102.10
- - brachii
- - - laterale 116.20
- - - mediale 116.19
- - - cruris
- - - anterius 120.9
- - - posterius 120.10
- - - femoris
- - - laterale 118.13
- - - mediale 118.14
- - - vastoadductorium 120.6
- interradicularia
- - 《mandibulae》 44.32
- - 《maxillae》 42.12
- interventriculare 222.27
- linguae 140.24
- medianum posterius 《medullae spinalis》 316.27
- nasi 164.21
- - osseum 24.13
- orbitale 444.3
- pectiniforme 196.22
- pellucidum 382.1
- penis 196.22
- rectovaginale 216.8
- rectovesicale 216.7
- scroti 198.36
- sinuum
- - frontalium 36.31
- - sphenoidalium 28.17
Sinciput 2.4
Sinister 4.8
Sinus
- anales 154.5
- aortae 230.3
- caroticus 232.8; 238.17
- cavernosus 280.22
- coronarius 274.15
- durae matris 280.7
- epididymidis 190.18
- frontalis 36.29; 166.12
- intercavernosus
- - anterior 280.23
- - posterior 280.24
- lactiferi 472.24
- lienalis 298.29
- marginalis 280.10
- maxillaris 40.23; 166.10
- obliquus pericardii 222.14
- occipitalis 280.11
- paranasales 166.9
- petrosquamosus 280.13
- petrosus
- - inferior 280.19
- - superior 280.21
- posterior《cavi tympani》 454.26
- prostaticus 198.12
- rectus 280.18
- renalis 182.6
- sagittalis
- - inferior 280.17
- - superior 280.15
- sigmoideus 280.14
- sphenoidalis 28.16; 166.11
- sphenoparietalis 280.25

- splenicus 298.29
- tarsi 70.32
- tonsillaris 142.9
- transversus 280.8
- - pericardii 222.13
- trunci pulmonalis 228.3
- tympani 454.14
- venarum cavarum 224.32
- venosus 17.17
- - sclerae 434.23
Siphon caroticum 238.37
Skeleton
- appendiculare 12.31
- axiale 12.30
- thoracis 52.1
Spatium/a
- anguli iridocornealis 438.14
- endolymphaticum 464.2
- epidurale
- - 《dura mater cranialis》 314.15
- - 《dura mater spinalis》 314.17
- episclerale 444.6
- extradurale《dura mater cranialis》 314.15
- extraperitoneale 210.4
- intercostale 52.42
- interossea
- - metacarpi 84.14
- - metatarsi 92.17
- intervaginale subarachnoidale《n. optici》 440.25
- lateropharyngeum 144.41
- leptomeningeum 314.19
- - 《n. optici》 440.25
- parapharyngeum 144.41
- perichoroideum 436.9
- peridurale 314.17
- perilymphaticum 462.30
- peripharyngeum 144.39
- pharyngeum laterale 144.41
- prevesicale 210.6
- profundum perinei 208.17
- retroinguinale 210.7
- retroperitoneale 210.5
- retropharyngeum 144.40
- retropubicum 210.6
- retrozonulare 442.24
- subarachnoideum 314.19
- subdurale 314.14
- subperitoneale 210.7
- superficiale perinei 208.12
- suprasternale 100.6
- tendineum lumbale 100.25
- zonularia 442.17
Sphincter urethrae internus 206.27
Spina/e
- geni
- - inferior 44.23

- - superior 44.22
- helicis 450.8
- iliaca
- - anterior
- - - inferior 62.23
- - - superior 62.22
- - posterior
- - - inferior 62.25
- - - superior 62.24
- ischiadica 62.38
- mentalis
- - inferior 44.23
- - superior 44.22
- nasalis
- - 《ossis frontalis》 36.20
- - anterior《corporis maxillae》 40.11
- - posterior《laminae horizontalis ossis palatini》 42.31
- ossis sphenoidalis 28.40
- palatinae 42.6
- scapulae 54.7
- suprameatalis 34.19
- suprameatica 34.19
- trochlearis 36.24
- tympanica
- - major 34.5
- - minor 34.6
Spinocerebellum 358.8
Splen 298.11
- accessorius 298.32
Splenium《corporis callosi》 380.16
Squama
- frontalis 36.2
- occipitalis 26.9
Stapes 456.2
Statoconium 464.28
Sternum 52.27
Stratum/a
- circulare
- - 《m. detrusoris vesicae》 188.5
- - 《tunicae muscularis coli》 152.17
- - 《tunicae muscularis gastricae》 148.5
- - 《tunicae muscularis intestini tenuis》 148.21
- - 《tunicae muscularis recti》 152.33
- - 《tunicae muscularis urethrae》 206.26
- - 《tunicae muscularis urethrae prosticae》 198.14
- cornus ammonis 386.1
- externum longitudinale 《cervicis》 188.4
- fibrosum
- - 《capsulae articularis》 15.1
- - 《panniculi adiposi telae subcutaneae》 472.32
- - 《vagina tendinis》 16.43
- ganglionicum《retinae》 440.7
- granulare《gyri dentati》 386.9
- granulosum《corticis

cerebelli》 358.16
- griseum
- - intermedium《colliculi superioris》 354.33
- - profundum《colliculi superioris》 354.35
- - superficiale《colliculi superioris》 354.31
- gyri dentati 386.7
- helicoidale
- - brevis gradus《tunicae muscularis intestini tenuis》 148.21
- - longi gradus《tunicae muscularis intestini tenuis》 148.20
- hippocampi《moleculare et substratum lacunosum》 386.1
- internum longitudinale 《cervicis》 188.6
- isocorticis 384.8
- koniocellulare《nuclei dorsalis corporis geniculati lateralis》 368.17
- limitans
- - externum《retinae》 440.2
- - internum《retinae》 440.9
- longitudinale
- - 《tunicae muscularis coli》 152.12
- - 《tunicae muscularis gastricae》 148.4
- - 《tunicae muscularis intestini tenuis》 148.20
- - 《tunicae muscularis recti》 152.27
- - 《tunicae muscularis urethrae》 206.28
- - 《tunicae muscularis urethrae intermediate》 198.21
- - 《tunicae muscularis urethrae prosticae》 198.16
- - 《tunicae muscularis urethrae spongiosa》 198.30
- magnocellularia《nuclei dorsalis corporis geniculati lateralis》 368.18
- medullare
- - intermedium《colliculi superioris》 354.34
- - profundum《colliculi superioris》 354.36
- membranosum
- - 《telae subcutaneae》 472.3
- - 《telae subcutaneae abdominis》 110.18
- - 《telae subcutaneae perinei》 208.10
- moleculare
- - 《corticis cerebelli》 358.18
- - 《gyri dentati》 386.8
- - et substratum lacunosum 386.2
- multiforme《gyri dentati》 386.10

- musculorum《panniculi adiposi》 472.31
- nervosum《retinae》 438.26
- neuroepitheliale 《retinae》 440.1
- neurofibrarum《retinae》 440.8
- nucleare
- - externum《retinae》 440.3
- - internum《retinae》 440.5
- opticum《colliculi superioris》 354.32
- oriens《hippocampi》 386.3
- papillare《dermis》 470.11
- parvocellularia《nuclei dorsalis corporis geniculati lateralis》 368.19
- pigmentosum《retinae》 438.25
- plexiforme
- - externum《retinae》 440.4
- - internum《retinae》 440.6
- purkinjense《corticis cerebelli》 358.17
- pyramidale 《hippocampi》 386.4
- radiatum《hippocampi》 386.5
- reticulare《dermis》 470.13
- segmentorum externorum et internorum 《retinae》 440.1
- synoviale
- - 《capsulae articularis》 15.2
- - 《vagina tendinis》 16.45
- zonale《colliculi superioris》 354.30
Stria/e 18.12
- canina 138.31
- cochlearis
- - anterior 340.22
- - intermedia 340.23
- - posterior 340.24
- diagonalis 388.2
- externa《medullae renalis》 182.30
- interna《medullae renalis》 182.31
- laminae
- - granularis
- - - externae《isocorticis》 384.16
- - - internae《isocorticis》 384.17
- - molecularis 《isocorticis》 384.15
- - pyramidalis internae 《isocorticis》 384.19
- longitudinalis
- - lateralis 380.18
- - medialis 380.19
- mallearis 452.27
- medullaris/es
- - ventriculi quarti 340.21；346.7

- - thalami 360.13
- occipitalis《laminae granularis internae isocorticis》 384.18
- olfactoria/e 388.14
- - lateralis 388.16
- - medialis 388.15
- - terminalis 382.16
- - vascularis《ductus cochlearis》 466.6
Striatum 390.16
- dorsale 390.17
- ventrale 388.19；390.18
Striola 464.29
Stroma
- 《glandulae thyroideae》 220.17
- ganglii 18.36
- iridis 438.12
- ovarii 200.11
- vitreum 442.30
Structurae
- centrales medullae spinalis 324.23
- oculi accessoriae 444.1
Subiculum 384.26
- promontorii《tympani》 454.13
Subnucleus
- gelatinosus《nuclei spinalis nervi trigemini》 332.14
- magnocellularis《nuclei spinalis nervi trigemini》 332.15
- oralis《nuclei spinalis nervi trigemini》 332.17
- rostrodorsalis《nuclei gracilis》 332.5
- zonalis《nuclei spinalis nervi trigemini》 332.13
Substantia
- alba 18.1
- - 《medullae oblongatae》 328.2
- - 《medullae spinalis》 318.13；322.1
- - 《partis basilaris pontis》 338.12
- - 《tegmenti mesencephali》 350.2
- - 《tegmenti pontis》 340.2
- - hypothalami 372.18
- - thalami 366.15
- basalis《telencephali》 386.27
- compacta 12.24
- corticalis 12.23
- gelatinosa
- - 《cornu posterioris medullae》 320.8
- - centralis《medullae spinalis》 318.14
- grisea
- - 《medullae oblongatae》 332.1
- - 《medullae spinalis》 318.9
- - 《partis basilaris pontis》 338.21
- - 《tegmenti mesencephali》 352.1
- - 《tegmenti pontis》

342.7
- - centralis 352.22
- - thalami 362.20
- innominata 388.6
- intermedia
- - centralis《medullae spinalis》 320.23
- - lateralis《medullae spinalis》 320.25
- lentis 442.2
- muscularis《prostatae》 194.20
- nigra 348.30
- perforate
- - anterior 388.17
- - posterior 348.4
- - rostralis 388.17
- propria
- - 《corneae》 436.3
- - sclerae 434.25
- spongiosa 12.25
- trabecularis 12.25
- visceralis secundaria 《medullae spinalis》 320.14
Subthalamus 360.14；368.8
Sulcus/i 14.12
- ampullaris 464.31
- anterolateralis
- - 《medullae oblongatae》 326.16
- - 《medullae spinalis》 316.28
- antihelicis transversus 450.28
- arteriae
- - meningeae mediae 34.29
- - occipitalis 30.20
- - subclaviae 52.21
- - temporalis mediae 34.15
- - vertebralis 50.9
- arteriosi 20.41；34.28
- basilaris 338.4
- bicipitalis
- - lateralis 10.5
- - medialis 10.6
- - radialis 10.5
- - ulnaris 10.6
- bulbopontinus 338.3
- calcanei 70.31
- calcarinus 378.23
- caninus 138.31
- caroticus 28.12
- carpi 60.15
- centralis
- - 《cerebri》 374.5；376.34
- - insulae 376.23
- cerebri 18.26
- cinguli 376.29
- circularis insulae 376.24
- collateralis 376.33
- coronarius 222.25
- corporis callosi 376.28
- costae 52.17
- cruris helicis 450.29
- cutis 470.3
- ethmoidalis 38.29
- fimbriodentatus 380.9
- frontalis
- - inferior 374.19
- - superior 374.24

- gingivalis 134.30
- glutealis 10.37
- habenularis 360.5
- hamuli pterygoidei 30.11
- hippocampalis 380.7
- hypothalamicus 362.10
- infraorbitalis 40.5
- infrapalpebralis 6.17
- interlobares《cerebri》 374.4；376.27
- intermammarius 472.13
- intermedius posterior 《medullae spinalis》 316.30
- intersphinctericus 《analis》 154.12
- intertubercularis 56.8
- interventricularis
- - anterior 222.23
- - posterior 222.24
- intraparietalis 374.29
- lacrimalis 24.7
- - 《ossis lacrimalis》 38.25
- - 《ossis maxillae》 40.18
- lateralis
- - 《cerebri》 374.6
- - mesencephali 348.8
- limitans 346.25
- lunatus 376.3
- malleolaris 68.11；68.31
- marginalis 376.30
- matricis unguis 472.4
- medianus
- - 《ventriculi quarti》 346.3
- - linguae 140.18
- - posterior
- - - 《medullae oblongatae》 326.31
- - - 《medullae spinalis》 316.26
- mentolabialis 6.26
- musculi subclavii 54.31
- mylohyoideus 46.8
- nasolabialis 6.24
- nervi
- - oculomotorii 348.5
- - petrosi
- - - majoris 32.6
- - - minoris 32.7
- - radialis 56.15
- - spinalis 48.25
- - ulnaris 56.29
- obturatorius 64.10
- occipitalis transversus 376.5
- occipitotemporalis 378.27；378.30
- olfactorius
- - 《cavi nasi》 164.28
- - 《lobi frontalis》 378.14
- orbitales 378.12
- palatini 42.7
- palatinus major 40.22；42.20
- palatovaginalis 30.8
- paracentralis 378.3
- paracolici 212.24
- paraolfactorii 378.10

592　Sulcus/i parietooccipitalis 〜 Trabecula/e arachnoideae

- parietooccipitalis 374.10 ; 376.32
- popliteus 66.27
- postcentralis 374.31
- posterior auriculae 450.23
- posterolateralis
- - 《medullae oblongatae》326.23
- - 《medullae spinalis》316.29
- precentralis 374.22
- prechiasmaticus 28.5
- preolivaris 326.17
- promontorii《tympani》454.12
- pterygopalatinus 40.22 ; 42.20
- pulmonalis 52.40
- retroolivaris 326.21
- rhinalis 380.11
- sclerae 434.18
- sinus
- - marginalis 26.35
- - occipitalis 26.34
- - petrosi
- - - inferioris 32.18
- - - superioris 32.10
- - sagittalis superioris 20.38 ; 26.31 ; 34.27 ; 36.17
- - sigmoidei 26.33 ; 30.19 ; 34.26
- - transversi 26.32
- spiralis
- - externus 466.24
- - internus 466.23
- - subparietalis 376.31
- - supraacetabularis 62.14
- - suprapalpebralis 6.15
- - tali 70.11
- - temporalis
- - - inferior 376.17
- - - superior 376.15
- - - transversus 376.14
- - tendinis musculi
- - - fibularis longi 72.4 ; 72.13
- - - flexoris hallucis longi 70.19 ; 70.30
- - - peronei longi 72.4 ; 72.13
- - tendinum musculorum extensorum 58.18
- - terminalis
- - - cordis 224.33
- - - linguae 140.19
- - tubae auditivae/auditoriae 28.41
- - tympanicus 34.7
- - venae
- - - cavae 154.26
- - - subclaviae 52.22
- - - venosi 20.40
- - - vomeris 38.33
- - - vomerovaginalis 30.9
- Supercilium/a 446.1 ; 470.17
- Superficialis 4.34
- Superior 4.18
- Supinatio 15.33
- Sura 2.41
- Sustentaculum tali 70.29
- Sutura/e 14.30
- - coronalis 74.8

- cranii 74.7
- denticulata 14.35
- ethmoidolacrimalis 74.27
- ethmoidomaxillaris 74.26
- frontalis persistens 36.7 ; 74.17
- frontoethmoidalis 74.21
- frontolacrimalis 74.23
- frontomaxillaris 74.22
- frontonasalis 74.20
- frontozygomatica 74.24
- incisiva 42.5
- infraorbitalis 40.12
- intermaxillaris 74.36
- internasalis 74.32
- lacrimoconchalis 74.35
- lacrimomaxillaris 74.34
- lambdoidea 74.10
- limbosa 14.33
- metopica 36.7 ; 74.17
- nasomaxillaris 74.33
- occipitomastoidea 74.11
- palatina
- - mediana 74.39
- - transversa 74.40
- palatoethmoidalis 74.38
- palatomaxillaris 74.37
- parietomastoidea 74.18
- plana 14.31
- sagittalis 74.9
- serrata 14.34
- sphenoethmoidalis 74.13
- sphenofrontalis 74.12
- sphenomaxillaris 74.30
- sphenoparietalis 74.15
- sphenosquamosa 74.14
- sphenovomeralis 74.28
- sphenozygomatica 74.29
- squamomastoidea 74.19
- squamosa 14.32 ; 74.16
- temporozygomatica 74.31
- zygomaticomaxillaris 40.12 ; 74.25
Symphysis 14.39
- intervertebralis 78.2
- mandibulae 44.15
- manubriosternalis 78.32
- pubica 86.6
- xiphosternalis 78.31
Synapsis 17.51
Synarthrosis 14.25
Synchondrosis/es 14.38
- columnae vertebralis 78.1
- costae primae 78.29
- costosternalis 78.28
- cranii 76.3
- intraoccipitalis
- - anterior 76.8
- - posterior 76.7
- manubriosternalis 78.33
- petrooccipitalis 76.6
- sphenoethmoidalis 76.9

- sphenooccipitalis 76.4
- sphenopetrosa 76.5
- sternales 78.30
- thoracis 78.27
Syndesmosis/es 14.27
- cinguli
- - membri superioris 80.21
- - pectoralis 80.21
- - pelvici 86.3
- columnae vertebralis 76.25
- cranii 74.4
- dentoalveolaris 76.1
- radioulnaris 82.2
- thoracis 78.24
- tibiofibularis 88.22
- tympanostapedialis 456.21
Synostosis 14.41
Synovia 15.5
Systema/ta
- articulare 14.23 ; 74.1
- cardiovasculare 17.1 ; 222.1
- conducente cordis 224.12
- digestorium 134.1
- genitale
- - femininum 190.3
- - masculinum 190.2
- genitalia 190.1
- lymphoideum 298.1
- musculare 15.36 ; 94.1
- nervosum 17.47 ; 314.1
- - centrale 17.53 ; 314.2
- - periphericum 18.33 ; 398.1
- respiratorium 164.1
- skeletale 12.21 ; 20.2
- urinarium 182.1

T

Taenia/e
- choroidea 382.18
- cinerea 346.12
- coli 152.13
- fornicis 380.35
- libera 152.16
- mesocolica 152.14
- omentalis 152.15
- thalami 360.12
Talus 70.3
Tapetum 380.23
Tarsus 2.43
- inferior 446.17
- superior 446.16
Tectum mesencephali 354.22
Tegmen
- tympani 32.2
- ventriculi quarti 346.13
Tegmentum
- mesencephali 348.9 ; 350.1
- pontis 340.1
Tela
- choroidea 346.16
- - ventriculi
- - - quarti 316.6
- - - tertii 316.8
- subcutanea 472.29
- - abdominis 110.17
- - penis 196.30
- - perinei 208.9
- submucosa

- - 《bronchi》174.32
- - 《gastricae》148.8
- - 《intestini crassi》150.26
- - 《intestini tenuis》148.23
- - 《oesophageae》146.14
- - 《pharyngea》144.19
- - 《vesicae》188.11
- subserosa
- - 《gastricae》148.2
- - 《hepatis》158.21
- - 《intestini crassi》150.24
- - 《intestini tenuis》148.18
- - 《oesophageae》146.8
- - 《pericardii》222.10
- - 《peritonei》210.11
- - 《pleurae parietalis》180.13
- - 《pleurae visceralis》180.6
- - 《testis》190.20
- - 《tubae uterinae》200.31
- - 《uteri》202.24
- - 《vesicae》186.15
- - 《vesicae biliaris》160.16
Telencephalon 18.21 ; 326.8 ; 374.1
Tempora 2.6
Tendo 16.30
- calcaneus 124.18
- conjunctivus 108.24
- cricooesophageus 146.11
- infundibuli 224.8
- intermedius 16.31
- musculi pubococcygei 218.18
- valvulae venae cavae inferioris 224.9
Tentorium cerebelli 314.9
Terminationes nervorum 470.32
Testis 190.5
Textus connectivus laxus
- 《abdominis》110.16
- 《telae subcutaneae》472.34
Thalamus 360.8 ; 360.14
- dorsalis 360.8
- ventralis 360.14
Theca folliculi 200.16
Thenar 10.23
Thorax 2.16
Thymus 298.4
Tibia 66.31
Tibialis 4.43
Tonsilla
- cerebelli 357.46
- lingualis 140.22
- palatina 142.11
- pharyngealis 142.30
- tubaria 144.7
Toruli tactiles 470.7
Torus
- levatorius 144.6
- mandibularis 44.25
- palatinus 22.20
- tubarius 144.3
Trabecula/e 298.36
- arachnoideae 314.23

ラテン語索引

Trabecula/e carneae ～ Tuberositas pterygoidea   593

- carneae 224.1
- corporis spongiosi 196.24
- corporum cavernosorum 196.23
- septomarginalis 226.18
- splenicae 298.13
Trachea 172.17
Tractus 18.3
- anterolaterales 330.16 ; 340.11 ; 350.16
- bulboreticulospinalis 322.21
-- lateralis 330.8
- bulbothalamicus 328.12
- caeruleospinalis 324.6
- corticospinalis
-- anterior 322.5
-- lateralis 322.19
- fastigiospinalis 322.17
- frontopontinus 392.5
- habenulointerpeduncularis 362.13
- hypothalamohypophysialis 372.23
- hypothalamospinalis 342.1
- iliopubicus 110.8
- iliotibialis 118.12
- interpositospinalis 322.18
- interstitiospinalis 322.10 ; 330.6 ; 342.2
- mesencephalicus nervi trigemini 340.16 ; 350.12
- olfactorius 388.11
- olivocerebellaris 328.19
- olivocochlearis 340.19
- opticus 360.24
- paraventriculohypophysialis 372.29
- pontoreticulospinalis 322.9
-- anterior 340.25
- posterolateralis 324.2
- pyramidalis 328.3 ; 348.21
-- anterior 322.5
-- lateralis 322.19
- raphespinalis
-- anterior 322.12 ; 330.2
-- lateralis 324.8 ; 330.7
- reticulospinalis anterior 330.3
- retinohypothalamicus 372.33
- rubrobulbaris 330.13
- rubronuclearis 350.14
- rubroolivaris 330.14
- rubropontinus 342.3
- rubrospinalis 322.20 ; 330.15 ; 342.4 ; 350.15
- solitariospinalis 324.9
- solitarius 328.23
- spinalis nervi trigemini 328.16 ; 340.12
- spinocerebellaris
-- anterior 322.25 ; 330.4 ; 340.26
-- posterior 324.1 ; 330.11
- spinocervicalis 324.10

- spinoolivaris 324.4 ; 328.18
- spinoreticularis 324.5
- spinotectalis 322.23
- spinothalamicus
-- anterior 322.14
-- lateralis 322.24
- spinovestibularis 324.11 ; 330.25
- spiralis foraminosus 462.29
- supraopticohypophysialis 372.31
- tectobulbaris 330.26 ; 342.5 ; 350.19
-- lateralis 350.8
- tectopontinus 342.6 ; 350.20
- tectospinalis 322.11 ; 328.13 ; 340.7 ; 350.21
- tegmentalis centralis 340.28 ; 350.3
- trigeminospinalis 324.12
- trigeminothalamicus 340.13
-- anterior 340.14
-- posterior 340.15
- vestibulospinalis
-- lateralis 322.6 ; 330.10
-- medialis 322.7
Tragi 470.20
Tragus 450.18
Transversalis 4.28
Transversus 4.27
Trigonum
- auscultationis 100.23
- caroticum 6.31
- cervicale/colli
-- anterius 6.29
-- posterius 6.36
- clavipectorale 8.4
- collaterale 382.21
- cystohepaticum 212.28
- deltopectorale 8.4
- femorale 10.41 ; 118.20
- fibrosum dextrum/sinistrum 224.6
- habenulare 360.6
- inguinale 214.5
- lemnisci lateralis 348.10
- lumbale
-- inferius 100.24
-- superius 100.25
- lumbocostale 108.2
- musculare 6.32
- nervi
-- hypoglossi 346.8
-- vagi 346.9
- nodi sinuatrialis 224.10
- olfactorium 388.12
- omoclaviculare 6.37
- omotracheale 6.32
- parietale laterale pelvis 214.16
- pericardiacum 180.30
- retromolare 44.34
- sternocostale 108.1
- submandibulare 6.30
- submentale 6.33
- thymicum 180.29
- vagale 346.9
- vesicae 188.13
Trochanter
- major 66.6

- minor 66.8
- tertius 66.9
Trochlea 444.19
- fibularis 72.5
- humeri 56.24
- muscularis 16.35
- peronealis 72.5
- phalangis
--〈manus〉 60.29
--〈pedis〉 72.30
- tali 70.13
Truncus/i 2.15
-〈corporis callosi〉 380.15
-〈fascicali atrioventrularis〉 224.16
-〈plexus brachialis〉 414.14
- brachiocephalicus 232.4
- bronchomediastinalis 312.5
- coeliacus 258.35
- costocervicalis 254.1
- encephali 326.9
- et ductus lymphatici 312.1
- inferior〈plexus brachialis〉 414.17
- intestinales 312.14
- jugularis 312.2
- linguofacialis 232.23
- lumbalis 312.13
- lumbosacralis 422.11
- medius〈plexus brachialis〉 414.16
- nervi
-- accessorii 412.4
-- spinalis 19.24
- pulmonalis 228.2
- subclavius 312.3
- superior〈plexus brachialis〉 414.15
- sympathicus 426.3
- thyrocervicalis 252.14
- thyrolingualis 232.24
- tibiofibularis 270.31
- vagalis
-- anterior 410.23
-- posterior 410.28
Tuba
- auditiva/auditoria. 458.14
- uterina 200.21
Tuber 14.1
- [VII B]〈vermis〉 356.36
- calcanei 70.25
- cinereum 360.28
- frontale 36.4
- ischiadicum 62.37
- maxillae 40.16
- omentale
--〈hepatis〉 156.6
--〈pancreatis〉 162.13
- parietale 34.33
Tuberculum/a 14.2
-〈labii superioris〉 134.10
- adductorium〈femoris〉 66.24
- anomale〈dentis〉 138.5
- anterius
--〈atlantis〉 50.7
--〈vertebrae cervicalis〉 48.22

-- thalami 360.9
- articulare〈ossis temporalis〉 34.22
- auriculare 450.21
- calcanei 70.28
- caroticum 48.24
- conoideum 54.35
- corniculatum 168.30
- costae 52.14
- cuneatum 326.28
- cuneiforme 170.2
- deltoideum 54.8
- dentis 136.42
- dorsale 58.17
- epiglotticum 170.6
- gracile 326.30
- iliacum 62.19
- infraglenoidale 54.22
- intercondylare
-- laterale 66.40
-- mediale 66.39
- intervenosum 224.34
- jugulare 26.17
- laterale 70.21
- majus 56.6
- marginale 44.8
- mediale〈tali〉 70.20
- mentale 44.17
- minus 56.7
- molare 138.3
- musculi scaleni anterioris 52.20
- obturatorium
-- anterius 64.11
-- posterius 64.12
- olfactorium 388.13
- orbitale 44.7
- ossis
-- scaphoidei 60.5
-- trapezii 60.10
- paramolare 138.2
- pharyngeum 26.7
- posterius
--〈atlantis〉 50.11
--〈vertebrae cervicalis〉 48.23
- pubicum 64.3
- quadratum 66.12
- sellae 28.7
- supraglenoidale 54.22
- supratragicum 450.24
- thyroideum
-- inferius 166.25
-- superius 166.24
- trigeminale 326.26
Tuberositas 14.3
- deltoidea 56.21
- glutea 66.18
- iliaca 62.33
- ligamenti coracoclavicularis 54.34
- masseterica 46.3
- musculi serrati anterioris 52.24
- ossis
-- cuboidei 72.14
-- metatarsi
--- primi[I] 72.20
--- quinti[V] 72.21
-- navicularis 72.8
-- sacri 50.25
- phalangis distalis
--〈manus〉 60.25
--〈pedis〉 72.26
- pronatoria 58.11
- pterygoidea 46.4

- radii 58.7
- tibiae 68.2
- ulnae 58.24

Tubulus/i
- attenuatus 182.24
- contortus
- - distalis 182.26
- - proximalis 182.22
- rectus
- - distalis 182.25
- - proximalis 182.23
- renalis 182.21
- - colligens 182.27
- seminiferi
- - contorti 190.27
- - recti 190.28

Tunica
- adventitia
- - 《ductus deferentis》 192.14
- - 《glandulae vesiculosae》 192.20
- - 《oesophageae》 146.9
- - 《pelvis renalis》 184.33
- - 《ureteris》 186.5
- albuginea
- - 《ovarii》 200.10
- - 《testis》 190.21
- - corporis spongiosi 196.21
- - corporum cavernosorum 196.20
- conjunctiva 446.26
- - bulbi 448.1
- - palpebrarum 448.2
- dartos 198.35
- externa 17.18
- fibromusculocartilag-inea《bronchi》 174.31
- fibrosa
- - 《hepatis》 158.22
- - 《splenica》 298.12
- - bulbi 434.16
- interna bulbi 438.18
- intima 17.19
- media 17.20
- mucosa
- - 《bronchi》 174.33
- - 《ductus deferentis》 192.16
- - 《gastricae》 148.9
- - 《glandulae vesiculosae》 192.22
- - 《intestini crassi》 150.27
- - 《intestini tenuis》 148.24
- - 《laryngis》 172.10
- - 《nasi》 164.34
- - 《oesophageae》 146.15
- - 《pelvis renalis》 184.35
- - 《pharyngeae》 144.20
- - 《tracheae》 172.26
- - 《tubae auditivae》 458.24
- - 《tubae uterinae》 200.33
- - 《ureteris》 186.7
- - 《urethrae femininae》 206.30
- - 《urethrae prosticae》

198.22
- - 《urethrae spongiosa》 198.31
- - 《uteri》 202.27
- - 《vaginae》 204.11
- - 《vesicae》 188.12
- - 《vesicae biliaris》 160.18
- cavitatis tympanicae 458.4
- - linguae 140.11
- - oris 134.4
- muscularis
- - 《coli》 152.11
- - 《ductus deferentis》 192.15
- - 《gastricae》 148.3
- - 《glandulae vesiculosae》 192.21
- - 《intestini crassi》 150.25
- - 《intestini tenuis》 148.19
- - 《oesophageae》 146.10
- - 《pelvis renalis》 184.34
- - 《recti》 152.26
- - 《tubae uterinae》 200.32
- - 《ureteris》 186.6
- - 《urethrae femininae》 206.25
- - 《urethrae intermediate》 198.21
- - 《urethrae prosticae》 198.13
- - 《urethrae spongiosa》 198.29
- - 《uteri》 202.25
- - 《vaginae》 204.10
- - 《vesicae》 186.16
- - 《vesicae biliaris》 160.17
- - pharyngis 144.22
- serosa
- - 《gastricae》 148.1
- - 《hepatis》 158.20
- - 《intestini crassi》 150.23
- - 《intestini tenuis》 148.17
- - 《oesophageae》 146.7
- - 《pericardii》 222.9
- - 《peritonei》 210.10
- - 《pleurae parietalis》 180.12
- - 《pleurae visceralis》 180.5
- - 《splenica》 298.28
- - 《testis》 190.19
- - 《tubae uterinae》 200.30
- - 《uteri》 202.23
- - 《vesicae》 186.14
- - 《vesicae biliaris》 160.15
- spongiosa
- - 《urethrae》 206.29
- - 《vaginae》 204.17
- vaginalis
- - communis 192.5
- - testis 190.13
- vasculosa
- - 《testis》 190.22
- - bulbi 436.6

Typus
- ampullaris《pelvis renalis》 184.32
- dendriticus《pelvis renalis》 184.26

U

Ulna 58.21
Ulnaris 4.41
Umbilicus 8.15
Umbo membranae tympanicae 452.28
Uncus 380.6
- corporis
- - 《vertebrae cervicales》 48.20
- - vertebrae thoracicae primae 48.30
Unguis 472.1
Ureter 186.1
Urethra
- feminina 206.17
- masculina 198.1
Uterus 202.1
Utriculus
- 《vestibularis》 464.5
- prostaticus 198.11
Uvula
- [IX]《vermis》 357.45
- palatina 142.4
- vesicae 188.17

V

Vagina/e 204.1
- bulbi 444.4
- carotica 100.10
- communis tendinum musculorum
- - fibularium 132.22
- - peroneorum 132.22
- - flexorum 130.4
- externa《n. optici》 440.23
- fibrosa/e 16.44
- - digitorum
- - - manus 116.27
- - - pedis 126.19
- interna《n. optici》 440.24
- musculi recti abdominis 108.7
- plantaris tendinis musculi
- - fibularis longi 132.23
- - peronei longi 132.23
- processus styloidei 34.9
- synoviales
- - digitorum
- - - manus 116.30
- - - pedis 126.22
- synovialis 16.46
- tendinis/ium 16.42
- - carpales 128.23
- - - dorsales 128.24
- - - palmares 130.1
- - digitorum
- - - manus 130.5
- - - pedis 126.18
- et bursae 16.37；126.17
- - intertubercularis 128.22
- membri
- - - inferioris 132.12
- - - superioris 128.21

- - musculi/orum
- - - abductoris longi et extensoris pollicis brevis 128.25
- - - extensoris
- - - - carpi ulnaris 128.30
- - - - digiti minimi 128.29
- - - - digitorum
- - - - - et extensoris indicis 128.28
- - - - - longi 132.16
- - - - hallucis longi 132.15
- - - - pollicis longi 128.27
- - - extensorum carpi radialium 128.26
- - - flexoris
- - - - carpi radialis 130.3
- - - - digitorum longi 132.18
- - - - hallucis longi 132.20
- - - - pollicis longi 130.2
- - - obliqui superioris 《bulbi》 444.20
- - - tibialis
- - - - anterioris 132.14
- - - - posterioris 132.19
- - tarsales
- - - anteriores 132.13
- - - fibulares 132.21
- - - tibiales 132.17

Vallecula
- cerebelli 18.19
- epiglottica 144.11

Vallum unguis 472.5
Valva 17.21
- aortae 226.32
- atrioventricularis
- - dextra 226.2
- - sinistra 226.25
- bicuspidalis 226.25
- mitralis 226.25
- tricuspidalis 226.2
- trunci pulmonalis 226.8

Valvula/e 17.22
- anales 154.6
- coronaria
- - dextra《valvae aortae》 226.33
- - sinistra《valvae aortae》 226.34
- foraminis ovalis 226.22
- fossae navicularis 198.25
- lymphatica 17.43
- non coronaria《valvae aortae》 226.35
- semilunaris
- - anterior《valvae trunci pulmonalis》 226.9
- - dextra
- - - 《valvae aortae》 226.3
- - - 《valvae trunci pulmonalis》 226.10
- - posterior《valvae aortae》 226.35

Valvula/e semilunaris sinistra 〜 Vena/e labialis superior　　**595**

- ーー sinistra
- ーーー《valvae aortae》226.34
- ーーー《valvae trunci pulmonalis》 226.11
- ー sinus coronarii　224.36
- ー venae cavae inferioris　224.35
- ー venosa　17.24

Vas/a
- ー anastomoticum　17.25
- ー capillare　17.26
- ー collaterale　17.27
- ー lymphaticum　17.39
- ーー profundum　17.41
- ーー superficiale　17.40
- ー lymphocapillare　17.45
- ー nervorum　17.30
- ー prominens《ductus cochlearis》 466.8
- ー recta《renis》　184.14
- ー sanguineum/a　17.2
- ーー auris interna　468.1
- ーー choroideae　436.13
- ーー intrapulmonalia　176.23
- ーー retinae　440.26
- ー sinusoideum　17.28
- ー spirale　466.13
- ー vasorum　17.29

Velum
- ー medullare
- ーー inferius　346.21
- ーー superius　338.9 ; 346.19
- ー palatinum　134.23 ; 142.3

Vena/e　17.31 ; 272.1
- ー anastomotica
- ーー inferior　282.20
- ーー superior　282.19
- ー angularis　278.6
- ー anterior
- ーー《lobi superioris pulmonis dextri》272.8
- ーー《lobi superioris pulmonis sinistri》272.32
- ーー septi pellucidi　284.5
- ー anteriores cerebri　282.27
- ー apicalis《lobi superioris pulmonis dextri》272.5
- ー apicoposterior《lobi superioris pulmonis sinistri》 272.29
- ー appendicularis　294.8
- ー aqueductus
- ーー cochleae　276.24 ; 468.12
- ーー vestibuli　468.10
- ー arcuatae《renis》　184.18
- ー articulares　278.29
- ー atriales
- ーー dextrae　274.27
- ーー sinistrae　274.29
- ー auriculares anteriores　278.27
- ー auricularis posterior　280.2
- ー axillaris　288.5
- ー azygos　286.17
- ー basilis
- ーー anterior

- ーーー《lobi inferioris pulmonis dextri》272.23
- ーーー《lobi inferioris pulmonis sinistri》274.10
- ーー communis
- ーーー《lobi inferioris pulmonis dextri》272.21
- ーーー《lobi inferioris pulmonis sinistri》274.8
- ーー inferior
- ーーー《lobi inferioris pulmonis dextri》272.26
- ーーー《lobi inferioris pulmonis sinistri》274.13
- ーー superior
- ーーー《lobi inferioris pulmonis dextri》272.22
- ーーー《lobi inferioris pulmonis sinistri》274.9
- ー basilica　288.18
- ーー antebrachii　288.22
- ー basivertebrales　286.38
- ー brachiales　288.29
- ー brachiocephalica dextra et sinistra　274.32
- ー bronchiales　276.5 ; 286.23
- ー bulbi
- ーー penis　292.7
- ーー vestibuli　292.8
- ー canalis pterygoidei　278.26
- ー capsulares　290.9
- ー cardiaca
- ーー magna　274.16
- ーー media　274.22
- ーー parva　274.23
- ー cardiacae
- ーー anteriores　274.25
- ーー minimae　274.26
- ー cava
- ーー inferior　290.1
- ーー superior　274.31
- ー cavernosae《penis》196.28
- ー centralis/es
- ーー《glandulae suprarenalis》 220.31
- ーー《hepatis》　158.27
- ーー retinae　286.10
- ーーー, pars intraocularis　440.28
- ー cephalica　288.15
- ーー accessoria　288.17
- ーー antebrachii　288.21
- ー cerebelli　284.30
- ー cerebri　282.10
- ー cervicalis profunda　276.13
- ー choroidea
- ーー inferior　282.33
- ーー superior　284.3
- ー ciliares　286.7
- ーー anteriores　286.8
- ー circumflexa/e
- ーー femoris
- ーーー laterales　296.28
- ーーー mediales　296.27

- ーー humeri
- ーーー anterior　288.10
- ーーー posterior　288.9
- ーー ilium
- ーーー profunda　292.12
- ーーー superficialis　296.5
- ーー scapulae　288.7
- ー cisternae cerebello-medullaris　284.29
- ー colica
- ーー dextra　294.9
- ーー media　294.10
- ーー sinistra　294.16
- ー colli profunda　276.13
- ー columnae vertebralis　286.34
- ー comitans　17.32
- ー nervi hypoglossi　276.31
- ー conjunctivales　286.15
- ー cordis　274.14
- ーー anteriores　274.25
- ーー magna　274.16
- ーー media　274.22
- ーー minimae　274.26
- ーー parva　274.23
- ー corticales radiatae《renis》　184.19
- ー cutanea　17.33
- ー cystica　292.24
- ー digitales
- ーー dorsales pedis　296.16
- ーー palmares　288.27
- ーー plantares　296.20
- ー diploicae　280.26
- ーー frontalis　280.27
- ーー occipitalis　280.30
- ーー temporalis
- ーーー anterior　280.28
- ーーー posterior　280.29
- ー directae laterales　284.10
- ー dorsales
- ーー linguae　276.30
- ーー superficiales
- ーーー clitoridis　296.9
- ーーー penis　296.8
- ー dorsalis
- ーー《v. intercostalis posterioris》　286.31
- ーー corporis callosi　284.11
- ーー profunda
- ーーー clitoridis　290.32
- ーーー penis　290.31
- ー ductuum semicircularium　468.11
- ー emissaria/e　17.34 ; 282.1
- ーー condylaris　282.4
- ーー mastoidea　282.3
- ーー occipitalis　282.5
- ーー parietalis　282.2
- ー encephali　282.10
- ー epigastrica
- ーー inferior　292.10
- ーー superficialis　296.6
- ー epigastricae superiores　276.15
- ー episclerales　286.13
- ー ethmoidales　286.4
- ー facialis　278.5
- ー femoralis　296.25
- ー fenestrae cochleae　468.19

- ー fibulares　296.35
- ー frontalis/es　278.7 ; 282.14
- ー gastrica/e
- ーー dextra　292.28
- ーー breves　294.13
- ーー sinistra　292.27
- ー gastroepiploica
- ーー dextra　294.4
- ーー sinistra　294.14
- ー gastroomentalis
- ーー dextra　294.4
- ーー sinistra　294.14
- ー geniculares　296.32
- ー gluteae
- ーー inferiores　290.23
- ーー superiores　290.22
- ー gyri olfactorii　282.31
- ー hemiazygos　286.20
- ーー accessoria　286.21
- ー hepatica/e　290.4
- ーー dextra　290.5
- ーー intermedia　290.6
- ーー sinistra　290.7
- ー hypogastrica　290.21
- ー ileales　294.3
- ー ileocolica　294.7
- ー iliaca
- ーー communis　290.18
- ーー externa　292.9
- ーー interna　290.21
- ー iliolumbalis　290.20
- ー inferior vermis　284.32
- ー inferiores
- ーー cerebelli　284.34
- ーー cerebri　282.21
- ー insulares　282.29
- ー intercapitulares
- ーー《manus》　288.24
- ーー《pedis》　296.21
- ー intercollicularis　284.15
- ー intercostales
- ーー anteriores　276.18
- ーー posteriores　286.30
- ー intercostalis
- ーー superior
- ーーー dextra　286.19
- ーーー sinistra　276.20
- ー suprema　276.19
- ー interlobares《renis》　184.17
- ー interlobulares
- ーー《hepatis》　158.26
- ーー《renis》　184.19
- ー internae cerebri　284.2
- ー interosseae
- ーー anteriores　288.32
- ーー posteriores　288.33
- ー interpedunculares　284.14
- ー interventricularis
- ーー anterior　274.17
- ーー posterior　274.22
- ー intervertebralis　286.32
- ー intrarenales　184.16 ; 290.10
- ー jejunales　294.2
- ー jugularis
- ーー anterior　280.3
- ーー externa　280.1
- ーー interna　276.21
- ー labiales
- ーー anteriores　296.11
- ーー inferiores　278.13
- ーー posteriores　292.6
- ー labialis superior　278.12

Vena/e labyrinthi ~ Venter occipitalis

- labyrinthi 280.20 ; 468.20
- lacrimalis 286.5
- laryngea
- - inferior 274.35
- - superior 278.4
- lateralis ventriculi lateralis 284.8
- lienalis 294.11
- lingualis 276.29
- lingularis 274.1
- lobi medii《pulmonis dextri》 272.14
- lumbales 286.28 ; 290.3
- lumbalis ascendens 286.27
- magna cerebri 284.1
- marginalis
- - dextra 274.24
- - lateralis《pedis》 296.22
- - medialis《pedis》 296.23
- - sinistra 274.18
- maxillares 278.22
- media
- - profunda cerebri 282.28
- - superficialis cerebri 282.18
- medialis ventriculi lateralis 284.7
- mediana
- - antebrachii 288.20
- - cubiti 288.19
- mediastinales 276.4 ; 286.25
- medullae
- - oblongatae 284.22
- - spinalis 286.39
- medullares
- - dorsales 284.26
- - transversae 284.25
- medullaris
- - anterolateralis 284.24
- - anteromediana 284.23
- - posteromediana 284.27
- membri
- - inferioris 296.1
- - superioris 288.1
- - mediae 278.24
- meningeae 276.28
- mesencephalica lateralis 284.16
- mesenterica
- - inferior 294.15
- - superior 294.1
- metacarpales
- - dorsales 288.25
- - palmares 288.35
- metatarsales
- - dorsales 296.15
- - plantares 296.19
- modioli communis 468.13
- musculophrenicae 276.17
- nasales externae 278.10
- nasofrontalis 286.3
- nuclei caudati 284.9
- nutricia/nutriens 17.25
- obliqua atrii sinistri 274.20

- obturatoria/e 290.24
- - accessoria 292.11
- occipitalis/es 276.9 ; 280.31 ; 282.17
- oesophageales 276.7 ; 286.22
- ophthalmica
- - inferior 286.16
- - superior 286.2
- orbitae 282.23 ; 286.1
- ovarica
- - dextra 290.17
- - sinistra 290.13
- palatina externa 278.16
- palpebrales 286.14
- - inferiores 278.11
- - superiores 278.9
- pancreaticae 294.5 ; 294.12
- pancreaticoduodenalis/es 294.6
- - superior posterior 292.26
- paraumbilicales 292.25
- parietales 282.15
- parotideae 278.15 ; 278.28
- pectorales 288.3
- pedunculares 282.34
- perforantes 296.29
- pericardiacae 276.2 ; 286.24
- pericardiacophrenicae 276.3
- peroneae 296.35
- petrosa 284.36
- pharyngeae 276.27
- phrenicae
- - inferiores 290.2
- - superiores 286.26
- pontis 284.17
- - anterolateralis 284.19
- - anteromediana 284.18
- - lateralis 284.21
- - transversae 284.20
- pontomesencephalica 284.13
- poplitea 296.30
- portae hepatis 292.13
- portales hypophysiales 282.9
- posterior
- - 《lobi superioris pulmonis dextri》 272.11
- - corporis callosi 284.11
- - septi pellucidi 284.6
- precentralis cerebelli 284.35
- prefrontales 282.13
- prepylorica 292.29
- profunda/e 17.36
- - cerebri 282.25
- - clitoridis 292.3
- - faciei 278.14
- - femoris 296.26
- - linguae 276.33
- - membri
- - - inferioris 296.24
- - - superioris 288.28
- - penis 292.2
- - pubica 292.11
- pudenda
- - externa 296.4

- - interna 292.1
- pulmonales 272.2
- - dextrae 272.3
- - sinistrae 272.27
- pulmonalis
- - dextra
- - - inferior 272.17
- - - superior 272.4
- - sinistra
- - - inferior 274.4
- - - superior 272.28
- radiales 288.31
- recessus lateralis ventriculi quarti 284.28
- rectales
- - inferiores 292.4
- - mediae 290.36
- - rectalis superior 294.18
- renales 290.8
- retromandibularis 278.18
- sacrales laterales 290.25
- sacralis mediana 290.19
- saphena
- - accessoria 296.7
- - magna 296.3
- - parva 296.12
- scalae
- - tympani 468.15
- - vestibuli 468.14
- scapularis dorsalis 288.4
- sclerales 286.9
- scrotales
- - anteriores 296.10
- - posteriores 292.5
- sigmoideae 294.17
- spinalis/es 286.33
- - anteriores 286.40
- - posteriores 286.41
- splenica 294.11
- stellatae《renis》 184.21
- sternocleidomastoidea 278.3
- stylomastoidea 278.31
- subclavia 288.2
- subcostalis 286.29
- subcutaneae abdominis 276.16
- sublingualis 276.32
- submentalis 278.11
- subscapularis 288.6
- superficialis/es 17.37
- - cerebri 282.11
- - membri
- - - inferioris 296.2
- - - superioris 288.14
- - superior
- - - 《lobi inferioris pulmonis dextri》 272.18
- - - 《lobi inferioris pulmonis sinistri》 274.5
- - vermis 284.31
- superiores
- - cerebelli 284.33
- - cerebri 282.12
- supraorbitalis 278.8
- suprarenalis
- - dextra 290.14
- - sinistra 290.11
- suprascapularis 280.5

- supratrochleares 278.7
- surales 296.31
- temporales
- - 《v. inferioris cerebri》 282.24
- - 《v. superioris cerebri》 282.16
- - profundae 278.25
- - superficiales 278.19
- - temporalis media 278.20
- terminalis 284.4
- testiculares
- - dextra 290.15
- - sinistra 290.12
- thalamostriata
- - superior 284.4
- - inferiores 282.30
- thoracica
- - interna 276.14
- - lateralis 288.11
- thoracoacromialis 288.16
- thoracodorsalis 288.8
- thoracoepigastricae 288.12
- thymicae 276.1
- thyroidea/e
- - inferior 274.33
- - superior 278.1
- thyroideae mediae 278.2
- tibiales
- - anteriores 296.33
- - posteriores 296.34
- tracheales 276.6
- transversa faciei 278.21
- transversae
- - cervicis 280.6
- - colli 280.6
- trunci encephali 284.12
- tympanicae 278.30
- ulnares 288.30
- umbilicalis 292.22
- uncalis 282.22
- uterinae 290.33
- ventriculares
- - dextrae 274.28
- - sinistrae 274.30
- ventricularis inferior 282.32
- ventriculi
- - dextri anterior 274.25
- - sinistri posterior 274.19
- vertebralis 276.8
- - accessoria 276.11
- - anterior 276.10
- vesicales 290.28
- vestibularis
- - anterior 468.17
- - posterior 468.18
- vestibulocochlearis 468.16
- vorticosae 286.6
Venter 15.38
- anterior《m. digastrici》 98.19
- frontalis《m. occipitofrontalis》 94.10
- inferior《m. omohyoideus》 98.28
- occipitalis《m. occipitofrontalis》 94.11

- posterior《m. digastrici》
  98.20
- superior《m.
  omohyoidei》 98.27
Ventralis 4.14
Ventriculus
- cordis dexter/sinister
  222.26
- dexter 226.1
- laryngis 172.1
- lateralis 382.12
- quartus 346.1
- sinister 226.24
- terminalis 316.24
- tertius 362.1
Venula/e 17.38
- macularis
-- inferior 440.35
-- medialis 440.36
-- superior 440.34
- nasalis retinae
-- inferior 440.33
-- superior 440.32
- rectae《renis》 184.20
- temporalis retinae
-- inferior 440.31
-- superior 440.30
Vermis cerebelli[I-X]

18.20 ; 358.1
Vertebra/e 48.1
- cervicales [CI-CVII]
  48.19
- coccygeae I-IV 50.39
- lumbales [LI-LV] 48.31
- prominens [CVII] 50.17
- sacrales I-V 50.18
- thoracicae [TI-TXII]
  48.26
Vertex 20.14
- corneae 434.31
Verticalis 4.2
Vesica
- biliaris/fellea 160.10
- urinaria 186.8
Vesicula seminalis 192.19
Vestibulocerebellum
  358.7
Vestibulum
- 《bursae omentalis》
  212.4
- 《labyrinthi》 460.4
- aortae 226.31
- laryngis 170.27
- nasi 164.26
- oris 134.5
- vaginae 206.1

Vestigium processus
  vaginalis 192.6
Vibrissae 470.21
Villi
- intestinales《intestini
  tenuis》 148.26
- synoviales 15.4
Vinculum/a
- breve《digitorum
  manus》 116.33
- longum《digitorum
  manus》 116.32
- tendinum
-- 《digitorum manus》
  116.31
-- 《digitorum pedis》
  126.23
Viscerocranium 20.5
Vola/ae 2.30 ; 4.44 ;
  10.22
Vomer 38.31
Vortex/ices
- cordis 224.2
- pilorum 470.27
Vulva 204.25

Z
Zona/e

- externa《medullae
  renalis》 182.29
- glandularum
  periurethralium
  194.4
- hypothalamicae 372.14
- incerta 368.14
- intermedia 320.25
- interna《medullae
  renalis》 182.34
- lateralis
  《hypothalamicae》
  372.17
- medialis
  《hypothalamicae》
  372.16
- orbicularis《articula-
  tionis coxae》 86.24
- periventricularis
  《hypothalamicae》
  372.15
- transitionalis analis
  154.7
Zonula ciliaris 442.15
Zygapophysis
- inferior 48.17
- superior 48.15

人名用語索引

A

Achiles(アキレス)腱　124.18
　―の滑液包　132.11
Alcock(アルコック)管　216.3
Ammon(アンモン)角　384.27
Arantius(アランチウス)結節　226.12
Arantius(アランチウス)索　154.28
Aschoff–Tawara(アショフ–田原)結節　224.14
Auerbach(アウエルバッハ)神経叢　432.11

B

Bartholin(バルトリン)腺　206.6
Bechterew(ベヒテレフ)核　344.20
Bertin(ベルタン)円柱　182.20
Botallo(ボタロー)管索　228.26
Bowman(ボーマン)嚢　184.24
Bowman(ボーマン)膜　436.2
Broca(ブローカ)対角帯　388.2
Bruch(ブルッフ)膜　436.12
Brücke(ブリュッケ)筋　436.20
Brunner(ブルンナー)腺　150.17
Burdach(ブルダッハ)束　324.18

C

Cajal(カハール)間質核　352.7
Calot(カロー)の三角　212.28
Colles(コレス)筋膜　208.13
Colles(コレス)隙　208.11
Corti(コルチ)器　466.21
Cowper(カウパー)腺　196.1

D

Darkschewitsch(ダルクシェーヴィチ)核　352.9
Darwin(ダーウィン)結節　450.21
Deiters(ダイテルス)核　342.29
Descemet(デスメ)膜　436.4

E F

Eustachio(エウスタキオ)弁　224.35
Flechsig(フレクシッヒ)束　324.15
Flechsig(フレクシッヒ)路　324.1
Fontana(フォンタナ)腔　438.14
Forel(フォレル)H束　368.10
Forel(フォレル)交叉　350.26

G

Galen(ガレン)大静脈　284.1
Ganser(ガンゼル)交連　372.20
Gasser(ガッセル)神経節　398.15
Gennari(ジェンナリ)線条　384.18
Glaser(グラーザー)裂　32.31
Goll(ゴル)束　324.17
Gowers(ガワーズ)路　322.25；340.26
Graaf(グラーフ)卵胞　200.14
Gratiolet(グラチオレ)放線　366.23；392.19
Gudden(グッデン)核　344.15
Gudden(グッデン)交連　372.32
Gudden(グッデン)束　372.26
Guyon(ギヨン)管　84.5

H

Helweg(ヘルヴェーク)路　324.4
Heschl(ヘシュル)横回　376.10
Heubner(ホイブナー)動脈・反回動脈　242.27
His(ヒス)束　224.16

J K

Jacobson(ヤコブソン)器官　164.25
Keith–Flack(キース–フラック)結節　224.13
Kölliker–Fuse(ケリカー–布施)核　344.10

L

Labbé(ラベー)静脈　282.20
Lisfranc(リスフラン)関節　92.9
Lissauer(リッサウエル)路　324.2
Ludovicus(ルドヴィクス)角　52.31
Luschka(ルシュカ)孔　346.18
Luys(ルイ)体　368.9

M

Magendie(マジャンディー)孔　346.22
Maissiat(メッシア)靱帯　118.12
Malpighi(マルピーギ)小体　184.22
Meckel(メッケル)憩室　150.21
Meibom(マイボーム)腺　446.21
Meissner(マイスナー)神経叢　432.12
Meynert(マイネルト)基底核　386.28
Meynert(マイネルト)交叉　350.25
Meynert(マイネルト)交連　372.20
Mohrenheim(モーレンハイム)窩　8.3
Moll(モル)腺　446.22
Monakow(モナコフ)束　350.15；322.20

Morgagni(モルガーニ)室　172.1
Morgagni(モルガーニ)柱　154.4
Müller(ミュラー)筋　436.23

N O P

Nuhn(ヌーン)腺　134.40
Oddi(オッディ)括約筋　160.27
Onuf(オヌフ)核　320.28
Petit(プティ)三角　100.24
Prussak(プルサック)腔　458.10
Purkinje(プルキンエ)線維　224.19

R

Reissner(ライスネル)膜　466.4
Retzius(レチウス)腔　210.6
Roller(ローラー)核　336.6
Rosenmüller(ローゼンミュラー)リンパ節　310.21
Rosenthal(ローゼンタール)静脈　282.26

S

Scarpa(スカルパ)三角　118.20
Schlemm(シュレム)管　434.23
Schultze(シュルツェ)コンマ束　324.16
Schütz(シュッツ)束　328.15；340.5；372.19
Schwalbe(シュワルベ)核　334.16；342.28
Shrapnell(シュラップネル)膜　452.22
Skene(スキーン)管　206.33
Spee(スピー)の弯曲　136.17
Staderini(スタデリーニ)核　336.7
Stilling–Clarke(スチリング–クラーク)柱　320.24
Sylvius(シルヴィウス)水道　354.20
Sylvius(シルヴィウス)裂　374.6

T

Tenon(テノン)嚢　444.4
Thebesius(テベジウス)静脈　274.26
Thebesius(テベジウス)弁　224.36
Treitz(トライツ)靱帯　150.11
Trolard(トロラール)静脈　282.19

V W Z

Vidius(ヴィディウス)管　30.12
Willis(ウィリス)動脈輪　248.1
Wrisberg(リスバーグ)軟骨　170.1
Zeis(ツァイス)腺　446.23